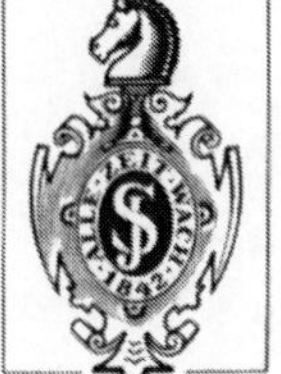

Horst Lutz

Anästhesiologische Praxis

Unter Mitarbeit von

K. van Ackern K. Geiger M. Georgieff H.-J. Hartung
R. Klose E. Martin P.-M. Osswald K. Peter
J. P. Striebel W. Tolksdorf

Zweite, überarbeitete und erweiterte Auflage

Mit 222 Abbildungen und 98 Tabellen

Springer-Verlag
Berlin Heidelberg New York Tokyo

Professor Dr. Horst Lutz
Institut für Anästhesiologie und Reanimation
am Klinikum Mannheim der Universität Heidelberg
Theodor-Kutzer-Ufer 1, 6800 Mannheim 1

CIP-Kurztitelaufnahme der Deutschen Bibliothek
Lutz, Horst: Anästhesiologische Praxis/Horst Lutz. 2., überarb. u. erw. Aufl.,
Unter Mitarb. von K. van Ackern...
Berlin; Heidelberg; New York; Tokyo: Springer 1986

ISBN-13: 978-3-642-70975-3 e-ISBN-13: 978-3-642-70974-6
DOI: 10.1007/978-3-642-70974-6

Softcover reprint of the hardcover 2nd edition 1986

2119/3140-543210

Vorwort zur zweiten Auflage

Die Tatsache, daß die „Anästhesiologische Praxis" innerhalb von 12 Monaten bereits vergriffen war, läßt vermuten, daß die hier gefundene Synthese von theoretischem Grundlagenwissen und klinisch-praktischen Erfahrungen den Bedürfnissen der täglichen anästhesiologischen Tätigkeit entspricht. Die überaus positive Aufnahme dieses Buches sowohl bei den Ärzten als auch bei den Studenten hat uns bewogen, den Ausbau in der vorgezeichneten Linie weiterzuführen.

Die immer rascher erscheinenden Fortschritte unserer Kenntnisse auf allen Gebieten der Anästhesiologie haben dazu geführt, daß alle Kapitel entweder weitgehend umgearbeitet oder sogar völlig neu bearbeitet worden sind. Völlig neu aufgenommen wurden Abschnitte über die nichtmedikamentöse Operationsvorbereitung, die Anästhesie bei Patienten in höherem Lebensalter, parenterale Ernährung und Schmerztherapie. Erheblich erweitert wurden die Kapitel über anästhesiologische Probleme bei kardiochirurgischen und kinderchirurgischen Eingriffen.

Erneut danke ich meinen früheren und heutigen Oberärzten, die das Manuskript in seinem Entwicklungsprozeß mit mir gelesen und diskutiert haben. Wesentliche Verbesserungen konnten damit Eingang in die Endfassung finden.

Herrn Dr. Graf-Baumann sowie den Mitarbeitern des Springer-Verlags danke ich für die tatkräftige Unterstützung und die besonders angenehme Zusammenarbeit. Herrn Bassler bin ich für die sorgfältige Erarbeitung der Abbildungen zu Dank verpflichtet. Mein besonderer Dank gilt meiner Sekretärin, Frau G. Krumbach, die das Manuskript mit seinen mehr als 2000 Schreibmaschinenseiten nach den erforderlichen Korrekturen wiederholt und in nimmermüder Geduld geschrieben hat.

Schließlich möchte ich erneut allen jenen Menschen danken, die die Voraussetzung schufen, daß dieses Buch entstehen konnte: meinen Lehrern, Mitarbeitern, Kollegen, Freunden und jenen, die mir am nächsten stehen.

Mannheim, im Mai 1986 *Horst Lutz*

Vorwort zur ersten Auflage

Die Anästhesiologie hat unter den medizinischen Spezialdisziplinen in den zurückliegenden drei Jahrzehnten eine der stürmischsten Entwicklungen durchlaufen. Waren in den ersten zehn Nachkriegsjahren nur wenige Anästhesisten an Universitätskliniken und großen kommunalen Krankenhäusern unseres Landes tätig, so verfügt heute nahezu jede klinische Einrichtung über eine eigenständige Anästhesieabteilung mit mehreren Mitarbeitern. Häufig bilden diese Einrichtungen die personalstärksten Abteilungen des Krankenhausverbandes. Dabei war in den vergangenen Jahren das Interesse für die Anästhesiologie bei den jungen Ärzten eher zurückhaltend, inzwischen übersteigt die Zahl der Interessenten die Kapazität der Ausbildungsplätze um ein Mehrfaches. Eine ebenso erfreuliche Entwicklung war im Bereich der anästhesiologischen Forschung zu beobachten. Die Fülle der in den verschiedenen anästhesiologischen Fachzeitschriften, auf Kongressen und Symposien mitgeteilten Untersuchungsergebnisse ist für den einzelnen kaum noch zu überschauen. Mit Befriedigung darf registriert werden, daß die Qualität der vorgelegten Arbeiten von Jahr zu Jahr verbessert werden konnte. Die fortlaufende Entwicklung neuer Pharmaka, technischer Apparaturen und vielfältiger anästhesiologischer Methoden zwingt die in Ausbildung befindlichen jungen Ärzte, aber auch die Fachkollegen, zu einer ständigen Anpassung ihres Wissens an den aktuellen Erkenntnisstand. Hinzu kommt, daß die Entwicklung neuer Operationstechniken, die Erweiterung der Operationsindikationen und die Übernahme zusätzlicher Aufgaben (z. B. Intensivtherapie, Schmerztherapie, Anästhesieambulanz) das Tätigkeitsfeld des Anästhesisten erheblich ausgedehnt hat. Da die personelle Ausstattung der Anästhesieabteilungen dieser Entwicklung nicht folgen konnte, stieg die Belastung des Anästhesiepersonals in nahezu unvertretbarer Weise an. Darüber hinaus wuchs in der Bevölkerung unseres Landes die Einstellung, ausbleibende Therapieerfolge als potentielle Behandlungsfehler darzustellen und daraus das Recht auf Entschädigungsforderungen abzuleiten. Im Gesamtbereich der Medizin nahm deshalb das Bedürfnis nach weitestgehender Absicherung vor derartigen Folgerungen zu. Ein Weg zu diesem Ziel ist die aktuelle fachliche Information, die infolge unzureichenden Freiraumes möglichst komprimiert, auf die praktischen Belange ausgerichtet und mit organisatorischen Vorschlägen ausgestattet, gewünscht wird.

Mit diesem Buch wird der Versuch unternommen, diesen Vorstellungen gerecht zu werden. Dabei wird das Gesamtgebiet der Anästhesiologie aus der Praxis des Klinikalltags dargestellt. Allerdings sind jene theoretischen Grundlagen nicht ausgespart, die zum Rüstzeug der Anästhesiologie gehören. Dazu zählen vor allem pharmakologische Grundlagenkenntnisse über Sedativa, Analgetika, Narkotika, Muskelrelaxanzien und kreislaufwirksame Substanzen; schließlich ist ein Großteil anästhesiologischer Maßnahmen als angewandte Pharmakologie zu verstehen. Aber auch physiologische und pathophysiologische Grundlagen werden besprochen, soweit sie für das Verständnis der Zusammenhänge von Bedeutung sind. Stets bilden die gesicherten Tatsachen die Grundlagen der Darstellung, auf die Grenzen des Wissens wird jedoch hingewiesen. Besonderer Wert wird auf die Besprechung der Probleme gelegt, die sich im klinischen Alltag ergeben. So erfolgt nicht nur eine Beschreibung der Standardtechniken, sondern ebenso das Vorgehen bei bestimmten Operationen und definierten Nebenerkrankungen. Ebenso wird auf die Komplikationen, die sich aus den getroffenen Maßnahmen ergeben können, hingewiesen. Daß dennoch manche Probleme unberücksichtigt bleiben mußten oder nicht lückenlos behandelt werden konnten, war im Interesse der Erhaltung der Gesamtkonzeption unvermeidbar. Dennoch wird es immer begrüßt werden, Kritik und Anregung aus dem Leserkreis zu erhalten, damit Verbesserungen vorgenommen werden können.

Vielen Mitarbeitern habe ich für ihre Hilfe zu danken. In erster Linie bin ich meinen früheren und heutigen Oberärzten zu großem Dank verpflichtet; sie haben das Manuskript in seinem Entwicklungsprozeß mit mir gelesen und diskutiert. Wesentliche Verbesserungen konnten somit Eingang in die Endfassung finden.

Herrn Dr. Graf-Baumann sowie den Mitarbeitern vom Springer-Verlag bin ich für die tatkräftige Unterstützung und die besonders angenehme Zusammenarbeit sehr dankbar. Insbesondere Herrn Bassler möchte ich danken, daß die Abbildungen jene Klarheit erhalten haben, die für das Verständnis bestimmter Zusammenhänge erforderlich sind.

Mein besonderer Dank gilt meiner Sekretärin, Frau G. Krumbach, die das Manuskript nach den vielen Korrekturen mehrmals mit bewundernswerter Geduld und nimmermüdem Arbeitseifer geschrieben hat.

Schließlich möchte ich allen jenen Menschen danken, die die Voraussetzungen schufen, daß dieses Buch entstehen konnte: meinen Lehrern, Mitarbeitern, Kollegen, Freunden und jenen, die mir am nächsten stehen.

Mannheim, im Februar 1984 *Horst Lutz*

Inhaltsverzeichnis

Mitarbeiterverzeichnis

Prof. Dr. K. van Ackern
Institut für Anästhesiologie der Universität Lübeck,
Ratzeburger Allee 160, 2400 Lübeck

Prof. Dr. K. Geiger
Institut für Anästhesiologie, Klinikum der Albert-Ludwigs-Universität, Hugstetter Straße 55, 7800 Freiburg/Br.

Priv.-Doz. Dr. M. Georgieff
Institut für Anästhesiologie und Reanimation am Klinikum Mannheim der Universität Heidelberg, Theodor-Kutzer-Ufer 1, 6800 Mannheim 1

Priv.-Doz. Dr. H.-J. Hartung
Institut für Anästhesiologie und Reanimation am Klinikum Mannheim der Universität Heidelberg, Theodor-Kutzer-Ufer 1, 6800 Mannheim 1

Prof. Dr. R. Klose
Abteilung für Anästhesie und Intensivtherapie, BG-Unfallklinik Ludwigshafen, Pfennigsweg, 6700 Ludwigshafen-Oggersheim

Prof. Dr. E. Martin
Institut für Anästhesiologie, Ludwig-Maximilians-Universität, Klinikum Großhadern, Marchioninistraße 15, 8000 München 70

Priv.-Doz. Dr. P.-M. Osswald
Institut für Anästhesiologie und Reanimation am Klinikum Mannheim der Universität Heidelberg, Theodor-Kutzer-Ufer 1, 6800 Mannheim 1

Prof. Dr. K. Peter
Institut für Anästhesiologie, Ludwig-Maximilians-Universität, Klinikum Großhadern, Marchioninistraße 15, 8000 München 70

Prof. Dr. J. P. Striebel
Institut für Anästhesiologie und Reanimation am Klinikum Mannheim der Universität Heidelberg, Theodor-Kutzer-Ufer 1, 6800 Mannheim

Priv.-Doz. Dr. W. Tolksdorf
Institut für Anästhesiologie und Reanimation am Klinikum Mannheim der Universität Heidelberg, Theodor-Kutzer-Ufer 1, 6800 Mannheim 1

1 Berufsbild und Ausbildungsgang des Anästhesisten

Der Anästhesist ist für die Durchführung allgemeiner und regionaler Anästhesieverfahren einschließlich deren Vor- und Nachbehandlung verantwortlich. Während des operativen Eingriffs besteht eine besondere Aufgabe des Anästhesisten darin, die vitalen Funktionen von Atmung und Kreislauf aufrechtzuerhalten. Außerhalb des Operationssaals fallen in das Aufgabengebiet der Anästhesiologie die Durchführung von Wiederbelebung, der Inhalationstherapie, der Schmerztherapie, der operativen Intensivtherapie sowie die Mitwirkung in der Notfallmedizin und im Rettungsdienst.

Dieser weitgespannte und differenzierte Aufgabenbereich setzt umfassende ärztliche Kenntnisse und Erfahrungen auf dem gesamten Gebiet der Anästhesiologie voraus. Diese Kenntnisse und Erfahrungen können am besten in einer zentralen Anästhesieeinrichtung erworben und erhalten werden, die eine einheitliche, das volle Spektrum des Fachgebiets berücksichtigende Weiter- und Fortbildung sicherstellt. Darüber hinaus garantiert die Strukturform eines Zentralinstituts die Notwendigkeit einer durchgehenden 24stündigen Versorgung aller Bereiche mit fachlich umfassend qualifizierten Ärzten und Pflegekräften sowie einer Überbrückung zeitweiliger personeller Engpässe in einzelnen Arbeitsbereichen. Mit einer solchen Strukturform läßt sich außerdem am rationellsten eine aufeinander abgestimmte apparative Ausstattung und die gemeinsame Nutzung zentraler Einrichtungen gewährleisten.

Die Weiterbildungszeit des Anästhesisten beträgt 4 Jahre. Anrechnungsfähig ist bis zu 6 Monaten die Tätigkeit in Chirurgie, Innerer Medizin , Pharmakologie, Physiologie, Lungenfunktionsdiagnostik oder Blutgruppenserologie. Zum Inhalt der Weiterbildung gehört der Erwerb eingehender Kenntnisse in der Durchführung von Allgemeinanästhesien heute anerkannter Verfahren, von denen 1800 Allgemeinanästhesien selbständig appliziert werden müssen. Davon sind mindestens 900 Anästhesien in der Chirurgie, 60 Anästhesien in der Frauenheilkunde und Geburtshilfe (davon 10 bei Kaiserschnitten), sowie 800 Anästhesien in den Gebieten Augenheilkunde, Hals-Nasen-Ohrenheilkunde, Mund-Kiefer-Gesichtschirurgie, Neurochirurgie, Orthopädie oder Urologie nachzuweisen. 50 Allgemeinanästhesien sind bei Säuglingen und Kleinkindern bis zum 5. Lebensjahr durchzuführen. Des weiteren ist die Mitwirkung bei 25 Allgemeinanästhesien für thoraxchirurgische Eingriffe nachzuweisen. Von der Gesamtzahl der Anästhesien sind 50 periphere Regionalanästhesien und 50 rückenmarksnahe Regionalanästhesien durchzuführen. Im Verlaufe seiner Weiterbildungszeit sollte der Anästhesist Kenntnisse in den Gebieten des Bluttransfusionswesens, der Wiederbelebung und Schockbehandlung, der Dauerbeatmung, der Infusionstherapie, der künstlichen Ernährung und der Erhaltung der Homöostase erwerben. Dazu gehört eine insgesamt 3monatige ganztägige Tätigkeit auf einer operativen Intensivstation.

Tabelle 1.1. Voraussetzungen für die Erteilung der Weiterbildungsberechtigung (WBB) des leitenden Arztes einer Anästhesieabteilung

Zeitdauer der WBB	Voraussetzungen
1 Jahr	Arzt für Anästhesie in selbständiger Position
2 Jahre	Leitender Arzt einer Anästhesieabteilung mit mindestens 150 operativen Betten, bzw. einer fachspezifischen Abteilung für Neurochirurgie oder Kinderchirurgie mit 50 Betten
3 Jahre	Leitender Arzt einer Anästhesieabteilung mit mindestens 300 operativen Betten, wobei neben Allgemeinchirurgie mindestens 2 operative Spezialdisziplinen angegliedert sind
4 Jahre	Leitender Arzt einer Anästhesieabteilung mit mindestens 300 operativen Betten in verschiedenen operativen Spezialdisziplinen und einer eigenständigen Intensivtherapieeinheit

Die Weiterbildung zum Arzt für Anästhesie muß an einer weiterbildungsberechtigten Ausbildungsstätte erfolgen. Die Weiterbildungsberechtigung (WBB) wird in Abhängigkeit bestimmter Voraussetzungen für 1, 2, 3 und 4 Jahre erteilt. Dabei sind die in Tabelle 1.1 zusammengestellten Voraussetzungen maßgebend.

Die Weiterbildung in Anästhesie erfolgt im Rotationssystem. Der Beginn der Weiterbildungszeit sollte in der Regel im Bereich der Allgemeinchirurgie oder der Unfallchirurgie liegen; in Abständen von 3-4 Monaten sollten die einzelnen operativen Spezialdisziplinen durchlaufen werden, wobei in der Regel Neurochirurgie, HNO-Chirurgie, Thoraxchirurgie, Kinderchirurgie und Intensivtherapie den Abschluß der Weiterbildungszeit bilden.

Nach Antrag auf Anerkennung als Arzt für Anästhesie bei der zuständigen Ärztekammer wird der Antragsteller zu einem Fachgespräch eingeladen, in dem über die Anerkennung entschieden wird [567].

2 Präoperative Visite

Jeder Patient, bei dem ein operativer oder diagnostischer Eingriff unter der Mitarbeit eines Anästhesisten geplant ist, wird vom Anästhesiearzt vorher untersucht und über die Methoden der Schmerzausschaltungsverfahren entsprechend aufgeklärt. In der Regel werden diese Maßnahmen am Krankenbett der Pflegestation durchgeführt, die den Patienten aufgenommen hat. In einigen Kliniken geschieht dies auch in sog. Anästhesieambulanzen, die generell eine Optimierung der Operationsvorbereitung ermöglichen [7, 321].

Im Idealfall erfolgen Untersuchung und Beratung durch den Anästhesisten, der auch die Leistung erbringt. Ist dies nicht möglich, wird der Patient davon informiert, daß die Anästhesie von einem anderen Arzt durchgeführt wird. Alle mit der präoperativen Visite erhaltenen Befunde und Erkenntnisse müssen dann an den mit der Anästhesie beauftragten Arzt weitergeleitet werden. Die präoperative Visite umfaßt die Erhebung der Anamnese, die Beurteilung der Untersuchungsbefunde, die Einschätzung des Risikos der Anästhesie und die Auswahl des Anästhesieverfahrens. Einen besonderen Stellenwert nimmt die psychische Betreuung der Patienten ein sowie das Eingehen auf seine Informationswünsche und emotionellen Bedürfnisse. Besonderes Geschick erfordert die Aufklärung über das Anästhesierisiko. Die medikamentöse Vorbereitung ergänzt das präoperative Gespräch [156, 244, 387, 524].

Anästhesieambulanz. Da der Anästhesist in der Regel dem Patienten erst am Vorabend des Operationstages und oft auch nach einem langen Operationsprogramm begegnet, wird die präoperative Visite häufig nur unzureichend durchgeführt. Ergibt sich bei der Untersuchung des Patienten die Notwendigkeit zusätzlicher Spezialuntersuchungen und damit die Verschiebung des Operationszeitpunkts, wird dies sowohl vom Operateur als auch vom Patienten als störend empfunden. Andererseits kann heute nicht mehr erwartet werden, daß der Chirurg oder der Internist die erforderlichen Kenntnisse besitzen, um die „Narkosefähigkeit" des Patienten zu beurteilen. Aus diesem Grunde hat es sich bewährt, den Patienten bereits vor der Krankenhausaufnahme oder zumindest unmittelbar danach in einer Anästhesieambulanz zu untersuchen und entsprechend auf den operativen Eingriff vorzubereiten. Die noch erforderlichen Maßnahmen können dann während der normalen Dienstzeit mit der notwendigen Sorgfalt durchgeführt werden. Auf der anderen Seite führt die Verschiebung des Operationszeitpunkts zur Erhöhung der Kosten, zu Unannehmlichkeiten für den Patienten und zu Störungen der Operationsplanung.

Die Einrichtung eines entsprechenden Untersuchungsraums erfordert je einen Arbeitsplatz für Arzt und Schwester sowie einige Untersuchungsgeräte (EKG, Spirometer, Fahrradergometer). Nach Möglichkeit sollte der Untersuchungsraum in der Nähe des klinischen Laboratoriums liegen. Die personelle Ausstattung dürfte

		ja	nein	ich weiß es nicht
3. 1.	Wurden Sie schon einmal operiert?	☐	☐	☐
	______________ im Jahre ______________			
	______________			
3. 2.	Haben Sie die Narkosen gut vertragen?	☐	☐	☐
	a) Wenn nein, warum nicht? ______________			
3. 3.	Wurde Ihnen schon einmal Blut übertragen?	☐	☐	☐
	a) Wann?			
	b) Haben Sie das Fremdblut gut vertragen?	☐	☐	☐
3. 4.	Werden oder wurden Sie bestrahlt?	☐	☐	☐
4.	Leiden oder litten Sie an einer der folgenden Krankheiten?			
4. 1.	Herzerkrankungen (z. B. Herzinfarkt, Herzfehler, Herzschwäche, Herzmuskelentzündung)?	☐	☐	☐
4. 2.	Kreislauferkrankungen (z. B. zu hoher oder zu niedriger Blutdruck, Kreislaufschwäche)?	☐	☐	☐
4. 3.	Gefäßerkrankungen (z. B. Thrombose, Gefäßverengung, Krampfadern)?	☐	☐	☐

Abb. 2.1. Ausschnitt einer Seite des am Institut für Anästhesiologie am Klinikum Mannheim verwendeten Fragebogens zur Anästhesievorbereitung

mit einem Arzt und einer Schwester ausreichend erfüllt sein. Innerhalb eines Vormittags könnten unter diesen Bedingungen etwa 15–20 Patienten beurteilt werden. Unklare Befunde sollten stets in enger Zusammenarbeit mit einem Internisten beurteilt werden. Auf der Basis der gewonnenen Untersuchungsbefunde erhält der Operateur Vorschläge für noch erforderliche Maßnahmen, so daß die weitere Planung seines Operationsprogramms im wesentlichen ungestört verlaufen sollte.

2.1 Anamnese

Die Erhebung von Vorerkrankungen des Patienten erfolgt entweder durch den sog. „Fragebogen zur Anästhesievorbereitung" (Abb. 2.1) oder das „Interview". Mit dem Fragebogen werden sämtliche für den Anästhesieverlauf wesentlichen Vorerkrankungen erfaßt. Er steht in mehreren Sprachen zur Verfügung. Dadurch werden Verständigungsschwierigkeiten und Unterlassungen bei der Befragung weitgehend reduziert. Nachteile dieser Form der Anamneseermittlung können sich dann ergeben, wenn der Patient nicht in der Lage ist, die aufgeführten Fragen mit der erforderlichen Zuverlässigkeit zu markieren. Diese Gefahr besteht aber auch beim Interview. Hinzu kommt, daß das Interview zeitaufwendiger ist und bestimmte wichtige Erkrankungen im Laufe der Unterhaltung nicht sicher abgefragt werden. Die zuverlässigste Methode der Anamneseerhebung besteht deshalb in der Kombination beider Methoden, wobei der Patient zunächst die vorgedruckten Fragen entsprechend markiert und der Arzt durch das Interview die angegebenen Antworten überprüft und erweitert.

Die Befragung des Patienten erstreckt sich auf

- die augenblickliche Leistungsfähigkeit,
- frühere Operationen,
- frühere Anästhesien und deren Verträglichkeit,
- frühere Bluttransfusionen und deren Verträglichkeit,
- frühere Bestrahlungen,
- frühere und aktuelle Erkrankungen des Herzens, des Kreislaufs, der Gefäße, der Lunge, der Atemwege, der Leber, der Niere, des hormonellen Systems, der Augen, der Blutgerinnung, der Nerven und des ZNS, des Skelett- und Muskelsystems.
- Dyspnoe, Thoraxschmerz und Oedemen.

Darüber hinaus ist nach Medikamenten, Allergien, sowie nach dem Konsum von Genußmitteln, wie Tabak, Alkohol und Drogen, zu fragen.

Schließlich ist eine Familienanamnese im Hinblick auf frühere Narkosezwischenfälle (z.B. maligne Hyperthermie) zu erheben. Bei Rauchern liegt 15% des Hämoglobins in Form von Carboxy-Hb vor, das nicht mehr für den Sauerstofftransport zur Verfügung steht.

Die Befragung nach Ängsten und speziellen Befürchtungen in Zusammenhang mit Anästhesie und Operation, sowie die Versicherung, die Belastung so gering wie möglich zu halten, bilden den Abschluß des präoperativen Gesprächs.

2.2 Untersuchung und Befunde

Ungenügende Voruntersuchungs- und Vorbereitungsmaßnahmen können wesentliche Ursachen für Anästhesiezwischenfälle sein. Da die Allgemeinanästhesie den Gesamtorganismus beeinflußt, muß vor einer derart eingreifenden Maßnahme die Prüfung der Organsysteme gefordert werden. Dies gilt ebenso für die regionalen Anästhesieverfahren, wenngleich hier Einschränkungen möglich sind. Es ist jedoch nicht gerechtfertigt, wegen einer unzureichenden Vorbereitung bei einem elektiven Eingriff auf ein regionales Anästhesieverfahren auszuweichen; denn das Risiko der rückenmarksnahen Nervenblockaden z.B. ist keineswegs geringer, als das der Allgemeinanästhesie [206, 220]. Das präoperative Untersuchungsprogramm darf auch nicht von der Art und Dauer der Operation abhängig gemacht werden, sondern lediglich von der Dringlichkeit zum operativen Eingriff. Dabei lassen sich 4 Dringlichkeitsstufen unterscheiden (Tabelle 2.1).

Nur die Dringlichkeitsstufen I und II lassen eine Kürzung des präoperativen Untersuchungsprogramms vertretbar erscheinen; in den Gruppen III und IV sind Kompromisse in dieser Hinsicht nicht angezeigt.

Tabelle 2.1. Vorschlag für eine Einteilung zur Dringlichkeit operativer Eingriffe

Dringlichkeitsstufe	Art des operativen Eingriffs
I	Lebensrettende Soforteingriffe (z. B. Hämorrhagie, akute intrakranielle Raumforderung)
II	Dringliche, nichtgeplante Eingriffe (z. B. Ileus, Frakturen)
III	Bedingt dringliche, geplante Eingriffe (z. B. Malignome, diagnostische Eingriffe)
IV	Nichtdringliche, geplante Eingriffe (z. B. kosmetische Operationen, nichtinkarzerierte Hernien usw.)

Tabelle 2.2. Präoperatives Routine-Untersuchungs-Programm (RUP) vor elektiven operativen Eingriffen

Klinische Untersuchungsbefunde
Beurteilung möglicher kardialer Stauungszeichen (Halsvenen, Leber, Extremitäten); Beurteilung des Zustands peripherer Venen, der peripheren Durchblutung und des Hautturgors Beurteilung des Zahnstatus sowie der Beweglichkeit von Kiefergelenken und HWS
Physikalische Untersuchungsbefunde
Arterieller Blutdruck (systolisch u. diastolisch); Herzfrequenz; Auskultationsbefund von Lunge, Herz und großen Gefäßen (z. B. A. carotis); Elektrokardiogramm (12 Standardableitungen); Thorax-Röntgen-Aufnahme Körpertemperatur.
Laborchemische Untersuchungsbefunde
Hämoglobinkonzentration; Erythrozytenzahl oder Hämatokritkonzentration; Blutzuckergehalt; Serumprotein- oder Albuminkonzentration; Serum-Elektrolytkonzentration von Kalium und Natrium; Serumtransaminasen SGPT, γ-GT; Serumkreatininwert und Harnstoffkonzentration; Quick-Wert und Thrombozytenzahl (Blutgruppe).

Aus organisatorischen Gründen ist zu empfehlen, vor elektiven Eingriffen ein präoperatives Routine-Untersuchungs-Programm (RUP) durchzuführen, das hinreichende Informationen über die Leistungsfähigkeit der wesentlichen im Rahmen einer Anästhesie betroffenen Organsysteme vermittelt (Tabelle 2.2).

Eine Kürzung dieses Untersuchungsprogramms sollte nur bei entsprechender Begründung (z. B. Dringlichkeit) erfolgen. Andererseits sind Erweiterungen erforderlich, wenn schwerwiegende Nebenerkrankungen (z. B. Erkrankungen des bronchopulmonalen Systems = Lungenfunktionsanalyse, Blutgasanalyse; Erkrankungen der Schilddrüse = T_3-, T_4-Test usw.) vorliegen [531].

Darüber hinaus ist im Einzelfall zu entscheiden, ob weitergehende Untersuchungen und Vorbereitungen notwendig sind (z. B. Inhalationstherapie), wobei die Interessen aller für den Patienten verantwortlichen Fachrichtungen berücksichtigt werden müssen. Sämtliche Befunde sollten nicht älter als 2 Wochen sein, ungekürzt im Original vorliegen und die variierenden Normbereiche aufzeigen.

2.3 Beurteilung der psychischen Ausgangslage

Anästhesie und Operation stellen Belastungen für den Patienten dar, die neben dem physischen Trauma psychische und psychophysiologische Aspekte beinhalten. Viele Patienten fühlen sich präoperativ angstvoll, deprimiert und schwach, andere hingegen betonen ihre Furchtlosigkeit, sind hoffnungsvoll und sehen den bevorstehenden Ereignissen mutig und aktiv entgegen.

Anästhesie und Operation stellen Ereignisse dar, die neben dem kurativen Ziel Gefahrencharakter haben können. So ist es zu verstehen, daß der Emotion Angst bzw. Furcht in der präoperativen Phase besondere Bedeutung zukommt. Präoperative Befürchtungen betreffen v.a. die Krankheit als solche, sowie anästhesiologische und operative Aspekte.

Zu den wesentlichen krankheitsbezogenen Befürchtungen gehört die Möglichkeit der Krebserkrankung. Furchtinhalte sind die Möglichkeit des Sterbens, langdauerndes Siechtum und unstillbare Schmerzen. Patienten, die wegen Krebsverdachts operiert werden, z.B. Patientinnen vor Probeexzision aus der Mamma, sind besonders angstvoll.

Anästhesiebezogene Befürchtungen betrafen zur Zeit der Äthernarkose vorwiegend die Anästhesieeinleitung über Maske und postoperatives Erbrechen. In der modernen Anästhesie spielen diese Faktoren eine untergeordnete Rolle. Viele Patienten befürchten heute einen zu frühen Operationsbeginn oder aber ein zu frühes Erwachen aus der Narkose. Bei Verwendung regionaler Anästhesieverfahren dominieren intraoperative Schmerzen und psychischer Streß. Das Gefühl der Hilflosigkeit und des Ausgeliefertseins wird häufig beklagt. Wirtschaftliche und berufliche Aspekte der Krankheit gewinnen zunehmend an Bedeutung.

Operationsvorbereitung, wie Spritzen und Magenspülung, ebenso wie Nachbehandlungsmaßnahmen, z.B. Verbandswechsel und Fädenziehen, können konkrete Furchtinhalte darstellen. Besonders belastend werden verstümmelnde Operationen empfunden.

Neben den genannten, konkreten Befürchtungen finden sich häufig Ängste, für die keine konkreten Ursachen erkenn- und nennbar sind.

Obgleich Anästhesie und Operation angst- bzw. furchtbezogene Ereignisse sind, geben nicht wenige Patienten präoperativ an, angstfrei zu sein. Dies muß als Resultat gelungender Angstverarbeitungs- oder aber Angstverdrängungs- bzw. Angstverleugungsmechanismen angesehen werden.

Angst ist eine unangenehm empfundene Emotion, die angesichts einer gefährlichen Situation entsteht. Charakteristisch an dieser Situation ist, daß der auslösende Reiz unbekannt (im Gegensatz zur Furcht) ist, d.h. daß nicht adäquat darauf reagiert werden kann. Angstverarbeitung hat zum Ziel, das Unangenehme der Situation zu reduzieren. Dies gelingt in der Regel durch Informationssuche und Reduktion des Unbekannten, der Situation: „Wenn ich weiß, was auf mich zukommt, ist alles halb so schlimm."

Im Gegensatz zur Angstverarbeitung stellen Angstverleugnung und -verdrängung Abwehrmechanismen dar, die zwar zumeist nicht als pathologisch, aber doch als unangemessen oder abnorm angesehen werden müssen. Obgleich die betroffenen Patienten bei Befragung angeben, angstfrei zu sein, weisen sie häufig ausgeprägte physiologische Streßreaktionen, wie Tachykardie und Kaltschweißigkeit auf.

Insgesamt sind sowohl Patienten mit ausgeprägter, unkontrollierter Angst als auch extrem angstverleugnende und verdrängende Patienten psychisch und physisch außerordentlich belastet. Beide Gruppen weisen sowohl präoperativ als auch

Bitte lesen Sie die unteren Angaben bei jeder Nummer von links nach rechts genau durch und machen Sie ein × in die Spalte, die Ihren momentanen Empfindungen am ehesten entspricht. Bitte pro Zeile nur einmal ankreuzen und bitte keine Zeile auslassen.

		sehr	mäßig	wenig	weder noch	wenig	mäßig	sehr	
1	müde								frisch
2	schwach								stark
3	benommen								klar
4	elend								munter
5	kraftlos								kraftvoll
6	lahm								schwungvoll
7	ausgelaugt								energiegeladen
8	gespannt								gelöst
9	unruhig								ruhig
10	komisches Gefühl								ungerührt
11	appetitlos								guter Appetit
12	ängstlich								zuversichtlich
13	reizbar								verträglich
14	streng								sanftmütig
15	scheu								zugänglich
16	empfindlich								unempfindlich
17	verlassen								umsorgt
18	unsicher								selbstsicher
19	bedroht								sicher
20	passiv								aktiv
21	unterlegen								überlegen
22	abgestumpft								teilnahmsvoll
23	gleichgültig								interessiert
24	unausgeglichen								ausgeglichen
25	unzufrieden								zufrieden
26	verstimmt								guter Laune
27	grüblerisch								sorglos
28	hoffnungslos								hoffnungsvoll
29	traurig								fröhlich
30	kalte Hände, Füße								warme Hände, Füße
31	feuchte Hände, Füße								trockene Hände, Füße
32	Kloßgefühl im Hals								freier Hals
33	Herzklopfen								Herz ruhig
34	Magen empfindlich								Magen nicht empfindlich
35	Durchfall								Verstopfung
		1	2	3	4	5	6	7	

Abb. 2.2. Mannheimer Erhebungsbogen der subjektiven Befindlichkeit (Mannheimer ESB). (Aus [524])

bei Narkoseeinleitung ausgeprägte physiologische Streßreaktionen auf, die v.a. kardiozirkulatorische Risikopatienten vital gefährden können.

Mit Hilfe psychometrischer Meßmethoden lassen sich präoperative Patienten hinsichtlich ihrer Angstintensität unterscheiden.

Bei der wissenschaftlichen Erarbeitung dieses Problems werden v.a. Fragebogen (Erlanger Angstskala, Mannheimer Erhebungsbogen der subjektiven Befindlichkeit (Abb. 2.2), „state-trait-anxiety-inventory" nach Spielberger) und neuerdings auch visuelle Analogskalen angewendet.

In der klinischen Praxis empfiehlt sich die direkte Befragung des Patienten nach dem Ausmaß und Inhalt seiner Befürchtungen und Ängste.

Für den Anästhesisten problematisch sind einerseits angstvolle Patienten, die jedoch keine diagnostischen Probleme bereiten und andererseits Patienten, die angeben angstfrei zu sein: Bei dieser Patientengruppe ist es notwendig, zu eruieren, ob es sich um tatsächlich angstfreie Patienten oder um extreme Angstverleugner bzw. -verdränger handelt. Hinweise darauf geben v.a. auch beobachtbare physiologische- und Verhaltensparameter: Hierzu gehören Kaltschweißigkeit, kalte Extremitäten (Zentralisation), Blässe und Mundtrockenheit sowie Zittern und Körperrigidität bei psychischer und motorischer Unruhe. Außerdem haben diese Patienten oft eine belegte Stimme.

Vielfach wird ein mittleres Ausmaß an Angst präoperativ als adäquat angesehen. Bei diesen Patienten kann auf Wunsch (wenn z.B. eine ablehnende Haltung gegenüber Medikamenten, v.a. Psychopharmaka besteht) auf eine medikamentöse Vorbereitung verzichtet werden. Extrem angstvolle und angeblich angstfreie Patienten sollten jedoch immer prämediziert werden: die einen zur Reduktion ihrer Angst, die anderen zur Vermeidung exzessiver physiologischer Streßreaktionen. Für beide Gruppen sind Benzodiazepine aufgrund ihrer anxiolytischen und physiologisch streßdämpfenden Wirkung am besten geeignet.

Obgleich Anästhesie- und Operationswünsche von seiten des Patienten nur extrem selten Ausdruck psychopathologischer Zustände sind, muß doch kurz auf die Probleme Polychirurgie sowie Neurose und Operation eingegangen werden.

Polychirurgie. Unbewußte Selbstbestrafungstendenzen sollen zu einem auffälligen Verlangen nach verschiedenen Operationen bis hin zur iatrogenen Selbstverstümmelung führen. Besonders risikoreiche Operationen, z.B. am Herzen, können als mögliche Formen des Suizids angestrebt werden.

Neurose und Operation. Bei neurotischen Patienten können Operationen den Charakter von Heilversuchen ihrer Verhaltensstörungen annehmen. Dies wird nicht selten bei kosmetischen Operationen deutlich. Es ist bekannt, daß neurotische Patienten häufiger operiert werden, als eine psychisch unauffällige Vergleichsgruppe.

Schließlich muß festgehalten werden, daß präoperativ nicht nur Ängste und Befürchtungen den Patienten belasten, sondern auch depressive Verstimmungen und Gefühle des Ausgeliefertseins. Besonders die ausgeprägte präoperative Depression sollte zu Überlegungen Anlaß geben, die Operation aufzuschieben. Es ist bekannt, daß bei ausgesprochen deprimierten Patienten vermehrt Komplikationen auftreten und die Operationsergebnisse insgesamt sehr ungünstig sind.

2.4 Risikobeurteilung

Da das Risiko nicht allein von den anästhesiologischen Maßnahmen, sondern ebenso von der operativen Intervention beeinflußt wird, erscheint es sinnvoller, keinen dieser Begriffe isoliert zu verwenden, sondern generell vom Risiko des operativen Eingriffs zu sprechen. Auf der Grundlage der erhobenen Befunde und unter Berücksichtigung der zu treffenden Maßnahmen wird der Patient einer bestimmten Risikogruppe zugeordnet. Zeigen die Untersuchungsergebnisse, daß der Allgemeinzustand des Patienten durch entsprechende Behandlungsmaßnahmen gebessert werden kann, sollte v. a. bei elektiven Eingriffen ein Operationsaufschub in Betracht gezogen werden. Der mit der Anästhesie beauftragte Arzt sollte auch stets prüfen, ob er die erforderliche Qualifikation zur selbständigen Durchführung der Anästhesie besitzt. Liegt diese nicht vor, setzt er sich bei eingetretenen Zwischenfällen dem Vorwurf des Übernahmeverschuldens aus.

2.4.1 *Risikoklassifizierung*

Das Risiko des operativen Eingriffs ist v. a. vom Zustand des Patienten, seinen Lebensgewohnheiten (z. B. Rauchen, Alkoholgenuß) und der Art der operativen Intervention, weniger von seinem Alter und der Dauer der Operation abhängig. Mit der Zuordnung des Patienten in eine bestimmte Risikogruppe wird das Ziel verfolgt, durch Auswahl des Anästhesieverfahrens, des Anästhesisten, u. U. des Operateurs sowie besonderer Untersuchungsverfahren und Sicherheitsvorkehrungen eine für den Patienten optimale Ausgangssituation zu finden, die zusätzliche Belastungen weitgehend von ihm fernhält. Darüber hinaus bietet die Zuordnung der Patienten zu bestimmten Risikogruppen die Möglichkeit, die angewandten Methoden hinsichtlich ihrer Leistungsfähigkeit nach vergleichbaren Kriterien zu überprüfen.

ASA-Risikogruppen. Die American Society of Anesthesiologists (ASA) hat 1940 5 Risikogruppen vorgeschlagen, die 1961 und 1974 jeweils gering verändert worden sind. Gegenwärtig erfolgt die Zuordnung der Patienten in die ASA-Gruppen nach den in Tabelle 2.3 aufgeführten Kriterien [27]. Da diese Einteilung nicht an objektive Kriterien gebunden ist, bleibt der Ermessensspielraum für die Zuordnung des Patienten in die eine oder andere Risikogruppe sehr groß. Nachuntersuchungen über die Zuverlässigkeit der ASA-Risikoeinschätzung haben gezeigt, daß keine eindeutige Korrelation zwischen Risikogruppe und intra- bzw. postoperativen Komplikationen besteht. Dennoch findet die ASA-Risikogruppeneinteilung nach wie vor breite Anwendung [273].

Mannheimer Risikogruppen. Am Institut für Anästhesiologie und Reanimation des Klinikums Mannheim wurde 1972 ein Risikoklassifizierungssystem entwickelt, das sich auf exakt definierte Befunde, die einem Punktwertsystem zugeordnet sind, stützt. Kardiovaskuläre Erkrankungen, bronchopulmonale Erkrankungen, Stoffwechselkrankheiten, der Allgemeinzustand und die Operationsart besitzen für die Zuordnung einen besonderen Stellenwert (Tabelle 2.4) [9].

Kardiovaskuläre Erkrankungen (s. 9.1). Herz-Kreislauf-Erkrankungen besitzen einen gesicherten Einfluß auf das intra- und postoperative Risiko. Das Vorhandensein kardiovaskulärer Erkrankun-

Tabelle 2.3. ASA-Risikogruppen und Beurteilungskriterien

Gruppe	Beurteilungskriterien
I	Gesunder Patient
II	Patient mit leichter Allgemeinerkrankung
III	Patient mit schwerer Allgemeinerkrankung
IV	Patient mit inkurabler Allgemeinerkrankung
V	Moribunder Patient, von dem nicht erwartet wird, daß er die folgenden 24 h mit oder ohne Operation überlebt

Tabelle 2.4. Risikoklassifizierung auf der Basis objektiver Befunde (Mannheimer Risiko-Checkliste)

Präoperative Risiko-Checkliste

0	1	2	4	8	16	Pkt
Geplante Operation, nicht dringlich	Geplante Operation, bedingt dringlich	Nicht geplante Op., dringlich	Soforteingriff			
Oberflächenchirurgie	Extremitäteneingriff	Operation m. Eröffnung der Bauchhöhle	Operation m. Eröffnung von Thorax o. Schädel	Zweihöhleneingriff	Polytrauma/Schock	
Alter 1–39 Jahre	0–1 Jahre 40–69 Jahre	70–79 Jahre	> 80 Jahre			
Voraussichtl. Op.zeit < 60 Min.	61–120 Min.	121–180 Min.	> 180 Min.			
Normgewicht ± 10%	10–15% Untergew.	10–30% Übergew. 15–25% Untergew.	> 30% Übergew.			
Normotonie < 160, <95 mm Hg	Behandelte Hypertonie (kontrolliert)	Unbeh. od. kurzfristig beh. Hypertonie	Behandelte Hypertonie (unkontrolliert)			
Herzleistung normal	Rekomp.Herzinsuff.	Angina pectoris			Dekomp. Herzinsuff.	
EKG normal	Mäßige EKG-Veränd.	Schrittmacher-EKG	Fehlend. Sinusrhythmus > 5 ventrik. Extrasyst./Min.			
Kein Herzinfarkt	Herzfarkt > 2 Jahre	Herzinfarkt > 1 Jahr	Herzinfarkt > 6 Mon.	Herzinfarkt < 6 Mon.	Herzinfarkt < 3 Mon.	
Atmung normal	Obstruktion behandelt	Obstruktion unbeh.	Bronchopulmonaler Infekt-Pneumonie	Restriktion	Manifeste Ateminsuffizienz; Cyanose	
Laborwerte Leber normal	Laborwerte Leber leichte Veränderungen	Laborwerte Leber schwere Veränderungen				
Laborwerte Niere normal	Laborwerte Niere leichte Veränderungen	Laborwerte Niere schwere Veränderungen				
Laborw. SBH u. Elektr. normal	Laborw. SBH u. Elektr. leichte Veränderungen	Laborw. SBH u. Elektr. schwere Veränderungen				
Hb > 12.5 g%	Hb 12.5–10.0 g%	Hb < 10.0 g%				
Verbrennungsindex (% Verbr. Fläche × Alter)	bis 20	bis 40	bis 60	bis 80	> 80	
					Anzahl Punkte	

Risikogruppe	I	II	III	IV	V
Punkte	0–2	3–5	6–10	11–20	> 20

gen sollte Anlaß sein, den Internisten oder Kardiologen in den Behandlungsprozeß miteinzuschalten [8, 243, 303]. Dabei sollte die präoperative kardiologische Untersuchung drei wesentliche Ziele verfolgen:

1. den Zustand der kardiovaskulären Situation sorgfältig abzuklären und die gewonnenen Erkenntnisse mit dem Gesamtrisiko von Anästhesie und Operation sowie dem Risiko ohne Anästhesie und Operation zu vergleichen;
2. gemeinsam mit dem Internisten und Chirurgen die prä- und intraoperativen Maßnahmen festzulegen, die zu einer Herabsetzung des kardiovaskulären Risikos führen können;
3. den Konsiliararzt mit der besonderen Situation des Patienten bereits präoperativ vertraut zu machen, so daß bei auftretender intra-und postoperativen Komplikationen eine optimale Weiterbehandlung gewährleistet ist.

Dabei ist v.a. auf Patienten mit Herzinsuffizienz, Koronarerkrankungen, Herzrhythmusstörungen, Herzklappenfehler und Hypertonie zu achten.

Bronchopulmonale Erkrankungen (s. 9.2). Atemwegs- und Lungenerkrankungen sind nicht so sehr für das peroperative Risiko von Bedeutung. Sie bestimmen aber in erheblichem Maße den postoperativen Verlauf. Gegenüber gesunden Patienten kann das operative Gesamtrisiko bei schweren bronchopulmonalen Erkrankungen auf das 3- bis 20fache gesteigert sein. Dyspnoe ist häufig das erste Symptom des Linksherzversagens. Sorgfältige Vorbereitung auf den Eingriff (z. B. Lungenfunktion, Blutgasanalyse, Beatmungsinhalation) und Auswahl geeigneter Anästhesieverfahren (z. B. Regionalanästhesie, Inhalationsnarkose) können das Risiko deutlich mindern [7, 189, 285]. Während Narkose ist die FRC um 20% bei Spontanatmung und um ca. 16% bei künstlicher Beatmung reduziert.

Stoffwechselkrankheiten (s. 9.3-9.5). Erkrankungen der Stoffwechselorgane sind dann als Risikofaktor einzuordnen, wenn sie nicht erkannt und entsprechend behandelt worden sind. Dabei ist davon auszugehen, daß jede Narkose die Durchblutung von Leber und Niere herabsetzt. Darüber hinaus kann die Biotransformation einiger Inhalationsnarkotika zur Bildung nephrotoxischer (z. B. Methoxyfluran) und hepatotoxischer (z. B. Halothan) Metabolite führen. Außerdem gehen sowohl Leber- als auch Nierenerkrankungen häufig mit einer Hypalbuminämie einher, so daß Wirkungsänderungen von Narkotika und Muskelrelaxanzien möglich sind. Bei Lebererkrankungen sind außerdem Störungen der Blutgerinnung (cave Lokalanästhesie) keine Seltenheit. Beim Diabetes mellitus sind evtl. vorhandene Begleiterkrankungen (z. B. Arteriosklerose) zu berücksichtigen. Beim Diabetiker ist der Einfluß langer Wartezeiten, des Operationsstresses, sowie der Steuerung der Anästhesie (Narkosetiefe) auf den Blutzucker (Steigerung) ebenso zu berücksichtigen wie die Planung des Operationszeitpunkts (Anfang des Op.-Programms, Anfang der Arbeitswoche); (s. 9.5.1.1) [531].

Operativer Eingriff. Die Art des operativen Eingriffs besitzt einen gesicherten Einfluß auf das Risiko. Das Risiko steigt an in der Reihenfolge Oberflächenchirurgie - Extremitätenchirurgie - Abdominalchirurgie - Thoraxchirurgie - Zweihöhlenoperationen [531].

Lebensalter. Das Lebensalter des Patienten allein ist zwar nicht als wesentlicher Risikofaktor zu werten; infolge der oft vorhandenen Nebenerkrankungen ist jedoch eine deutliche Korrelation zur postoperativen Sterblichkeit nachzuweisen. Ein erheblicher Anstieg der Operationsletalität findet sich nach dem 70. Lebensjahr [335]. Kardiovaskuläre Erkrankungen finden sich mit zunehmendem Lebensalter in ansteigender Häufigkeit. So haben 6% der Patienten in der 5. Lebensdekade, 23% in der sechsten und 45% in der siebten Lebensdekade kardiovaskuläre Nebenerkrankungen.

Operationsdauer. Die Dauer des operativen Eingriffs korreliert mit der postoperativen Sterblichkeit; es muß jedoch berücksichtigt werden, daß viele zusätzliche Risikofaktoren erst durch verzögerte ärztliche Maßnahmen entstehen, z. B. infolge verspäteter Korrektur hämodynamischer oder respiratorischer Störungen bei Ermüdung oder nachlassender Aufmerksamkeit. Deutliche Steigerungen der Letalität finden sich nach 2 h Operationsdauer. Allerdings sind auch die sog. „Kurzeingriffe" mit einem Risiko behaftet, das dem einer etwa 2stündigen Operation entspricht [329].

2.4.2 Rückstellung von Anästhesie und Operation

Zeigt das Ergebnis der klinischen Untersuchung und/oder der Laboruntersuchungen bei einem elektiven Eingriff, daß durch Vorbehandlung eine Besserung des Patientenstatus zu erzielen ist, so wird der Patient von der Operation zurückgestellt, wenn bis zum Operationstag keine adäquate Vorbereitung mehr erfolgen kann. Die Absetzung eines Patienten vom Operationsprogramm sollte stets in Absprache mit dem Operateur erfolgen. Dabei sollte sichergestellt sein, daß beide Gesprächspartner über jenes Maß fachlicher Kompetenz verfügen, die eine derartig schwerwiegende Entscheidung rechtfertigt. Der Patient muß über die Entscheidung informiert werden.

2.4.3 Übernahmeverschulden

Von Übernahmeverschulden kann gesprochen werden, wenn ein in Ausbildung befindlicher Arzt eine medizinische Maßnahme durchführt, der sein Können und seine Erfahrung nicht gewachsen sind, oder wenn er aus anderen Gründen, z. B. Übermüdung, eigener Erkrankung, nicht in der Lage ist, die Verrichtung ordnungsgemäß auszuführen, obwohl er an sich die notwendigen Kenntnisse und Fähigkeiten besitzt. Der Vorwurf des Übernahmeverschuldens kann auch den Facharzt treffen, der mit einem Fall konfrontiert wird, der über sein Wissen und Können hinausgeht oder für den er instrumentell oder sachlich nicht ausgerüstet ist. Davon ausgenommen sind in jedem Fall Notfallsituationen.

2.5 Wahl des Anästhesieverfahrens

Die Auswahl des Anästhesieverfahrens wird bestimmt durch die spezifischen pharmakologischen Eigenschaften und Nebenwirkungen der verwendeten Medikamente (s. 2.6, 4.1.3, 4.2.4, 4.2.5), die Grund- und Nebenerkrankungen des Patienten (s. Kap. 10), das geplante Operationsverfahren (s. Kap. 11), die voraussichtliche Operationszeit und die persönliche Erfahrung des mit der Anästhesie beauftragten Arztes. Schließlich muß auch die Meinung des bereits aufgeklärten Patienten in den Entscheidungsprozeß für die Auswahl des bestgeeigneten Anästhesieverfahrens einbezogen werden.

Unter den Vor- und Nebenerkrankungen bestimmten v.a. Herz-Kreislauf-, Atemwegs- und Lungenerkrankungen, sowie Stoffwechselstörungen, Leberleiden, Nierenschäden und Bluterkrankungen die Auswahl der bei der Anästhesie verwendeten Medikamente und Methoden.

So bieten sich z. B. bei Herzerkrankungen die Opioidderivate wegen ihrer geringen myokarddepressiven Eigenschaften und die Inhalationsnarkotika wegen ihrer guten Steuerbarkeit an, während bei Atemwegserkrankungen (z. B. Asthma bronchiale, chronische Bronchitis) Regional- und Inhalationsanästhetika besonders indiziert sind. Auch bei pulmonalen Funktionseinschränkungen sind Regionalanästhesieverfahren (insbesondere periphere Blockaden) geeignet, während sie bei Störungen der Blutgerinnung nicht eingesetzt werden sollten. Die Art des operativen Eingriffs bestimmt insofern das auszuwählende Anästhesieverfahren, als die Thorakotomie z. B. obligatorisch eine endotracheale Intubationsnarkose erfordert. Bestimmte plastische Operationen hingegen müssen in Regionalanästhesie durchgeführt werden, um das funktionelle Ergebnis des Eingriffs kurzfristig überprüfen zu können.

Die voraussichtliche Operationszeit nimmt deshalb Einfluß auf die Entscheidung, weil sie bei der Allgemeinanästhesie ein wesentliches Kriterium für den Einsatz der künstlichen Beatmung darstellt. Grundsätzlich sollte jeder operative Eingriff in Allgemeinanästhesie mit einer voraussichtlichen Operationsdauer von mehr als 30 min unter künstlicher Beatmung erfolgen, weil die narkotikabedingte Atemdepression nach dieser Zeit zwangsläufig zur insuffizienten Spontanatmung führen muß.

Die moderne Anästhesiologie verfügt über eine so große Zahl verschiedenster Medikamente und Methoden, daß es auch in Extremsituationen möglich sein sollte, das im vorliegenden Fall für den Patienten schonendste Verfahren anzuwenden. Jeder Anästhesist sollte jedoch nur die Medikamente und Anästhesietechniken verwenden, mit denen er ausreichende Erfahrungen gesammelt hat. Experimente sind abzulehnen, da sie - v.a. in Notsituationen - das Leben des Patienten gefährden. Folgende Standardverfahren stehen zur Verfügung: intravenöse Narkosen, Inhalationsnarkosen über Maske, Inhalationsnarkosen über endotrachealen Tubus, Regionalanästhesien durch periphere oder rückenmarksnahe Nervenblockaden.

Darüber hinaus kommen eine Reihe weiterer Techniken in der anästhesiologischen Praxis zur Anwendung, die vorwiegend aus Kombinationen der genannten Standardverfahren abgeleitet werden können.

2.6 Aufklärung des Patienten

Jeder Heileingriff, also auch die Durchführung einer Anästhesie, erfüllt den Tatbestand der Körperverletzung (§ 223 StGB) und deshalb ist zu seiner Rechtfertigung die Einwilligung des Patienten erforderlich. Die Einwilligung des Patienten in die Anästhesie ist aber nur dann wirksam, wenn der Patient in einem Aufklärungsgespräch Kenntnis von den damit einhergehenden Maßnahmen und Risiken erhält und sich entsprechend entscheiden kann. Die Rechtsprechung leitet dies aus dem Persönlichkeitsrecht des Menschen (Artikel 2 GG) ab.

Aufklärung muß individuell in einem Gespräch erfolgen; sie kann nicht durch Formulare ersetzt werden. Der Arzt muß den Patienten über die Grundzüge der vorgesehenen Maßnahmen aufklären, nicht jedoch über alle Einzelheiten. Über Risiken, die mit der Eigenart eines Eingriffs spezifisch verbunden sind (typische Risiken) ist unabhängig von der Komplikationsrate aufzuklären; bei anderen Risiken (atypische Risiken) ist die Aufklärung abhängig von der Komplikationsrate. Die Aufklärung muß zu einem Zeitpunkt erfolgen, in dem der Patient noch im vollen Besitz seiner Erkenntnis-und Entscheidungsfähigkeit ist; ihm muß eine Überlegungsfrist bleiben, sofern die Dringlichkeit der Maßnahmen dies zuläßt.

Dabei ist den individuellen Umständen, z. B. der Erhöhung des Anästhesierisikos durch Begleiterkrankungen, Rechnung zu tragen. Auch etwaige Sonderinteressen sind zu berücksichtigen, z. B. die Verhütung von Stimmbandschäden bei Opernsängern. Ist der Patient außerstande, selbst über die Erteilung oder Versagung der Einwilligung zu entscheiden (z. B. Bewußtlose, Geisteskranke, Kinder), so ist die Einwilligung des gesetzlichen Vertreters einzuholen, der entsprechend aufzuklären ist. Muß der Eingriff aus dringlicher Indikation durchgeführt werden und ist ein gesetzlicher Vertreter nicht erreichbar, so hat der Arzt nach dem mutmaßlichen Willen des Patienten zu entscheiden; eine Aufklärung entfällt hier. Kinder sind bis zur Vollendung des 14. Lebensjahres als nicht entscheidungsfähig anzusehen. Kinder von 14-18 Jahren können in einen Eingriff dann wirksam selbst einwilligen, wenn sie fähig sind, Wesen, Bedeutung und Tragweite des Eingriffs zu erfassen [387, 548].

Bei bewußtlosen Patienten hat der Arzt diejenigen medizinischen Maßnahmen durchzuführen, die im Interesse des Patienten zur Herstellung seiner Gesundheit erforderlich sind (mutmaßliche Einwilligung). Zur Erforschung des wirklichen oder mutmaßlichen Willens des Patienten kann sich ein Gespräch mit ihm besonders nahestehenden Personen empfehlen. Bei Suizidpatienten ist aus dem Suizid kein mutmaßlicher Wille auf Unterlassen einer ärztlichen Hilfeleistung abzuleiten.

Die Pflicht zur Aufklärung des Patienten über den geplanten Eingriff, seine Ausführung und seine Risiken obliegt grundsätzlich dem Arzt, der den Eingriff vornimmt; bei einem Ärzteteam einem der beteiligten Ärzte. Einem Anfänger sollte die Aufklärung nur dann überlassen werden, wenn sicher ist, daß er dieser Aufgabe voll gewachsen ist. Die Dokumentation über die Patientenaufklärung (Abb. 2.3) sollte in diesem Fall mit besonderer Genauigkeit und Sorgfalt geführt werden.

Die Anforderungen an die Aufklärung werden höher, je weniger dringlich der Eingriff ist (z. B. kosmetische Operation). Kann nur ein sofortiger Eingriff das Leben retten (z. B. schwere Blutung), ist eine umfangreiche Aufklärung nicht erforderlich, zumal der Patient keine echte Wahlmöglichkeit hat.

Der Patient ist über die Art des beabsichtigten Anästhesieverfahrens zu unterrichten (Allgemeinanästhesie, Regionalanästhesie), wobei auch auf die jeweiligen Spezialtechniken hingewiesen werden sollte (z. B. Intubations-, Maskennarkose, rückenmarksnahe Regionalanästhesie, Plexusanästhesie, Hypothermie usw.). Dem Patienten sollte auch mitgeteilt werden, warum einem bestimmten Verfahren der Vorzug zu geben ist.

Die typischen Risiken der verschiedenen Anästhesieverfahren sind dem Patienten mitzuteilen (z. B. Zahnschäden, Stimmbandschäden bei Intubation, Nervenläsionen bei Regionalanästhesie usw.). Dabei ist v. a. auf die durch die Vor- und Nebenerkrankungen des Patienten möglichen Risiken hinzuweisen. Das Aufklärungsgespräch ist zu dokumentieren, wobei in der Regel das Vordruckformular des Fragebogens verwendet wird. Der Patient sollte darüber hinaus seine schriftliche Einwilligung mit dem vom Anästhesisten vorgeschlagenen Betäubungsverfahren und der aus medizinischen Gründen gebotenen Änderung oder Erweiterung erklären (Abb. 2.3).

Da bei Kindern die Personen- und Vermögenssorge grundsätzlich beiden Elternteilen gemeinsam obliegt, müssen beide Elternteile das Einverständnis zur Operation ihres Kindes erteilen. Bei eilbedürftigen und notwendigen Operationen ist die Einwilligungserklärung eines Elternteils ausreichend. Sicherheitshalber sollte man jedoch in das Aufnahmeformular einen Zusatz aufnehmen, wonach der Ehepartner erklärt, daß auch der Nichtanwesende keine Einwände gegen die notwendige ärztliche Behandlung habe. Sollte diese Zusatzerklärung von einem Elternteil, der das Kind einliefert, nicht abgegeben werden, kann in dringenden Fällen auch ohne diese Erklärung behandelt werden. Bei nicht eilbedürftigen Operationen ist jedoch eine schriftliche Erklärung beider Elternteile zu fordern.

Der Anästhesist hat sich im Aufklärungsgespräch ausschließlich auf die Probleme der Anästhesie zu beschränken. Fragen des Patienten über die Art, Ausdehnung

Erklärung des Patienten zum Aufklärungsgespräch

Herr / Frau Dr. ______________________ hat heute mit mir anhand meiner Antworten ein Aufklärungsgespräch über das Anästhesieverfahren geführt. Ich konnte alle mich interessierenden Fragen, insbesondere nach der Art des Verfahrens und seinen spezifischen Risiken, nach der Vor- und Nachbehandlung sowie etwaigen Nebeneingriffen, stellen. Ich habe keine weiteren Fragen.

______________________ ______________________

Unterschrift des Arztes, der das Aufklärungsgespräch führt — Unterschrift des Patienten, bzw. des Sorgeberechtigten

Bemerkungen des Arztes zum Aufklärungsgespräch: ______________________

____

____

____

____

Einwilligungserklärung

Ich willige hiermit in eine Narkose / Regionalanästhesie für folgenden Eingriff ______________________

____

____

sowie in die vorbereitende und begleitende Behandlung (z. B. Infusionen, Bluttransfusionen, Behandlung der Herz- und Lungenfunktion) einschließlich der erforderlichen Nachbehandlung ein. Ich bin mit medizinisch angezeigten Änderungen und Erweiterungen des Anästhesieverfahrens einverstanden.

______________________ ______________________

Unterschrift des Arztes, der die Einwilligungserklärung entgegennimmt — Unterschrift des Patienten, bzw. des Sorgeberechtigten

Mannheim, den ______________________ 19____

Abb. 2.3. Formblatt zur Dokumentation des Aufklärungsgesprächs mit der Einwilligungserklärung in die Anästhesie

und Prognose des operativen Eingriffs sind in den Zuständigkeitsbereich des Operateurs zu verweisen.

Hat der Anästhesist auf Grund seiner Beurteilung des Einzelfalls Bedenken gegen die Operationsindikation oder den Zeitpunkt der Operation, so wird er, bevor er mit dem Patienten die Situation bespricht, den Operateur bitten, seine Indikationsstellung zu überprüfen oder den Operationstermin zu verschieben. Bei einem Meinungsdissens behält der Operateur das letzte Wort. Er hat das Recht, in begründeten Fällen auch gegen die Auffassung des Anästhesisten an seiner Operationsindikation festzuhalten oder auf dem festgesetzten Operationstermin zu beharren. Der Anästhesist muß dies akzeptieren und darf darauf vertrauen, daß der Operateur seine Entscheidung mit der gebotenen Sorgfalt getroffen hat, es sei denn, der Operateur geht bei seiner Entscheidung erkennbar von völlig sachfremden Erwägungen aus.

Die Verpflichtung des Arztes zur Risikoaufklärung stellt vielfach eine erhebliche psychische Belastung für den Patienten dar, die ihrerseits zu Problemen führen kann. Der Persönlichkeit des Arztes und seiner Fähigkeit, Fachkompetenz zu vermitteln, kommt gerade in diesem Zusammenhang besondere Bedeutung zu. Jedes Aufklärungsgespräch sollte deshalb so geführt werden, daß der Patient zwar möglichst umfassend aufgeklärt wird, in seiner Entscheidung auf den operativen Eingriff jedoch keine Verunsicherung erfährt.

Die Aufklärung gewinnt in forensischer Hinsicht zunehmend an Bedeutung. So werden immer häufiger Schadenersatzansprüche auf den Vorwurf einer unterlassenen oder unvollständigen Aufklärung gegründet, weil sich der Nachweis eines Behandlungsfehlers als unmöglich oder zu schwierig erweist. Bei juristischen Auseinandersetzungen hat der Arzt generell das Vorliegen einer rechtfertigenden Einwilligung und damit einer umfassenden Aufklärung zu beweisen, während der Patient dem Arzt einen Behandlungsfehler („Kunstfehler“) nachweisen muß [387, 548].

2.7 Nichtmedikamentöse Vorbereitung

Zu den wesentlichsten präoperativen Maßnahmen gehören die Prophylaxe und Therapie psychischer und physiologischer Belastungsfaktoren.

Die präoperative Phase sollte ruhig, in angenehmer Atmosphäre verlaufen, wobei der persönlichen Zuwendung durch Ärzte und Pflegepersonal besondere Bedeutung zukommt. Vorhandene oder zu erwartende Schmerzzustände müssen adäquat therapiert werden.

Bei zu erwartenden längeren Nahrungs- und Flüssigkeitskarenzen sollte frühzeitig mit einer Infusionstherapie begonnen werden.

Die Fähigkeit, den Patienten auch psychisch adäquat auf die bevorstehenden Ereignisse vorzubereiten, setzt neben der fürsorglichen Auseinandersetzung mit den individuellen Ängsten und Befürchtungen die Kenntnis spezieller psychischer Vorgänge, wie Angstverarbeitungs- und Verdrängungsmechanismen voraus (s. 2.3). Ziel der psychologischen Patientenvorbereitung ist es, das Ich des Patienten zu stärken. Hierzu dienen direkt und indirekt unterstützende Maßnahmen. Spezielle Methoden stellen Entspannungstechniken und die Hypnose dar.

2.7.1 *Direkte Unterstützungsmaßnahmen*

Hierunter versteht man die direkte Unterstützung der vom Patienten üblicherweise angewendeten, jetzt aber versagenden Bewältigungsmechanismen. Ist der Patient beispielsweise gewohnt, sich mit kritischen Situationen aktiv auseinanderzusetzen, so ist es sinnvoll, ihm ausreichend Informationen über Anästhesie und Operationsablauf zu geben. Tendiert der Patient jedoch zur Verleugnung und Verdrängung, so sollte zurückhaltend informiert werden, wobei jedoch die Unterstützung extremer Angstabwehrmechanismen nicht empfohlen werden kann.

2.7.2 *Indirekte Unterstützungsmaßnahmen*

Hierunter versteht man die Unterstützung von Patienten, die nicht in der Lage sind, sich adäquat mit der gegenwärtigen Situation auseinanderzusetzen. Häufig machen sie bereits durch ihr Verhalten auf ihr Problem aufmerksam, erkennen es selbst jedoch nicht.

Bei diesen Patienten ist häufig bereits das Gespräch unter Einbeziehung der individuellen Probleme kurativ. Dies trifft dann zu, wenn dem Patienten ermöglicht wird, die ihn belastende Situation intellektuell und emotional zu begreifen. Die Kommunikation mit dem Stationspersonal erleichtert dem Anästhesisten seine Aufgabe. In jedem Fall sind allgemein gehaltene Bemerkungen, wie: „Das haben schon viele überstanden, das werden Sie auch überstehen", zu vermeiden. Der Patient muß das Gefühl haben, ernstgenommen zu werden.

2.7.3 *Hypnose*

Unter Hypnose versteht man einen vertieften Entspannungszustand, der durch Fremdsuggestion hervorgerufen wird. In der modernen Anästhesie hat diese Technik weitgehend an Bedeutung, nicht jedoch an Effizienz verloren.

Sie wird von einigen Experten weniger als Schlaf- oder Trancezustand, sondern vielmehr als Zustand gesteigerter Konzentration und Aufmerksamkeit, insbesondere von Ich-Funktionen, angesehen.

Erfahrene Anästhesisten arbeiten häufig, v.a. bei der Anästhesieeinleitung, mit verbalsuggestiven Methoden. Die Hypnose im engeren Sinn ist sehr zeitaufwendig. Voraussetzung für ihre Anwendung sind ein in der Hypnose erfahrener Anästhesist und ein ebenfalls in der Hypnose erfahrener Patient.

2.7.4 *Entspannungstechniken*

Autosuggestive Methoden, wie das autogene Training oder das Biofeedback unter Verwendung von Tonbandkassetten, können von allen Patienten, die mit diesen Methoden vertraut sind, in der präoperativen Phase sinnvoll angewendet werden.

2.8 Medikamentöse Vorbereitung

Die präoperative Gabe bestimmter Medikamente (Prämedikation) hat v.a. die Aufgabe, den Patienten von Furcht und Angst vor dem operativen Eingriff zu befreien. Die Prämedikation sollte den Kranken in die Lage versetzen, der Operation mit Gelassenheit und Vertrauen entgegenzusehen. Eine wesentliche Voraussetzung zur Erreichung dieses Ziels ist die Gewährung einer ungestörten Nachtruhe und die Befreiung von Schmerzen, soweit diese den Krankheitsverlauf begleiten. Somit erhalten Sedativa, Hypnotika und Psychopharmaka, sowie bei Bedarf Analgetika, eine besondere Bedeutung in der Prämedikation. Die präoperative Ruhigstellung des Patienten kann wesentlich dazu beitragen, die Narkoseeinleitung zu erleichtern und den primären Narkosemittelverbrauch zu reduzieren. Da einige chirurgische und anästhesiologische Maßnahmen eine cholinerge Stimulation bewirken können, ist ein Schutz vor gesteigerter Bronchialsekretion und Schleimproduktion sowie vor Bradykardien durch ein Vagolytikum angezeigt. Besteht beim Patienten eine allergische Disposition oder ist durch Applikation einer bestimmten Substanz (z.B. Röntgenkontrastmittel) die Auslösung einer allergisch-anaphylaktoiden Reaktion zu erwarten, sollte die präoperative Gabe eines Antihistaminikums Bestandteil der Prämedikation sein.

2.8.1 Zeitpunkt der Prämedikation

Die Prämedikation erfolgt in zwei Abschnitten. Am Vorabend der Operation werden v.a. Sedativa, Hypnotika oder Psychopharmaka verabreicht, um die Nachtruhe des Patienten zu sichern. Dabei sollten die Schlafgewohnheiten des Patienten weitgehend berücksichtigt werden. Am Operationsmorgen sollte eine individuelle Prämedikation erfolgen, die entsprechend der Ausgangslage des Patienten und der erforderlichen Maßnahmen entweder aus einem Psychopharmakon, einem Analgeti-

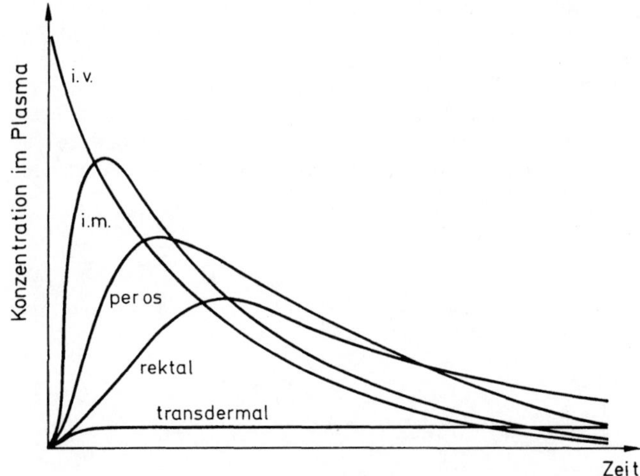

Abb. 2.4. Zeitlicher Verlauf der Prämedikationswirkung in Abhängigkeit von intravenöser, intramuskulärer, peroraler, rektaler oder transdermaler Applikation

kum, einem Anticholinergikum und/oder einem Antihistaminikum besteht. Wenngleich eine genaue Zeitangabe für die morgendliche Prämedikation infolge der nicht vorhersehbaren Operationszeiten in der Regel nicht getroffen werden kann, sollte auch bei telefonischem Abruf stets darauf geachtet werden, daß die Verabreichung mindestens 60–90 min vor der Narkoseeinleitung erfolgt. Die kurzfristige Prämedikation kann für eine Medikamentenkumulation, die weit zurückliegende Prämedikation für die völlige Wirkungslosigkeit verantwortlich sein (Abb. 2.4).

2.8.2 *Medikamente zur Prämedikation*

Im Rahmen der medikamentösen Operationsvorbereitung werden v. a. Sedativa, Hypnotika, Psychopharmaka, Opioide, Anticholinergika und Antihistaminika verwendet [478].

2.8.2.1 Sedativa und Hypnotika

Zur Beseitigung von Angst und Unruhe sowie zur Reduzierung des Verbrauchs an Narkotika und Analgetika eignen sich Pharmaka, die eine Depression der Hirnrinde und des retikulären Aktivierungssystems bewirken. Derartige Eigenschaften besitzen v. a. Sedativa und Hypnotika. Unter diesen Substanzen finden zwei Stoffgruppen in der Prämedikation breitere Anwendung: Barbiturate und barbituratfreie Präparate, wie Alkohol-, Harnstoff- oder Chinazolinabkömmlinge.

Barbiturate. Die Derivate der Barbitursäure werden aus Harnstoff und Malonsäure gebildet (Abb. 2.5). Durch Substitution der H-Atome von C 5 mit organischen Radikalen entstehen hypnotisch wirkende Verbindungen. Nach ihrer chemischen Struktur in C 2 unterscheidet man Oxy- und Thiobarbiturate, nach ihrem klinischen Verhalten lang- (8–12 h), mittellang- (4–8 h) und kurz- (2–4 h) wirkende Substanzen. Je weniger ein Barbiturat in dissoziierter Form vorliegt, um so länger wirkt es, da nichtdissoziierte Moleküle schneller durch Lipidmembranen diffundieren. In der anästhesiologischen Praxis ist es sinnvoller, von schnell- und langsamwirkenden Barbituraten zu sprechen.

Barbiturate dämpfen die Erregbarkeit der Formatio reticularis. Sie wirken sedativ, hypnotisch und antikonvulsiv (insbes. phenylsubstituierte Verbindungen). Sie besitzen jedoch keine analgetischen Eigenschaften (s. auch 5.2.3).

Für die abendliche Prämedikation bietet sich das Phenobarbital (Luminal: 2 mg/kg KG) an. Das Präparat kann oral, intramuskulär oder intravenös verabreicht werden. Phenobarbital ist ein langwirkendes Barbiturat. Seine Wirkungsdauer beträgt etwa 8–16 h. Da Phenobarbital zu 30% unverändert durch die Nieren ausgeschieden wird, ist seine Anwendung bei Nierenerkrankungen entsprechend zu überprüfen.

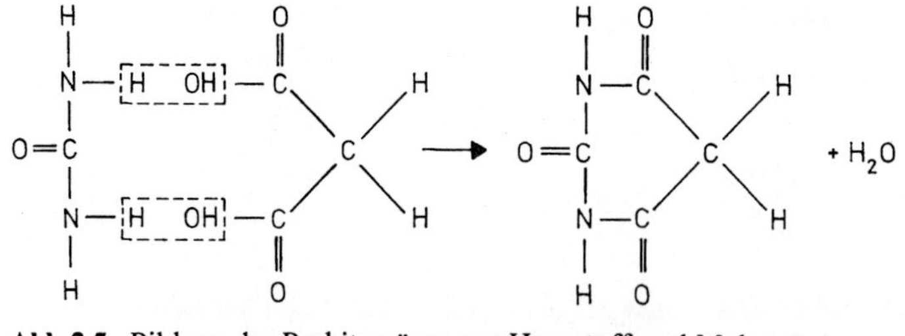

Abb. 2.5. Bildung der Barbitursäure aus Harnstoff und Malonsäure

Als Alternativpräparat steht das Pentobarbital (Nembutal: 2 mg/kg KG) zur Verfügung. Diese Substanz gilt als mittellanges Barbiturat, das vorwiegend in der Leber metabolisiert wird. In der Niere werden nur 1-3% der Substanz unverändert ausgeschieden, so daß seine Anwendung bei Nierenerkrankungen vorteilhafter ist.

Barbituratfreie Substanzen. Andere Präparate mit sedierenden Eigenschaften sind v.a. Alkohol-, Harnstoff- oder Chinazolinabkömmlinge. Sie wurden als Alternative zu den Barbituraten entwikkelt, um Wirkungsdauer und Nebeneffekte zu reduzieren. Ihr durchschnittlicher sedativer und hypnotischer Effekt ist zwar auf 2-6 h verkürzt, wesentliche Vorteile gegenüber den Barbituraten sind in klinischer Hinsicht jedoch nicht zu erkennen. Das Angebot dieser Präparate auf dem Arzneimittelmarkt ist fast nicht mehr zu überschauen. Deshalb sollen nur einige Beispiele für die einzelnen Stoffgruppen genannt werden.

Alkoholderivate. Diese Präparate sind auf der Basis von Methylpentinal (Allotropal 8 mg/kg KG = 2 Kps.) oder Ethinamat (Valamin 8 mg/kg KG = 1 Tbl.) synthetisiert.

Harnstoffderivate. Zu dieser Gruppe gehören Präparate auf der Basis von Bromvalurea (Bromural 2 mg/kg KG = 2 Tbl.), Carbromal (Adalin 8 mg/kg KG = 1 Tbl.), Gluthetimid (Doriden 5 mg/kg KG = 1-2 Tbl.) oder Methylprylon (Nodular 5 mg/kg KG = 1-2 Tbl.).

Chinazolonderivate. Diese Präparate sind auf der Basis von Methaqualon (Revonal 3 mg/kg KG = 1 Tbl.) synthetisiert.

In der abendlichen Prämedikation werden derartige Präparate vom Anästhesisten kaum noch verordnet; sie sind jedoch bei anderen medizinischen Spezialfächern durchaus im Gebrauch und werden bei Unverträglichkeit gegenüber Barbituraten (z. B. Allergie, Porphyrie) oder auch auf Wunsch des Patienten (z. B. gewohnte Medikation) verwendet. Aus anästhesiologischer Sicht könnte in diesen Fällen ein Psychopharmakon verordnet werden.

2.8.2.2 Psychopharmaka

Der Angriffspunkt dieser Präparategruppe liegt im Bereich subkortikaler Strukturen des Zwischenhirns (Thalamus, Hypothalamus, limbisches System) und am retikulären Aktivierungssystem. Im Gegensatz zu den Sedativa und Hypnotika beeinflussen Psychopharmaka die Hirnrinde nicht. Sie bewirken psychische Ausgeglichenheit und reduzieren Angst und Erregung. Das Bewußtsein wird durch diese Substanzen erst bei höherer Dosierung getrübt. Psychopharmaka lassen sich in mehrere Stoffgruppen einteilen. Für die Anästhesie wesentlich sind Phenothiazin-, Benzodiazepin- und Butyrophenonderivate.

Phenothiazinderivate. Es handelt sich um Substanzen, die aus einem Phenothiazinkern und aminierten Seitenketten bestehen (Abb. 2.6). Die Seitenketten enthalten in der Regel 2 oder 3 C-Atome. Nach der Struktur der Seitenketten unterscheidet man Derivate mit aliphatischem Rest, Piperazin- und Piperidinrest. Einige Präparate sind darüber hinaus mit Halogenen substituiert. Ebenso wie die Barbitursäure besitzt auch der Phenothiazinkern keine pharmakologischen Eigenschaften; erst durch seine Substitution werden zentrale und periphere Wirkungen erzielt. Die zentrale Wirkung der Phenothiazinderivate erstreckt sich auf das retikuläre Aktivierungssystem, den Hypothalamus und die chemorezeptive Triggerzone. Die Aktivität dieser Zentren wird durch Phenothiazinderivate deutlich reduziert. Die periphere Wirkung der Phenothiazinderivate umfaßt histamininhibitorische, adrenolytische und lokalanästhetische Eigenschaften. Mit der Einführung der Benzodiazepinderivate in die klinische Praxis wurde die Bedeutung der Phenothiazinderivate zurückgedrängt. Ihre wesentlichsten Indikationen umfassen heute noch Sedierung, Schlafbegünstigung, Potenzierung anderer Pharmaka, neurovegetative Blockade (insbes. Temperaturregulation) und Minderung des Brechreizes. Aus dem umfangreichen Angebot des Arzneimittelmarkts sollen nur die für die Anästhesie wesentlichsten aufgeführt werden.

PROMAZIN PROTACTYL	$-CH_2-CH_2-CH_2-N(CH_3)_2$	-H
PROMETHAZIN PHENERGAN, ATOSIL	$-CH_2-CH(CH_3)-N(CH_3)_2$	-H
CHLORPROMAZIN MEGAPHEN	$-CH_2-CH_2-CH_2-N(CH_3)_2$	-Cl
LEVOMEPROMAZIN NEUROCIL	$-CH_2-CH(CH_3)-CH_2-N(CH_3)_2$	$-O\ CH_3$
TRIFLUPROMAZIN PSYQUIL	$CH_2-CH_2-CH_2-N(CH_3)_2$	$-CF_3$

Abb. 2.6. Strukturformel der Phenothiazine; die verschiedenen Präparate unterscheiden sich nach dem Aufbau der Substituenten

Chlorpromazin. Chlorpromazin (Megaphen 0,5 mg/kg KG) besitzt einen bevorzugten Angriffspunkt am Temperaturregulationszentrum und am Sympathikus. Die Substanz wird deshalb v. a. bei der kontrollierten Hypothermie eingesetzt. Bei längerdauernder Medikation kann Chlorpromazin einen cholestatischen Ikterus bewirken; bei der im Rahmen der Anästhesie üblichen Dosierung ist dies jedoch nicht zu erwarten. Schwächer und weniger adrenolytisch wirksam ist Promazin (Protactyl 1 mg/kg KG).

Triflupromazin. Triflupromazin (Psyquil 0,25 mg/kg KG) besitzt einen bevorzugten Angriffspunkt am Brechzentrum. Es eignet sich deshalb zur Prophylaxe und Therapie postoperativen Erbrechens (z. B. bei Mamma- und Knochenoperationen). Gute antiemetische Eigenschaften zeigt auch Perphenazin (Torecan 0,07 mg/kg KG).

Promethazin. Promethazin (Atosil 0,5 mg/kg KG) besitzt gute anticholinergische und adrenolytische, sowie histamininhibitorische und lokalanästhetische Eigenschaften. Die autonomen Ganglien und die Temperaturregulation werden weniger stark beeinflußt.

Benzodiazepinderivate. Diese Substanzen bestehen aus einem 7gliedrigen Ring, der 2 Stickstoffatome enthält (Abb. 2.7). Ihre bevorzugten Wirkungsorte sind das limbische System und thalamische Kerngebiete, während das retikuläre Aktivierungssystem nur gering beeinflußt wird. Benzodiazepinderivate bewirken in der empfohlenen Dosierung eine psychische Ausgeglichenheit bei erhaltenem Bewußtsein. In höherer Dosierung ist auch ein sedativ-hypnotischer Effekt nachweisbar (s. 5.2.3.4). Außerdem besitzen sie muskelrelaxierende und antikonvulsive Eigenschaften. Die v. a. bei intravenöser Applikation zu beobachtende anterograd amnestische Wirkung ist häufig erwünscht. Die Wirkung anderer zentralangreifender Pharmaka wird potenziert. Benzodiazepinderivate sind als die Prototypen der Tranquilizer zu betrachten. In der Anästhesiologie haben sie seit ihrer Einführung eine zunehmende Bedeutung erlangt. Von ihrer ursprünglichen Verwendung als Prämedikationsmittel ausgehend, kamen sie im Rahmen von Regionalanästhesien bald zur Ruhigstellung und schließlich als intravenöse Adjuvanzien der Allgemeinanästhesie zum Einsatz. Inzwischen ist die Zahl der entwickelten Benzodiazepinderivate so groß, daß nur noch auf die in der anästhesiologischen Praxis bevorzugt verwendeten Substanzen eingegangen werden kann.

Diazepam. Diazepam (Valium 0,2 mg/kg KG) ist in der Prämedikation und bei der Durchführung von Anästhesien weit verbreitet. Zur Prämedikation wird es in einer Dosierung von 0,15 mg/kg KG,

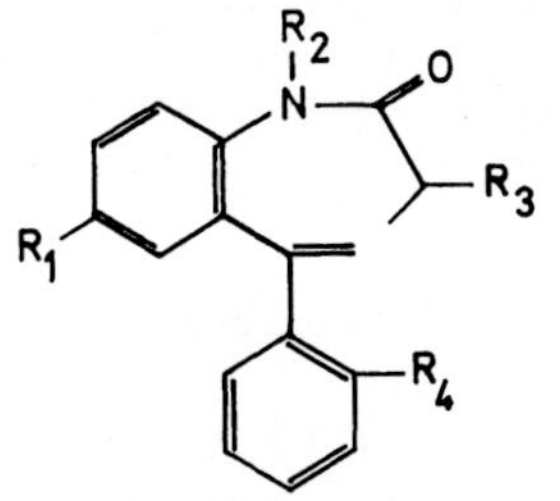

BENZODIAZEPINE

WIRKSTOFF	R_1	R_2	R_3	R_4
DIAZEPAM	Cl	CH_3		
OXAZEPAM	Cl		OH	
LORAZEPAM	Cl		OH	CL
LORMETAZEPAM	Cl	CH_3	OH	Cl
FLURAZEPAM	Cl	$CH_2-CH_2-N(CH_2-CH_3)_2$		F
PRAZEPAM	Cl	$CH_2-CH-\triangleleft$		
NITRAZEPAM	NO_2			
FLUNITRAZEPAM	NO_2	CH_3		F
CLONAZEPAM	NO_2			Cl
BROMAZEPAM	Br			
MIDAZOLAM	Cl	CH_3-N-CH_2	$(COOH)_2$	F

Abb. 2.7. Strukturformel der Benzodiazepine; die verschiedenen Präparate unterscheiden sich nach der Substitution von R_1-R_4

zur Einleitung bzw. als Adjuvans der Allgemeinanästhesie in einer Dosierung von 0,3-1,0 mg/kg KG eingesetzt. Es wirkt schlafinduzierend und schlafunterhaltend. Neben seinen sedierenden und antikonvulsiven Eigenschaften besitzt es - wahrscheinlich durch Angriff an den spinalen Zwischenneuronen - muskelrelaxierende Wirkungen. In höherer Dosierung ist ein atemdepressiver Effekt nachweisbar, der wahrscheinlich Folge der muskelrelaxierenden Eigenschaft ist; die CO_2-Antwort bleibt nach Diazepam normal. Außerdem kommt es infolge geringer negativ inotroper Wirkungen dosisabhängig zum Abfall des Schlagvolumens sowie zum Anstieg von Herzfrequenz und peripherem Widerstand. In einer Dosierung von 0,2 mg/kg KG führt Diazepam zur Herabsetzung des MAC-Werts („minimum alveolar/anaesthetic concentration") der Inhalationsnarkotika (z. B. Halothan von 0,73 auf 0,43 Vol.-%). Die intravenöse Applikation von Diazepam kann bei schneller Injektionsgeschwindigkeit infolge der speziellen Eigenschaften des Lösungsvermittlers zur Reizung der Venenwand führen. Dies veranlaßte die Entwicklung einer öligen Lösung (Diazemuls), die jedoch bei intramuskulärer Applikation schlecht resorbiert wird, und einer Mischzellenlösung (Valium MM), die sich gegenüber Valium durch bessere Verträglichkeit auszeichnet. Bei Schwangeren sollte Diazepam mit Zurückhaltung verwendet werden, weil die Substanz die Plazenta passiert. Die Halbwertszeit von Diazepam ist in hohem Maße vom Lebensalter des Patienten abhängig (z. B. 20jähriger Pat. = 20 h, 70jähriger Pat. = 70 h). In Verbindung mit anderen Pharmaka (z. B. Ketamin) besitzt Diazepam wirkungsverstärkende Eigenschaften (s. auch 5.2.3.4). Bei Kindern kann Diazepam paradoxe Reaktionen auslösen.

Flunitrazepam. Flunitrazepam (Rohypnol 0,01-0,02 mg/kg KG) ist eine Weiterentwicklung des Diazepams. Es handelt sich um ein 7-Nitrobenzodiazepin, das in einem Phenylring, der in Stellung 5 am Benzodiazepinmolekül steht, in Orthostellung ein Fluoratom trägt. Der Wirkstoff hat wie alle Benzodiazepinderivate angstlösende, antikonvulsive, muskelrelaxierende und zentraldämpfende Eigenschaften.

Flunitrazepam wird im menschlichen Körper praktisch vollständig metabolisiert. Die Halbwertszeit der Elimination für die 7-Aminometabolite ist wahrscheinlich kürzer als 20 h und für die Desmethylverbindung kürzer als 31 h. Gesteigerte Schlafbereitschaft liegt vor, wenn Plasmakonzentrationen von etwa 7 ng/ml überschritten werden. Schlaf kann erzielt werden, wenn Plasmakonzentrationen von 12-15 ng/ml bestehen (s. auch 5.2.3.4).

Midazolam. Midazolam (Dormicum 0,05 mg/kg KG) ist das erste wasserlösliche Benzodiazepin und weist mit 1,5-2 h die kürzeste Eliminationshalbwertszeit auf. Es eignet sich auch zur intravenösen Einleitung einer Anästhesie, wobei Dosierungen von 0,15-0,3 mg/kg KG erforderlich sind. Zur Sedierungsbehandlung bei Regionalanästhesien kommen Dosierungen von 0,05-0,15 mg/kg KG zur Anwendung. Zur intramuskulären Prämedikation (0,05-0,15 mg/kg KG) kann die Substanz wegen ihrer ausgeprägten muskelrelaxierenden Wirkung nur unter Vorbehalt empfohlen werden. Die in klinischer Erprobung stehende orale Form scheint sich v. a. zur morgendlichen Prämedikation zu eignen.

Lormetazepam. Lormetazepam (Noctamid 0,02 mg/kg KG) gehört zu den v. a. anxiolytisch wirksamen Benzodiazepinen. In der oralen Form wird es zur abendlichen und morgendlichen Prämedikation verwendet. Als intravenöses Sedativum ist es vor endoskopischen Eingriffen dem Diazepam überlegen. Eine bukkale Verabreichungsform ist in der klinischen Erprobung. Mit 10-13 h weist es eine relativ kurze Eliminationshalbwertszeit auf.

Andere Benzodiazepinderivate. Chlordiazepoxid (Librium 1 mg/kg KG), Oxazepam (Adumbran 0,3 mg/kg KG), Nitrazepam (Mogadan 0,1 mg/kg KG), Flurazepam (Dalmadorm 0,5 mg/kg KG), Lorazepam (Tavor 0,025 mg/kg KG), Dikaliumchlorazepat (Tranxilium 0,15 mg/kg KG) finden ebenfalls in der Prämedikation Anwendung. Es bestehen somit ausreichende Möglichkeiten für eine individuelle medikamentöse Operationsvorbereitung mit diesen Präparaten.

Butyrophenonderivate. Butyrophenone sind Methylaminderivate (Abb. 2.8). Ebenso wie die Phenothiazine sind Butyrophenone Neuroleptika, die subkortikale zerebrale Strukturen stimulieren. Sie greifen v. a. am Nucleus caudatus erregend an, der für die Koordination grober Willkürbewegungen verantwortlich ist. Somit bewirken sie Dyskinesien und psychotrope Effekte. Außerdem besitzen die Butyrophenonderivate analgesieverstärkende Eigenschaften. Im Rahmen der Neuroleptanästhesie haben diese Substanzen eine große Bedeutung erlangt. Als Adjuvans dieser Anästhesiemethode kommt heute v. a. das Droperidol zum Einsatz. Es hat wegen seiner kürzeren Wirkungsdauer das Haloperidol in der Anästhesie weitgehend verdrängt (s. 5.2.3.6).

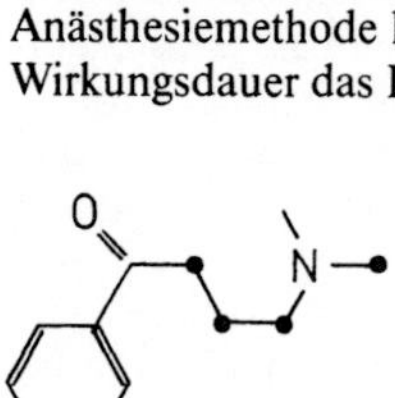

O
N

Abb. 2.8. Strukturformel von Butyrophenon

Droperidol. Droperidol (Dehydrobenzperidol, DHB 0,2 mg/kg KG) verursacht Müdigkeit, Teilnahmslosigkeit und Bewegungsarmut. Als Ausdruck extrapyramidaler Stimulation kommt es zu einer Form der Bewegungsarmut, die auch als „Mineralisation" bezeichnet wird. Diese Veränderungen greifen auch auf die Atemmuskulatur über, so daß eine Abnahme der Lungen-Thorax-Compliance resultiert. Als Spätfolgen können Konzentrationsschwäche, Verwirrtheit, Unruhe und Schlaflosigkeit auftreten. Die antiemetischen Eigenschaften der Substanz sind in besonderem Maße ausgeprägt (Hemmung der emetischen Triggerzone). Droperidol soll außerdem eine Hemmwirkung im Bereich der α-Rezeptoren besitzen, so daß es im Rahmen der Schocktherapie nach ausreichender Volumensubstitution verwendet werden kann. Bei Patienten mit Parkinson-Syndrom (Akinesie, Rigor, Tremor) sollten Neuroleptika nicht verwendet werden, da in diesen Fällen extrapyramidalmotorische Syndrome ausgelöst oder verstärkt werden können. Mit extrapyramidalen Wirkungen, die bei allen Neuroleptika auftreten können, muß beim DHB in 10% gerechnet werden, insbesondere bei Kindern und Jugendlichen. Eine Schwellendosis läßt sich nicht angeben; schon nach 0,07 mg/kg KG sind extrapyramidale Zeichen möglich (s. auch 5.2.3.6). Droperidol hat eine Wirkungsdauer von 2–5 h. Nach 24 h sind 80% der Substanz aus dem Körper eliminiert.

2.8.2.3 Opioide

Bei der Anästhesievorbereitung können Opioide einen hohen Stellenwert erhalten. Sie vermindern die Schmerzempfindlichkeit, beseitigen Unruhe und Angst und verstärken die Wirkung der Sedativa, Hypnotika, Psychopharmaka und Inhalationsnarkotika. Überdosierungen dieser Substanz müssen jedoch vermieden werden, da sie einige unerwünschte zentrale (z. B. Atemdepression, intrakranielle Drucksteigerung infolge CO_2-Akkumulation, Stimulation der emetischen Triggerzone) und periphere (z. B. Tonussteigerung von Bronchial-, Magen-, Darm-, Gallenwegs- und Harntrakt, Muskelrigor) Wirkungen besitzen. Die analgetische Potenz aller Opioide wird wahrscheinlich durch den Abstand des endständigen Stickstoffs zum substituierten Sauerstoff des jeweiligen Moleküls geprägt. Diese Strukturen wirken auf Opiatrezeptoren (μ-, κ-, σ-, δ-, ε-Rezeptoren) ein, deren Verteilung in den sympathischen Membranen verschiedener Abschnitte des ZNS und Plexus Auerbach stark schwankt. Ihre Aktivität führt zu verschiedenen Effekten.

Der μ-Rezeptor ist für die charakteristische Morphinwirkung (Analgesie, Atemdepression, Bradykardie, Euphorie, Miosis, Sucht) verantwortlich. Der κ-Rezeptor führt zu Symptomen, die für Benzomorphane typisch sind (Analgesie, Sedierung ohne Atemdepression). Der σ-Rezeptor, der ebenfalls von Benzomorphanderivaten aktiviert wird, vermittelt Nausea, Mydriasis, Halluzination, Tachypnoe und Tachykardie; jedoch keine Analgesie. Schließlich wird ein δ-Rezeptor beschrieben, zu dem die Enkephaline (endogene morphinähnliche Substanzen des ZNS) eine besondere Affinität besitzen und ein ε-Rezeptor, der mit β-Endorphinen reagiert. Die übliche Einteilung der Opioide in Agonisten und Antagonisten bezieht sich auf den μ-Rezeptor, über den die typischen Morphinwirkungen vermittelt werden. Analgetische Effekte sind jedoch auch möglich, wenn bei gleichzeitiger Aktivierung von κ-Rezeptoren eine Antagonisierung des μ-Rezeptors erfolgt. Reine Agonisten, z. B. Morphin, aktivieren μ-Rezeptoren; reine Antagonisten, z. B. Buprenorphin, weisen zwar eine hohe Affinität zum μ-Rezeptor auf, wirken aber in hohen Konzentrationen an diesem Rezeptor antagonistisch. Antagonisten mit agonistischer Wirkung, z. B. Nalorphin oder Pentazocin, aktivieren κ- und σ-Rezeptoren, hingegen antagonisieren sie μ-Rezeptoren.

Opioide besitzen in der im Rahmen der Anästhesie üblichen Dosierung nur geringe Auswirkungen auf das kardiovaskuläre System; sie werden deshalb bevorzugt bei herzchirurgischen Eingriffen und bei Patienten mit Herzkrankheiten eingesetzt. Bei Patienten mit Ateminsuffizienz, akutem Cor pulmonale, gesteigertem Hirndruck und unmittelbar vor der Geburt sollten sie mit Zurückhaltung verabreicht werden.

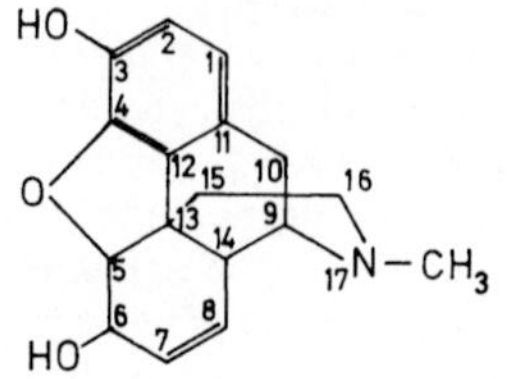

FREINAME	HANDELSNAME	SUBSTITUENTEN 3	6	17	ANDERE
MORPHIN	AMPHIOLEN Mo–HCl MORPHIN-THILO[R]	$-OH$	$-OH$	$-CH_3$	–
CODEIN	DIVERSE	$-O-CH_3$	$-OH$	$-CH_3$	–
HEROIN	—	$-O-C-\overset{O}{C}H_3$	$-O-C-\overset{O}{C}H_3$	$-CH_3$	–
NALORPHIN	NALLINE LETHIDRONE	$-OH$	$-OH$	$-CH_2-CH=CH_2$	–
NALOXON	NARCANTI	$-OH$	$=O$	$-CH_2-CH=CH_2$	C_7-C_8 HYDRIERT
NALTREXON	—	$-OH$	$=O$	$-CH_2-CH\begin{smallmatrix}CH_2\\ \vert\\ CH_2\end{smallmatrix}$	C_7 C_8 HYDRIERT

Abb. 2.9. Strukturformel der Morphine; die verschiedenen Präparate unterscheiden sich im wesentlichen nach der Substitution bei R_3, R_6 und R_{17}

Dabei muß v.a. sichergestellt sein, daß es während und nach ihrer Applikation nicht zur Atemdepression kommt. Nach der chemischen Konstitution der Opioide lassen sich folgende Gruppen unterscheiden: Morphin-, Piperidin-, Propylanin-, Oripavin-, Benzomorphan-, Cyclohexen- und Morphinanderivate.

Morphinderivate. Diese Präparategruppe umfaßt die reinen Agonisten Morphin, Codein und Heroin sowie die Antagonisten Nalorphin und Naloxon. Im Rahmen der Prämedikation besitzt v.a. das Morphin eine Bedeutung. Morphin ist ein Phenanthrenderivat (Abb. 2.9).

Morphin. Morphin (M. hydrochloricum, M. sulfuricum 0,1 mg/kg KG) wird aus Opium isoliert. Die Substanz verteilt sich nach ihrer Applikation im gesamten Organismus und passiert auch die Plazenta. Morphin wird in der Leber entgiftet und renal ausgeschieden. Bei intravenöser Gabe tritt nach etwa 10 min, bei intramuskulärer Applikation nach etwa 20 min Analgesie ein, die von einer Atemdepression begleitet ist. Die maximale analgetische Wirkung hält nach intravenöser Anwendung 20 min, nach intramuskulärer bzw. subkutaner Injektion 1-2 h an. Psychotrope und sedativhypnotische Effekte können bis zu 20 h anhalten. Sie beginnen mit Euphorie und gehen in Konzentrationsschwäche und Schlaflosigkeit über. Der Grundumsatz nimmt um 20% ab. Durch Erregung des Edinger-Westphal-Kerns kommt es zur Miosis und zum Abfall des intraokulären Drucks. In der Anfangsphase der Morphinwirkung kann der Hirndruck ansteigen, durch Stimulation der chemorezeptiven Triggerzone können Brechreiz und Erbrechen ausgelöst werden. Am kardiovaskulären System treten keine wesentlichen Veränderungen auf, das Herzzeitvolumen bleibt konstant. Patienten unter Antihypertonikamedikation können nach Morphingaben mit Blutdruckabfällen reagieren. Der Pulmonalarteriendruck kann – v.a. bei Patienten mit Asthma bronchiale – nach

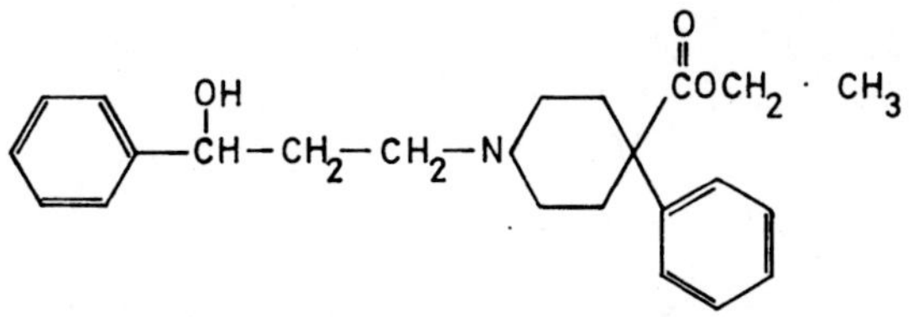

FREINAME	HANDELSNAME	SUBSTITUENTEN 1	SUBSTITUENTEN 4	ANDERE
PETHIDIN	DOLANTIN	$-CH_3$	$-C(=O)-O-C_2H_5$	–
KETOBEMIDON	CLIRADON	$-CH_3$	$-C(=O)-C_2H_5$	(m) -OH AM PHENYLREST
ALPHAPROPIDIN	NISENTIL	$-CH_3$	$-C(=O)-C_2H_5$	$-CH_3$ IN 5
ANILERIDIN	LERITINE	$-CH_2$ $CH_2-(C_6H_4)-p-NH_2$	$-C(=O)-O-CH_2-CH_3$	–

Abb. 2.10. Strukturformel der Phenoperidine; die verschiedenen Präparate unterscheiden sich durch unterschiedliche Substituenten

Morphinapplikation ansteigen. Bei diesen Patienten kann es unter Morphinwirkung auch zur Bronchokonstriktion kommen (beide Effekte sind durch Anticholinergikamedikation vermeidbar). Auch die Muskulatur des Magen-, Darm-, Gallenwegs- und Urogenitaltrakts erfährt eine Tonussteigerung durch Morphin. Während sich die Muskeltonussteigerung des Urogenitaltrakts durch Anticholinergika beseitigen läßt, ist die Tonussteigerung in der Magen-, Darm- und Gallengangsmuskulatur nicht durch Anticholinergika beeinflußbar. Aus diesem Grund sollte Morphin bei Gallengangserkrankungen und bei Pankreatitis nicht in der Prämedikation verwendet werden. Morphinpräparate werden sowohl in der Prämedikation als auch im Rahmen der Analgetikasupplementierung bei der Allgemeinanästhesie verwendet. Andere Morphinderivate, wie Hydromorphin (Dilaudid 0,05 mg/kg KG) sind stärker, jedoch kürzer analgetisch wirksam. Insgesamt gesehen besitzen sie keine wesentlichen Unterschiede zum Morphin.

Piperidinderivate. Bei diesen Substanzen handelt es sich um vollsynthetische Opioide, die ein morphinähnliches Wirkungsspektrum zeigen. Sie besitzen analgetische, sedativ-hypnotische, stoffwechselsenkende, atemdepressive und emetische Eigenschaften, erzeugen Euphorie und Sucht. Gegenüber dem Morphin sind sie rascher und kürzer wirksam. Die Hauptvertreter dieser Gruppen sind Pethidin und Fentanyl.

Pethidin. Pethidin (Dolantin 1 mg/kg KG) ist das bekannteste Präparat dieser Gruppe (Abb. 2.10). Es wirkt 5 min nach intravenöser Gabe und 20–30 min nach intramuskulärer Injektion. Die analgetische Wirkung erreicht nach etwa 1 h ihr Maximum und ist nach 2–3 h wieder abgeklungen. Der Einfluß des Pethidins auf die glatte Muskulatur der Bronchien, des Darms und der Arterien ist geringer als bei Morphin. In klinischer Dosierung zeigt die Substanz myokarddepressive Eigenschaften, so daß sie bei Herzkranken mit Zurückhaltung verwendet werden sollte. Die Plazentaschranke wird wie bei allen Opioiden auch von Pethidin überwunden. Der Abbau erfolgt zu 80% in der Leber. Pethidin wird vorwiegend im Rahmen der Prämedikation verwendet.

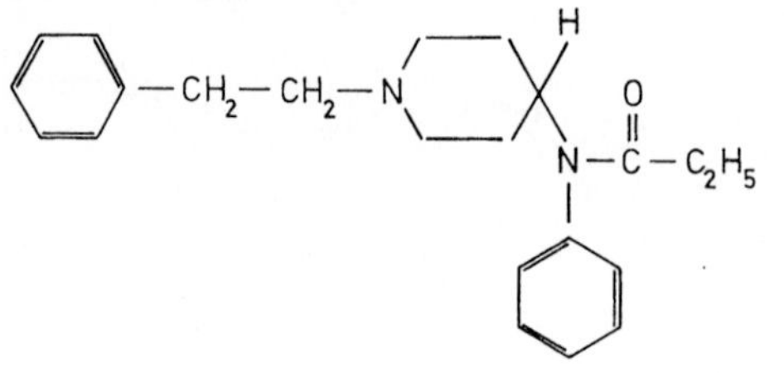

Abb. 2.11. Strukturformel des Fentanyls

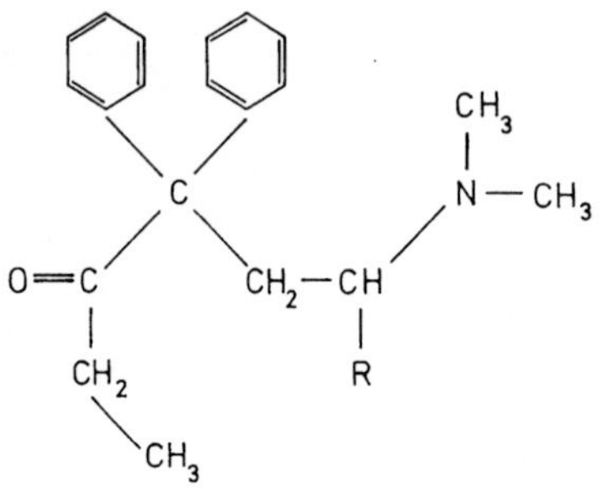

Abb. 2.12. Strukturformel der Propylaminderivate am Beispiel des Methadons

Fentanyl. Fentanyl (0,007 mg/kg KG) nimmt als vollsynthetische Substanz (Abb. 2.11) eine Sonderstellung unter den Piperidinderivaten ein, weil es mit der Einführung der Neuroleptanästhesie die weiteste Verbreitung gefunden hat. Seine analgetische Potenz übertrifft Morphin um das 100fache, Pethidin um das 1000fache. Der analgetische Effekt ist infolge der raschen Umverteilung nur von kurzer Dauer (20-30 min). Jedoch beinhaltet diese Eigenschaft des Fentanyls die Gefahr der Kumulation bei wiederholter Applikation. Nach Fentanylgabe müssen die Patienten deshalb im postoperativen Verlauf besonders sorgfältig überwacht werden, zumal es trotz Antagonisierung zur Remorphinisierung kommen kann. In hoher Dosierung besitzt die Substanz myokarddepressive und vasokonstriktorische Eigenschaften. Der atemdepressive Effekt hält länger an, als die analgetische Wirkung; er kann nach einem freien Intervall während einer Zeitdauer von 1-3 h einen zweiten Gipfel zeigen. Diese Eigenschaft des Fentanyls erfordert die mehrstündige postoperative Überwachung im Aufwachraum. Die Applikation von mehr als 0,002 mg/kg KG Fentanyl sollte absolute Indikation zur künstlichen Beatmung sein. Die Substanz verursacht Muskelrigor (Stimulation des Spinalmarks) und Bronchialkonstriktion (cholinergische Opiatwirkung). Wie andere Opioide überwindet auch Fentanyl die Plazentaschranke.

Propylaminderivate. Zur Gruppe dieser Präparate gehören die Substanzen Methadon und Piritramid, die beide als reine Agonisten bezeichnet werden können.

Methadon. Methadon (Polamidon 0,035 mg/kg KG) ist ein vollsynthetisches Opioid, das chemisch als Pipanonabkömmling eingestuft werden kann (Abb. 2.12). Die Präparate dieser Gruppe zeigen keine wesentlichen Unterschiede zum Morphin und den Pethidinderivaten.

Piritramid. Piritramid (Dipidolor 0,25 mg/kg KG) zeichnet sich durch raschen Wirkungseintritt und lange Wirkungszeit (4-8 h) aus (Abb. 2.13). Seine hämodynamischen Nebenwirkungen sind außerordentlich gering.

Oripavinderivate. Präparate dieser Gruppe zeichnen sich durch eine hohe analgetische Potenz aus.

Buprenorphin. Buprenorphin (Temgesic 0,005 mg/kg KG) ist ein partieller Agonist und weist eine hohe Affinität zu den μ-Rezeptoren auf. In hoher Konzentration wirkt Buprenorphin am μ-Rezeptor antagonistisch. Die Wirkdauer der Substanz ist sehr lang. Infolge der agonistischen Wirkung muß mit einer Atemdepression gerechnet werden.

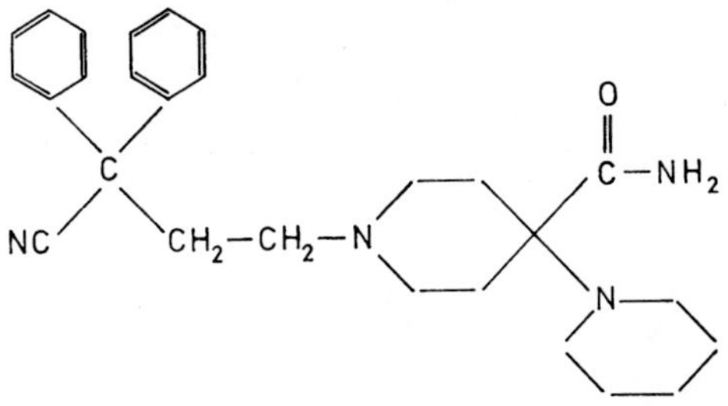

Abb. 2.13. Strukturformel des Piritramids

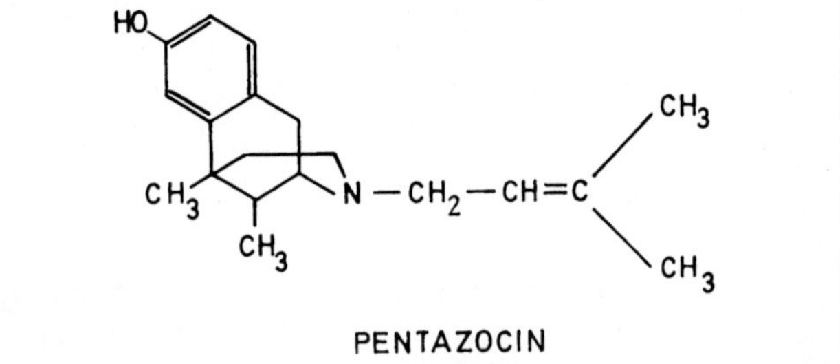

PENTAZOCIN

FREINAME	HANDELSNAME	N - SUBSTITUENTEN
METAZOCIN	—	$-CH_3$
PENTAZOCIN	FORTRAL	$-CH_2-CH=C(CH_3)_2$
CYCLAZOCIN	—	$-CH_2-CH(CH_2)_2$
PHENAZOCIN	—	$-CH_2-CH_2-C_6H_5$

Abb. 2.14. Strukturformel der Benzomorphane und ihrer Substituenten

Benzomorphanderivate. Präparate dieser Gruppe sind Antagonisten mit analgetischer Wirkung. Ein Hauptvertreter dieser Gruppe ist Pentazocin.

Pentazocin. Pentazocin (Fortral 0,5 mg/kg KG) wird vorwiegend zur postoperativen Schmerztherapie eingesetzt (Abb. 2.14). Verglichen mit parenteral verabreichtem Morphin beträgt seine analgetische Potenz das 2- bis 3fache. Pentazocin sollte bei Opioidsüchtigen wegen der Möglichkeit des Auslösens von Entzugsyndromen nicht angewendet werden. Bei Patienten mit Angina pectoris und myokardialer Insuffizienz sollte es mit Vorsicht verabreicht werden, weil es eine Zunahme der Herzarbeit verursacht. Bei hoher Dosierung kann eine Atemdepression beobachtet werden, die sich mit Naloxon, nicht aber mit Levallorphan antagonisieren läßt.

Cyclohexenderivate. Es handelt sich um partielle Agonisten, die in letzter Zeit zunehmend der postoperativen Schmerzbekämpfung und bei den verschiedenen Kombinationen der Allgemeinanästhesie eingesetzt werden. Der wesentlichste Vertreter dieser Gruppe ist Tramadol.

Tramadol. Tramadol (Tramal 1 mg/kg KG) besitzt gute analgetische Eigenschaften, die etwa 3-4 h anhalten (Abb. 2.15). Atemdepressorische Nebeneffekte sind bisher nicht nachgewiesen worden.

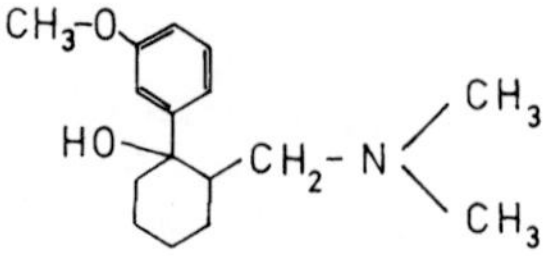

Abb. 2.15. Strukturformel der Cyclohexenderivate am Beispiel des Tramadols

Im Vergleich mit anderen Analgetika besitzt die Substanz die geringsten Nebenwirkungen. Eine mäßige papaverinähnliche spasmolytische Komponente bedeutet einen zusätzlichen Vorteil. Die Tendenz zur Abhängigkeit ist minimal.

Morphinanderivate. Zu den Präparaten dieser Gruppe gehört der Agonist Levorphanol (Dromeral) und der Antagonist mit agonistischer Wirkung Levallorphan (Lorfan). Die Eigenschaften dieser Substanz werden an anderer Stelle besprochen (s. 7.1.2).

2.8.2.4 Anticholinergika

Neurale Impulse werden an den cholinergischen Synapsen durch Azetylcholin auf Rezeptoren übertragen, die außerdem auf Muskarin oder Nikotin empfindlich sind. Die auf Muskarin empfindlichen postganglionären Rezeptoren werden durch Anticholinergika gehemmt. Somit kommt es zur Tonusminderung der glatten Muskulatur des Bronchial-, Gastrointestinal-, Urogenital- und Gefäßsystems. Außerdem werden die Speichel-, Schleim- und Schweißsekretion sowie die Perspiratio insensibilis gehemmt. Die Herzfrequenz wird gesteigert. Bei direkter Applikation am Auge entstehen Mydriasis und Akkomodationshemmung. Das Hauptindikationsgebiet der Anticholinergika im Rahmen der Prämedikation umfaßt die Verhütung vagaler Reflexe (Bronchospasmus) und die Reduktion der Speichel- und Schleimsekretion. Wenngleich diese Wirkungen der Anticholinergika für den Anästhesieverlauf sehr vorteilhaft sind, wird die über 2 h anhaltende Austrocknung der Mundhöhle vom Patienten als sehr unangenehm empfunden.

Hyoscyamin. Hyoscyamin (Atropin 0,021 mg/kg KG) ist chemisch eine Verbindung aus Tropin und der Tropasäure (Abb. 2.16). Primäre Angriffsorte von Hyoscyamin sind Herz-Kreislauf-System, Bronchialmuskulatur, Zentralnervensystem, Drüsen, glatte Muskulatur der Hohlorgane und deren Sphinkteren sowie die Augenmuskulatur. Die kardiale Wirkung tritt vor der Wirkung an den Speicheldrüsen auf. Für eine völlige kardiale Vagusblockade werden Dosen bis zu 0,04 mg/kg KG benötigt. Die intravenöse Applikation von weniger als 0,007 mg/kg KG Hyoscyamin hat häufig eine Bradykardie anstelle einer Tachykardie zur Folge (zentrale Vaguserregung mit peripherer Vagusblockade). Erst Dosierungen über 0,007 mg/kg KG intravenös bewirken einen zuverlässigen Frequenzanstieg. An der Bronchialmuskulatur bewirkt Hyoscyamin eine Abnahme des Widerstands

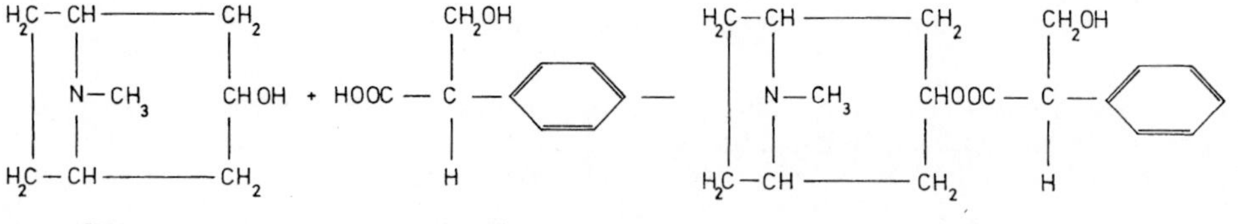

Abb. 2.16. Chemischer Aufbau des Hyoscyamins

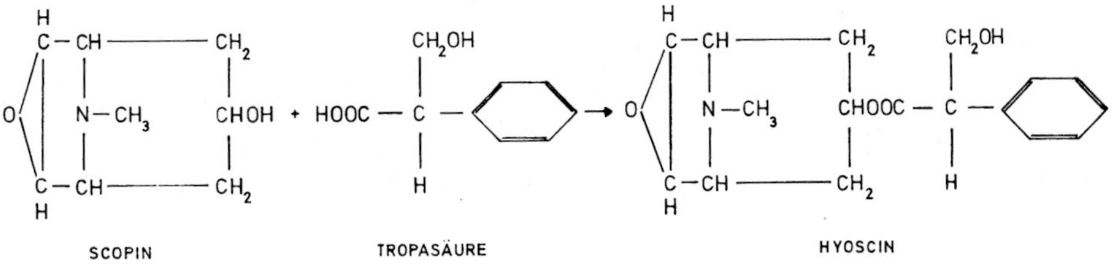

SCOPIN + TROPASÄURE → HYOSCIN

Abb. 2.17. Chemischer Aufbau des Hyoscins

und damit eine Flowverbesserung. Die Sekretion von Speicheldrüsen und Schleimdrüsen im Nasen-Rachen-Raum und im Bronchialsystem wird gehemmt.

Hyoscyamin hemmt die Wirkungen von Azetylcholin, insbesondere die muskarinartigen Wirkungen, durch Konkurrenz am Rezeptor. Dabei kann das Azetylcholin entweder an den parasympathischen Nervenendigungen freigesetzt, von außen zugeführt worden oder durch Behinderung des Abbaus (z. B. Azetylcholinesteraseblocker) in stark erhöhtem Maße angefallen sein. Die Azetylcholinfreisetzung selbst wird durch Hyoscyamin nicht verändert; cholinerge präganglionäre Übertragungsmechanismen werden erst durch toxische Dosen beeinflußt. Hyoscyamin wird nach intravenöser, subkutaner oder intramuskulärer Gabe in unterschiedlichem zeitlichen und quantitativen Ausmaß ins Blut resorbiert; die Konzentration fällt jedoch rasch ab, weil Hyoscyamin direkt aus dem Blut in die Leber aufgenommen wird. Hyoscyamin passiert leicht die Plazenta und führt zu fetaler Bradykardie oder Tachykardie. Als Anticholinergikum im Rahmen der Prämedikation, unter bestimmten Bedingungen des Operationsverlaufs (Bradykardie) und als Adjuvans bei der Antagonisierung nichtdepolarisierender Muskelrelaxanzien ist Hyoscyamin in der Anästhesiologie weit verbreitet. Dabei ist zu beachten, daß Hyoscyamin primär eine kurzzeitige zentrale Vagusstimulation (Bradykardie) und sekundär eine Blockierung der cholinergischen Effektorzellen des Sinusknotens (Tachykardie) verursacht. Bei gleichzeitiger Gabe von Hyoscyamin und Cholinesterasehemmern (Prostigmin) kann u. U. eine bedrohliche Bradykardie auftreten, weil Cholinesterasehemmer regelmäßig eine Abnahme der Herzschlagfolge bewirken. Hyoscyamin sollte deshalb entweder einige Minuten vor Prostigmin verabreicht werden oder die gemeinsame Applikation muß langsam erfolgen. Für die tägliche Praxis erscheint wichtig, Hyoscyamin nicht bei Hyperthyreose und Mitralstenose zu verwenden. Da Hyoscyamin nur vagusbedingte Muskelkontraktionen verhindern kann, ist ein Bronchospasmus auf der Basis vermehrter Histaminfreisetzung auch unter Hyoscyaminprämedikation durchaus möglich. Die systemische Verabreichung von Hyoscyamin in der eingangs genannten Dosierung verursacht keine intraokulare Drucksteigerung (z. B. beim Glaukom). Bei chronischer Bronchitis und bei Tachykardie ist Hyoscyamin mit Zurückhaltung zu verordnen. Des weiteren ist zu beachten, daß Hyoscyamin den Druck des unteren Ösophagussphinkters mindert und dadurch das Risiko von Erbrechen und Aspiration erhöht [119]. Kinder reagieren auf Hyoscyaminmedikation infolge herabgesetzter Perspiratio insensibilis mit Temperatursteigerungen.

Hyoscin. Hyoscin (Scopolamin 0,005 mg/kg KG) ist chemisch eine Verbindung aus Scopin und der Tropasäure (Abb. 2.17). Gegenüber dem Hyoscyamin besitzt Hyoscin stärker sedierende (Depression der Hirnrinde und subkortikaler Funktionen) und sekrethemmende Eigenschaften. Hyoscin bewirkt eine ausgeprägte anterograde Amnesie, so daß es im Rahmen der Neuroleptanästhesie besonders indiziert ist. Während es am Auge stärker wirksam ist, besitzt es am Herzvagus keinen anticholinergischen Effekt. Es ist deshalb für die Prämedikation von Herzkranken und vor Herzoperationen besonders indiziert. Patienten jenseits des 60. Lebensjahres reagieren gegenüber Hyoscin häufig mit Ruhelosigkeit und Erregung oder mit starken Depressionen (zentrales anticholinergisches Syndrom), die durch Physostigmin abgeschwächt oder beseitigt werden können. Hyoscin sollte deshalb bei Patienten in höherem Lebensalter nicht verwendet werden. Dies gilt v. a. für die intramuskuläre und intravenöse Applikationsform. Die neuentwickelte transdermale Applikationsform (TTS-Scopolamin) gewährleistet konstant niedrige Plasmaspiegel (Abb. 2.4) und damit sehr gute antiemetische Wirkungen bei zu vernachlässigenden Nebenreaktionen. Die Anwendung der sog. transdermalen therapeutischen Systeme (TTS) hat in jüngster Zeit einen großen Aufschwung erlebt. Ein TTS enthält ein von der Umgebung abgeschlossenes Arzneimittelreservoir, aus dem das Pharmakon kontinuierlich freigesetzt wird. Es ähnelt im Aussehen einem Hühneraugenpflaster. Bisher sind erst einige wenige Substanzgruppen wie Nitropräparate oder Scopolamin als TTS im Handel, doch ist zu erwarten, daß weitere Substanzgruppen als TTS angeboten werden. Das Glaukom ist keine Kontraindikation für Hyoscin.

2.8.2.5 Antihistaminika

Durch eine große Zahl von Pharmaka (Tabelle 2.5), die während der Anästhesie verwendet werden, kann Histamin v. a. aus Gewebsmastzellen und basophilen Leukozyten freigesetzt werden. Die Symptome der Histaminwirkungen (Tabelle 2.6) werden über zwei Rezeptorentypen vermittelt, die als H_1- und H_2-Rezeptoren bezeichnet werden. Die für die Anästhesie wesentlichen Histaminwirkungen (Kapillarpermeabilitätssteigerung, Bronchialspasmen) verlaufen über H_1-Rezeptoren. Deshalb sind die H_1-Rezeptorantagonisten, z. B. Promethazin (Atosil 0,5 mg/kg KG), Triflupromazin (Psyquil 0,1 mg/kg KG), Clemastinhydrogenfumarat (Tavegil 0,35 mg/kg KG), Dimetindenmaleat (Fenistil 0,1 mg/kg KG) (Abb. 2.18) für die Anästhesie von besonderer Bedeutung. Die H_2-Rezeptorenblocker (Cimetidin, Tagamet 5 mg/kg KG) (Abb. 2.19) wirken vorwiegend auf eine gesteigerte Magensaftproduktion und die Tachykardie. Bei entsprechender Anamnese und/oder Indikation (z. B. Kontrastmittelgabe, Propanididverwendung) sollten H_1- und H_2-Rezeptorenantagonisten 15 min vor Narkosebeginn über eine großkalibrige Unterarmvene getrennt in langsamer Injektionsgeschwindigkeit verabreicht werden. Außerdem sollten bei gefährdeten Patienten mit gesicherter Anamnese und vor Gabe eines Histaminliberators prophylaktisch Glukokortikoide (Kortisol 0,5 mg/kg KG) verabreicht werden, weil diese Substanzen die Histamindecarboxylase blockieren und auf die Histaminrezeptoren einwirken [140].

Tabelle 2.5. Histaminfreisetzung durch Pharmaka, die bei Anästhesien verwendet werden [nach 324]

Substanzen	
Anästhetika und Hypnotika:	*Plasmaersatzmittel*
Propanidid	Haemaccel
Thiopental	Oxypolygelatine
Methohexital	Dextran 60
Althesin	Hydroxyäthylstärke
Flunitrazepam	Humanalbumin
Lormetazepam	*Andere:*
	Röntgenkontrastmittel
	Cimetidin
Muskelrelaxanzien:	Ranitidin
Succinylcholin	Mepivacain
Alloferin	Morphin
Pancuronium	Aprotinin
Tubocurarin	Knochenzement (Palacos)

Tabelle 2.6. Symptome bei der Histaminfreisetzung [nach 324]

1. Haut- und Schleimhautveränderungen	*3. Kardiovaskuläre Störungen*
Erythem	Tachykardie
Urtikaria	Arrhythmie
Pruritus	Gestörte AV-Überleitung
Konjunktivitis	Hypotonie
Pharynx- und Larynxödem	Herz-Kreislauf-Versagen
Quincke-Ödem	Kreislaufstillstand
Rhinitis	
2. Gastrointestinale Störungen	*4. Bronchopulmonale Störungen*
Epigastrisches Völlegefühl	Husten
Übelkeit	Engegefühl in der Brust
Erbrechen	Bronchospasmen
Koliken	Zunahme des bronchialen Widerstandes
Stuhlzwang	
Defäkation	

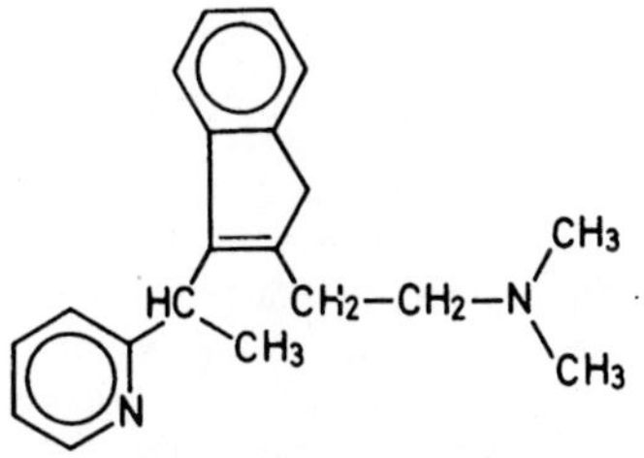

Abb. 2.18. Strukturformel von Dimetindenmaleat als Beispiel für einen H_1-Rezeptorenblocker

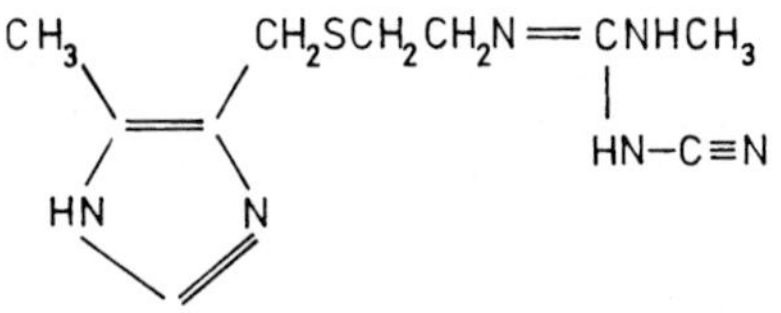

Abb. 2.19. Strukturformel von Cimetidin als Beispiel für einen H_2-Rezeptorenblocker

2.8.2.6 *Metoclopramid*

Metoclopramid (Paspertin) fördert die Entleerung des Magens durch selektive Erhöhung der Motilität im oberen Gastrointestinaltrakt und Relaxation des Pylorus. Wirkungseintritt ist 30-60 min nach oraler Gabe und 1-3 min nach i.v. Injektion. Es ist denkbar, daß diese Substanz in der Prämedikation zur Reduktion des Mageninhalts eingesetzt wird, besonders bei Patienten mit Diabetes mellitus und zugleich bestehender Magenatonie, bei Gebärenden und Patienten, die gerade gegessen haben und ohne Rücksicht auf den Magen-Darm-Trakt notfallmäßig operiert werden müssen. Metoclopramid hat keinen Einfluß auf den pH des Magensafts. Schließlich kann der wünschenswerte Einfluß des Metoclopramids auf die Geschwindigkeit der Magenentleerung durch den gegenteiligen Effekt der Opiate, wie sie oft in der Prämedikation verwendet werden, aufgehoben werden.

2.8.3 Praxis der Prämedikation

In den zurückliegenden Jahren war es üblich, eine sog. Standardprämedikation zu verabreichen, die am Operationsmorgen in der Regel aus einer Kombination von Analgetikum (z. B. Pethidin 1 mg/kg KG), Psychopharmakon (z. B. Triflupromazin 0,1 mg/kg KG) und Vagolytikum (Atropin 0,01 mg/kg KG) bestand. In letzter Zeit wird die Prämedikation den individuellen Bedürfnissen des Patienten und den Erfordernissen des operativen Eingriffs angepaßt. Über den Vorteil der Applikation eines Psychopharmakons (insbes. Diazepam 0,2 mg/kg KG und Flunitrazepam 0,01-0,02 mg/kg KG) am Vorabend und/oder am Morgen des Operationstags besteht heute weitgehende Übereinstimmung.

2.8.3.1 Auswahl der Medikamente

Über die Gabe von Analgetika und Vagolytika wird nach wie vor kontrovers diskutiert. Dennoch ist ihre Verwendung in vielen Bereichen der Anästhesie indiziert.

Analgetika. Prinzipiell sind Analgetika nur erforderlich, wenn der Patient unter Schmerzen leidet (z. B. Gallenblasenerkrankungen, arterielle Verschlußkrankheiten). Neben den bewährten Opioiden sollten auch einfache Analgetika (z. B. vom Typ der Azetylsalizylsäure), Spasmolytika und regionale Anästhesieverfahren (z. B. bei Schenkelhalsfrakturen) in Betracht gezogen werden. Hingegen erscheint bei kurzen Operationszeiten im Rahmen einer stationären Behandlung die Gabe eines Analgetikums sinnvoll, wenn in der unmittelbaren postoperativen Phase ein Weiterbestehen des Schmerzes zu erwarten ist (z. B. Analoperationen). In diesen Fällen empfiehlt sich die intravenöse Applikation eines Opioids unmittelbar vor Narkoseeinleitung. Dasselbe gilt für Kurznarkosen bei schmerzhaften Eingriffen (z. B. Spaltung eines Panaritiums) unter Verwendung von intravenösen Narkotika mit geringer analgetischer Potenz oder unerwünschten Nebenwirkungen. Abhängig von der erwünschten Wirkungsdauer empfehlen sich heute Piritramid (0,1 mg/kg KG) und Buprenorphin (0,005 mg/kg KG) als langwirkende, Morphin (0,1 mg/kg KG), Pethidin (1 mg/kg KG) und Pentazocin (0,5 mg/kg KG) als mittellangwirkende, sowie Alfentanil (0,05 g/kg KG) als kurzwirkende Analgetika.

Vagolytika. Auch die Gabe von Vagolytika ist in letzter Zeit wiederholt kontrovers diskutiert worden; dennoch haben diese Substanzen bei kritischer Auswahl auch heute ihren Platz in der medikamentösen Vorbereitung auf Anästhesie und Operation. Atropin ist in der Dosierung von 0,007 mg/kg KG bei intramuskulärer Applikation nicht in der Lage, bedrohliche Bradykardien als Folge von Hypoxie, Succinylcholingabe, Zug an der Augenmuskulatur, dem Darm oder Druck auf den Karotissinus, Herzirregularitäten oder einen AV-Block zu verhindern. Darüber hinaus ist die chronotrope Ansprechbarkeit des Herzens in bestimmten Situationen (z. B. bei hohem Alter, bei Kleinkindern, koronarer Herzkrankheit) vermindert. Deshalb sollte die Atropindosis bei der Prämedikation mindestens 0,015 mg/kg KG betragen oder die Substanz wird nur bei Bedarf intravenös verabreicht. Vor einer Narkoseausleitung mit Ketamin sollte Atropin zur Reduzierung der ketaminbedingten Salivation appliziert werden. Der neuentwickelte transdermale Applikationsweg für Scopolamin eröffnet weitere Möglichkeiten für eine nebenwirkungsfreie Anwendung dieser Substanz, die sich v. a. durch ihre antiemetischen und sekretionshemmenden Eigenschaften auszeichnet.

2.8.3.2 *Applikationsweg*

Von einigen Ausnahmen abgesehen (z. B. Ileus, Erbrechen, Kleinkindern) kann eine Sedierungsbehandlung durchaus auf oralem Wege erfolgen. Dies gilt auch für den Operationsmorgen, wenn die Einnahme des Medikaments mindestens 1 h vor Anästhesiebeginn, mit einem Schluck Wasser und unter Aufsicht einer Pflegeperson, erfolgt. Ansonsten sollte der intramuskuläre Weg beibehalten werden. Für Kinder und Jugendliche wurden Dosierungsschemata entwickelt, von denen ein Beispiel in 11.15.1.6 gegeben ist. Mit der transdermalen Applikationsform sind weitere Verbesserungen der Prämedikation zu erwarten.

Die in den zurückliegenden Jahren postulierte Standardprämedikation hat somit heute keinen Platz mehr in der modernen Anästhesiologie. Weit wichtiger ist es, durch gute organisatorische Maßnahmen den richtigen Zeitpunkt der Applikation individuell erforderlicher Pharmaka sicherzustellen. Darüber hinaus sollte bei allen diesen Empfehlungen niemals vergessen werden, daß ein wesentlicher Bestandteil der Operationsvorbereitung die persönliche Visite durch den Anästhesisten und das nicht unter Zeitdruck stehende persönliche Gespräch mit dem Patienten ist.

3 Präoperative Maßnahmen

Zu den unmittelbaren präoperativen Maßnahmen gehören die Kontrolle der Identität des Patienten, die Überprüfung seines physischen und psychischen Zustands, sowie seiner Nüchternheit. Bei Prothesenträgern ist die Entfernung des Zahnersatzes nachzuprüfen. Ausstehende Untersuchungsbefunde und angeforderte weitere Informationen sollten jetzt vorhanden sein, erforderliche Blutkonserven ausgekreuzt bereitstehen. Darüber hinaus gehören in diesen Vorbereitungsprozeß die Lagerung des Patienten, die Schaffung zuverlässiger intravenöser Zugangswege, u. U. die Einführung eines Blasenkatheters, die Überprüfung des Narkosegeräts auf einwandfreie Funktion, die Anbringung von Kontroll- und Meßgeräten am Patienten sowie die Befestigung der Neutralelektrode des Thermokauters. In der akuten Notfallsituation haben sich alle Maßnahmen an der Sicherstellung der vitalen Funktionen des Patienten zu orientieren [106].

3.1 Maßnahmen beim Notfall
(s. auch 10.10)

Die Akutversorgung des Notfallpatienten stellt an den Anästhesisten die höchsten Anforderungen. Obwohl in der Regel sofortige Maßnahmen zur Sicherstellung von Atmung und Kreislauf vorrangig sind, muß doch über das weitere Vorgehen umsichtig entschieden werden. Mit der Erfassung anamnestischer Daten und der Bestimmung laborchemischer oder anderer Untersuchungsbefunde ist keine Zeit zu verlieren. Bei Blutungen aus den großen Gefäßen, bei penetrierenden oder perforierenden Verletzungen des Thorax oder Abdomens, Abrissen der Trachea oder eines Bronchus, bei Herztamponade oder bei progredientem Hirndruck ist die sofortige operative Intervention erforderlich. In der Regel wird nach folgendem Schema vorgegangen:

1. Herstellung freier Atemwege,
2. Sicherstellung adäquater Ventilation und ausreichender Oxygenierung,
3. Wiederherstellung einer ausreichenden kardiozirkulatorischen Funktion,
4. Korrektur homöostatischer Störungen.

Dabei wird ein hohes Maß an Flexibilität vom Anästhesisten gefordert, um in enger Zusammenarbeit mit dem Operateur die in der vorliegenden Situation dringlichsten Maßnahmen folgerichtig durchzuführen [196].

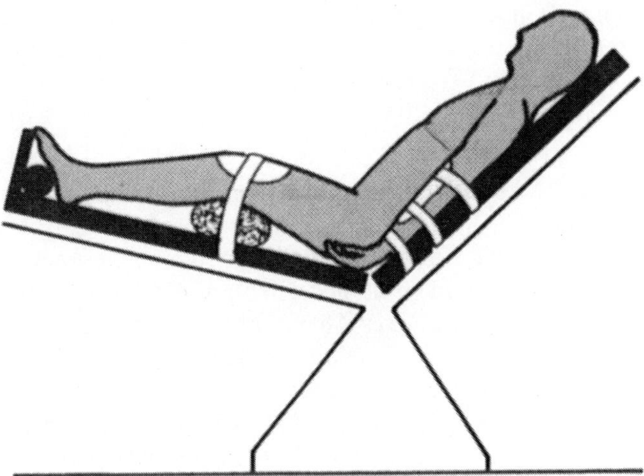

Abb. 3.1. Umgekehrte Trendelenburg-Position zur Lagerung bei der Notfallintubation

3.1.1 Herstellung freier Atemwege

Wenn es durch einfache manuelle Maßnahmen (z. B. Vorziehen des Unterkiefers, Absaugung oder Entfernung von Fremdkörpern) nicht gelingt, die Atmung zu normalisieren, sind endotracheale Intubation (Ausnahme: Aspiration größerer Fremdkörper) und künstliche Beatmung indiziert. Wenn immer möglich, sollte diese Methode der Atemwegsfreihaltung gewählt werden. Die Durchführung der endotrachealen Intubation ist bei nicht nüchternen Patienten, wie dies in Notfallsituationen häufig der Fall ist, jedoch mit dem Risiko der Aspiration von Mageninhalt verbunden. Zur Vermeidung dieser Komplikation sind v. a. die Intubation in umgekehrter Trendelenburg-Position (Abb. 3.1) und unter Krikoiddruck empfohlen worden (s. auch 5.5.4.4 und 10.10.1). Keine dieser Methoden garantiert jedoch absoluten Schutz vor einer Aspiration. Es ist deshalb wichtig, auf das mögliche Auftreten einer derartigen Komplikation vorbereitet zu sein (Saugung, großlumige Katheter usw.). Succinylcholin kann infolge Erhöhung des Mageninnendrucks Erbrechen und Aspiration begünstigen. Unter Umständen (kooperativer Patient) ist die Intubation am wachen, nichtrelaxierten Patienten durchzuführen. Soweit es die Zeit erlaubt, sollte zuvor eine Entleerung des Magens durch Absaugung erfolgen. Nach Möglichkeit sollte man sich der Hilfe einer zweiten Person, am besten eines weiteren Anästhesisten, bedienen. Kommt es zur Aspiration, ist nach Intubation eine sorgfältige Bronchialtoilette durch Absaugung (evtl. endoskopisch) vorzunehmen und gegebenenfalls eine künstliche Beatmung (PEEP) einzuleiten. Spülungen des Tracheobronchialtrakts mit Kochsalzlösungen, Plasmapräparaten oder Natriumbikarbonat sind wenig wirksam; vielmehr bewirken sie eine weitere Verschleppung des aspirierten Materials in die Peripherie der Lunge. Die Verflüssigung des inhalierten Fremdmaterials durch NaCl-Lösung zur leichteren Absaugung ist jedoch sinnvoll. Es muß differenziert werden zwischen der Aspiration sauren Mageninhalts (pH $<2{,}0$) und der Aspiration fäkulenten Materials, z. B. beim Ileus. Im ersten Fall ist die intravenöse Gabe von Hydrokortison (30 mg/kg KG) indiziert, im letzteren die Gabe eines Breitbandantibiotikums (s. auch 6.9.2.5). Nur wenn bei drohender Erstickungsgefahr die endotracheale Intubation nicht möglich ist, sind operative Methoden der Atemwegsfreihaltung (z. B. Koniotomie) angezeigt.

3.1.2 Sicherstellung adäquater Ventilation und ausreichender Oxygenierung

Die künstliche Beatmung mit einem volumengesteuerten Respirator ist die zweckmäßigste Methode zur Sicherstellung einer adäquaten Ventilation. Damit kann nicht nur ein definiertes Atemminutenvolumen gesichert, sondern darüber hinaus auch die Ventilation den bestehenden Besonderheiten des Patienten angepaßt werden (z. B. Hyperventilation bei Hirndruck). Ein weiterer Vorteil besteht darin, daß der Anästhesist seine Hände für andere Aufgaben verfügbar hat. In besonderen Situationen (z. B. Pneumothorax, Hämatothorax) ist eine adäquate Ventilation erst nach entsprechender Entlastung (z. B. Punktion, Absaugung) möglich. Bis zum Eintreffen der ersten Blutgasanalyse sollte der Patient mit 100%igem Sauerstoff beatmet werden (s. auch 10.10.6).

3.1.3 Normalisierung der kardiozirkulatorischen Funktion

Nach Herstellung zuverlässiger Infusionswege, unter gleichzeitiger Blutentnahme für Blutgruppenbestimmung, Kreuzprobe und Laborparameter (z. B. Hb-Konzentration), erfolgt die Normalisierung des Blutvolumens mit Plasmaersatzmitteln (z. B. 6%iges Dextran, 3,5%ige Gelatine, 6%ige Stärke). Erst wenn durch Blutverlust die Sauerstoffversorgung des Organismus infolge mangelnder Transportkapazität nicht mehr garantiert (z. B. akuter Hb-Abfall < 10 g%) oder durch primäre Gabe von Volumenersatzmitteln eine ausgeprägte Blutverdünnung eingetreten ist (in der Regel nach > 1500 ml Plasmaersatzmittel zu erwarten), ist die Gabe von Blut indiziert. Im äußersten Notfall ist die Gabe von blutgruppengleichem, rhesusnegativem Blut ohne Kreuzprobe oder sogar die Gabe von Blut der Blutgruppe 0 rh (Rhesus negativ) nach Durchführung eines „Bed-side"-Tests (s. auch 6.7.2) gerechtfertigt. Zur Überwachung einer ausreichenden Volumenersatztherapie gehört auch das Einlegen eines Blasenverweilkatheters, um über das Harnzeitvolumen (normal: 0,5-1,0 ml/kg KG/h) Hinweise auf die renale Durchblutung zu erhalten (s. auch 10.10.3 und Kap. 13).

3.1.4 Korrektur homöostatischer Störungen

Der Ausgleich eines evtl. vorhandenen Basendefizits durch Natriumbikarbonat, die Korrektur von Elektrolytstörungen (z. B. Hypokaliämie) oder von Gerinnungsstörungen des Blutes sind die vordringlichsten Maßnahmen zur Wiederherstellung der Homöostase. Diese Maßnahmen dürfen jedoch niemals die Priorität vor den erstgenannten Handlungen erhalten; sie sind allenfalls als parallele Maßnahmen einzusetzen (s. auch 13.4.2).

3.1.5 Geeignete Anästhesieverfahren

Bei dringlichen Eingriffen bieten sich die regionalen Techniken an, wenn nicht das Krankheitsbild selbst ihren Einsatz verbietet (z. B. rückenmarksnahe Leitungsanästhesie und Schock). Für die Allgemeinanästhesie ist zu berücksichtigen, daß die Narkotika die sympathischen Kompensationsmechanismen unterbrechen können und auf das Myokard negativ inotrop einwirken. Dennoch können Barbiturate, Ketamine oder Opioide in geringer Dosierung bei vorsichtiger Anwendung (z. B. langsame Injektionsgeschwindigkeit) eingesetzt werden. Wenngleich sich Ketamine (0,5-1,0 mg/kg KG) bisher für die Narkoseeinleitung des primär gesunden Notfallpatienten gut bewährt hat, sollte es nicht generell als Medikament der ersten Wahl in diesen Situationen verwendet werden. Bei älteren Patienten und bei Kranken mit eingeschränkter Koronarreserve ist Zurückhaltung angezeigt, da es den myokardialen Sauerstoffverbrauch erhöht. In diesen Fällen ist den Analgetika (z. B. Fentanyl) oder den Inhalationsnarkotika (z. B. Halothan) der Vorzug zu geben. Auch Barbitursäurepräparate sollten wegen ihrer negativ inotropen Wirkung in Notfallsituationen nur mit besonderer Vorsicht verwendet werden. Als Alternative bieten sich Präparate an, die eine geringere kardiovaskuläre Depression bewirken (z. B. Etomidate).

Bei den Inhalationsnarkotika ist zu berücksichtigen, daß während der Narkoseeinleitung durch die in Notsituationen bestehende Hyperventilation des spontanatmenden Patienten relativ hohe Gaskonzentrationen in die Lunge aufgenommen werden, die bei vermindertem Blutvolumen sehr schnell eine Überdosierung bewirken können. Auch hier ist deshalb nur die vorsichtige Gabe von geringen Konzentrationen im Narkosegasgemisch indiziert.

3.2 Übernahme des Patienten im Vorbereitungsraum

Nach Einschleusung des Patienten in den Operationstrakt erfolgt in der Regel seine Übernahme durch das Anästhesiepersonal im Vorbereitungsraum. Dort sind zunächst zwei wesentliche Maßnahmen erforderlich: die Identitätskontrolle und die Zustandsbeurteilung.

3.2.1 Identitätskontrolle

Vor der Narkoseeinleitung oder der Durchführung eines regionalen Anästhesieverfahrens muß sich der Anästhesist davon überzeugen, daß die Identität des Patienten gesichert ist. Wurde die präoperative Visite am Vorabend persönlich durchgeführt, geschieht dies in der Regel durch das Erinnerungsvermögen. Ist die präoperative Visite von einem anderen Anästhesisten vorgenommen worden, muß durch Kontrolle der Krankenblattunterlagen und Befragung des Patienten seine Identität überprüft werden. Die Fragen an den Patienten sollten zugleich die Art der geplanten Operation zum Inhalt haben und bei paarigen Organen auch die betroffene Seite. Sind spezielle Kontrollverfahren erforderlich (z. B. blutige arterielle Druckmessung), sollte die Seite der Arbeitshand bekannt sein, damit bei evtl. eintretenden Komplikationen (z. B. Thrombose) dort keine Funktionseinschränkungen auftreten können.

3.2.2 Zustandsbeurteilung

Arterieller Blutdruck und Herzfrequenz sind nach dem Eintreffen im Vorbereitungsraum zu überprüfen. In diesem Zusammenhang ist auch die psychische Situation des Patienten zu beurteilen. Ängstliche Patienten bedürfen weiteren Zuspruchs und evtl. zusätzlicher intravenöser Gabe von Sedativa (z. B. Flunitrazepam 0,01 mg/kg KG). Kann der Patient präoperativ nicht ruhiggestellt werden, ist bei einer nichtdringlichen Operationsindikation der Eingriff u. U. zu verschieben oder sogar abzusetzen.

3.3 Lagerung des Patienten

Die zweckmäßige und sorgfältige Lagerung des Patienten auf dem Operationstisch soll den operativen Zugang erleichtern und den Patienten vor Folgeschäden schützen. Die Auswahl, Überwachung und Verantwortung der Lagerung des Patienten für eine bestimmte Operation sollte dem Operateur obliegen, weil nur er oder seine Assistenz zu diesem Zeitabschnitt nicht mit anderen Aufgaben beschäftigt ist. Der Anästhesist muß während des Lagerungsvorgangs die vitalen Funktionen des Patienten sicherstellen, so daß er die Besonderheiten der Patientenlagerung nicht kontrollieren kann. Allerdings sollte der Anästhesist die Verantwortung für die Lagerung jener Körperteile übernehmen, die für die Durchführung der Anästhesie benötigt werden (z. B. ausgelagerter Arm zur Blutdruckkontrolle oder intravenösen Medikamentenapplikation). Zur Frage der Verantwortlichkeit bei Lagerungsschäden werden im Rahmen von Haftpflichtprozessen zwischen Operateur und Anästhesist oft unterschiedliche Standpunkte vorgetragen, so daß die jeweiligen Verantwortungsbereiche in den einzelnen Kliniken eindeutig definiert sein sollten. Das hier dargestellte Vorgehen könnte für die tägliche Praxis eine brauchbare Lösung darstellen [565].

3.3.1 Körperlagerung

Folgende Lagerungsverfahren kommen zur Anwendung:

Rückenlagerung (z. B. Abdominaloperationen, Extremitätenoperationen, HNO-Operationen, ophthalmologische Operationen).

Bauchlagerung (z. B. Rektoskopie, Enddarmoperationen, orthopädische Operationen).

Seitenlagerung (z. B. Thoraxoperationen, Wirbelsäulenoperationen, urologische Operationen).

Sitzende Position (z. B. neurochirurgische Operationen) (Abb. 3.2).

Steinschnittlagerung (z. B. gynäkologische Operationen, urologische Operationen) (Abb. 3.3).

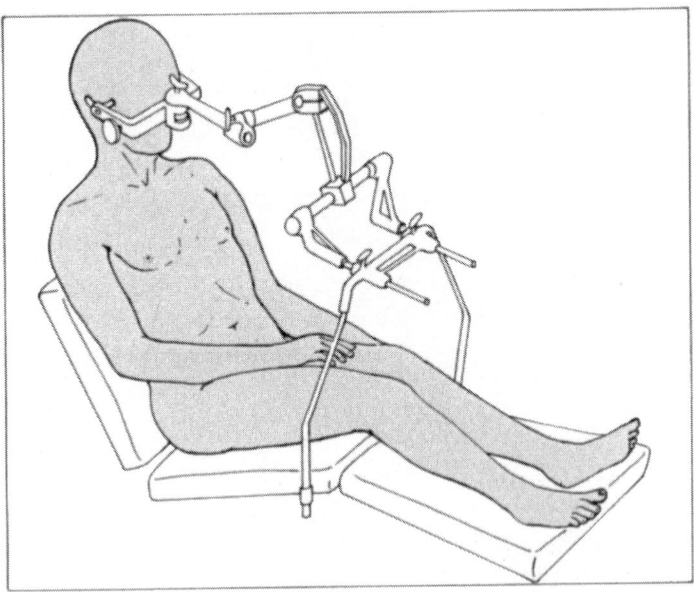

Abb. 3.2. Sitzende Position, z. B. bei neurochirurgischen Operationen. (Aus [304 a])

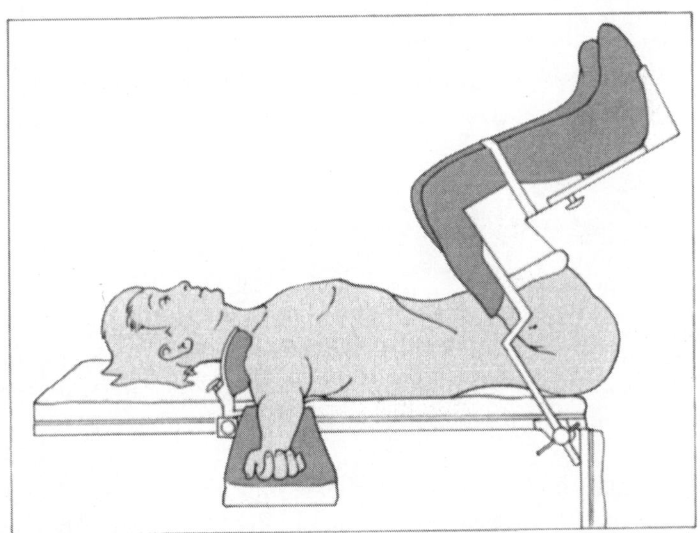

Abb. 3.3. Steinschnittlagerung, z. B. bei gynäkologischen und urologischen Operationen. (Aus [304 a])

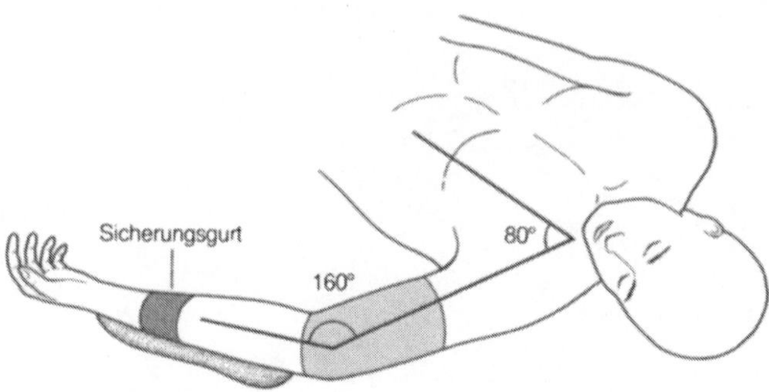

Abb. 3.4. Auslagerung des Arms zur Blutdruckmessung und Infusionstherapie bei operativen Eingriffen in Rückenlage

3.3.2 Armlagerung

Die Lagerung des für die Anästhesie erforderlichen Armes erfolgt nach folgenden Regeln (Abb. 3.4):

1. Abwinkelung des Armes um weniger als 90°,
2. Anhebung des Armes auf Thoraxniveau,
3. Innenrotation des ganzen Armes im Schultergelenk,
4. leichte Beugung des Armes im Ellenbogengelenk,
5. Pronation des Handrückens,
6. Neigung des Kopfes zum herausgelegten Arm (bei beiden Armen Mittelstellung),
7. Sicherung des Armes gegen Herabfallen.

3.3.3 Andere Schutzmaßnahmen

Augenschutz. Die Augen des Patienten sind stets geschlossen zu halten. Bei Operationen im Bereich von Kopf und Hals ist die Hornhaut der Augen durch Salbe und die Augen selbst durch entsprechende Okklusionsverbände zu schützen. Insbesondere beim Desinfizieren der Haut des Patienten durch die Operateure ist darauf zu achten, daß der Augenschutz garantiert ist.

Extremitätenschutz. Arme und Beine sind durch sachgerechte Lagerung und Polsterung vor Nervenschäden zu schützen. Besonders gefährdet sind N. radialis (Humerusmitte), N. ulnaris (Epicondylus medialis humeri), N. peronaeus (Fibulaköpfchen) und der Plexus brachialis, insbesondere bei Verwendung von Schulterstützen in Kopftieflage und bei Kopfdrehung (Abb. 3.5).

Weitere Schutzmaßnahmen. Während der Operation ist darauf zu achten, daß lagerungsbedingte Ventilationsstörungen durch das Aufstützen von Operateur oder Assistenten auf den Thorax des Patienten, durch Bauchlage, durch Seitenlagerung oder durch Trendelenburg-Lagerung vermieden werden. Lagerungsbedingte Kreis-

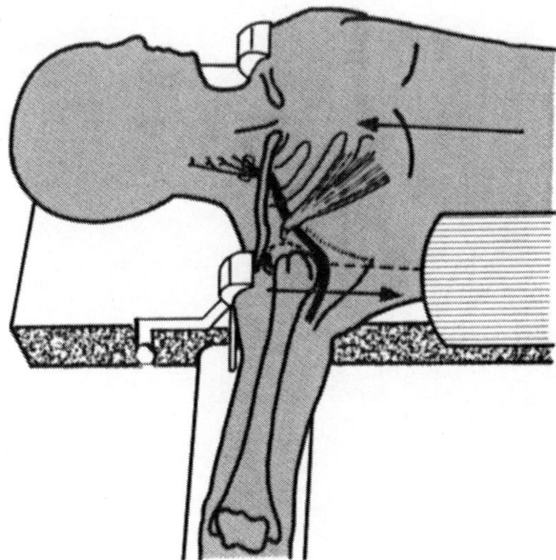

Abb. 3.5. Möglichkeit der Schädigung des Plexus brachialis bei Verwendung von Schulterstützen in Kopftieflage

laufstörungen beim sog. V.-cava-Syndrom der fortgeschrittenen Gravidität lassen sich durch Linksdrehung des Op-Tisches oder Unterschieben eines Keils unter die rechte Körperhälfte beseitigen. Bei älteren Patienten sollte Seitendrehung des Kopfes vermieden werden (Minderung der Perfusion in der A. vertebralis).

3.4 Intravenöse Zugangswege

Der zuverlässige intravenöse Zugang ist Voraussetzung jedes allgemeinen oder regionalen Anästhesieverfahrens. Die Verbindung zum Gefäßsystem des Patienten wird entweder mit Verweilkanülen oder mit Kathetern aus Kunststoffen hergestellt. Durch Einlagerung kontrastdichten Materials wird die röntgenologische Lagekontrolle erleichtert. Bei jeder Gefäßpunktion sind sterile Kautelen einzuhalten.

3.4.1 Periphere Zugangswege

Bevorzugte Zugangsorte sind die Venen des Handrückens, des Armes, des Halses und der Füße. Bei Säuglingen und Kleinkindern eignen sich darüber hinaus die Venen der Kopfhaut. Die Venen der Ellenbeuge sollten nach Möglichkeit gemieden werden, weil dabei eine versehentliche Punktion der A. brachialis oder des N. medianus erfolgen kann (s. Abb. 3.6). Grundsätzlich sollte in einen neu eingelegten venösen Zugang erst dann ein Medikament injiziert werden, wenn die arterielle Fehllage durch das problemlose Einlaufen einer Dauertropfinfusion ausgeschlossen ist. Bei älteren Patienten oder Kranken mit Thrombosegefahr sollten die Venen der unteren Extremitäten nicht verwendet werden.

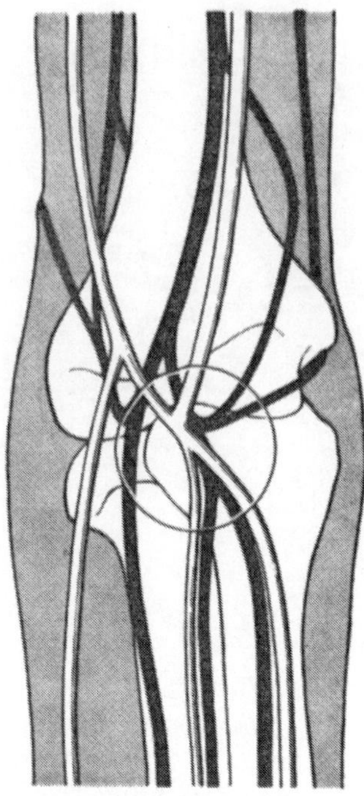

Abb.3.6. Schematische Darstellung des Verlaufs der Venen *(leer)* und Arterien *(ausgezogen)* in der Ellenbeuge. Der innerhalb des Kreises liegende Bereich ist zu meiden, weil dort eine versehentliche intraarterielle Injektion möglich ist

3.4.2 Zentrale Zugangswege

Als Venenzugangswege für zentrale Katheter sind die Vv. cubitalis, jugularis und subclavia (Abb.3.7a–c) geeignet. Während bei den peripheren Venenzugängen die zur Punktion benutzte Kanüle in der Vene belassen wird, erfolgt bei den zentralen Zugangswegen ein Austausch der Punktionskanüle gegen einen Verweilkatheter. Dieser Katheter wird in der Regel durch die Punktionskanüle eingeführt und bis an den rechten Vorhof vorgeschoben.

Die Katheterspitze sollte primär nur maximal bis 2 cm vor den rechten Vorhof geschoben werden. Auch kurzzeitige intraatriale bzw. intraventrikuläre Lagen müssen vermieden werden (Gefahr der Perikardperforation). Wegen der vielfältigen Komplikationsmöglichkeiten der Zentralvenenpunktion (z.B. Pneumothorax, Hämatothorax) sind kritische Indikationsstellung, sorgfältige Durchführung sowie zuverlässige Kontrolle und Überwachung dieser Zugangswege angezeigt. Geplante Zentralvenenpunktionen sollten nur von den in der Punktionstechnik bereits erfahrenen Anästhesisten durchgeführt werden. Die Punktion sollte auch nicht auf der allgemeinen Krankenstation, sondern grundsätzlich nur an Arbeitsplätzen des Anästhesisten (z.B. Aufwachraum, Operationssaal, Intensivtherapiestation) erfolgen. Nach Einlegen des Katheters ist eine Röntgenaufnahme des Thorax anzufertigen und die Lage des Katheters zu kontrollieren, um Komplikationen (z.B. Pneumothorax) auszuschließen. Der Arzt, der die Punktion durchgeführt hat, sollte auch die Röntgenaufnahme beurteilen. Die Überprüfung der Katheterlage, am besten mit Kontrastmittel, ist auf dem Röntgenbild zu dokumentieren. Während der folgenden

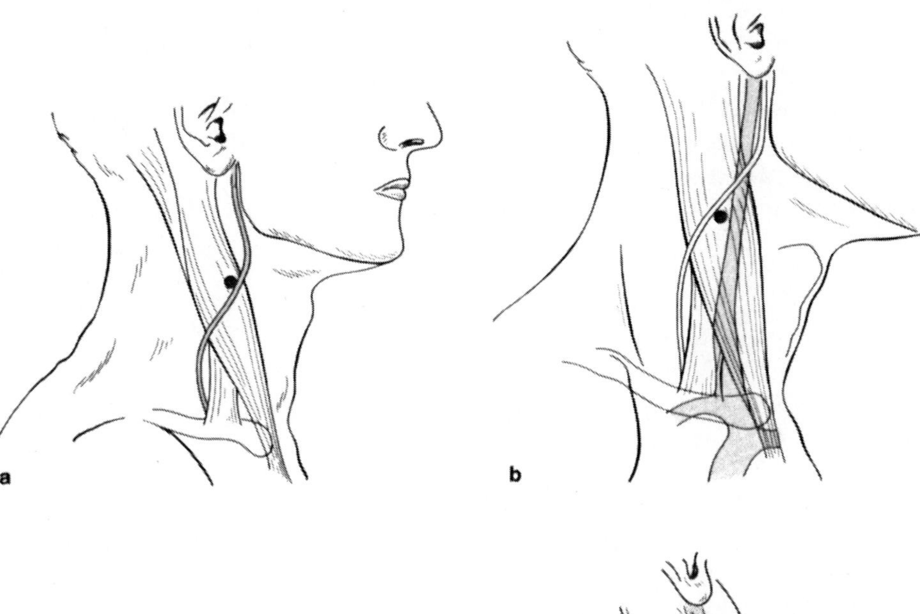

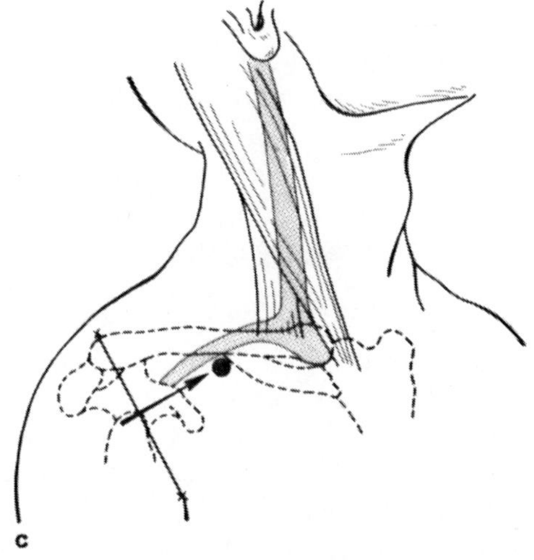

Abb. 3.7 a–c. Zentralvenenzugang über die V. jugularis superficialis *(a)*, die V. jugularis interna *(b)* und die V. subclavia *(c)*. Die V. jugularis superficialis wird in Höhe des medialen Randes und der Mitte des M. sternocleidomastoideus punktiert. Der Punktionspunkt bei der V. jugularis interna befindet sich unterhalb der V. jugularis superficialis in der Mitte des M. sternocleidomastoideus (transmuskuläre Punktion). Der Punktionspunkt bei der V. subclavia liegt im Kreuzungspunkt zwischen erster Rippe und Klavikula

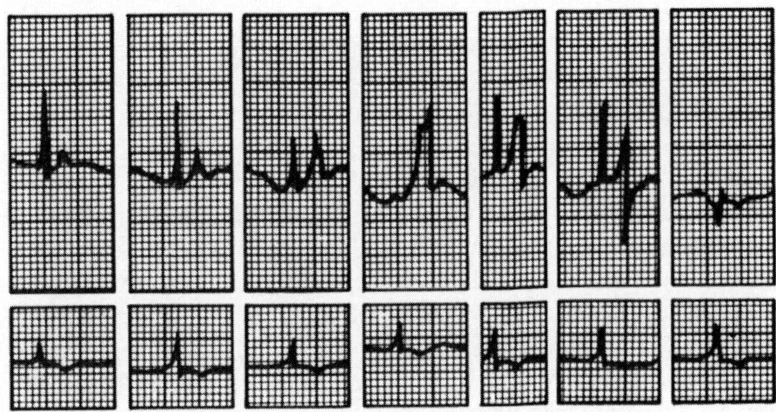

Abb. 3.8. Lagekontrolle des zentralen Venendrucks über das EKG

12 h ist eine Kreislaufkurve mit regelmäßigen Blutdruckkontrollen anzulegen. Während der mindestens 2stündigen primären Überwachungszeit (am zweckmäßigsten im Aufwachraum) ist der Anästhesist für den Patienten voll verantwortlich. Nach der Verlegung des Patienten auf die Allgemeinstation geht die Verantwortung auf den Stationsarzt der betreffenden Klinik über. Empfohlene Kontrollverfahren für die richtige Lage des Katheters sind die Ableitung des EKG über den Katheter (Abb. 3.8) oder die Druckmessung im Zentralvenenbereich. Die zuverlässigste Kontrolle der Katheterlage erfolgt mit der Röntgenaufnahme des Thorax [310].

3.5 Überprüfung des Narkosegeräts

Vor Beginn jeder Anästhesie muß sich der Anästhesist davon überzeugen, daß sein Arbeitsplatz mit einwandfrei funktionierenden Apparaturen und Zusatzgeräten sowie mit allen für die Anästhesie erforderlichen Medikamenten und Hilfsmitteln ausgestattet ist. Dazu gehören ausreichend gefüllte Sauerstoff- und Lachgasquellen, Behälter mit Inhalationsnarkotika, Laryngoskop und Endotrachealtuben, Beatmungsgerät, Absaugevorrichtung, Infusionslösungen, Medikamente zur Narkosedurchführung und zur Behandlung von Herz-Kreislauf-Störungen sowie Geräte und Medikamente zur kardiopulmonalen Wiederbelebung. Die Überwachungsmonitore müssen vor der Inbetriebnahme kalibriert werden.

3.5.1 Gasversorgungssystem

Vor Inbetriebnahme des Narkoseapparats muß überprüft werden, ob die Anschlußkupplungen der Gaszuleitungsschläuche fest mit den Wandventilen verankert sind. Die Gasdruckanzeigeinstrumente müssen einen ausreichenden Druck aufweisen (Sauerstoff ~200 bar, Lachgas ~50 bar); die Reservebehälter für Sauerstoff und Lachgas sind auf ausreichenden Gasdruck zu überprüfen. Durch Öffnung der Rotameterventile muß ein hoher Gasfluß (~15 l/min) erzielt werden können. Die Betätigung des Bypass-Ventils sollte bei Verschluß des Kreissystems zur kurzfristigen Füllung des Atembeutels führen. Die Absaugeeinrichtung muß einen ausreichenden Sog erzeugen.

3.5.2 Kreissystem

Nach Verschluß des Kreissystems und Füllung des Atembeutels wird nach Unterbrechung der Frischgaszufuhr die Dichtigkeit des Systems durch Druck auf den Atembeutel überprüft. Die Verdampfereinrichtungen müssen auf adäquate und ausreichende Füllung sowie auf einwandfreie Funktion überprüft werden. Die Absorbergefäße sollten mit frischem Kalk gefüllt sein (Fülldatum auf Pflasterstreifen markieren). Die einwandfreie Funktion der Richtungsventile muß überprüft werden. Die Betriebsbereitschaft und Funktionsfähigkeit des Respirators ist zu überprüfen. Je nach Antriebsart (Druckluft, Sauerstoff, elektromechanisch) ist die Funktion zu testen.

3.5.3 *Intubationsinstrumentarium*

Das Laryngoskop ist auf feste Arretierung und auf ausreichende Lichtstärke (Batteriequalität) zu überprüfen. Die in Frage kommenden Spatelgrößen müssen vorhanden sein. Die für die Anästhesie erforderlichen Endotrachealkatheter sollten in mehreren Größen (Frauen: 32-34 Charr; Männer: 36-38 Charr) bereitgestellt sein; die regelrechte Füllung der Blockermanschette und deren Dichtigkeit ist mit einer luftgefüllten Spritze zu überprüfen. Außerdem sollten Führungsstab und Magill-Zange zur Verfügung stehen (s. auch 5.5.4).

3.5.4 *Absaugsystem*

Die am Narkoseapparat angebrachte Absaugevorrichtung arbeitet nach dem Prinzip der Wasserstrahlpumpe unter Verwendung von Druckluft oder Sauerstoff. Die Funktion der Absaugung und das Vorhandensein ausreichender Mengen von Spülflüssigkeit ist zu überprüfen.

3.5.5 *Medikamentenvorrat*

In Spritzen aufgezogen und entsprechend markiert sollten die am häufigsten gebrauchten Medikamente bereitgehalten werden, z. B.

- Thiopental (500 mg) in 20-ml-Spritze,
- Alcuronium (10 mg) in 10-ml-Spritze,
- Succinylcholin (100 mg) in 5-ml-Spritze,
- Fentanyl (0,25 mg) in 10-ml-Spritze,
- Butyrophenon (12,5 mg) in 10-ml-Spritze.

Darüber hinaus sind weitere Medikamente und Infusionslösungen bereitzuhalten.

Medikamente. Atropin (0,5 mg), Lidocain 1% (100 mg), Calcium gluconicum 10% (1000 mg), Epinephrin (1 mg), Orciprenalin (0,5 mg), Noradrenalin (1 mg), Dopamin (200 mg), Dobutamin (250 mg), Propranolol (1 mg), Nitroprussidnatrium (60 mg), Nitroglycerin (5 mg), β-Methyldigoxin (0,2 mg), Pyridostigminbromid (25 mg), Levallorphan (1 mg), Dexamethason (12 mg), Pindolol (0,4 mg), Dihydralazinsulfat (0,25 mg), Furosemid (10 mg), Kaliumchlorid, Natriumbikarbonat, Sprays (Nitroglycerin, Dexamethason-21-isonicotinat, Terbutalinsulfat).

Infusionslösungen. Glukose- bzw. Lävuloselösung 5% (500 ml), Halbelektrolytlösung (500 ml), Dextranlösung 6% (500 ml), Dextranlösung 10% (500 ml), Gelatinelösung 3,5% (500 ml), Stärkelösung 6% (500 ml), Natriumbikarbonatlösung 8,3% (250 ml), Humanalbuminlösung (5% 500 ml; 20% 50 ml), Ringer-Lösung (500 ml), Mannitlösung (20%, 500 ml).

4 Kontroll- und Überwachungsverfahren

Jede Anästhesie bedarf einer sorgfältigen Kontrolle hämodynamischer, respiratorischer und fakultativ weiterer Meßgrößen, die entweder vom Patienten oder von den am Patienten eingesetzten technischen Geräten (z. B. Narkoseapparat) gewonnen werden. Diese Meßwerte sind wiederholt und in möglichst kurzen Zeitabständen zu erfassen und auf dem Anästhesieprotokoll zu dokumentieren [311].

4.1 Hämodynamisches Monitoring

Die Funktion des Herz-Kreislauf-Systems wird vorwiegend durch Überwachung des arteriellen Blutdrucks und der Herzaktion kontrolliert. In Einzelfällen wird zusätzlich der zentrale Venendruck und der Pulmonalarteriendruck gemessen.

4.1.1 Arterieller Blutdruck (p_{art})

Der arterielle Blutdruck ist einer der wichtigsten Indikatoren für den Zustand des kardiovaskulären Systems; allerdings erlaubt er keine Aussage über die Gewebsdurchblutung. So kann die Gewebsdurchblutung bei niedrigem arteriellem Blutdruck durchaus ausreichend sein, während sie bei normalem oder erhöhtem Blutdruck unzureichend ist.

Der arterielle Blutdruck setzt sich aus dem systolischen (p_{syst}) und dem diastolischen (p_{diast}) Druck zusammen. Unter dem arteriellen Mitteldruck (MAP) versteht man das Integral der Fläche unter der Druckkurve. Der MAP kann nach folgenden Formeln berechnet werden.

$$\mathrm{MAP} = p_{diast} + \tfrac{1}{3}\ \text{Blutdruckamplitude}$$

$$\mathrm{MAP} = \frac{p_{syst} + (2 \times p_{diast})}{3}$$

Maßeinheiten. Die Blutdruckmessung wird seit vielen Jahren in Millimeter Quecksilbersäule (mm Hg) oder Torr[1] (1 Torr = 133,22 Pa) bewertet. Seit einiger Zeit findet auch die Bezeichnung Kilopascal (kPa) internationale Verwendung. Bei der Venendruckmessung wird die Bezeichnung Zentimeter Wassersäule (cm H_2O) eingesetzt. Alle diese Maßeinheiten lassen sich relativ leicht wie folgt umrechnen (s. Tabelle 4.1):

[1] Nach dem italienischen Naturforscher E. Torricelli (1608–1647) benannte Einheit des Drucks.

1 Torr = 1 mm Hg,
1 cm H_2O = 0,0735 Torr und
1 Torr = 0,13 kPa

Tabelle 4.1. Umrechnungshilfe für die Umwandlung des Drucks von cm H_2O in mm Hg und kPa

Maßeinheit	Meßwert												
cm H_2O	1	3	5	7	9	11	13	15	17	19	21	23	25
mm Hg	0.74	2.21	3.68	5.51	6.62	8.09	9.56	11.03	12.50	13.97	15.44	16.91	18.38
kPa	0.09	0.28	0.46	0.74	0.86	1.06	1.26	1.46	1.66	1.86	2.07	2.24	2.42

Arterielle Blutdruckmessungen können auf unblutigem (indirektem, nichtinvasivem) und blutigem (direktem, invasivem) Wege durchgeführt werden. Die unblutige Messung des Blutdrucks gilt als Routineverfahren.

4.1.1.1 Unblutige Blutdruckmessung

Die Messung des arteriellen Blutdrucks wird nach der Methode von Riva-Rocci mit Blutdruckmanschette, Manometer und Stethoskop durchgeführt.

Nach Okklusion der Arterie durch die aufgeblasene Druckmanschette wird diese wieder langsam entleert, bis der Manschettendruck einen Punkt erreicht, der gerade unter dem des intraarteriellen Drucks liegt. Unter diesen Bedingungen ist die Durchblutung der Arterie entsprechend der Pulswelle wieder möglich. Das dabei auftretende Geräusch (Korotkow-Ton) entspricht dem systolischen Blutdruck. Der diastolische Blutdruck ist dann erreicht, wenn die Durchblutung der Arterie ohne Einschränkung möglich ist und somit keine Korotkow-Töne mehr nachweisbar sind.

Anstelle der Auskultation der Korotkow-Töne kann man den arteriellen Puls auch distal der Manschette palpieren. Diese Methode führt jedoch meist zu einer Unterschätzung des systolischen Blutdrucks; außerdem gibt sie keinen Hinweis auf den diastolischen Blutdruck.

Die Fehlerbreite der unblutigen Blutdruckmessung beträgt etwa ±10%. Die Messung ist nur dann brauchbar, wenn die Blutdruckmanschette der Größe der verwendeten Extremität entspricht (Kleinkinder 6 cm breit, Schulkinder 9 cm breit, Erwachsene 12 cm breit). Einer der wichtigsten Faktoren für Fehlmessungen ist das Mißverhältnis zwischen der Manschettenbreite und dem Extremitätenumfang. Je geringer die Manschettenbreite, bzw. je größer der Extremitätenumfang, desto größer ist die Fehlmessung. Generell liefert die zu kleine Manschette zu hohe Druckwerte, während umgekehrt die zu große Manschette zu geringe Druckwerte anzeigt (Abb. 4.1). Die wenigsten Fehler entstehen, wenn die Manschettenbreite der Hälfte des Extremitätenumfangs an der Meßstelle entspricht. Bei besonders adipösen Patienten empfiehlt sich deshalb, eine Blutdruckmanschette von 18 cm Breite zu verwenden.

Zur Ermittlung des wahren Blutdruckwerts für die 12-cm-Blutdruckmanschette werden folgende Umrechnungsfaktoren angegeben:

systol. Blutdruck: $Y = 5x - 35$,

diast. Blutdruck: $Y = 5x - 50$,

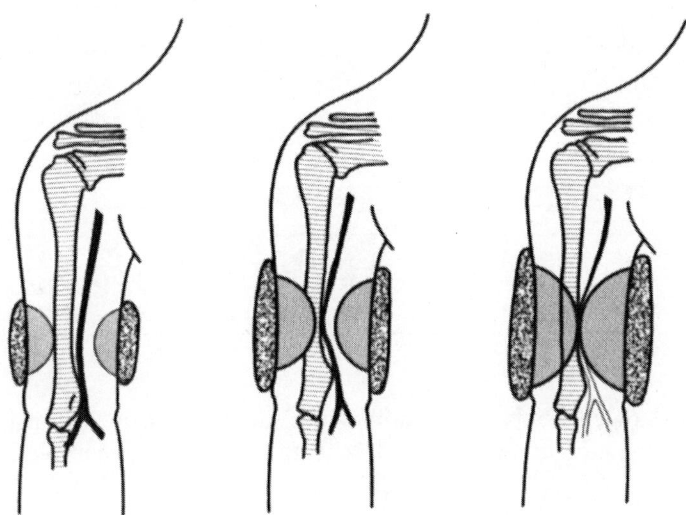

Abb. 4.1. Fehlerhafte Blutdruckmessung durch falsch gewählte Blutdruckmanschette

wobei x dem Mehrumfang des Weichteilzylinders über 25 cm und Y der Blutdrucküberhöhung entspricht.

Weitere Fehler der Blutdruckmessung sind zu erwarten, wenn die Luft aus der Blutdruckmanschette zu schnell abgelassen wird. Dies sollte mit einer Geschwindigkeit von etwa 3-6 mm Hg/Herzschlag erfolgen. Darüber hinaus sind bei der Auswertung der Korotkow-Töne Unterbestimmungen bei Werten >160 mm Hg und Überbestimmungen bei Werten <100 mm Hg möglich.

Andere Methoden der unblutigen arteriellen Blutdruckmessung. Die Erfassung der Korotkow-Töne kann auch mit Mikrophonen erfolgen; darüber hinaus werden die Folgen der nach dem Ablassen des Manschettendrucks eintretenden Durchblutung registriert. Dies erfolgt nach dem Prinzip des Ultraschalls, der Oszillometrie oder der Plethysmographie. Unter Verwendung dieser Meßprinzipien sind eine Reihe von automatischen Blutdruckmeßgeräten entwickelt worden, die zunehmend Eingang in die klinische Praxis gefunden haben.

Ultraschallverfahren. Über die Arterie wird ein Transducer plaziert, der Ultraschallimpulse aussendet. Die Ultraschallwellen werden auf die Arterie und ihr umgebendes Gewebe übertragen und von ihnen reflektiert (Abb. 4.2). Jede durch den Blutfluß bedingte Dichteänderung führt auf dem Weg der Schallwellen zu einer Frequenzänderung der reflektierten Welle; dies kann festgestellt und analysiert werden.

Die Feststellung der Gefäßwandbewegung mit Hilfe des Ultraschalls ist eine sehr empfindliche Technik, die auch häufig dann noch erforderlich ist, wenn Schock, schwere Vasokonstriktion oder Hypotension vorliegen. Diese Doppler-Technik ist jedoch auch sehr empfindlich gegenüber Bewegungsartefakten und Änderungen der Elektrodenposition über der Arterie. Da ein Luftkissen eine Ausbreitung der Schallwellen stören würde, muß auch ein entsprechendes Gel verwendet werden. Im Operationssaal werden häufig Störungen durch den Elektrokauter beobachtet.

Oszillometrieverfahren. Die Oszillometrie bedient sich der Druckwellen, die durch die pulsatilen Arterienwandbewegungen auf die teilweise okkludierende Manschette übertragen werden. In automatischen Geräten werden diese Pulsationen von einem Drucksensor aufgenommen, sie können

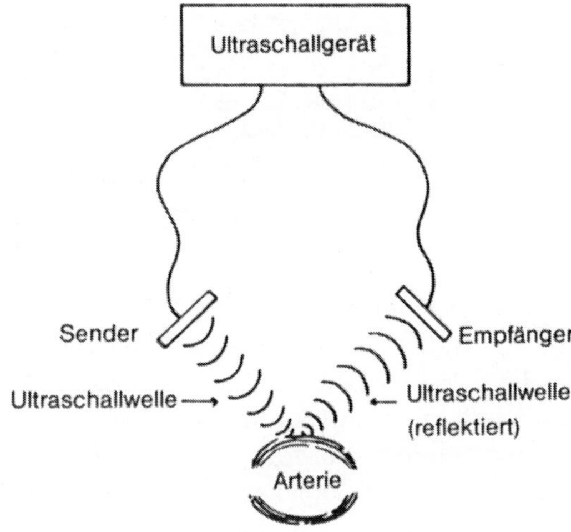

Abb. 4.2. Blutdruckmessung mit dem Ultraschallverfahren. (Aus [449 a])

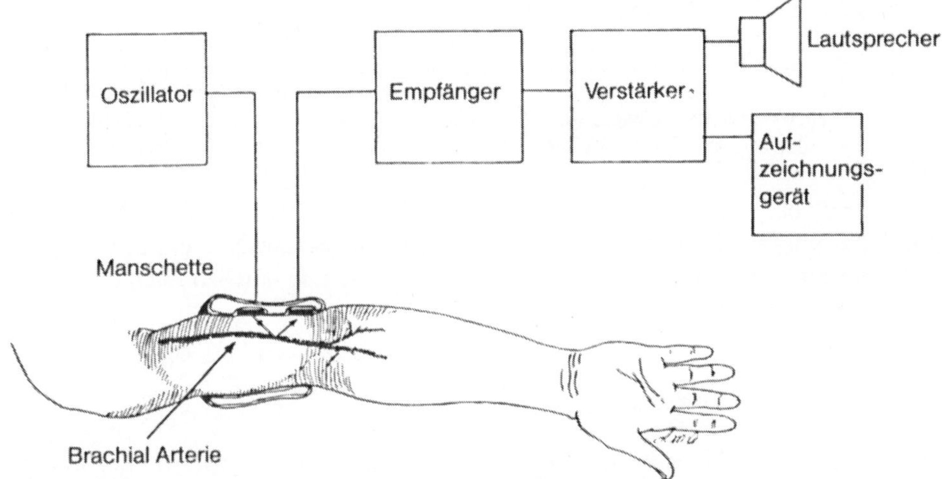

Abb. 4.3. Blutdruckmessung mit dem Oszillometrieverfahren. (Aus [318 a])

aber auch durch die Pulsationen der Nadel in einem Aneroidsphygmomanometer beobachtet werden (Abb. 4.3).

Wird die Manschette bis über den systolischen Blutdruck aufgeblasen, können keine Pulsationen festgestellt werden. Wird die Manschette dann langsam entleert, kehren die Pulsationen - zuerst mit einer kleinen Amplitude - wieder. In jenem Moment, in dem der arterielle Druck ausreicht, die okkludierte Arterie zu öffnen, kommt es zu einer plötzlichen Zunahme der Pulsationsamplitude. Dieser Punkt ist das Kriterium für den systolischen Blutdruck. Das weitere Ablassen von Luft aus der Manschette führt zur weiteren Zunahme der Amplitude der Pulsationen, bis sie nach einem Maximum aufhören. Der diastolische Blutdruck entspricht jenem Punkt, bei dem die Pulsationen rasch an Amplitude verlieren. Dem mittleren arteriellen Druck entspricht der minimale Manschettendruck, bei dem die maximalen Pulsationsamplituden erreicht werden.

Plethysmographie. Mit der Plethysmographie werden die durchblutungsbedingten Volumenschwankungen eines Körperabschnitts (hier eines Fingers) mit Hilfe einer Lichtquelle und einer photoelektrischen Zelle erfaßt (Abb. 4.4).

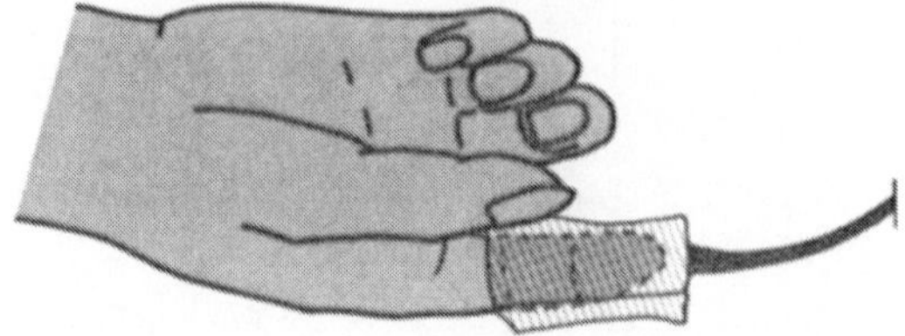

Abb. 4.4. Blutdruckmessung mit der Plethysmographie

Automatische Blutdruckmeßgeräte. Diese Geräte können durch die Art, mit der sie die Pulsationen in der Manschette feststellen, klassifiziert werden (z. B. Mikrophone, Dopplerkristalle oder spezielle Sensoren). Die Geräte messen den Blutdruck automatisch in vorprogrammierten oder durch den Anwender gewählten Intervallen, wenn nötig auch im Minutenabstand. Die Manschette wird von einer kleinen elektrischen Pumpe automatisch aufgeblasen, bis ein vorprogrammierter Druck erreicht ist oder, in weiterentwickelten Geräten, bis zu einem Wert, der mit dem zuletzt gemessenen systolischen Wert in Beziehung steht. Manche Geräte „hören" die Töne und erhöhen, falls notwendig, den Aufblasdruck.

Die Geschwindigkeit des Luftauslassens bei der Manschette ist von Gerät zu Gerät unterschiedlich. Bei manchen geschieht dies linear kontinuierlich um 3-6 mm Hg/s, bei anderen stufenweise. In letzterem Fall wird der Manschettendruck jeweils für einige, einander folgende Herzschläge aufrecht erhalten, bevor er auf die nächste Stufe absinkt. Diese Geräte verwenden die Werte konsekutiver Herzschläge, um Artefakte zu minimieren. Damit jedoch vermindern diese Geräte jene Genauigkeit, die theoretisch möglich wäre.

Die automatischen Blutdruckmeßgeräte stellen den systolischen, diastolischen und mittleren Blutdruck sowie die Herzfrequenz dar. Die meisten Modelle ermöglichen es dem Benutzer, Alarmgrenzen festzulegen, manche ermöglichen auch eine Registrierung auf Papier.

4.1.1.2 Blutige Blutdruckmessung

Die direkte arterielle Blutdruckmessung erfolgt mit elektronischen Druckaufnehmern über eine in die Arterie eingeführte Kanüle bzw. einen Katheter. Am häufigsten werden 18-22 gg-Teflon-Katheter (nicht länger als 1 m) in die Arterie eingeführt. Die direkte arterielle Blutdruckmessung ist indiziert zur kontinuierlichen Registrierung des arteriellen Drucks bei schweren Krankheitszuständen (z. B. Aortenstenose), ausgedehnten Operationen (z. B. Aneurysmaresektion) oder bei Anwendung spezieller Techniken (z. B. extrakorporale Zirkulation).

Meßprinzip. Der Blutdruck wird durch eine Flüssigkeitssäule auf einen Druckwandler übertragen, der das mechanische Drucksignal in ein elektrisches Signal umwandelt. Dieses wird verstärkt, weiterverarbeitet und schließlich auf einem Monitor als kontinuierliche Kurve dargestellt; systolischer, diastolischer und mittlerer arterieller Druck werden digital angezeigt (Abb. 4.5).

Als Druckwandler eignen sich Membranen, die auf einer Katheterspitze montiert und mit dieser in das Gefäß vorgeschoben werden (Katheter-Tip-Manometer) und solche, die über einen Druckschlauch und eine Kanüle mit dem Gefäßsystem verbunden werden. Für die anästhesiologische Praxis sind diese (externen) Druckaufnehmer besonders geeignet. Unter den verschiedenen Umwandlungsprinzipien hat sich das Widerstandsmanometer (Abb. 4.6) am besten bewährt. Für genaue und reproduzierbare Druckmessungen muß der Druckaufnehmer an einem Referenzpunkt plaziert werden (Höhe des Meßortes). Vor der Druckmessung sind Nullabgleich und Kalibrierung durchzuführen.

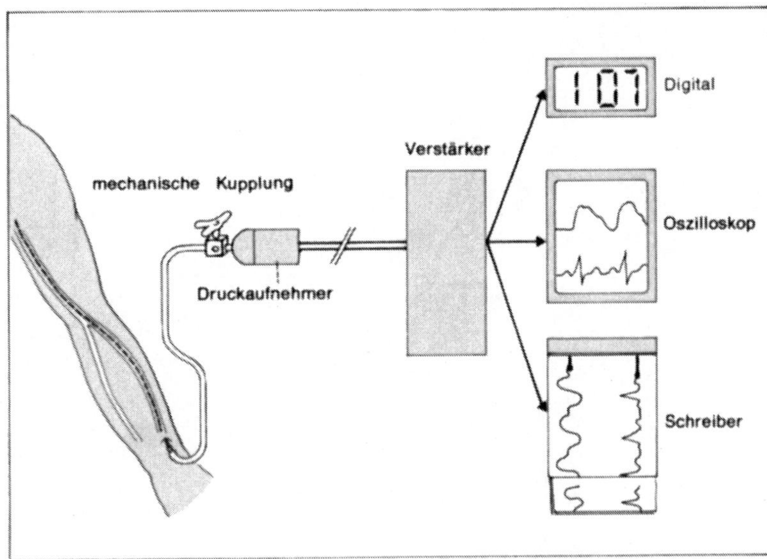

Abb. 4.5. Prinzip der direkten arteriellen Blutdruckmessung in der A. radialis. (Aus [304 a])

Nullabgleich. Durch Öffnung des Druckaufnehmers zur Atmosphäre bei gleichzeitigem Verschluß der Öffnung zum Gefäß wirkt der Atmosphärendruck auf die Membran. Dieser Druck wird als 0-Druck bezeichnet. Für den Nullabgleich wird ein entsprechend gekennzeichneter Knopf am Verstärker gedrückt.

Kalibrierung. Bei der Kalibrierung wird die Höhe des Ausschlags des elektrischen Signals bei einem bestimmten Blutdruck festgelegt. Für die Kalibrierung wird ein entsprechender Knopf des Verstärkers gedrückt. Damit ist es möglich, niedrige Blutdruckwerte (z. B. PCWP) durch hohe Ausschläge des Kurvensignals zuverlässiger zu erfassen.

Punktionsstellen. Für die Messung des arteriellen Blutdrucks eignen sich A. radialis, A. ulnaris, A. dorsalis pedis, A. tibialis posterior, A. brachialis, A. axillaris, A. femoralis oder A. peronaealis anterior. Am häufigsten wird die A. radialis (Abb. 4.7) verwendet, da sie leicht zugänglich und leicht zu kanülieren ist; außerdem kann durch den Allan-Test festgestellt werden, ob eine adäquate kollaterale Zirkulation vorhanden ist. Bei Neugeborenen ist die Umbilikalarterie am besten für die direkte Blutdruckmessung geeignet.

Allan-Test. Der Allan-Test dient zum Nachweis eines funktionstüchtigen Kollateralkreislaufes an der Hand über die A. ulnaris. A. radialis und A. ulnaris werden mit den Fingern komprimiert (Abb. 4.8). Der Patient wird aufgefordert, seine Hand solange zur Faust zu schließen, bis sie weiß wird. Nach Öffnung der Faust und Freigabe der A. ulnaris sollte die Hand innerhalb von 5-10 s wieder durchblutet sein. Ist nach Freigabe der A. ulnaris die Durchblutung der Hand nicht wieder hergestellt, darf die A. radialis nicht zur Kanülierung verwendet werden. Die Arbeitshand sollte nach Möglichkeit geschont werden. Auch am bewußtlosen Patienten kann ein entsprechender Test durchgeführt werden. Dabei wird mit einem Finger die A. radialis proximal okkludiert, während mit einem anderen Finger geprüft wird, ob ein Puls distal der Okklusion tastbar ist. Wenn dies der Fall ist, kann eine durchgängige volare Anastomose angenommen werden.

Kanülierung. Für die Kanülierung wird das Handgelenk überstreckt, z. B. durch Unterlegen einer Bindenrolle. Nach Desinfektion der Haut und Setzen einer Lokalanästhesiequaddel wird die Kanüle unmittelbar oberhalb des Lig. carpale in einem Winkel von etwa 30° parallel zum Arterienver-

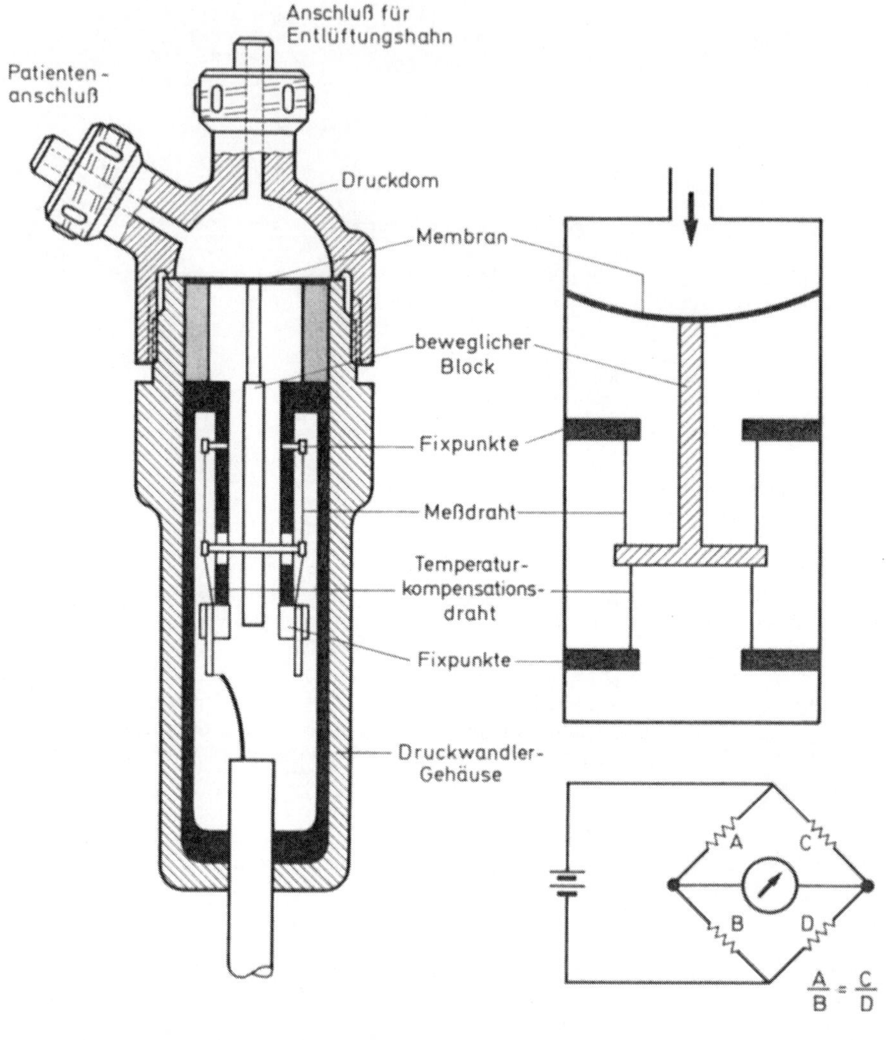

Abb. 4.6. Schematische Darstellung des Meßprinzips beim Widerstandsdruckwandler. (Aus [363 a])

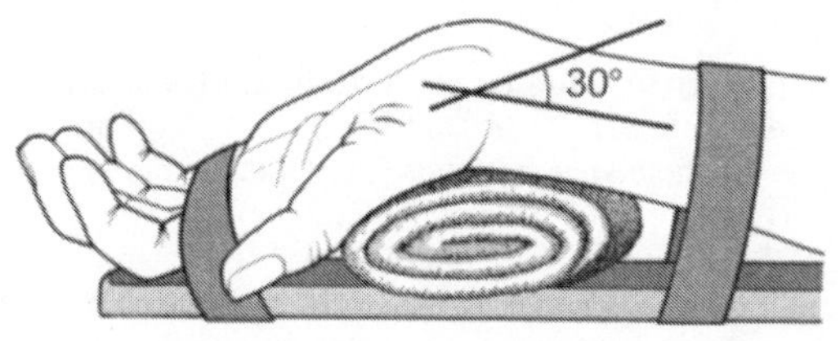

Abb. 4.7. Lagerung des Handgelenks zur Punktion der A. radialis

lauf eingestochen und vorgeschoben. Beim Eintritt der Kanüle in das Gefäß fließt Blut aus der Nadel. Die Kanüle wird danach weiter gesenkt, etwa 1–2 mm vorgeschoben und die Plastiknadel in das Gefäß vorgeschoben; die Stahlkanüle wird entfernt. Fehlender Rückfluß von Blut ist nicht immer durch eine falsche Lage der Kanüle bedingt, sondern kann auch Folge eines Spasmus der Arterie sein. Die Kanüle wird gut fixiert und mit einer möglichst kurzen starren Zuleitung über einen Dreiwegehahn mit dem Druckaufnehmer verbunden.

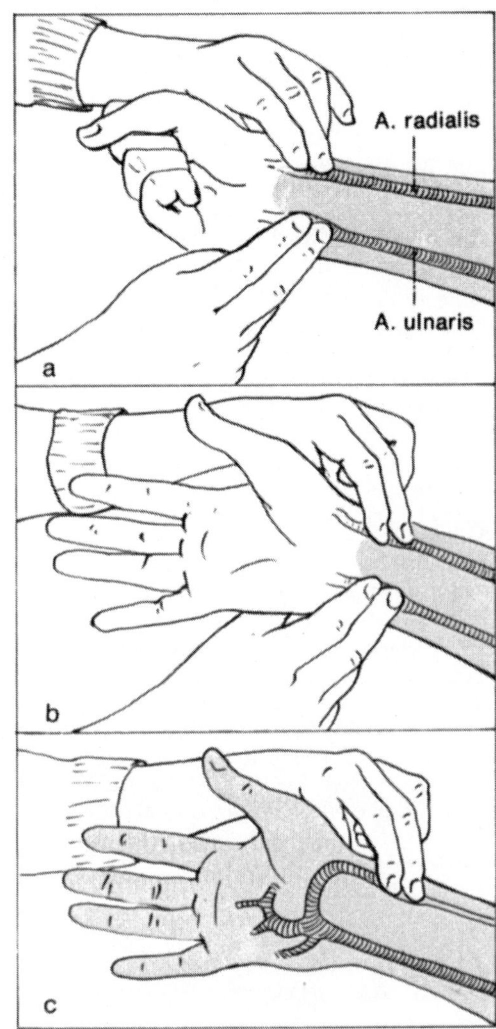

Abb. 4.8 a–c. Allen-Test: Die Hand wird zur Faust geschlossen, A. radialis und A. ulnaris werden so lange okkludiert, bis die Hand blaß wird *(a)*. Die Faust wird geöffnet und die A. ulnaris freigegeben, die A. radialis bleibt okkludiert *(b)*. Bei intaktem Kollateralkreislauf wird die Hand innerhalb von 5 s wieder rosig *(c)*. (Aus [304 a])

Eine aseptische Technik ist zur Vermeidung von Infektionen unbedingt erforderlich. Hierzu zählen vorbereitende Maßnahmen, wie Händedesinfektion, Desinfektion der Punktionsstelle, das Tragen steriler Handschuhe und die Bereitstellung einer sterilen Ablage für Verlängerungsleitungen, Dreiwegehähne, Verschlußkappen, Fixomullverbänden oder Opsite-Verbänden.

Störungen der Druckmessung. Die häufigsten Störungen der blutigen Druckmessung entstehen durch zu lange Leitungssysteme (Schleuderzacken der Druckkurve), durch Fremdkörper (z. B. Luft, Blutgerinnsel) in den Kathetern (gedämpfte Druckkurve) oder durch zu kurze Aufwärmezeit (< 15 min) des Druckwandlers (Abweichung von der Nullinie).

4.1.2 Herzfunktion

Die Auszählung der Herzfrequenz (HF) bzw. die Überwachung des Elektrokardiogramms (EKG) gehören heute zu den Routine-Kontrollverfahren im Verlaufe einer Anästhesie. Sie erlauben jedoch nur eine Aussage über den Herzrhythmus. Messungen des zentralen Venendrucks (ZVD), des Pulmonalarteriendrucks (PAP), des Lungenkapillarverschlußdrucks (PCWP) und des Herzzeitvolumens (HZV) gestatten darüber hinaus auch eine Beurteilung der Leistungsfähigkeit des Herzens.

4.1.2.1 Herzfrequenz

Am zuverlässigsten wird die HF aus dem EKG integriert und am Monitor ausgegeben. Bei fehlendem Monitoring wird die Pulsfrequenz, gemessen an der A. radialis oder A. carotis, registriert. Bei der Verwendung der Pulsfrequenz ist zu berücksichtigen, daß nicht jede Herzaktion eine Pulswelle auslöst.

Elektrokardiogramm. Über Klebeelektroden, die in Abhängigkeit vom Operationsverfahren auf der vorderen oder hinteren Thoraxwand angebracht werden, wird das EKG abgeleitet. Die Ableitungspunkte (Tabelle 4.2) sollten so gewählt werden, daß eine möglichst große R-Zacke erzielt wird (Ableitung II). Bei kardialen Risikopatienten empfiehlt sich die Brustwandableitung V5, weil damit ischämische Schäden besser erkannt werden können (Abb. 4.9). Die Standardableitung II registriert die Potentialdifferenzen zwischen rechtem Arm und linkem Bein. Die Achse dieser Ableitung verläuft parallel zur Achse zwischen Sinusknoten und AV-Knoten, so daß die P-Welle groß und leicht auffindbar ist. Auf diese Weise können supraventrikuläre leichter von ventrikulären Rhythmusstörungen unterschieden werden. Die Ableitung II erleichtert die Erkennung von ST-Senkungen oder Ischämien der unteren Herzwand, v. a. Veränderungen im Bereich der rechten Koronararterie oder dem posterioren marginalen Ast der Circumflexa. Die Ableitung V_5 ist zur besseren Erfassung einer perioperativ auftretenden oder sich verstärkenden Ischämie (ST-Senkung) geeignet, da sie etwa 90% aller ST-Senkungen erfaßt. Eine ST-Senkung an der V_5-Ableitung des Brustwand-EKG von >1 mm gilt als Zeichen einer signifikanten Myokardischämie (1 mV = 10 mm). Vor allem Veränderungen in der linken Koronararterie, sowohl im Ramus circumflexus als auch im Ramus interventricularis anterior, werden deutlich. Mit fünf Elektroden, davon vier stammnahe angebracht und die fünfte über V_5 plaziert, ist sowohl die Ableitung II als auch V_5 zu gewinnen.

Spezielle Formen der EKG-Ableitung, wie die Ösophagus-EKG-Ableitung, sind zur Erkennung von Vorhofflimmern bei absoluter Arrhythmie geeignet.

4.1.2.2 Rate-pressure-Produkt

Das Produkt aus systolischem Blutdruck und Herzfrequenz wird als Rate-pressure-Produkt (RPP) bezeichnet und stellt eine leicht zu ermittelnde Größe zur Beurteilung des myokardialen Sauerstoffbedarfs dar. Werte <10000 sind als normal einzu-

Tabelle 4.2. Elektrodenposition und Schalterstellung bei verschiedenen EKG-Ableitungen

Schalterstellung	I	II	III	I	I	I
Elektrodenposition	Extremitätenableitung			Thorakale Ableitung		
Rechter Arm	⊖	⊖	○			
Linker Arm	⊕	○	⊖			
Linker Fuß	○	⊕	⊕	○	○	○
Subscapulär re				⊖		
Subclaviculär re					⊖	
Manubrium						⊖
Brustwand V_5				⊕	⊕	⊕

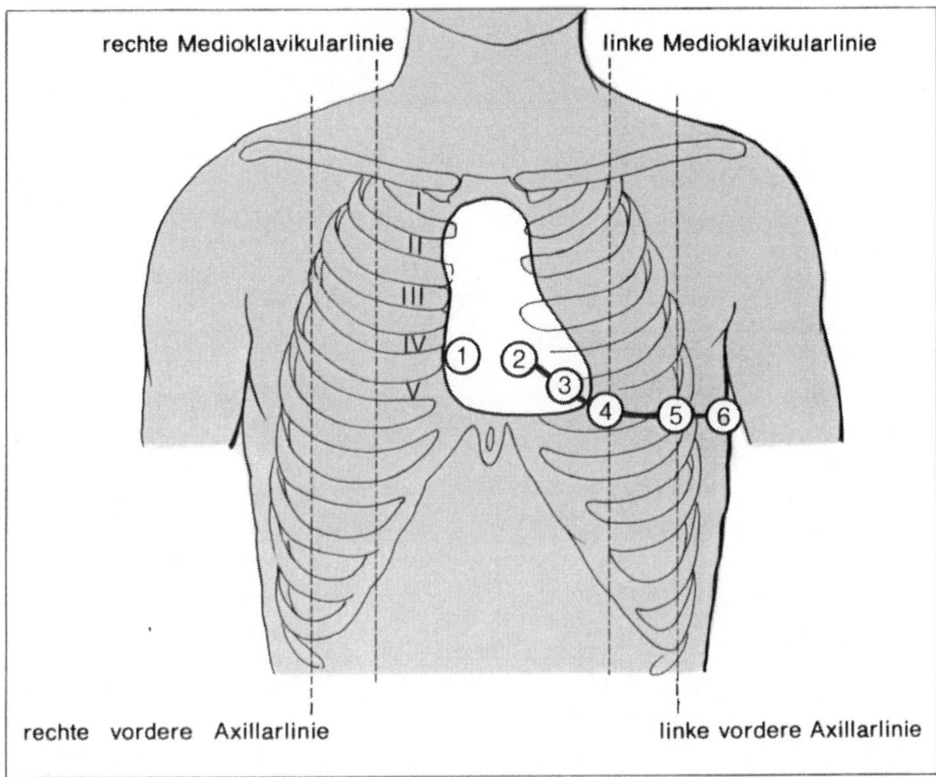

Abb. 4.9. Brustwandableitungen nach Wilson. V_1 rechter Sternumrand im 4. ICR; V_2 linker Sternumrand im 4. ICR, V_3 Mitte zwischen V_2 und V_4; V_4 Schnittpunkt der linken Medioklavikularlinie mit dem 5. ICR (etwa Herzspitze); V_5 Schnittpunkt der vorderen Axillarlinie mit einer horizontal durch V_4 gezogenen Linie (gleiche Höhe wie V_4); V_6 Schnittpunkt der linken mittleren Axillarlinie mit einer horizontalen Linie durch V_4. (Aus [304a])

stufen, solche zwischen 10000–15000 gelten als Grenzwerte, während Werte >15000 als erhöht anzusehen sind. Bei der Verwendung des RPP als Kriterium des myokardialen Sauerstoffbedarfs muß berücksichtigt werden, daß der Stellenwert der Herzfrequenz höher liegt als der des Blutdrucks.

Auch der Tripleindex (TI) ist als Maß des myokardialen Sauerstoffverbrauchs geeignet. TI = systolischer Blutdruck × Herzfrequenz × Pulmonalkapillardruck. Der TI sollte unter 150000 gehalten werden.

4.1.2.3 *Zentraler Venendruck*

Operationen bei Patienten mit Herzerkrankungen oder mit erhöhtem Risiko (> Gruppe IV) und/oder voraussichtlich höherem Blutverlust sollten unter Kontrolle des ZVD erfolgen. Die Beurteilung des ZVD ist bei kritisch Kranken weniger als Einzelmessung, sondern vielmehr als kontinuierliche Registrierung von Bedeutung. Das Verhalten des ZVD unter Volumenbelastung gibt wertvolle Hinweise auf die

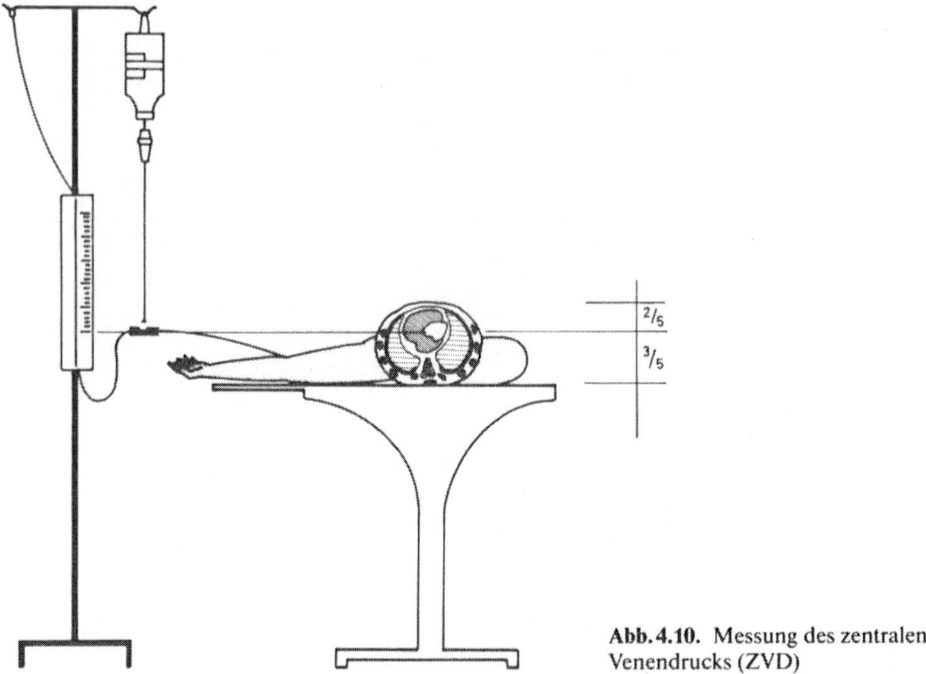

Abb. 4.10. Messung des zentralen Venendrucks (ZVD)

Rechtsherzdynamik; der ZVD entspricht praktisch dem rechten Vorhofdruck (RAP).

Methodik. Für die Messung des ZVD eignen sich die rechte V. jugularis interna oder die rechte V. subclavia besonders, da beide Gefäße einen nahezu direkten Verlauf zur rechten Seite des Herzens besitzen [334]. Referenzpunkt ist das Niveau des rechten Vorhofs, welches am liegenden Patienten bei mittlerer Atemlage in der Mitte des Sternums und auf einer Höhe, die zwischen dem 2. und 3. Fünftel des Thoraxdurchmessers unter der vorderen Brustwand liegt, markiert werden [96]. Die Messung erfolgt entweder mit Elektromanometern oder mit wassergefüllten Steigrohren (Abb. 4.10).

Beurteilung. Um aus den abgelesenen Venendruckschwankungen keine falschen Schlüsse zu ziehen, muß beachtet werden, daß neben der Leistungsfähigkeit des Herzens auch das Blutvolumen, der Gefäßtonus, respiratorische Einflüsse (z. B. PEEP), sowie in geringem Maße auch Kapillartonus, Muskeltonus und Gewebsdruck in die Messung eingehen. Auch bei intraabdominellen Blutungen und nach Thoraxtraumen ist der ZVD nur schwer zu interpretieren. Die einmalige Messung des ZVD besitzt nur einen sehr begrenzten Aussagewert über den hämostatisch-hämodynamischen Zustand des Patienten. Nur der wiederholte Vergleich der Venendruckänderungen - am zuverlässigsten bei kontinuierlicher Registrierung garantiert - gestattet eine brauchbare Aussage über die vorliegende Situation.

Die Verminderung des ZVD ist ein beinahe zuverlässiges Zeichen für die ungenügende Gewebsperfusion infolge Hypovolämie. Der erhöhte Venendruck dagegen ist weit schwieriger zu interpretieren. Er spricht für relative oder absolute Überladung und kann nur im Zusammenhang mit weiteren hämodynamischen Parametern (z. B. Pulmonalarteriendruck) beurteilt werden. Die Normalwerte des ZVD betragen zwischen 0 und 10 cm H_2O, sie sind unter -1 und über 12 cm H_2O als pathologisch anzusehen (1 mm Hg = 1,36 cm H_2O) [95, 334].

ZVD und RAP sind Preload (Vorlast) für die rechte Herzseite. Sie können in großer Annäherung auch als Meßgrößen für den rechtsventrikulären enddiastolischen Druck angesehen werden. Afterload (Nachlast) für die rechte Herzseite bildet der pulmonale Gefäßwiderstand (PVR), der sich aus dem Quotienten von mittlerem Pulmonalarteriendruck minus Verschlußdruck durch HZV berechnen läßt. ZVD und RAP sind jedoch keine Indikatoren für den linksventrikulären preload. Dieser

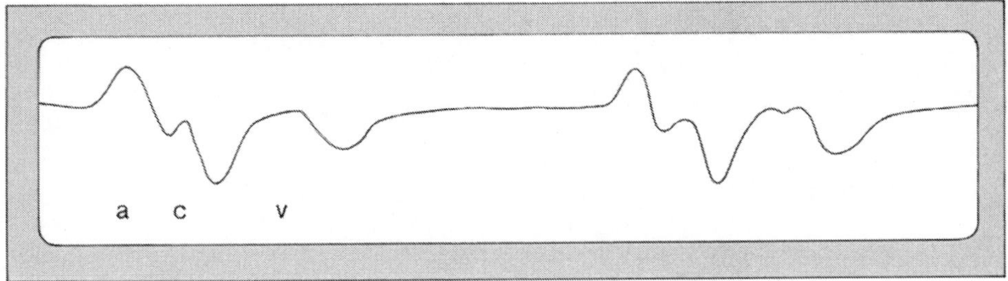

Abb. 4.11. Graphische Darstellung einer ZVD-Kurve mit a-, c- und v-Welle. (Aus [304 a])

Wert kann nur direkt im linken Vorhof (z. B. nach Herzoperation) gemessen oder indirekt über die rechte Herzseite durch Messung des diastolischen Pulmonalarteriendrucks (PAP_D) oder des pulmonalen kapillären Verschlußdrucks (PCWP) ermittelt werden, da während der Diastole ein Druckausgleich zwischen linkem Ventrikel, linkem Vorhof, Pulmonalvenen, Lungenkapillarsystem und Pulmonalarterie stattfand.

Venendruckkurve. Die kontinuierliche Aufzeichnung des Venendrucks (Abb. 4.11) erlaubt gewisse Aussagen über die hämodynamische Situation. Im wesentlichen sind drei Wellen (a-, c-, v-Welle) der Venendruckkurve zu unterscheiden, von denen v. a. die a-Welle - sie entsteht durch Kontraktion des rechten Vorhofs - von Bedeutung ist. Beim Vorhofflimmern fehlt die a-Welle; sie ist hingegen erhöht, wenn die Vorhofentleerung gegen einen gesteigerten Widerstand erfolgt (z. B. Trikuspidalstenose, Pulmonalstenose, rechtsventrikuläre Hypertrophie, pulmonale Hypertonie). Extrem hohe a-Wellen treten auf, wenn der rechte Vorhof sich gegen eine geschlossene Trikuspidalklappe kontrahiert (z. B. Knotenrhythmen, ventrikuläre Arrhythmie, Herzblock).

4.1.2.4 Pulmonalarteriendruck (PAP)

Der mittlere PAP beträgt normalerweise 17 ± 3 mm Hg (24/10 mm Hg). Er ist erhöht bei Hypervolämie, intrathorakalen Drucksteigerungen und Querschnittseinengung der Lungenstrombahn. Verminderungen des PAP finden sich vor allem bei Hypovolämie. Operative Eingriffe bei Patienten mit dekompensierter Herzinsuffizienz oder mit zu erwartendem höheren Blutverlust (> 15 ml/kg KG) sollten zur Beurteilung der kardialen Situation unter Kontrolle des PAP durchgeführt werden. Die Messung erfordert einen Swan-Ganz-Katheter und einen elektrischen Druckaufnehmer (s. auch 4.1.1.2).

Swan-Ganz-Katheter. Mit dem Pulmonalarterienkatheter nach Swan-Ganz (Abb. 4.12) können die Pulmonalarteriendrücke und indirekt die Füllungsdrücke des linken Herzens sowie das HZV gemessen werden. Außerdem läßt sich gemischt-venöses Blut aus der Pulmonalarterie für Blutproben entnehmen. Der Katheter besitzt 4 Anschlüsse, mit denen RAP bzw. ZVD, PAP, PCWP und HZV gemessen werden können.

Methodik. Als Zugangsweg für die Einführung des Swan-Ganz-Katheters hat sich die rechte V. jugularis interna bewährt [265], gelegentlich wird der Katheter auch über eine Vene der Ellenbeuge eingeführt. Die exakte Plazierung des Katheters ist unter Kontrolle der abgeleiteten Druckwerte möglich (Abb. 4.13). Die Röntgenbildschirmkontrolle erlaubt darüber hinaus zusätzlich eine exakte Beurteilung der Katheterlage. Die verwendeten Kathetergrößen sind 5 F oder 7 F, die zugehörigen Schleusen ebenfalls 5 F oder 7 F. Vor Einführen der Katheterschleuse muß die Punktionsstelle mit dem Skalpell etwas erweitert werden. Der mit 0,9%iger NaCl-Lösung gefüllte Katheter wird nach Anschluß an einen Druckaufnehmer unter ständiger Druckkontrolle auf dem Monitor im Gefäßsystem vorgeschoben. Bei Eintritt des Katheters in die V. cava superior werden etwa 1-1,5 ml Luft in den Ballon des Katheters injiziert, damit er in die Lungenarterie eingeschwemmt werden kann. So-

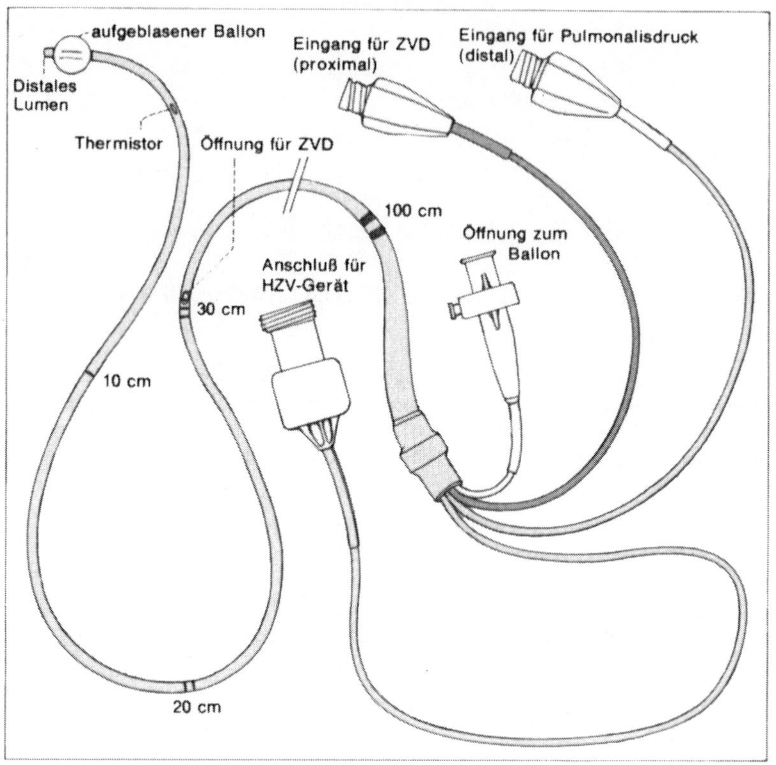

Abb. 4.12. Pulmonalarterienkatheter, vierlumig, nach Swan-Ganz. (Aus [304 a])

bald das Kurvenbild des PCWP auftritt, wird der Ballon entblockt. Bei richtiger Lage der Katheterspitze muß dann die Druckkurve des PAP sichtbar sein. Die meisten Katheter gelangen in den rechten Mittel- oder Unterlappen. Bei ausreichender Position wird ein weiterer Druckaufnehmer zur Messung des ZVD angeschlossen. Wegen der Möglichkeit an Komplikationen (Gefäßruptur, Arrhythmie usw.) sollte die Indikation zur Messung des PAP streng gestellt werden. Indikationen bestehen bei:

- Patienten mit Linksherzversagen
- Patienten mit Blockbildungen im rechten oder linken Herzleitungssystem
- Patienten mit Myokardinfarkt,
- Patienten mit Herztamponade oder Pericarditis constrictiva,
- Patienten mit pulmonaler Hyperfusion.

4.1.2.5 Lungenkapillarverschlußdruck (PCWP)

Der pulmonale Kapillardruck (PCWP = pulmonary capillary wedge pressure, Wedgedruck) entspricht bei gesunden Herzen dem Druck im linken Vorhof (LAP). Da der LAP das linksventrikuläre Preload bestimmt, kann mit Hilfe des PCWP die Funktion des linken Ventrikels beurteilt werden. Der PCWP beträgt normalerweise 5-12 mm Hg; er steigt an mit Zunahme des enddiastolischen Volumens im linken

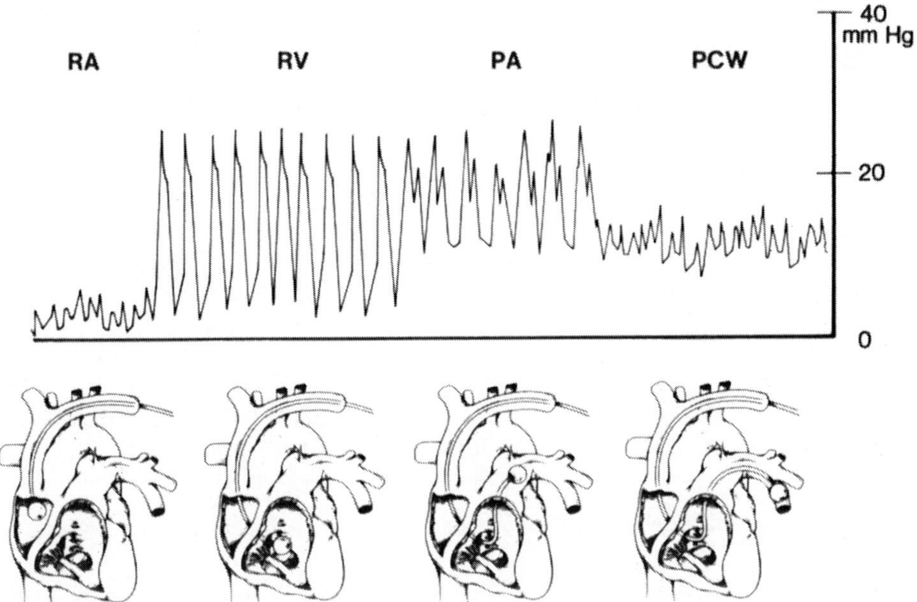

Abb. 4.13. Korrekte Plazierung des Swan-Ganz-Katheters zur Messung des Pulmonalarteriendrucks *(PAP)* nach dem Profil der abgeleiteten Druckwerte (*RA* rechter Vorhof, *RV* rechte Kammer, *PA* Pulmonalarterie, *PCW* Pulmonalkapillare)

Herzen (z. B. bei Mitralstenose). Liegt der LAP > 15 mm Hg, so ist die Korrelation mit dem Wedge-Druck nicht mehr so eng. Unter den Bedingungen, bei denen die linke und rechte Herzseite unterschiedliche Compliance aufweisen, ist der PCWP der entscheidende Meßwert zur Beurteilung der hämodynamischen Situation (z. B. Hypertonie, KHK). Die Nachlast des linken Ventrikels (Afterload) ist durch den peripheren Widerstand (SVR) gegeben.

Methodik. Wird der Pulmonalarterienkatheter (s. auch 4.1.2.4) an seiner Spitze mit etwa 1 ml Luft aufgeblasen, so schwemmt er sich nach einigen Herzaktionen mit dem Blutstrom in die Wedge-Position. Damit ist der Katheter in einen Pulmonalarterienast eingeklemmt, so daß kein Blut mehr von proximal durch dieses Gefäß strömen kann. Der in dieser Katheterposition gemessene Druck wird deshalb als Verschlußdruck bezeichnet.

4.1.2.6 Herzzeitvolumen (HZV)

Für die Beurteilung der Herzleistung, insbesondere der linken Herzseite, sind nicht nur die Füllungsdrücke von Bedeutung, sondern auch das HZV. Die Bestimmung des HZV erfolgt entweder nach der Thermodilutionsmethode oder mit Hilfe der Sauerstoffmethode nach dem Fickschen Prinzip. Außer diesem Verfahren gibt es noch einige unblutige Methoden, z. B. die Bestimmung des „tension time index" (TTI) und die Impedanzkardiographie. In der klinischen Praxis wird v. a. die Thermodilutionsmethode mit dem Swan-Ganz-Katheter angewandt. Das normale HZV beträgt 7,17 ± 0,49 l/min.

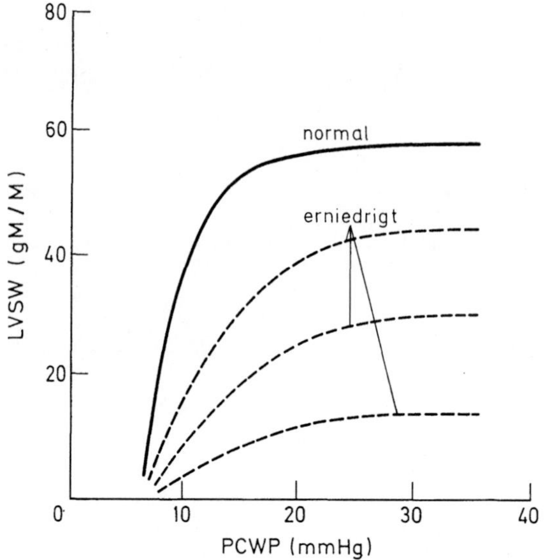

Abb. 4.14. Linksventrikuläre Funktionskurve nach Sarnoff und Berglund. Ordinate: Schlagarbeitsindex *(LVSWI)*. Abszisse: pulmonalkapillärer Verschlußdruck *(PCWP)*

Methodik. Zur Messung des HZV mit dem Pulmonalarterienkatheter nach Swan-Ganz wird der Anschluß des Thermistors am Katheter mit einem HZV-Computer verbunden. Nach Kalibrierung des Geräts werden einige Milliliter eiskalter Lösung in die proximale (rechter Vorhof) Öffnung des Katheters (Abb. 4.12) injiziert. Die Lösung strömt zum Thermistor in die Nähe der Katheterspitze; auf ihrem Wege dorthin wird sie erwärmt. Der Temperaturwechsel wird vom Thermistor registriert. Hieraus kann auf die Verdünnung der kalten Lösung und damit auf den Blutfluß rückgeschlossen werden. Aus dem Verdünnungsgrad ermittelt der Rechner das HZV.

4.1.2.7 Beurteilung der Herzfunktion

Die Determinanten der Herzauswurfleistung sind Preload, Afterload, Kontraktilität und Herzfrequenz.

Das Preload des linken Ventrikels entspricht dem enddiastolischen Volumen. Die Bestimmung dieses Volumens ist sehr schwierig, so daß dafür der linksventrikuläre enddiastolische Druck oder der LAP verwendet wird. Afterload ist der periphere Widerstand.

Die Kontraktilität des Ventrikels kann nicht direkt bestimmt werden. Sie läßt sich aber aus einer Funktionskurve des rechten oder linken Ventrikels abschätzen, die aus dem Schlagarbeitsindex und dem PCWP entsteht (Abb. 4.14).

Normale Kontraktilität vorausgesetzt, bedeutet in diesem Diagramm eine Zunahme von Preload so lange einen Anstieg der linksventrikulären Arbeitsleistung, bis ein Plateau erreicht ist. In Fällen, bei denen die Kontraktilität vermindert ist, erfolgt der Anstieg auf einem gesteigerten Preload und nicht so steil; das Plateau der Funktionskurve wird auf einer unteren Ebene erreicht.

4.2 Respiratorisches Monitoring

Im Rahmen der klinischen Routine beinhaltet die Kontrolle der Atmung/Beatmung obligatorisch die Registrierung der Atemfrequenz (AF), die Messung des Atemzugvolumens (V_T), sowie die Registrierung des Beatmungsdrucks (Δ_P), des Inspirations-Exspirations-Verhältnisses (I : E) und der inspiratorischen Flußrate. Aus Beatmungsdruck und Atemzugvolumen läßt sich die Compliance (CT) berechnen. Bei bestimmten Ausgangssituationen oder Operationsverfahren (z. B. schwere Einschränkung der Lungenfunktion, Thoraxeingriffe) sollten zusätzlich Atemgasanalysen (z. B. F_IO_2, F_ECO_2, F_EN_2O) durchgeführt werden, weil sich daraus einige weitere Parameter berechnen lassen, die für die optimale Steuerung einer künstlichen Beatmung wertvolle Informationen liefern.

Da der Effekt einer Beatmung jedoch nicht isoliert nach Meßgrößen der Respiratorfunktion und des Gasaustausches beurteilt werden kann, ist die Einbeziehung von hämodynamischen Parametern (ZVD, PAP, PCWP, HZV) unter Zuhilfenahme eines Pulmonalarterienkatheters nach Swan-Ganz erforderlich. Daraus können Informationen über den Sauerstoffaustausch ($D_{Aa}O_2$), den Kohlensäureaustausch (Totraumventilation $= V_D/V_T$) und den intrapulmonalen Shunt ($\dot{Q}_s/\dot{Q}_T$) gewonnen werden.

4.2.1 Atemfrequenz (AF)

Beim spontan atmenden Patienten wird die AF aus den Thoraxexkursionen bestimmt, bei künstlicher Beatmung dem Respiratorrhythmus entnommen. Die Atemfrequenz beträgt unter Ruhebedingungen beim Erwachsenen zwischen 12 und 15 Atemzüge/min.

4.2.2 Atemzugvolumen (V_T)

Die Bestimmung des Atemzugvolumens kann entweder aus dem Atemminutenvolumen (AMV) und der AF errechnet oder aber direkt mit Volumetern gemessen werden. Das Zugvolumen beträgt beim normalen Erwachsenen 6-8 ml/kg KG und setzt sich zusammen aus dem anatomischen Totraum ($\dot{V}_D = 2$ ml/kg KG) und dem Alveolarvolumen ($\dot{V}_A = 4$-6 ml/kg KG).

Ein Teil des Gasvolumens, das vom Respirator freigesetzt wird, wird als sog. kompressibles Volumen innerhalb des Schlauchsystems verbleiben und muß dem Maschinentotraum des Respirators zugerechnet werden. Dieses Volumen spielt so lange keine Rolle, wie es innerhalb eines Respirators konstant ist. Zur Respiratoratmung während der Narkose empfiehlt sich die Wahl eines größeren Zugvolumens (10-15 ml/kg KG) als prophylaktische Maßnahme zur Verminderung möglicher Atelektasenbildung.

4.2.3 Atemminutenvolumen (AMV)

Die Messung des AMV ist mit Gasuhren, mechanischen Spirometern und elektronischen Volumetern möglich. Alle diese Geräte sind mit einer Fehlerbreite von ± 10% für klinische Zwecke ausreichend geeignet. Genauere Messungen lassen sich zwar mit einer Fleischschen Düse (Pneumotachographie) durchführen, doch ist diese Methode für den klinischen Routinebetrieb wegen ihrer Störanfälligkeit weniger gut geeignet. Das AMV beträgt im Mittel 90 ml/kg KG.

4.2.4 Inspirations-/Exspirationsverhältnis (I:E)

Das Inspirations-/Exspirationsverhältnis beschreibt die Beziehung zwischen Inspirationszeit und Exspirationszeit. Das normale Verhältnis für Erwachsene beträgt 35% Inspirationszeit, 65% Exspirationszeit. Dies würde bei 10 Atemzügen/min eine Inspirationszeit von 2 s, eine Exspirationszeit von 4 s bedeuten.

4.2.5 Inspiratorischer Flow

Die Flußrate („flow rate") wird angegeben in Litern/min oder ml/s. Bei adäquatem inspiratorischen Fluß muß das gewünschte Zugvolumen in der gewünschten Inspirationszeit appliziert werden können. Die erforderliche inspiratorische Flußrate hängt somit vom eingestellten Zugvolumen und der Atemfrequenz ab. Die Flußrate selbst wird durch den Atemzyklus und das Zeitverhalten bestimmt. Einige Respiratoren variieren ihre Flußrate automatisch, andere erlauben eine direkte Kontrolle der Flußrate.

4.2.6 Beatmungsdruck ($p_{endinsp.}$, $p_{endexsp.}$)

Die Überwachung des Beatmungsdrucks ($p_{endinsp.}$, $p_{endexsp.}$) - in der Regel Bestandteil eines Diskonnektionsalarms - erfolgt entweder mechanisch oder elektronisch. Da durch den Widerstand des Schlauchsystems meßbare Drücke aufgebaut werden können, muß dies bei der Einstellung der unteren Alarmgrenze beachtet werden. Sinnvoll ist es, die genaue Messung und Darstellung des Druckverlaufs während eines Atemzyklus durchzuführen, um Spitzendruck, Plateaudruck und endexspiratorischen Druck präzise zu erfassen. Darüber hinaus ist die sorgfältige Druckbestimmung Voraussetzung zur Berechnung der Compliance.

4.2.7 Compliance (CT)

Aus den gemessenen Beatmungsdrücken und dem Atemzugvolumen (V_T) läßt sich die statische Lungencompliance wie folgt berechnen:

$$CT = \frac{\text{Atemzugvolumen}}{\text{Endinspir. Plateaudruck} - \text{Endexspir. Druck}} = \frac{VT}{\Delta_p}\ \text{ml/cm}\ H_2O$$

Von den verschiedenen Parametern der Atemmechanik stellt die Compliance die relevanteste Größe dar. Sie eignet sich z. B. ideal für die Festsetzung des endexspiratorischen Drucks (best-PEEP).

Die Zuverlässigkeit des Werts steigt, wenn Druck und Volumen möglichst patientennah gemessen werden. Wesentlich ist auch, daß der Respirator imstande ist, am Ende der Inspiration für 3-5 s statische Bedingungen für die Druckmessung herzustellen.

Änderungen der CT sind überwiegend auf Änderungen der funktionellen Residualkapazität (FRK) zurückzuführen. Diese beruht in der Regel auf einer Reduktion des leistungsfähigen Lungenparenchyms (z. B. Atelektase). Damit ergeben sich enge Beziehungen zur alveolo-arteriellen O_2-Differenz ($D_{Aa}O_2$) und dem Rechts-links-Shunt ($\dot{Q}_s/\dot{Q}_T$). Der Normalwert für die CT beträgt etwa 100 ml/cm H_2O im Stehen bzw. 75 ml/cm H_2O im Liegen.

4.2.8 Atemgasanalysen

Die Messung der inspiratorischen Sauerstoffkonzentration (F_IO_2) und der endexspiratorischen Kohlensäurekonzentration (F_ECO_2) bilden wichtige Kontrollgrößen bei der Steuerung der Beatmung. In letzter Zeit werden Geräte angeboten, mit denen eine Bestimmung der N_2O-Konzentration des Atemgasgemisches möglich ist.

4.2.8.1 Inspiratorische Sauerstoffkonzentration (F_IO_2)

Die Messung der F_IO_2 schützt den Patienten vor einem zu geringen und einem zu hohen Sauerstoffangebot. Darüber hinaus ist die Kenntnis der exakten F_IO_2 zur Berechnung von $D_{Aa}O_2$ (s. 4.4.2) oder Q_s/Q_T (s. 4.4.3) eine unbedingte Voraussetzung. Die Meßgeräte arbeiten nach paramagnetischen oder elektrochemischen Verfahren, von denen die letzteren in Form der Clark-Elektrode oder mit Brennstoffzellen breiteren Eingang in die Klinik gefunden haben. Prinzipiell ist zwar auch eine Messung mit dem Massenspektrometer möglich, der Einsatz dieses Geräts erscheint jedoch für die klinische Routine zu aufwendig.

Die meisten modernen Narkosebeatmungsgeräte erlauben die Einstellung unterschiedlicher inspiratorischer Sauerstoffkonzentrationen. Bei älteren Modellen und bei halbgeschlossenen Kreissystemen mit Rotameterblock ergibt sich die Sauerstoffkonzentration aus dem Mischungsverhältnis zwischen eingestellter Sauerstoff- und Lachgaszufuhr.

Die Messung des Sauerstoffgehalts in der Inspirationsluft ist heutzutage unverzichtbarer Bestandteil respiratorischen Monitorings geworden.

Bei der Verwendung eines Sauerstoff/Lachgasgemisches sollten 30% inspiratorischer Sauerstoffanteil nicht unterschritten werden. Bei Patienten mit pulmonalen, kardiovaskulären Begleiterkrankungen oder längerdauernden operativen Eingriffen empfiehlt sich die zusätzliche Kontrolle des arteriellen Sauerstoffpartialdrucks und der Sauerstoffsättigung.

4.2.8.2 Endexspiratorische Kohlensäurekonzentration (F_ECO_2)

Die Bestimmung der F_ECO_2 kann zur orientierenden Einstellung des Respirators verwendet werden, da bei normalem HZV der F_ECO_2 nahezu dem arteriellen Kohlensäuredruck (p_aCO_2) entspricht. Außerdem können plötzliche Änderungen der F_ECO_2 als Diskonnektionsalarm verwendet werden. Des weiteren dient die F_ECO_2 zur Errechnung der Totraumventilation (V_D/V_T), wenn gleichzeitig eine Blutgasanalyse durchgeführt wurde.

Für die CO_2-Messung in der Ausatmungsluft eignen sich Ultrarot-Absorptionsspektrometer oder auch Massenspektrometer. Da selbst in der gesunden Lunge aufgrund regional unterschiedlicher Interaktionen zwischen Schwerkraft, Pulmonalarteriendruck, linkem Vorhofdruck und Alveolardruck Belüftung und Durchblutung inhomogen verteilt sind, ist die endexspiratorische Kohlensäurekonzentration auch unter Normoventilationsbedingungen niedriger als der theoretische Idealwert.

Der endexspiratorische CO_2-Gehalt resultiert aus ventilierten und relativ unterperfundierten Alveolen mit niedrigem CO_2-Gehalt sowie aus ventilierten und gut perfundierten Alveolen mit höherem CO_2-Gehalt. Deshalb läßt sich auch bei gesunden Patienten ein kleiner arterio-alveolärer pCO_2-Gradient von etwa 5 mm Hg nachweisen.

Als Ursache für die Zunahme dieses Gradienten zwischen arteriellem und alveolärem pCO_2 kommen in Frage

1. eine nicht, oder unter fehlender Perfusion belüftete Alveole (Lungenembolie, Druckabfall in der A. pulmonalis, niedriges Herzzeitvolumen, Vasodilatanzien),
2. regional unterschiedliche Mißverhältnisse zwischen Belüftung und Durchblutung (Thorakotomie, chronisch-obstruktive Lungenerkrankungen),
3. Perfusion nichtbelüfteter Alveolen,
4. intermittierende, inspiratorische Unterbrechung der Kapillardurchblutung bei respiratorischer Insuffizienz.

4.2.8.3 Messung der Lachgaskonzentration

Lachgaskonzentrationen in Atemgasgemischen oder anderen Gasen können mit Infrarotspektrophotometrie (IR-Spektrophotometer) gemessen werden.

Das Funktionsprinzip der IR-Spektrophotometer besteht darin, daß jedes Gas infrarote Energie entsprechend seiner spezifischen Wellenlänge absorbiert. Alle Anästhetika bzw. Narkosegase absorbieren infrarote Energie. Das Absorptionsspektrum von Lachgas zeigt eine Spitze bei 4,4 μ. Da andere Substanzen, wie Wasser, Alkohol, CO_2 und Ätylenoxid Absorptionsbänder besitzen, die mit denen der Anästhetika überlappen, muß dieses bei der Interpretation unbedingt berücksichtigt werden. Niedrige Konzentrationen machen eine hohe Sensivität erforderlich, was natürlich wieder die Schwierigkeit, verschiedene Gase voneinander unterscheiden zu können, erhöht.

IR-Spektrophotometer sind besonders geeignet, Lachgas zu analysieren; sie sind problematisch bei der Analyse potenter Inhalationsanästhetika.

Infrarotspektrophotometer können unter folgenden Umständen bei der Überwachung der Anästhesie wertvoll sein:

- zur Bestimmung von Lachgaskonzentrationen im Operationssaal
- bei der Überwachung und Quantifizierung eines Lachgasaustritts in Arbeitsräumen
- zur Auffindung von Leckagen.

4.3 Blutgasanalyse

Neben den seit Jahren bewährten Verfahren der Messung von arteriellem Sauerstoff- und Kohlensäuredruck (p_aO_2, p_aCO_2), ist in letzter Zeit die fiberoptische Messung der O_2-Sättigung des gemischt-venösen Blutes (S_vO_2) als klinisch brauchbare

Methode eingestuft worden. Wenn die Hämoglobinkonzentration, der arterielle Sauerstoffgehalt und der Sauerstoffverbrauch konstant bleiben, kann die S_vO_2 auch als Maß für das HZV verwendet werden. Dabei ist jedoch zu berücksichtigen, daß nur gemischt-venöses Blut für diese Messung verwendet wird (Pulmonalarterienkatheter). Des weiteren wird in letzter Zeit versucht, mit Hilfe transkutaner Meßmethoden den arteriellen Sauerstoff- sowie den Kohlensäuredruck zu erfassen. Diese Methode erscheint jedoch noch nicht ganz ausgereift, so daß sie allenfalls zur Beurteilung von Trends verwendet werden sollte.

4.3.1 Methode nach Astrup

Die Mikromethode nach Astrup erlaubt die Bestimmung des pH-Werts sowie des Sauerstoff- und Kohlendioxidpartialdrucks im Arterien- und Kapillarblut mittels einer speziellen Apparatur. Mit Hilfe der Henderson-Hasselbalch-Gleichung oder aus einem Nomogramm können auch andere Größen des Säure-Basen-Haushalts ermittelt werden. Ein wesentlicher Fortschritt in der Methode der Blutgasanalyse besteht darin, daß nur sehr kleine Blutproben benötigt werden. Da das Kapillarblut des hyperämisierten Ohrläppchens mit genügender Genauigkeit der Zusammensetzung des arteriellen Blutes entspricht, kann auf eine Arterienpunktion verzichtet werden. Dies gilt jedoch nur für stabile Kreislaufverhältnisse; bei Zuständen mit stark vermindertem HZV (z.B. Schock) sollte das Untersuchungsblut durch Punktion einer Arterie gewonnen werden. Der arterielle Sauerstoffdruck (p_aO_2, normal: 90–100 mm Hg) wird mit teflonbezogenen Platinelektroden, der arterielle Kohlensäuredruck (p_aCO_2, normal: 35–45 mm Hg) mit teflonüberzogenen Glaselektroden gemessen. Die Genauigkeit der Messung liegt bei ± 1 mm Hg.

4.3.2 Transkutane Messung von pO_2 und pCO_2

Mittels der kontinuierlichen, nichtinvasiven Messung des transkutanen Sauerstoff- und Kohlensäurepartialdrucks können vernünftige und gut korrelierende Sauerstoff- und Kohlensäurepartialdrücke gemessen werden. Die klinische pO_2-Messung erfolgt i.allg. nach dem Prinzip der Polarographie mit Elektroden vom Clark-Typ (Abb. 4.15). Die Kathode ist eingebettet in einen Glaskolben. Dieser wird umgeben von einer ringförmigen Silber-Silberchlorid-Bezugselektrode. Als Elektrolytkammer dient eine getränkte Cuprophanmembran. Hierzu ist es erforderlich, daß die Haut lokal angeheizt wird, um eine hyperämische Vasodilatation des arteriellen kapillären Gefäßbettes zu erreichen. Pharmakologische Vasodilatanzien haben sich hierzu nicht bewährt. Der Umstand, daß arteriell und transkutan gemessene Werte respiratorischer Gase in einer vernünftigen Korrelation stehen, kommt durch eine Reihe direkter, teils gegensätzlicher Wirkungen zustande. Faktoren, die den transkutan gemessenen Sauerstoffpartialdruck niedriger machen als den arteriell gemessenen Sauerstoffpartialdruck und die den transkutanen Kohlensäurepartialdruck gegenüber dem arteriell gemessenen Kohlensäurepartialdruck erhöhen, sind beispielsweise der Sauerstoffverbrauch und die Kohlensäureproduktion der Zellen der Haut und der notwendige Transportgradient von den Kapillaren der Haut zur

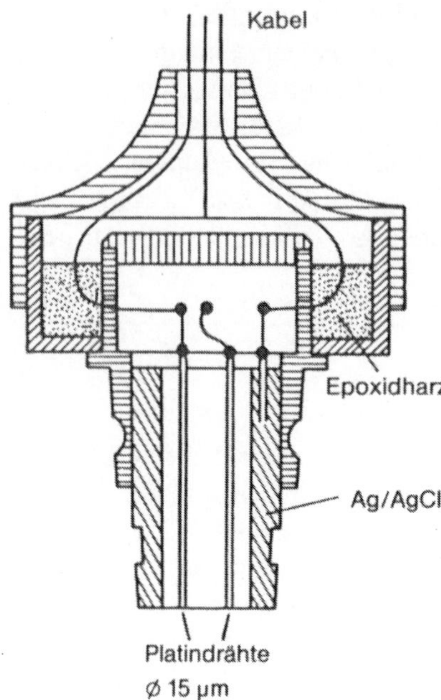

Abb. 4.15. Schematischer Aufbau einer Mehrstrahloberflächenelektrode nach Kessler u. Lübbers als Beispiel für eine pO_2-Elektrode vom Clark-Typ. (Aus [254a])

transkutanen Elektrode. Folge von diesen theoretischen transkutanen Blutgasspannungsdifferenzen ist eine Zunahme und Arterialisierung des lokalen Blutflusses durch eine Temperaturzunahme. Ein Rechts-shift in der Sauerstoff-Hämoglobin-Dissoziationskurve resultiert aus dem Ansteigen des pO_2 bei gegebener Hämoglobinsättigung. Ein hyperthermieinduzierter Abfall der Blutsauerstofflöslichkeit führt zu einem Anstieg des Sauerstoffpartialdrucks.

Wenn die Haut ausreichend hyperämisch gemacht ist, werden der zelluläre Sauerstoffverbrauch und die Kohlensäureproduktion typischerweise irrelevant gegenüber der Sauerstoffversorgung und der Kohlensäureauswaschung, so daß sich Gewebe-pO_2 und transkutan gemessenes pO_2 und pCO_2 dem arteriellen Sauerstoff und Kohlensäurewert annähern.

Normalerweise wird der transkutan gemessene Sauerstoffpartialdruck bei 80% des arteriell gemessenen Sauerstoffpartialdrucks erwartet und der transkutan gemessene Kohlensäurepartialdruck sollte 25% höher als der arteriell gemessene Kohlensäurepartialdruck sein.

Hieraus ergeben sich für die transkutane Gasmessung folgende Basisprobleme:

Der Sauerstoffverbrauch der Haut reduziert den transkutan gemessenen Sauerstoffpartialdruck gegenüber dem arteriellen Sauerstoffpartialdruck.

Eine konstante Beziehung zwischen Arterie und Haut kann nur bei maximaler Dilatation der Blutgefäße der Haut erwartet werden.

Die Diffusion von Sauerstoff durch die Haut erfolgt sehr langsam.

Bei einer langfristigen Anwendung thermostatisch kontrollierter Heizer rund um die Elektrode steigt das Risiko einer Verbrennung der Haut.

Die kutane Messung reagiert sehr sensibel gegenüber kleinen Veränderungen der Hautdurchblutung, so daß dieses Meßprinzip in hypodynamischen Schockzuständen ungenau bzw. unbrauchbar werden kann.

Da Veränderungen der Zirkulation bei Neugeborenen weniger ausgeprägt sind als bei Erwachsenen, hat sich hier die transkutane Sauerstoffpartialdruckmessung als wertvolles Prinzip im Intervall zwischen Blutgasanalysen erwiesen.

Die Überlagerung durch Signale des elektrochirurgischen Messers führen zu vorübergehenden überschießenden Werten, die allerdings schnell nach Beendigung rückbildungsfähig sind. Es wird empfohlen, die Haut nicht höher als auf 45 °C für 2 h anzuheizen. Bei ödematösen oder hypertensiven Patienten sollte diese Zeitspanne reduziert werden. Die Antwortzeit der transkutanen Elektroden ist bei einem Abfall des pCO_2 (50%) normalerweise langsam (Veränderung entspricht 45-54 s), ebenso wie bei einem Ansteigen des pO_2 (50% Veränderung entspricht 78-84 s), und Veränderungen des p_aCO_2 erstrecken sich über 3 min.

4.3.3 Transkonjunktivale O_2-Messung

Die konjunktivale Sauerstoffspannung wird mit Hilfe eines an der Augenlidkonjunktiva fixierten Sensors bestimmt. Die konjunktivale Meßsonde reagiert prompter als die transkutane Sauerstoffbestimmung und zeigt bereits Veränderungen an, ehe diese klinisch manifest und im Zustand des Patienten beobachtbar sind.

Neben dieser prompten Reaktion auf veränderte physiologische Variablen des Patienten ist ein weiterer Vorteil der konjunktivalen Meßsonde darin zu sehen, daß sie im Gegensatz zu dem transkutanen Sensor nicht vorgeheizt werden muß, um die Sauerstoffspannung zu messen. Sie ist sofort nach Fixierung an der Konjunktiva ohne Latenzzeit einsatzbereit.

4.3.4 Kontinuierliche Pulsoxymetrie

Bei der Pulsoxymetrie wird Licht mit zwei verschiedenen Wellenlängen (660 nm und 940 nm) von lichtaussendenden Dioden abgegeben. Dieses Licht durchquert das Gewebe und wird von einem Fotodetektor aufgenommen, danach verstärkt und nach Berechnung zur Darstellung gebracht (Abb. 4.16). Der Charakter der beiden plethysmographischen Wellenformen wird durch die Pulsation des Gefäßbettes, die Wellenlänge des verwandten Lichts und durch die Sauerstoffsättigung des arterialisierten Hämoglobins bestimmt. Die Sauerstoffsättigung kann dann noch

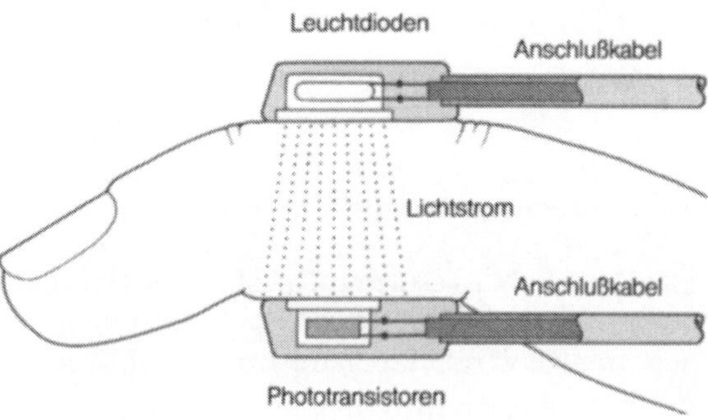

Abb. 4.16. Schematische Darstellung des Prinzips der Pulsoxymetrie

nach dem Bohr-Gesetz berechnet und dargestellt werden. Aufgrund der Empfindlichkeit der Fotodetektoren reagieren diese auch auf das Licht der Umgebung. Das bedeutet, wenn die Intensität des umgebenden Lichts hoch ist, z. B. von Heizlampen oder Sonnenlicht, kann der Fotodetektor das durch das Gewebe gesandte Licht nicht messen und kann auch keine Sauerstoffsättigung berechnen.

4.3.5 Pulmonalarterienoxymetrie

Drei Methoden sind bekannt, die eine kontinuierliche Bestimmung des Pulmonalarterien-Sauerstoffpartialdrucks über einen Pulmonaliskatheter erlauben:

- Massenspektrometer,
- kontinuierliche Messung über fiberoptische Fasern im Lumen des Swan-Ganz-Katheters: hierbei werden Lichtimpulse durch die fiberoptischen Fasern gemessen. Die Kalibration erfolgt dann mittels standardisierten Proben. Das Hauptproblem resultiert aus artefiziellen Veränderungen der Blutgefäßwände bzw. von Anlagerung von Thromben, so daß sich diese Methode am wertvollsten innerhalb der ersten beiden Tage erwiesen hat,
- kontinuierliche Bestimmung des pH-Werts in den zentralen Arterien und Venen.

4.4 Abgeleitete Parameter

Insbesondere zur objektiven Beurteilung der Effektivität einer künstlichen Beatmung lassen sich unter Einbeziehung der obengenannten Meßgrößen abgeleitete Parameter berechnen, von denen v. a. der Oxygenierungsindex, die alveolo-arterielle Sauerstoffdifferenz ($D_{Aa}O_2$), der Rechts-links-Shunt ($\dot{Q}_s/\dot{Q}_T$) und die Totraumventilation ($\dot{V}_D/\dot{V}_T$) breitere klinische Verwendung finden.

4.4.1 Oxygenierungsindex

Der Grad der Sauerstoffversorgung kann aus dem Verhältnis von angebotener Sauerstoffkonzentration (F_IO_2) und arteriellem Sauerstoffpartialdruck (p_aO_2) wie folgt berechnet werden:

$$\text{Oxygenierungsindex} = \frac{p_aO_2}{F_IO_2}$$

Ein Wert von > 100 ist Hinweis für eine ausreichende Sauerstoffversorgung.

4.4.2 Alveolo-arterielle Sauerstoffdifferenz ($D_{Aa}O_2$)

Das Ausmaß des Sauerstoffaustausches wird am zuverlässigsten mit der $D_{Aa}O_2$ berechnet. Der Sauerstoffaustausch ist abhängig von der Differenz zwischen kalkuliertem alveolaren Sauerstoffdruck (p_AO_2) und dem gemessenen arteriellen Sauerstoffpartialdruck (p_aO_2):

$$D_{Aa}O_2 = p_AO_2 - p_aO_2$$

Der alveolare Sauerstoffdruck errechnet sich aus dem aktuellen Barometerdruck (p_B), dem Wasserdampfdruck bei 37 °C unter völliger Sättigung ($pH_2O = 47$ mm Hg), der inspiratorischen Sauerstoffkonzentration (F_IO_2), der arteriellen Kohlensäurespannung (p_aCO_2) und dem respiratorischen Quotienten (0,8):

$$p_AO_2 = (p_B - pH_2O)\ F_IO_2 - \frac{p_aCO_2}{0{,}8}$$

Beim liegenden Patienten und einer F_IO_2 von 1,0 beträgt die $D_{Aa}O_2$ zwischen 25-60 mm Hg. Die $D_{Aa}O_2$ ist besonders in der Frühphase von Lungenveränderungen ein empfindlicher Indikator und weist bereits vor klinischen und röntgenologischen Zeichen auf eine drohende Ateminsuffizienz hin.

4.4.3 *Rechts-links-Shunt ($\dot{Q}_s/\dot{Q}_T$)*

Ein pulmonaler Rechts-links-Shunt tritt auf, wenn Alveolen perfundiert werden, die nicht belüftet sind. Der physiologische Shunt beträgt etwa 2-5% des HZV.

Da zwischen $D_{Aa}O_2$ und Kurzschlußdurchblutung eine weitgehende Korrelation besteht, läßt sich der Shuntanteil durch Division der $D_{Aa}O_2$ durch 20 relativ gut schätzen.

Genauer berechnet wird das Verhältnis der Blutmenge in nichtventilierten Alveolen ($\dot{Q}_s$) zur totalen pulmonalen Blutmenge ($\dot{Q}_T$) durch Division der Differenz aus Sauerstoffgehalt (ml/100 ml) im pulmonalen Kapillarblut ventilierter Alveolen (C_cO_2) und Sauerstoffgehalt (ml/100 ml) des arteriellen Blutes (C_aO_2) mit der Differenz aus Sauerstoffgehalt (ml/100 ml) im pulmonalen Kapillarblut (C_cO_2) und Sauerstoffgehalt (ml/100 ml) des gemischt-venösen Blutes (C_vO_2). Die Berechnung des Sauerstoffgehalts des arteriellen Blutes (C_aO_2) erfolgt nach der Formel

$$C_aO_2 = (Hb \cdot 1{,}39)\ S_aO_2 + p_aO_2 \cdot 0{,}003,$$ wobei

Hb = Hämoglobinkonzentration (g/100 ml),
1,39 = Sauerstoffbindung des Hämoglobins (ml/g),
S_aO_2 = Sauerstoffsättigung (%),
p_aO_2 = arterieller Sauerstoffpartialdruck (mm Hg) und
0,003 = Löslichkeitskoeffizient von Sauerstoff im Plasma (ml/1 mm Hg/100 ml)

darstellen.

Die Bestimmung von $\dot{Q}_s/\dot{Q}_T$ sollte immer bei einem F_IO_2 von 1,0 durchgeführt werden.

4.4.4 *Sauerstoffgehalt (CaO_2)*

$1{,}34 \times Hb(g\%) \times O_2$-Sättigung $+ 0{,}003 \times pO_2$
(normaler $CaO_2 = 20{,}73$ ml/100 ml
normaler $C\bar{v}O_2 = 17{,}76$ ml/100 ml)

4.4.5 Sauerstoffverfügbarkeit

$CaO_2 \times Cl \times 10$
(normal: 600 ± 50 ml/min/m^2 Körperoberfläche)

4.4.6 Sauerstoffverbrauch

$avDO_2 \times Cl \times 10$
(normal: 140 ± 25 ml/min/m^2 Körperoberfläche)

4.4.7 Totraumventilation (V_D/V_T)

Die Wirksamkeit des Kohlendioxidaustausches über die alveolo-kapilläre Membran wird durch das Verhältnis von Totraumvolumen (V_D) zu Atemzugvolumen (V_T) bestimmt. Normal ist dieses Verhältnis $< 0{,}3$; es kann auf 0,6 oder mehr ansteigen, wenn die Anzahl der Alveolen, die beatmet aber nicht perfundiert werden, zunimmt. Dies kann Folge eines HZV-Abfalls, einer Lungenembolie oder einer Ateminsuffizienz sein.

Die Berechnung der Totraumventilation erfolgt auf der Basis der arteriellen Kohlensäurespannung (p_aCO_2) und der Kohlendioxidkonzentration der Ausatemluft (F_ECO_2):

$$\dot{V}_D/\dot{V}_T = \frac{p_aCO_2 - F_ECO_2}{p_aCO_2}$$

4.5 Fakultatives Spezialmonitoring

Bei speziellen Operationen (z. B. Kinderchirurgie, Neurochirurgie, Herzchirurgie) oder bei der Anwendung besonderer Techniken (z. B. Herz-Lungen-Maschine, kontrollierte Hypothermie), aber auch bei besonderen Krankheitszuständen (z. B. neuromuskuläre Erkrankungen, Schock) müssen zusätzliche Meßverfahren eingesetzt werden. Dazu gehören die Kontrolle der Körpertemperatur, der neuromuskulären Aktivität, der zerebralen Funktion, des intrakraniellen Drucks und der Zusammensetzung des Blutes.

4.5.1 Temperaturmessung

Säuglinge und Kleinkinder erleiden bei langdauernden Operationen infolge ihrer relativ großen Körperoberfläche mitunter erhebliche Wärmeverluste (Abb. 4.17). Die Stoffwechselrate halbiert oder verdoppelt sich etwa mit jedem Absinken oder Ansteigen der Körpertemperatur um 10° C. Andererseits kann infolge ausgeprägter Atropinwirkung eine verminderte Wärmeabgabe mit starkem Anstieg der Körperkerntemperatur erfolgen, so daß die Messung der Körpertemperatur gerade in die-

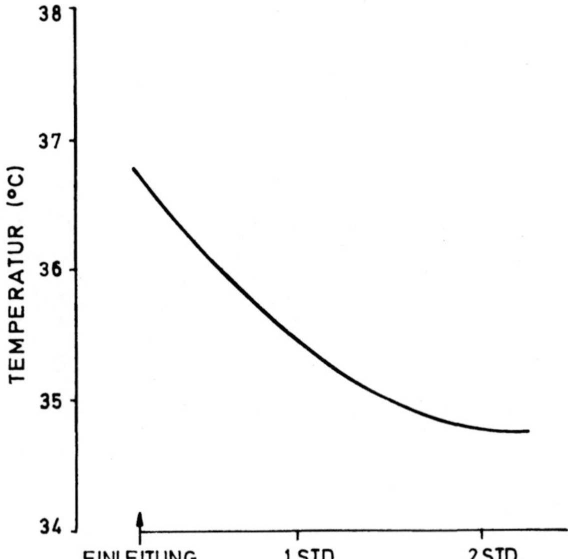

Abb. 4.17. Abfall der Körpertemperatur bei Neugeborenen und Säuglingen im Rahmen operativer Eingriffe ohne entsprechende Schutzmaßnahmen

sem Lebensalter von großer Bedeutung ist. Unabhängig davon sind Temperaturabfälle auch bei Erwachsenen zu erwarten, wenn ausgedehnte Gefäßoperationen, Herzoperationen mit extrakorporalem Kreislauf (EKK) und Hypothermie, sowie Massivbluttransfusionen durchgeführt werden. Die Anwendung der kontrollierten Hypothermie (s. 6.8.2) erfordert zwingend die kontinuierliche Temperaturkontrolle. Bei Verdacht auf maligne Hyperthermie (z. B. bei Mißbildungen, neuromuskulären Erkrankungen u. a.) ist ebenfalls eine kontinuierliche Temperaturmessung durchzuführen. Die Temperatursonde wird entweder im Nasen-Rachen-Raum, im Gehörgang, im unteren Drittel des Ösophagus (Abb. 4.18), im Rektum, in der Axilla oder auf der Haut plaziert und an ein Telethermometer angeschlossen.

Das Meßprinzip der Temperatursonden basiert auf der Temperaturabhängigkeit von Leitern, wobei Widerstandsthermometer, Thermoelemente oder Thermistoren verwendet werden. Die Messung beruht auf der physikalischen Erscheinung, daß Metalle ihren Ohmschen Widerstand gleichmäßig mit der Temperatur ändern und somit durch eine Widerstandsmessung auf die Temperatur der Meßstelle geschlossen wird.

4.5.2 Kontrolle der neuromuskulären Aktivität

Obwohl inzwischen brauchbare Geräte zur Kontrolle der neuromuskulären Blokkade verfügbar sind, wird auch heute noch der Grad der Muskelrelaxation vorwiegend nach der klinischen Erfahrung und der sorgfältigen Beobachtung des Patienten (z. B. Stirnrunzeln, Extremitätenmotilität, Zwerchfellkontraktionen usw.) eingeschätzt.

Die objektive Beurteilung der neuromuskulären Blockade ist durch Stimulation peripherer Nerven (N. ulnaris) über Nadelelektroden, die am Unterarm plaziert sind (Abb. 4.19) und einen batteriegetriebenen Stimulator (z. B. Myotest) möglich [38, 292, 441]. Als Reizantwort wird in der Regel die Fingermuskelkontraktion des

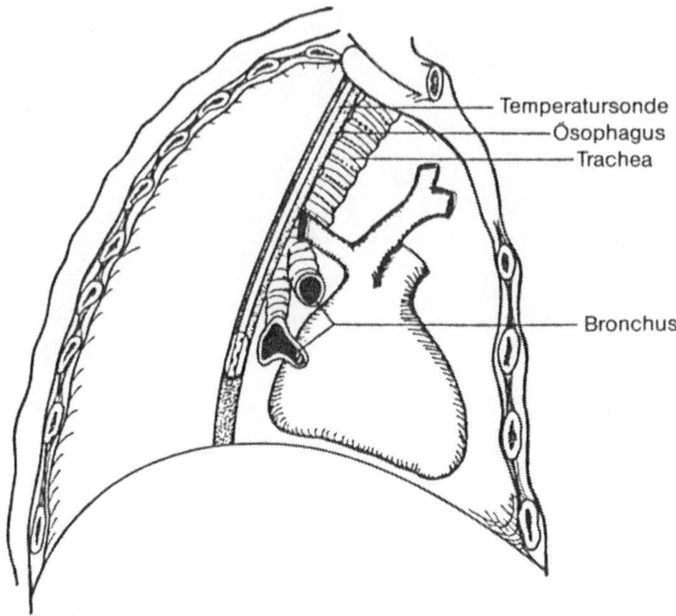

Abb. 4.18. Schematische Darstellung der Körpertemperaturmessung im Ösophagus. Der zuverlässigste Meßpunkt befindet sich im unteren Drittel des Ösophagus unter dem Herzen

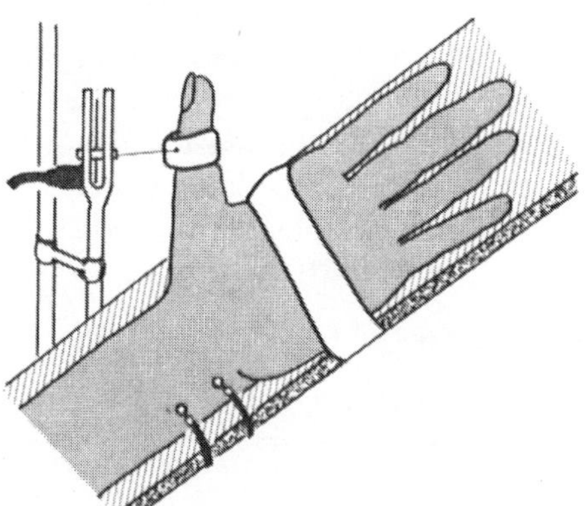

Abb. 4.19. Kontrolle der neuromuskulären Aktivität mit einem Nervenreizgerät (z. B. Myotest)

Daumens klinisch oder apparativ registriert. Dabei sind Stromstärken von 0–40 mA und Frequenzen von 0,1–0,2 Hz oder 50 Hz (tetanischer Reiz) wählbar. Die Stimulation wird entweder als Einzelreizung, tetanische Reizung, Kombination von Einzel- und tetanischer Reizung oder in Form des sog. „Vier-Zuckungs-Test" durchgeführt. Gut bewährt haben sich die Methoden der primären Einzelreizung mit nachfolgendem tetanischen Reiz und der „Vier-Zuckungs-Test" (train of four).

Bei diesem Test wird der Nerv mit 4 Einzelreizen im Abstand von 0,5 s gereizt. Nach einer Pause von 10 oder 20 s wird das gleiche Reizmuster erneut appliziert. Aus dem Abfall der Reizantwort zwischen 1. und 4. Reiz wird der Grad der neuromuskulären Blockade berechnet (Abb. 4.20). Für klinische Zwecke ist die visuelle Einschätzung der Zuckungsamplitude i. allg. ausreichend, wissen-

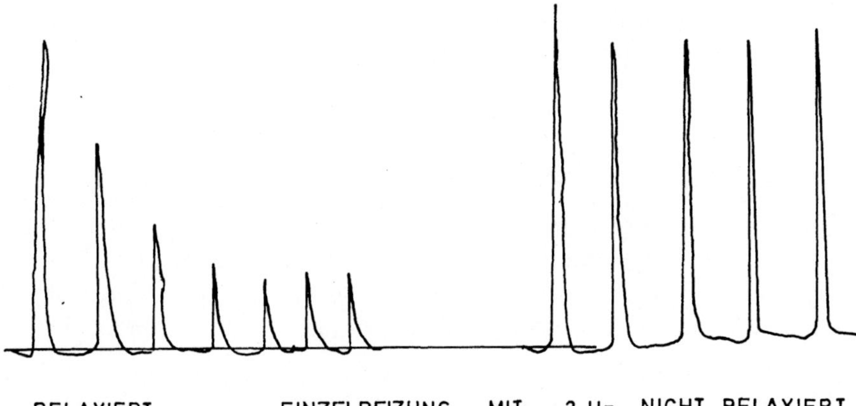

Abb. 4.20. Graphische Darstellung der Reizantwort bei peripherer Nervenreizung

schaftliche Fragestellungen erfordern die Verbindung des Daumens mit einem Dehnungsmeßstreifen, Verstärker und Oszillographen.

Normale Reizantwort. Nach Nervenreizung mit 0,1-0,2 Hz antwortet die Muskulatur mit gleicher und maximaler Intensität. Auch nach tetanischem Reiz bleiben die ausgelösten Kontraktionen gleichartig. Folgt auf einen tetanischen Reiz ein Einzelreiz, so ist die ausgelöste Kontraktion von größerer Stärke (posttetanische Potenzierung).

Reizantwort bei Nichtdepolarisationsblock. Nach Nervenreiz antwortet die Muskulatur entsprechend dem Grad der Relaxation, ein tetanischer Reiz löst ebenfalls keine Kontraktionen aus. Der posttetanische Einzelreiz verursacht keine Potenzierung der Reizantwort.

Reizantwort bei Depolarisationsblock. Nach Nervenreizung antwortet die Muskulatur mit einer herabgesetzten Intensität, da stets ein Teil der Muskulatur erregbar bleibt. Der tetanische Reiz führt zur Auslösung einer Kontraktion mit verminderter Amplitude. Der posttetanische Reiz löst keine Potenzierung der Reizantwort aus.

4.5.3 Zerebrale Funktion (Narkosetiefe)

Das Ausmaß von Bewußtlosigkeit und Schmerzfreiheit kann zwar durch klinische Beobachtungen und apparative Meßverfahren beurteilt werden; eine absolut zuverlässige und jederzeit reproduzierbare Meßwerterfassung ist jedoch durch keine dieser Methoden möglich.

4.5.3.1 Klinische Beobachtungen

Selbst wenn der Patient während der Allgemeinanästhesie Schmerzen wahrnimmt, kann er diese Empfindungen nicht äußern, da er in den meisten Fällen intubiert ist und unter der Wirkung von MR steht. Nur in seltenen Fällen wird der Anästhesist durch Abwehrbewegungen auf eine zu flache Narkose hingewiesen. Auch der Anstieg von arteriellem Blutdruck und Herzfrequenz ist kein sicheres Zeichen für eine unzureichende Narkose, weil Schmerz auch eine vagale Reaktion mit Hypotension und Bradykardie auslösen kann. Andererseits verursacht die Überdosierung von Narkotika Hypotension und Bradykardie.

4.5.3.2 *Elektroenzephalographie*

Die Messung der elektrischen Aktivität des Gehirns kann zur Beurteilung der Narkosetiefe verwendet werden, da unter Narkotikagabe typische, im EEG registrierbare zerebrale Reaktionen auftreten. Sie sind sowohl im konventionell abgeleiteten EEG als auch in seiner Weiterverarbeitung zur Spektralanalyse erkennbar.

Bei der EEG-Registrierung unterscheidet man vier Frequenzbereiche:

α-Wellen: 8-13 Hz
β-Wellen: > 13 Hz
τ-Wellen: 4- 7 Hz
δ-Wellen: < 4 Hz

Der α-Rhythmus ist typisch für den Bewußtseinszustand. Mit Beginn der Allgemeinanästhesie geht der α-Rhythmus in den schnelleren β-Rhythmus über. Bei weiterer Vertiefung der Narkose erfolgt nach Überwindung des Exzitationsstadiums der langsame δ-Rhythmus. Danach wird die Wellenform komplex; die langsamen Wellen bleiben zwar bestehen, Amplitude und Frequenz werden jedoch verändert. Zunehmende Vertiefung der Anästhesie führt zur Unterbrechung der Aktivität („burst suppression") oder zur totalen elektrischen Stille (Abb. 4.21).

Leider sind die EEG-Veränderungen bei den einzelnen Narkotika zwar charakteristisch, aber unterschiedlich, so daß bei einer Kombinationsnarkose die Beurteilung des EEG schwierig wird. Darüber hinaus beeinflussen pathologische Veränderungen (z. B. Hypoxie, Hypokarbie, Hyperkarbie, Hypoglykämie) das EEG zusätzlich. Für klinische Zwecke und wissenschaftliche Fragestellungen haben sich der Cerebral-Function-Monitor (CFM) und die komprimierte Spektralanalyse (CSA) bewährt (Abb. 4.22).

Neben den dosisabhängigen EEG-Veränderungen, die die Narkosetiefe unter Narkotikaapplikation anzeigen, gibt es andere, die durch den zerebralen Angriffsort unterschiedlicher Pharmaka hervorgerufen werden.

Barbiturate führen sofort nach der Injektion zur raschen Narkosevertiefung mit langsamen Wellen und kurzzeitig auftretenden Burst-suppression-Phasen. Ketamin verursacht infolge seines dienzephalen Angriffspunkts eine anhaltende und der Wirkzeit entsprechende τ-Tätigkeit.

Die Neuroleptanästhesie verursacht eine Unterbrechung der thalamikokortikalen Leitungsbahnen. Im EEG sieht man zunächst einen abrupten Wechsel der Ausgangsfrequenz zur δ-Aktivität, 10 min später stellt sich der sog. stabile α-Rhythmus ein [407].

4.5.3.3 *Cerebral-Function-Monitor (CFM)*

Die EEG-Ableitung erfolgt technisch vereinfacht mit einer einzelnen bipolaren, biparietalen Ableitung. Signale von < 2 Hz und > 12 Hz werden ausgefiltert. Der Abfall des Kurvenverlaufs zeigt den Abfall der elektrischen Aktivität der Hirnströme

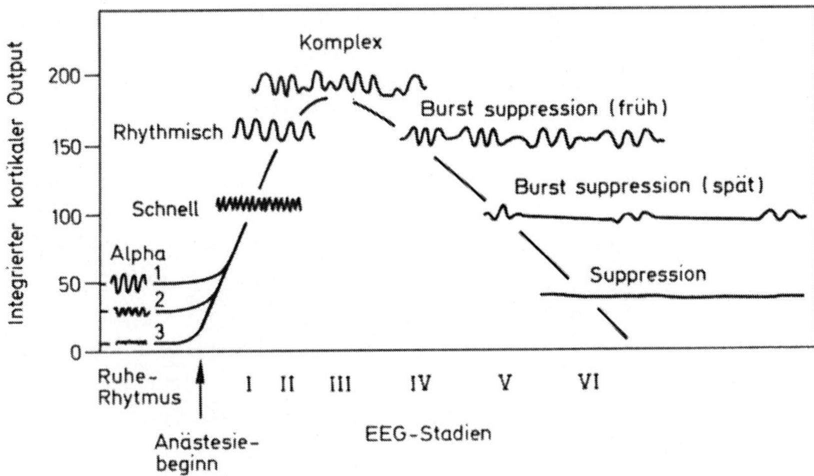

Abb. 4.21. Veränderungen des EEG bei zunehmender Narkosetiefe. 1: hoch, 2: mittel, 3: niedrig

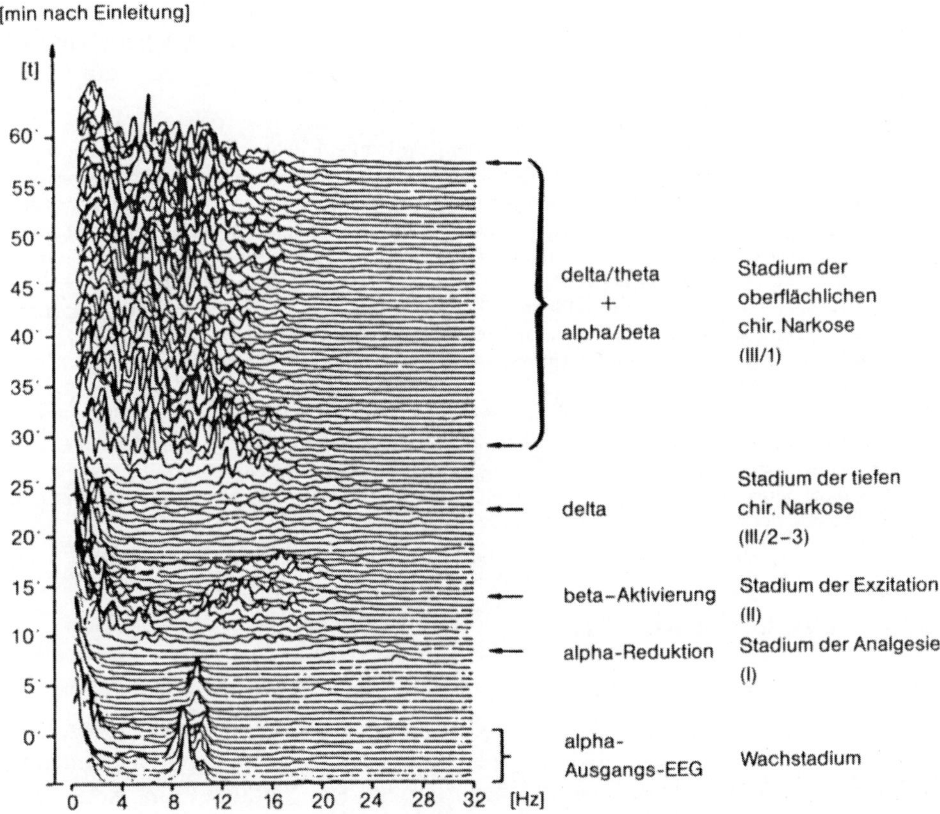

Abb. 4.22. Beispiel einer Narkoseeinleitung und -weiterführung mit Angabe der klinischen Narkosestadieneinteilung und der korrelierenden EEG-Veränderungen. (Aus [314a])

und somit der Narkosetiefe. Für wissenschaftliche Studien ist das Gerät weniger geeignet, da durch Wegfall der Bereiche von 0,5–2 Hz bis zu 60% der Gesamtaktivität des EEG nicht berücksichtigt werden.

4.5.3.4 Komprimierte Spektralanalyse (CSA)

Die elektrische Aktivität der Hirnströme wird durch einen Computer analysiert; aus den Ergebnissen wird ein Histogramm konstruiert. Die EEG-Veränderungen können dadurch sehr deutlich dargestellt werden (Abb. 4.22).

Die Registrierung der EEG-Aktivität während einer Allgemeinanästhesie kann noch nicht als Bestandteil des Routinemonitorings bezeichnet werden. In Einzelfällen (z. B. Herzchirurgie, Karotischirurgie) ist der Einsatz dieses Kontrollverfahrens jedoch sinnvoll.

4.5.3.5 Evozierte Potentiale

Die Ableitung von visuell, akustisch und somatosensibel evozierten Potentialen erbringt Informationen über Impulsleitung und -verarbeitung in dem jeweils untersuchten Sinnessystem. Diese evozierten Potentiale sind bei verschiedenen neurologischen, ophthalmologischen und otologischen Erkrankungen, aber auch zur Überwachung der Narkosetiefe von diagnostischer Bedeutung.

Evozierte Potentiale und EEG. Die als EEG von der Kopfhaut ableitbaren Potentialschwankungen repräsentieren die spontane elektrische Hirnaktivität, die bei weitgehendster Entspannung und Ausschaltung aller äußeren Reize registriert wird. Diese EEG-Aktivität wird nun modifiziert durch in das ZNS einlaufende Sinneserregungen (z. B. Lichteinfall). Dabei entsteht als Reaktion auf einen Sinnesreiz ein evoziertes Potential über dem entsprechenden Anteil der Großhirnrinde. Ein über die Sehbahn einlaufender optischer Reiz wird z. B. zu einer primären Reizantwort in der Sehrinde führen, die sich als visuell evoziertes Potential von der Kopfhaut im Bereich des Hinterhaupts ableiten läßt. In der Regel werden zahlreiche aufeinanderfolgende Reize appliziert und die einzelnen, in einem festen Abstand zum Stimulus auftretenden Reizantworten durch ein elektronisches Mittelungsverfahren („averaging") aufsummiert. Auf diese Weise gelingt die Registrierung niedrigster Antwortpotentiale bis herab zu einer Größenordnung von 0,1 μV. Man unterscheidet visuell evozierte Potentiale (VEP), akustisch evozierte Hirnstammpotentiale (AEHP) und somatosensibel evozierte Potentiale (SEP).

Da man bei diesen Methoden nicht auf die Mitarbeit der Patienten angewiesen ist, sind evozierte Potentiale zur Überwachung der Narkosetiefe geeignet.

4.5.4 Intrakranieller Druck (ICP)

Die Messung des intrakraniellen Drucks (ICP) wird v. a. bei und nach neurochirurgischen Eingriffen erforderlich. Aber auch Patienten, bei denen ein Hirnödem besteht oder erwartet werden muß (z. B. hypoxischer Hirnschaden), sollten eine Kontrolle des ICP erhalten. Im wesentlichen werden zwei Verfahren eingesetzt: die intraventrikuläre und die subdurale Druckmessung (Abb. 4.23).

Eine normale intrakranielle Druckmessung ist pulsatil und variiert mit der Herzaktion und der Atmung. Der mittlere ICP beträgt < 15 mm Hg.

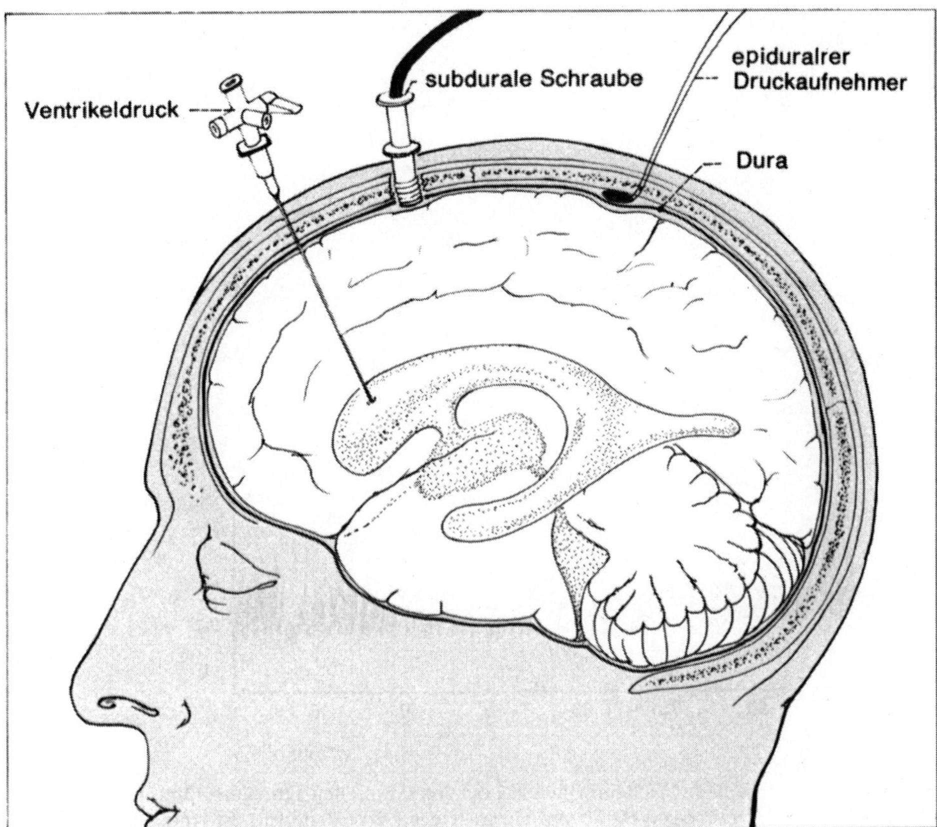

Abb. 4.23. Schematische Darstellung der verschiedenen Methoden zur Messung des intrakraniellen Drucks (ICP). (Aus [304 a])

4.5.4.1 *Intraventrikuläre Messung*

Der Katheter wird über ein Bohrloch in einen lateralen Ventrikel plaziert und mit einem externen Druckaufnehmer verbunden. Als Nullpunkt dient die Schädelhöhe. Mit Hilfe des intraventrikulären Katheters kann nicht allein der ICP gemessen, sondern außerdem das Ventrikelvolumen reduziert werden. Die Nachteile der Methode beruhen auf einer Infektion und/oder Okklusion des Katheters.

4.5.4.2 *Subdurale und extradurale Messung*

Bei dieser Methode wird der Druckaufnehmer über eine in die Kalotte implantierte Schraube direkt an den Ort der Messung herangeführt. Die subdurale Messung ist mit dem Risiko der höheren Infektionsgefahr, die extradurale mit einer leichten Erhöhung (2–3 mm Hg) der Meßwerte verbunden.

Grundsätzlich lassen sich drei Wellenformen unterscheiden (Abb. 4.24).

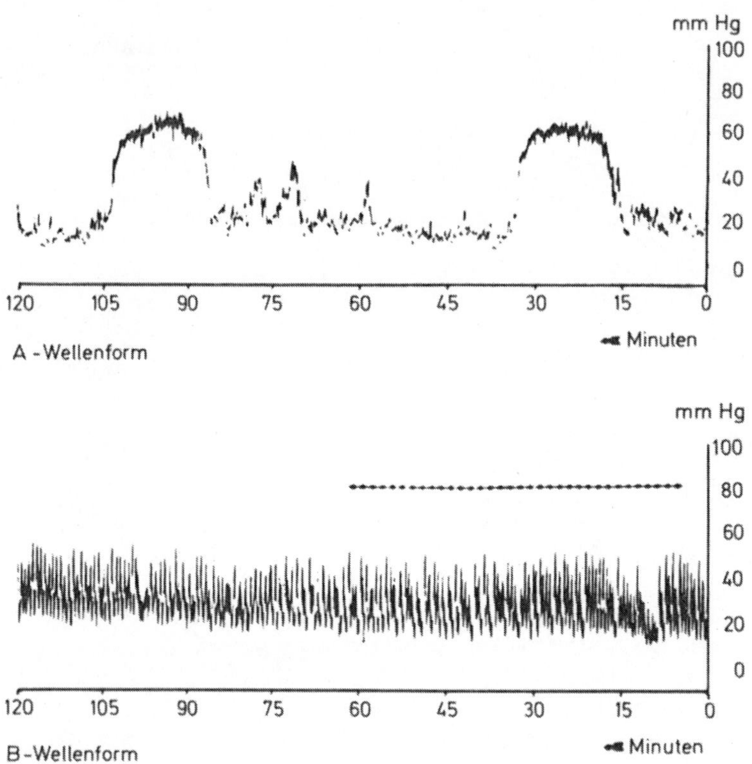

Abb. 4.24. Unterschiedliche Wellenformen bei der intrakraniellen Druckmessung. Der ICP kann intermittierend auf Drücke von 60-80 mm Hg ansteigen (A-Wellenform). Rhythmische Oszillationen in Abständen von 0,5-2 s (D-Wellenform) gehen gewöhnlich mit Bewußtseinstrübung und Cheyne-Stokes-Atmung einher

A-Wellen. In unterschiedlichen Abständen treten Druckerhöhungen auf 50-100 mm Hg über einen Zeitraum von 5-10 min auf (Plateauwellen). Diese Wellen sind Zeichen eines akut ansteigenden Hirndrucks, bedingt durch Vasodilatation und Erhöhung des intrakraniellen Blutvolumens. Ursachen der Plateauwellen können auch Angst, Schmerz und Narkoseeinleitung sein.

B-Wellen. Rhythmische Druckänderungen mit einer Frequenz von 1/min und einer Amplitude im Bereich zwischen 0-50 mm Hg. Diese Wellen sind in der Regel Ausdruck einer Cheyne-Stokes-Atmung.

C-Wellen. Schmale rhythmische Oszillationen mit einer Frequenz von 6/min und einer Amplitude von 0-20 mm Hg. Diese Wellen sind Folgen der rhythmischen Veränderungen des systemischen Blutdrucks. Sie finden sich in der Regel bei allen Patienten mit erhöhtem ICP.

4.5.5 Blutuntersuchungen

Bei schweren Blutungen, metabolischen Dysregulationen oder nach Zwischenfällen sind Untersuchungen des Blutes (z. B. Hämoglobin- und Hämatokritbestimmung, Blutgasanalyse, Blutgerinnungsanalyse oder Blutzuckerbestimmung) erforderlich.

4.5.5.1 Hämoglobin-, Hämatokritkonzentration

Der akute Abfall von Hämoglobin (Hb) und Hämatokrit (Hkt) unter 10 g% bzw. unter 30% ist als absolute Indikation für die Transfusion von Blut oder Erythrozytenkonzentrat zu werten.

4.5.5.2 Blutgasanalyse

Nach größeren Blutverlusten, bei extrakorporaler Zirkulation oder nach kardiozirkulatorischen Zwischenfällen sollten die Blutgase (p_aO_2, p_aCO_2) und die Wasserstoffionenkonzentration (pH) kontrolliert werden. Auf der Basis von Blutgasanalysen ist es möglich, das Basedefizit („base excess") zu ermitteln und damit Aussagen über das Ausmaß der metabolischen Azidose zu erhalten. Die Kenntnis des Basendefizits bildet die Voraussetzung zur Berechnung der erforderlichen Therapie mit Puffersubstanzen (Basendefizit · kg KG · 0,3 bei molaren Lösungen).

4.5.5.3 Blutgerinnungsanalyse

In ausgeprägten Schocksituationen, nach Massivbluttransfusionen und bei vorbestehenden Blutgerinnungsstörungen ist die Kontrolle des Blutgerinnungssystems erforderlich. Für die Beurteilung der Situation ist die Bestimmung der Thrombozytenzahl, der Prothrombinzeit (PT), der Thromboplastinzeit (TPZ), der partiellen Thromboplastinzeit (PTT) und der Blutungszeit zu empfehlen.

4.5.5.4 Blutzuckerbestimmung

Patienten mit Diabetes mellitus benötigen mehrfache Blutzuckerkontrollen im intra- und postoperativen Verlauf. Abweichungen des Blutzuckergehalts <80 mg% und >250 mg% sind korrekturbedürftig (s. 10.5.1).

4.5.5.5 Osmolalität

Die Bestimmung der Osmolalität kann über einen Wassermangelzustand oder eine Überschüttung des Organismus mit osmotisch-aktiven Substanzen (z. B. Glukose, Harnstoff) Auskunft geben. Da die Messung der Osmolalität relativ zeitaufwendig ist, kann die Berechnung der Osmolalität Arbeitszeit einsparen. Gemessene und berechnete Osmolalität stimmen gut überein. Die Formel lautet:

$$\text{Osmolalität} = 1{,}86 \cdot (\text{Na} + \text{K} + \text{Ca}) + \text{Glukose} \cdot 1/18 + \text{Harnstoff} \cdot 1/6.$$

Die Dimensionen sind mosmol/kg für die Osmolalität und mmol/l für Na, K und Ca, sowie mg/100 ml für Glukose und Harnstoff. Nach Ansicht mancher Autoren kann auf die Messung des Ca verzichtet werden und ein fixer Betrag hinzu addiert werden. Nach derselben Formel kann die Osmolalität im Urin berechnet werden.

4.6 Dokumentation

Jede Anästhesieleistung ist auf einem Anästhesieprotokoll zu dokumentieren, bei Zwischenfällen mit Folgeschäden ist ein zusätzlicher Bericht anzufertigen.

Nach der Muster-Berufsordnung für die deutschen Ärzte in der Fassung des 79. Deutschen Ärztetages (1976) ist die Dokumentationspflicht wie folgt umschrieben:

1. Ärztliche Aufzeichnungen sind Gedächtnisstützen des Arztes. Der Arzt hat über die in Ausübung seines Berufs gemachten Feststellungen und getroffenen Maßnahmen hinreichende Aufzeichnungen zu fertigen.
2. Ärztliche Aufzeichnungen sind bis 10 Jahre nach Abschluß der Behandlung aufzubewahren, soweit nicht nach anderen gesetzlichen Vorschriften eine längere Aufbewahrungspflicht besteht. Ein längere Aufbewahrung ist auch dann erforderlich, wenn sie nach ärztlicher Erfahrung geboten ist.
3. Die Herausgabe von ärztlichen Aufzeichnungen soll - auch wenn sie nach den Grundsätzen des § 2 (Schweigepflicht) zulässig ist - an nichtärztliche Stellen oder an Ärzte, die nicht an der Behandlung beteiligt sind, in der Regel nur in Verbindung mit der Erstattung eines Berichts oder Gutachtens erfolgen.

Nach Feststellung des Bundesgerichtshofs muß der Arzt dem Patienten, der Haftungsansprüche erhebt, Aufschluß über sein Vorgehen in dem Umfang geben, in dem ihm dies ohne weiteres möglich ist; er muß insoweit auch zumutbare Beweise erbringen. Dieser Beweispflicht genügt der Arzt v. a. durch Vorlage einer ordnungsgemäßen Dokumentation in Form eines Anästhesieprotokolls und gegebenenfalls eines Zwischenfallsberichts.

Nach wohl allgemeiner medizinischer und juristischer Auffassung gilt, daß die auferlegte Dokumentation so ausführlich sein muß, daß der Arzt selbst und auch ein nach ihm mit dem Fall befaßter Kollege in der Lage ist, die schriftlichen Unterlagen sinnvoll zu verwerten.

Damit sind aber auch die Grenzen der Dokumentationspflicht angezeigt und abgesteckt. Es ist nicht erforderlich, daß auch der Patient als in der Regel medizinischer Laie die Krankengeschichte ohne Sachverständige verstehen und bewerten können muß.

4.6.1 Anästhesieprotokoll

Das Anästhesieprotokoll (Abb. 4.25) ist somit als Urkunde dementsprechend sorgfältig zu behandeln. Es muß in allen Abschnitten vollständig, zuverlässig und lesbar ausgefüllt werden. Bei Rückfragen von Fachkollegen, Versicherungsträgern und Behörden bilden die im Anästhesieprotokoll eingetragenen Aufzeichnungen die entscheidenden Voraussetzungen für eine sorgfältige Beantwortung. Darüber hinaus können die wesentlichsten Daten des Protokolls für statistische Zwecke ausgewertet werden.

Bei eingetretenen Zwischenfällen kann sich der Arzt in Beweisschwierigkeiten bringen, wenn er keine ordnungsgemäße Dokumentation führt, so daß dann dem Patienten Beweiserleichterungen zugute kommen, die er zuvor nicht für sich in Anspruch nehmen konnte [386].

Das Anästhesieprotokoll kann im einfachsten Fall als Krankenhauskarte oder aber als spezifisches vorgedrucktes Formular gehandhabt werden. Das Anästhesie-

Klinikum der Stadt Mannheim — Fakultät für Klinische Medizin der Universität Heidelberg
Institut für Anästhesiologie und Reanimation — Dir.: Prof. Dr. H. Lutz

Name, Vorname		Bettenführ. Klinik	Station	Anästhesieprotokoll vom
Geb.-Datum	Geb.-Name			
Operierende Klinik:	Op.-Tisch	Geräte-Check (Name)		Anästhesie-Hauptbuch-Nr.
Postoperative Diagnose:				
Durchgeführte Operation:.				
Anästhesist	I. Nr.	Operateure:		
Bei Ablösung Anästhesist	von-bis	Supervisor:	I. (I. Nr.)	Anästhesie-Schwester:
Lokalanästhesie				Punktionshäufigkeit: Liquor:

Ges.menge

Barbiturat
Hypnomidate
Ketamin
DHB
Fentanyl

Succinyl
Alloferin
Pancuronium

Krist.-Lsg.
Kolloid.-Lsg.
Plasma
Blut / Ery.-Konz.
Zusatz
Zusatz

V
220
40°
200
180
38°
160
140
36°
120
100
34°
80
60
32°
40
20
30°
Λ

N_2O L / Min.
O_2 L / Min.

Halothan 4.0
Enfluran 3.0
And 2.0
1.5
Vol. % 1.0
0.5

PAP mm Hg
CVP cm H_2O

Peakpr
EEP
RF
TV
PE CO_2

Blut im Sauger
Harn
Infusionsweg

Plastiknadel
Stahlkanüle
SCK, Venenkath.

(Ort)

10 20 30 40 50 10 20 30 40 50 10 20 30 40 50

Bilanz
Krist./Koll.
Blut

Abb. 4.25. Beispiel eines Anästhesieprotokolls (Modell des am Institut für Anästhesiologie, Klinikum Mannheim, verwendeten Formulars)

protokoll muß in 2- bis 3facher Ausfertigung erstellt werden: Erster Bogen: begleitete den Patienten, zweiter Bogen: Dokumentation für die Anästhesieabteilung, dritter Bogen: Unterlage für den Anästhesisten.

Das Anästhesieprotokoll enthält

- Daten, die einmal notiert werden, und zwar
  - formatiert oder in Form von
  - Freitext
- Daten, die kontinuierlich oder diskontinuierlich notiert werden in einem Zeitraster (Kurve). Dazu zählen:
  - gemessene Parameter
  - Ereignisse bzw. Bemerkungen
  - Medikamente (als Zahl, als Symbol)

Der Zeitpunkt einer Angabe muß immer angegeben werden, und zwar
- als Klartext
- als Zuordnung zum Zeitraster.

Bei einer inhaltlichen Auflistung der Aufgaben eines solchen vorgedruckten Anästhesieprotokolls ergibt sich folgende Gliederung:

1. Administrative Angaben (patientenorientiert, leistungsorientiert)
2. Allgemeine Angaben (Patient, Anästhesieteam, Operateure, vorgesehene Maßnahmen)
3. Medizinische Zustandsbeurteilung des Patienten
4. Verlaufsorientierte Angaben (Überwachung, Grundlage der aktuellen Beurteilung)
5. Beschreibung von Maßnahmen und Beobachtungen (einmal, kontinuierlich)
   - Therapie (Medikamente, Infusionen)
   - Techniken
   - Überwachung (Messungen, Beobachtungen, Bemerkungen)
   - Versorgung des Arbeitsplatzes
   - Applikationen (Dosierungen, Interaktionen, Narkosegerät, Patient)
   - Vitale Funktionen (Atmung, Kreislauf)
   - Stoffwechsel (BZ, BGA, Elektrolyte)
   - Spezielle Organfunktionen
6. EDV-orientierte Angaben
   - Narkoseprotokoll als Hilfsmittel für die Dokumentation
   - Grundlage für Auswertungen
   - Forensisches Dokument.

4.6.2 Zwischenfallsprotokoll

Um die Dokumentation bei Zwischenfällen noch ausführlicher und sorgfältiger zu gestalten, sollten unmittelbar nach dem Ereignis spezielle Aufzeichnungen angefertigt werden, die eine bessere Aufklärung der Zusammenhänge ermöglichen. Dieser

Städtische Krankenanstalten Mannheim — **Fakultät für Klinische Medizin der Universität Heidelberg**

Institut für Anästhesiologie und Reanimation — Dir.: Prof. Dr. H. Lutz

Zwischenfallsprotokoll

Nr. ....

Name:	Klinik:	Station:	Datum und Zeitpunkt des Ereignisses
Geb.-Dat.:	Aufnahme-Nr.:		.... 19...... .... Uhr
Art des Eingriffs:			Anästhesiebuch-Nr. des Originalprotok.:
Anästhesist:	Operateur:		Arbeitsplatz:

Präoperativer Status und Befunde

Geplante Operation mit Vorbereitung ☐	Geplante Operation ohne ausr. Vorbereitg. ☐	Notoperation mit Befunden ☐	Notoperation ohne Befunde ☐	Narkosegerät-Typ:	
1. Operation ☐	Reoperation innerhalb 8 Std. ☐	Reoperation innerhalb 24 Std. ☐	Reoperation innerhalb 7 Tagen ☐	Narkosegerät-Nr.:	
> 6 Std. nüchtern ☐	< 6 Std. nüchtern ☐	< 1 Std. nüchtern ☐		EKG-Monitor ☐	Blutiger Druck ☐
Kreislauf stabil ☐	behand. Hypertonie ☐	diast. Blutdr. > 90 ☐	diast. Blutdr. > 120 ☐		Schock ☐
Herzleistung ausreichend ☐	Mäßige altersbed. Leistungsminderung ☐	Rekompensierte Herzinsuffizienz ☐	Herzinsuffizienz ☐		
EKG-Rhythmus normal ☐	AV-Block 1.-2.° Infarkt > 2 J. ☐	AV-Block 3.° Infarkt < 2 J. ☐	Arrhythmia absol. Infarkt < 1 J. ☐	Tachyarrhythmie Infarkt < 6 Mo. ☐	Infarkt < 3 Mo. ☐
Atmung normal ☐	Obstruktion Restriktion ☐	Belastungs-dyspnoe ☐	Bronchopulmon-Inf. Pneumonie ☐	Ruhedyspnoe ☐	Manifeste Ateminsuffizienz, Cyanose ☐
Nierenfunktion normal ☐	Retentionswerte erhöht ☐	Chronische Dialyse ☐	Urämie ☐		
Leberfunktion normal ☐	Transaminasen erhöht ☐		Zuckerstoffwechsel normal ☐	Diabetes ☐	
Elektrolyte normal ☐	Elektrolyte patholog. ☐		Temperaturen normal ☐	Fieber ☐	Allergie ☐

EKG:

Rö-Thorax:

Aktuelle Medikation:

Zahnstatus:

Besonderheiten — Präanästh. Visite durch mich ☐ — Präanästh. Visite durch anderen ☐ — keine präanästh. Visite ☐

Blutdruck	HF	Temp.	Hb.	Hkt.	Kreat.	Glucose	Transaminasen	Ges.-Eiw	Quick	K+	Na+	Gewicht (kg)	Größe (cm)		Risiko

Zwischenfallsbericht

Art des Zwischenfalls: Schwere allergische Reaktion ☐ — Asystolie ☐ — Atemwegsspasmus ☐ — Technische Komplikation ☐ — Schwere Hypotension ☐ — Zahnschaden ☐ — Aspiration ☐ — Pat. > 1 Std. nicht erweckb. ☐

Art der Anästhesie:

Verabreichte Medikamente bis Zwischenfall	Technische Therapiemaßnahmen	Medikamentöse Therapiemaßnahmen
Barbiturat (mg): Art:	Venenpunktion periph. Anzahl:	Infusion Krist. Lsg (ml)
Ketanest (mg):	Subclaviakatheter Anzahl: Ort:	Infusion Koll. Lsg. (ml)
DHB (mg):	Jugularispunktion Anzahl: Ort:	Infusion Plasma (ml)
Fentanyl (mg):	V. sectio Anzahl: Ort:	Infusion Blut (ml)
Succinylcholin (mg):	Endotrach. Intubation:	Bicarbonat/THAM (ml)
Alloferin (mg):	Beatmung man./masch.	Vasopressoren (mg)
Pancuronium (mg):	Monitoring:	Vasodilatatoren (mg)
Halothan (Vol%):	Herzmassage extern/intern Min.	Elektrolyte (Art. mval)
Kristall. Lsg. (ml):	Defibrillation indirekt/direkt Anzahl:	Antiarrhythmika (mg)
Koll. Lösg. (ml): Art:	Schrittmacher transven./oesoph.	Cardiaca (mg)
Blut/Erykonz. (ml):		Andere
Plasma/Plasmafrakt. (ml)		
Andere:	Zwischenfall behoben ☐ / Patient ohne Schaden ☐	Patient mit Schaden ☐ / Zwischenfall nicht behoben ☐ / Patient verstorben ☐

Abb. 4.26. Beispiel eines Zwischenfallsprotokolls (Modell des am Institut für Anästhesiologie, Klinikum Mannheim, verwendeten Formulars)

Zwischenfallsbericht (Abb. 4.26) sollte insbesondere immer dann angelegt werden, wenn der Zwischenfall zu einem Folgeschaden mit wahrscheinlichem Regreßanspruch (z. B. Herzstillstand, Aspiration, Zahnschaden, Verbrennung, Lagerungsschaden) geführt hat. Dem Zwischenfallsbericht sollte stets eine Fotokopie des Originalprotokolls beigelegt werden.

Ein ideales Berichtsformular sollte jede Information enthalten, die für eine laufende Untersuchung und zukünftige Überprüfung erforderlich ist. Dazu gehören persönliche Daten über den Patienten und das betroffene Personal sowie Angaben über die Krankheit des Patienten, das durchgeführte Diagnose- oder Therapieverfahren, das verwendete Anästhesieverfahren mit den verabreichten Medikamenten und ihren Dosierungen. Die Dokumentation des Vorfalls sollte die präzise Beschreibung der Umstände durch den betroffenen Arzt, einschließlich der Faktoren, die an der Ausbildung des Zwischenfalls beteiligt sein könnten (z. B. personelle Situation, Erfahrungsgrad des Personals, Notsituation usw.), enthalten. Alle verwendeten Geräte sollten - einschließlich der Registriernummern - auf dem Protokoll eingetragen werden. Das ausgefüllte Formular sollte vom Leiter der Abteilung überprüft werden. Es ist darauf zu achten, daß unnötige Angaben oder Korrekturen unterbleiben, da sie Anlaß für Fehlinterpretationen sein könnten.

5 Narkoseeinleitung

Die Einleitung einer Narkose erfolgt bei Erwachsenen überwiegend auf intravenösem Wege; bei Kindern können intramuskuläre oder rektale Applikationen von Injektionsnarkotika oder die Inhalation eines Narkotikums schonendere Verfahren sein. In den Prozeß der Narkoseeinleitung fällt auch die Verabreichung von Muskelrelaxanzien und die Durchführung der endotrachealen Intubation. Der Anästhesist sollte sich stets bewußt sein, daß die Phase der Narkoseeinleitung einer der risikoreichsten Abschnitte seiner ärztlichen Tätigkeit ist.

Voraussetzung zur Anwendung narkotisch wirksamer Substanzen sollten Kenntnisse über den Wirkungsmechanismus dieser Substanzen am ZNS sein.

5.1 Narkosetheorien

Unter einer Narkose versteht man die reversible Hemmung der Sinneswahrnehmung, einschließlich der Schmerzempfindung. Der exakte molekulare Wirkungsmechanismus der Narkosemittel ist auch heute noch nicht restlos geklärt, obwohl seit der klinischen Einführung dieser Substanzen zahllose Untersuchungen über die während der Narkose stattfindenden funktionellen Veränderungen verschiedener Organe und Organsysteme vorgenommen worden sind. Heute unterscheidet man im wesentlichen eine biophysikalische von einer biochemischen Theorie [65, 234, 235, 543].

5.1.1 Biophysikalische Theorie

Als wesentliches Prinzip der narkotischen Wirkung einer Substanz wird ihre Fähigkeit zur Membranveränderung herausgestellt. Die Zellmembran wird entweder für Stoffe durchlässiger oder sie wird verdichtet, so daß Austauschvorgänge (z. B. von Ionen) nicht mehr stattfinden können. Als auslösende Ursachen werden die Herabsetzung der Oberflächenspannung wäßriger Lösungen, die Lipidlöslichkeit des Narkotikums (gemessen am Öl-Wasser-Verteilungskoeffizienten), die thermodynamische Aktivität der Substanz, die Blockade der Permeabilität der Zellmembran, die Ausbildung von Klathraten (Einschlußverbindungen) in der Zellmembran und eine membranexpandierende Wirkung des Narkotikums (vorwiegend im Lipidanteil der Membran) diskutiert. Die überwiegende Zahl dieser Theorien vertritt den Standpunkt, daß durch Narkotika die Membranpermeabilität der Nervenzellen so beeinträchtigt wird, daß eine Stabilisierung der Zellen im Ruhezustand erfolgt.

Viele Befunde sprechen dafür, daß die wesentlichen Veränderungen in den Phospholipoproteinbestandteilen der Zellmembran ablaufen (Abb. 5.1). Dabei wird eine Aufweichung der geordneten Gelfraktion in einen mehr flüssig-ungeordneten

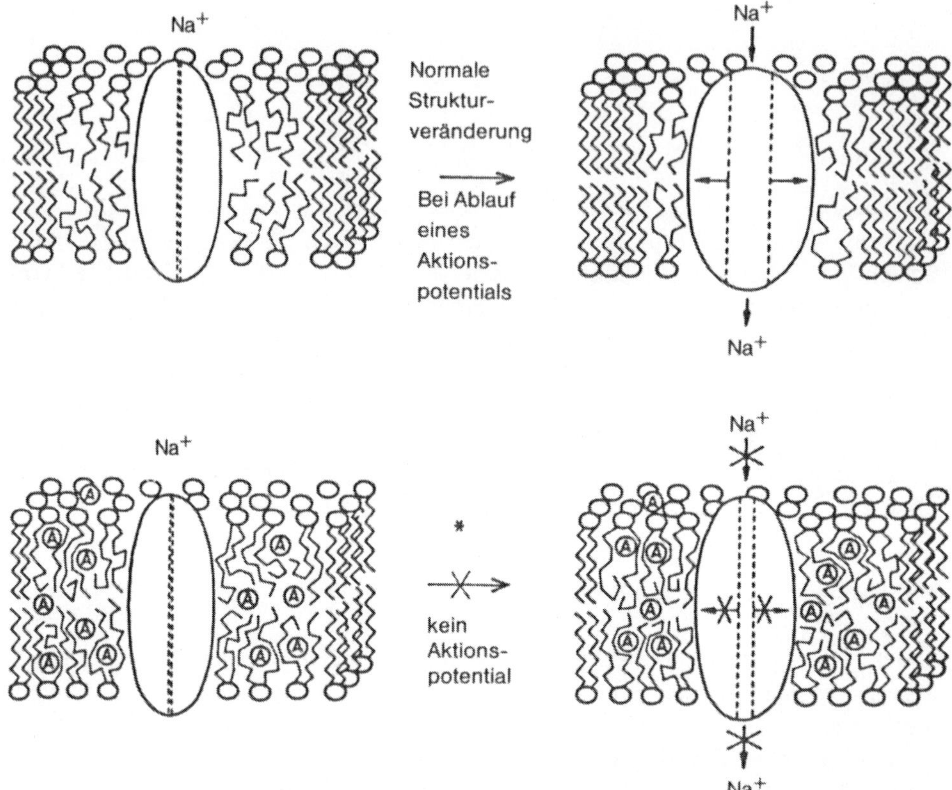

Abb. 5.1. Physikochemische Interferenzen der gut fettlöslichen Narkotika und den Phospholipidanteilen der Zellmembran führen zu einem Aufweichen der geordneten Gelfraktion und damit zu einem Übergang in den mehr flüssig-ungeordneten Zustand (gestörte Strukturveränderung infolge der Gelfraktion durch Narkotikaeinfluß). Als Folge der Fluiditätszunahme resultiert eine Volumenexpansion, die dynamische Formationsänderungen des Membranverbands, insbesondere die Eröffnung von Ionenkanälchen nicht mehr erlaubt. (Aus [403 a])

Zustand diskutiert. Die Flüssigkeitszunahme verursacht eine Volumenexpansion, wodurch die Eröffnung der Ionenkanälchen nur noch bedingt oder sogar nicht mehr möglich ist [526].

5.1.2 Biochemische Theorie

Die nachweisbare Abnahme des Sauerstoffverbrauchs des Hirngewebes bei Einwirkung von Narkotika hat zu der Auffassung geführt, daß die Narkose Folge einer biochemischen Interaktion des Narkotikums mit bestimmten Enzymen sei. Dieser Theorie wird jedoch widersprochen, weil die Abnahme des Sauerstoffverbrauchs des Hirngewebes auch als sekundärer Effekt bewertet werden kann (nichtarbeitende Zelle verbraucht weniger O_2). Barbiturate blockieren z. B. den Elektronenfluß in der Atmungskette erst bei extrem hoher Dosierung (10mal höher als klinisch üblich).

Offensichtlich handelt es sich bei der Narkose um reversible Veränderungen der Membranstruktur und ihrer Funktion. Dabei lagern sich die verschiedenen narkotisch wirksamen Substanzen reversibel an den Bindungsstellen der Proteine an und beeinflussen Transmitterfreisetzung, Reaktion des Transmitters im Rezeptor und Impulsweiterleitung. Das Resultat dieser Veränderung ist eine Beeinträchtigung der synaptischen Übertragung, der Weiterleitung sensorischer Impulse und ihrer Erkennung durch höhere Hirnzentren. Diese Effekte finden sich jedoch nicht in allen Bereichen des ZNS, sondern differenziert in bestimmten Anteilen. Die Synapsen im kortikalen Bereich [430] und im ventrobasalen Thalamus [21] scheinen von diesen Veränderungen besonders betroffen zu sein.

5.2 Intravenöse Narkose

Mit der intravenösen Verabreichung eines Pharmakons in den menschlichen Organismus unterliegt die Substanz den Gesetzen der Pharmakokinetik (Abb. 5.2), so daß ihre pharmakodynamischen Eigenschaften von außen nur noch gering beeinflußt werden können. Eine intravenöse Narkose ist zwar für den Patienten angenehm; für den Anästhesisten ist sie jedoch nur schwer steuerbar. Für die Anwendung eines intravenösen Narkotikums sind somit Kenntnisse über Pharmakokinetik und Pharmakodynamik der verwendeten Substanzen von besonderer Bedeutung. Dabei ist zu berücksichtigen, daß die Eigenschaften der einzelnen Substanzen in Kombination mit gleichzeitig verabreichten Pharmaka Änderungen erfahren können.

Intravenöse Narkotika werden wegen ihres schnellen Wirkungseintritts zur Einleitung bei Inhalationsnarkosen oder wegen der kurzen Wirkungsdauer bei Kurzeingriffen allein oder kombiniert mit Lachgas-Sauerstoff-Gemischen mit oder ohne Inhalationsnarkotika eingesetzt. Ihre Anwendung setzt voraus, daß jederzeit freie Atemwege und ein ungehinderter Gasaustausch garantiert werden können [218].

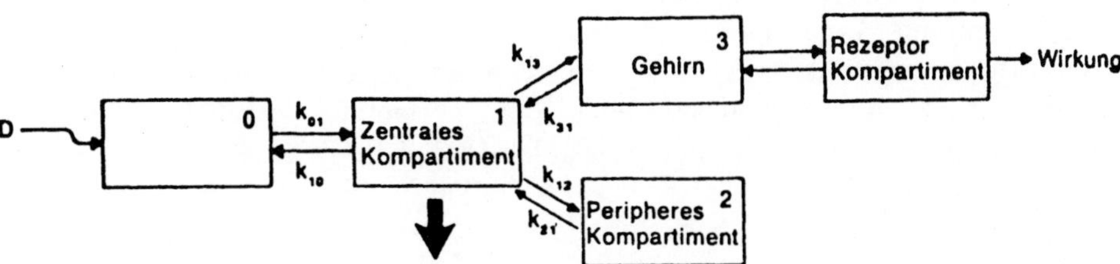

Abb. 5.2. In diesem Schema werden die verschiedenen Vorgänge dargestellt, die nach Verabreichung eines Medikaments im Körper ablaufen. Die K-Symbole stellen die Geschwindigkeits- oder Clearancekonstanten zu den und von den verschiedenen Kompartimenten dar. Der dicke Pfeil, der vom zentralen Kompartiment wegweist, zeigt die Elimination des Medikaments aus dem Körper an, die entweder durch Ausscheidung oder Biotransformation oder eine Kombination beider erfolgt. (Aus [314 a])

5.2.1 *Pharmakokinetik*

Unter Pharmakokinetik versteht man die Kinetik von Resorption, Verteilung, Stoffwechsel und Ausscheidung von Medikamenten und anderen Substanzen im menschlichen Organismus. Sie ermöglicht die Untersuchung des zeitlichen Ablaufs von Arzneimittelkonzentrationen im Plasma und anderen Flüssigkeiten, Geweben und Ausscheidungen, sowie die Schaffung von Modellen, die sich für eine Interpretation dieser Abläufe eignen. Die Beziehung zwischen der pharmakologischen Reaktion und den Konzentrationen von Arzneimitteln oder ihren Stoffwechselprodukten in Körperflüssigkeiten ist für die Pharmakokinetik auch von Bedeutung. Zur Beschreibung des Verhaltens endogener oder exogener Substanzen, auch der Medikamente, werden Kompartimentmodelle verwendet. Bei Kompartimentmodellen geht man davon aus, daß das biologische System einem einzelnen Pool oder mehreren miteinander in Verbindung stehenden Pools entspricht, in dem oder in denen die Menge des Arzneimittels in einem erkennbaren Verteilungsvolumen gleichmäßig verteilt enthalten ist. Bezüglich des Transports von Medikamenten zwischen solchen Kompartimenten geht man gewöhnlich davon aus, daß der Vorgang mit einer Geschwindigkeit erster Ordnung abläuft. In Abb. 5.2 könnte beispielsweise das Kompartiment 0 den Gastrointestinaltrakt nach oraler Verabreichung eines Medikaments darstellen, während zum zentralen Kompartiment Plasma, Blutzellen sowie die gut durchströmten Organe und Gewebe gehören. Außerdem kann man zwischen peripheren Kompartimenten und einem Gehirnkompartiment unterscheiden, das bei intravenös verabreichten Induktionsmitteln die Rezeptoren enthält.

Die pharmakokinetischen Vorgänge nach Applikation eines Arzneimittels werden beeinflußt vom unterschiedlichen Ausmaß der Organdurchblutung und den Umverteilungsvorgängen, sowie von der Eiweißbindung, der Art der Biotransformation und der Ausscheidung des Medikaments [158, 256].

5.2.1.1 *Organdurchblutung*

Neben Herz und Nieren besitzt das Gehirn die höchste Organdurchblutung. Intravenöse Narkotika erreichen somit in Abhängigkeit vom Herzzeitvolumen (HZV) und der Injektionsgeschwindigkeit in relativ kurzer Zeit (1-2 min) ihren Wirkungsort. Die Abhängigkeit der Pharmakonwirkung von der Größe der Durchblutung zeigt sich z. B. bei einer schockbedingten Zentralisation, bei der bereits eine normale Dosis zur Überdosierung im ZNS führt, weil unter diesen Bedingungen die Hirndurchblutung im Verhältnis zur Gesamtkörperdurchblutung überproportional gesteigert ist. Hingegen kann es bei einer durch Angst ausgelösten Katecholaminausschüttung mit konsekutiver Weitstellung der Muskelgefäße zur relativen Unterdosierung kommen, weil infolge der gesteigerten peripheren Durchblutung nur eine relativ geringe Narkotikakonzentration zum ZNS transportiert wird.

5.2.1.2 *Umverteilungsvorgänge*

In der weiteren Phase der Verteilung eines Medikaments werden auch die weniger gut durchbluteten Gewebe (peripheres Kompartiment) gesättigt, wobei auch jene Substanzmengen aufgenommen werden, die aus den gut durchbluteten Organen abströmen.

Beträchtliche Mengen der stark lipophilen Verbindungen intravenöser Narkotika werden in dem sehr schlecht durchbluteten Fettgewebe abgelagert. Allerdings muß berücksichtigt werden, daß ein Teil der Substanz (ca. 10–20%) in unterschiedlicher Geschwindigkeit metabolisch inaktiviert wird. Die klinische Wirkungsbeendigung, d.h. das Erwachen des Patienten, erfolgt bei den heute üblichen niedrigen Dosierungen i.allg. noch während der Verteilungsphase, weil die Konzentration des Narkotikums im Gehirn durch Umverteilung auf andere - schlecht durchblutete aber einen größeren Anteil an der Körpermasse umfassende - Gewebe stark abfällt. Nachinjektionen von Narkotika führen zur weiteren Auffüllung des dritten Verteilungsraums, zur kontinuierlichen Abgabe der Substanz an das Gehirn und damit zur Kumulation und Wirkungsverlängerung. Je höher die Umverteilungsrate eines Medikaments ist, um so größer ist die Gefahr einer späteren Kumulation (z.B. Fentanyl, Diazepam).

Eiweißbindung. Intravenöse Narkotika verbinden sich reversibel mit Plasmaproteinen, insbesondere mit Albumin und dem Muskelprotein. Das Ausmaß dieser Bindung ist substanzspezifisch und von Mittel zu Mittel sehr unterschiedlich. Grundsätzlich gilt, daß die stark wasserlöslichen Medikamente nur sehr schwache Eiweißbindungen eingehen, während stark lipidlösliche Medikamente nahezu vollkommen vom Protein gebunden werden. Die Eiweißbindungsfähigkeit ist außerdem von der applizierten Dosis und dem pH-Wert des Blutes abhängig. Da für den Übertritt von der Kapillare in das Hirngewebe nur die freien Moleküle zur Verfügung stehen, können bei Patienten mit Eiweißmangelzuständen infolge hoher Konzentration freier Moleküle sehr rasch toxische Konzentrationen erreicht werden. Es ist aber auch möglich, daß das vorhandene Protein bereits durch andere Moleküle (z.B. N_2O) abgesättigt ist, so daß bereits geringe Dosen des intravenösen Narkotikums überwiegend als freie Moleküle an das Hirngewebe abgegeben werden und damit ebenfalls Überdosierungseffekte verursachen.

5.2.1.3 Biotransformation

Die Ausscheidungsgeschwindigkeit fettlöslicher Stoffe hängt in hohem Maße davon ab, wie schnell sie im Organismus zu wasserlöslichen Verbindungen umgewandelt werden. Die Umwandlungsprozesse von Fremdsubstanzen werden als Biotransformation bezeichnet. Diese erfolgt v.a. in der Leber und nur in untergeordnetem Maße in anderen Organen (z.B. im Darm, in der Niere, der Milz, der Muskulatur, der Haut, im Blut). Die an der Biotransformation beteiligten Enzyme, die strukturgebunden hauptsächlich in den Membranen des endoplasmatischen Retikulums (z.B. Monooxygenasen, Glucoronyltransferasen) und teilweise auch in den Mitochondrien lokalisiert sind und daneben strukturungebundener als lösliche Enzyme (z.B. Esterasen, Sulfotransferasen) vorkommen, sind weitgehend substratunspezifisch. Das bedeutet, daß sie Substrate sehr unterschiedlicher chemischer Struktur umsetzen können.

Phase-I-Reaktion. Als Phase-I-Reaktion werden die Biotransformationsreaktionen bezeichnet, bei denen das Pharmakon oxidativ, reduktiv oder hydrolytisch verändert wird. Oxidasen oxidieren durch Entzug von Wasserstoff bzw. Elektronen (z.B. Barbiturate). Die größte Bedeutung für die oxidative Biotransformation von Pharmaka besitzen Zytochrom P-450 bzw. Zytochrom P-448 enthaltende (mikrosomale) Monooxygenasen, bei denen es sich um Hämproteine handelt. Reduktionen spielen im Vergleich zu Oxidationen nur eine untergeordnete Rolle. Carbonylverbindungen können durch Alkoholdehydrogenase oder zytoplasmatische Aldoketoreduktasen zu Alkoholen reduziert werden. Toxikologisch bedeutsam ist die reduktive Dehalogenisierung. Hydrolytische Veränderungen erfolgen durch Esterasen, Hydratasen und Glykosidasen (z. B. Propanidid, Etomidate). Sie kommen sowohl intra- als auch extrazellulär, mikrosomal gebunden und in gelöster Form vor.

Phase-II-Reaktion. Als Phase-II-Reaktion werden die Kopplungen (Konjugationen) des Pharmakonmoleküls bzw. eines bereits durch eine Phase-I-Reaktion entstandenen Metaboliten mit einer körpereigenen Substanz bezeichnet. Die wichtigsten Phase-II-Reaktionen sind die Konjugationen mit aktivierter Glucuronsäure, Aminosäuren, aktivem Sulfat, aktiver Essigsäure und die Bildung von Mercaptursäurederivaten.

5.2.1.4 Ausscheidung

Die Ausscheidung des Pharmakons bzw. seiner Metaboliten führt zur Abnahme der Wirkstoffkonzentration im Körper. Sie kann in Abhängigkeit von den physikalisch-chemischen Eigenschaften (Molekulargewicht, pK_a-Wert, Löslichkeit, Dampfdruck) der auszuscheidenden Substanz renal, biliär, intestinal und pulmonal erfol-

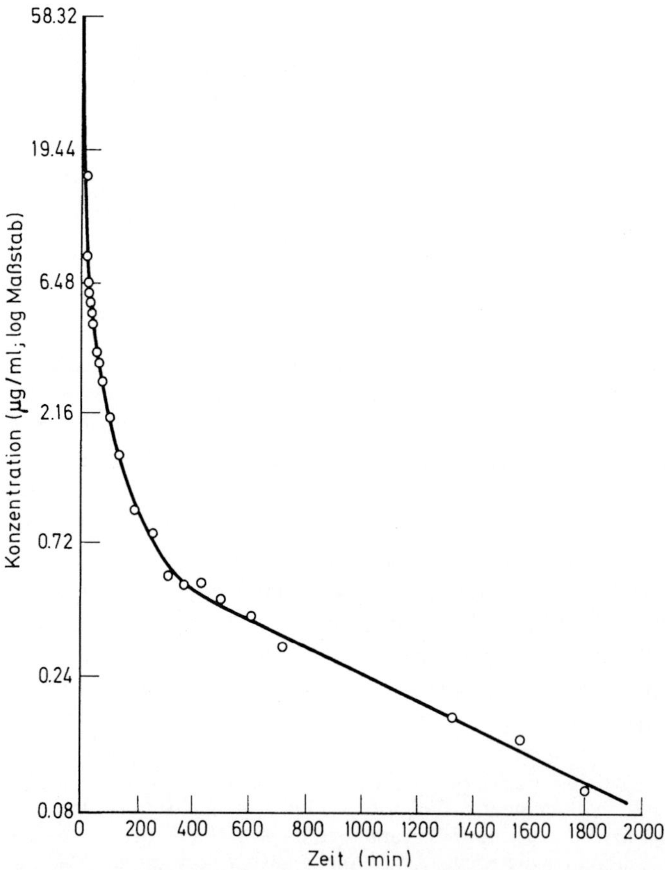

Abb. 5.3. Beispiel einer Plasmakonzentrationskurve nach intravenöser Injektion von Thiopental bei einem chirurgischen Eingriff. Die Ergebnisse wurden einer Exponentialgleichung dritter Ordnung angepaßt. (Aus [314 a])

gen. Der Ausscheidung durch die Haut kommt nur eine geringe Bedeutung zu. Die wichtigsten Ausscheidungsorgane sind die Nieren. Die Schnelligkeit und das Ausmaß der renalen Ausscheidung werden von der glomerulären Filtration, der tubulären Rückresorption und der tubulären Sekretion bestimmt. Mit der Galle werden v. a. solche Stoffe ausgeschieden, die ein Molekulargewicht von > 500 besitzen bzw. dieses durch Metabolisierung erlangen. Der Übertritt aus einer Leberzelle in eine Gallenkapillare erfolgt entweder durch Diffusion oder aktiven Transport. Unter quantitativen Gesichtspunkten ist die biliäre Ausscheidung von Glucuroniden besonders bedeutsam. Die pulmonale Ausscheidung von Gasen erfolgt proportional den Konzentrations- bzw. Durckgradienten zwischen Blut und Atemluft; es handelt sich hierbei um einen reinen Diffusionsprozeß. Mit abnehmender Löslichkeit im Blut nimmt die pulmonale Ausscheidung zu; ebenso kann sie durch eine Erhöhung des Atem- und des Herzzeitvolumens und damit der Lungendurchblutung gesteigert werden [180].

Bezüglich des zeitlichen Ablaufs der Konzentrationen in verschiedenen Körperteilen kann man die Verhältnisse vereinfachen, wenn man davon ausgeht, daß es zwischen den verschiedenen Kompartimenten nach einer bestimmten Zeit zu einem Verteilungsgleichgewicht kommt. Damit entspricht der Konzentrationsabfall in jedem Kompartiment schließlich dem Konzentrationsabfall im Plasma. Die Plasmakonzentrationskurve (Abb. 5.3) nach der intravenösen Injektion eines Arzneimittels zeigt sehr oft zwei, manchmal auch drei deutlich erkennbare Phasen: einen schnellen anfänglichen Abfall (Verteilungsphase), bei dem es hauptsächlich zu einem Abstrom in Organe und Gewebe kommt, sowie einen langsameren Abfall, der die Eliminationsphase darstellt. Aus solchen Kurven lassen sich Parameter, wie Verteilung und Eliminations-Halbwertszeit sowie die Gesamtkörperclearance ermitteln. Zusätzlich werden verschiedene Verteilungsvolumina errechnet (Anfangsvolumen und Volumen zum Zeitpunkt, zu dem das Verteilungsgleichgewicht erreicht wurde).

5.2.2 *Pharmakodynamik*

Unter Pharmakodynamik versteht man die Definition der Wirkmechanismen von Arzneimitteln im engeren Sinne. Allerdings werden Art und Ausmaß einer pharmakologischen Wirkung nicht nur durch die pharmakodynamischen Eigenschaften der Substanz bestimmt, sondern ebenso von ihrem pharmakokinetischen Verhalten, weil zwischen beiden Komponenten sehr enge Wechselbeziehungen bestehen. Die Wirkung mancher Pharmaka läßt sich auf einfache physikalische und/oder chemische Eigenschaften zurückführen (z. B. Lipidlöslichkeit). Gemeinsames Kennzeichen derartiger Pharmaka ist das Fehlen eines genau zu lokalisierenden Angriffspunkts. Für andere Stoffe hingegen können die Wirkorte genau lokalisiert werden (z. B. Rezeptortheorie).

5.2.2.1 *Lipidlöslichkeit*

Für die Membrangängigkeit eines Medikaments stellt die Lipidlöslichkeit die wichtigste Größe dar, weil sich fettlösliche Stoffe bevorzugt in Lipidmembranen und in der Zelle anreichern. Je höher die Lipidlöslichkeit des Narkotikums ist, um so schneller kann es am Zentralnervensystem wirksam werden. Da diese Vorgänge durch Diffusion erzielt werden, ist ihre Intensität weitgehend auch von der Durchblutung abhängig. Dabei muß zusätzlich berücksichtigt werden, daß die narkotisch wirkenden Substanzen selbst einen spezifischen Einfluß auf das Herz-Kreislauf-System besitzen und somit sekundär ihre Verteilung und Diffusion beeinflussen.

5.2.2.2 Rezeptorbindung

Rezeptoren sind bestimmte Orte an biologischen Strukturen, deren Veränderung eine Wirkung auslöst. Das Prinzip der Reaktion zwischen Rezeptor und Pharmakon besteht in einer direkten Verbindung beider oder in einer indirekten Einwirkung. Ein Beispiel für direkte Wirkung am Rezeptor sind die parasympathomimetisch wirksamen Strukturanaloga des Azetylcholins. Indirekte Wirkungen können dadurch zustande kommen, daß das Pharmakon körpereigene Wirkstoffe freisetzt (z.B. indirekte Sympathomimetika) oder ihre enzymatische Inaktivierung verhindert (z.B. indirekte Parasympathomimetika). Schließlich kann ein Pharmakon die Wirkung eines körpereigenen Stoffes dadurch aufheben, daß es den Rezeptor besetzt und so den Überträgerstoff oder einem seiner Analoga den Zugang verwehrt (z.B. Parasympatholytika). Der Mechanismus der Reaktion mit den Rezeptoren ist für die meisten Pharmaka unbekannt. Es gibt gute Gründe für die Annahme, daß Rezeptoren Proteinstrukturen sind. Rezeptor und Pharmakon müssen zueinander passen, d.h. die Fixationsstellen beider Moleküle müssen einander räumlich entsprechen. Ehe die chemische Konstitution und die räumliche Anordnung der Rezeptoren nicht aufgeklärt ist, haben alle Rezeptormodelle hypothetischen Charakter. Bei der Aufklärung von Pharmakawirkungen können sie jedoch sehr hilfreich

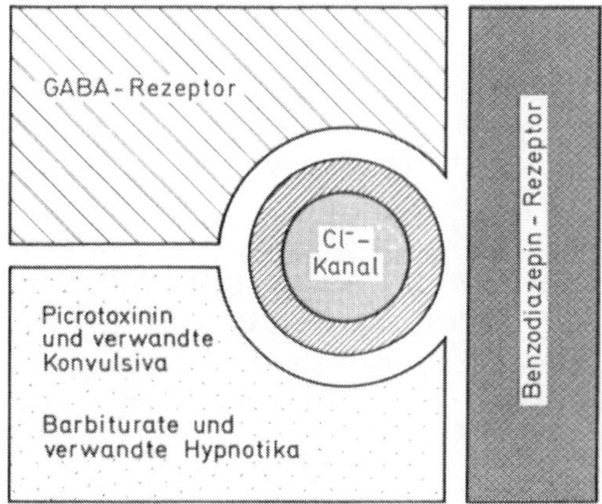

Abb.5.4. Modell des GABA-Rezeptor-Chlorid-Ionophor-Komplexes, der sich aus den 3 Rezeptoreinheiten für GABA, Benzodiazepin und für Barbiturate sowohl als Picrotoxinin und verwandte krampfauslösende Substanzen zusammensetzt und mit dem Chloridionophor räumlich zusammenhängt. Dieser wird durch GABA aktiviert, die Aktivierung sowohl über den Benzodiazepinrezeptor als auch über den Barbituratrezeptor verstärkt, durch Pricrotoxinin und Analoge wird der Chlorideinstrom gehemmt und damit eine Exzitation ermöglicht. (Aus [314a])

sein. Substanzen, die eine Rezeptorbindung besitzen (z. B. Diazepam, Opioide) können nicht in eine Dosis-Wirkungs-Relation eingeordnet werden. Dosiserhöhungen mit diesen Medikamenten führen z. B. nicht zur Wirkungssteigerung, wenn bereits durch die Initialdosis sämtliche Rezeptoren besetzt worden sind.

Die Modulation der Wirksamkeit eines Neurotransmitters (γ-Aminobuttersäure = GABA) durch Barbiturate ist bisher am genauesten untersucht. Hierin wird ein wesentlicher hypnotischer Effekt dieser Substanzgruppe vermutet. GABA kann präsynaptische und postsynaptische Hemmungen hervorrufen, wovon erstere Funktion am Rückenmark, letztere im Gehirn bekannt ist. GABA löst über ihren spezifischen Rezeptor einen erhöhten Chloridionen-Einstrom mit nachfolgender Hyperpolarisation aus. Dieses postsynaptische Protein wurde inzwischen als GABA-Benzodiazepin-Barbiturat-Ionophor-Komplex charakterisiert (Abb. 5.4).

5.2.3 Intravenöse Narkotika

Die Einteilung und Besprechung dieser Substanzen erfolgt nach ihrer chemischen Gruppenzugehörigkeit und ihrem Wirkungseintritt. Die früher häufig benutzte Klassifizierung entsprechend der Wirkungsdauer ist ungeeignet, bei Unkenntnis der Pharmakokinetik irreführend und für den Patienten gefährlich [172, 234].

Schnellwirkende Pharmaka, also die eigentlichen Induktionsnarkotika, sind Barbitursäurepräparate, Imidazol- und Eugenolderivate, sowie die Steroidnarkotika. Langsamer wirkende Medikamente sind Benzodiazepine, Phencyclidine, Tranquilizer, Opioide und die Substanzen der Neuroleptanästhesie, sowie verschiedene Pharmaka weiterer chemischer Gruppierungen.

5.2.3.1 Barbiturate

Barbitursäurederivate gehören zu den ältesten intravenösen Narkotika. Sie sind auch heute noch die am meisten angewendeten narkotisch wirkenden Substanzen, v. a. Thiopental (Trapanal), Methohexital (Brevimytal) und Hexobarbital (Evipan). Zahlreiche andere Barbiturate wurden klinisch eingesetzt, stellten aber keine Verbesserungen dar [154, 195, 197, 231, 411]. Da Barbitursäurepräparate als basische Injektionslösungen vorliegen, sind sie mit gleichzeitig verabreichten sauren Injektionspräparaten (z. B. Succinylcholin) nicht kompatibel (Aufflockung!).

Thiopental. Eines der verbreitetsten Barbitursäurederivate ist Thiopental (Trapanal 3-5 mg/kg KG; Abb. 5.5).

Pharmakokinetik. Thiopental wird als Natriumsalz überwiegend in 2,5%iger Lösung injiziert (500 mg Trockensubstanz auf 20 ml Lösungsmittel). Der größte Teil (ca. 80%) bleibt im Plasma, die Erythrozyten nehmen etwa 20% auf. Veränderungen der Proteinkonzentration des Plasmas und des Hämatokrits beeinflussen diese Verteilung. In weniger als 1 min kommt es zum Äquilibrium zwischen Plasma und Hirn. Entscheidende Faktoren hierfür sind die Organdurchblutung, der Verteilungskoeffizient, die Plasma-Eiweiß-Bindung, sowie der Dissoziationsgrad (pK = 7,6). Der Verteilungskoeffizient bestimmt die Diffusion eines Pharmakons durch die Lipidphase. Je höher der Verteilungskoeffizient, um so schneller ist die Diffusion durch eine Lipidmembran. Entsprechend dem schnellen Abfall des Thiopentalspiegels im Blut (t/2 = 8,5 min) und konsekutiv in den gefäßreichen Organen läßt der hypnotische Effekt durch Umverteilung zunächst in die Muskulatur und

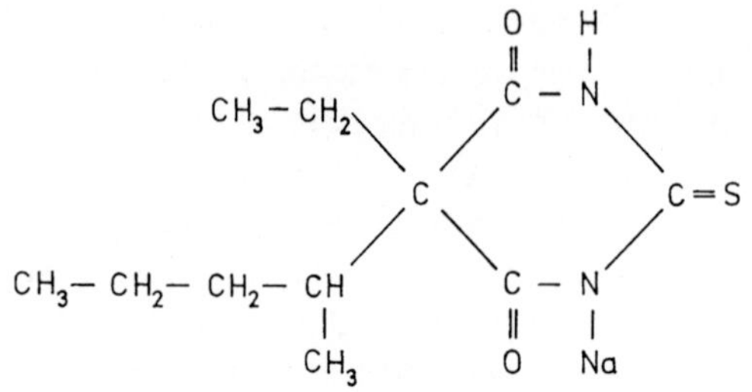

Abb. 5.5. Strukturformel von Thiopental

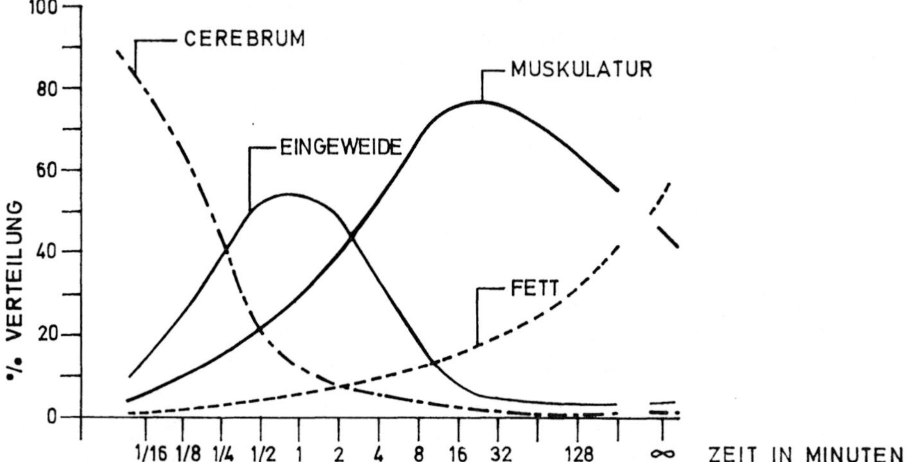

Abb. 5.6. Prozentuale Verteilung der Barbiturate in den Körperzentren am Beispiel des Thiopentals. (Aus [41])

dann in das Fettgewebe innerhalb weniger Minuten nach (Abb. 5.6). Der Ausdruck „ultrakurz wirksames" Narkotikum ist jedoch inkorrekt, da im Fettgewebe maximale Plasmakonzentrationen (ca. 50% der applizierten Dosis) noch 300 min nach der Injektion gefunden werden. Die Eliminationshalbwertszeit beträgt im Mittel 11,6 h. Bei kontinuierlicher Applikation, z. B. in der Neurochirurgie, liegt eine nichtlineare Eliminationskinetik vor.

Der Abbau erfolgt vorwiegend in der Leber (Metabolisierungsrate ca. 10%/h). Die Metaboliten, die z. T. ebenfalls noch hypnotisch wirken, werden über die Niere, in geringem Maße auch über die Galle ausgeschieden. Nierenerkrankungen sind jedoch keine Kontraindikationen für Thiopental, und auch Lebererkrankungen führen erst bei erheblicher Funktionsstörung zu einer verminderten Toleranz. Der größere Effekt bei Urämie und Leberzirrhose ist auf die veränderte quantitative bzw. qualitative Eiweißbindung zurückzuführen.

Die Plazentaschranke wird sehr schnell überwunden, wenn auch im fetalen Blut niedrigere Plasmaspiegel gefunden werden als im mütterlichen Blut. Es ist jedoch zu berücksichtigen, daß die Abbauraten im Feten infolge der noch nicht ausgereiften Leberfunktion vermindert sind. Durch die im Alter verzögerte Metabolisierung sind niedrigere Dosen erforderlich. Interaktionen mit anderen Pharmaka, z. B. die Kombination von Thiopental mit Opioiden und Lachgas, zeigen sich vorwiegend in einer Addition der Einzeleffekte. Substanzen, die Thiopental aus der Eiweißbindung verdrängen, steigern die Barbituratwirkung; auch Alkohol kann die Wirkung von Thiopental - wie generell von Barbituraten - erheblich variieren.

Pharmakodynamik. Am Zentralnervensystem kommt es in Abhängigkeit von der Dosierung zu Sedierung, Schlaf und Analgesie. Diese Stadien können im EEG eindeutig unterschieden werden. Der Angriffspunkt liegt im Bereich des Kortex und des Thalamusbereichs. Thiopental besitzt in üblicher Dosierung keinen analgetischen Effekt.

Da das parasympathische weniger als das sympathische System gehemmt wird und außerdem eine Histaminfreisetzung aus den Gewebsmastzellen erfolgen kann, ist gelegentlich ein Broncho- oder Laryngospasmus möglich, der sich durch schnelle Narkosevertiefung mit einem Inhalationsnarkotikum (z. B. Halothan) in der Regel ohne Schwierigkeiten beheben läßt. Präoperative Atropingabe verhindert diesen Effekt weitgehend.

Sehr hohe Dosen führen zu einer deutlichen Abnahme des Sauerstoffverbrauchs der Gehirnzellen, der Durchblutung des Gehirns (bis zu 45% gegenüber dem Wachzustand) und des intrakraniellen Drucks. Darüber hinaus sind andere Wirkungen der Barbiturate am Gehirn bekannt geworden, die zahlreiche metabolische Störungen während Ischämie und Hypoxämie beeinflussen könnten: Membranstabilisierung, Unterdrückung der Aktivität freier Radikale und der Lipidperoxidation, verminderter Anfall freier Fettsäuren, Senkung der Kalziumanhäufung im Zytosol und Senkung eines cAMP-bedingten Hypermetabolismus. Dies hat zum Einsatz der Barbiturate nach Herz-Kreislauf-Stillstand und nach schwerem Schädel-Hirn-Trauma (SHT) mit erhöhtem intrakraniellen Druck geführt. Die bisherigen Ergebnisse zeigen, daß die Indikation zur Barbiturattherapie auf jene Umstände beschränkt werden sollte, für welche ein Effekt stets nachweisbar ist: die Senkung des erhöhten intrakraniellen Drucks und die Verminderung des zerebralen Sauerstoffverbrauchs. Barbituratinfusionen sind jedoch nur bei jenen Patienten sinnvoll, bei denen die intrakranielle Drucksteigerung auf zerebraler Hyperperfusion beruht. In diesen Fällen kann die intrakranielle Volumenvermehrung durch eine Vasokonstriktion der Hirngefäße (v. a. der Venen) unabhängig vom Verhalten des arteriellen Blutdrucks reduziert werden. Dagegen ist bei Patienten mit globalem zerebralen Ödem eine Infusion von Barbiturat nicht zweckmäßig, da eine Verbesserung des zerebralen Perfusionsdrucks nicht erreicht wird. Barbiturate zur Senkung des zerebralen Sauerstoffverbrauchs einzusetzen, ist dann angezeigt, wenn dieser durch nachweisbare zerebrale Hyperaktivität, z. B. nach SHT oder diffuser Schädigung durch Mikrothrombi oder Hypoperfusion vermehrt ist.

Aufgrund der hohen Pharmakonkonzentration in anderen Geweben und der späteren Rückverteilung in die Gefäße, damit auch zum Gehirn, ist die Aufwachphase lang. Benommenheit und Desorientierung können noch Stunden, reduzierte psychomotorische Reaktionen bis zu 24 h nach der Applikation anhalten.

Das kardiovaskuläre System wird von Barbituraten, so auch von Thiopental, beeinflußt. Medulläres Vasomotorenzentrum und hypothalamische Kreislaufzentren werden gehemmt. Ebenso wird der vagale Herztonus gehemmt, die Baroreflexempfindlichkeit wird eingeschränkt. In der Regel sinkt der arterielle Blutdruck trotz wenig verändertem gesamten peripheren Widerstand infolge venöser Vasodilatation und verminderter Vorlast. Die Herzfrequenz steigt an, die Kontraktilität nimmt ab; der myokardiale Sauerstoffverbrauch und die Koronarperfusion nehmen infolge der chronotropen Wirkung zu (Tabelle 5.1). Die Kreislaufwirkungen der Barbiturate sind in erster Linie als Begleitphänomene ihrer Effekte am ZNS und weniger als Folge ihrer toxischen Nebenwirkungen direkter Art an der Herz- und Gefäßmuskulatur aufzufassen.

Am respiratorischen System führt Thiopental in Abhängigkeit von Dosis und Injektionsgeschwindigkeit zur Einschränkung der Atmung infolge direkter Hemmung des Atemzentrums in der Medulla mit Reduktion der Ansprechbarkeit auf CO_2. Wegen der Möglichkeit der Bronchokonstriktion sollte beim Asthma bronchiale und bei schweren obstruktiven Lungenerkrankungen Thiopental mit Zurückhaltung verwendet werden.

Die Funktionen von Leber und Nieren werden nicht wesentlich beeinträchtigt. Überdosierungen führen zur Relaxation des Mageneingangs. Der Augeninnendruck wird durch Thiopental gesenkt.

Nach Thiopental sind Thrombophlebitiden infolge Gefäßwandschäden beschrieben woren, v. a. bei Konzentrationen von mehr als 2,5%. Die versehentliche intraarterielle Injektion kann zum Verlust der betroffenen Extremität führen.

Kontraindiziert sind Barbitursäurepräparate bei der Porphyrie, bei dekompensierter Herzinsuffizienz, konstriktiver Perikarditis, frischem Myokardinfarkt, ausgeprägter KHK, Status asthmaticus, schweren Schockzuständen oder bei ungenügend substituierter Nebenniereninsuffzienz. Reduzierte Dosierung und langsame Injektionsgeschwindigkeit sind erforderlich bei Hypovolämie, Leber- oder Niereninsuffizienz, Kachexie, Muskelerkrankungen, Hyperkaliämie, pulmonaler Insuffizienz, Myxödem sowie bei geriatrischen Patienten. Bei Drogen- und Alkoholabhängigen ist demgegenüber in der Regel erst mit einer erhöhten Dosis ein ausreichend narkotischer Effekt erreichbar.

Tabelle 5.1. Kardiovaskuläre Veränderungen nach Injektion verschiedener Narkotika

Substanz	Part	HF	dp/dt_{max}	HI	TPR	MVO_2
Methohexital	↓	↑↑	↓↓	↓	↑	↑↑
Thiopental	↓	↑↑	↓↓	↓	↑	↑↑
Propanidid	↓	↑↑	↓	↓	↓↓	↑↑↑
Etomidate	↓	↑	↑	↓	↑	↑
Althesin	↓	↑↑	↑	↓	↓	↑↑↑
Droperidol	↓	↑	↑	↑	↓	↑
Fentanyl	↑	↓	↓	↓	↓↑	↓
Diazepam	↓	↑	↓	↓	↑	↓
Flunitrazepam	↓↓	↓	↓	↓	↓	↓
Midazolam	↓	↑	↓	↓	↓	↓
Ketamin	↑↑	↑↑↑	↑	↓	↑↑	↑↑↑
Ketamin + Benzodiazepin	↓	↑	↓	↓	↑	↑

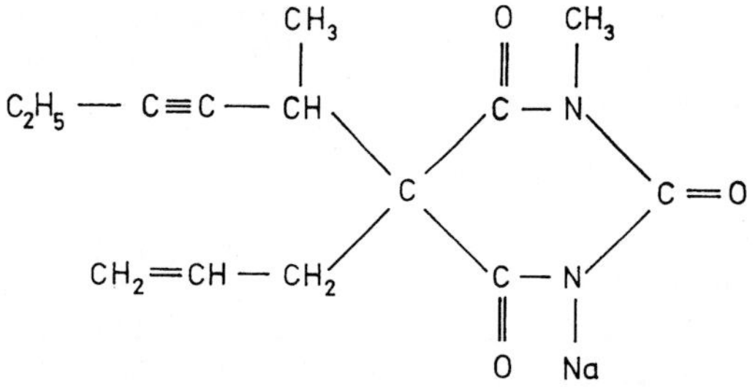

Abb. 5.7. Strukturformel von Methohexital

Methohexital. Methohexital (Brevimytal 1 mg/kg KG; Abb. 5.7) wird in 1%iger Lösung verwendet. Die Substanz ist in wäßriger Lösung stark alkalisch, der Öl-Wasser-Verteilungskoeffizient liegt bei 1000. Der Wirkungseintritt gleicht dem des Thiopentals, die Aufwachphase ist etwas kürzer. Unter allen Barbitursäurederivaten besitzt Methohexital die kürzeste Halbwertszeit. Dennoch läßt sich 12–24 h nach seiner Applikation sowohl im Blut als auch im EEG die Barbituratwirkung nachweisen, so daß auch für dieses Präparat die Bezeichnung „ultrakurz" nicht zutreffend ist. Die Ursache seiner kurzen Wirkdauer liegt in seiner hohen Plasmaclearance und seiner schnellen Metabolisierung. Die Metabolisierungsrate wird zwischen 10 und 20%/h angegeben. Die Halbwertszeit der schnellen Verteilung beträgt $5{,}6 \pm 2{,}7$ min, seine Eliminationshalbwertszeit liegt bei $3{,}9 \pm 2{,}1$ h (Tabelle 5.2). Trotz höherer Fettlöslichkeit ist deshalb die Akkumulation im Fettgewebe geringer. Die Eiweißbindung liegt bei 88% [75, 138]. Die Pharmakologie entspricht weitgehend der des Thiopentals (s. dort). Auch Indikationsgebiete und Kontraindikationen unterscheiden sich nicht von denen des Thiopentals.

Bei der Narkoseeinleitung mit Methohexital sind vereinzelt exzitatorische Phänomene beschrieben worden, so daß die Substanz bei Krampfleiden mit entsprechender Vorsicht verwendet werden sollte. Auch Muskelbewegungen, Husten, Singultus und Laryngospasmus wurden beobachtet. Ge-

Tabelle 5.2. Vergleich einiger pharmakokinetischer Daten von Methohexital und Thiopental bei äquipotenter Dosierung

	Methohexital	Thiopental
Halbwertszeiten der Verteilung (min)		
- schnell	5,6 ± 2,7	8,5 ± 6,1
- langsam	8,3 ± 24,6	62,7 ± 30,4
Eliminations-Halbwertszeit (h)	3,9 ± 2,1	11,6 ± 6,0
Clearance (ml/min/kg)	10,9 ± 3,0	3,4 ± 0,5
Anfängliches Verteilungsvolumen (l/kg)	0,35 ± 0,10	0,38 ± 0,09
Verteilungsvolumen nach Erreichen des Gleichgewichtes (l/kg)	2,2 ± 0,7	2,5 ± 1,0

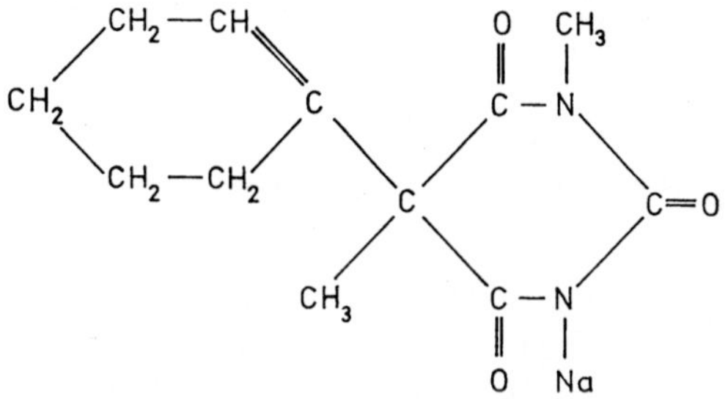

Abb. 5.8. Strukturformel von Hexobarbital

ringe Dosis, langsame Injektionsgeschwindigkeit und die Prämedikation mit einem Opioid können diese exzitatorischen Phänomene ebenso wie Husten, Singultus und Myoklonie deutlich reduzieren.

Die Wiederherstellung der Psychomotorik dauert nach äquipotenten Dosen trotz schnelleren klinischen Erwachens nach Methohexital ebenso lange wie nach Thiopental. Methohexital kann in der 1%igen Lösung auch intramuskulär verabreicht werden.

Hexobarbital. Hexobarbital (Evipan 5 mg/kg KG; Abb. 5.8) entspricht in seinem Wirkungsspektrum dem der Referenzsubstanz Thiopental. Es darf ebenso wie Thiopental erst unmittelbar vor seiner Verwendung in Lösung gebracht werden, da es mit seinem pH-Wert von 11,5 durch den Kohlendioxidgehalt der Luft wasserunlösliche Kristalle bildet. Hexobarbital ist nur halb so stark wirksam wie Thiobarbiturat. Während Atemdepression, Broncho- und Laryngospasmus in erheblich geringerem Maße auftreten, wird Muskelklonus häufig beobachtet. Die Plazentaschranke wird rasch passiert. Eine absolute Kontraindikation für Hexobarbital ist die Porphyrie.

Als erheblicher Nachteil ist der Anästhesieüberhang anzusehen. Hexobarbital ist in den letzten Jahren mehr und mehr zugunsten von Thiopental und Methohexital verlassen worden [76, 244].

5.2.3.2 Imidazolderivate

Aus der Gruppe dieser Substanzen hat sich in zunehmendem Maße Etomidate (Hypnomidate 0,2 mg/kg KG; Abb. 5.9) als Induktionsnarkotikum einen Platz in der klinischen Praxis erobert [88, 137, 139, 462].

Pharmakokinetik. Etomidate ist eine schwache Base, die zu etwa 80% an Plasmaprotein gebunden wird. Nach Injektion tritt rasch ein Äquilibrium zwischen Blut und Hirn auf. Innerhalb von 10-20 s nach seiner Injektion tritt Schlaf ein, der etwa 5 min anhält. Der anfangs rasche Abfall der Plasmaspiegel ist Folge der Umverteilung in Muskulatur und Fettgewebe. Der Abbau erfolgt über hydroly-

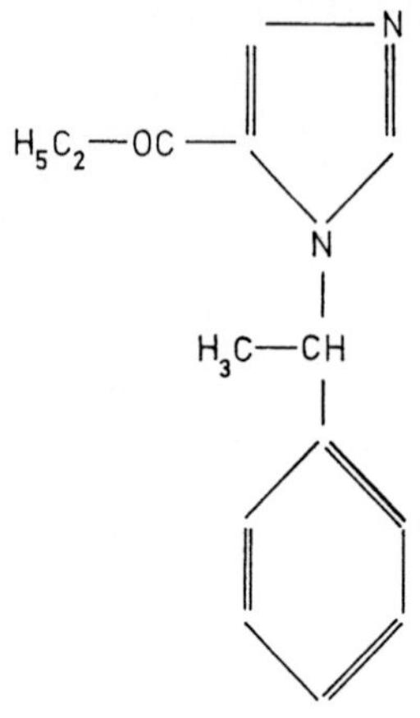

Abb. 5.9. Strukturformel von Etomidate

tische Spaltung durch Esterasen in Leber und Plasma. Die Metabolite besitzen keine pharmakologische Aktivität. Die Ausscheidung erfolgt größtenteils über die Nieren (87%, davon 3% unveränderte Substanz), der Rest über die Galle. Die Halbwertszeit beträgt etwa 75 min.

Pharmakodynamik. Am Zentralnervensystem besteht der Haupteffekt in einer Hemmung im Bereich der Formatio reticularis, während auf spinaler Ebene eher ein enthemmender Effekt beobachtet wird. Relativ häufig können während der Injektion unbeabsichtigte Muskelbewegungen oder Tremor auftreten, deren Intensität durch ausreichende Prämedikation reduziert werden kann. Der Sauerstoffverbrauch wird deutlich reduziert, die zerebrale Durchblutung nimmt ab.

Am kardiovaskulären System werden nur geringe Veränderungen festgestellt (Tabelle 5.1). Beim Herz-Kreislauf-Gesunden verändern sich HF, mittlerer Aortendruck, Schlagvolumenindex, Kontraktilität, LVEDP und MV_{O_2} nicht wesentlich. Die Koronardurchblutung steigt leicht an. Allerdings muß beim Herzkranken mit einer negativen Wirkung auf die Herzfunktion und den arteriellen Blutdruck gerechnet werden. Von allen Injektionsnarkotika beeinträchtigt Etomidate die myokardiale Inotropie am wenigsten.

Die relativ positiven hämodynamischen Eigenschaften der Substanz dürfen jedoch nur dann erwartet werden, wenn keine schmerzbedingte Stimulation zur gesteigerten Katecholaminausschüttung führt, die ihrerseits dann ungünstige hämodynamische Reaktionen auslösen kann. Das bedeutet für die tägliche Praxis, daß bereits vor einer geplanten endotrachealen Intubation für eine ausreichende Analgesie gesorgt werden muß (z. B. Vorgabe von Fentanyl oder eines Inhalationsnarkotikums). Unter diesen Voraussetzungen ist die Substanz auch zur Narkoseeinleitung beim kardiovaskulären Risikopatienten geeignet.

Am respiratorischen System verursacht das Präparat keine Atemdepression; dennoch sind in Abhängigkeit von der Prämedikation (z. B. nach Pethidin) Apnoen beobachtet worden. Somit sollten - wie bei allen Anästhesien - auch bei Verwendung von Etomidate, Geräte zur kontrollierten Beatmung funktionsbereit gehalten werden.

Etomidate senkt ebenso wie Barbitursäurepräparate den Hirndruck. Bei der Injektion des Präparats kann es in einem hohen Prozentsatz zu Venenschmerzen kommen (reduzierbar durch Vorgabe von Fentanyl). Außerdem sind nach Etomidategabe Myoklonien, Husten und Singultus häufig beobachtet worden, die jedoch durch ausreichende Prämedikation (z. B. Pethidin 1 mg/kg KG) reduziert werden können. Im Gegensatz zu vielen anderen intravenösen Narkotika kommt es nach Etomidate nicht zu einer signifikanten Histaminausschüttung; dementsprechend treten keine Bronchospasmen oder ausgeprägte Hypotensionen auf. Die Plasmakonzentrationen der NNR-Steroide Aldosteron, Kortisol, DHEA nimmt unter Etomidate deutlich ab; Hinweise auf eine akute NNR-Insuffizienz finden sich jedoch nicht [474].

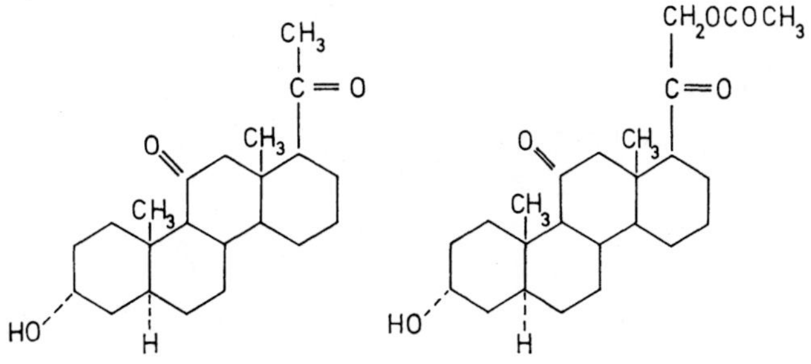

Abb. 5.10. Strukturformel von Alphaxolon *(links)* und Alphadolon *(rechts)*

5.2.3.3 Steroidderivate

Nachdem bereits 1956 ein Steroidpräparat (Hydroxydion) in die Anästhesiepraxis eingeführt und wegen Gefäßunverträglichkeit und langer Wirkzeit bald wieder abgelehnt wurde, ist seit einigen Jahren eine neuentwickelte Substanz in klinischer Verwendung, die wesentliche Verbesserungen aufweist [154, 471].

Alphaxolon und Alphadolon. Das Steroidpräparat (Althesin 0,6–0,9 mg/kg KG; Abb. 5.10), ein Gemisch zweier Steroide im Verhältnis 3:1, ist seit 1970 im Gebrauch. Alphadolon wirkt doppelt so stark wie Alphaxolon. Beide Pharmaka sind in 0,25%igem Kochsalz und einem Zusatz von 20%igem Lösungsvermittler Cremophor EL gelöst. Außer einer milden antiöstrogenen Wirkung haben die Steroidnarkotika keinen hormonellen Effekt.

Pharmakokinetik. Nach Injektion der Initialdosis erfolgt das Einschlafen innerhalb von etwa 30 s, die Bewußtlosigkeit hält 7–10 min an, kann aber durch Nachinjektion der halben Initialdosis verlängert werden. Die rasche Erholung erklärt sich aus einem sehr schnellen Abbau der Steroide in der Leber. Die unwirksamen Metabolite werden über die Galle ausgeschieden, 70% erscheinen in den Fäzes, der andere Teil wird über eine enterophepatische Wiederaufnahme im Harn ausgeschieden. Bei wiederholter Injektion muß mit einer Kumulation gerechnet werden.

Pharmakodynamik. Steroidnarkotika besitzen keinen analgetischen Effekt, so daß der Zusatz eines entsprechenden Präparats erforderlich ist. Gelegentlich wird eine postnarkotische Euphorie beschrieben, häufiger eine retrograde Amnesie.

Am kardiovaskulären System kommt es zum geringen Abfall des arteriellen Mitteldrucks, die Herzfrequenz steigt kompensatorisch an. Die Kontraktilität des Herzens bleibt im wesentlichen unverändert, bei myokardial vorgeschädigten Patienten fällt sie ab. Das HZV sinkt leicht ab. Der myokardiale Sauerstoffverbrauch steigt an, wahrscheinlich durch die Herzfrequenzerhöhung bedingt.

Das respiratorische System reagiert mit einer Unregelmäßigkeit der Atmung, u. U. mit Apnoe. Gelegentlich ist die Atmung oberflächlich und sehr frequent (bis 30 Atemzüge/min). Außerdem findet sich eine leichte Bronchodilatation.

Als Nebenwirkungen treten häufig Muskelzuckungen auf, die sich aber durch Prämedikation mit Opioiden reduzieren lassen. Wahrscheinlich bedingt durch den Lösungsvermittler Cremophor kann es zu anaphylaktoiden Reaktionen kommen, die Häufigkeit wird mit 1:1000–1:11000 angegeben. Die Vorgabe eines H_1-Antagonisten kann diese Reaktionen herabsetzen. Der intrakranielle Druck wird nicht erhöht. Als Indikation für Althesin bietet sich die Narkoseeinleitung als Alternative zu den kurzwirkenden Barbituraten an. Als Mononarkotikum ist es gleichfalls für Kurzeingriffe den Barbituraten vorzuziehen, da dem Althesin vergleichsweise eine bessere analgetische Wirkung zukommt. Es ist jedoch zu beachten, daß eine chirurgische Anästhesie nur während der ersten Hälfte der Bewußtlosigkeit besteht. Der rasche Abbau des Steroidnarkotikums erscheint für Eingriffe bei ambulanten Patienten vorteilhaft. Bei Lebererkrankungen und in der Schwangerschaft, sowie bei Patienten mit Asthma bronchiale (Cremophor), sollten Steroidnarkotika nicht verwendet werden.

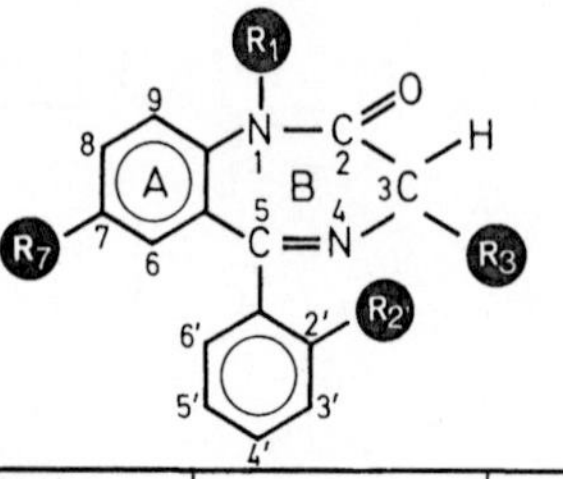

1,4 – Benzodiazepine
Strukturmerkmale

Freiname im Handel seit...	Warenzeichen	R_7	R_1	R_3	$R_{2'}$	Klinisch verwendet als: Tranquilizer	Schlafmittel	Antikonvulsivum	Muskelrelaxans
Bromazepam 1978	Lexotanil	Br	H			●			
Camazepam 1978	Albego	Cl	CH_3	$OCON(CH_3)_2$		●			
Chlordiazepoxid 1960	Librium	Cl				●			
Clonazepam 1976	Rivotril	NO_2	H		Cl			●	
Diazepam 1963	Valium Roche	Cl	CH_3			●	●	○	●
Dikaliumchlorazepat 1969	Tranxilium	Cl	H	COOK·KOH		●			
Flurazepam 1974	Dalmadorm	Cl	$CH_2-CH_2-N(CH_2-CH_3)_2$		F		●		
Flunitrazepam 1979	Rohypnol	NO_2	CH_3		F		●		
Ketazolam 1980	Contamex	Cl	CH_3		CH_3	●			
Lorazepam 1972	Tavor	Cl	H	OH	Cl	●			
Lormetazepam 1980	Noctamid	Cl	CH_3	OH	Cl		●		
Medazepam 1968	Nobrium	Cl	CH_3			●			
Midazolam 1982	Dormicum	Cl	CH_3 –4H–imidazo [1,5–a]		F		●	○	
Nitrazepam 1965	Mogadan Roche	NO_2	H				●	●	
Oxazepam 1965	Adumbran Praxiten	Cl	H	OH		●			
Prazepam 1973	Demetrin	Cl	CH_3–			●			
Temazepam 1981	Planum Remestan	Cl	CH_3	OH			●		
Triazolam 1980	Halcion	Cl	CH_3·4H–1,2,4–triazolo [4,3–a]		Cl		●		
Tetrazepam 1981	Musaril	Cl	CH_3						●

Abb. 5.11. Zusammenstellung der bisher bekannten Benzodiazepanderivate

5.2.3.4 Benzodiazepine

Aus der großen Anzahl von Benzodiazepinderivaten (Abb. 5.11) werden in der anästhesiologischen Praxis v. a. das langwirkende Diazepam, das mittellangwirkende Flunitrazepam und das kurzwirkende Midazolam (Tabelle 5.3) verwendet. Benzodiazepine sind primär keine intravenösen Narkotika; sie werden jedoch in zunehmendem Maße unterstützend bei Narkosen eingesetzt. Benzodiazepine besitzen durch ihre direkte Wirkung auf das limbische System und einen indirekten Effekt auf die Formatio reticularis anxiolytische, antikonvulsive und zentral depressive Ei-

Tabelle 5.3. Einteilung der Benzodiazepine nach der Eliminationshalbwertszeit

Langwirkend t/2>24 h	Mittellangwirkend t/2 5-24 h	Kurzwirkend t/2<5 h
Chlordiazepoxid	Bromazepam	Midazolam
Clobazam	Camazepam	Triazolam
Clonazepam	Clotiazepam	
Chlorazepatdikalium	Estazolam	
Diazepam	Flunitrazepam	
Flurazepam	Lorazepam	
Ketazolam	Lormetazepam	
Medazepam	Nitrazepam	
Prazepam	Oxazepam	
	Temazepam	

genschaften. Für die Anästhesie im Vordergrund steht die zentraldepressive Wirkung, die dosisabhängig von Beruhigung über Sedierung und Schläfrigkeit bis zur Anästhesie reicht. Nebenwirkungen der Benzodiazepine umfassen Mundtrockenheit, paradoxe Erregung und muskelrelaxierende Eigenschaften [172].

Diazepam. Diazepam (Valium 0,2-1 mg/kg KG; Abb. 5.12) ist die am häufigsten verwendete Substanz dieser Stoffgruppe. Durch einen speziellen Lösungsvermittler (Propylenglykol, Äthanol und Natriumbenzoat) wird die schlechte Wasserlöslichkeit kompensiert. Während der Zusatz mancher Lösungen zur Präzipitation führt, verursacht Glukose (5%) bei niedriger Gesamtmenge keine Ausfällung. Die üblichen pauschalen Dosisangaben treffen für Diazepam jedoch nicht immer zu; eine Erklärung für die ausgeprägte Variationsbreite ist bisher nicht bekannt. Möglicherweise spielen individuelle Schwankungen in der Eiweißbindung oder die Rezeptorbindung eine Rolle [515].

Pharmakokinetik. Nach intravenöser Applikation fällt der Plasmaspiegel zunächst kontinuierlich ab; der maximale zentraldepressive Effekt ist 2-4 min nach Injektion zu erwarten. Nach 6-8 h findet sich wieder ein Konzentrationsanstieg im Blut. Klinisch können die Patienten in dieser Zeitphase erneut schläfrig werden; ambulante Patienten sind in dieser Phase absolut verkehrsuntüchtig.

Die terminale Eliminationshalbwertszeit beträgt zwischen 21 und 42 h. Sie steigt mit zunehmendem Alter an und kann bei geriatrischen Patienten 72 h erreichen. Deshalb besteht bei wiederholter Gabe die Gefahr der Akkumulation, besonders im Gehirn und Fettgewebe. Der Abbau erfolgt in der Leber zu Metaboliten (vorwiegend N-Dimethyldiazepam und Oxazepam) mit ausgeprägten Eigenwirkungen. Der antikonvulsive Effekt korreliert z. B. mit der Summe der Konzentrationen von Diazepam und seinen beiden Hauptmetaboliten, dem anxiolytischen und dem muskelrelaxierenden Effekt, nur mit dem Spiegel des unveränderten Diazepams im Gehirn.

Die Eliminationshalbwertszeit der Metabolite wird zwischen 2 und 4 Tagen angegeben. Sie werden in glukoronidierter Form zu 71% über die Nieren, zu 10% im Stuhl ausgeschieden. Bei Störungen der Leberfunktion, z. B. bei Zirrhose, ist die Metabolisierung reduziert, so daß die Halbwertszeit höher anzusetzen ist.

Die Eiweißbindung von Diazepam liegt mit 96-98% sehr hoch. Eine Hypoproteinämie, z. B. bei chronischen Alkoholikern, Leberzirrhose oder Niereninsuffizienz, führt zu geringer Bindungsmöglichkeit, wodurch ein höherer - ungebundener Anteil pharmakologisch wirksam wird. Diazepam passiert leicht die Plazentaschranke. Im Nabelschnurblut beläuft sich der ungebundene Diazepamanteil auf 14%, verglichen mit 4% bei der Mutter. So hat Diazepam bei Neugeborenen ausgeprägtere Wirkungen als bei der Mutter. Mütterliche Dosen von 30 mg und mehr können zu einer Beeinträchtigung der Muskelkräfte, der Atmung, des kardiovaskulären Systems sowie der Thermoregulation des Neugeborenen führen. Diese Nebenwirkungen sind bei der Behandlung der Eklampsie (Dosen in einer Größenordnung von 50-100 mg intravenös) zu berücksichtigen. Der MAC-Wert wird durch Applikation der Substanz herabgesetzt; bei Halothan z. B. von 0,73 auf 0,43 Vol.-%.

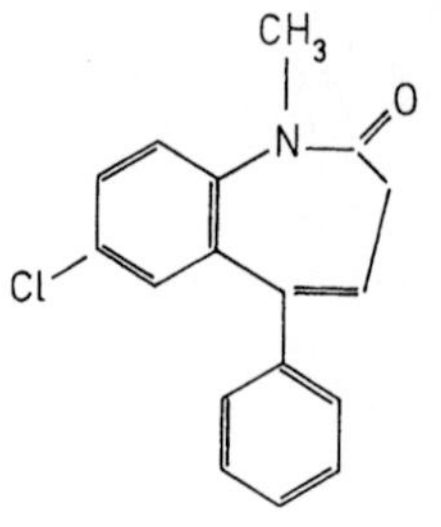

Abb. 5.12. Strukturformel von Diazepam

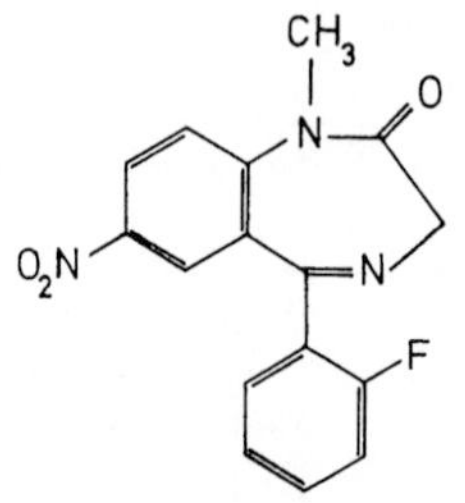

Abb. 5.13. Strukturformel von Flunitrazepam

Das Auftreten eines Kernikterus nach Diazepam wird auf den Konservierungszusatz Natriumbenzoat zurückgeführt (Entkopplung des Bilirubin-Glukuronid-Komplexes über die Hemmung der Albumin-Bilirubin-Bindung).

Pharmakodynamik. Das Zentralnervensystem besitzt offensichtlich Benzodiazepinrezeptoren, die für die zentralen Effekte der Substanz verantwortlich sind. Diese Rezeptoren begünstigen wahrscheinlich die hemmend wirkenden Neurotransmitter.

Die kardiovaskulären Wirkungen der Substanz sind von untergeordneter Bedeutung. Während arterieller Mitteldruck, Kontraktilität, Herzindex und myokardialer Sauerstoffverbrauch minimal abnehmen, kommt es zu einem geringen Anstieg von Herzfrequenz und peripherem Widerstand.

Am respiratorischen System vermindert Diazepam die respiratorische Reaktion auf CO_2.

Konzentrationsabhängig kann Diazepam Gefäßwandirritationen mit Schmerz, Thrombophlebitis und Thrombose verursachen. Diazepam potenziert die nichtdepolarisierenden Blocker und verlängert deren Wirkung. Es ist nicht gesichert, ob dieser Mechanismus auf einer Hemmung der Pseudocholinesteraseaktivität, einer Hemmung der Azetylcholinfreisetzung oder auf anderen Ursachen beruht. Kontrainidiziert ist Diazepam bei der Myasthenia gravis, schwerer Leber- und Niereninsuffizienz und bei Patienten unter Äthanoleinfluß. Relative Kontraindikationen bestehen bei Patienten unter Diphenylhydantointherapie (Toxizität dieser Substanz kann durch Diazepam gesteigert werden) und bei ambulanten Patienten.

Flunitrazepam. Flunitrazepam (Rohypnol 0,02 mg/kg KG; Abb. 5.13) ist noch lipophiler als Diazepam. Lösungsvermittler sind Äthylalkohol, Benzylalkohol und Propylenglykol. Wie bei Diazepam ist eine Präzipitation in zahlreichen Infusionslösungen und mit anderen Medikamenten häufig. In Glukose (5%) oder physiologischer NaCl-Lösung ist Flunitrazepam bis zu 8 h stabil [9].

Pharmakokinetik. Nach parenteraler Injektion fällt der Plasmaspiegel zunächst rasch ab ($t/2 =$ 0,18 h), später langsamer ($t/2 =$ 2,86 h), nach ca. 10 h schließlich mit einer Eliminationshalbwertszeit von ca. 31 h. Bei langsamer Injektionsgeschwindigkeit (30–60 s) tritt innerhalb von 3 min Schlaf ein. Die Schlafdauer beträgt etwa 20–30 min; der Patient bleibt jedoch noch längere Zeit danach somnolent und psychisch entspannt. Nach intramuskulärer Applikation sind nach 3 h nur 75% resorbiert, was zur Effektverstärkung von Analgetika oder Neuroleptika führt. Die Bioverfügbarkeit liegt zwischen 80 und 90%. 10% werden bei der ersten Passage durch die Leber eliminiert. Die Eiweißbindung beträgt 80%, allerdings sind nur 2% der Gesamtdosis an Plasmaproteine gebunden. Der Abbau des Flunitrazepams erfolgt in der Leber, weniger als 2% werden unverändert im Urin ausgeschieden. Zwei entstehende Metabolite (Eliminationshalbwertszeit 23 bzw. 31 h) haben noch pharmakologische Wirkung, die bei ausgeprägter Niereninsuffizienz zu einer Wirkungsverlängerung führen.

Flunitrazepam passiert die Plazentaschranke gut. Da Neugeborene dieses Pharmakon nur langsam abbauen, ist von seiner Anwendung in der Schwangerschaft abzuraten.

Pharmakodynamik. Am Zentralnervensystem besitzt Flunitrazepam alle typischen Benzodiazepinwirkungen mit Überwiegen des schlafinduzierenden Effekts. Analgetische Eigenschaften besitzt Flunitrazepam nicht; es verstärkt jedoch die Wirkung zentralangreifender Analgetika und zentralsedierender Pharmaka. Amnesie und Anhebung der Krampfschwelle sind stärker als bei Diazepam. Flunitrazepam senkt den spinalen Liquordruck, sowie den intraokularen, möglicherweise auch den intrakraniellen Druck. Bei Kindern und geriatrischen Patienten können nach Gabe von Flunitrazepam paradoxe Reaktionen, wie Angst oder Agitiertheit, auftreten. Am kardiovaskulären System sind durch Abnahme des systolischen Blutdrucks infolge peripherer Vasodilatation bei Volumenmangelzuständen stärkere Kreislaufdepressionen möglich. Andere kardiovaskuläre Wirkungen sind gering. Herzfrequenz, Kontraktilität, Herzindex und myokardialer Sauerstoffverbrauch nehmen nur leicht ab. Auch Störungen des Herzrhythmus wurden nicht beobachtet.

Am respiratorischen System ist die atemdepressive Wirkung von Flunitrazepam von Dosis und/ oder Injektionsgeschwindigkeit abhängig. Gleichzeitig verabreichte Analgetika verlängern diesen Effekt nachhaltig. Die Atemfrequenz kann Veränderungen sowohl im Sinne von Hypo- als auch von Hyperventilation erfahren.

Die Schmerz- und Thromboseraten liegen unter der des Diazepams. Die Ursache dieser Nebenwirkung soll in der geringen Menge eines der Lösungsvermittler (Propylenglykol) liegen. Versehentliche intraarterielle Injektionen können wie nach Diazepam zu Nekrosen führen.

In klinischen Arbeiten werden gewisse antagonistische Effekte des Physostigmins und auch des - nicht liquorgängigen - Neostigmins beschrieben; auch Opioidantagonisten, wie Naloxon, scheinen antagonistisch zu wirken.

Bei Kombination der Substanz mit Ketamin werden die analgetischen Eigenschaften des Ketamins verstärkt und die psychomimetischen und kardiovaskulären Nebeneffekte dieses Pharmakons abgeschwächt. In der Neuroleptanästhesie kann das Neuroleptikum Dehydrobenzperidol durch Diazepine (Diazepam, Flunitrazepam) ersetzt werden. Diese Form der Anästhesie wird als Ataranalgesie bezeichnet. Flunitrazepam eignet sich zur Prämedikation, zur Sedierung bei Lokalanästhesie und zur Kombination mit anderen Narkotika (z. B. Ketamin, Fentanyl). Obwohl bisher keine Verstärkung der muskelblockierenden Wirkung beobachtet wurde, sollte das Präparat nicht bei der Myasthenia gravis verabreicht werden. Kontraindiziert ist Flunitrazepam bei ambulanten Patienten, Früh- und Neugeborenen sowie bei Säuglingen in schlechtem Allgemeinzustand. Im übrigen gelten die schon bei Diazepam genannten Kontraindikationen.

Midazolam. Midazolam ist eine neuentwickelte Substanz aus der Reihe der Benzodiazepine (Abb. 5.14). Dieses Pharmakon ist pH-abhängig sehr gut wasserlöslich. Die Lipidlöslichkeit ist im Vergleich zu anderen Benzodiazepinen am größten, wodurch der schnelle Wirkungseintritt erklärt wird [179].

Pharmakokinetik. Die Eliminationshalbwertszeit beträgt 1,3-2,2 h; eine Kumulation ist deshalb auch bei chronischer Anwendung nicht zu erwarten. Die Metabolite des Midazolams erreichen keine ausreichend hohen Konzentrationen, die den Effekt der Muttersubstanz verstärken. Die Eiweißbindung beläuft sich auf 95%.

Pharmakodynamik. Am Zentralnervensystem besteht bei deutlich kürzerer Wirkungsdauer eine gegenüber dem Diazepam 2mal größere Wirkungsintensität. Am kardiovaskulären System findet sich eine dosisabhängige Abnahme des arteriellen Blutdrucks, ohne Wirkung auf Herzfrequenz oder Herzleistung. Bei höherer Dosierung wird im Gegensatz zu Diazepam die koronare Durchblutung signifikant reduziert. Am respiratorischen System wurden bei Eintritt der maximalen zentralnervö-

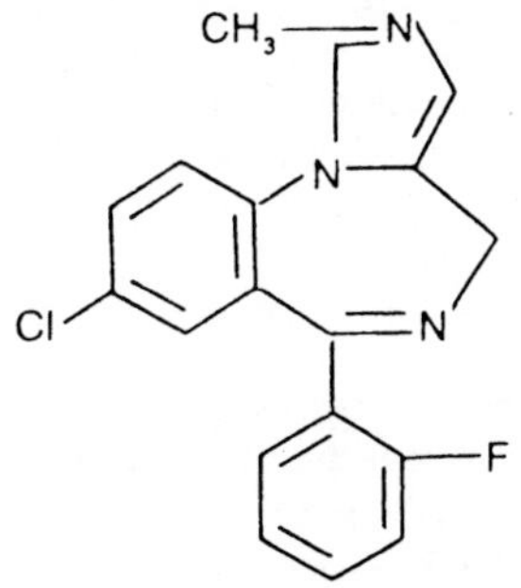

Abb. 5.14. Strukturformel von Midazolam

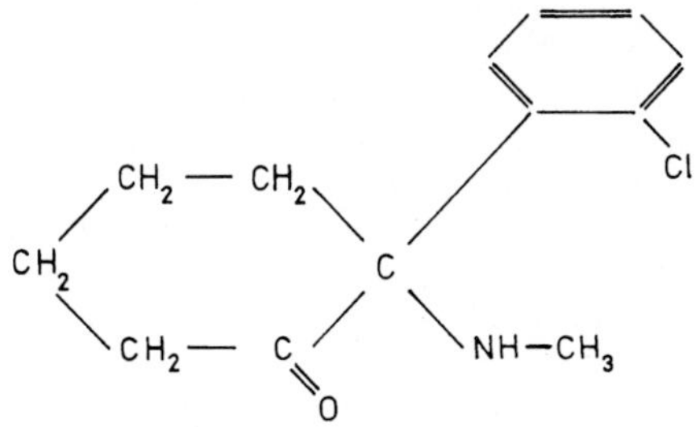

Abb. 5.15. Strukturformel von Ketamin

sen Wirkung kurzzeitige, klinisch nicht relevante Apnoen beobachtet. Bei hoher Dosierung kommt es zu einer leichten Zunahme des Bronchialwiderstands. Neben der kurzen Wirkungsdauer ist die Schmerzfreiheit der intravenösen Injektion und das Fehlen jeglicher Thrombosegefahr ein großer Vorteil gegenüber den bisherigen Benzodiazepinderivaten.

5.2.3.5 Ketamin

Ketamin (2 mg/kg KG; Abb. 5.15) ist sowohl durch Stimulation als auch durch Depression zentralnervöser Strukturen narkotisch wirksam. Es entfaltet seine narkotisch-kataleptische Wirkung durch eine Koordinationsunterbrechung (Dissoziation) zwischen neokortikal-thalamischen und limbisch-retrikulären Hirnstrukturen. Ketamin erzeugt eine sog. „dissoziative Anästhesie", worunter der Verlust der sensorischen Perzeption und des Bewußtseins ohne normalen Schlafzustand verstanden wird (Diskonnektion von der Umgebung ohne Schlaf). In der Literatur wird dieser Zustand auch als „kataleptoide Anästhesie" bezeichnet.

Ketamin ist ein starkes Analgetikum gegen somatischen Schmerz. Obgleich anfangs der Eindruck bestand, daß Ketamin bei viszeralem Schmerz wirkungslos sei, kann dieser Standpunkt heute nicht mehr aufrechterhalten werden. Bei intravenöser Applikation setzt die Wirkung innerhalb von 1 min ein, bei intramuskulärer Gabe (5 mg/kg KG) innerhalb von 2-4 min. Die Wirkungsdauer beträgt etwa 20 min. Intravenöse Nachinjektionen von Ketamin in Dosierungen von 0,5 mg/kg KG sind in unbegrenzter Häufigkeit möglich [190, 551].

Pharmakokinetik. Ketamin ist gut wasserlöslich und kann aufgrund seiner guten Gewebsverträglichkeit auch intramuskulär verabreicht werden. Es wird nur zu einem geringen Prozentsatz an Plasmaprotein gebunden. Die Substanz verteilt sich sehr schnell in die Gewebe, dank der gegenüber Thiopental 5- bis 10mal größeren Lipidlöslichkeit v. a. in das Gehirn. Dabei werden die höchsten Spiegel im kortikalen Bereich gemessen. Nach ca. 10 min finden sich im Zentralnervensystem nur noch geringe Spiegel, dagegen 70% der Dosis in den anderen gut durchbluteten Geweben. In das Fettgewebe und andere gefäßarme Körperbestandteile gelangt die Substanz noch später.

Ketamin passiert rasch die Plazentaschranke, die fetalen Spiegel erreichen nahezu die des mütterlichen Blutes. Die um 30% reduzierte Plasmaclearance bei Graviden dürfte die Ursache für eine Atemdepression der Neugeborenen sein.

Die durch den Abbau in der Leber entstehenden Metabolite besitzen noch pharmakologische Wirksamkeit, erreichen allerdings in vivo keinen hypnotisch wirksamen Spiegel. Die Eliminationshalbwertszeit wird zwischen 2,5 und 4 h angegeben. Bei mit Diazepam vorbehandelten Patienten wird die Halbwertszeit infolge Hemmung des Abbaus verlängert. Auch Halothan führt durch eine langsamere Rückverteilung aus dem Gehirn sowie Verlangsamung der Biotransformation zur verlängerten Ketaminwirkung. Die Ausscheidung erfolgt zum überwiegenden Teil über die Nieren (95% in 5 Tagen).

Pharmakodynamik. Am Zentralnervensystem bewirkt Ketamin die oben beschriebene „dissoziative" Anästhesie. Eine ausgeprägte Analgesie überdauert die Bewußtlosigkeit erheblich (Hemmung im Thalamusbereich). Das retikuläre aktivierende System wird dagegen kaum beeinflußt. Pharyngeal- und Larynxreflexe werden kaum unterdrückt und Lid- und Kornealreflexe bleiben weitgehend erhalten. Nach reiner Ketaminanästhesie können in der teils sehr langen Aufwachphase lebhafte, unangenehme und beängstigende Träume mit psychomotorischen Aktivitäten (z. B. Agitiertheit bis Deliranz) oder Halluzinationen mit Dissoziation zwischen Patient, Umgebung und Körper bei gleichzeitig ausgeprägter Amnesie auftreten. Droperidol oder Diazepam verhindern weniger gut, Lorazepam weitgehend das Auftreten dieser Zustände. Bei Kindern und geriatrischen Patienten sind diese psychischen Alterationen in schwächerem Maße zu beobachten. Wird Ketamin zur Einleitung längerer Narkosen verwendet, überdeckt die Allgemeinanästhesie die Abklingphase.

Im EEG finden sich noch nach 2 h deutliche Veränderungen, während sich die anfangs erhebliche Steigerung der Hirndurchblutung nach ca. 10 min bereits normalisiert hat. Dennoch kann der dadurch hervorgerufene Anstieg des intrakraniellen Drucks bei gestörter Liquordynamik bis zum Atemstillstand führen.

Am kardiovaskulären System kommt es unmittelbar nach intravenöser Injektion infolge zentraler sympathischer Stimulation sowie der Hemmung der Barorezeptoren zu einem ausgeprägten Anstieg des Blutdrucks (systolisch mehr als diastolisch). Außerdem steigen Herzfrequenz, linksventrikulärer Füllungsdruck, peripherer und pulmonaler Gefäßwiderstand, sowie myokardialer Sauerstoffverbrauch. Da aber gleichzeitig die Koronardurchblutung um über 80% gesteigert wird, kann es auch zur Narkoseeinleitung bei Patienten mit reduzierter hämodynamischer Ausgangssituation (z. B. Schock) eingesetzt werden. Weder α- noch β-Blocker sind in der Lage, diese Effekte aufzuheben. Bei Vorbehandlung mit Benzodiazepinen (v. a. Flunitrazepam) können die beschriebenen ausgeprägten kardiovaskulären Veränderungen vermieden werden. Auch unter den Bedingungen einer Neuroleptanästhesie (NLA) und Muskelrelaxierung kommt es nicht zu einer wesentlichen Kreislaufstimulation. Ketamin wird deshalb in den beschriebenen Kombinationen auch zur Narkoseeinleitung bei herzchirurgischen Patienten eingesetzt.

Am respiratorischen System kann es bei höherer Dosierung (> 2 mg/kg KG) zur vorübergehenden Apnoe kommen. Die Ansprechbarkeit auf CO_2 bleibt insgesamt unverändert.

Die Steigerung der Hirndurchblutung führt zu einem deutlichen Anstieg des intrakraniellen Drucks. Trotz erhaltener pharyngealer Reflexe und erhaltenem Muskeltonus sind Aspirationen, besonders wegen erhöhter Salivation, möglich. Auch Brechreiz ist nach Ketamin als alleinigem Narkotikum beschrieben worden. Wegen der starken Salivation nach Ketamingabe sollte auf eine Atropinmedikation nicht verzichtet werden. Die Uterusmotilität wird durch Ketamin gesteigert.

Ketamin ist indiziert bei Eingriffen an der Körperoberfläche und als Einleitungsnarkotikum für Kombinationsnarkosen.

Wegen seiner günstigen hämodynamischen Eigenschaften ist es auch zur Anästhesie bei Verbrennungen sowie bei Schockpatienten geeignet. Auch beim Asthma bronchiale und bei Verdacht auf eine mögliche maligne Hyperthermie ist Ketamin zur Narkoseeinleitung geeignet. Kontraindiziert ist die isolierte Verabreichung der Substanz bei Hypertonie, Phäochromozytom, Koronarerkrankungen, dekompensierter Herzinsuffizienz sowie ausgeprägten Klappenvitien und bei unbehandelter Hyperthyreose. In der Geburtshilfe sollte es bei drohender Uterusruptur und bei Nabelschnurvorfall nicht verwendet werden. Auch bei perforierenden Augenverletzungen (Anstieg des intraokularen Drucks), sowie bei Patienten mit Krampfleiden und psychischen Erkrankungen, sollte Ketamin nicht verabreicht werden.

5.2.3.6 Droperidol

Von De Castro u. Mundeleer wurde 1959 eine Form der intravenösen Kombinationsnarkose eingeführt [102b], die unter dem Namen „Neuroleptanästhesie" inzwischen weite Verbreitung gefunden hat. Dabei wird durch Kombination eines Neuroleptikums (Droperidol) mit einem Analgetikum (Fentanyl) Neurolepsie und Analgesie erzeugt, die als wesentliche Pfeiler einer Allgemeinanästhesie bezeichnet werden müssen. In letzter Zeit wird neben der Verwendung von Droperidol die Neuroleptanästhesie auch durch Benzodiazepine (Diazepam, Flunitrazepam, Midazolam) erzeugt. Zusätzlich wird diese Form der Anästhesie durch Applikation eines Lachgas-Sauerstoff-Gemisches, durch Muskelrelaxation und die künstliche Beatmung gestützt [165].

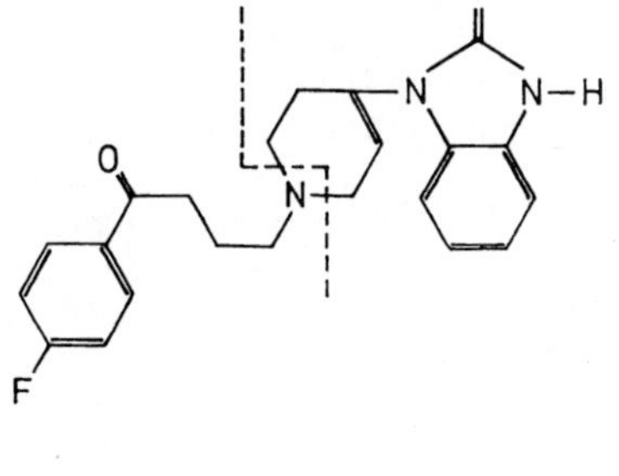

O N N–H O N F

Abb. 5.16. Strukturformel von Droperidol

Droperidol (Dehydrobenzperdiol 0,15 mg/kg KG; Abb. 5.16) ist ein Butyrophenonderivat, das dem Haloperidol ähnelt, in der Wirkung aber stärker und von kürzerer Dauer bei geringerer Toxizität ist.

Pharmakokinetik. Droperidol verteilt sich nach Applikation schnell in die Gewebe. Im Gehirn kommt es zu einer Akkumulation. Die Rückverteilung in das Gefäßsystem erfolgt nur langsam. Dadurch hält der zentrale Effekt des Pharmakons bei einer Eliminationshalbwertszeit aus dem Plasma von 2,2 h sehr lange vor. Noch 10 h nach einer Dosis von 5 mg kann eine ausgeprägte Beeinträchtigung der Psychomotorik festgestellt werden. Droperidol wird in der Leber zu wasserlöslichen Produkten biotransformiert. Die Ausscheidung erfolgt zu 75% nahezu vollständig in Form von Metaboliten, die allein keine pharmakologische Wirkung haben, über die Nieren. Aufgrund der hohen Eiweißbindung von 87-90% sind bestehende Hypoproteinämien bei der Dosierung zu berücksichtigen. Nicht selten ist eine deutlich verlängerte Wirkung zu beobachten, die durch Analgetika, Hypnotika und Alkohol erheblich verstärkt werden kann. Auch das verspätete Auftreten von extrapyramidalen Symptomen, u. U. erst nach 24-48 h, dokumentiert die Langzeitwirkung des Droperidols.

Pharmakodynamik. Die zentralnervösen Effekte des Droperidols beruhen auf einer ausgeprägten Bindung der Substanz an spezifische Rezeptoren im Bereich des Hirnstamms, des limbischen Systems des Striatums, des Nucleus niger und des Hypothalamus. Dadurch wird die Aufnahme von Monoaminen sowie die Rezeptorbindung von γ-Amino-Buttersäure (GABA) gehemmt, woraus eine ausgeprägte psychische Dämpfung bis zur Somnolenz, jedoch ohne Bewußtseinsverlust, geringgradige Amnesie, psychische Indolenz gegenüber äußeren Stimuli sowie eine katalepsieähnliche Wirkung resultieren. Droperidol führt somit zu psychischer Gleichgültigkeit, Antriebs- und Affekthemmung, sowie zu motorischem Bewegungsverlust (Katatonie), so daß man von „Mineralisation“ gesprochen hat. Zusätzlich besitzt Droperidol einen sehr starken antiemetischen Effekt, der durch die hemmenden Wirkungen der Substanz auf die chemorezeptive Triggerzone im Stammhirn verursacht wird. Die Übelkeit bei Kinetosen läßt sich hingegen nicht beeinflussen. Schwere extrapyramidale Störungen - Dyskinesien bis zu 24 h nach Applikation - sowie anhaltende Muskelrigidität wurden v. a. nach hohen Dosen oder bei Morbus-Parkinson-Patienten beobachtet. Aber auch nach normalen Dosen können derartige Erscheinungen auftreten, so daß sich eine Schwellendosis nicht angeben läßt. Außerdem kann es zu Agitiertheit, Angstzuständen und auch Halluzinationen nach großen Dosen Droperidol kommen. Eine antidepressive Wirkung kommt dem Droperidol nicht zu, bei längerer Anwendung können sogar depressive Verstimmungen auftreten. Eine Tranquilizerwirkung, also ein Angst und Spannung lösender Effekt, ist durch die Substanz nicht sicher zu erzielen. Die gezeigte äußere Ruhe kann einen Zustand starker innerer Unruhe maskieren. Bei der Prämedikation mit 0,07 mg/kg KG Droperidol fand man in 30% und bei 0,14 mg/kg KG der Substanz in 45% Klagen über Unruhe. Die häufig nach Droperidol auftretenden dysphorischen Zustandsbilder haben sogar dazu geführt, die Substanz als „Antitranquilizer“ zu bezeichnen.

Am kardiovaskulären System wird unmittelbar nach der Injektion ein etwa 5-10 min anhaltender Blutdruckabfall beobachtet, der auf einer Blockade der α-Rezeptoren und einer direkten Wirkung auf die Gefäßmuskulatur beruht. Diese immer wieder zitierte Blockade der α-Rezeptoren erscheint jedoch nach wie vor nicht zufriedenstellend gesichert. Der nach rascher intravenöser Injektion auftretende Blutdruckabfall läßt sich nämlich nur während der ersten 90 s nicht durch α-adrenerge Substanzen beseitigen. Bei ausgeglichenen Kreislaufverhältnissen kommt es zu einer geringen Steigerung der Herzfrequenz; bei Hypovolämie hingegen können ausgeprägte Herzfrequenzsteigerungen beobachtet werden.

Die blutdrucksenkende Wirkung des Droperidols wird durch Fentanyl deutlich verstärkt, so daß die Neuroleptanästhesie bei Patienten mit mangelhaften Kompensationsmöglichkeiten zu schweren, deletären Hypotensionen führen kann. Gelingt es, diese meist initial auftretenden Hypotensionen durch adäquate Volumensubstitution und vorsichtige Dosierung zu verhindern oder aber zumindest in Grenzen zu halten, dann darf das Verhalten des Herz-Kreislauf-Systems während der Neuroleptanästhesie als ausgesprochen stabil bezeichnet werden. Gelegentlich kommt es paradoxerweise trotz ausreichender Dosierung sowohl des Neuroleptikums als auch des Analgetikums zu einem starken, nicht beeinflußbaren Blutdruckanstieg, dessen Ursache bisher nicht geklärt werden konnte. In diesen Fällen läßt sich der Blutdruck durch Zugabe geringer Mengen von Halothan oder Enfluran wieder normalisieren.

Droperidol besitzt eine ausgeprägte antiarrhythmische Wirkung, die auf einem chinidinartigen Effekt am Herzen beruht. Es bietet somit einen Schutz gegen epinephrininduzierte Arrhythmien. Andererseits bedeutet dieser chinidinartige Effekt aber auch eine Verlängerung der atrioventrikulären Überleitung, so daß bei bereits bestehender Verzögerung u. U. ein kompletter Block auftritt. Am Herzen wirkt Droperidol im klinischen Dosierungsbereich negativ inotrop. Bei der Kombination mit Fentanyl beträgt die Kontraktilitätsminderung maximal 20% und ist somit im Vergleich zu den anderen Narkotika als durchaus gering zu bewerten. Myokardialer Sauerstoffverbrauch und Koronardurchblutung steigen an.

Der Einfluß von Droperidol auf die Atmung ist zu vernachlässigen, im Rahmen der Neuroleptanästhesie gewinnt allein das Fentanyl hier an Bedeutung. Zu einer Störung der Atemmechanik kann jedoch postoperativ die gelegentlich nach Droperidolgabe beobachtete Muskelrigidität beitragen. Diese Rigidität ist wahrscheinlich Ausdruck extrapyramidalmotorischer Störungen.

Leber- und Nierenfunktion werden nicht beeinträchtigt, die Plazentaschranke kann von Droperidol passiert werden.

Die Einleitung der Neuroleptanästhesie erfolgt i.allg. durch intravenöse Injektion von 0,15-0,3 mg/kg KG Dehydrobenzperidol. Eine Nachinjektion von DHB ist wegen seiner langen Halbwertszeit nur sehr selten erforderlich. Eine zurückhaltende Dosierung ist geboten bei allen Patienten mit einem verminderten zirkulierenden Blutvolumen bei Hypertonikern und solchen Patienten, die mit gefäßdilatierenden Präparaten oder Antihypertensiva behandelt werden.

Kontraindiziert ist Droperidol bei Morbus Parkinson, endogenen Depressionen, schweren Schockformen, atrioventrikulären Überleitungsstörungen, im Rahmen der geburtshilflichen Anästhesie, bei Therapie mit L-Dopa oder Dopamin sowie bei Opioidabhängigen.

Relative Kontraindikationen sind Hypovolämie, Epilepsie, Asthma bronchiale und obstruktives Lungenemphysem, Digitalisintoxikation, Hypothermie (Gefahr des Kammerflimmerns), Antihypertonika- und besonders Ganglioplegikatherapie. Darüber hinaus wird zur Vorsicht geraten bei kindlichen Hirnschäden und bei spastischen Zerebralparesen.

5.2.3.7 Opioide

Unter den Opioiden werden zur intravenösen Narkose v. a. die kurzwirkenden Substanzen mit hoher analgetischer Potenz eingesetzt. Nach langjähriger klinischer Bewährung des Fentanyls steht dafür in letzter Zeit eine weitere Substanz, das Alfentanil, zur Verfügung.

Fentanyl (0,007 mg/kg KG; Abb. 5.17) ist ein dem Pethidin nahestehendes, zentral wirkendes Analgetikum der Morphinreihe. Es gilt als das z. Z. potenteste Analgetikum. 0,05 mg Fentanyl entsprechen 10 mg Morphin oder 100 mg Pethidin [165, 455, 499, 540].

Pharmakokinetik. Die Initialdosis bei der Neuroleptanästhesie beträgt bei intravenöser Applikation in Abhängigkeit von Alter und Allgemeinzustand des Patienten 0,004 bis 0,01 mg/kg KG. Die Wirkung tritt bereits nach 2-3 min ein. Wegen der kurzen Wirkungsdauer werden bei Zeichen einer nachlassenden Analgesie Repetitionsdosen von 0,0007-0,003 mg/kg KG erforderlich. Fentanyl wird zu 85% an die Plasmaproteine gebunden. Nach Injektion von Fentanyl sinkt der Plasmaspiegel durch Verteilung in die gefäßreichen Gewebe sehr schnell ab, nach 5 min sind nur noch 5% im Plasma nachweisbar. Der ca. 20-30 min anhaltende analgetische Effekt beruht auf der raschen

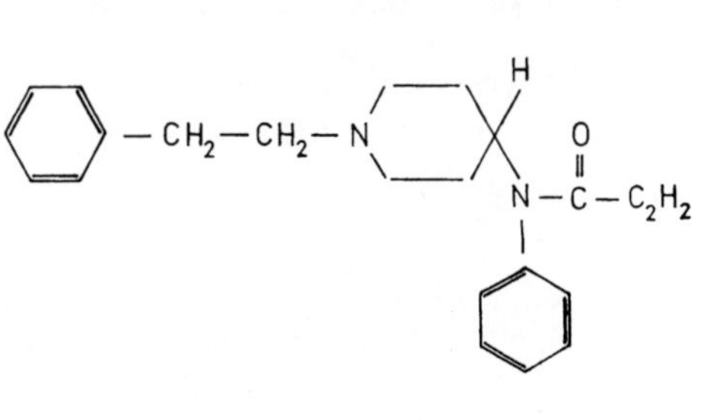

Abb. 5.17. Strukturformel von Fentanyl

Rückverteilung aus dem Gehirn. Bei wiederholten Gaben und/oder bei hohen Dosen kommt es zur Kumulation, da die Eliminationshalbwertszeit in Abhängigkeit von der Dosierung zwischen 70 und 350 min liegt. Die Metabolisierung erfolgt sehr langsam durch oxidative Dealkylierung in der Leber (hohe Plasma-Eiweiß-Bindung von 65–70% sowie starke Gewebsaffinität). Nach 4 Tagen sind 67% der Dosis als Metabolite und ein geringer Teil als unveränderte Substanz ausgeschieden. Beim Menschen sind im Gegensatz zum Tier erst nach 20 min maximale Spiegel im Liquor nachweisbar, die 2–3 h erhöht bleiben. In Korrelation damit findet sich eine Atemdepression. Dies ist klinisch kaum, über ein erhöhtes pCO_2 aber deutlich nachweisbar.

Pharmakodynamik. Am Zentralnervensystem bewirkt Fentanyl durch Hemmung von Bahnen und Kernen im Bereich des Thalamus und durch Besetzung der Opioidrezeptoren an der präsynaptischen Membran sensorischer Leitungsbahnen einen kurzzeitigen hypnotischen und einen ausgeprägten analgetischen Effekt. Schmerzerkennung und -erlebnis werden bei erhaltener Schmerzlokalisation aufgehoben. Als Nebenwirkung findet sich eine geringgradige Euphorie, bei langdauernder Gabe das Auftreten einer Sucht sowie Toleranz. Eine Myosis ist regelmäßig, Emesis selten und in Kombination mit Droperidol praktisch immer vermeidbar.

Am kardiovaskulären System wird durch Aktivierung des N. vagus eine geringgradige Sinusbradykardie ausgelöst. Darüber hinaus bewirkt die Substanz einen leicht negativ inotropen Effekt sowie eine periphere Vasodilatation (Lähmung der Vasomotorenzentren, Histaminliberation, Hemmung der Freisetzung von Noradrenalin aus postganglionären Nervenfasern). Es kann jedoch nach Fentanylgabe auch zu einem leichten Anstieg des systolischen Blutdrucks kommen. Der myokardiale Sauerstoffverbrauch nimmt beim Herzgesunden in der Regel ab, v. a. durch eine Abnahme der Druck-, Volumen- und Frequenzbelastung.

Am respiratorischen System führt Fentanyl zu ausgeprägter Atemdepression. Die CO_2-Empfindlichkeit des Atemzentrums wird durch Fentanyl vermindert. Es kommt zu einer Abnahme der Atemfrequenz, woraus eine erhebliche Reduktion der Minutenventilation resultiert. Die individuell recht variable Ansprechbarkeit des Atemzentrums läßt die Angabe einer nebenwirkungsfreien Dosis nicht zu. Mit Sicherheit ist aber nach einer Dosis von 0,003 mg/kg KG eine Atemdepression zu erwarten, die zumindest die assistierte Beatmung erforderlich macht. Eine Bronchokonstriktion infolge parasympathikomimetischer Wirkung ließ sich bisher weder beim Gesunden, noch beim Bronchospastiker nachweisen.

Der Hustenreflex ist deutlich gedämpft. Eine Abnahme der Darmmotilität sowie eine Zunahme des Tonus verschiedener Sphinkteren konnte im Gegensatz zum Morphin beim Fentanyl bisher nicht eindeutig nachgewiesen werden. Eine geringe Hyperglykämie ist möglich. Die Funktion von Leber und Nieren wird nicht gehemmt. Fentanyl verursacht keine Histaminfreisetzung. Gelegentlich soll es bei der Neuroleptanästhesie zu einer Rigidität der Muskulatur kommen, die sich bei der künstlichen Beatmung besonders an der Thoraxwand nachteilig auswirkt. Wenn eine Hypoxie als disponierender Faktor ausgeschlossen werden kann, muß eine zu niedrige Dosierung sowohl des Neuroleptikums, als auch des Analgetikums ursächlich angenommen werden. Sowohl von Fentanyl als auch von Droperidol kann die Plazentaschranke leicht passiert werden, und alle Zeichen der Neuroleptanästhesie können beim Neugeborenen vorhanden sein. Wegen der fentanylbedingten Atemdepression des Neugeborenen ist diese Anästhesieform in der Geburtshilfe kontraindiziert.

Postnarkotisch sind die Patienten durch den sog. „Reboundeffekt" - nach scheinbarem Abklingen der Fentanylwirkung plötzlich wieder auftretende Atemdepression - gefährdet. Als Ursache werden verschiedene Möglichkeiten diskutiert: Wegfall von Stimuli bei noch hohen Liquorspiegeln, langsame Rückverteilung aus peripheren Kompartimenten, enterohepatischer Kreislauf. Als Antagonist kann Naloxon eingesetzt werden, das im Gegensatz zu Nalorphin oder Levallorphan auch in hohen Dosen keine agonistischen Wirkungen besitzt. Da die Eliminationshalbwertszeit von Naloxon mit ca. 64 min bei einer Wirkdauer von 45 min erheblich kürzer als die Fentanylelimination ist, muß Naloxon ebenfalls wiederholt appliziert werden (s. 7.1.2).

Alfentanil (Rapifen 0,05 mg/kg KG; Abb. 5.18) ist ein dem Fentanyl ähnliches Opioid aus der Reihe der 4-Anilino-Piperidine. Es unterscheidet sich vom Fentanyl durch einen etwa 5mal rascheren Wirkungseintritt und eine etwa 3mal kürzere Wirkdauer. Die analgetische Potenz der Substanz beträgt nur ein Viertel der des Fentanyls.

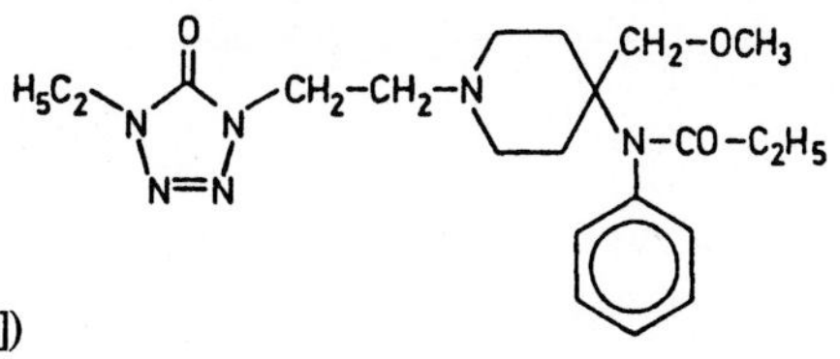

Abb. 5.18. Strukturformel von Alfentanil. (Aus [568 a])

Tabelle 5.4. Pharmakokinetische Parameter von Fentanyl und Alfentanil

	Fentanyl	Alfentanil
pK_a	8,4	6,5
Verteilungskoeffizient (Octanol/Wasser)	11200	145
Plasmaprotein-bindung (%)	75	91
Halbwertszeit (min)		
initial	4	8
terminal	185	98
Verteilungsvolumen (l)		
initial	60	11
terminal	335	27
Clearance (ml/min)	1530	238

Tabelle 5.5. Pharmakodynamische Parameter von Fentanyl und Alfentanil

	Fentanyl	Alfentanil
Relative Rezeptor-bindung (Morphin = 1)	1/4	1/8
Maximaler Wirkeffekt (nach min)	5	1
Wirkdauer (min)	30	11
Relative analgetische Potenz (Morphin = 1)	150	30

Auffällig sind sein pK_a-Wert im fast neutralen Bereich, die geringe Lipophilie und die starke Plasmaproteinbindung, was zusammen zu einem deutlich unterschiedlichen Profil führt (Tabelle 5.4). Daneben scheint auch die vergleichsweise schwache Bindung an Opioidrezeptoren eine wichtige Rolle für den raschen Wirkungseintritt und die kurze Wirkungsdauer zu spielen (Tabelle 5.5).

Über die Biotransformation beim Menschen ist bisher kaum etwas bekannt. Extrapolationen von Tierexperimenten lassen jedoch darauf schließen, daß wie beim Fentanyl der hepatischen oxidativen Desalkylierung zu unwirksamen Metaboliten die größte Bedeutung zukommt. Mehr als 70% der Stoffwechselprodukte werden in der Niere innerhalb von 4 Tagen ausgeschieden. Angaben zur analgetischen Potenz sind schwierig zu interpretieren. Tierpharmakologisch („tailwithdrawal" bei Ratten) ist ein Maximaleffekt mit 3- bis 4fach höheren Dosen als bei Fentanyl zu erzielen; er hält jedoch nur etwa ⅓ der vom Fentanyl bekannten Zeit an. Demzufolge ist auch der atemdepressive Effekt des Alfentanils verkürzt. Hinzu kommt, daß im Vergleich zu Fentanyl eine erhöhte Ansprechschwelle des Atemzentrums gegenüber CO_2 besteht. Ebenso wie die anderen Opioidanalgetika erhöht auch Alfentanil den Vagustonus (Bradykardie, Vasodilatation, Übelkeit, Erbrechen); auch eine Zunahme des Muskeltonus, v. a. der Thoraxmuskulatur (Thoraxrigidität), kann auftreten. Insgesamt entspricht Alfentanil weitgehend dem Fentanyl und unterscheidet sich von diesem v. a. durch die deutlich verkürzte Eliminationshalbwertszeit, die der des Etomidats entspricht [461].

5.2.4 Praxis der intravenösen Einleitung

Voraussetzung für die intravenöse Narkoseeinleitung sind gute venöse Zugangswege und das Fehlen von schwerwiegenden Atemwegsproblemen. Bei Patienten mit Gesichtsfrakturen, sowie Stenosen und Deformierungen der oberen Atemwege, sollte die intravenöse Einleitungsform deshalb nicht gewählt werden [79].

5.2.4.1 Standardverfahren

Die Dosierung des verwendeten Präparats sollte stets dem Zustand des Patienten angepaßt sein (z. B. reduzierte Dosis bei Hypalbuminämie, Schock usw.); ebenso erfordert die Injektionsgeschwindigkeit die Berücksichtigung des Patientenzustands (z. B. Schock) und der Gefäßverträglichkeit der verwendeten Substanz (z. B. Diazepam). Keinesfalls sollten sog. „Schußinjektionen" mit intravenösen Narkotika durchgeführt werden. Bei Überdosierungen gibt es so gut wie keine Möglichkeit, die Ausscheidung des Narkotikums zu beschleunigen. Die Injektion muß deshalb in einer gleichmäßigen, langsamen Geschwindigkeit erfolgen, damit eine Kontrolle der Wirkung der verabreichten Substanz erfolgen kann. Da das Abklingen der Wirkung intravenöser Narkotika neben der Rezeptorbindung von ihrem Metabolismus und ihrer Ausscheidung abhängt, muß die Verwendung intravenöser Narkotika bei Leber- und Nierenerkrankungen entsprechend überprüft werden. Bei Beachtung dieser Grundprinzipien stellt die intravenöse Narkoseeinleitung ein für den Patienten weitgehend gefahrloses und angenehmes Verfahren dar. In der anästhesiologischen Praxis werden im wesentlichen folgende intravenöse Einleitungsverfahren verwendet:

Barbiturateinleitung. In der Regel wird eine 2,5%ige Thiopental- oder eine 1%ige Methohexitallösung langsam intravenös appliziert, bis die errechnete Gesamtdosis erreicht oder Bewußtlosigkeit eingetreten ist. Die Initialdosis reicht gewöhnlich aus, um die für die Weiterführung der Narkose erforderlichen Maßnahmen (endotracheale Intubation) und die Applikation weiterer Pharmaka (Inhalationsnarkotika, Muskelrelaxanzien) zu ermöglichen. Während man bei vielen anderen Pharmaka initial eine hohe Dosis zum Erreichen therapeutischer Spiegel bevorzugt, scheint bei den Barbituraten das Gegenteil wünschenswert zu sein. Wird initial eine hohe Dosis verabreicht, sind in der Folge höhere Dosen erforderlich, um den gleichen Effekt zu erzielen; die rasche Injektion von Barbituraten scheint die gleiche Wirkung zu haben. Dieses Phänomen wird auch mit dem Begriff der „akuten Toleranz" bezeichnet, für das eine beschleunigte Mitochondrienaktivität verantwortlich sein soll. Durch intravenöse Narkoseeinleitung mit einem Barbiturat kommt es in der Regel zu Veränderungen der Herzfrequenz und des Blutdrucks durch den Verlust der Baroreflex-Kontrolle.

Etomidateinleitung. Da Etomidat kaum kardiovaskuläre Nebenwirkungen zeigt, erscheint die Substanz bevorzugt zur Narkoseeinleitung beim Risikopatienten geeignet. Der fehlende analgetische Effekt und das mögliche Auftreten von Myklonie erfordern jedoch die Vorgabe eines kurzwirkenden Analgetikums (Fentanyl, Alfentanil) und eines Benzodiazepins (Diazepam, Flunitrazepam). Unter diesen Voraussetzungen ist die intravenöse Applikation von 0,1-0,4 mg/kg KG Etomidat eine gut geeignete Methode zur intravenösen Einleitung einer Narkose.

Ataranalgesie. Die Kombination von Ataraktika (Beruhigungsmittel vom Typ der Psychopharmaka) mit einer analgetisch wirkenden Substanz (hier v. a. Ketamin) ersetzt die dem Ketamin fehlenden Eigenschaften (z. B. Muskelrelaxation) und vermindert bzw. beseitigt seine unerwünschten (z. B. psychomimetische Aufwachreaktion, kardiovaskuläre Stimulation) Wirkungen. Die Kombination Benzodiazepin - Ketamin kann pharmakodynamisch als ideal bezeichnet werden; wobei entweder Diazepam (0,2 mg/kg KG), Flunitrazepam (0,015 mg/kg Kg) oder Midazolam (0,15 mg/kg KG) einige Minuten vor der Ketamingabe (1-2 mg/kg KG) intravenös verabreicht wird. In der Regel wird die Kombination Midazolam-Ketamin bevorzugt. Das beschriebene Einleitungsverfahren zeichnet sich durch eine minimale kardiovaskuläre Belastung aus und ist deshalb auch für kardiochirurgische Eingriffe geeignet.

Neuroleptanästhesie. Die Kombination eines Neuroleptikums (Droperidol) mit einem Analgetikum (Fentanyl) wird als Neuroleptanalgesie bezeichnet. Die klassische Methode besteht in der primären intravenösen Gabe von Droperidol (0,2-0,3 mg/kg KG), der eine Initialdosis von Fentanyl (0,005-0,01 mg/kg KG) folgt. Bei nachlassender Analgesie werden Repetitionsdosen von Fentanyl

(0,001-0,003 mg/kg KG) appliziert. Trotz der nachweisbaren Vorteile der Methode (v.a. der großen therapeutischen Breite und der stabilen hämodynamischen Situation) haben v.a. die langsame Einschlafphase und die droperidolbedingten Nebenwirkungen (v.a. Angst- und Spannungsphänomene) zur Modifizierung der ursprünglichen Methode geführt. Die Verkürzung der Schlafinduktion erfolgt dabei entweder mit einem Barbiturat oder mit Etomidat. Anstelle von Droperidol werden Benzodiazepine (v.a. Flunitrazepam: 0,02 mg/kg KG) eingesetzt. Die Gesamtdosis von Fentanyl wird zugunsten der Zugabe eines Inhalationsnarkotikums (z.B. Halothan 0,3 Vol.-%) reduziert. In der Endphase der Narkose wird anstelle von Fentanyl nur noch Alfentanil (Rapifen: 0,05 mg/kg KG) verabreicht.

Balanced Anaesthesia. Der Begriff „balanced anaesthesia" wurde 1926 von Lundy [325] eingeführt. Man versteht darunter eine Methode zur Erreichung von Schmerzunempfindlichkeit und angemessenen Operationsbedingungen durch Kombination von Lokalanästhesie, Leitungsblockaden, Sedativa, Analagetika und Narkotika. Diese Methode ist nach Einführung der Muskelrelaxanzien zur Kombinationsanästhesie weiterentwickelt worden, fand eine Variante in der Neuroleptanästhesie und wird heute in einer Kombination von Periduralanästhesie (PDA) (Th_4 - S_5) mit Allgemeinanästhesie praktiziert. Die durch PDA ausgelöste Verbesserung der hämodynamischen Situation (Streßreduktion) verbessert zugleich das Verhältnis von Sauerstoffangebot und Sauerstoffverbrauch des Myokards. Der liegende Periduralkatheter eignet sich zur postoperativen Schmerztherapie mit Opioiden. Die Kombination von PDA und Inhalationsnarkotika erweist sich besonders vorteilhaft bei Patienten mit ischämischen Herzerkrankungen [383].

5.2.4.2 Forcierte Einleitung (sog. „Sturzeinleitung")

Als Sonderform der intravenösen Narkoseeinleitung wird die forcierte Einleitung immer dann eingesetzt, wenn der Patient vor einer Aspiration geschützt werden soll. Diese Methode wird deshalb v.a. bei Notoperationen verwendet. Vor der Entscheidung für eine forcierte intravenöse Einleitung sollte jedoch diskutiert werden, ob nicht ein regionales Anästhesieverfahren eingesetzt, die endotracheale Intubation nicht auch am wachen Patienten durchgeführt oder der operative Eingriff auf einen späteren Zeitpunkt verschoben werden kann.

Nach Bereitstellung und Überprüfung aller für die Narkose erforderlichen Medikamente und Geräte, einschließlich einer funktionsfähigen Absaugung sowie unter Anwesenheit eines zweiten Anästhesisten, wird folgendermaßen verfahren:

1. Halbsitzende Position des Patienten, wobei der Larynx wenigstens 40 cm oberhalb der Kardia steht;
2. Injektion einer geringen Dosis eines nichtdepolarisierenden Muskelrelaxans (z.B. Alcuronium: 0,025 mg/kg KG);
3. Inhalation von 100% O_2 während 3 min über Maske;
4. Injektion einer geringen Dosis von Thiopental (2-3 mg/kg KG);
5. Krikoiddruck (Abb. 5.19);
6. sofortige Nachinjektion von Succinylcholin (0,5 mg/kg KG);
7. sofortige endotracheale Intubation ohne vorausgehende Beatmung;
8. Blockierung der Tubusmanschette;
9. Kontrolle der Tubusposition;
10. kommt es dennoch zum Erbrechen, sofortige Kopftief- und Seitenlage, sowie Atemwegstoilette mit großlumigen Kathetern.

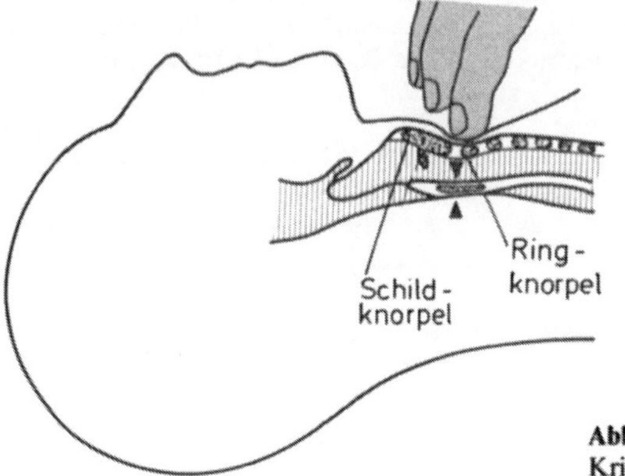

Abb. 5.19. Schematische Darstellung des Krikoiddrucks bei forcierter Narkoseeinleitung

Tabelle 5.6. Farbkode, Behälterdruck und -inhalt der handelsüblichen medizinischen Gase

Gas	Farbkode			Flaschen-druck (atü)	Krit. Temp. (°C)	Maximales Füllungsvolumen (l) der jeweils größten Flasche
	Deutschland	England	USA			
Sauerstoff	Blau	Schwarz	Grün	200	−118.8	2200
Lachgas	Silberbronze (grau-grün)	Blau	Hellblau	250	36.5	4000
Kohlendioxyd	Schwarz	Grau	Grau	56	31.0	410
Cyclopropan	Orange	Orange	Orange	5	125	230
Helium	Braun	Dunkelbraun	Dunkelbraun	200	−268	400

5.3 Inhalationsnarkose

Eine Inhalationsnarkose kann prinzipiell mit gasförmigen und dampfförmigen Substanzen durchgeführt werden. In der anästhesiologischen Praxis sind heute vorwiegend Lachgas, Cyclopropan, Halothan, Methoxyfluran, Enfluran und Isofluran im Gebrauch. Die gasförmigen Substanzen sind nicht nur namentlich, sondern auch farblich gekennzeichnet (Tabelle 5.6), um Verwechslungen auszuschalten. Allerdings kann die unterschiedliche farbliche Kennzeichnung in den einzelnen Ländern selbst wieder Ursache von Verwechslungen sein.

Die Narkoseeinleitung mit einem Inhalationsnarkotikum wird vom Patienten in der Regel als wenig angenehm empfunden; dennoch muß dieses Verfahren in bestimmten Situationen (z. B. Erkrankungen im Bereich der Atemwege) eingesetzt werden, um eine gute Steuerbarkeit der Narkose zu erhalten. Die Narkoseeinleitung mit einem Inhalationsnarkotikum bietet sich außerdem an, wenn die primäre Venenpunktion erschwert ist (z. B. Angst und Abwehr des Patienten, Vasokontriktion). Da bei einer Inhalationsnarkose die peripheren Venen eine gute Füllung erhalten, ist die spätere Venenpunktion in der Regel erleichtert. Auch bei Patienten mit dekompensierten Herz-Kreislauf-Erkrankungen kann eine Narkoseeinleitung mit Inhalationsnarkotika wegen der guten Steuerbarkeit von Vorteil sein. Allerdings muß das gestörte Ventilations-Perfusions-Verhältnis berücksichtigt werden, um unbeabsichtigt hohe Narkosegaskonzentrationen im Blut des Patienten zu vermeiden. Dabei muß auch berücksichtigt werden, daß alle Inhalationsnarkotika myokarddepressive Eigenschaften besitzen [142, 157]. Grundsätzlich beginnt die Narkoseeinleitung mit einem Inhalationsnarkotikum in der niedrigsten Dosierung. Steigerungen auf höhere Konzentrationen dürfen nur langsam und angemessen erfolgen. Der freie Atemweg und ein dichtsitzendes Applikationssystem (z.B. Maske, Endotrachealtubus, Trachealkanüle) bilden wesentliche Voraussetzungen zur Durchführung dieser Narkoseform. Als Trägergas für Inhalationsnarkotika dient in der Regel Sauerstoff.

5.3.1 *Wirkungsprinzip*

Für die Höhe der intrazerebralen Narkotikaspiegel sind folgende Faktoren bedeutsam: die Aufnahme in die Lunge, die Verteilung in den Alveolen, die Diffusion ins Blut sowie der Übertritt des Narkotikums in das Gehirn und in die anderen Gewebe. Diese Prozesse hängen von physiologischen Vorgängen, wie Ventilation und Durchblutung der verschiedenen Organsysteme, sowie von den physikalischen Eigenschaften der Narkotika ab (Tabelle 5.7).

Wie Inhalationsnarkotika einen narkotischen Zustand auslösen können, versucht eine Anzahl von Theorien zu erklären, die zwischen der narkotischen Wirkung und den physikochemischen Eigenschaften der Gase Zusammenhänge herstellen. Die meisten Hypothesen konzentrieren sich auf die Membran der Nervenzellen (s. 5.1). Aufnahme und Elimination der Narkosegase folgen physikalischen Gesetzen. Die Verteilung im Organismus wird durch die Größe des Verteilungsvolumens und des Herzminutenvolumens bestimmt. Neben den jedem Inhalationsnarkotikum eigenen pharmakologischen Wirkungen gibt es eine Reihe physiologischer Veränderungen, die sich in Abhängigkeit von der Zeitdauer der Einwirkung des Narkotikums und seinen speziellen Eigenschaften einstellen können. Die Konzentration des Narkotikums im Inspirationsvolumen muß z.B. um so höher sein, je schlechter die Löslichkeit im Gewebe ist. Andererseits sind Einleitungs- und Ausleitungszeit bei Verwendung von Narkotika mit guter Löslichkeit wesentlich länger als bei Substanzen mit schlechter Löslichkeit (Speicherung im Fettgewebe).

5.3.2 *Effektivität*

Die Wirksamkeit der Inhalationsnarkotika wird in Form von MAC-Werten (minimum alveolar/anesthetic concentration) oder der AD 95 angegeben.

MAC. Bei diesem Wert handelt es sich um jene Narkotikumkonzentration, die bei 50% der Patienten Toleranz für einen definierten Schmerzreiz gewährleistet. Die MAC-Werte variieren in Abhängigkeit vom verwendeten Trägergas (Tabelle 5.8). Infolge guter Übereinstimmung mit den Öl/Gas-Teilungskoeffizienten aller einschlägigen Stoffe ist die MAC nach der Formel

Tabelle 5.7. Physikalisch-chemische Eigenschaften heute verwendeter Inhalationsnarkotika

Substanz	Mol.-Gew.	Spezifisches Gewicht		Siedepunkt (°C) bei 760 mm Hg	Verteilungskoeffizient (37 °C)				Brennbar in % O_2	Mittlere Einatmungskonzentration (Vol.-%)	
		Gas	Flüssigkeit		H_2O	Öl/Gas	Blut/Gas	Öl/H_2O		Einleitung	Aufrechterh.
Lachgas	44,02	1,53	1,22	−89,5	0,44	1,4	0,47	2,2	–	75	50 –70
Cyclopropan	42,08	1,46	0,58	−32,8	0,20	11,5	0,45	39	2–60	25–50	10 –70
Halothan	197,39	6,8	1,86	50,2	0,8	224,0	2,3	330	–	1– 4	0,5 – 2,0
Methoxyfluran	165	5,7	1,42	104,6	4,5	970	13,0	400	5–28	2– 3	0,25– 1,0
Enfluran	184,5	7,54	1,51	56,5	0,78	98,0	1,88	–	6	2– 5	1,5 – 3,0
Isofluran	184,5	7,54	1,51	48,5	0,62	98,0	1,41	–	6	1– 4	0,8 – 2,0

Tabelle 5.8. MAC- und AD-95-Werte heute verwendeter Inhalationsnarkotika

Substanz	MAC (Vol.-%)		AD 95 (Vol.-%)
	O_2	N_2O/O_2	
Lachgas	101	-	-
Cyclopropan	9,14	-	10,1
Halothan	0,74	0,29	0,9
Methoxyfluran	0,16	0,07	0,22
Enfluran	1,68	0,56	1,88
Isofluran	1,15	0,5	1,63

$$\text{MAC} \times \text{Öl/Gas-Teilungskoeffizient} = 143$$

auch berechenbar, wobei 143 das Mittel der Produkte aller Einzelsubstanzen bildet. Schwankungen der Körpertemperatur können den MAC-Wert verändern. Hyperthermie erhöht den MAC-Wert, Hypothermie vermindert ihn. Eine Hyperthyreose führt zu einem Anstieg des MAC-Wertes; bei alten Patienten ist der MAC-Wert vermindert, bei Neugeborenen erhöht.

AD 95. Als neues Maß wurde die AD 95 eingeführt. Dieser Wert bezeichnet die alveoläre Konzentration, die bei 95% der Patienten bei einem definierten Schmerzreiz keine somatischen Reaktionen aufkommen läßt. Die AD-95-Werte entsprechen in der Regel dem Produkt aus MAC-Wert und dem Faktor 1,3. Die MAC- und AD-95-Werte der wichtigsten Inhalationsnarkotika zeigen eine kontinuierliche Zunahme in der Reihenfolge Methoxyfluran, Halothan, Isofluran, Enfluran, Cyclopropan (Tabelle 5.8).

5.3.3 Elimination

Die Ausscheidung eines Inhalationsnarkotikums erfolgt überwiegend in der Lunge, nur ein geringer Anteil unterliegt der Biotransformation und der Ausscheidung durch die Nieren. Die Inhalationsnarkose ist damit gut steuerbar.

Abatmung. Ebenso wie die Aufnahme des Narkotikums ist auch seine Ausscheidung im wesentlichen abhängig von der alveolären Ventilation (hohe alveoläre Ventilation = schnellere Ausscheidung) und dem Löslichkeitskoeffizienten (gute Löslichkeit = verzögerte Ausscheidung und umgekehrt). Die Ablagerung des Narkotikums im Fettgewebe macht aber auch verständlich, daß mit zunehmender Dauer einer Inhalationsnarkose die Ausscheidung des Narkotikums verzögert wird.

Biotransformation. Die Biotransformation der Narkotika beruht auf der Umwandlung von lipidlöslichen Substanzen in wasserlösliche Verbindungen. Dabei ist eine Phase-I-Reaktion (Oxidation, Reduktion, Hydrolyse) von einer Phase-II-Reaktion (Konjugation mit Glukuronsäure, Schwefelsäure, Aminosäure usw.) zu unterscheiden. Diese Stoffwechselprozesse finden vorwiegend in der Leber statt, wobei in einem geringen Ausmaß auch toxische Abbauprodukte entstehen können.

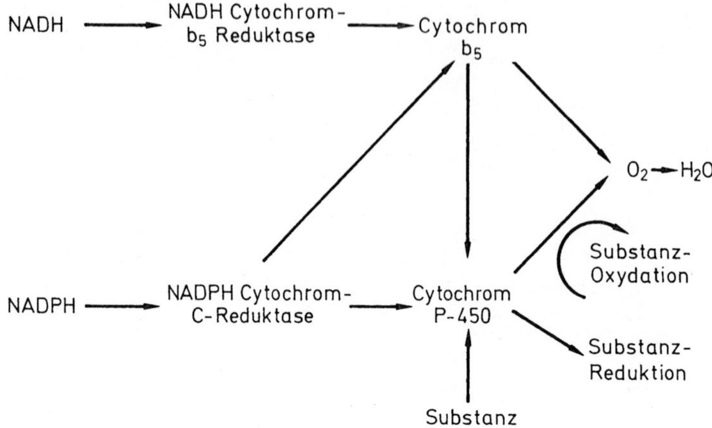

Abb. 5.20. Schematische Darstellung des Zytochrom-P-450-Enzymsystems

Die Biotransformation halogenierter Narkotika ist von großer klinischer Bedeutung. Sie gilt derzeit als wichtigster Mechanismus der Toxizität dieser Substanzen. Während der Umwandlung von der lipidlöslichen in die wasserlösliche Phase stellen aktive Zwischenstufen oder toxische Endprodukte die Ursachen der Organtoxizität dar. Die Biotransformation erfolgt in erster Linie durch Enzyme aus dem glatten endoplasmatischen Retikulum, die auch als mikrosomale Enzyme bekannt sind. Diese sind sehr unspezifisch und beinhalten eine Gruppe von Hämoproteinen, die als Zytochrom P-450 (Abb. 5.20) bezeichnet werden.

Das Zytochrom P-450 hat drei grundlegende Wirkungen:

1. Aktivierung des molekularen Sauerstoffs mit Bildung von Sauerstoffatomen für den Einbau in ein Pharmakon,
2. Reduktion des Sauerstoffatoms durch Einbau eines Elektrons oder Wasserstoffs zu Wasser,
3. Oxidation des Pharmakons durch Einbau des aktiven Sauerstoffatoms.

Man nimmt heute an, daß ein Großteil der Biotransformation der halogenierten Narkotika über das Zytochrom P-450 mikrosomale Elektronentransfersystem stattfindet. Ohne Zweifel ist die Leber Hauptort der Biotransformation von halogenierten Narkotika.

Halothan. Über 18% der gesamten vom Menschen aufgenommenen Halothanmenge wird metabolisiert. Unter normalen Umständen ist der erste Metabolit beim oxidativen Abbau des Halothans die Trifluoressigsäure und das ionisierte Brom. Die Trifluoressigsäure ist relativ harmlos. Das Bromidion muß sehr hohe Plasmaspiegel erreichen (5–6 mmol/l) und führt auch dann nur zu Somnolenz. Für die Hepatotoxizität sind v.a. die Zwischenstufen (1,1,1-Trifluorchloräthan und 1,1-Difluorchloräthylen) verantwortlich.

Enfluran. Die Biotransformation von Enfluran (Ethrane) erfolgt durch Oxidation der Ätherbindung oder am endständigen Kohlenstoffatom der Äthylgruppe. Dabei erfolgt eine Freisetzung von freien Fluoridionen. Beim Methoxyfluran (Penthrane) bildet dieser Mechanismus die Grundlage für das Konzept der fluoridinduzierten Nierenschädigung. Eine klinische Schädigung ist zu erwarten bei Fluorid-Plasmaspiegeln von $>50\,\mu mol/l$. Bei Verwendung von Enfluran werden diese Fluoridplasmaspiegel in der Regel nicht erreicht.

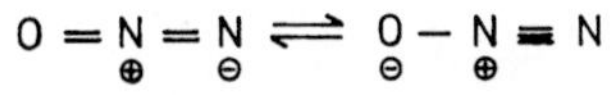

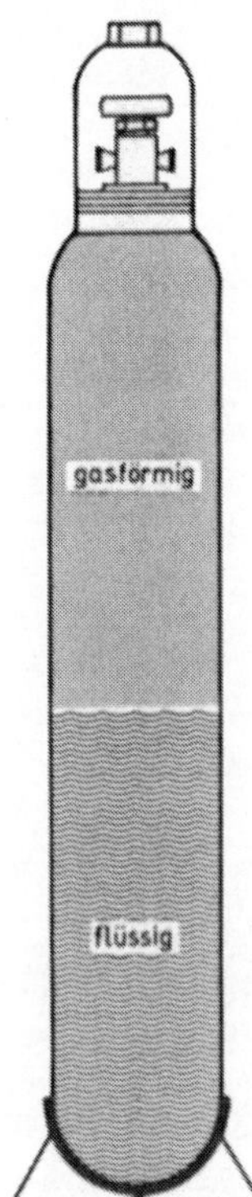

$$\overset{}{O} = \overset{\oplus}{N} = \overset{\ominus}{N} \rightleftharpoons \overset{\ominus}{O} - \overset{\oplus}{N} \equiv N$$

Abb. 5.21. Strukturformel von Lachgas

Abb. 5.22. Unterschiedliche Aggregatzustände des Lachgases in Vorratsbehältern

Isofluran. Der Metabolismus dieser Substanz ist minimal. Isofluran kann bis heute als Mittel ohne Viszerotoxizität betrachtet werden.

5.3.4 Gasförmige Narkotika

Die Substanzen dieser Gruppe von Inhalationsnarkotika nehmen bei Atmosphärendruck und Zimmertemperatur einen gasförmigen Aggregatzustand ein. Sie werden in komprimiertem Zustand in Metallzylindern aufbewahrt. Über Druckreduzier- und Flußreguliersysteme wird das Gas in der gewünschten Konzentration dem Trägergas (O_2) zugemischt. In klinischer Verwendung sind v. a. das Stickoxydul und seltener das Cyclopropan.

5.3.4.1 Stickoxydul

Lachgas (N_2O; Abb. 5.21) ist ein anorganisches Gas, das in grauen Druckflaschen (40–70 bar) in überwiegend flüssigem Zustand (¾ des Inhalts) aufbewahrt wird (Abb. 5.22). 1 l Flüssigkeit liefert 500 l Gas. Flaschen mit einem Füllungsdruck unter 50 bar besitzen nur noch geringe Gasmengen (Inhalt kann nur durch Wiegen ermittelt werden). Lachgas ist 1,5mal schwerer als Luft. Es ist weder entzündbar noch explosibel [162, 229, 255, 344, 367, 463, 492, 566].

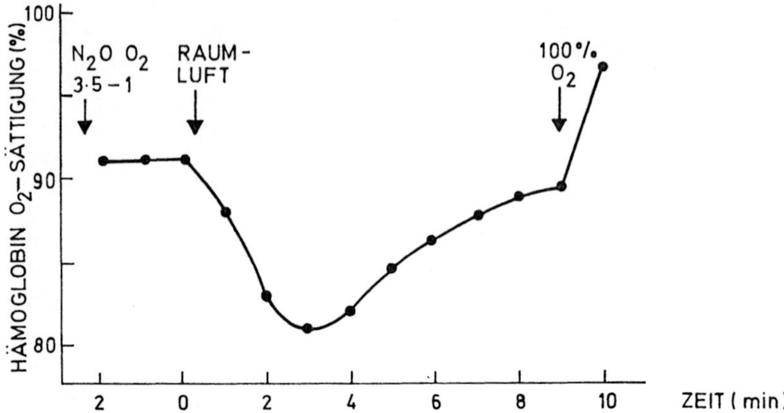

Abb. 5.23. Diffusionshypoxie bei Atmung von Raumluft nach Beendigung einer Inhalationsnarkose mit $N_2O:O_2$

Pharmakokinetik. Lachgas ist bei allen heutigen Inhalationsnarkosen Hauptbestandteil des Narkosegasgemisches. Aufgrund des mit 0,47 sehr niedrigen Blut-Gas-Verteilungskoeffizienten kommt es sehr schnell zum Partialdruckausgleich zwischen Alveolen, Blut und Gehirn. Auch die Diffusion in die verschiedenen Kompartimente erfolgt wegen des geringen Molekulargewichts von 44 schneller als bei allen anderen Narkotika. Andere im Gasgemisch befindlichen Gase werden passiv schneller in die verschiedenen Gewebe verteilt („second gas effect").

Pharmakodynamik. Die hohe Diffusionsgeschwindigkeit des Lachgases führt zu teilweise nicht genügend beachteten Nebenwirkungen: luftgefüllte Hohlräume, wie Ventrikel nach Pneumoenzephalogramm, Pneumothorax, Mittelohr, geblähte Darmschlingen, aber auch die Cuffs von Endotrachealtuben können erhebliche Drucksteigerungen erfahren, da Lachgas schneller in die luftgefüllten Hohlräume eindringt, als die Luft aus dem entsprechenden Kompartiment entweichen kann.

Das Mittelohr ist eine luftgefüllte Höhle, begrenzt durch die Membrana tympani und das Innenohr. Bei N_2O-Gabe steigt der Innenohrdruck an. Normalerweise wird der Druck über die Tuba Eustachii abgeleitet, bei Verengung oder Verschluß ist dies nicht möglich. Exzessiver Innenohrdruck kann die Membrana tympani gefährden, insbesondere bei Tympanoplastik sollte dieser Effekt berücksichtigt werden. Die Druckveränderungen im Innenohr können auch Ursache von Übelkeit und Erbrechen im postoperativen Verlauf sein. Die abrupte Wegnahme des N_2O nach einer Narkose kann zu Hörstörungen führen, wenn ein negativer Druck im Innenohr eintritt.

Des weiteren kann Lachgas nach Narkoseende bei unzureichender Sauerstoffzufuhr eine Diffusionshypoxie (Abb. 5.23) auslösen, die Patienten mit kardialer oder zerebraler Insuffizienz gefährden.

Die Ursache der Diffusionshypoxie liegt in der niedrigen Blutlöslichkeit des Lachgases. Dadurch kommt es nach Beendigung der Narkose zu einem stärkeren Austritt von Lachgas aus dem Blut in die Alveolen und somit zum Abfall der alveolären Sauerstoffkonzentration. Da auch die Kohlensäurespannung erniedrigt wird, fehlt der atemstimulierende Effekt des CO_2-Partialdrucks. Eine kurzzeitige assistierte Beatmung mit einem sauerstoffangereicherten Gemisch ist deshalb am Ende jeder Inhalationsnarkose mit Lachgas eine absolute Notwendigkeit.

Lachgas ist ein neurostimulatives Narkotikum, das die Formatio reticularis und die thalamischen Regionen schwach erregt. Es besitzt gute analgetische Eigenschaften, die schon bei 30 Vol.-% einsetzen. In Konzentrationen zwischen 50–70 Vol.-% erzeugt es neben Analgesie auch Hypnose und Amnesie. Seine MAC und AD 95 liegen zwischen 40–75 Vol.-%. Eine narkotische Wirkung durch ausschließliche Lachgasabgabe ist nicht zu erzielen, so daß die Supplementierung mit anderen Narkotika erforderlich ist.

Tabelle 5.9. Kardiovaskuläre Veränderungen nach Applikation von Inhalationsnarkotika

Substanz	Part	HF	dp/dt_{max}	HI	TPR	MVO_2
Stickoxydul	↓	↑	↓	↓	↑	↑
Cyclopropan	↑	↑	↑	↑	↑	↑
Halothan	↓	↓	↓	↓	-	↓
Methoxyfluran	↓	↓↑	↓	↓	-	↓
Enfluran	↓	↑	↓	↓	-	↓
Isofluran	↓	↑	↓	↓	↓	↑

Das kardiovaskuläre System (Tabelle 5.9) und andere Organe werden, wenn überhaupt, nur minimal beeinträchtigt. Infolge einer direkten negativ inotropen Wirkung kann es zur Kontraktilitätsminderung und zur Abnahme des Schlagvolumens kommen. Außerdem erfolgt eine Stimulation autonomer Sympathikuszentren im ZNS. Die Herz-Kreislauf-Wirkungen sind bei Gesunden sehr gering und klinisch oft nicht nachweisbar. Bei Patienten mit Herzerkrankungen sind jedoch Abnahme von Kontraktilität, Schlagvolumen und arteriellem Druck, sowie eine Zunahme des peripheren Widerstands und des Pulmonalarterienwiderstands nicht auszuschließen. Die Ventilation kann ansteigen; außerdem ist eine Zunahme des Hirndrucks möglich.

Nach neueren Untersuchungen ist auch Lachgas nicht mehr als „inert" zu bezeichnen, da in der Exspirationsluft als Metabolit N_2 gefunden wurde. Welche Metabolite im Organismus anfallen, konnte wegen methodischer Schwierigkeiten bisher nicht geklärt werden.

Dennoch zeichnet sich Lachgas unter üblichen Anästhesiebedingungen (ausreichende Oxygenierung, Narkosedauer unter 20 h) durch eine nahezu völlige Atoxizität aus. Nur bei Langzeitexposition (früher: Tetanus- oder Poliomyelitisbehandlung) kann es nach 2-3 Tagen zu einer Suppression des Knochenmarks bis zur - meist reversiblen - Agranulozytose und Thrombopenie kommen. Unter diesen Bedingungen wurden auch neurotoxische Wirkungen beschrieben. Ob der bei einigen Tierarten beschriebene teratogene Effekt für den Menschen von Bedeutung ist, erscheint fraglich.

In der heute gebräuchlichen Mischung (mindestens 33 Vol.-% Sauerstoff mit 66 Vol.-% Lachgas) ist eine ausreichende Sauerstoffversorgung des primär gesunden Organismus gewährleistet. Die Nutzung des analgetischen Effekts in Kombination mit einem Inhalationsnarkotikum bietet den Vorteil, daß das zugemischte Narkotikum in deutlich niedrigeren Konzentrationen und dadurch mit geringeren Nebenwirkungen eingesetzt werden kann. Das Gemisch Lachgas/Sauerstoff ist deshalb das gebräuchlichste Trägergas einer Kombinationsnarkose.

5.3.4.2 Cyclopropan

Dieses Narkotikum ist wegen der möglichen Bildung explosiver Gemische heute nur noch in wenigen Kliniken im Rahmen der Kinderanästhesie im Gebrauch; es ist weitgehend durch Halothan und andere Inhalationsnarkotika verdrängt worden.

Cyclopropan (Abb. 5.24) ist 1,42mal schwerer als Luft. Es besitzt einen süßlichen Geruch, ist entflammbar und hochexplosibel. Cyclopropan ist ein außerordentlich potentes Gasnarkotikum und besitzt etwa dieselbe An- und Abflutungsgeschwindigkeit wie Stickoxydul. Seine MAC liegt bei 9,2 Vol.-%. Infolge seiner geringen Wasserlöslichkeit wird nur ein kleiner Teil des Gases vom Blut aufgenommen. Der Vorteil des Cyclopropans besteht darin, daß die Narkoseeinleitung mit diesem Gas schon nach wenigen Atemzügen möglich ist. Hier liegt auch sein besonderes Anwendungsgebiet. Nachteilig wirken sich seine bronchokonstriktorische Eigenschaft und der ausgeprägte atemdepressive Effekt aus. Außerdem begünstigt die Substanz das Auftreten von Herzrhythmusstörun-

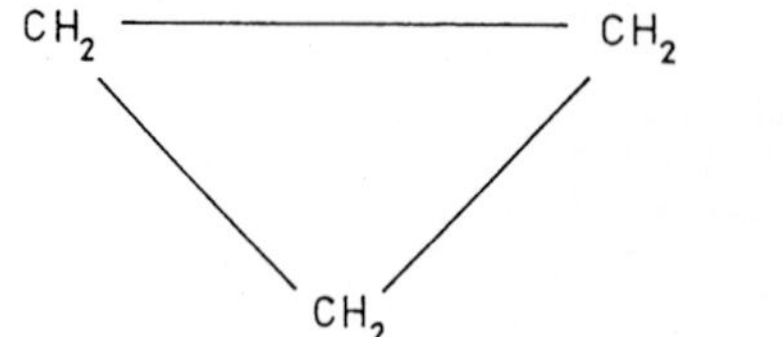

Abb. 5.24. Strukturformel von Cyclopropan

```
     Cl   F
     |    |
H —  C  — C — F
     |    |
     Br   F
```

Abb. 5.25. Strukturformel von Halothan

gen, insbesondere bei Hyperkarbie, Epinephrinapplikation und Atropininjektion. Das HZV und der periphere Widerstand steigen unter Cyclopropan an (Tabelle 5.9), Nieren- und Leberdurchblutung nehmen ab [257, 403].

Andere gasförmige Narkotika, wie Äthylen und Xenon sind heute nicht mehr in klinischem Gebrauch. Der Nachteil dieser Verbindungen lag entweder in der Explosionsgefahr oder in den hohen Produktionskosten (Xenon).

5.3.5 Dampfförmige Narkotika

Die Substanzen dieser Gruppe von Inhalationsnarkotika liegen in flüssiger Form vor und entwickeln in Abhängigkeit von ihrem Siedepunkt unterschiedliche Dampfdrücke. Je niedriger der Siedepunkt liegt, um so leichter verdampft die Substanz und um so höher ist der Dampfdruck. In klinischer Verwendung sind heute vor allem halogenierte Kohlenwasserstoffe (z. B. Halothan) und halogenierte Äther (z. B. Methoxyfluran, Enfluran, Isofluran). Die einfachen Äther (z. B. Diäthyläther, Divinyläther) werden heute kaum noch in der anästhesiologischen Praxis verwendet.

5.3.5.1 Halothan

Beim Halothan (Halothan, Fluothane; Abb. 5.25) handelt es sich um eine organische Flüssigkeit (spez. Gewicht = 1,87), die in Spezialbehältern (z. B. Fluothec oder Halothan-Vapor) verdampft wird. Da sich die Substanz bei längerer Lichteinwirkung unter Bildung von Halogensäure, freien Halogenradikalen und Phosgen zersetzt, ist Halothan mit einem Stabilisator (Thymolverbindung) versetzt. Trotzdem sollte Halothan unter Lichtabschluß und kühl aufbewahrt werden. Halothandämpfe sind in klinischer Konzentration nicht brennbar [59, 159, 232, 514, 544].

Pharmakokinetik. Da der Blut-Gas-Verteilungskoeffizient von Halothan mit 2,36 nur mäßig hoch ist, steigt die alveoläre Konzentration von Halothan nach seiner Inhalation relativ schnell an. Die Diffusion in das Blut erfolgt beim Molekulargewicht des Halothans mit 197 ebenfalls rasch. Infolge seiner hohen Lipidlöslichkeit ist Halothan ein starkes, alle Abschnitte des ZNS deprimierendes Narkotikum, dessen MAC bei 0,74 Vol.-% und dessen AD 95 bei 0,9 Vol.-% liegt. Für die Elimination spielt die Länge der Narkose eine Rolle. Nach langdauernder Narkose diffundiert Halothan aus den sog. „deep compartments" - Gewebe mit hoher Löslichkeit, großer Masse und relativ geringer Durchblutung - entsprechend dem Konzentrationsgradienten in den Kreislauf zurück. Diese in Abhängigkeit von der Narkosedauer verlangsamte Elimination besitzt im Vergleich zu den schlechter löslichen Anästhetika (z. B. Lachgas) eine entscheidende Bedeutung für die Aufwachphase des Patienten. Neben der Elimination über die Lungen erfolgt auch eine Metabolisierung, wobei die Abbaurate beim Halothan mit $>18\%$ angegeben wird. Enzyminduktion steigern die Biotransformation erheblich. In niedriger Dosierung soll Halothan selbst eine Enzyminduktion auslösen, während hohe Konzentrationen den Abbau hemmen. Als Metaboliten wurden Trifluoressigsäure sowie erhebliche Mengen Bromid und Chlorid gefunden, die bis 3 Wochen nach der Exposition nachgewiesen werden können.

Pharmakodynamik. Am ZNS beginnt der dämpfende Effekt im kortikalen Bereich und deszendiert in der Reihenfolge basale Ganglien - Zerebellum - Rückenmark (zunächst sensorisch, dann motorisch) - Medulla. Aufgrund der Pharmakokinetik wird jedoch das Atemzentrum sehr früh betroffen. Der analgetische Effekt des Halothans ist gering. Da die Löslichkeit in den Phospholipiden der Hirnzellen erheblich geringer als im Neutralfett des Fettgewebes ist, kehrt das Bewußtsein relativ schnell wieder zurück. Unter Halothan nimmt die zerebrale Durchblutung und damit u. U. der intrakranielle Druck bei verminderter intrakranieller Compliance (z. B. Hirnödem) zu. Der Augeninnendruck fällt unter Halothangabe ab.

Am kardiovaskulären System (Tabelle 5.9) ist ein Abfall des arteriellen Blutdrucks und eine Beeinträchtigung der Herzfunktion in Abhängigkeit von der Halothankonzentration nachweisbar. Als Ursache des arteriellen Druckabfalls ist in erster Linie die Abnahme der Kontraktilität anzuschuldigen, nicht hingegen die Vasodilatation; der periphere Gesamtgefäßwiderstand bleibt unverändert. Außerdem wird eine Hemmung der Katecholaminausschüttung, eine zentrale Vasomotorendepression, eine periphere Sympathikusblockade und möglicherweise eine direkte Wirkung auf die glatte Muskulatur der Gefäße diskutiert.

Die Beeinträchtigung der Herzfunktion wird durch eine verringerte myokardiale Kontraktilität - wahrscheinlich durch eine Störung des Zusammenwirkens von ionisiertem Kalzium und dem kontraktilen Protein - erklärt.

Unter günstigsten Umständen kommt es zur Reduzierung der Herzarbeit und des Sauerstoffverbrauchs, so daß die Herzarbeit ökonomisiert wird. Neben der negativ inotropen Wirkung kommt es am Herzen zur Beeinflussung von Reizbildung und Reizleitung. Am häufigsten werden langsame supraventrikuläre Rhythmen (Vorhofrhythmus, AV-Knoten-Rhythmus, wandernder Schrittmacher) sowie ventrikuläre Extrasystolen beobachtet. Bei gemeinsamer Anwendung von Halothan und Katecholaminen treten gehäuft ventrikuläre Extrasystolen auf („Sensibilisierung" des Myokards durch Halothan), besonders unter den Bedingungen von Hypoxie und Azidose. Die halothaninduzierte Bradykardie beruht vermutlich auf einer verstärkten vagalen Aktivität.

Am respiratorischen System schränkt Halothan dosis- und zeitabhängig das Atemzugvolumen (V_t) bei nur geringer Zunahme der Atemfrequenz (f) ein. Daraus resultieren Atelektase und Dystelektase, die mit einer Abnahme der funktionallen Residualkapazität (FRC) sowie der Lungencompliance (C) einhergehen. Ob bei der Atelektasenentstehung eine halothanbedingte Störung des Surfactantsystems mitwirkt, wird noch diskutiert. Durch die Hemmung der hypoxischen Vasokonstriktion unterbelüfteter Lungenareale nimmt das Ventilations-Perfusions-Verhältnis ab. Die daraus resultierende Hypoxie muß durch eine genügende Höhe der inspiratorischen Sauerstoffkonzentration ($F_IO_2 > 30\%$) und assistierte bzw. kontrollierte Beatmung ausgeglichen werden. Vorteilhaft ist die Senkung des Bronchialwiderstands durch Halothan, bedingt durch Stimulation der β-Rezeptoren. Halothan erscheint deshalb bei Patienten mit chronischer Bronchitis oder Asthma bronchiale geeignet.

In der Leber werden 18-20% des Halothans metabolisiert. Bestimmte Metabolite, die v. a. bei reduktivem Abbau entstehen, werden derzeit für die Entstehung eines Ikterus nach Halothanapplikation - in der Literatur auch als „Halothanhepatitis" beschrieben - verantwortlich gemacht. Dieses Krankheitsbild ist trotz zahlreicher retrospektiver Studien mit erheblichen Patientenzahlen fast 25 Jahre nach Einführung des Halothans in die Klinik noch nicht restlos geklärt. Als auslösende Ursache einer „Halothanhepatitis" wird u. a. auch die häufige Exposition in kurzen Abständen mit daraus erwachsenden immunologischen Reaktionen diskutiert. Keine der Studien konnte bisher die Auslösung einer Hepatitis durch Halothan beweisen oder widerlegen. Allgemein wird heute gefordert, daß bei Patienten mit Ikterus und gleichzeitiger Pyrexie nach Halothanexposition keine weiteren Anästhesien mit diesem Narkotikum durchgeführt werden sollten. Auch bei Patienten mit Strahlentherapie sollte Halothan nicht verwendet werden, da die Substanz unter Bestrahlung in Dichlorohexa-fluorobuten, ein klassisches Lebertoxin, zerfällt. Ein höheres Risiko für eine Leberschädigung wird bei Patienten, die älter als 40 Jahre sind und eine Halothannarkose vor weniger als 4 Wochen erhalten hatten, vermutet. Außerdem ist bei Adipositas und Erkrankungen des Immunsystems Zurückhaltung geboten. Vorbestehende Lebererkrankungen werden nicht allgemein als Kontraindikation angesehen.

Andere Organsysteme werden von Halothan in unterschiedlicher Weise beeinflußt. An der Niere zeigt Halothan einen antidiuretischen Effekt (verstärkte ADH-Freisetzung). Am Uterus wirkt Halothan tonussenkend. Aus diesem Grunde sollte es in der Geburtshilfe wegen der zu befürchtenden atonischen Nachblutung nur in geringer Konzentration eingesetzt werden. Die Substanz besitzt eine geringe neuromuskuläre blockierende Wirkung. Halothan ist u.a. ein wesentlicher Trigger für die Ausbildung einer malignen Hyperthermie. Das bei Narkoseende häufig zu beobachtende Zittern bis hin zum Tremor soll nicht allein auf intraoperativen Wärmeverlusten, sondern auch auf einer Zunahme des Muskeltonus mit tonisch-klonischem Charakter beruhen. Diese Reaktion kann durch geringe Dosen von Pethidin (0,3 mg/kg KG) gemindert oder ausgeschaltet werden.

Die durchschnittlichen Dosierungen betragen bei Maskennarkosen zwischen 1-2 Vol.-%, bei Intubationsnarkosen unter Relaxierung mit künstlicher Beatmung 0,3-0,5 (1,0) Vol.-%.

5.3.5.2 Methoxyfluran

Methoxyfluran (Penthrane) ist eine Ätherverbindung, die aufgrund ihres hohen Fluoridanteils unter normalen Bedingungen nicht entflammbar und nicht explosiv ist (Abb. 5.26). Die Substanz besitzt einen hohen Siedepunkt (104,6 °C), so daß bei Raumtemperatur nur ein Dampfdruck von 25 mmHg erreicht wird. Ungeheizte Verdampfer können deshalb nicht mehr als 3 Vol.-% abgeben. Die Verdampfung des Narkotikums erfolgt in Spezialverdampfern (z.B. Pentrec) [147, 237, 434, 562].

Pharmakokinetik. Als Folge des hohen Blut-Gas-Verteilungskoeffizienten von knapp 13 zeichnet sich Methoxyfluran durch eine sehr träge Pharmakokinetik aus. Außerdem besteht eine ausgesprochen hohe Löslichkeit in Gummi, wodurch zunächst 25-35% des Methoxyflurans absorbiert werden. Eine Stunde nach Narkosebeginn werden noch immer ca. 20% durch Gummianteile im Kreissystem aufgenommen. Neben der Elimination über die Lungen kann die Metabolisierung zwischen 5 und 40% betragen. Die Abbauprodukte (Fluorionen, Dichlor-Essigsäure, Oxalsäure und als Hauptmetabolit Methoxyfluor-Essigsäure) sind noch nach 12 Tagen im Harn nachzuweisen.

Pharmakodynamik. Am kardiovaskulären System (Tabelle 5.9) ähneln die pharmakologischen Effekte des Methoxyflurans denen des Halothans; es mindert die Herzleistung und senkt den Blutdruck. Allerdings sinkt der arterielle Druck nicht so stark ab, da sich der periphere Gefäßwiderstand nicht ändert. Methoxyfluran verursacht nur eine minimale Myokardsensibilisierung gegenüber Epinephrin; selbst unter hyperkapnischen Bedingungen treten ventrikuläre Rhythmusstörungen sehr selten auf.

Am respiratorischen System führt Methoxyfluran zu einer ausgeprägten Atemdepression, so daß es nur unter kontrollierter Ventilation verwendet werden sollte. Verglichen mit Halothan soll es - wenn überhaupt - zu einer stärkeren Beeinträchtigung des Surfactants mit allen bei Halothan bereits erwähnten Folgen für die Ventilation kommen.

In der Leber wird Methoxyfluran bis zu 40% metabolisiert, so daß - wie bei allen halogenierten Kohlen-Wasserstoff-Verbindungen - Nebenwirkungen im Bereich der Leber zu erwarten sind. Beim gegenwärtigen Wissensstand wird empfohlen, Methoxyfluran bei Patienten, bei denen auch Halothannarkosen nicht geeignet erscheinen, nicht anzuwenden.

An der Niere ist nach Gabe von Methoxyfluran eine ausgeprägte pitressinresistente Polyurie zu beobachten, ausgelöst durch die bei der Metabolisierung in hohen Konzentrationen freigesetzten tubulotoxisch wirkenden Fluoridionen. Oxalsäure als weiteres Stoffwechselprodukt spielt bei der Nephrotoxizität von Methoxyfluran eine zusätzliche Rolle.

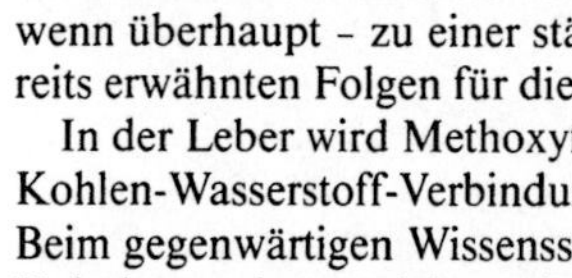

$$\begin{array}{ccccccccc} & & Cl & & F & & & H & \\ & & | & & | & & & | & \\ H & - & C & - & C & - O - & C & - & H \\ & & | & & | & & & | & \\ & & Cl & & F & & & H & \end{array}$$

Abb. 5.26. Strukturformel von Methoxyfluran

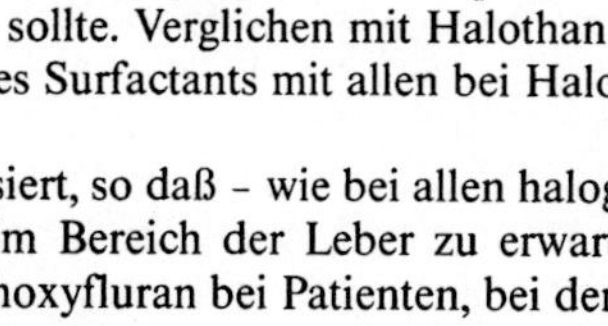

$$\begin{array}{ccccccccc} & & Cl & & F & & & F & \\ & & | & & | & & & | & \\ H & - & C & - & C & - O - & C & - & H \\ & & | & & | & & & | & \\ & & F & & F & & & F & \end{array}$$

Abb. 5.27. Strukturformel von Enfluran

Methoxyfluran hat eine ausgeprägte muskelrelaxierende Wirkung, die mehr auf eine zentralbedingte Blockierung als auf eine neuromuskuläre Depression wie bei Halothan zurückzuführen ist. Vor allem wegen seiner Nephrotoxizität wird Methoxyfluran heute nicht mehr verwendet.

Die zur Aufrechterhaltung der Narkose erforderliche alveoläre Konzentration liegt bei 0,2-0,3 Vol.-%, da der analgetische Effekt der Substanz sehr ausgeprägt ist. Methoxyfluran ist infolge seiner hohen Lipidlöslichkeit eines der stärksten Inhalationsnarkotika, dessen MAC bei 0,16 Vol.-% und dessen AD 95 bei 0,22 Vol.-% liegt. Entsprechend dem verzögerten Abfluten dauert die Aufwachphase etwa 1-2 h.

5.3.5.3 Enfluran

Beim Enfluran (Ethrane) und (oder) Alyrane (Enfluran) handelt es sich um einen 5fach fluorierten Äthylmethyläther, der licht- und wärmestabil ist (Abb. 5.27). Sein Siedepunkt liegt bei 56,2 °C, der Dampfdruck von Enfluran erreicht bei Raumtemperatur 180 mmHg. Enfluran ist nicht brennbar. Obwohl es chemisch Methoxyfluran nähersteht, ähnelt es physikalisch mehr dem Halothan.

Pharmakokinetik. Aufgrund seines relativ niedrigen Blut-Gas-Verteilungskoeffizienten von 1,9 sind Einleitungs- wie auch Aufwachphase kurz; die Narkose ist gut steuerbar. Seine MAC beträgt 1,68 Vol.-%; die AD 95 liegt bei 1,88 Vol.-%.

Pharmakodynamik. Am Zentralnervensystem sind die unter Enfluran im EEG ableitbaren Aktivitäten im Gegensatz zu anderen Narkotika gesteigert. Dieser Effekt wird durch Hypokapnie verstärkt, durch Hyperkapnie unterdrückt. Weiterhin besteht eine Abhängigkeit von der Dosierung, der Wirkdauer und dem Lebensalter des Patienten. Dennoch ist die Substanz nicht als epileptogen anzusehen. Da die EEG-Veränderungen bis zu 6 Tage nach der Narkose beobachtet werden können, scheint ihre Auslösung durch einen Metaboliten verursacht zu sein. Untersuchungen sowohl der zerebralen Durchblutung als auch des Stoffwechsels haben gezeigt, daß keine unzureichende zerebrale Oxygenierung zugrunde liegt. Nur bei einem Teil der Patienten kommt es unter Enfluran zu einer leichten Zunahme des intrakraniellen Drucks.

Am kardiovaskulären System (Tabelle 5.9) entspricht die negativ inotrope Wirkung weitgehend der des Halothans. Die myokardiale Depression ist durch eine Hemmung der Ca-Aufnahme und eine Neutralisation des Adrenalineffekts zu erklären. Es kommt zum Abfall des arteriellen Blutdrucks, zum Anstieg der Herzfrequenz (im Gegensatz zu Halothan), zu einer Abnahme von dp/dt max, Schlagvolumen, HZV und zu einer Verminderung des myokardialen Sauerstoffverbrauchs. Das Reizleitungssystem wird nicht im gleichen Maße wie bei Halothan beeinflußt; auch eine „Sensibilisierung" des Myokards ist bei mit Halothan vergleichbaren Katecholaminspiegeln nicht zu erwarten. Der stärkere Abfall des arteriellen Blutdrucks beruht auf einer stärker ausgeprägten peripheren Vasodilatation. Möglicherweise wird auch die Katecholaminsekretion aus dem Nebennierenmark durch Enfluran unterdrückt. Besonders bei Patienten mit Hypertonie ist ein stärkerer Blutdruckabfall zu erwarten.

Am Respirationstrakt treten auch bei schneller Steigerung der inspiratorischen Konzentration kaum Irritationen im Bereich des Larynx oder der Bronchien auf. Die Atemdepression ist sehr ausgeprägt; bereits Konzentrationen von 2 Vol.-% können zu einem ausgeprägten Anstieg des $paCO_2$ führen. Dabei bleibt bei erheblich reduziertem Atemzugvolumen die Atemfrequenz weitgehend unbeeinflußt. Die assistierte oder kontrollierte Beatmung ist daher generell zu empfehlen. Die Surfactantfunktion wird durch Enfluran kaum beeinflußt.

Leberschädigungen sind inzwischen - wenn auch in verschwindend geringer Zahl - auch nach Enfluran beobachtet worden. Auch nephrotoxische Reaktionen sind trotz der relativ geringen Biotransformationsrate von 2-4% nicht auszuschließen. Möglicherweise handelt es sich um Störungen der Tubulusfunktion durch Fluoridionen. An der Muskulatur findet sich - schwächer auch bei Halothan - bei Enfluranapplikation eine den Effekt nichtdepolasisierender Relaxanzien verstärkende und verlängernde muskelrelaxierende Wirkung. Sie wird wahrscheinlich einmal durch einen direkten Angriff an der motorischen Endplatte, zum anderen durch eine Depression der postsynaptischen Antwort auf den Transmitter verursacht.

Die durchschnittliche Dosierung beträgt bei Maskennarkosen etwa 2 Vol.-%, bei endotrachealer Intubationsnarkose mit Muskelrelaxation und kontrollierter Beatmung um 1 Vol.-%.

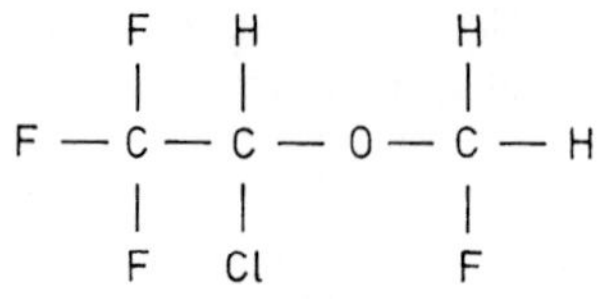

```
      F    H         H
      |    |         |
F  —  C  — C  —  O — C  —  H
      |    |         |
      F    Cl        F
```

Abb. 5.28. Strukturformel von Isofluran

5.3.5.4 Isofluran

Isofluran (Forene, AErrane-Isofluran; Abb. 5.28) ist ein Enfluranisomer. Sein Siedepunkt liegt bei 48,5 °C, der Dampfdruck erreicht 250 mm Hg. Seine physikalischen Eigenschaften stimmen weitgehend mit denen von Enfluran überein [319, 538].

Pharmakokinetik. Durch den mit 1,4 noch niedrigeren Blut-Gas-Verteilungskoeffizienten sind Ein- und Ausleitungsphase noch kürzer, die Steuerungsmöglichkeiten noch besser als bei Enfluran. Die MAC beträgt 1,15 Vol.-%, die AD 95 1,63 Vol.-%. Die Biotransformationsrate ist außerordentlich gering.

Pharmakodynamik. Isofluran dämpft wie die anderen halogenierten Inhalationsnarkotika die Herz-Kreislauf-Funktion. Die bisher vorliegenden Berichte über die kardiovaskuläre Wirkung (Tabelle 5.9) von Isofluran sind jedoch nicht einheitlich. Bei gesunden Freiwilligen änderte sich die Herzfrequenz unter Isofluran nicht wesentlich; hingegen wurde bei älteren Patienten ein Anstieg beobachtet, manchmal auch ein Abfall. Der arterielle Blutdruck fällt unter Isofluran dosisabhängig ab. Der Blutdruckabfall geht mit einer peripheren Widerstandsabnahme einher und beruht wahrscheinlich auf einer direkten vasodilatierenden Wirkung von Isofluran in verschiedenen Gefäßgebieten. In dieser Beziehung unterscheidet sich Isofluran von den anderen Inhalationsnarkotika, bei denen der Blutdruckabfall vorwiegend auf einer negativ inotropen Wirkung beruht. Am isolierten Papillarmuskel wirkt jedoch auch Isofluran negativ inotrop; diese Wirkung ist jedoch geringer als bei Halothan. Das HZV nimmt bei Herzgesunden unter Isofluran nicht ab. Myokardialer Sauerstoffverbrauch und Koronardurchblutung nehmen unter Isofluran ab. Offensichtlich besteht eine direkte koronardilatierende Wirkung des Isoflurans. Eine Sensibilisierung des Myokards gegenüber Katecholaminen tritt offensichtlich nicht ein.

Am respiratorischen System erfolgt eine ausgeprägte Atemdepression, so daß die Substanz nur unter kontrollierter Ventilation angewandt werden sollte.

Hepato- oder nephrotoxische Effekte konnten bisher nicht festgestellt werden. Die neuromuskuläre Funktion wird von Isofluran ausgeprägt gehemmt. Dieser Effekt sollte bei der Applikation ndMR ebenso berücksichtigt werden, wie bei Enfluran. Am Uterus ist eine konzentrationsabhängige Tonusabnahme nachzuweisen.

Die durchschnittliche Dosierung beträgt bei endotrachealer Intubation mit Muskelrelaxanzien und kontrollierter Beatmung 1 Vol.-%, bei Maskennarkosen sollte Isofluran nicht verwendet werden.

5.3.6 Praxis der Narkoseeinleitung durch Inhalation

Obwohl die intravenöse Narkoseeinleitung das weitaus angenehmere Verfahren darstellt, gibt es bestimmte Situationen, in denen auf eine Narkoseeinleitung mit einem Inhalationsnarkotikum nicht verzichtet werden kann. Dies kann z. B. zutreffen bei Kleinkindern, bei nichtkooperativen Schulkindern, bei Patienten mit Tracheostoma oder unter endotrachealer Intubation. Die Aufnahme des Inhalationsnarkotikums und damit seine narkotische Wirksamkeit ist von seinem Blutlöslichkeitskoeffizienten abhängig und somit sehr unterschiedlich. Während bei Verwendung von

Cyclopropan schon wenige Atemzüge zur Ausschaltung des Bewußtseins führen, sind bei Verwendung von Halothan oder Enfluran mehrere Minuten bis zur Bewußtlosigkeit erforderlich. Außerdem ist die Einleitungsdauer vom Atemminutenvolumen und dem Herzzeitvolumen des Patienten abhängig. Da in der Regel ein Exzitationsstadium durchlaufen werden muß, sollte der Patient durch Befestigungsgurte entsprechend gesichert sein.

Wesentlich ist, daß der Anästhesist das Vertrauen des Patienten besitzt, damit Angst und Abwehrhaltung ausgeschaltet sind. Nach vorsichtigem Aufsetzen der Maske sollte der Patient zunächst Sauerstoff einatmen; der dichte Maskensitz wird sodann an den Bewegungen des Atembeutels überprüft. Erst dann wird in langsam steigenden Konzentrationen das Narkotikum zugemischt. Nach Möglichkeit sollte man sich der Mitarbeit des Patienten versichern. Kinder fordert man z. B. auf, den vorgehaltenen Atembeutel aufzublasen, während Erwachsene wiederholt zum kräftigen Durchatmen aufgefordert werden. Während der Inhalation sollten Atmung und Kreislauf regelmäßig überprüft werden. Das Exzitationsstadium muß durch Erhöhung der Narkosegaskonzentration überwunden werden. Ist das Toleranzstadium erreicht, kann die Narkose in der gewünschten Form weitergeführt werden, wobei bei den modernen Narkotika nicht mehr exakt zu definieren ist, wann dieses Stadium erreicht worden ist.

5.3.7 *Low-flow-Anästhesie*

Unter Low-flow-Anästhesie (LFA) versteht man jede Inhalationsanästhesie, bei der ein Kreissystem mit einem CO_2-Absorber und einem Frischgasflow von 1 Liter oder weniger verwendet wird. Die Narkose im geschlossenen Kreissystem (GKS) ist eine Sonderform der LFA, bei der der Frischgasflow der Narkosegas- und Sauerstoffaufnahme gleicht. Die Begriffe LFA und GKS werden oft synonym verwendet. Der Unterschied liegt allein darin, daß beim GKS kein Gasverlust durch ein Überdruckventil erfolgt.

5.3.7.1 Vorteile der LFA

Die Vorteile der Low-flow-Anästhesie umfassen die Verhinderung von Wärmeverlusten, die Verhinderung der Atemwegsaustrocknung, die Einschränkung der Umgebungsverunreinigung, die Abschätzung des Sauerstoffverbrauchs und wirtschaftliche Aspekte.

Vermeidung von Wärmeverlusten. Bis zu einem gewissen Grad ist eine Hypothermie bei Allgemeinanästhesie, besonders bei Kindern, nicht selten. Ursachen sind niedrige Raumtemperaturen, kutane Vasodilatation, lange Operationsdauer, Verwendung von Infusionen und Spülflüssigkeiten unter 37° und hohe Frischgasflows trockener Anästhesiegase und Sauerstoff. Im Kreissystem beziehen dieses Gase ihre Feuchtigkeit aus 3 Quellen:

1. Freies Wasser im Atemkalk
2. Wasser aus der CO_2-Neutralisation im Absorber und
3. patienteneigener alveolärer Wasserdampf.

Jede Befeuchtung verbraucht aber bei der Wasserdampfbildung Wärme und zwar 540 kal/g. Bei einem Frischgasflow von 5 l/min. beträgt der Wasserverlust etwa 30 g/l Frischgasflow, d. h. 5 l/min × 30 g/l × 540 kal/g, das entspricht 81 000 kal, die pro Minute zur Befeuchtung eines trocke-

Tabelle 5.10. Feuchtigkeits- und Temperaturveränderungen gemischter Ausatmungsgase bei unterschiedlichem Frischgasflow in vitro. (Nach [102])

Frischgasflow (l/min)	Temperatur (°C)		Feuchtigkeit (%)	
	initial	am Ende (60 min)	initial	am Ende (90 min)
5	23	33	30	61
0,5	23	43	47	93

nen Anästhesiegases verbraucht werden. Bei einem Frischgasflow von 500 ml/min beträgt der Wasserverlust nur 8 g/l Frischgasflow, der Kalorienverbrauch/min 0,5 l/min × 8 g/l × 540 kal/g = 2160 kal.

Unter einem hohen Frischgasflow geht auch die bei der Neutralisation von CO_2 im Absorber gebildete Wärme verloren, da das meiste CO_2 anstelle einer Absorption und chemischen Neutralisation über das Überdruckventil eliminiert wird. Jedes Mol absorbiertes CO_2 führt zur Bildung von 2 Mol Wasser und des bei dieser exothermen Neutralisationsreaktion gebildete Mol Wasser liefert wiederum 13 700 kal. In Tabelle 5.10 sind die Temperatur- und Feuchtigkeitsänderungen der ausgeatmeten Gase bei verschiedenen Flows dargestellt.

Vermeidung der Austrocknung von Atemgasen. Die Einatmung trockener Anästhesiegase über eine Zeit von mehr als 1 h kann zu einer Schädigung des tracheobronchialen Epithels sowie zu einer Einschränkung der mukoziliaren Aktivität und statischen Compliance führen. Diese nachteiligen Effekte können entweder durch die Abgabe künstlich befeuchteter Gase (Grenzwerte etwa 90% Feuchtigkeit bei Raumtemperatur oder 60% bei 37°) oder durch LFA bzw. GKS vermieden werden, die warme, befeuchtete Gase im Kreissystem garantieren. LFA und GKS vermeiden auch einige der möglichen Gefahren durch erwärmte Befeuchter. Die Übererwärmung kann zu einer Hitzeretention führen, die Überbefeuchtung zu Wasserüberschuß und Surfactantverlust. Zudem können sich Befeuchter auch als Quelle bakterieller Kontamination erweisen. Bei einer Low-flow-Anästhesie mit Erhaltung der eigenen Wärme und Feuchtigkeit sind diese Komplikationen nicht wahrscheinlich. Ein fiebernder Patient mag von den Temperaturverlusten bei hohem Frischgasflow profitieren, jedoch müssen auch die möglicherweise schädlichen Effekte durch Atemwegsaustrocknung berücksichtigt werden.

Einschränkung der Umgebungsverunreinigung. Durch LFA und GKS wird die Eindämmung der OP-Verunreinigung erleichtert. Die bei hohen Frischgasflows verwendeten Absaugsysteme bewerkstelligen dies zwar auch, sie sind jedoch oft umständlich und nicht ganz ohne Gefahren.

Abschätzung der Narkotikaaufnahme. Die bei GKS und LFA leicht zu ermittelnden Veränderungen der Narkotikaaufnahme erweisen sich sowohl als Überwachungsgröße als auch aus didaktischen Gründen nützlich. Im Äquilibrium bleibt das Patientenkreisvolumen konstant, da der Frischgaszufluß mit dem Sauerstoffverbrauch des Patienten und der Narkotikaaufnahme übereinstimmt. Veränderungen dieses Volumens können entweder Änderungen der Aufnahme von Sauerstoff oder Lachgas zugeschrieben werden. Der Volumenanteil aus dem Dampf des Inhalationsanästhetikums ist gering.

Abschätzung des Sauerstoffverbrauchs. Im Äquilibrium liegen Änderungen des Kreisvolumens, Änderungen der $\dot{V}O_2$ und $\dot{V}N_2O$ zugrunde. Wie weiter oben erwähnt, kann $\dot{V}N_2O$ im Äquilibrium exakt vorausgesagt werden und beträgt etwa 100 ml/min. Demnach können nur $\dot{V}O_2$-Änderungen für Änderungen im Kreisvolumen verantwortlich gemacht werden. Jede Zunahme der $\dot{V}O_2$ führt zu einer Volumenabnahme des Reservoirs oder Atembalgs; jede Abnahme der $\dot{V}O_2$ auf der anderen Seite wieder zu einer Zunahme. Aufgrund verminderter Gewebsperfusion und eines verminderten Sauerstoffverbrauchs kann bei Hypovolämie $\dot{V}O_2$ 10–20 min vor einem Blutdruckabfall abnehmen. Als konstante Bezugsgröße zur $\dot{V}O_2$ (sobald sich $\dot{V}N_2O$ stabilisiert hat) kann das Kreisvolumen in derselben Weise wie etwa Serienbestimmungen der gemischt-venösen Sauerstoffsättigung auch als ein grober Index für das Herzminutenvolumen angesehen werden.

5.3.7.2 Nachteil der LFA

Die Nachteile der LFA bestehen v.a. in dem möglichen Auftreten von Hypoxämie und Hyperkapnie und in der relativen Kompliziertheit ihrer Anwendung. Diese Gründe haben dazu geführt, daß sich das Verfahren nicht entscheidender durchsetzen konnte.

Hypoxiegefahr. Zur Vermeidung einer möglichen Hypoxie, verursacht durch niedrige Sauerstoffkonzentrationen im Narkose-Kreissystem während einer LFA oder GKS, kommen 2 Verfahren in Frage: entweder eine Kombination Sauerstoff/Inhalationsanästhetikum oder Sauerstoff/Analgetikum/Relaxans. Bei Anwendung von Lachgas müssen Sauerstoffmeßgeräte eingesetzt werden. Diese sind heute sehr verläßlich, relativ billig, gestatten eine kontinuierliche Registrierung und haben genügend kurze Ansprechzeiten. On-line-Massenspektrometer haben so kurze Ansprechzeiten, daß endexspiratorische Sauerstoffkonzentrationen gemessen werden können. Sauerstoffmeßgeräte, die auf paramagnetischer Basis oder mit Brennstoffzellen arbeiten, können dies nicht, was aber für klinische Belange ohne Bedeutung ist. Eine Messung der endexspiratorischen Sauerstoffkonzentration pro Atemzug ist nicht notwendig. Der Sauerstoffanalysator wird am besten im exspiratorischen Schenkel des Kreissystems dazwischengeschaltet. Dort kommt es zu einer kompletten Mischung innerhalb des Kreissystems, so daß bei adäquater exspiratorischer Sauerstoffkonzentration es auch die inspiratorische sein muß. Die Sauerstoffanalysatoren müssen jedoch vom Anästhesisten täglich mit 100% Sauerstoff, 100% Lachgas und 21% Sauerstoff kalibriert werden.

Hyperkarbiegefahr. Eine Hyperkapnie während Low-flow-Anästhesie ist ohne Belang. Voraussetzung dafür sind jedoch einwandfrei im Kreissystem arbeitende Ventile, die einen unidirektionalen Flow garantieren, und eine ausreichende Menge an frischem Atemkalk.

Umständlichkeit des Verfahrens. Die LFA ist nur scheinbar ein kompliziertes Verfahren. Nicht anders als bei einer High-flow-Technik müssen nur die Grundgesetze von Anästhetikaaufnahme und Verteilung verstanden werden. Sicher wird von Anästhesisten erhöhte Aufmerksamkeit verlangt (Volumen des Kreissystems, Sauerstoffkonzentration); dies ist aber nicht von Nachteil, sondern eben ein Charakteristikum dieses Verfahrens. Die Vorteile überwiegen diese besondere Belastung.

5.3.7.3 Praktische Durchführung der LFA

Zur LFA-Einleitung benötigt man eine ausreichende Dampfmenge des Narkotikums. Temperaturkompensierte Verdampfer sind für die Einleitung im geschlossenen Kreissystem ungeeignet; die initiale Halothanaufnahme kann z.B. 100 ml Halothandampf in der ersten Minute erfordern. Bei einem Frischgasflow von 500 ml/min würde eine Verdampferkonzentration von 20% notwendig sein. Diese Konzentrationen können entweder durch einen Verdampfer im Kreissystem oder durch die Injektion einer bestimmten Menge flüssigen Anästhetikums direkt in den exspiratorischen Schenkel des Kreissystems erreicht werden. Die Einleitung mit einem Inhalationsanästhetikum im geschlossenen Kreissystem ist möglich, aber umständlich. Am praktischsten ist daher eine traditionelle Einleitung mit hohem Frischgasflow über 20 min. Damit erreicht man eine Denitrogenierung, eine Äquilibrierung des Muskelgewebes mit Lachgas und eine annähernde Äquilibrierung gefäßreicher Gewebe mit potenten Inhalationsanästhetika. Außerdem wird während der noch nicht stabilisierten Phase der Narkoseeinleitung im Verhältnis zum Verbrauch ausreichend Sauerstoff zur Verfügung gestellt. Sind einmal diese Kriterien erfüllt, kann der Lachgas- und Sauerstoff-Flow auf jeweils 1 l/min reduziert werden. Die inspiratorische Konzentration eines potenten Inhalationsanästhetikums wird an die jeweilige klinische Situation angepaßt. Die Aufrechterhaltung eines Frischgasflows von 2 l/min garantiert sowohl eine rasche Ansprechzeit als auch eine ausreichend rasche Muskeläquilibrierung potenter Inhalationsanästhetika. Das braucht etwa 20 min, dann kann das Kreissystem geschlossen werden. Bei einer LFA mit einem balancierten Verfahren kann das Kreissystem ebenfalls nach 20 min geschlossen werden.

Im Äquilibrium wird die LFA aufrecht erhalten durch entsprechende Adjustierung des N_2O-Flows (Aufrechterhaltung der gewünschten exspiratorischen Sauerstoffkonzentration am Sauerstoffmeßgerät), des O_2-Flows (zur Aufrechterhaltung des Kreisvolumens) und schließlich der Anästhetikazufuhr (um die erwünschte Anästhesietiefe aufrecht zu erhalten). Wenn aus irgendeinem Grund rasche Änderungen der Narkosetiefe notwendig sind, muß nur der Frischgasflow kurz für einige Minuten erhöht werden.

Die notwendige Dampfmenge des Anästhetikums kann aus der Verdampfereinstellung im Äquilibrium bei hohem Frischgasflow näherungsweise bestimmt werden; d.h. besteht unter Enfluran 1% und einem Frischgasflow 2 l/min ein Äquilibrium, beträgt die notwendige Enfluranmenge zur Aufrechterhaltung 20 ml/min (2 l/min x 1%). Bei einem Frischgasflow von 500 ml/min würde durch eine Verdampfereinstellung von 4% dasselbe erreicht werden. Die notwendige Konzentration kann aber auch durch Injektion von flüssigem Enfluran in den exspiratorischen Schenkel des Kreissystems erreicht werden.

Das Injektionsintervall wird klinisch bestimmt. Die Aufrechterhaltung einer Inhalations-LFA im Äquilibrium kann schließlich auch durch ein „intermittierendes Verfahren" erreicht werden. Dieses besteht darin, bei einer Stunde Anästhesie 45 min lang nur den metabolisch notwendigen Sauerstoff zu verabreichen und während der restlichen 15 min Lachgas, Sauerstoff und Anästhetika unter einem hohen Frischgasflow.

Gegen Operationsende kann eine adäquate Narkosetiefe mit dem Inhalationsanästhetikum nach folgender grober Regel aufrechterhalten werden: für jede Stunde Inhalationsanästhesie können noch 5–10 min unter Lachgas-Sauerstoff dazugerechnet werden. Verbleiben bei einem Patienten nach 3-stündiger Inhalationsanästhesie noch 15–30 min Operationszeit, kann nach Abschalten des Inhalationsanästhetikums noch eine ausreichende Narkosetiefe bei einem Lachgasflow von 100 ml/min und einem Sauerstoff-Flow von 3 ml/min/kg KG aufrechterhalten werden. Bei einem balancierten Verfahren muß nur Lachgas abgedreht und der Sauerstoff-Flow für einige Minuten erhöht werden, um Lachgas auszuwaschen.

5.4 Muskelrelaxanzien

Muskelrelaxanzien sind ein wesentlicher Bestandteil der modernen Kombinationsnarkose. Sie erleichtern die endotracheale Intubation, reduzieren den Narkotikumverbrauch und verbessern die Operationsbedingungen. Patienten unter der Einwirkung von Muskelrelaxanzien benötigen eine kontrollierte Beatmung. Die Anwendung von Muskelrelaxanzien setzt Kenntnisse über das Wirkungsprinzip der neuromuskulären Erregung voraus. Darüber hinaus erfordert sie die Verfügbarkeit des gesamten für eine künstliche Beatmung erforderlichen Instrumentariums sowie die Beherrschung der endotrachealen Intubation und der künstlichen Beatmung mittels Narkosemaske. Nach Antagonisierung der Muskelrelaxation darf der Patient erst dann aus dem Verantwortungsbereich des Anästhesisten entlassen werden, wenn sichergestellt ist, daß keine motorische Funktionsminderungen mehr bestehen [170, 465].

5.4.1 Wirkungsprinzip

Im Bereich der motorischen Endplatte bilden die distalen Abschnitte der Nervenfasern eine glatte Membran, die auch als präsynaptische Membran bezeichnet wird. Daran schließen sich ein postsynaptischer Spalt und die stark gefaltete postsynaptische Membran (Muskelendplatte) an, die in die Muskelzellmembran übergeht. Die Übertragung eines Impulses von der präsynaptischen auf die postsynaptische Membran geschieht durch Azetylcholin (ACh), das in den cholinergischen Neuronen synthetisiert wird. ACh wird nach seiner Synthese in Vesikeln gespeichert, die sich in unmittelbarer Nähe der präsynaptischen Membran befinden. Die Freisetzung des ACh aus den Speichern erfolgt unter Mitwirkung von Kalzium, ohne dessen Anwesenheit die ACh-Freisetzung nicht möglich ist (Abb. 5.29). Magnesium vermindert die Menge des an den Nervenendigungen freigesetzten Azetylcholins, verringert die Empfindlichkeit der motorischen Endplatte auf Azetylcholin und setzt die Erregbarkeit der Muskelmembran herab (Membranstabilisator).

Für die Auslösung einer Kontraktion ist die gleichzeitige Entleerung von etwa 1000 Vesikeln notwendig. In der postsynaptischen Membran befindet sich ein Rezeptor für ACh (AChR), der die Zellmembran für Ionen durchlässig macht und damit den chemischen Reiz in einen elektrischen Impuls umwandelt (Depolarisation). Nach Ablauf das Aktionspotentials wird das ACh durch spezifische ACh-Esterasen, die sich überwiegend in der Umgebung der postsynaptischen Falten befinden, inaktiviert oder durch Diffusion entfernt.

5.4.1.1 Spezifische Wirkung

Alle Muskelrelaxanzien (MR) sind ebenso wie ACh quarternäre Ammoniumverbindungen, deren Ammoniumgruppen sich an die anionischen Rezeptoren der postsynaptischen Membran (Abb. 5.29) anlagern und somit den normalen Depolarisationsprozeß stören. Darüber hinaus wird vermutet, das MR auch an der präsynaptischen Membran einen Einfluß ausüben. Die Unterbrechung der neuromuskulären Übertragung an der postsynaptischen Membran ist auf zwei Wegen möglich: entweder durch eine Blockierung der Rezeptoren mit verlängerter Depolarisation oder durch eine Blockierung der Rezeptoren ohne Auslösung einer Depolarisation. Dementsprechend unterscheidet man zwei Gruppen von MR:

1. depolarisierende Muskelrelaxanzien (dMR) und
2. nichtdepolarisierende Muskelrelaxanzien (ndMR).

Allerdings stellt diese Einteilung eine Vereinfachung dar; denn dMR lösen ebenso eine transmitteranaloge, jedoch länger anhaltende und stärkere Depolarisation aus,

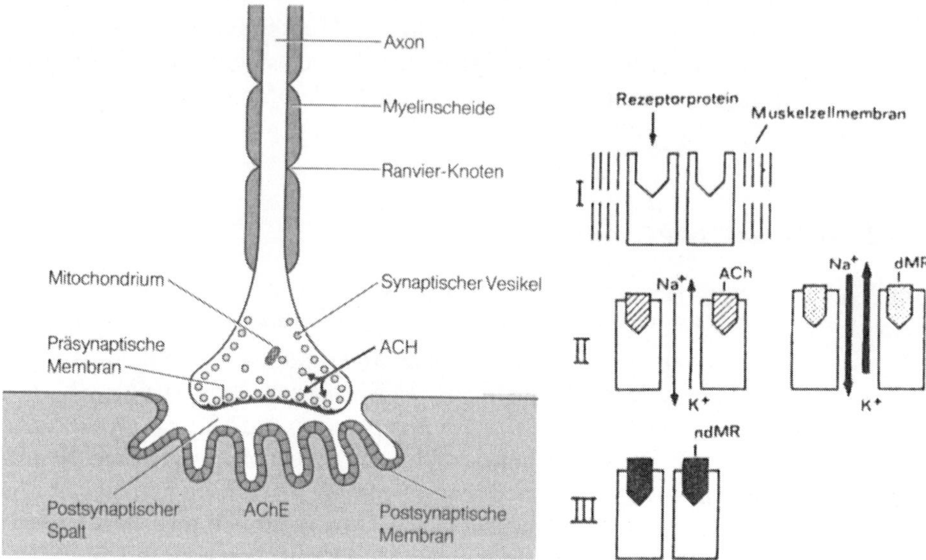

Abb. 5.29. *(links):* Schematische Darstellung des Aufbaus der Muskelendplatte (Synapse zwischen Nerv und Muskel). In den synaptischen Vesikeln befindet sich der Überträgerstoff (Transmitter), mit dem die Erregung von Nerven auf den Muskel übertragen wird. Die über das Axon eintreffenden Erregungen setzen den Transmitter (ACh) aus den Bläschen frei. Der Transmitter diffundiert durch den synaptischen Spalt zur postsynaptischen Membran, um sich dort mit dem Rezeptorprotein zu verbinden. Damit wird der Erregungsablauf eingeleitet. *(rechts):* Schematische Darstellung der neuromuskulären Erregung und der Wirkung von MR am Rezeptorprotein.

I Die Rezeptorproteine sind nicht mit ACh besetzt; die Poren sind geschlossen. Da Na^+- und K^+-Ionen nicht durch die Poren wandern können, erfolgt keine Depolarisation.

II. Die Rezeptorproteine sind mit ACh oder dMR besetzt; die Poren sind geöffnet. Na^+- und K^+-Ionen wandern durch die Poren, so daß die Membran depolarisiert wird. Da dMR länger am Rezeptor haften, kommt es zur Dauerdepolarisation und demzufolge ebenfalls nicht zur Muskelkontraktion.

III. Die Rezeptorproteine sind mit ndMR besetzt; die Poren sind geschlossen. Da Na^+- und K^+-Ionen nicht durch die Poren wandern können, erfolgt keine Depolarisation.

da sie durch ACh-Esterase nicht so schnell hydrolysiert werden können. Sie können aber auch bei sehr langem Einwirken auf den ACh-Rezeptor einen „Phase-II-Block" auslösen. Diese Blockform ähnelt weitgehend dem Block durch ndMR. Die ndMR haben neben der kompetitiven Wirkung noch einen zusätzlichen Effekt. So wurde für d-Tubocurarin und Pancuronium nachgewiesen, daß sie offene Ionenkanäle blockieren bzw. die Öffnungsdauer reduzieren, wodurch die Entstehung eines überschwelligen Endplattenpotentials verhindert wird.

5.4.1.2 Interaktion mit anderen Substanzen

Die Wirkung der MR kann durch verschiedene Substanzen beeinflußt werden; dabei nehmen Narkotika und Antibiotika eine besondere Stellung ein.

Narkotika. Volatile wie auch intravenöse Narkotika besitzen sowohl prä- wie auch postsynaptische Effekte. Während Inhalationsnarkotika die Spontanfreisetzung von ACh reduzieren, steigern be-

Tabelle 5.11. Störungen der neuromuskulären Reizübertragung durch den Einfluß verschiedener Antibiotika und Möglichkeiten zur Beseitigung dieser Störungen durch Antidote

Antibiotikum	Wirkungsort			Antidotwirkung		
	Nervenendigung	Cholinerg. Rezeptor	Muskelmembran	Ca^{++}	Neostigmin	3,4-Aminopyridin
Amikacin	Inhibition	–	–	Adäquat	Gering	–
Clindamycin	Dosisbezogen; Stimulation, gefolgt von Inhibition	Depression	Depression	Nein	Nein	Gering
Colistin	Inhibition	Depression	Depression	Nein	Nein	–
Gentamycin	Inhibition	–	–	Adäquat	Adäquat	–
Kanamycin	Inhibition	Depression	–	Adäquat	Gering	Adäquat
Neomycin	Inhibition	Depression	–	Adäquat	Gering	Adäquat
Netilmycin	–	–	–	Adäquat	Gering	–
Penicillin G	Dosisbezogen; Stimulation, gefolgt von Depression	–	–	Adäquat	–	–
Polymyxin	Dosisbezogen; Stimulation – Depression	–	Depression	Nein evtl. gering	Nein	Gut
Streptomycin	Dosisbezogen; Stimulation – Depression	Depression	–	Adäquat	Gering	–
Tetrazyklin	–	–	Depression	Adäquat	Nein	–

sonders Nichtbarbiturate die ACh-Freisetzung. Postsynaptisch dagegen vermindern beide Gruppen die Empfindlichkeit der AChR. Die Kombination von ndMR mit volatilen Anästhetika führt demnach zu einem synergistischen Effekt; die Wirkung ndMR wird verstärkt und verlängert. Dabei besitzen Enfluran und Isofluran eine stärkere Wirkung als Halothan. Injektionsnarkotika bewirken dagegen nur eine geringe Verstärkung des neuromuskulären Effekts der MR; lediglich Ketamin verdoppelt die Blockade nach d-Tubocurarin, auf Pancuronium besitzt es keinen verstärkenden Effekt.

Antibiotika. Antibiotika wirken an vielen Stellen der neuromuskulären Übertragung (Tabelle 5.11), wenn auch klinisch oft keine Symptome beobachtet werden können. Insbesondere die Antibiotika der Aminoglykosidgruppe (z. B. Streptomycin, Neomycin, Kanamycin, Gentamycin) und Tetracycline hemmen die präsynaptische Freisetzung von Azetylcholin (ACh), indem sie den Einstrom der Kalciumionen blockieren, der für die Transmitterfreisetzung notwendig ist, und setzen die Empfindlichkeit der postsynaptischen Membran auf den Neurotransmitter herab. Anderen Antibiotika wird ein lokalanästhetischer Effekt an der postsynaptischen Membran zugeschrieben (z. B. Candamycin, Colistin, Polymyxin, Tetrazyklin). Bei gesunden Patienten werden diese Wirkungen nur selten beobachtet; sie können jedoch bei Kranken mit Störungen der neuromuskulären Reizübertragung (z. B. Myasthenia gravis) sehr ausgeprägt sein.

Der wichtigste Effekt der Antibiotika auf Veränderungen der neuromuskulären Übertragung scheint allerdings in der Verstärkung der Wirkung von dMR und ndMR zu liegen. Die einzigen Antibiotika, die nicht in diesem Sinne wirken, sind Penicillin, Cephalosporin und Erythromycin. Die Verstärkung der neuromuskulären Blocks erfolgt v. a. bei hohen Blutspiegeln der Antibiotika. Insbesondere Spülungen der Bauchhöhle und der Pleurahöhle können hohe Blutspiegel erzeugen.

Bei der Antagonisierung der Muskelrelaxanswirkung muß berücksichtigt werden, daß ein durch Antibiotika verstärkter Block nur unvollständig beseitigt werden kann, so daß die Kontrolle mit einem Nervenstimulator angezeigt ist.

Aminoglykoside wirken präsynaptisch blockierend, indem sie wie Mg^{++} an der Nervenendigung die ACh-Freisetzung einschränken. Deshalb hebt Ca^{++} als Antagonist die Blockierung durch Aminoglykoside auf. Da bei klinisch und elektrophysiologisch vollständiger Erholung von der neuromuskulären Blockade immer noch ein Teil der AChR von MR besetzt ist, muß man nach der Applikation dieser Antibiotika im Zeitraum bis zu 8 h mit einer manifesten Recurarisierung rechnen. Tetrazykline beeinflussen durch eine Ca^{++}-Komplexbildung die neuromuskuläre Übertragung; Polymyxine bewirken eine komplexe Blockade mit Anzeichen lokalanästhetischer Wirkung (Membranstabilisierung), gestörter ACh-Freisetzung, postsynaptischer Rezeptorenblockade und behinderter Zellmembranfunktion; Penicilline und Erythromycin beeinträchtigen die Impulsübertragung und wirken direkt auf die Kontraktilität der Muskulatur, wobei der genaue Mechanismus unbekannt ist. So kann hier eine gleichzeitige Gabe von Antibiotika und MR zu einer Verstärkung bzw. Verlängerung des Blocks führen.

Eine Antagonisierung ist nur bei einigen aminoglykosidbedingten Blockierungen durch Ca^{++} möglich; AChE-Hemmer sollten nicht gegeben werden. Sie reduzieren höchstens die MR-bedingte Relaxation, verstärken aber in der Regel den Antibiotikablock. 4-Aminopyridin ist dagegen in der Lage, bei einigen dieser Medikamenteninteraktionen als Antagonist zu wirken.

Andere Substanzen. Zahlreiche Medikamente, wie Diuretika, Diazepam, Opioide, Lithiumverbindungen, Zytostatika, Steroide, Lokalanästhetika und Antiarrhythmika können ebenfalls mit ndMR interferieren, meistens im Sinne einer Verlängerung des Effekts. Die Wirkungsmechanismen sind noch nicht aufgeklärt. Das Ausmaß dieser Effekte ist sehr schwierig abzuschätzen, eine Antagonisierung wegen der insgesamt unzuverlässigen Wirksamkeit der Antidote praktisch nicht möglich. Des weiteren führt Hypokaliämie zu einer Steigerung der neuromuskulären Empfindlichkeit, die Dosen von ndMR müssen daher reduziert werden. Hohe Mg^{++}-Spiegel führen zu einer Potenzierung der MR-Wirkung. Mg^{++} steigert die ACh-Freisetzung und verringert die Empfindlichkeit der postsynaptischen Membran für ACh. Eine respiratorische Azidose verstärkt und verlängert die Wirkung von Pancuronium und d-Tubocurarin. Außerdem erschwert die Azidose die Antagonisierung mit Neostigmin.

Furosemid (Lasix) verstärkt die Wirkung von d-Tubocurarin durch Hemmung des Cyclo-AMP-Systems und Reduzierung der Neurotransmitterfreisetzung.

5.4.1.3 Nebenwirkungen der MR

Obwohl der Wert der MR in der Anästhesie unbestritten ist, besitzen diese doch eine ganze Reihe unerwünschter Nebenwirkungen, die sich v. a. in einer verlängerten Relaxation, Herz-Kreislauf-Reaktionen, anaphylaktoiden Reaktionen, Muskelschmerzen, Hyperkaliämie, maligner Hyperthermie, myotonen Reaktionen, Steigerung des intraokularen Drucks und Anstieg des Mageninnendrucks äußern können.

Verlängerte Relaxation. Die Wirkung von ndMR wird v. a. durch Elektrolytverschiebungen (Hypokaliämie, Hypokalzämie, Hypermagnesiämie), Veränderungen des Säure-Basen-Haushalts (respiratorische Azidose, metabolische Alkalose), Niereninsuffizienz, Lebererkrankungen, Hypothermie, neuromuskuläre Erkrankungen (Myasthenia gravis, myasthenisches Syndrom, Myopathie), Medikamenteninteraktion (Antibiotika, Inhalationsnarkotika) und im Alter verlängert.

Herz-Kreislauf-Reaktionen. Praktisch alle Muskelrelaxanzien zeigen Auswirkungen auf Herz und Kreislauf. Im allgemeinen tritt nach Injektion von d-Tubocurarin ein Blutdruckabfall auf. Dieser ist abhängig von der Dosierung, der Injektionsgeschwindigkeit, dem Alter, einer Halothan- oder Enflurananästhesie und von Begleitumständen, die es dem Patienten unmöglich machen, adäquat zu kompensieren (z. B. Hypovolämie, fixiertes Herzminutenvolumen). In dieser Hinsicht hat Alcuronium ähnliche Eigenschaften wie d-Tubocurarin.

Bei Gallamin und in geringerem Ausmaß bei Pancuronium liegt das Hauptproblem in der Zunahme der Herzfrequenz mit gelegentlichem Blutdruckanstieg. Die zuletzt genannten Nebenwirkungen sind vielleicht beim Risikopatienten wünschenswert, da sie einen bedrohlichen Blutdruckabfall vermeiden helfen, dagegen bringt die Zunahme des myokardialen O_2 Verbrauchs bei gleichzeitiger Abnahme der Koronarperfusion für den Patienten mit ischämischer Herzerkrankung klare Nachteile; Dimethyltubocurarin hat die geringsten Auswirkungen auf das Herz-Kreislauf-System. Ein Blutdruckabfall kann allerdings bei Dosen von > 0,3 mg/kg KG beobachtet werden.

Nach Succinylcholingabe können hypo- und hypertone Reaktionen sowie Brady- und Tachykardien, ventrikuläre Arrhythmien, Kammerflimmern und Asystolie beobachtet werden. Eine Abnahme der Herzfrequenz ist manchmal bei Säuglingen und Kindern nach der ersten Dosis von Succinylcholin zu beobachten, bei Erwachsenen tritt diese Reaktion erst nach der zweiten und weiteren Gaben auf. Als Ursache werden verschiedene Pathomechanismen diskutiert. Aufgrund der ACh-ähnlichen Struktur werden sympathikomimetische Effekte an nikotinartigen Rezeptoren mit Tachykardien, Arrhythmien, AV-Überleitungsstörungen, besonders im Zusammenhang mit dem nach Succinylcholin beobachteten K^+-Anstieg, diskutiert. Hauptsächlich aber werden parasympathikomimetische Wirkungen an cholinergen muskarinartigen Rezeptoren für andere kardiale Symptome, wie Bradykardie bis Asystolie, AV-Dissoziation und Knotenrhythmus verantwortlich gemacht. Möglicherweise spielt das Abbauprodukt Cholin eine sensibilisierende Rolle, da Bradykardien, v. a. bei Erwachsenen in der Regel erst nach der zweiten oder weiteren Gaben auftreten. Durch die Vorgabe von Atropin, wie auch eine geringe Dosis eines ndMR, lassen sich solche Zwischenfälle meistens verhüten. Schließlich soll auch die früher unterschätzte Histaminfreisetzung nach Succinylcholin eine Rolle bei Kreislaufnebenwirkungen spielen.

Anaphylaktoide Reaktionen. Ursache dafür ist, wie allgemein angenommen, die Freisetzung von Histamin (und möglicherweise auch anderer vasoaktiver Substanzen wie Serotonin, Bradykinin und Prostaglandine). Obwohl an der Histaminfreisetzung verschiedene Mechanismen beteiligt sind, ist das Endresultat das gleiche. Erstens kommt eine direkte pharmakologische Wirkung des Medikaments auf die Mastzelle in Frage. Der genaue Freisetzungsmechanismus ist unklar, hängt aber mit der Dosierung und Injektionsgeschwindigkeit zusammen. In dieser Hinsicht ist d-Tubocurarin wahrscheinlich besonders aktiv. Ein zweiter Mechanismus kann ausgelöst werden, wenn durch vorangegangene Sensibilisierung eine akute allergische Reaktion eingetreten ist. Dabei tritt das spezifische Antigen in Wechselwirkung zum zellständigen Antikörper, verursacht also die typische anaphylaktische Reaktion. Andere mögliche Mechanismen beinhalten die Aktivierung der klassischen oder alternierenden Komplementkaskade (über den Komplementfaktor C 3). Eine Unterscheidung der verschiedenen Mechanismen ist schwierig und kann meistens nur nach genauer Anamnese und detaillierten immunologischen Untersuchungen getroffen werden. Es ist besonders wichtig, diese echten anaphylaktischen Reaktionen zu erkennen, erstens wegen der viel ernsteren Auswirkungen und zweitens, um den Patienten vor einer weiteren Exposition zu schützen. In der Literatur gibt es eine ganze Reihe von Fallberichten über Zwischenfälle bei Gabe von praktisch allen Muskelrelaxanzien. Obwohl in den meisten Fällen kein eindeutiger Beweis erbracht werden konnte, sollte der Anästhesist an solche Reaktionen denken. Besteht ein Verdacht auf Überempfindlichkeit, ist es ratsam, prophylaktische Maßnahmen zu treffen, wie die Verabreichung von cromoglicinsaurem Dinatriumsalz, H_1- und H_2-Antihistaminika und Steroiden. Bei bereits bestehenden anaphylaktischen Reaktionen sollte der Kreislaufkollaps mit reinem O_2, Adrenalin i. v. und rascher Infusion von Plasma oder Kolloiden bekämpft werden. In schweren Fällen ist eine externe Herzmassage durchzuführen, bis die eigene Zirkulation in Gang kommt. Der Bronchospasmus wird mit Bronchodilatatoren wie Euphyllin oder Salbutamol, Steroiden und, wenn nötig, mit Überdruckbeatmung behandelt.

Muskelschmerzen. 30–60% der Patienten geben nach Succinylcholinapplikation Muskelschmerzen, v. a. im Rumpfbereich an. Dabei sollen diese Beschwerden bei Patienten, die bereits kurz nach der Operation aufstehen, stärker ausgeprägt sein als bei denen, die erst 24 h postoperativ das Bett verlassen. Frauen, mit Ausnahme von Schwangeren (erhöhte muskulär schützende Progesteronspiegel, erhöhtes Plasmavolumen), sind stärker betroffen als Männer. Körperlich trainierte Personen sind weniger betroffen als untrainierte Personen. Ebenso tritt der Muskelschmerz bei Patienten unter 10 und über 60 Jahre weniger stark in Erscheinung. Auch die Art der Applikation und die Höhe der Dosis scheinen einen Einfluß auf die Stärke der Beschwerden zu haben. Nach langsamer intravenöser Injektion oder nach Dosen > 3 mg/kg KG werden geringere Muskelschmerzen angegeben.

Die Stärke der Muskelschmerzen korreliert nicht mit dem Ausmaß der nach der Succinylcholingabe auftretenden Faszikulationen. Ausgelöst werden diese nach heutiger Vorstellung durch exzessive Aktivierung der Muskelspindeln infolge direkter, aber unkoordinierter ACh-ähnlicher Wirkung am Rezeptor. Als Folge der Faszikulationen wird eine Schädigung der Muskelfasern diskutiert, die mikroskopisch nicht nachweisbar, biochemisch aufgrund des Anstiegs der Plasmakonzentrationen von K^+ und CPK, sowie gelegentlicher Myoglobinurie aber anzunehmen ist.

Verhindert oder reduziert werden können die Muskelbeschwerden durch langsame intravenöse Injektion, sowie durch Vorgabe einer geringen Dosis ndMR (z.B. Alcuronium: 0,25 mg/kg KG; Pancuronium: 0,01 mg/kg KG), wobei man annimmt, daß eine partielle Blockierung der Rezeptoren eine Reduktion der Muskelspindelaktivität bewirkt. Die Blockierung der Rezeptoren erfordert die mindestens 2 min vorher erfolgende Gabe eines ndMR. Eine Möglichkeit der Membranstabilisierung durch die Vorgabe von Lokalanästhetika, z.B. Lidocain oder Procain, hat sich wegen der toxischen Nebenwirkungen wie auch Kreislaufreaktionen nicht bewährt. Weitere Versuche wurden mit der Vorgabe von Magnesiumsulfat, Vitamin C oder Dantrolene unternommen. Auch die Vorgabe geringer Dosen von Succinylcholin (0,15–0,2 mg/kg KG) wurde propagiert. Im Gegensatz zu diesen nicht überzeugenden Versuchen führt die Applikation von Diazepam vor der Succinylcholingabe deutlich zu einer Reduktion der Muskelschmerzen, wobei ein curarinartiger Effekt, die Minderung des Ruhetonus der Muskulatur sowie eine Erhöhung der Schmerzschwelle als Ursache der günstigen Wirkung diskutiert werden. Auch Thiopental soll die Beschwerden reduzieren, wenn zwischen der Gabe von Thiopental und Succinylcholin weniger als 5 min vergehen.

Hyperkaliämie. Die schwerwiegendste Nebenwirkung ist die regelmäßig nach Depolarisation mit Succinylcholin auftretende Hyperkaliämie. Verursacht ist die Hyperkaliämie durch die Öffnung der Ionenkanäle und den bei der Depolarisation erfolgenden K^+-Austritt aus den Zellmembranen. Während bei normalen Patienten die K^+-Konzentration im Serum um 0,25–0,8 mmol/l ansteigt, können unter pathologischen Bedingungen die Serumwerte auf 13 mmol/l ansteigen. Konsekutive Herzrhythmusstörungen können über Kammerflimmern zur Asystolie führen. Beobachtet werden diese massiven Kaliumfreisetzungen aus dem Muskelgewebe bei Verbrennungen größeren Ausmaßes, massiven Weichteiltraumen, Schädigungen im 2. Motoneuron, Erkrankungen und Läsionen im Bereich des ZNS einschließlich des Rückenmarks, schweren intraabdominellen Infektionen, kompletten Immobilisationen und bei der terminalen Niereninsuffizienz.

Pathogenetisch spielen zwei Mechanismen dabei eine Rolle: Neben der erwähnten submikroskopischen, direkten Muskelschädigung durch die Faszikulation kommt es bei diesen Erkrankungen infolge Muskelatrophie und Denervation auch zu einer größeren Sensibilitätssteigerung der gesamten Muskelfasermembranen gegenüber ACh. Diskutiert wird die Neubildung sog. „extrasynaptischer Rezeptoren“. Diese Rezeptoren reagieren auf Succinylcholin noch ausgeprägter als auf ACh. Succinylcholin löst dabei eine langanhaltende Depolarisation mit Kontrakturen, z.T. ohne Faszikulationen, aus; die Folge ist ein entsprechend massiver K^+-Ausstrom aus dem intrazellulären Kompartiment. Bei terminaler Niereninsuffizienz wird eine stärker ausgeprägte Hyperkaliämie weniger häufig beobachtet. Die Ätiologie ist hier allerdings nicht eindeutig. Diskutiert wird eine urämische Polyneuropathie, die die Patienten empfindlicher auf Succinylcholin reagieren läßt. Als wahrscheinlicher gilt, daß bereits ein leicht erhöhter K^+-Ausstrom nach Succinylcholinapplikation bei niereninsuffizienten Patienten, besonders bei leicht erhöhten K^+-Spiegeln, wie bei der vorbestehenden labilen K^+-Balance, ausreicht, um eine Instabilität der Herzmuskelmembranen auszulösen. Verhindert werden können die extremen K^+-Verschiebungen aus dem intra- und extrazellulären Raum mit ihren kardialen Folgen nur, indem auf die Gabe von Succinylcholin bei den obengenannten Erkrankungen verzichtet wird. Die übliche Vorgabe von ndMR oder von Diazepam reduziert zwar die Nebenwirkungen, vorwiegend die Faszikulation, das Ausmaß des K^+-Austritts wird aber meist nur geringfügig gemindert.

Ebenso gefährdet sind Patienten mit Niereninsuffizienz, bei denen präoperativ eine Hyperkaliämie oder urämische Neuropathie besteht. Ohne diese Faktoren kann allerdings ein normales Verhalten bei Gabe von Suxamethonium erwartet werden. Eine Vorbehandlung mit nichtdepolarisierenden Muskelrelaxanzien kann den Kaliumanstieg zwar abschwächen, trotzdem können auch dann noch bei Risikopatienten gefährlich hohe Kaliumspiegel vorkommen.

Myotone Reaktionen. Bei Patienten mit bestimmten neuromuskulären Erkrankungen kann es nach Gabe von Suxamethonium zu einer unverhältnismäßig langen Muskelkontraktion kommen. Dieses Zustandsbild kommt v.a. bei den myotonischen Syndromen (Dystrophia myotonica, Myotonia congenita, Paramyotonia congenita) vor. Bei diesen Patienten können schwere generalisierte Muskelspasmen auftreten. Daraus ergeben sich dann Probleme, die Atemwege offenzuhalten, Schwierigkeiten bei der Intubation und kontrollierten Beatmung. Myotone Reaktionen können auch bei der amyotrophen Lateralsklerose, der einseitigen Lähmung des Plexus brachialis, dem Karpaltunnelsyndrom und bei traumatischen Nervenläsionen vorkommen. In all diesen Fällen tritt eine umschriebene Kontraktion der betroffenen Muskelgruppen auf, die als Zeichen einer Überempfindlichkeit aufgrund der Denervierung gewertet wird.

Steigerung des intraokularen Drucks. Aufgrund der physiologischen Besonderheiten der äußeren Augenmuskeln (multiple Innervationen der einzelnen Muskelfasern) kommt es nach Succinylcholininjektion zu einer Kontraktur der Muskeln mit Drucksteigerung auf den Bulbus und einer konsekutiven erheblichen intraokulären Druckzunahme nach ca. 2-5 min. Als zusätzliche Komponente wird noch eine Vasodilation der intraokulären Gefäße angeführt; denn durch die Gabe von Acetazolamid (Diamox) läßt sich über eine Reduktion der Kammerwasserbildung die Drucksteigerung deutlich reduzieren. Zu bedenken ist aber auch, daß bei der Intubation selbst eine intraokuläre Drucksteigerung beobachtet werden kann. Bei eröffnetem Bulbus (z. B. perforierende Augenverletzung) ist ein Einsatz von dMR deshalb kontraindiziert.

Steigerung des intragastralen Drucks. Infolge der Faszikulationen von Bauchwand und Zwerchfell kommt es zu einer deutlichen Zunahme des intragastralen Drucks bei unverändertem Verschlußdruck der Kardia. Infolge der ACh-ähnlichen Wirkung des Succinylcholins kommt es außerdem zu einer wenn auch geringgradigen Kontraktion der Magenwand selbst. Reduziert wird der Kardiaverschlußdruck bei Gravidität, Adipositas, Aszites, Hiatushernie und Ileus (infolge der Vergrößerung des His-Winkels am gastroösophagealen Übergang). Zur Vermeidung der Regurgitation, besonders bei vollem Magen, sollte man, wenn nicht ausschließlich ndMR verwendet werden, ausreichend Atropin vorgeben, wodurch der Kardiaverschlußdruck erheblich ansteigt. Zur Verminderung der Faszikulationen wird Succinylcholin dann erst nach Vorgabe einer geringen Menge ndMR appliziert. Zusätzlich müssen im Bedarfsfall mechanische Mittel, wie der Krikoiddruck, angewendet werden (s. 3.1.1., 5.1.4.2, sowie 10.10.1). Bei Kindern ruft Succinylcholin nur eine geringgradige Erhöhung des intragastralen Drucks hervor.

Myoglobinurie. Infolge der Faszikulationen kommt es auch bei sonst gesunden Patienten in Einzelfällen zur Myoglobinurie. Bei jugendlichen Patienten mit paroxysmaler, idiopathischer Myoglobinurie kann es auch nach kleinen Operationen zum Vollbild einer solcher Reaktion mit einige Tage anhaltendem CPK-Anstieg, ausgeprägtem Muskelschmerz, Myoglobinausscheidung und bei ca. 30% zum akuten Nierenversagen kommen. Succinylcholin ist deshalb bei diesen Patienten kontraindiziert.

Maligne Hyperthermie (s. 6.9.1.1).

5.4.2 Depolarisierende Muskelrelaxanzien (dMR)

Substanzen dieser Gruppe von MR wirken ähnlich wie ACh. Sie depolarisieren die postsynaptische Membran, lösen ein Endplatten- und Muskelaktionspotential aus und verhindern während der Dauer ihrer Haftung die Repolarisation der postsynaptischen und der Muskelzellmembran. Da die Depolarisation nicht durch Nervenimpulse synchron, sondern durch eine Substanz in Abhängigkeit von Transportmechanismen erfolgt, ist eine gleichzeitige Muskelkontraktion aller Muskeln nicht zu erwarten. Die asynchrone Kontraktion imponiert klinisch als Muskelfaszikulation, die in der Regel im Gesicht beginnt und über Stamm und Extremitäten fortschreitet. Da die depolarisierende Zellmembran für Ionen durchlässig ist, kommt es während der Dauer der Depolarisation zum Kaliumefflux in den Extrazellulärraum.

Von den ndMR unterscheiden sich die dMR durch folgende weitere Eigenschaften:

1. dMR ähneln in ihrer Struktur dem ACh (so besteht z. B. Succinylcholin formal aus 2 ACh-Molekülen). Sie werden aufgrund ihrer beweglichen, langgestreckten

Molekülkette als „Leptocurare“ bezeichnet und können wahrscheinlich auch in die Muskelfasern eindringen. Alle diese cholinergen Substanzen werden von Plasmacholin (PCh)- und ACh-Esterasen mehr oder minder schnell hydrolysiert. Die klassischen Curaremoleküle dagegen sind voluminös, mit starren Strukturen, damit auch unbeweglich („Pachycurare“). Sie können praktisch nicht durch die Zellmembran eintreten.

2. Hohe Dosen von dMR führen zu einem biphasischen Verlauf der Blockform.
3. Nach wiederholter Gabe dMR stellt sich eine Tachyphylaxie ein, während nach ndMR Kumulation beobachtet wird.
4. Die Applikation von ChE-Hemmern führt bei dMR zu einer Potenzierung, bei ndMR zu einer Antagonisierung der Wirkung.

Von den dMR hat sich v. a. das Succinylcholin in der anästhesiologischen Praxis behauptet. Hexacarbacholinderivate finden kaum noch klinische Verwendung.

5.4.2.1 Succinylcholin

Succinylcholin (Lysthenon, Pantolax, Succinyl-Asta 1 mg/kg KG) ist ein Bernsteinsäure-bis-cholinester, der dem ACh-Molekül ähnlich ist (Abb. 5.30). Succinylcholin wird in der Regel in 2%iger Lösung verwendet. Es liegt jedoch auch in 5%iger Lösung vor. Die Substanz kann sowohl intravenös (1 mg/kg KG) als auch intramuskulär (3 mg/kg KG) appliziert werden. Nachinjektionen sind bei fraktionierten Einzelgaben bis etwa 4mal in Dosierungen von 0,5 mg/kg KG erlaubt. Bei intravenöser Dauertropfinfusion darf eine Gesamtdosis von 5 mg/kg KG erreicht werden. Die intramuskuläre Injektion bietet sich bei Kindern mit noch fehlendem intravenösen Zugangsweg zur Erleichterung der endotrachealen Intubation an. Bei Säuglingen und Kleinkindern sollte jedoch zur exakteren Dosierung das Succinylcholin entsprechend verdünnt (1 ml Succinylcholin auf 5 ml NaCl-Lösung = 0,4%ige Lösung, 1 ml = 4 mg Succinylcholin) werden. Kinder und Säuglinge benötigen wegen der gesteigerten ChE-Aktivität in der Regel mehr Succinylcholin als Erwachsene, die Wirkungsdauer wird nicht verlängert [44, 45, 200, 212, 321, 351, 534].

Pharmakokinetik. Nach intravenöser Injektion wird Succinylcholin beim Menschen durch die im Plasma vorhandene Pseudocholinesterase (PCHE) sehr schnell in Succinyl-Monocholin (SMCh) und Cholin gespalten. SMCh besitzt selbst nur ca. 50% der relaxierenden Wirkung der Ausgangssubstanz. Die weitere Hydrolyse von SMCh zu Bernsteinsäure und Cholin erfolgt in der Leber, wobei dieser Abbau 7- bis 8mal langsamer vor sich geht. Der zusätzlichen Spaltung des Succinylcholins im alkalischen Milieu des Blutes (ca. 5%/h) kommt normalerweise keine Bedeutung zu. In 1 min können etwa 150 mg Succinylcholin durch die PChE hydrolysiert werden. Ebenso spielen die Umverteilung in Leber und Nieren, wo sehr hohe Konzentrationen auftreten, sowie die Bindung an

$$CH_3-\overset{\overset{CH_3}{|}}{\underset{\underset{CH_3}{|}}{N^+}}-CH_2-CH_2-O-\overset{\overset{O}{\|}}{C}-CH_2-CH_2-\overset{\overset{O}{\|}}{C}-O-CH_2-CH_2-\overset{\overset{CH_3}{|}}{\underset{\underset{CH_3}{|}}{N^+}}-CH_3$$

Abb. 5.30. Strukturformel von Succinylcholin

unspezifische Akzeptoren, wie Proteine und Mukopolysaccharide der Stützgewebe bei normalen PChE-Spiegeln und nicht extrem hohen Relaxanziendosen normalerweise keine entscheidende Rolle für die Abnahme der Succinylcholinspiegel im Plasma. Die Plazenta wird von Succinylcholin auch in höherer Dosierung nicht überschritten. Die ACh-Esterase ist ein relativ spezifisches Enzym, das ACh schneller als andere Cholinester hydrolysiert. Man findet sie in Erythrozyten, im ZNS und an der neuromuskulären Synapse. Die Angabe von unspezifischer ChE-Aktivität im Serum erfolgt in ChE-Einheiten (U) und kennzeichnet die Affinität des Enzyms zum Substrat. Verschiedene Testsubstrate werden erprobt, u. a. Butytylthiocholin und Benzoylcholin. Die Angabe von ChE-Einheiten hängt von der laborchemischen Nachweismethode ab, die verwendet wird, und liegt im Schnitt zwischen 80-120 Einheiten.

Die Verteilung von Succinylcholin ist primär auf den extrazellulären Flüssigkeitsraum beschränkt. Nur ca. 5% der applizierten Dosis gelangen schließlich in die Peripherie zu den postsynaptischen Muskelmembranen als Wirkungsort. Die Elimination erfolgt zum großen Teil über die Nieren.

Eine deutliche Verlangsamung des Succinylcholinabbaus, d. h. Verlängerung der Relaxierung, gemessen an der Apnoezeit, findet sich bei Patienten mit atypischer PChE. Diese genetisch bedingte Enzymstörung findet sich heterozygot bei ca. 4% der Patienten, homozygot bei 0,4‰.

Neben dieser genetisch bedingten Verminderung der PChE-Aktivität findet sich physiologisch eine um 20-30% reduzierte Aktivität bei schwangeren Patientinnen, besonders im letzten Trimenon bis 6 Wochen nach der Entbindung. Als Ursachen werden Hämodilution, Beeinflussung durch Östrogene oder verminderte Leberfunktion diskutiert. Klinisch relevant wird die Abnahme der Succinylcholinhydrolyse aber nur bei Abfall der PChE-Aktivität unter 50%.

Auch bei Neugeborenen ist die Aktivität der PChE bis zum 6. Lebensmonat um ca. 50% reduziert. Daß die Erholung bei Neugeborenen und Kleinkindern trotz höherer Dosen kürzer ist als bei Erwachsenen, beruht auf einem proportional zum Körpergewicht erheblich größeren extrazellulären Flüssigkeitsraum der Neugeborenen, d. h. stärkerer Verdünnung der Relaxanzien. Weiterhin ist die Muskelmasse wesentlich geringer bei bereits vollständiger Anzahl der myoneuralen Endplatten. Insgesamt überkompensieren diese Faktoren den PChE-Mangel. Daneben gibt es noch eine ganze Reihe erworbener Ursachen für eine Abnahme der PChE-Aktivität. Lebererkrankungen sind trotz Reduktion der PChE-Konzentration nicht generell mit einer klinisch deutlichen Verlängerung des relaxierenden Effekts verbunden. Auch akutes Leberversagen bedeutet erst nach einiger Zeit eine Verlängerung der Succinylcholinwirkung, da die Halbwertszeit der PChE 12-15 Tage beträgt. Eine verringerte Enzymaktivität findet sich dagegen bei schwerer Leberzirrhose und bei Lebermetastasen, ferner bei Myokardinfakrt, Muskelerkrankungen (besonders bei progressiven Muskeldystrophien und kongenitalen Myotonien), schweren Infektionen, fortgeschrittenen Karzinomstadien und erheblichen Mangelzuständen, sowie beim Tetanus. Bei Verdacht auf eine verlängerte Succinylcholinwirkung empfiehlt sich eine Testdosis von 0,05-0,1 mg/kg KG, wobei - wenn überhaupt - eine Apnoe < 2 min auftreten darf. Zur Therapie einer verlängerten Succinylcholinwirkung eignen sich neben einer künstlichen Beatmung konzentrierte Serumcholinesterasepräparate (z. B. Serumcholinesterase, Behringwerke: 1-2 Amp. i. v.) und Frischplasma.

Hypothermie verstärkt und verlängert die Succinylcholinwirkung um das 3- bis 4fache, allerdings scheint dies nach neueren Befunden eher auf einer verminderten ACh-Freisetzung zu beruhen. Auch eine Reihe von Medikamenten beeinflußt die Succinylcholinkinetik. Pancuronium als stärkster Hemmer der PChE reduziert in einer Dosierung von 0,1 mg/kg KG deren Aktivität um 50% des Ausgangswerts; noch nach 45 min findet sich eine Reduktion um 40%. Eine nicht so ausgeprägte Verminderung der Esteraseaktivität wird nach oralen Kontrazeptiva, Cyclophosphamid, sowie anderen Zytostatika, ferner Chlorpromazin, MAO-Hemmern, Propanidid und Ketamin berichtet. Organonphosphatinsektizide blockieren die PChE irreversibel. Magnesium und Lithium verlängern die Succinylcholinwirkung. Die verstärkende Wirkung durch Inhalationsnarkotika hat klinisch keine Bedeutung. Erwähnt sei noch die prolongierte Succinylcholinrelaxierung nach Plasmapherese bzw. Autotransfusion. Durch diese therapeutischen Maßnahmen kommt es zu einem Absinken der PChE-Aktivität.

Dibucainzahl. Bei Verdacht auf eine erniedrigte ChE-Aktivität sollte vor der Anwendung von dMR die Dibucainzahl ermittelt werden. Dieser Wert gibt die prozentuale Hemmung der ChE des Serums durch Dibucain an. Patienten mit verlängerter Apnoe nach Succinylcholin besitzen in der Regel eine anormale Pseudocholinesterase, die eine etwa 1000fach niedrigere Affinität zu Succinylcholin aufweist. Das normale Enzym wird durch Dibucain gehemmt, nicht aber die genetisch determinierte Variante. Somit kann der prozentuale Anteil an gehemmter Pseudocholinesterase gelten. Je höher die Dibucainzahl, desto mehr normales Enzym liegt vor. Die normale ChE-Aktivität wird zu 80%, die atypische nur zu 20% inaktiviert. Patienten mit einer Dibucainzahl von < 20 dürfen deshalb keine dMR erhalten.

Pharmakodynamik. Succinylcholin depolarisiert Skelettmuskelfasern vom normalen Ruhemembranpotential von -90 mV zu einem positiven Wert, der oberhalb der Schwelle liegt, bei der ein Endplattenpotential ein muskuläres Aktionspotential auslösen kann. Nach Gabe der Initialdosis kommt es - typisch für den beginnenden „Phase-I-Block" - zu transitorischen Faszikulationen und schließlich zu einer totalen neuromuskulären Blockierung. Elektrophysiologisch zeigen sich folgende Charakteristika dieses Blocks: Einzelreize (0,5 Hz) wie auch Reizung in Viererfolge (2 Hz) lösen konstante Muskelkontraktionen aus, wenn sie auch geringer als vor der Relaxation sind. Tetanische Reizung (50 Hz) führt zu einer Dauerkontraktion mit ebenfalls reduzierter, aber während der Reizung konstanten Kontraktionskraft. Nach tetanischer Reizung gesetzte Einzelreize entsprechen in der Antwortstärke den Reizen von tetanischer Stimulation, es tritt also keine sog. „posttetanische Erschöpfung" auf.

Allerdings ist die Blockierung der neuromuskulären Reizübertragung durch Succinylcholin nicht einfach durch einen depolarisierenden Effekt zu erklären. So werden besonders nach wiederholter Gabe oder Dauerinfusion und/oder hoher Dosierung von Succinylcholin auch Charakteristika eines nichtdepolarisierenden Blocks beobachtet. Zur Unterscheidung hat man hierfür den Begriff „Phase-II-Block" eingeführt. Eine endgültige Bedeutung dieses biphasischen Verlaufs aus biochemischer und pharmakologischer Sicht steht bis heute noch aus. Der heute mehr oder minder synonyme Gebrauch der Bezeichnungen „Phase-II-Block", „Dualblock", „Desensitierungsblock" oder „Mixed block" ist nicht korrekt, da sich diese Blockformen voneinander unterscheiden. Der „Desensitierungsblock" wie auch der „Dualblock" werden beim Menschen überhaupt nicht beobachtet. Nebenwirkungen des Succinylcholins betreffen Faszikulationen und postoperative Myalgie, Hyperkaliämie, Herzrhythmusstörungen, Steigerungen von intraokularem und intragastralem Druck, sowie die maligne Hyperthermie (s. 5.4.1.3).

5.4.2.2 Hexacarbacholinderivate

Hexacarbacholin (Imbretil 0,05 mg/kg KG) geht nach primärem Phase-I-Block in einen Phase-II-Block über. Seine Wirkung hält etwa 60 min an. Kardiovaskuläre Nebeneffekte und Histaminfreisetzung fehlen der Substanz, K^+-Mobilisation und postoperativer Muskelschmerz sind jedoch vorhanden. Die Plazentaschranke wird durch Hexacarbacholin überwunden. Die Substanz wird nahezu unverändert innerhalb von 6-8 h wieder ausgeschieden. Wegen des kaliumfreisetzenden Effekts sollte die Substanz bei Patienten mit Verbrennung, Polytrauma und Tetanus nicht verwendet werden [45, 87]. Da im Laufe der Jahre immer wieder Herzstillstände nach der Gabe dieses Medikaments beschrieben wurden, wird es heute kaum noch in der Klinik verwendet.

5.4.3 Nichtdepolarisierende Muskelrelaxanzien (ndMR)

Die Wirkstoffe dieser Gruppe von MR sind Abkömmlinge des indianischen Pfeilgifts Curare. Das aus dem Curare chemisch isolierte d-Tubocurarin wurde 1942 erstmals von Griffith und Johnson in der Anästhesie eingesetzt. Bereits 1947 wurde von Bovet und seinen Mitarbeitern das Gallamin synthetisiert und seine pharmakologischen Wirkungen beschrieben. Diese Autoren gewannen auch die Erkenntnis, daß quarternäre Ammoniumgruppen einen bestimmten Abstand sowie das ganze

Molekül eine dem d-Tubocurarin ähnliche Größe haben müssen, um eine neuromuskuläre Blockade zu bewirken. 1958 gelang die Synthese des Alcuroniums, eine Weiterentwicklung des C-Toxiferins I aus Kalebasse-Curare. 1966 wurde dann das länger wirksame, nebenwirkungsärmere Steroidderivat Pancuronium in die klinische Anästhesie eingeführt. Inzwischen befinden sich weitere MR in der Entwicklung, die entweder eine kürzere Wirkungsdauer oder eine Verringerung der Nebenwirkungen zeigen, z. B. Vecuroniumbromid.

Anders als bei vielen anderen Pharmaka ist die Verteilung und Rückverteilung der ndMR nach 5-15 min abgeschlossen. Danach ist der Abfall der Plasmaspiegel nur noch abhängig von der Metabolisierung und Ausscheidung. Insgesamt ist der Konzentrationsverlust der verschiedenen ndMR im Serum jenem nach Thiopentalapplikation ähnlich. Im Gegensatz zu vielen anderen Pharmaka sind ndMR fast vollständig ionisiert. Sie gelangen zwar leicht durch die Spalten zwischen den Kapillarzellen in den extrazellulären Raum, können Zellmembranen jedoch nicht durchdringen oder nur sehr langsam unter besonderen Bedingungen. Durch Bindung der ndMR an Plasmaproteine wird die Menge des verfügbaren ndMR gesenkt und ihre Elimination durch die Niere beeinflußt. Während Tubocurarin und Dimethyltubocurarin v. a. an γ-Globulin gebunden werden, besitzen Gallamin und Alcuronium eine besondere Affinität zu Albumin. Für Pancuronium wurde ebenso wie für Succinylcholin bisher keine Zuordnung zu einer bestimmten Proteinfraktion gefunden.

Die Ausscheidung der ndMR erfolgt überwiegend durch die Niere. Unter anephrischen Bedingungen wurde für Curare eine biliäre Ausscheidung von 34% nachgewiesen, wahrscheinlich durch die - wenn auch geringe - Lipidlöslichkeit der Substanz bedingt. Ob ein solcher kompensatorischer Mechanismus auch für andere Relaxanzien möglich ist, konnte bisher nicht gezeigt werden.

Die verschiedenen ndMR unterscheiden sich v. a. in der Wirkungsdauer sowie der Art und Stärke möglicher Nebenwirkungen. In klinischer Verwendung sind heute v. a. die synthetischen Derivate Alcuronium und Pancuronium, sowie das kürzlich eingeführte Vecuroniumbromid. D-Tubocurarin, Dimethyltubocurarin und Gallamin werden heute nur noch selten verwendet [45, 68, 72, 117, 133, 314, 464, 486].

5.4.3.1 Alcuronium

Alcuronium (Alloferin 0,15 mg/kg KG) ist ein halbsynthetisches Derivat des Curare-Alkaloids C-Toxiferin-I (Abb. 5.31). Es verliert unter Licht-, Luft- und Wärmezutritt seine Wirksamkeit, so daß es entsprechend aufbewahrt werden muß. Die Substanz steht als 0,1%ige Lösung in 10 ml Ampullen zur Verfügung; in 1 ml Lösung befindet sich demnach 1 mg Alcuronium. Die Wirkungsdauer beträgt etwa 30-40 min. Repetitionsdosen werden nach 20-30 min in einer Dosierung von 0,03 mg/kg KG erforderlich. Zur Ausschaltung der faszikulären Kontraktionen nach Succinylcholingabe wird Alcuronium in einer Dosierung von 0,025 mg/kg KG mindestens 2 min vorher injiziert. Am autonomen Nervensystem wirkt es schwach anticholinergisch, so daß eine leichte Herzfrequenzsteigerung, aber keine nennenswerte Veränderung des Blutdrucks auftritt. Ein direkter Angriff an der

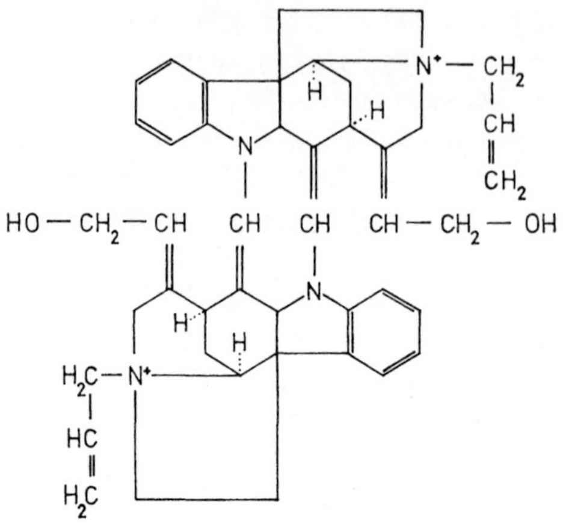

Abb. 5.31. Strukturformel von Alcuronium

Herz- oder Gefäßmuskulatur konnte nicht festgestellt werden. Die Wirkung von Alcuronium wird durch halogenierte Inhalationsnarkotika und Antibiotika verstärkt. Die Substanz setzt weniger Histamin frei, als d-Tubocurarin. Alcuronium passiert die Plazentaschranke. Es wird im Organismus nicht metabolisiert, sondern nahezu ausschließlich renal, in geringem Maße auch biliär ausgeschieden.

5.4.3.2 Pancuronium

Pancuronium (Pavulon 0,1 mg/kg KG) ist eine Steroidverbindung mit etwa 5fach stärkerer Wirkungsintensität als d-Tubocurarin (Abb. 5.32). Pancuronium steht in 0,1%iger Lösung in 10-ml-Ampullen zur Verfügung; in 1 ml Lösung befindet sich demnach 1 mg der Substanz. Als Repetitionsdosen werden 0,03 mg/kg KG in Abständen von 30-40 min erforderlich. Zur Ausschaltung der durch Succinylcholin verursachten faszikulären Kontraktionen wird Pancuronium in einer Dosierung von 0,01 mg/kg KG mindestens 2 min vorher injiziert. Die Substanz wird zu 87% an Albumin und γ-Globulin gebunden. Die komplette Muskelrelaxation erfolgt bereits nach 2 min und hält etwa 30-40 min an.

Während bei geringer Dosierung von 0,04 mg/kg KG kaum eine Änderung der Herzfrequenz erfolgt, weisen höhere Dosen von 0,06-0,1 mg/kg KG deutliche atropinähnliche Wirkungen mit mäßigem Frequenzanstieg auf. Infolge Hemmung der Noradrenalinaufnahme kommt es zusätzlich zu einer geringen bis mäßigen Zunahme des Blutdrucks und der HZV. Schlagvolumen und peripherer Widerstand bleiben weitgehend unverändert. In letzter Zeit wurde auch eine Freisetzung von Histamin diskutiert; das Verhalten des peripheren Widerstands unterstützt diese Annahme jedoch nicht. Der intraokuläre Druck sinkt vorübergehend um 20% ab. Halogenierte Inhalationsnarkotika und Antibiotika erhöhen die Wirkungsintensität von Pancuronium. Die Plazentaschranke wird nur in geringem Ausmaß passiert. Pancuronium besitzt eine Biotransformationsrate von etwa 10%; 40% der Substanz werden renal, 10% biliär ausgeschieden. Bei verminderter renaler Ausscheidung werden die alternativen Abbaumechanismen und Ausscheidungswege stärker beansprucht, so daß bei Dosisreduktion auch der niereninsuffiziente Patient mit Pancuronium relaxiert werden kann.

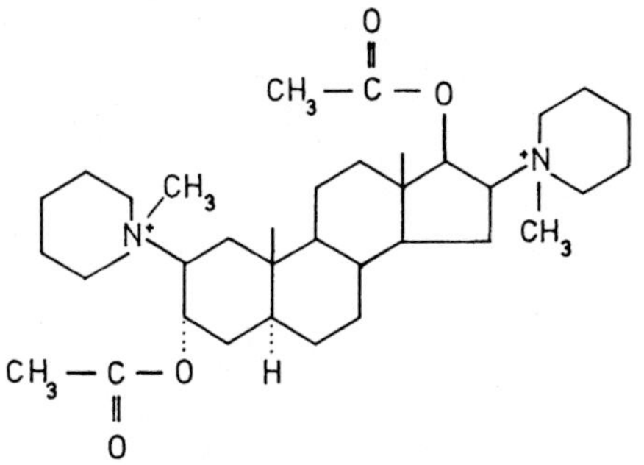

Abb. 5.32. Strukturformel von Pancuronium

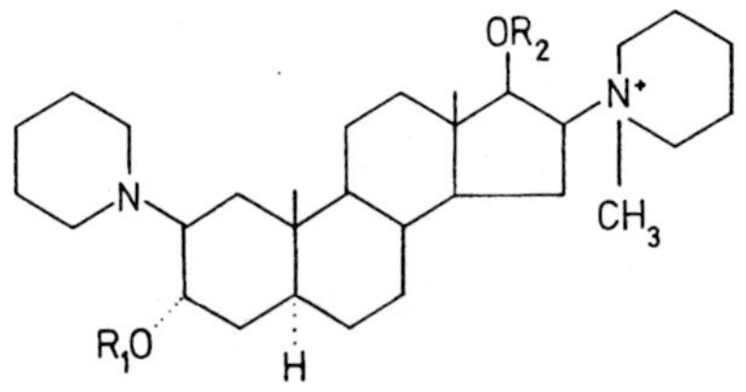

Abb. 5.33. Strukturformel von Vecuroniumchlorid

5.4.3.3 Vecuroniumbromid

Vecuroniumbromid (Norcuran 0,08 mg/kg KG) ist ein nichtdepolarisierendes Muskelrelaxans. Es handelt sich um eine pancuroniumanaloge Substanz (Abb. 5.33), also ein Steroid, das jedoch im Gegensatz zum Pancuronium nur ein quarternäres Stickstoffatom enthält. Da die Substanz in wäßriger Lösung instabil ist, wurde sie als Lyophilisat aufbereitet. Die handelsübliche Ampulle enthält 4 mg Wirksubstanz neben Puffern und Mannit zur Herstellung der Plasmaisotonie. Vor Injektion muß die Trockensubstanz in 1 ml Aqua dest. gelöst werden. Die Spontaninaktivierungsrate der injektionsfertigen Lösung beträgt bei Raumtemperatur etwa 1,5% in 3 Monaten. Die Dosis für eine einmalige Vollrelaxation beim gesunden Erwachsenen beträgt 0,06–0,08 mg/kg KG. Wie bei allen ndMR ist die Anschlagszeit träge. Die Latenz zwischen Injektion und Eintreten der vollen Wirkung beträgt je nach Dosis 3–5 min. Die Gesamtwirkungsdauer einer Normaldosis wird mit 25–35 min angegeben. Vecuroniumbromid besitzt damit etwa ⅓ der Wirkungsdauer von Alcuronium oder ¼ der Wirkungsdauer von d-Tubocurarin. Die Wirkung einer Initialdosis Vecuroniumbromid ist nach etwa 10–15 min so weit abgeklungen, daß keine ausreichende Relaxation der Muskulatur mehr vorliegt. Mit einer Dosis von 0,1 mg/kg KG erschlafft die Nacken-, Kiefermuskulatur und der Larynx ausreichend genug, um optimale Intubationsbedingungen innerhalb von 2 min zu erreichen. Die Nachinjektion von etwa ¼ der Initialdosis zu diesem Zeitpunkt erzeugt eine neuerliche Muskelrelaxation von etwa 10–15 min Dauer. Bei bis zu 10 Nachinjektionen konnten keine Kumulationszeichen nachgewiesen werden. Auch bei Applikation von Vecuronium als Dauerinfusion (0,075 mg/kg KG × h mit Perfusor) nach initialer Gabe von 0,075 mg/kg KG als Bolus zeigte keine signifikante Änderung der Erholungsgeschwindigkeit. Bei Anwendung von halogenierten Inhalationsnarkotika (Halothan, Enfluran, Isofluran) ist eine Dosisreduktion erforderlich.

Kardiovaskuläre Nebenwirkungen der ndMR beruhen zum einen auf einer Blokkade cholinerger Synapsen im Bereich des autonomen Nervensystems, zum anderen auf der Freisetzung von Histamin. Auch in Dosen, die erheblich über dem therapeutischen Bereich liegen, kommt es weder zu einer signifikanten Blockierung der nikotin- oder muskarinartigen Rezeptoren, noch zu einer wesentlichen Histaminfreisetzung. Auch andere das kardiovaskuläre System betreffende Effekte, wie Hemmung der Noradrenalinaufnahme, wurden nicht beobachtet. Inwieweit durch

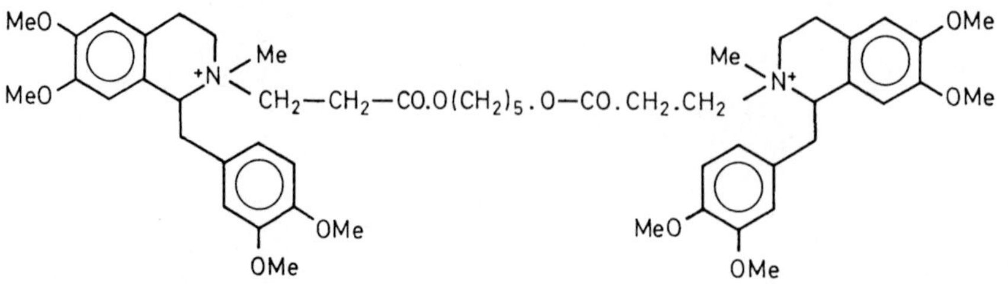

Abb. 5.34. Strukturformel von Atracurium

die Blockierung sympathischer Ganglien oder parasympathischer Nervenendigungen auch eine Wirkung am Gehirn einzurechnen ist, kann bis heute nicht eindeutig geklärt werden. Nach intravenöser Gabe von Vecuroniumbromid sind keine Histaminausschüttungen beobachtet worden. Entsprechend diesen Befunden lassen sich nach Injektion von Vecuroniumbromid unter klinischen Bedingungen keine signifikanten Veränderungen von Blutdruck und Herzfrequenz beobachten. Der intraokulare Druck wird durch Vecuronium nicht erhöht. Wegen der relativ kurzen Wirkungsdauer (35-40% des Pancuroniums) ist die Substanz auch geeignet zur kompletten Muskelrelaxierung kurz vor Operationsende (z.B. bei Peritonealverschluß). Norcuran wird im Organismus weitgehend metabolisiert und ist somit nicht von der Nierenfunktion abhängig.

5.4.3.4 Atracurium

Atracurium (Tracrium 0,35 mg/kg KG; Abb. 5.34) ist die vorerst letzte Entwicklung unter den ndMR. Es wird v.a. wegen seiner kurzen Anschlagszeit (3-4 min) auch zur endotrachealen Intubation empfohlen; stellt jedoch ebenso wie Pancuronium und Vecuronium in dieser Hinsicht keine echte Alternative zum Succinylcholin dar. Atracurium ist etwa 4-5 ml weniger potent als Pancuronium. Seine Relaxationsdauer beträgt bei normaler Dosierung (0,35 mg/kg KG) etwa 25 min, bei höherer Dosierung (0,6 mg/kg KG) etwa 45 min. Die Substanz zeichnet sich durch ihre stabilen kardiovaskulären Eigenschaften aus, kumulative Effekte wurden nicht beobachtet. Der Abbau von Atracurium erfolgt auf zwei Wegen: chemisch durch die sog. Hofmann-Elimination und enzymatisch wie bei den anderen MR auch. Ein Abbauprodukt des Atracuriums ist das Laudanosin, welches in höherer Konzentration strychninartige Effekte besitzt. Neben einer möglichen Histaminfreisetzung sind bisher keine Nebenwirkungen beobachtet worden. Ältere Patienten sind offensichtlich weniger empfindlich gegen Atracurium; sie benötigen eine höhere Dosierung. Insgesamt ist Atracurium hinsichtlich Wirksamkeit und Sicherheit mit dem Alcuronium vergleichbar.

5.4.3.5 d-Tubocurarin

d-Tubocurarin (Curarin-Asta 0,3 mg/kg KG) ist ein gereinigter Extrakt aus den Wurzeln von Chondrodendron tomentosum, der zwei quarternäre Ammoniumgruppen besitzt, die ihre Aktvität in Abhängigkeit von der H-Ionenkonzentration

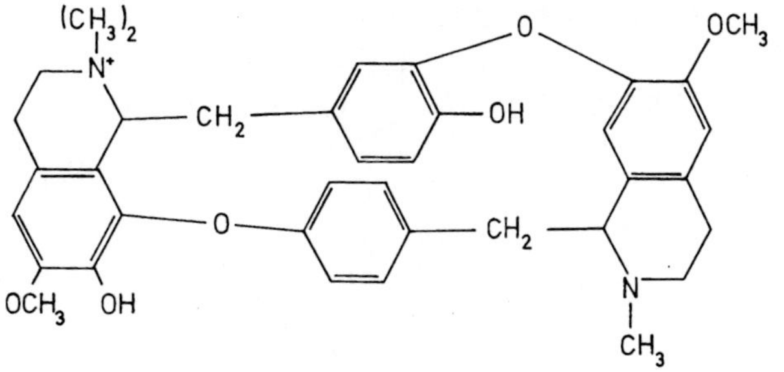

Abb. 5.35. Strukturformel von d-Tubocurarin

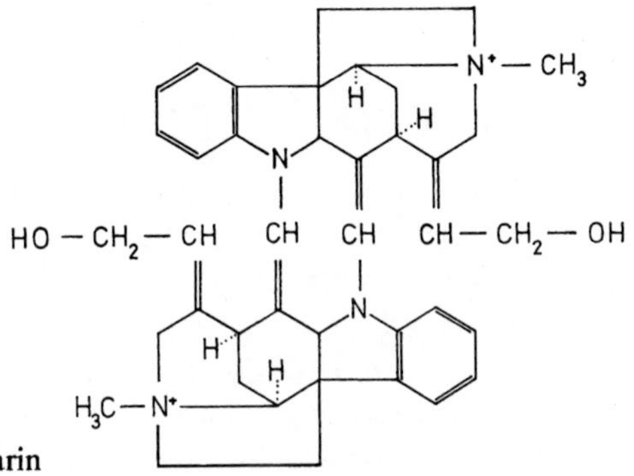

Abb. 5.36. Strukturformel von Dimethyltubocurarin

entwickeln (Abb. 5.35). Die Muskelrelaxation beginnt 2 min nach der Injektion und hält etwa 45 min lang an. Mit dem Wirkungseintritt erfolgt bereits in therapeutischen Dosen von 0,4–0,6 mg/kg KG ein Blutdruckabfall, der durch die ganglienblockierenden Eigenschaften der Substanz bedingt ist. Dabei ist der parasympathische Anteil stärker betroffen als der sympathische. d-Tubocurarin verursacht eine Histaminfreisetzung, die v. a. am Bronchial- und Darmtrakt wirksam wird (cave Asthma bronchiale). Direkte kardiodepressive Wirkungen werden nicht durch das Pharmakon, sondern durch das Konservierungsmittel ausgelöst. Die Plazentaschranke wird von der Substanz nicht überschritten. Etwa 75% von d-Tubocurarin werden innerhalb von 24 h unverändert renal ausgeschieden, etwa 11% biliär. Eine Verstoffwechselung der Substanz erfolgt praktisch nicht. Bei Niereninsuffizienz steigt die biliäre Exkretion auf 40% an.

5.4.3.6 Dimethyltubocurarin

Dimethyltubocurarin (Methyl-Curarin-HAF 0,2 mg/kg KG) ist ein synthetischer Dimethyläther des d-Tubocurarins (Abb. 5.36). Die Wirkungsdauer dieser Substanz betrifft alle anderen Muskelrelaxanzien, sie dauert 1,5–2 h an. In klinischer Dosierung verhält sich Dimethyltubocurarin kreislaufindifferent; es blockiert weder Ganglien noch Rezeptoren des autonomen Nervensystems. Eine Freisetzung von Histamin erfolgt – wenn überhaupt – nur in geringen Mengen. Die Substanz passiert die Plazentaschranke. Sie wird ebenso wie d-Tubocurarin nicht metabolisiert, sondern nahezu ausschließlich über die Nieren ausgeschieden.

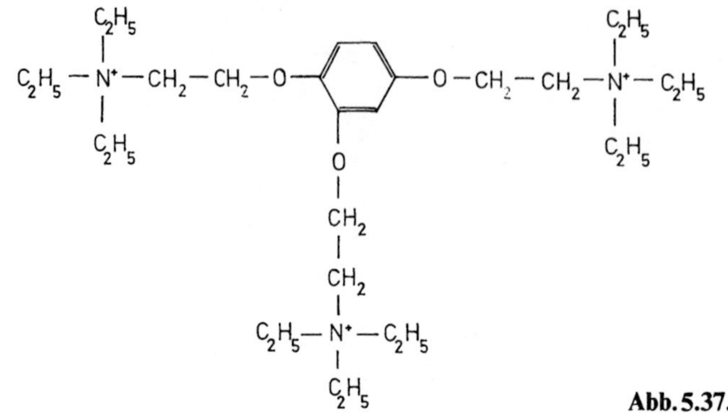

Abb. 5.37. Strukturformel von Gallamin

5.4.3.7 Gallamin

Gallamin (Flaxedil 1,5 mg/kg KG) ist eine synthetische Verbindung, die 3 quartäre N-Atome enthält (Abb. 5.37). Ihre Wirkungsdauer ist kürzer als die von d-Tubocurarin. Gallamin setzt kein Histamin frei und besitzt kaum ganglienblockierende, aber sehr ausgeprägte vagolytische Eigenschaften durch Interferenz mit muskarinartigen Rezeptoren. Dadurch kommt es zum Anstieg der Herzfrequenz und des Blutdrucks, die über die Lähmungsphase hinauswirken. Die Herzfrequenzsteigerung kann zwischen 20-60% des Ausgangswerts erreichen. Da eine Histaminliberation kaum feststellbar ist, kommt es neben der Tachykardie zu einem mäßigen Blutdruckanstieg sowie zur Zunahme des HZV. Die Substanz erscheint geeignet für Patienten mit Asthma bronchiale, chronischer Bronchitis und Bradykardie; hingegen ist sie kontraindiziert bei allen Krankheitsbildern, die mit einem Hypertonus verbunden sind. Da die Plazentaschranke von Gallamin gut passiert wird, ist die Substanz für geburtshilfliche Anästhesien nicht geeignet. Gallamin wird im Organismus nicht metabolisiert, sondern unverändert über die Nieren ausgeschieden.

5.5 Endotracheale Intubation

Die endotracheale Intubation ist im Regelfall eine ausschließlich ärztliche Maßnahme. Ihre Durchführung erfordert Kenntnisse der Anatomie und Physiologie von Oropharyngealraum und Trachea sowie sorgfältige Indikationsstellung, funktionsbereites Instrumentarium und manuelles Geschick bei der technischen Durchführung. Darüber hinaus sollte der mit einer Intubation betraute Arzt Kenntnisse über die typischen Komplikationen der Intubation besitzen [346, 487].

5.5.1 Anatomische und physiologische Voraussetzungen

Der Abstand zwischen Zahnreihe und Stimmritze beträgt beim Erwachsenen 11-16 cm, die Länge der Trachea 10-12 cm. Die Trachea beginnt unmittelbar unterhalb des Ringknorpels, ihre Bifurkation liegt in Höhe des Angulus sterni. Der Abgang des linken und rechten Hauptbronchus von der Trachea erfolgt asymmetrisch (Abb. 5.38). Der rechte Hauptbronchus bildet mit der Trachea einen größeren Winkel als der linke Hauptbronchus, so daß bei einer endotrachealen Intubation die Tu-

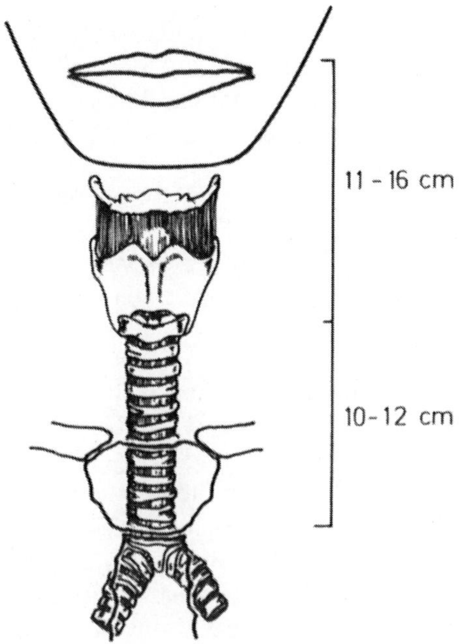

Abb. 5.38. Topographische Darstellung der oberen Atemwege

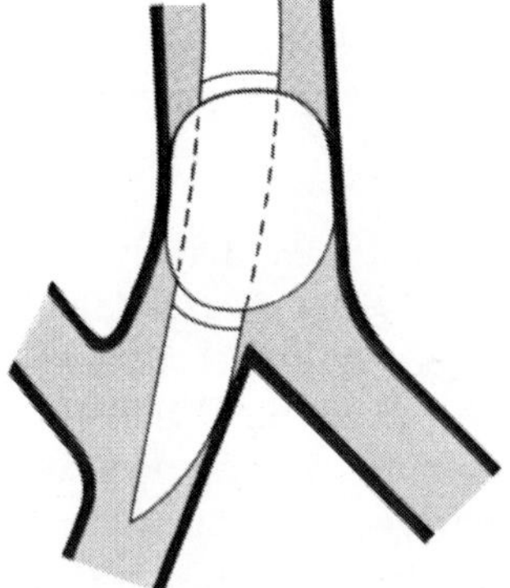

Abb. 5.39. Intubation des rechten Stammbronchus mit fehlender Belüftung der linken Lunge und unzureichender Belüftung des rechten Oberlappens

busspitze leicht in den rechten Hauptbronchus eindringen kann. Der Abgang des rechten Oberlappenbronchus befindet sich in unmittelbarer Nähe vom Abgang des rechten Hauptbronchus (Abb. 5.39), so daß der rechte Oberlappen durch einen nicht einwandfrei plazierten Endotrachealtubus unzureichend belüftet werden kann (Kontrolle durch Auskultation). Die engste Stelle der oberen Luftwege befindet sich beim Erwachsenen im Bereich der Stimmritze, beim Kleinkind im Bereich des Ringknorpels [49].

Trifft man beim Intubieren von Kindern nach Passieren der Stimmritze auf einen Widerstand, so ist der verwendete Tubus unbedingt gegen einen kleineren Tubus auszuwechseln, da es gerade bei Kindern leicht zu Drucknekrosen mit nachfolgenden Stenosebildungen in diesem Bereich kommen kann. Beim Erwachsenen verursacht jede endotracheale Intubation eine Dehnung der Stimmbänder. In der Regel führt die endotracheale Intubation zur Steigerung des Blutdrucks. Dies muß bei Patienten mit kardiovaskulären Nebenerkrankungen (s. o. Hypertonie, Myokardinsuffizienz) vermieden werden. Die zuverlässigste Methode zur Unterdrückung der Blutdruckreaktion auf die Laryngoskopie ist die Vorbehandlung mit β-Rezeptorenblockern.

5.5.2 Indikationen

Die Indikation zur endotrachealen Intubation besteht bei allen Situationen, in denen die Aufrechterhaltung eines ungestörten Gasaustausches erschwert sein kann. Dies kann z. B. durch besondere Anästhesietechniken, durch bestimmte Operationsverfahren oder durch Nebenerkrankungen des Patienten der Fall sein.

Anästhesietechniken. Bestimmte Anästhesieverfahren, z. B. die langdauernde Verwendung von Muskelrelaxanzien, die künstliche Hypothermie und kontrollierte Hypotension müssen ausschließlich in endotrachealer Intubation durchgeführt werden, weil nur damit eine adäquate Lungenventilation möglich ist.

Operationsverfahren. Operative Eingriffe im Thorax erfordern obligatorisch die endotracheale Intubation. Auch Operationen an Kopf, Hals und Oberbauch machen die endotracheale Intubation notwendig. In der Regel sollte jeder operative Eingriff, der länger als 30 min dauert, in endotrachealer Intubation durchgeführt werden.

Nebenerkrankungen. Bei schlechtem Allgemeinzustand des Patienten, insbesondere bei Herz-, Kreislauf- und Ateminsuffizienz, ist die endotracheale Intubation die einzige Methode für eine ausreichende alveoläre Ventilation und Oxygenierung. Dies trifft z. B. zu für Patienten, die auf eine erhöhte F_IO_2 und die Beatmung mit PEEP angewiesen sind, sowie auf Patienten, bei denen ein ausreichender O_2-Transport kurzfristig nicht durch andere Methoden zu erzielen ist (z. B. Schock). Ebenso fordern anatomische Besonderheiten, wie Kyphoskoliose, Adipositas, Struma, Tracheomalazie oder Krankheitszustände wie Ileus die endotracheale Intubation.

5.5.3 Instrumentarium

Zur technischen Durchführung einer endotrachealen Intubation sind Endotrachealtuben und ein funktionstüchtiges Laryngoskop mit entsprechenden Spatelgrößen sowie in Einzelfällen zusätzliche Hilfsinstrumente (z. B. Führungsstäbe, Faßzangen) erforderlich [21, 84, 115, 250, 264, 337, 339, 372, 425].

5.5.3.1 Endotrachealtuben

Herstellungsgrundlage endotrachealer Tubi sind Gummi oder Kunststoff. Der Querschnitt des Tubus ist rund, das Patientenende abgeschrägt. Die Tubusweite wird nach der Größe des Innendurchmessers bestimmt, der mit 1,5 mm beginnt und um jeweils 0,5 mm bis auf 11 mm ansteigt (Tabelle 5.12). Mit Ausnahme der Endotrachealkatheter für Kleinkinder und Säuglinge besitzen die Tuben an ihrer Außenwand Aufblasschläuche und Abdichtungsmanschetten. Nach der Art des Manschettenmaterials und seines Luftvolumens unterscheidet man Hochdruck- und Niederdruckmanschetten. Am häufigsten werden in der anästhesiologischen Praxis Tuben mit gleichförmiger Außenwand (Magill-Tuben; Abb. 5.40) verwendet. Seltener kommen Tuben mit einer Öffnung in der Außenwand der Tubusspitze (Murphy-Tuben; Abb. 5.41) zum Einsatz, wobei das Loch als Sicherheitsvorkehrung bei einer evtl. Obstruktion der Tubusspitze konzipiert ist. Weitere Sonderformen von Endotrachealtuben sind der Woodbridge-Tubus, der Oxford-Non-Kinking-(ONK)-Tubus, der Kuhn-Tubus, der Carlens-Tubus und der White-Tubus.
Beim Woodbridge-Tubus (Abb. 5.42) handelt es sich um einen Latextubus mit eingearbeiteter Drahtspirale, mit der ein Abknicken des Tubus verhindert werden soll. Dieser Tubus wird bevorzugt bei Operationen im Kopf-Hals-Bereich eingesetzt.

Tabelle 5.12. Größenverhältnisse der Trachea in verschiedenen Lebensabschnitten sowie technische Daten geeigneter endotrachealer Tubi, Tracheostomiekanülen, Bronchoskope und Saugkatheter

Lebensalter	KG (kg)	Trachea			Endotrachealer Tubus					Tracheostomiekanüle		Bronchoskop	Saugkatheter
		Durchmesser (mm)	Entfernung Mund-Stimmb. (cm)	Entfernung Mund-Bifurkation (cm)	Länge (cm)	Innendurchmesser (mm)	Charriére	Länge Abdichtballon (cm)	Länge Aufblasschlauch (cm)	Innendurchmesser (mm)	Außendurchmesser (mm)	Außendurchmesser (mm)	Charriére
Neugeborene	<3	4	7 - 8	11 -12	12–14	1,5–3	12	–	–	–	–	3,5	6
1- 4 Mon.	3–5,5	4- 5	7 - 8,5	11 -12	12–16	2,5- 3,5	14–16	–	–	–	–	3,5	8
4–12 Mon.	5,5–8	6- 7	8,5	12 -13	14–18	3 -4	16–18	–	–	4	6	4	8
1- 2 J.	10	6- 7	8 - 9	12 -13	16–20	3,5 - 4,5	20	–	–	5	7	4	8
2- 3 J.	14	7- 8	9	14 -14,5	18–22	4 - 5	22	–	–	5	7	4	10
3- 4 J.	16–18	7- 8	9	14,5–15	20–24	4,5- 5,5	22	–	–	5	7	4	10
4- 5 J.	20	7- 8	9	15	22–26	5 - 6	25	2	18	5	7	4	10
5- 6 J.	20–25	8- 9	9,5	15,5	24–28	5,5- 6,5	26	2,5	18	6	8	4	10
6- 7 J.	20–25	8- 9	9,5	15,5	26–28	6 - 6,5	26	2,5–3,5	28	6	8	4	10
7- 8 J.	25	8- 9	9,5	15,5	26–28	6,5	28	2,5–3,5	28	7	9	5	10
8- 9 J.	30	8- 9	9,5	15,5	26–28	6,5	30	3,5	28–30	7	9	5	10
9–10 J.	>30	9	9,5–10	15,5–17	28	6,5	30	3,5	28–30	7	9	5	10
10–11 J.	>30	9–10	10	16 -17	28	6,5	30	3,5	28–32	7	9	5	10
11–12 J.	>30	9–11	10 -11	16 -18,5	28–30	6,5- 7	30	3,5	28–34	7	9	6	10
12–16 J.	>35	11–15	11 -15	17 -25	30–32	7 - 8	32	3,5–4,0	34	8	11	6	12–14
Erwachsene	>50	15–23	12 -15	20 -32	32–35	8 -10	32	4,0	34–40	9–11	11–12	8	12–14

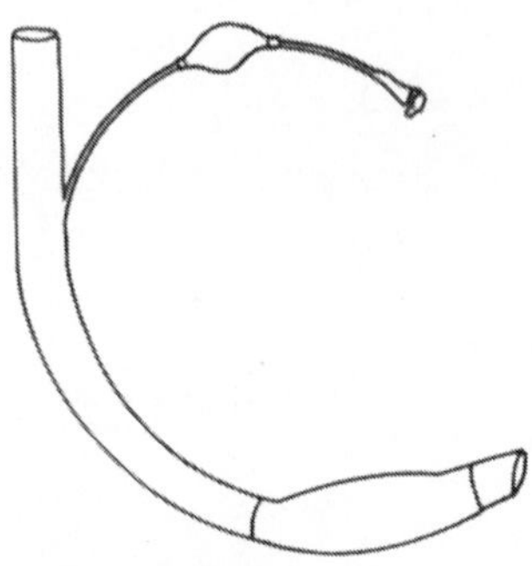

Abb. 5.40. Endotrachealer Tubus nach Magill [339]

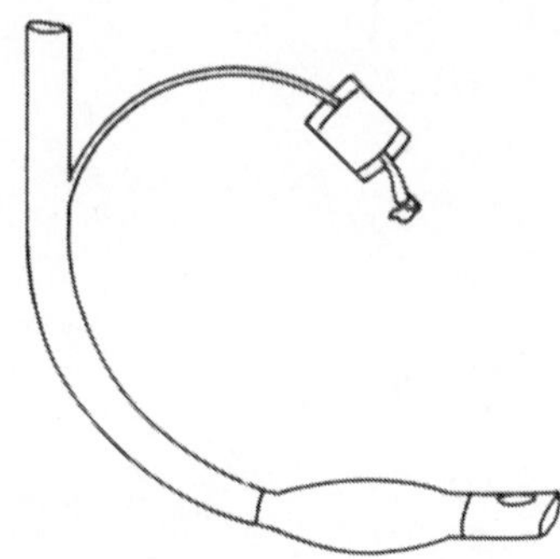

Abb. 5.41. Endotrachealer Tubus nach Murphy [372]

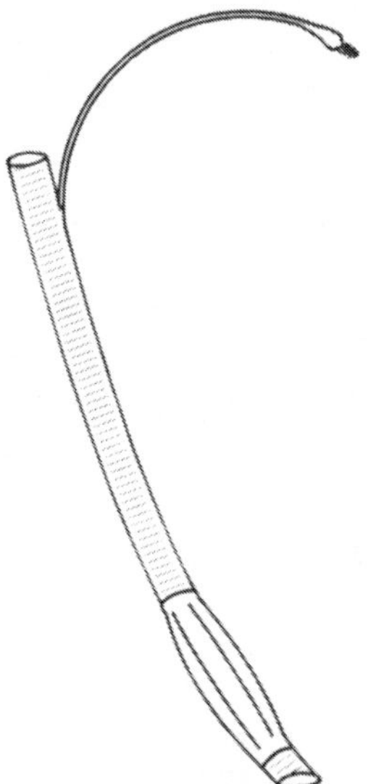

Abb. 5.42. Endotrachealer Tubus nach Woodbridge

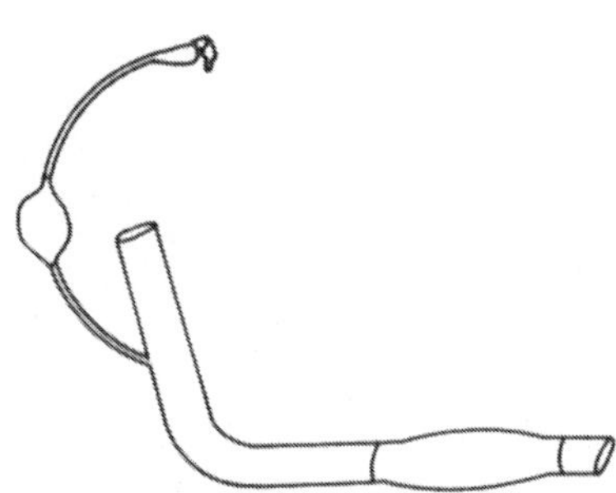

Abb. 5.43. Oxford-Non-Kinking-Tubus (ONK)

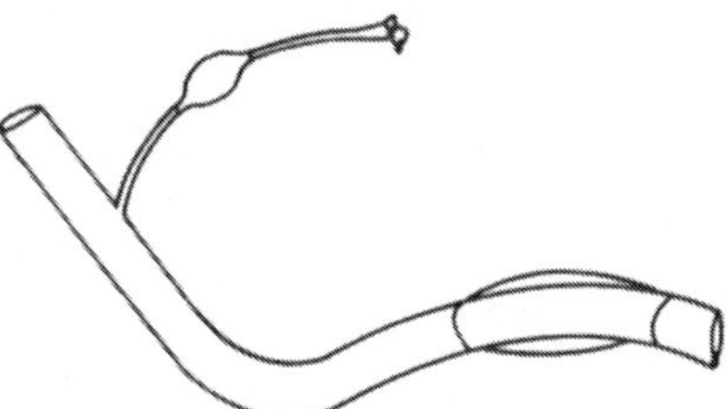

Abb. 5.44. Endotrachealer Tubus nach Kuhn

Abb. 5.45. Endotrachealer Tubus nach Cole [115]

Der Oxford-Non-Kinking-(ONK)-Tubus (Abb. 5.43) wurde ebenfalls zur Verhinderung einer Abknickung entwickelt. Er besitzt eine rechtwinkelige starre Form. Der ONK-Tubus hat sich im deutschsprachigen Raum nicht stärker durchsetzen können, zumal er die ungewollte Intubation eines Hauptbronchus begünstigt und nur für eine orotracheale Intubation geeignet ist.

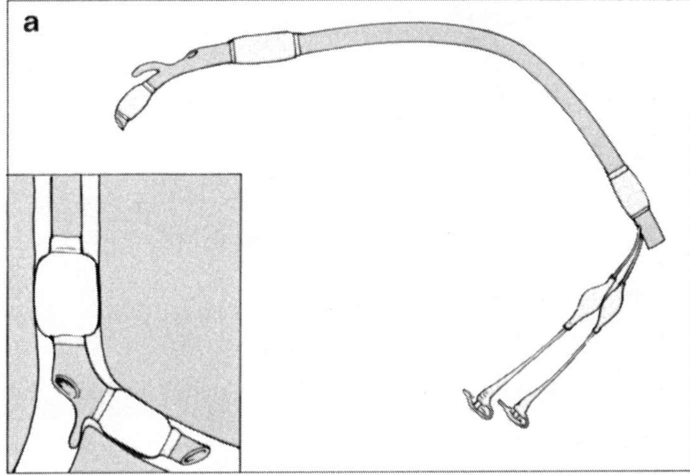

Abb. 5.46. a Carlens-Tubus für die linksseitige endobronchiale Intubation. (Aus [304 a])

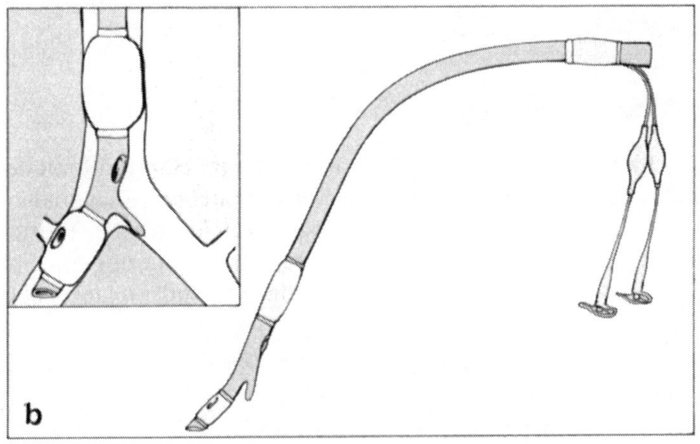

Abb. 5.46. b White-Tubus für die rechtsseitige endobronchiale Intubation. (Aus [304 a])

Beim Kuhn-Tubus (Abb. 5.44) handelt es sich um einen s-förmig gebogenen Tubus. Er ist nicht für die nasotracheale Intubation geeignet. Der Kuhn-Tubus wird von einigen Anästhesieschulen routinemäßig, von anderen gar nicht zur endotrachealen Intubation verwendet.

Der Cole-Tubus (Abb. 5.45) wurde für Kleinkinder entwickelt und besitzt zwei unterschiedliche Innendurchmesser. Der distale, schmalere Teil entspricht dem Durchmesser der Trachea. Der proximale, oropharyngeale Teil besitzt zur Verbesserung der Strömungsverhältnisse einen größeren Durchmesser.

Carlens-Tubus (Abb. 5.46 a) und White-Tubus (Abb. 5.46 b) besitzen abgewinkelte Spitzen mit einem distalen seitlichen Dorn zur Abstützung des Tubus auf der Carina. Beide Tuben werden in der Lungenchirurgie verwendet, wobei der Carlens-Tu-

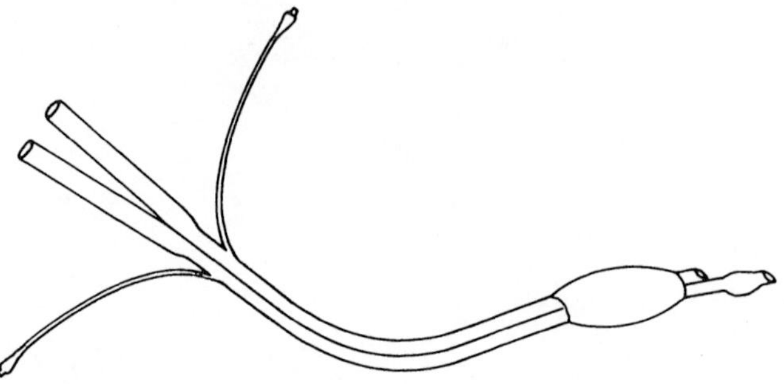

Abb. 5.47. Bronchokathtubus zur seitengetrennten Lungenventilation

bus für die Intubation des linken Hauptbronchus und der White-Tubus für die Intubation des rechten Hauptbronchus geeignet ist. In letzter Zeit wurde der Bronchocath-Tubus (Abb. 5.47) eingeführt, der infolge doppellumiger Konstruktion zur seitengetrennten Lungenventilation geeignet ist und darüber hinaus durch sein gewebefreundliches Material, niedrige Strömungswiderstände und Low-pressure-Cuffs erhebliche Vorteile gegenüber den eingangs genannten Modellen besitzt. Bei Kindern können diese Spezialtuben wegen des geringen Trachealdurchmessers nicht verwendet werden.

5.5.3.2 Laryngoskop

Das Larnygoskop (Abb. 5.48) besteht aus dem Handgriff mit der im Inneren befindlichen Stromquelle (Batterien) und dem Spatel mit einer an der Spitze angebrachten Glühbirne. Spatel und Handgriff lassen sich in einem Scharniergelenk bewegen, arretieren und voneinander trennen. Bei der Arretierung des Spatels muß die Glühbirne aufleuchten. Laryngoskophandgriffe und -spatel stehen in verschiedenen Größen zur Verfügung. Die Laryngoskopspatel werden darüber hinaus in vielfältiger Form angeboten. Am häufigsten werden gebogene (Macintosh-) und gerade (Magill, Foregger, Miller) Spatel (Abb. 5.48) verwendet. Für Kleinkinder eignen sich infolge der besonderen anatomischen Situation die geraden Spatel (insbes. Foregger), bevorzugt zum Aufheben der Epiglottis. Darüber hinaus existieren Modifikationen nach Fink, Bizarri und Guffrida, Snow, Guedel und verschiedenen anderen Autoren, die aber kaum wesentliche Vorteile gegenüber den beiden klassischen Spateltypen besitzen.

5.5.3.3 Hilfsinstrumente

Zur Erleichterung der endotrachealen Intubation sind vorwiegend Führungsstäbe und Faßzangen im Gebrauch.

Führungsstäbe. Stricknadelähnliche Kunststoffstäbe können in den Endotrachealtubus eingeführt werden, um bei schwierigen Intubationen die Form des Tubus der gegebenen anatomischen Besonderheit anzupassen. Der Kunststoffführungsstab sollte nicht routinemäßig verwendet werden. Läßt sich seine Anwendung nicht umgehen, muß darauf geachtet werden, daß der Führungsstab nicht über die Tubusspitze herausragt und im Moment der subglottischen Passage so weit zurückgezogen wird, daß sich der Tubus der Trachealführung anpassen kann.

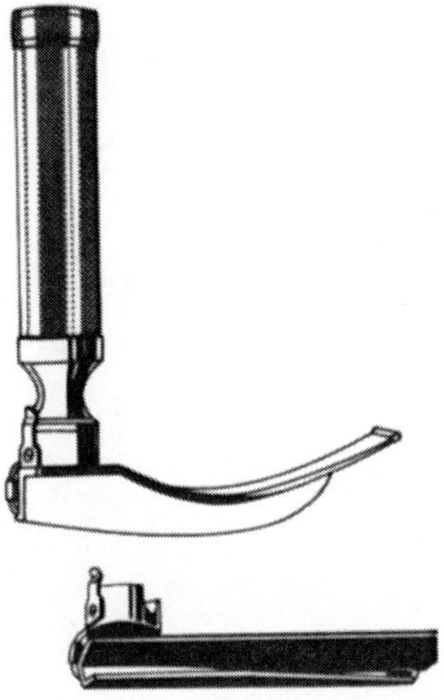

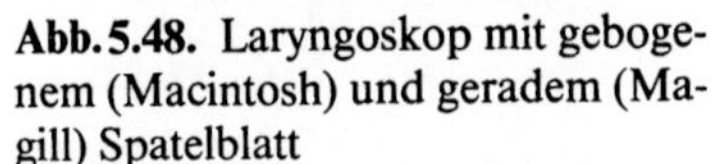

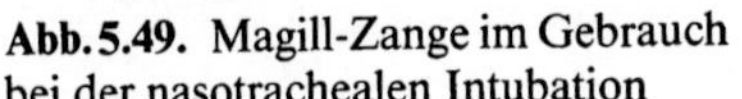

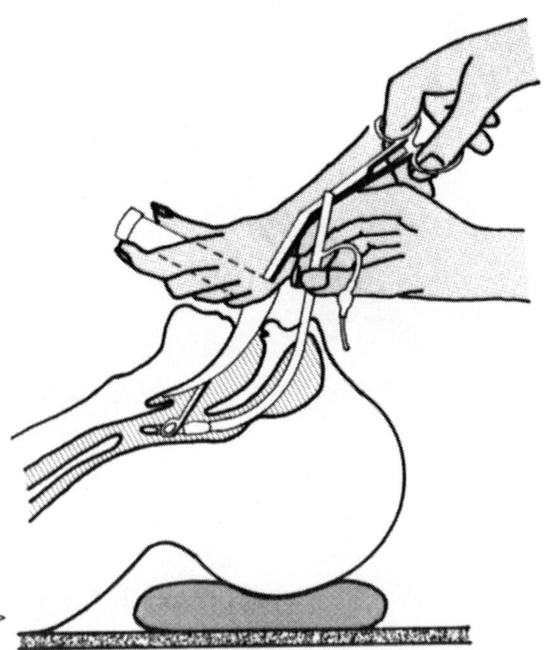

Abb. 5.48. Laryngoskop mit gebogenem (Macintosh) und geradem (Magill) Spatelblatt

Abb. 5.49. Magill-Zange im Gebrauch ▷ bei der nasotrachealen Intubation

Faßzangen. Spezialzangen (z. B. Magill-Zange; Abb. 5.49) werden bei der nasotrachealen Intubation verwendet, damit die am Mundboden erscheinende Tubusspitze gefaßt und möglichst atraumatisch in die Trachea geführt werden kann. Dabei kann es zur Verletzung der Tubusmanschette kommen, so daß von manchen Anästhesisten die Plazierung des Endotrachealkatheters mit einem Kunststoffhaken bevorzugt wird.

Absaugeinrichtung. Unverzichtbares Hilfsinstrument der endotrachealen Intubation ist eine funktionsfähige Absaugeinrichtung, da jederzeit mit der Verlegung der Atemwege durch Schleim, Blut oder Erbrochenes gerechnet werden muß.

5.5.3.4 Fiberglasbronchoskop

Auch bei ausgefeilter Technik und jahrzehntelanger Erfahrung wird es Situationen geben, bei denen - meist aus anatomischen Gründen - die konventionellen Intubationstechniken versagen. Die gezielte Plazierung des Endotrachealtubus ist dann mit Hilfe eines Fiberglasbronchoskops (Abb. 5.50) möglich. Die allgemein verwendeten Modelle besitzen eine Arbeitslänge von etwa 60 cm und einen Außendurchmesser von 5 mm, so daß bereits Endotrachealtuben mit einem Innendurchmesser von 6 mm über das Bronchoskop geführt und endotracheal plaziert werden können. Das Fiberglasbronchoskop verfügt über ein Objektiv sowie Lichtquellen von 150 W und einen Arbeitskanal von 1,5 mm zur Absaugung von Sekreten (Abb. 5.50). Bei der Vorbereitung des Instruments muß die Linse mit einer Flüssigkeit oder Paste gegen das Beschlagen behandelt werden. Der flexible Teil des Bronchoskops sollte reichlich mit einem wäßrig-klaren Gel behandelt werden. Der Anästhesist kann dabei am Kopfende des Patienten, der flach am Rücken liegt, stehen, oder der Patient wird in halbsitzende Lage gebracht, und der Anästhesist steht vor und neben dem

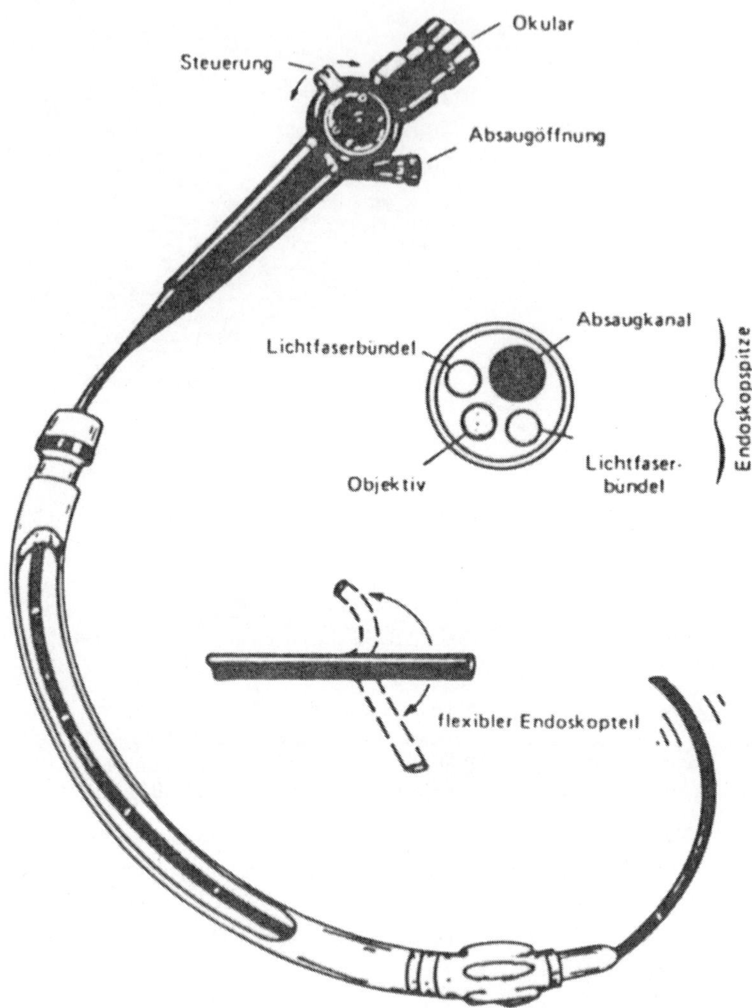

Abb. 5.50. Fiberbronchoskop mit darüber geführtem Endotrachealkatheter

Patienten (Abb. 5.51). Diese Position hat zwei Vorteile: der Anästhesist kann den Patienten zu besserer Kooperation bewegen und gleichzeitig auch besser beobachten. Als Zugangsweg empfiehlt sich die Nase.

Wenn irgendwie möglich, sollte die Intubation mit fiberoptischer Hilfe beim wachen, spontan atmenden Patienten durchgeführt werden. Gerade dadurch unterscheidet sich diese Intubationstechnik in bezug auf Sicherheit und leichteres Vorgehen von der üblichen Intubationstechnik. Während andere Intubationstechniken in schwierigen Situationen nur blind durchgeführt werden können oder eine komplette Relaxation oder Vollnarkose erfordern, kann diese Technik auch am wachen Patienten angewandt werden. Außerdem ist dieses Instrument, weil es klein und flexibel ist, auch beim nichtkooperativen Erwachsenen oder Kind geeignet. Die Tatsache, daß der Patient im Wachzustand intubiert werden kann (oder, wenn not-

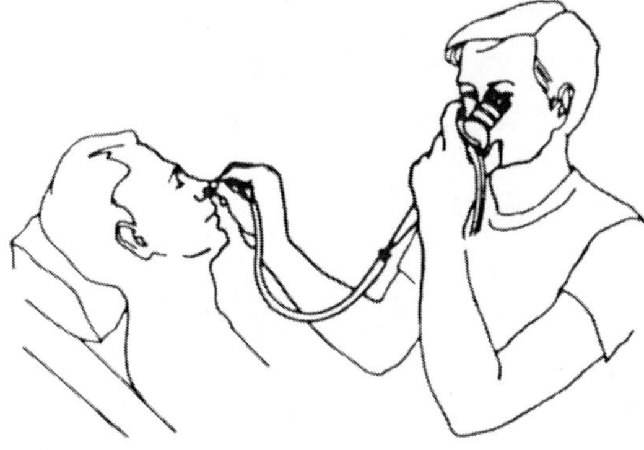

Abb. 5.51. Praktische Durchführung der nasotrachealen Intubation mit dem Fiberbronchoskop

wendig, in Narkose bei Spontanatmung) stellt den wichtigsten Sicherheitsfaktor dar. Die ständige Sichtkontrolle schließt Fehler praktisch aus.

Anästhesie. Die Einführung des Fiberglasbronchoskops erfolgt in der Regel nach Lokalanästhesie von Nase und Oropharynx durch Spray oder Gel. Der Glottisbereich sollte nur dann anästhesiert werden, wenn keine Aspirationsgefahr besteht. Dies erfolgt durch Instillation des Lokalanästhetikums durch den Absaugkanal des Fiberglasbronchoskops. Die Lokalanästhesie der Stimmbänder und der Trachea erleichtert die Intubation im Wachzustand. Intravenöse Sedierung (Diazepam) erleichtert die technische Durchführung. Ketamin kann die Reflexbereitschaft der oberen Atemwege steigern und sollte deshalb nicht verwendet werden. Inhalationsnarkotika (v. a. Halothan) eignen sich gut zur Erleichterung der Einführung des Bronchoskops.

Technische Durchführung: Bei der nasalen Intubation ist es wichtig, daß das durchgängigere Nasenloch gewählt wird. Vasokonstringierende Nasentropfen vermindern die Blutungsgefahr. Das Bronchoskop wird über eine Nasenöffnung in den Meatus inferior eingeführt. Dabei muß der medial liegende Plexus Hasselbachii geschont werden (Blutungsgefahr!). Sobald der weiche Gaumen erreicht ist, beginnt der Oropharynx, und die weitere Anatomie ist für den oralen und nasalen Weg gleich. Das flexible Instrument muß der Biegung um den Zungengrund folgen, damit die Öffnung von Glottis und Ösophagus erkannt werden kann. Die Spitze des Fiberglasbronchoskops wird ausreichend weit in die Trachea vorgeschoben, bevor der Endotrachealtubus über Nase und Larynx in die Trachea eingeführt wird.

Die Intubation über Fiberglasbronchoskopie darf als außerordentlich elegante Alternative zu den konventionellen Techniken bezeichnet werden, die bei der „schwierigen Intubation", z. B. bei Mikrognathie, Pierre-Robinson-Syndrom, Makroglossie, Akromegalie usw. ein besonderes Indikationsgebiet besitzt [375, 429].

5.5.4 Praxis der endotrachealen Intubation

Die endotracheale Intubation kann sowohl auf oralem (orotracheale I.) als auch auf nasalem (nasotracheale I.) Weg durchgeführt werden. Dabei ist der Patient in der Regel ohne Bewußtsein und relaxiert. In besonderen Situationen (z. B. voller Magen) kann die Intubation auch am wachen Patienten durchgeführt werden. In diesen Fällen und bei oberflächlicher Narkoseführung sollten Zunge und Oropharynx, nicht jedoch Stimmlippen und Kehlkopf durch Lokalanästhesiespray (4%iges Lidocain) betäubt sein. Vor der Durchführung einer endotrachealen Intubation ist die Mundhöhle zu inspizieren, evtl. vorhandene Zahnprothesen sind zu entfernen.

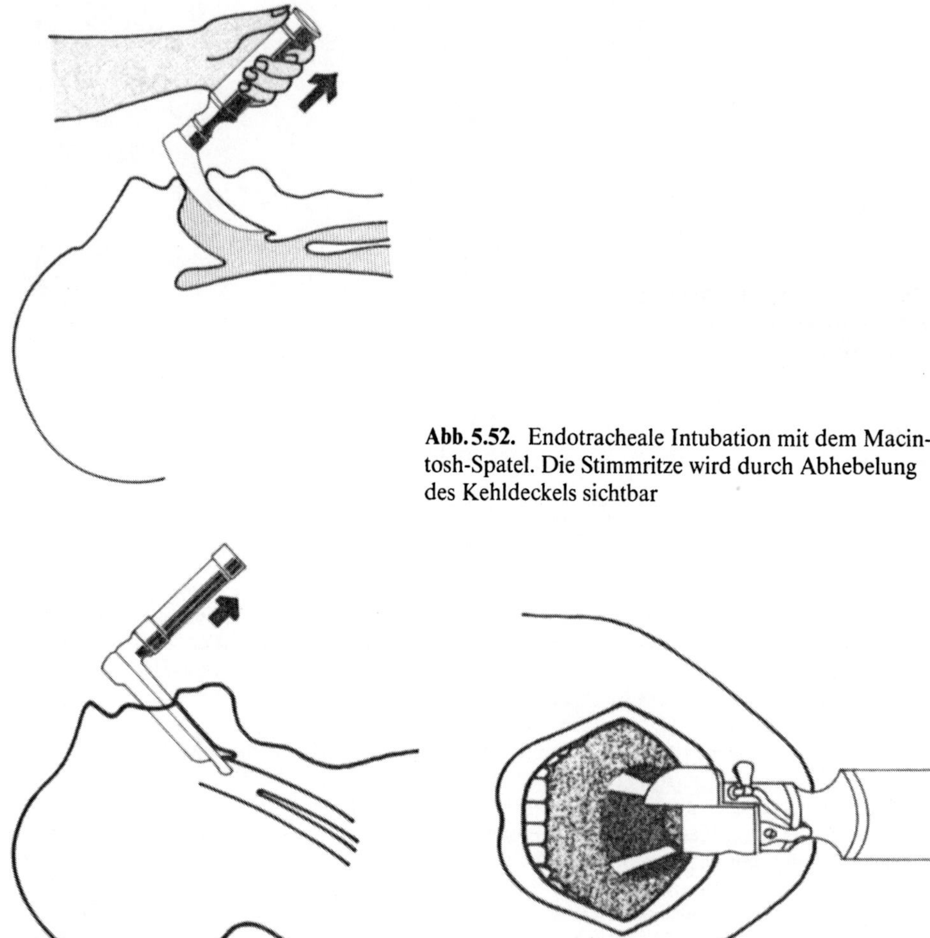

Abb. 5.52. Endotracheale Intubation mit dem Macintosh-Spatel. Die Stimmritze wird durch Abhebelung des Kehldeckels sichtbar

Abb. 5.53. Endotracheale Intubation mit dem Magill-Spatel *(links)*. Die Stimmritze wird durch Zurückdrängen des Kehldeckels sichtbar *(rechts)*

5.5.4.1 Orale Intubation

Der Patient befindet sich in Rückenlage mit leicht anteflektierter Halswirbelsäule. Das Laryngoskop wird von der linken Hand gehalten und von rechts in die Mundhöhle eingeführt, wobei die Zunge nach links verdrängt wird. Der Macintosh-Spatel muß nach Erreichen der Plica glossoepiglottica medialis nach vorne oben gehoben werden, wodurch die Stimmritze sichtbar wird (Abb. 5.52).

Der Magill-Spatel gleitet unter die Epiglottis und macht durch kranialwärts gerichteten Hebelzug die Stimmritze sichtbar (Abb. 5.53). Mit der rechten Hand wird der Endotrachealkatheter steril in die Trachea eingeführt.

„Blinde" orale Intubation. Der Patient ist wach und befindet sich in halbsitzender Position. Der Anästhesist steht vor dem Patienten. Nach Oberflächenanästhesie tastet sich der linke Zeigefinger des

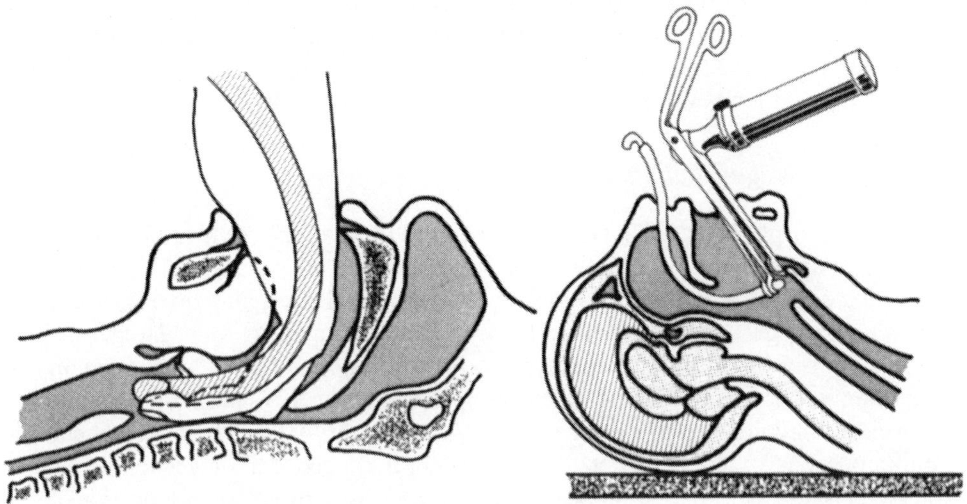

Abb. 5.54. „Blinde" orotracheale Intubation durch Orientierung am eingeführten Zeigefinger

Abb. 5.55. Nasale endotracheale Intubation mit Laryngoskop und Magill-Faßzange

Anästhesisten am Zungengrund entlang bis zum Kehldeckel vor, drückt diesen mit der Fingerkuppe nach vorn, so daß der Tubus unter Leitung des linken Zeigefingers mit der rechten Hand in die Trachea eingeführt werden kann (Abb. 5.54).

5.5.4.2 Nasale Intubation

Nach sorgfältiger Inspektion der Nasenöffnungen (Ausschluß von Septumdeviation, Schleimhautschwellungen) wird der gut gleitfähig (z. B. Gleitmittel mit Lokalanästhetikum und Vasokonstringens) gemachte Tubus über den Boden der Nasenhöhle nach hinten unten geschoben. Ist der Tubus in den Oropharynx gelangt, wird er - falls notwendig - unter Sicht des Laryngoskops mit der Faßzange oder über einen Plastikhaken in die Trachea eingeführt (Abb. 5.55). Für die nasale Intubation müssen kleinere Tubusgrößen als für die orale Intubation verwendet werden (<32 Charr).

„Blinde" nasale Intubation. Diese Methode sollte nur am spontanatmenden Patienten durchgeführt werden, um den Tubus unter Kontrolle der Atemgeräusche in die Trachea vorschieben zu können.

Die nasale Intubation ist kontraindiziert bei ausgeprägten Störungen der Blutgerinnung (Blutungs- und Aspirationsgefahr) sowie bei Gesichts- und Schädelbasisfrakturen (Infektionsgefahr). Bei Kindern kann es wegen ausgedehnter adenoider Vegetationen zur Gefahr des schweren Nasenblutens und der Verschleppung von abgeschertem Drüsengewebe in die Trachea kommen. In schwierigen Fällen sollte das Fiberglasbronchoskop (s. 5.5.3.4) verwendet werden.

5.5.4.3 Intubation mit doppellumigen Tubus

Auch für den geübten Anästhesisten ist die Intubation mit dem Doppellumentubus (z. B. Carlens) häufig mit Schwierigkeiten verbunden. Bewährt hat sich folgendes Vorgehen: Der Tubus wird zunächst bis zur Stimmritze geführt, wobei die Tubusspitze nach oben und der Sporn nach unten zeigen. Danach wird der Tubus um

180° gedreht und in dieser Lage durch die Stimmritze geleitet. Unmittelbar nach seinem Eintreten in die Trachea wird der Tubus in die Ausgangsposition zurückgedreht (180°) und bis zur Carina vorgeschoben. Die Tubusspitze wird dann so weit in den entsprechenden Hauptbronchus geführt, bis der Sporn der Carina fest aufliegt.

5.5.4.4 Schwierige Intubation

Zahlreiche morphologische Faktoren können die Intubation erschweren. Dazu gehören Zahnanomalien (z. B. prominente, lange, schräge oder lockere obere Schneidezähne), eine Makroglossie (z. B. Hypothyreose, Akromegalie oder Speicherkrankheiten), eine sekundäre Hoch- oder Rückverlagerung der Zunge (z. B. Pierre-Robinson-Syndrom), sowie atypische Kinnformen mit allen möglichen anatomischen Varianten. Außerdem erschweren ein kurzer dicker Hals, eine Anomalie des Lig. stylohyoideum, sowie eine hohe anteriore Larynxlage die endotracheale Intubation. Auch Gesichtsverletzungen, Einschränkungen der Beweglichkeit von Halswirbelsäule und Kiefergelenken bilden erhebliche Intubationshindernisse.

In allen diesen Situationen ist bereits präoperativ die Beweglichkeit der betroffenen Gelenke, die Möglichkeit der Mundöffnung und der Patientenlagerung zu prüfen. Da die schwierige Intubation in der Regel zur Steigerung des Aspirationsrisikos führt, ist unbedingt eine 6stündige Nahrungskarenz einzuhalten. Entsprechende Hilfsmittel zur Intubation sollten bereitgestellt werden, insbesondere ein flexibles Fiberglasbronchoskop. In der klinischen Praxis hat es sich bewährt, einen speziellen Koffer mit allen Hilfsmitteln für eine schwierige Intubation bereitzuhalten. Man sollte aber stets auch die Indikation zur Intubation wiederholt und kritisch überprüfen und nach alternativen Möglichkeiten suchen (z. B. Maskennarkose, Operationsaufschub).

5.5.4.5 Lagekontrolle

Die einwandfreie Position des Tubus in der Trachea, die Abdichtung der Luftmanschette und die Fixierung des Tubus bilden den Abschluß des Intubationsvorgangs.

Die Position des Tubus kann orientierend schon unmittelbar nach seiner Einführung durch leichte Kompression des Thorax geprüft werden. Dabei muß bei der Kompression Luft aus dem Tubus entweichen. Die einwandfreie Position wird durch Auskultation der Lungen des Patienten und evtl. erforderliche Lagekorrekturen ermittelt. Die Abdichtung der Tubusmanschette erfolgt mit einer luftgefüllten Spritze. Dabei wird so lange Luft injiziert, bis auskultatorisch mit einem seitlich am Hals angelegten Stethoskop kein Strömungsgeräusch zwischen Trachealwand und Tubus mehr zu hören ist. Zu hohe Manschettendrücke (> 20 mm Hg) müssen vermieden werden, weil sonst - insbesondere bei längerdauernden Eingriffen - die Kapillardurchblutung der Trachealschleimhaut gefährdet ist. Da der Manschettendruck im Laufe der Anästhesie infolge Erwärmung der Luft und Diffusion von Lachgas in die Manschette ansteigt, sind wiederholte Kontrollen erforderlich, z. B. mit dem Tubomat (Abb. 5.56). Die Fixierung des Tubus erfolgt am zweckmäßigsten mit Heftpflasterstreifen, nachdem zum Ausschluß von Tubusobstruktion durch Verschluß der Zahnreihe ein Guedel-Tubus, Mullbinde oder Beißkeil in den Mund-Rachen-Raum eingebracht worden ist.

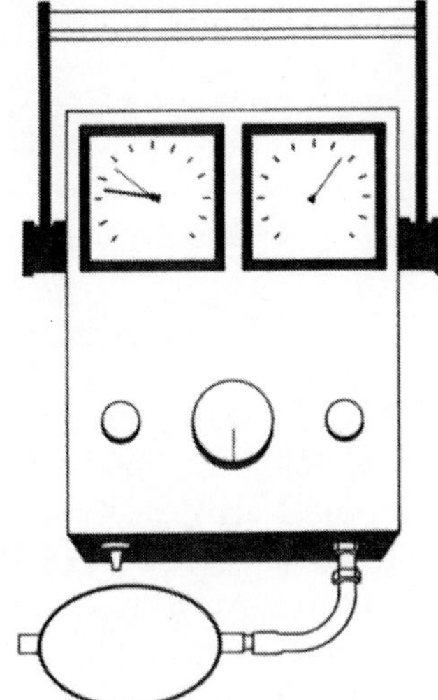

Abb. 5.56. Schematische Darstellung eines Geräts zur Kontrolle des Drucks im Cuff des Endotrachealkatheters (z. B. Tubomat)

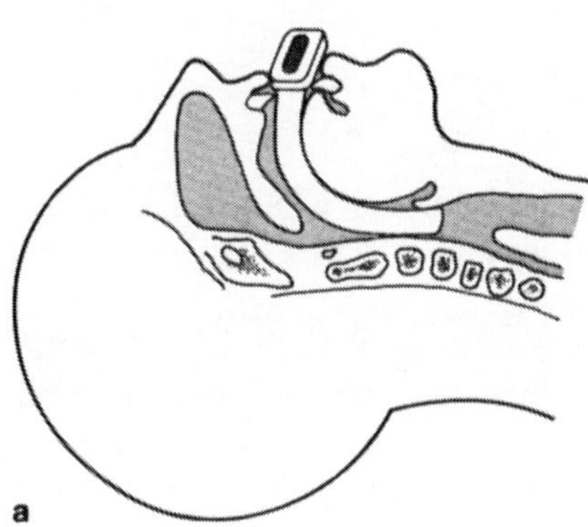

Abb. 5.57 a–c. Guedel-Tubus in situ. Der zu große Tubus *(a)* reizt die Glottis, der zu kleine *(b)* verhindert nicht die Atemwegsverlegung durch den Zungengrund. Nur der adäquate Tubus *(c)* hält die Atemwege frei, ohne störende Reflexe auszulösen

Während die Größe des Guedel-Tubus beim intubierten Patienten nicht von ausschlaggebender Bedeutung ist, besitzt die Auswahl des entsprechenden Guedel-Tubus bei Maskennarkosen einen entscheidenden Einfluß auf die Freihaltung der Atemwege (Abb. 5.57). Der zu groß gewählte Guedel-Tubus kann bei flacher Narkoseführung eine Reizung der Glottis und damit einen reflektorischen Atemwegsverschluß, der zu klein gewählte Guedel-Tubus einen mechanischen Atemwegsverschluß durch Zurücksinken des Zungengrundes verursachen.

6 Narkoseführung

Die Narkose wird unter kontinuierlicher Kontrolle nach den Bedürfnissen des Patienten und des Operateurs gesteuert. Dabei ist es eine wesentliche Aufgabe des Anästhesisten, die hämodynamische Situation des Patienten durch adäquate Dosierung von Narkotika, Volumenersatzpräparaten und kreislaufwirksamen Pharmaka stabil zu halten und den Gasaustausch während der gesamten Operationsdauer zu garantieren. Auch bei optimaler Durchführung einer Narkose sind Komplikationen nicht immer auszuschließen. Bei Kenntnis der auslösenden Ursache und bei sofortiger Behandlung sind Spätschäden von Narkosekomplikationen heute jedoch nur noch seltene Ereignisse.

6.1 Narkoseapparat

Die Aufrechterhaltung einer modernen Kombinationsnarkose ist an das Vorhandensein eines Narkoseapparats sowie an Kenntnisse über seinen Aufbau, seine Funktion und seine Bedienung gebunden [459, 550].

Der Narkoseapparat besitzt ein Gasversorgungssystem für Sauerstoff und Lachgas mit Reduzierventilen, Druckanzeigeinstrumenten und Durchflußströmungsmessern für diese Gase. Außerdem befinden sich am Narkoseapparat Verdampfereinrichtungen für volatile Narkotika, Atemschläuche und je nach Verwendungsart ein Kreissystem mit Richtungsventilen und Kohlensäureabsorbern. Jeder leistungsfähige Narkoseapparat ist darüber hinaus mit einem Beatmungsgerät einschließlich der erforderlichen Kontrollinstrumente ausgestattet. Als besondere Sicherheitseinrichtungen finden sich am Narkoseapparat Sperrventile, Alarmgeber und Vorrichtungen zur Erdung des Geräts.

6.1.1 Gasversorgungssystem

Die Gasversorgung des Narkoseapparats kann über Gasflaschen oder über eine zentrale Gasversorgungsanlage erfolgen. Bei zentraler Gasversorgung werden die Gase aus den in der Wand befestigten Anschlußventilen (Abb. 6.1) entnommen, die unterschiedlich dimensioniert und farblich gekennzeichnet sind. In Deutschland sind Sauerstoff blau und Lachgas grau gekennzeichnet, während im angloamerikanischen Raum Sauerstoff grün oder weiß und Lachgas blau markiert sind. Die Entnahme eines bestimmten Gases über eine Schlauchleitung ist nur durch die für jedes Gas individuell angepaßte Steckkupplungen (Abb. 6.2) möglich. Außerdem muß die Schlauchleitung entsprechend farblich gekennzeichnet sein. Damit ist ein weitgehender Schutz vor Verwechslungen der Gase garantiert. Der Schutz ist je-

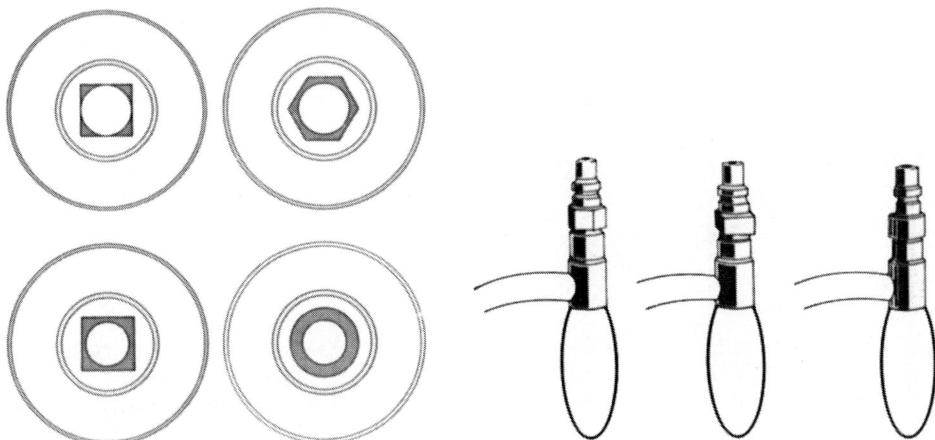

Abb. 6.1. *(links).* Unterschiedliche Konfiguration der Anschlußstelle bei Wandventilen einer zentralen Gasversorgungsanlage

Abb. 6.2. *(rechts).* Steckkupplung für ein Wandventil

doch dann nicht mehr gewährleistet, wenn die Montage der Steckkupplungen an die Zuleitungsschläuche fehlerhaft durchgeführt worden ist. Eine getrennte Funktionsprobe beider Systeme ist deshalb unerläßlich.

Der Inhalt der Gasflaschen ist auf den Flaschen eingeprägt; der Anästhesist sollte vor jedem Gebrauch einer neuen Flasche anhand der Einprägung überprüfen, ob es sich um das gewünschte Gas handelt.

6.1.1.1 Druckanzeigeinstrumente

Der Gasdruck des in der Vorratsflasche oder im zentralen Gasversorgungssystem enthaltenen Gases kann mit einem Kontrollmanometer gemessen werden. Da nach dem Gesetz von Boyle das Produkt aus Druck und Volumen eines Gases bei gleichbleibender Temperatur konstant ist, kann zumindest beim Sauerstoff aus dem Gasdruck des Behälters dessen Gasinhalt ermittelt werden. Eine 10-l-Sauerstoffflasche enthält demnach bei einem Gasdruck von 200 bar 2000 l Sauerstoff. Da Lachgas sowohl in flüssiger als auch in gasförmiger Form im Vorratsbehälter enthalten ist, gilt das Gesetz von Boyle nur für den gasförmigen Anteil. Eine 10-l-Lachgasflasche enthält demnach bei einem Druck von 50 bar mindestens 500 l Lachgas. Die Gesamtmenge des in dem Behälter enthaltenen Lachgases kann nur durch Wiegen ermittelt werden.

6.1.1.2 Reduzierventile

Zur Minderung des im zentralen Gasversorgungssystem oder in der Gasflasche bestehenden hohen Drucks (O_2 ~200 bar, N_2O ~50 bar) in niedrigere Druckbereiche sind Reduzierventile erforderlich. Der reduzierte Druck ermöglicht einen konstan-

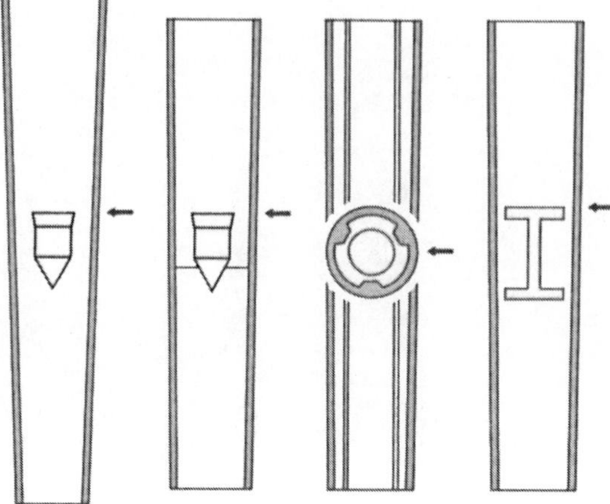

Abb. 6.3. Schematische Darstellung verschiedener Gasflußmesser (Rotameter). Die Pfeile kennzeichnen die Ablesestelle für den Gasfluß

ten Gasfluß im Narkosesystem und bildet damit die Voraussetzung für eine exakte Dosierung der Gase. Darüber hinaus trägt die Druckminderung ganz wesentlich zur Sicherheit des Narkosesystems bei, weil Druckschwankungen und andere durch Überdruck bedingte Störungen (z. B. Diskonnektion) weitgehend ausgeschlossen sind.

6.1.1.3 Durchflußströmungsmesser (Rotameter)

Die exakte Dosierung von Sauerstoff, Lachgas oder Cyclopropan ist erst durch entsprechende Feinregulierungsventile (Abb. 6.3) möglich. Sie bestehen aus einem konischen Rohr mit einem Schwebekörper, der die in der Zeiteinheit durchfließende Gasmenge an einer geeichten Skala anzeigt. Entsprechend der Viskosität und Dichte der jeweiligen Gase müssen die Rotameter unterschiedlich dimensioniert sein. An den Durchflußströmungsmessern müssen Bedienungsknöpfe angebracht sein, die eine optische und haptische Unterscheidung ermöglichen. Die Dosierventile von Durchflußmeßröhren müssen gegen unbeabsichtigtes Verstellen geschützt sein.

6.1.2 Narkosesysteme

Durch die Möglichkeit der Rückatmung von Narkosegasen infolge des Einsatzes von Absorbern und Ventilen ergeben sich vier Narkosesysteme, die als offenes, halboffenes, halbgeschlossenes und geschlossenes System bezeichnet werden. Beim offenen System (z. B. Schimmelbusch-Maske) fehlen Reservoir und Rückatmung. Beim halboffenen System (z. B. Kuhn-System) ist das Reservoir vorhanden; es fehlt jedoch bei einer Frischgaszufuhr, die größer als das benötigte AMV ist, die Rückatmungsmöglichkeit. Das halbgeschlossene System besitzt ein Reservoir und partielle Rückatmung. Das geschlossene System weist sowohl Reservoir als auch totale Rückatmung auf. In der klinischen Praxis werden v. a. das halbgeschlossene und

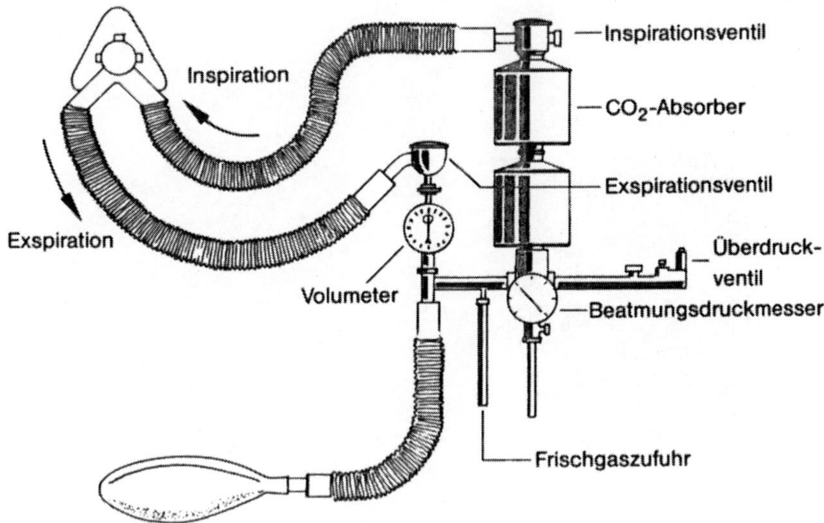

Abb. 6.4. Schematische Darstellung des Aufbaus eines Narkosekreissystems (Dräger-Kreissystem III a)

das halboffene System eingesetzt, die auch unter dem Begriff Kreissystem eingeordnet werden. In letzter Zeit findet auch das geschlossene System in Form der sog. „low-flow-anesthesia" (s. 5.3.7) zunehmendes Interesse.

6.1.2.1 Kreissystem

Die Anordnung von Schläuchen, Atembeutel, Ventilen und Kohlensäureabsorbern, die eine Wiederverwendung der von der Kohlensäure befreiten Ausatemluft des Patienten gestattet, wird als Kreissystem bezeichnet (Abb. 6.4). Dieser Kreislauf ist nur dann möglich, wenn in dem System Richtungsventile, Absorber und Atemschläuche vorhanden sind. Beim Einsatz des geschlossenen Systems muß beachtet werden, daß gewisse Narkotika (z. B. Trilen) nicht verwendet werden, weil diese beim Passieren des Atemkalks für den Patienten toxische Substanzen bilden können.

Richtungsventile. Widerstandsarme Plättchen aus Glimmer, Teflon oder Nylon, die in der Regel fern vom Patienten im Narkosesystem eingeordnet sind, lenken die Atemgase in eine bestimmte Strömungsrichtung. Das Absorptionsgefäß für CO_2 befindet sich im Inspirationsschenkel.

Absorber. Der mit Atemkalk - einem Gemisch von Natrium-, Kalzium- und Bariumhydroxid ($2NaOH$, $Ca(OH)_2Ba(OH)_2$) - gefüllte Behälter (Abb. 6.5) dient zur Entfernung des in der Atemluft vorhandenen Kohlendioxids unter Bildung von Natrium-, Kalzium- oder Bariumkarbonat ($Ba\text{-}(OH)_2 + H_2CO_3 + H_2O$ + Wärme). Die dabei entwickelte Wärme wird häufig als Indikator der Funktionstüchtigkeit des Kalks gewertet, was jedoch unter strengen Kriterien nicht zulässig ist. Auch der im Atemkalk enthaltene Farbindikator (Violettfärbung bei Verbrauch) darf nur als grobes Maß für die Absorptionsaktivität verwendet werden. In der Regel ist Absorberkalk in den am Narkoseapparat vorhandenen Absorptionsbehältern etwa 5 h funktionstüchtig.

Atemschläuche. Zum Transport der Atemgase vom Narkosegerät zum Patienten und umgekehrt werden Atemschläuche benötigt. Sie besitzen einen relativ großen Durchmesser (20 mm) und eine

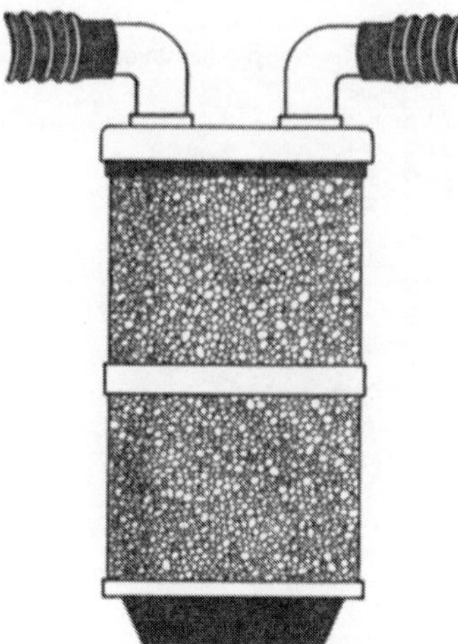

Abb. 6.5. Schematische Darstellung des Aufbaus einer Absorbereinrichtung

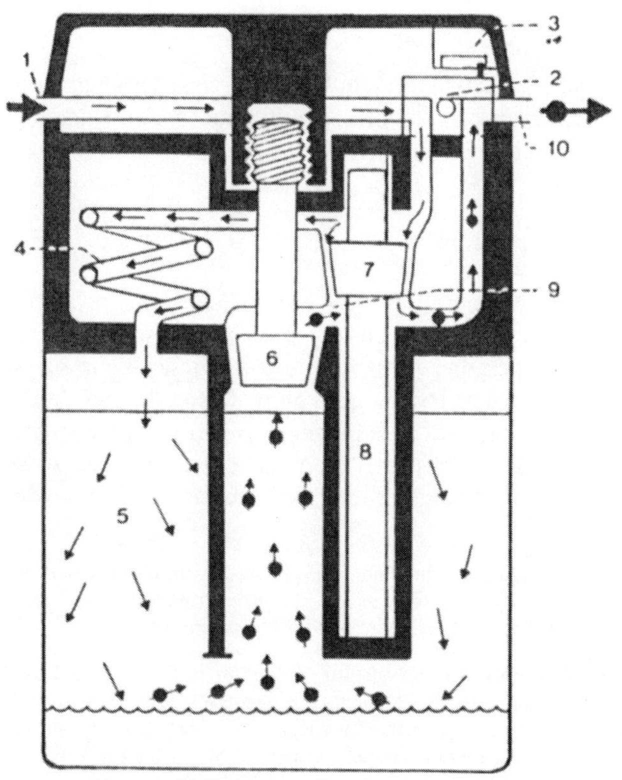

Abb. 6.6. Schematische Darstellung des Aufbaus eines Narkotikumverdampfers (Dräger Vapor 19). *1* Frischgaseingang, *2* Ein-Aus-Schalter, wird mit dem Handrad betätigt, *3* Handrad, *4* Druckkompensation, *5* Verdunsterkammer, *6* Steuerkonus, *7* Verdunsterkammer-Bypass-Konus, *8* Ausdehnungskörper zur Temperaturkompensation, *9* Mischkammer, *10* Frischgasauslaß. (Aus [304a])

geringe Dehnbarkeit. Zur Vermeidung von Knickbildungen werden sie als Faltenschläuche produziert. Durch das „Mitatmen" der Atemschläuche kommt es zur Reduzierung des vorgewählten Atemminutenvolumens um etwa 5-10% (Totraumventilation in Abhängigkeit von der Art des Schlauchs). Da Gummiteile von manchen Narkosegasen angegriffen werden und weitere Verschleißerscheinungen bei den erforderlichen Reinigungs- und Desinfektionsprozessen auftreten, müssen Atemschläuche vor jeder Inbetriebnahme eines Narkoseapparats v.a. auf ihre Dichtigkeit überprüft werden.

6.1.2.2 Verdampfer

Die sorgfältige Dosierung volatiler Narkotika erfolgt über Spezialverdampfer (z.B. Dräger-Vapor, ICI-Fluotec, Halothan-Vapor; Abb. 6.6). Sie sind als Oberflächenverdunster konstruiert und in der Regel vor dem Kreissystem am Narkoseapparat angebracht. Dabei wird das Frischgas nach dem Eintritt in den Vapor getrennt, wobei ein Teil in die Verdampferkammer geleitet wird und sich dort mit dem Narkotikum sättigt, während der andere Teil des Frischgases an der Verdampferkammer vorbeifließt und sich danach mit dem narkotikumgesättigten Gasstrom vermischt. Die Abgabe des Narkotikums an das Frischgas ist abhängig von der Temperatur (hohe Temperatur = hoher Dampfdruck), dem spezifischen Dampfdruck des Narkotikums (niedriger spezif. Dampfdruck = hohe Gaskonzentration), der Größe des Gasflusses (hoher Gasfluß = hohe Narkotikumaufnahme), dem Luftdruck (große Höhe = hohe Narkotikumkonzentration) und der Zusammensetzung der Frischgasmenge (hoher Lachgasanteil = niedrigere Narkotikumkonzentration). Die heute verwendeten Verdampfereinrichtungen berücksichtigen i.allg. diese Abhängigkeiten, wenn garantiert ist, daß der für das gewählte Narkotikum spezifische Verdampfertyp unter den in Mitteleuropa geltenden atmosphärischen Bedingungen eingesetzt wird. In größeren Höhen (> 1500 m ü.M.) und bei extremen Temperaturen sind entsprechende Korrekturen erforderlich.

Narkosemittelspezifische Verdampfer müssen eine Sicherheitsfüllvorrichtung besitzen und mit einer Nullpunktarretierung versehen sein. Die Limitierung der maximalen Narkosemittelkonzentration am Ausgang des Verdampfers muß sichergestellt sein.

6.1.2.3 Spezielle Narkosesysteme

Insbesondere zur Durchführung von Narkosen bei Kindern wurden Spezialsysteme entwickelt, die sich durch geringen Totraum und minimalen Atemwegswiderstand auszeichnen. Unter den verschiedenen Konstruktionen finden heute v.a. das Ayre-T-Stück, das Kuhn-System und das Paedi-System breitere Anwendung.

Ayre-T-Stück. Das T-Stück besteht aus einem Metallrohr mit einem Durchmesser von 10-12,5 mm, in das ein schmales Frischgasrohr im Inspirationsschenkel des T-Stücks in Richtung zum Patienten eingearbeitet ist. Das wichtigste Merkmal eines T-Stücks ist das Fehlen eines Ventils. Die Einatmungsluft setzt sich aus dem Frischgas und derjenigen Menge von Frischluft zusammen, die über den Exspirationsschenkel inspiriert werden kann. Von der Durchflußmenge des Frischgases und dem Volumen des Ausatemschenkels des T-Stücks hängt es ab, wie groß der Anteil von Frischluft ist, der in die Lunge gelangt. Je nach Alter des Kindes bzw. dem angewandten Atemminutenvolumen werden verschieden große Reservoiretuben empfohlen. Dadurch wird der größtmögliche Verdünnungseffekt für CO_2 erzielt.

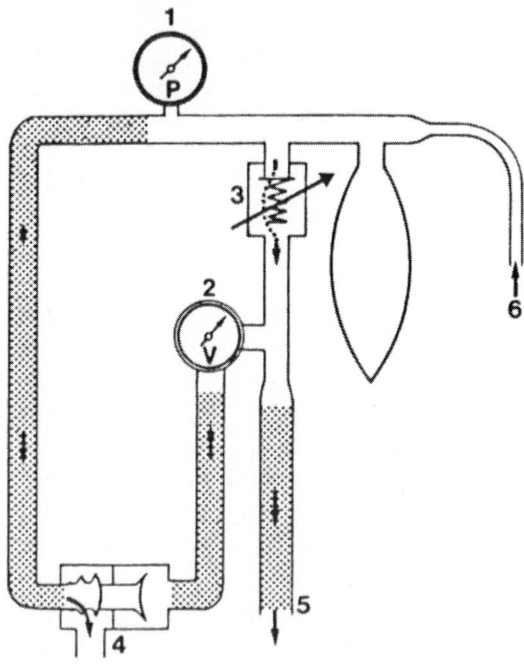

Abb. 6.7. Paedi-Anästhesiesystem (Schema): *1* Beatmungsdruckmesser, *2* Volumeter, *3* Überdruckeinstellventil, *4* Ambu-Nichtrückatemventil, *5* Aussatemschenkel mit Anschluß an Narkotikafilter, *6* Frischgas

Kuhn-System. Das Kuhn-System ist eine Modifikation des Ayre-T-Stücks und arbeitet nach dem Spülgasprinzip. Es zeichnet sich durch minimalen Atemwegswiderstand, kleinen Totraum, geringe Störanfälligkeit und leichte Handhabbarkeit aus, erfordert aber einen Frischgasstrom von mindestens dem 3fachen des AMV und eine besondere Vorrichtung zur Absaugung der Narkosegase. Der Atembeutel hat eine Öffnung, die mit dem Daumen verschlossen werden kann. Dadurch ist eine Kompression des Atembeutels und demzufolge eine assistierte oder kontrollierte Beatmung möglich. Zur Vermeidung der Luftverschmutzung durch das ständige Entweichen eines Teils des Atemvolumens wird der Beutel in einem durchsichtigen Plastiküberzug untergebracht, der mit einer Absaugvorrichtung oder einem Filter verbunden ist.

Paedi-System. Das Paedi-System läßt sich als Block an jedes Narkosegerät anschließen, benötigt einen geringeren Frischgaszufluß und gestattet eine sichere Narkosegasentfernung bei ständiger Kontrolle von Beatmungsdruck und -volumen (Abb. 6.7). Es handelt sich um ein Nichtrückatmungssystem für Neugeborene, Säuglinge und Kleinkinder, das sich sowohl für die Spontanatmung als auch für die künstliche Beatmung eignet. Das feinregulierbare Ambu-Überdruckventil dient zur Einstellung des Beatmungsdrucks. Ein Ventil enthält darüber hinaus einen Entlüftungshebel, mit dessen Hilfe ein zu hoher Beatmungsdruck sofort reduziert werden kann. Das System stellt eine Bereicherung der anästhesiologischen Technik dar.

6.1.3 Beatmungsgeräte

An jedem Narkoseapparat befindet sich eine Handbeatmungseinrichtung und Apparaturen zur künstlichen Beatmung (s. auch 6.5.2). Für die Durchführung einer modernen Kombinationsnarkose (z. B. Anwendung von Muskelrelaxanzien und atemdepressiven Narkotika) sind diese Apparaturen heute eine nahezu unverzichtbare Voraussetzung. Insbesondere bei längerdauernden Eingriffen muß die Möglichkeit zur maschinellen Beatmung bestehen, da sie der manuellen Ventilation überlegen ist. Beatmungsgeräte ermöglichen die Einstellung eines vorgewählten

Tabelle 6.1. Versuch einer Klassifizierung heute gebräuchlicher Respiratoren

	Einatemphase					Wechsel von Einatmung zu Ausatmung			Ausatemphase			Wechsel von Ausatmung zu Einatmung				
	Flußgenrator		Druckgenerator													
Langzeitventilatoren	konstant	nicht konstant	konstant	nicht konstant	Insp. Plateau	zeitgesteuert	druckgesteuert	volumengesteuert	verzögerter Druck	subambienter Druck	PEEP	Assistor	Controller	Assist.-Controller	IMV	Narkosemöglichkeit
Bennet MA-1							2	×	×	*	*	×	×	×		
Bennet MA-2	×						2	×	×	×	×	×	×	×	×	
Bird Mark 8				×			×				*			×		
Engström ER 300	×				×	×			×		×		×			×
Engström ECS 2000						×	×			*	×		×	×		
ERIKA	×	×				×					×		×	×	×	
AV-1	×	×				×	2				×		×	×	×	×
UV-1	×	×				×	2				×		×	×	×	
Pulmolog	×					×	2				×		×	×		
SIMV-Pulmolog	×					×	2				×		×	×	×	
Monagham 225	×					×	×	×			×	×	×	×		
EV-A	×					×	2				×		×	×	×	
Siemens 900 B	×	×			×	×			×		×	×	×	×	×	×
Siemens 900 C	×	×			×	×	2		×		×	×	×	×	×	×
Narkoseventilatoren																
Sulla 800	×					×					×					×
Romulus 800	×					×					×					×
Spiromat NS 656	×					×				×	×	×	×	×		×
Dräger 900	×					×					×					×

×, Primärfunktion; 2, alternative Steuerungsmöglichkeit; *, möglich

Atemgasgemisches sowie die Veränderung von Volumen, Druck. Strömungsgeschwindigkeit und Frequenz. Die erwähnten Variablen des Respirators lassen sich an entsprechenden Kontrollinstrumenten überprüfen.

Die Beatmungsgeräte können nach ihrem Strömungsmechanismus in druckgesteuerte, volumengesteuerte, zeitgesteuerte und flowgesteuerte Respiratoren unterschieden werden. Eine strenge Klassifizierung läßt sich jedoch bei vielen der modernen Beatmungsgeräte nicht mehr durchführen, weil diese häufig eine komplexe Funktionsweise zeigen (Tabelle 6.1). Die heute verwendeten Respiratoren weisen zumeist mehrere Steuerungsprinzipien auf, so daß eine Einteilung in volumenkonstante und nichtvolumenkonstante Respiratoren sinnvoller erscheint [43, 118, 364, 469].

6.1.3.1 Nichtvolumenkonstante Respiratoren

In die Gruppe dieser Respiratoren gehören alle druckgesteuerten Geräte. Die Funktion dieser Respiratoren wird unzureichend, wenn Atemwegsobstruktionen oder eine verminderte Lungencompliance die frühzeitige Umschaltung in die Exspirationsphase verursachen. Ein Prototyp dieser Beatmungsgeräte ist der „Dräger-Pulmomat".

6.1.3.2 Volumenkonstante Respiratoren

Engström-Respirator, „Dräger-Narkosespiromat" oder „Siemens-Servoventilator" arbeiten mit Kompressoren oder anderen (elektronischen) Hilfsmitteln, die ein vorgewähltes Atemzug- bzw. Atemminutenvolumen unabhängig von dem im System bestehenden Druck in die Lunge des Patienten insufflieren. Aus Sicherheitsgründen öffnet sich bei extrem hohen Drücken jedoch ein Überdruckventil. Bei den zeitgesteuerten Respiratoren bestimmen pneumatische, elektronische oder elektromechanische Mechanismen die Umschaltung von der Inspirations- zur Exspirationsphase. Derartige Beatmungsgeräte garantieren auch bei plötzlichem Abfall der Compliance das vorgewählte Atemminutenvolumen und eignen sich auch zur Langzeitbeatmung pathologisch veränderter Lungen.

6.1.3.3 Kontrollinstrumente

Jeder Respirator ist mit Druck- und Volumenmeßgeräten zur Funktionskontrolle ausgestattet. Dazu behören Atemdruckmanometer, Gasstrommesser und Alarmvorrichtungen.

Atemdruckmanometer. Der während des Atemzyklus im Kreissystem erzeugte Druckverlauf wird durch Atemdruckmanometer angezeigt. Diese Geräte sollten eine Druckbegrenzung bei 100 mbar zum Schutz gegen zu hohen Beatmungsdruck besitzen. Ihre einwandfreie Funktion ist auch eine wesentliche Voraussetzung zur Erkennung von Zwischenfällen bei der Respiratortherapie (Nullstellung des Druckmanometers bei Betrieb = Diskonnektion).

Gasstrommesser. Das Dräger-Volumeter oder das Wright-Respirometer (Abb. 6.8) arbeiten nach dem Prinzip der in der Meteorologie verwendeten Strömungsmesser. Darüber hinaus werden heute auch andere Meßprinzipien zur Bestimmung des Gasstroms angewendet, z. B. mit Hilfe von Ultraschall oder Temperaturdifferenzen. Die Genauigkeit der Geräte ist abhängig vom Feuchtigkeitsgehalt der Atemluft, in geringem Maße auch von den Fließeigenschaften und der Zusammensetzung des Gasstroms. Für den Anzeigewert des Atemzugvolumens oder des Atemminutenvolumens ist eine Meßunsicherheit von ± 15% vom Sollwert zu berücksichtigen. Zur Erkennung von Diskonnektionen sind Gasstrommesser nicht geeignet, da sie während der künstlichen Beatmung unabhängig vom Beatmungsdruck die durchfließende Gasmenge weiter registrieren.

Diskonnektions- und Stenosealarmvorrichtungen. Bei automatisch arbeitenden Narkosebeatmungsgeräten muß eine Vorrichtung zur akustischen Alarmgebung bei Diskonnektion des Patienten vom Beatmungsgerät bzw. bei Erhöhung des Atemwegswiderstands oder Abknicken der Patientenschläuche, vorhanden sein.

6.1.4 Sicherheitseinrichtungen

Um eine Hypoxie infolge Sauerstoffausfalls zu verhindern, sind moderne Narkoseapparate mit einem Lachgassperrventil und einem Sauerstoffmangelsignalgeber

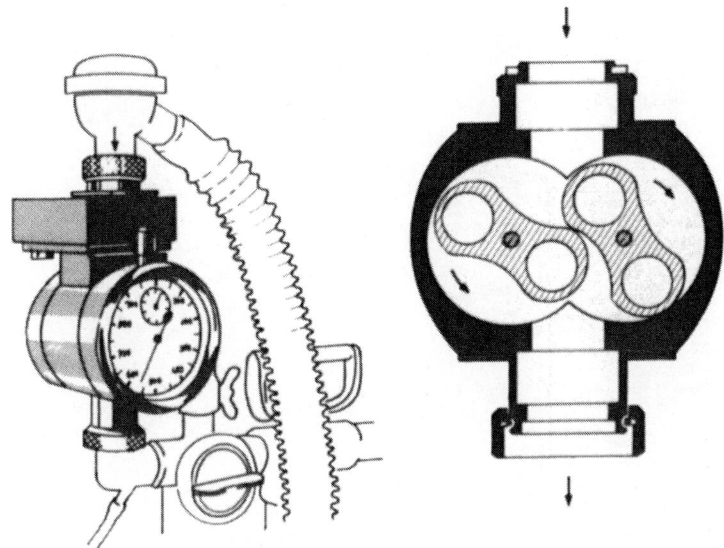

Abb. 6.8. Schematische Darstellung eines Volumenmeßgeräts von außen *(links)* und innen *(rechts)*

ausgerüstet. Darüber hinaus sollte der aktuelle Sauerstoffgehalt im Inspirationsschenkel des Kreissystems durch Spezialinstrumente kontrolliert werden. Der Sicherheit des Patienten dienen außerdem Bypass-Ventile und Absaugevorrichtungen.

6.1.4.1 Lachgassperrventil

Jedes Narkosegerät sollte mit einem Lachgassperrventil ausgerüstet sein. Dieses Ventil unterbricht entweder automatisch jede weitere Lachgaszufuhr, wenn der Sauerstoffdruck im Versorgungssystem unter 1 bar fällt, oder reduziert progressiv den Flow aller anderen Gase, so daß der vorgewählte Flow des Sauerstoffs oder der Volumenprozentanteil des Sauerstoffs nicht unterschritten wird.

6.1.4.2 Sauerstoffmangelsignalgeber

Durch einen akustischen Alarm wird angezeigt, wenn in der sauerstoffzuführenden Leitung der Druck vor dem Reduzierventil unter 2 bar absinkt. Die Warnung besteht aus einem 7 s dauernden Warnton, der von einer Person mit normalem Gehör aus 3 m Abstand wahrgenommen werden kann.

6.1.4.3 Sauerstoffanzeigeinstrument

Die im Inspirationsschenkel des Narkosekreissystems vorhandene Sauerstoffkonzentration wird mit einem Meßkopf gemessen und auf einem Instrument angezeigt

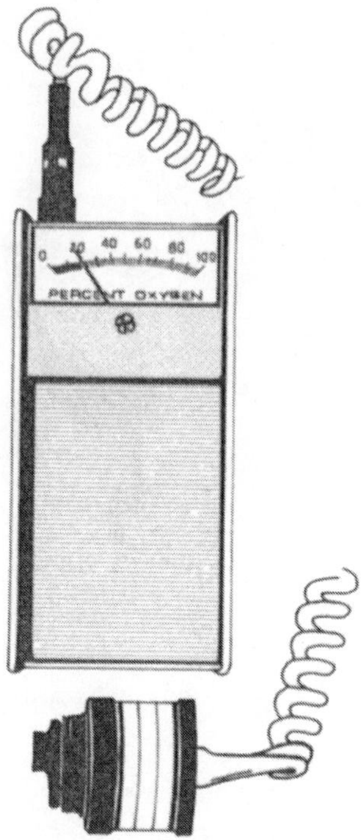

Abb. 6.9. Sauerstoffanzeigeinstrument mit Meßkopf *(unten)*

(Abb. 6.9). Bei Unterschreitung eines vorgewählten Grenzbereichs wird ein akustisches Alarmzeichen ausgelöst. Da das Gerät außerordentlich empfindlich und nur von begrenzter Lebensdauer ist, muß es vor jeder Inbetriebnahme auf seine einwandfreie Funktion überprüft werden.

6.1.4.4 Bypass-Ventil

Die Betätigung des Ventils ermöglicht die kurzfristige Entnahme großer Sauerstoffmengen unter Umgehung des Durchflußströmungsmessers und des Verdampfers. Der Sauerstoff strömt in den Atembeutel und füllt diesen innerhalb weniger Sekunden auf. Der Gasfluß erfolgt jedoch nur bei Betätigung eines Ventilmechanismus mit automatischer Rückstellung, so daß unbeabsichtigte Drucksteigerungen im Narkosesystem vermieden werden können.

6.1.4.5 Absaugevorrichtungen

Am Narkoseapparat befinden sich Absaugevorrichtungen, die mit Sauerstoff oder Druckluft betrieben werden. Sie arbeiten nach dem Venturi-Prinzip. Zur Aufnahme der abgesaugten Sekrete oder Fremdkörper und zur Spülung des Absaugesystems sind entsprechende Behälter am Narkoseapparat angebracht.

Narkoseapparate, die während ihrer Benutzung einen Defekt erkennen lassen, müssen sofort deutlich gekennzeichnet und an den Wartungsdienst übergeben werden. Nach jeder Anästhesie sind die Schlauchsysteme und Gummiteile des Narkoseapparats zum Ausschluß von Keimübertragungen vollkommen auszuwechseln.

6.2 Inhalationsnarkose

Inhalationsnarkosen werden in der Regel mit einem Gemisch von Sauerstoff und Lachgas als Trägergase sowie dem gewählten Inhalationsnarkotikum (z.B. Halothan, Enfluran, Isofluran) durchgeführt. Der Sauerstoffanteil im Inspirationsgemisch sollte zu jedem Zeitpunkt der Anästhesie mindestens 30% betragen. Bei Nebenerkrankungen, die mit einer reduzierten Sauerstoffversorgung des Gewebes einhergehen (z.B. Schock, Herzinsuffizienz, intrathorakale Eingriffe), sollte ein möglichst hoher Sauerstoffanteil verabreicht werden, der in bestimmten Situationen 100% betragen kann. Die genaue Einstellung der erforderlichen Sauerstoffkonzentration sollte in fraglichen Fällen nach blutgasanalytischen Kontrollen erfolgen.

6.2.1 Sauerstoff

Warmblütlerzellen sind auf die kontinuierliche Zufuhr von Sauerstoff angewiesen. Nach der Unterbrechung der Sauerstoffzufuhr treten in ganz kurzer Zeit irreversible Schäden in den Zellen auf, die in lebenswichtigen Zellsystemen lebensbedrohliche Funktionsstörungen verursachen. Besonders gefährdet sind das zentrale Nervensystem und hierbei oft primär das Atemzentrum sowie das Herz.

Obwohl am Ort der Sauerstoffaufnahme 21,3 kPa O_2 verfügbar sind, erreicht nur eine verschwindend geringe Menge (1/160) den Zellstoffwechsel (Tabelle 6.2). Darüber hinaus verfügt der menschliche Organismus trotz des Erfordernisses der ständigen Sauerstoffzufuhr über keine nennenswerten Sauerstoffreserven. Im Blut ist unter Normalbedingungen ca. 1 l Sauerstoff an Hämoglobin gebunden, was für den Sauerstoffverbrauch von etwa 3 min ausreichen würde.

Bei einer vollständigen Kreislaufunterbrechung stehen aber in den Kapillaren nur wesentlich geringere Reserven zur Verfügung, wobei eine vollständige Sauerstoffausschöpfung auch von den meisten Zellsystemen nicht möglich ist.

Eine weitere eng begrenzte Reserve steht in der Alveolarluft zur Verfügung. Bei einem intrathorakalen Gasvolumen von 3,5 l befinden sich dort ca. 460 ml O_2. Bei aufrechterhaltenem Kreislauf, aber stillstehender alveolärer Ventilation ist hierin mit einer weiteren Sauerstoffreserve für etwa 1 min zu rechnen.

Tabelle 6.2. Sauerstoffdruckabfall während des Transports im Organismus

Ort	Sauerstoffdruck kPa
Inspirationsluft	21,3
Alveolarluft	13,7
Arterielles Blut	13,3
Kapillarblut	6,8
Mitochondrien	0,13-1,3

Andererseits führt das Einatmen reinen Sauerstoffs zu toxischen Wirkungen. Im Lungengewebe sind schon nach kurzer Zeit elektronenoptisch die ersten Zeichen von Zellschädigungen zu erkennen. Bei längerer O_2-Gabe kommt es zur Kapillarschädigung mit interstitiellem und schließlich alveolärem Ödem.

Die klinischen Bilder entsprechen denen eines akuten respiratorischen Atemnotsyndroms mit Diffusionsstörungen und Kurzschlußdurchblutung.

Die Zeitspanne, bis es zu derartig toxischen Sauerstoffwirkungen kommt, wird wesentlich verlängert, wenn die inspiratorische Sauerstoffkonzentration unter 100% liegt, wobei Schäden bei Sauerstoffkonzentrationen unter 50% inspiratorischen Sauerstoffs nicht bekannt wurden. Die inspiratorische Sauerstoffkonzentration der Atemluft sollte deshalb nach Möglichkeit 50% nicht überschreiten.

Für den Sauerstofftransport an die Gewebe hat die chemische Bindung an das Hämoglobin die wesentlichste Bedeutung. Nur ein geringer Anteil des Sauerstoffs findet sich physikalisch gelöst im Plasma. Das Hämoglobin bindet pro g 1,34 ml O_2. 15 g Hb sind somit in der Lage, 20,1 ml O_2 chemisch zu binden. Zusammen mit dem physikalisch gelösten O_2 beträgt der Sauerstoffgehalt bei 90 mm Hg im arteriellen Blut 20,37 Vol.-%.

Zwischen den Sättigungsgrad des Blutes mit Sauerstoff und dem arteriellen Sauerstoffpartialdruck besteht eine Abhängigkeit, die als Sauerstoffdissoziationskurve bekannt ist. Sie verläuft nicht linear, sondern s-förmig. Damit kommt die besondere Eigenschaft des Hämoglobins für die Sauerstoffbindung zum Ausdruck. So kann z.B. die Erniedrigung der arteriellen Sauerstoffspannung im Bereich zwischen 80 und 100 mm Hg nur eine geringe Auswirkung auf die Sättigung des Blutes mit O_2 erreichen. Selbst bei einem pO_2 von 50 mm Hg beträgt die Sättigung noch etwa 83%.

Der Verlauf der Sauerstoffdissoziationskurve ist stark von der Temperatur und dem pH-Wert abhängig. Mit steigender Temperatur verschiebt sich die Sauerstoffdissoziationskurve nach rechts, ebenso bei einer Azidose. Das Absinken der Temperatur des Körpers und/oder Alkalose verschieben die Sauerstoffdissoziationskurve nach links. Verschiebungen der Kurve nach rechts bedeuten, daß die Aufnahme des Sauerstoffs in der Lunge erschwert ist, dagegen die Abgabe des Sauerstoffs im Gewebe wesentlich begünstigt wird. Bei der Linksverschiebung sind die Verhältnisse umgekehrt. Nach Abgabe des Sauerstoffs liegt das Hämoglobin in reduzierter Form vor. Entsprechend dem Sauerstoffverbrauch befindet sich im venösen Blut immer noch eine relativ große Menge Sauerstoff. Ist die Kreislaufzeit lang, z.B. beim Vorliegen einer Herzinsuffizienz, so tritt eine Zyanose auf. Zynaose entsteht, wenn mindestens 5 g Hämoglobin/100 ml im Kapillarblut als reduziertes Hb vorliegen. Bei Zuständen mit reduziertem Hb-Gehalt und erhöhtem HZV (z.B. Anämie) kann die Zyanose nur schwer, wenn überhaupt, festgestellt werden, da keine 6,7 Vol.-% Sättigungsdifferenzen zwischen dem arteriellen und dem venösen Blut erreicht werden.

6.2.2 Lachgas (s. auch 5.3.4.1)

Neben Sauerstoff wird Lachgas als Trägergas bei nahezu jeder Inhalationsnarkose verwendet. In der Regel wird das Lachgas in einem Verhältnis von 2:1 dem Sauerstoff zugemischt, so daß seine Konzentration im Atemgasgemisch ca. 66% beträgt. Da Lachgas in Abhängigkeit vom alveolaren Partialdruck in luft- bzw. gashaltige

Körperhöhlen diffundiert und damit den Druck in nichtdehnbaren Körperhöhlen erhöht, sollte es bei geschlossenem Pneumothorax, bei Pneumenzephalographie, bei Mittelohrerkrankungen mit verschlossener Tuba Eustachii und beim Ileus nicht appliziert werden. Die besonderen physikalischen Eigenschaften des Lachgases erfordern darüber hinaus bei Beendigung jeder Inhalationsnarkose unter Verwendung diesen Gases eine 2-3 min andauernde Atmung von reinem Sauerstoff, um eine Diffusionshypoxie auszuschließen [162, 171, 228, 255, 344, 367, 412, 463, 492, 541, 566].

6.2.3 Halothan (s. auch 5.3.5.1)

Bei Intubationsnarkosen wird Halothan dem Trägergas in der Regel in Konzentrationen von 0,3-0,5 Vol.-% zugemischt. Bei Maskennarkosen betragen die mittleren Halothankonzentrationen 1,0-1,5 Vol.-%. Halothan ist ein schwaches Analgetikum; es gilt heute jedoch als eines der sichersten und am häufigsten verwendeten Inhalationsnarkotika. Dennoch sollten bei seiner Verwendung einige besondere Eigenschaften berücksichtigt werden.

Der atemdepressive Effekt der Substanz sollte Anlaß sein, die längerdauernde Applikation (> 30 min) unter künstlicher Beatmung durchzuführen.

Halothan ist wegen seiner bronchodilatierenden Eigenschaften für Patienten mit Asthma bronchiale besonders indiziert. Da die Substanz die Erregungsausbreitung im Herzen verlangsamt, ist sie bei Bradykardien (z.B. Schrittmacherimplantationen) weniger gut geeignet. Die Verabreichung von Katecholaminen an Patienten unter Halothannarkosen sollte weitgehend vermieden werden, weil unter diesen Bedingungen die Ausbildung von Herzrhythmusstörungen begünstigt wird. Die am peripheren Gefäßsystem durch Halothan ausgelöste Vasodilatation kann bei Hypovolämie schwere Blutdruckabfälle hervorrufen. Darüber hinaus führt die Vasodilatation - insbesondere bei Kindern und bei langen Operationszeiten - zu erheblichen Wärmeverlusten beim Patienten. Als deren Folgen treten postoperative Frierreaktionen mit Kältezittern auf. Die Vasodilatation kann auch Ursache einer gesteigerten Blutungsneigung sein. Im Hinblick auf eine mögliche Leberschädigung sollte Halothan nicht wiederholt in kürzeren Zeitabschnitten beim gleichen - insbesondere adipösen - Patienten verabreicht werden. Schließlich gilt Halothan als wesentlicher Trigger für die maligne Hyperthermie (s. 6.9.1) [59, 83, 159, 163, 201, 232, 283, 402, 508, 514, 546].

6.2.4 Methoxyfluran (s. auch 5.3.5.2)

Bei Intubationsnarkosen wird Methoxyfluran (Penthrane) den Trägergasen in Konzentrationen von 0,2-0,3 Vol.-% zugemischt; bei Maskennarkosen betragen die mittleren Methoxyflurankonzentrationen um 1,5 Vol.-%. Die analgetische Potenz des Methoxyflurans ist stärker als die von Halothan. Im Vergleich zu Halothan besitzt die Substanz eine größere therapeutische Breite. Insbesondere am kardiovaskulären System besteht der Vorteil, daß Methoxyfluran keine Sensibilisierung des

Myokards gegen Katecholamine und keine Vasodilatation bewirkt. Die Atmung wird jedoch in gleichem Maße deprimiert, wie bei Verwendung von Halothan. Bei der Biotransformation des Methoxyflurans entstehen nephrotoxische Substanzen. Aus diesem Grunde wird die Substanz heute kaum noch verwendet [147, 236, 237, 270, 434, 494, 562].

6.2.5 ***Enfluran*** (s. auch 5.3.5.3)

Bei Intubationsnarkosen wird Enfluran (Ethrane, Alyrane) in Konzentrationen von 1-1,5 Vol.-%, bei Maskennarkosen in 2%iger Konzentration den Trägergasen zugemischt; die Einleitungsphase benötigt Konzentrationen von 2-4 Vol.-%. Die analgetische Potenz des Enflurans ist ebenso wie beim Halothan nur gering; der atemdepressive Effekt hingegen entspricht weitgehend dem des Halothans, so daß es über längere Zeit nicht unter Spontanatmung verwendet werden sollte. Enfluran besitzt bronchodilatierende Eigenschaften, die seinen Einsatz bei Patienten mit Asthma bronchiale empfehlen. Da es das Myokard nicht gegen Katecholamine sensibilisiert und nicht auf das Reizleitungssystem einwirkt, wird das Auftreten von Herzrhythmusstörungen nicht begünstigt. Die Substanz besitzt jedoch ebenso wie das Halothan einen negativ inotropen Effekt und ausgeprägte vasodilatierende Eigenschaften. Von allen Inhalationsnarkotika hat Enfluran die geringste Sicherheitsbreite. Enfluran ist gut geeignet für abdominalchirurgische Eingriffe (gute Leberdurchblutung), für Operationen im Hals-Nasen-Ohren-Bereich und für thoraxchirurgische Eingriffe (gute Dämpfung der Bronchialreflexe, Bronchodilatation).

Obwohl Enfluran nicht als direkt nephrotoxisch zu bezeichnen ist, sollte es bei Patienten mit Nierenschäden vermieden werden (ähnliche Biotransformation wie Methoxyfluran). In höheren Konzentrationen ist eine Irritation des ZNS möglich, so daß die Substanz bei Erkrankungen des ZNS (insbes. Krampfleiden) nicht zum Einsatz kommen sollte [35, 267, 513, 524].

6.2.6 ***Isofluran*** (s. auch 5.3.5.4)

Die geringe Löslichkeit von Isofluran (Forene, Aerrane-Isofluran) ermöglicht eine zügige Narkoseeinleitung bei Konzentrationen von 2-3 Vol.-% in reinem Sauerstoff und 1,5-2 Vol.-% unter Zugabe von Lachgas. Der leicht stechende Geruch von Isofluran kann Husten oder Atemanhalten verursachen. Zur Aufrechterhaltung der Narkose werden Isoflurankonzentrationen von 1-1,5 Vol.-% in einem Lachgas-Sauerstoff-Gemisch benötigt, bei reiner Sauerstoffapplikation um 0,5-1,0 Vol.-% höhere Konzentrationen. Die Substanz besitzt unter den Inhalationsnarkotika die stärksten atemdepressiven und muskelrelaxierenden Eigenschaften, so daß es nur unter künstlicher Beatmung verwendet werden sollte. Seine Wirkungen auf das kardiovaskuläre System sind nur gering. Auf das Reizleitungssystem wirkt es nicht ein, am Myokard wird nur ein geringer negativ inotroper und am Gefäßsystem nur ein geringer vasodilatierender Effekt beobachtet. Isofluran zeigt nicht die zentralnervöse Stimulation wie das Isomer Enfluran [319, 538].

6.3 Analgetikasupplementierung

Die Aufrechterhaltung einer Anästhesie kann auch durch Analgetikasupplementierung erfolgen. Ein derartiges Verfahren wird z.B. durch wiederholte Applikation von Fentanyl im Rahmen der Neuroleptanästhesie (NLA) durchgeführt. Wegen der günstigen hämodynamischen Eigenschaften der Opioide wird neben Fentanyl auch Morphin zur Analgetikasupplementierung verwendet. Bei Patienten mit Asthma bronchiale sollten Opioide wegen ihres bronchokonstriktorischen Effekts mit Zurückhaltung verwendet werden.

6.3.1 Opioide (s. auch 2.8.2.3 und 5.2.3.7)

Im Rahmen der NLA wird Fentanyl in Kombination mit Dehydrobenzperidol (DHB) supplementiert. Nach einer Initialdosis von 0,005-0,01 mg/kg KG besteht der analgetische Effekt über einen Zeitraum von 20-30 min. Bei nachlassender Analgesie werden Repetitionsdosen von Fentanyl (0,001-0,003 mg/kg KG) appliziert. Häufig werden auch andere Kombinationen (z.B. mit Benzodiazepinen, Inhalationsnarkotika) eingesetzt, um den Gesamtverbrauch an Fentanyl zu reduzieren. In der Endphase der Anästhesie oder bei kurzdauernden Eingriffen erfolgt die Analgetikasupplementierung mit Alfentanil (Rapifen 0,05 mg/kg KG). Bei längerdauernden Operationen, insbesondere bei Patienten mit kardiovaskulären Erkrankungen, wird auch Morphin mit gutem Erfolg verwendet. Bis zu einer Dosierung von 2,5 mg/kg KG verursacht Morphin kaum kardiovaskuläre Störungen. Der relaxierte, künstlich beatmete Patient benötigt zur Aufrechterhaltung der Anästhesie durchschnittlich 0,5 mg/kg KG Morphin in Abständen von 30-40 min. Zeichen der unzureichenden Analgesie sind Herzfrequenzanstieg, Blutdrucksteigerung und Schwitzen. Der Sauerstoffanteil des Atemgasgemisches sollte mindestens 50% betragen. Mit Beendigung der Operation ist die Antagonisierung mit einem Opioidantagonisten (s. 7.1.2) durchzuführen. Bis zum Einsetzen ausreichender Spontanatmung ist Respiratortherapie erforderlich [233, 240, 304, 322, 441, 505].

6.4 Muskelrelaxierung

Wirkungsdauer und Wirkungsstärke der Muskelrelaxanzien (MR) sind von der verwendeten Substanz, der Dosierung und der Injektionsgeschwindigkeit, sowie vom Allgemeinzustand, dem Blut-pH, der Körpertemperatur und bestimmen Nebenerkrankungen des Patienten abhängig (s. 5.4). Außerdem können andere simultan verabreichte Medikamente (z.B. Inhalationsnarkotika, Antibiotika, Cholinesteraseblocker) die Wirkung der MR beeinflussen, Hämorrhagie (z.B. Schock) verzögert infolge Mangeldurchblutung der Muskulatur den Wirkungseintritt der MR. Erkrankungen von Niere und Leber verlängern die Wirkungsdauer dieser Substanzen. Hohes Alter, Azidose, Hyperkapnie und Hypothermie verursachen eine Wirkungsverlängerung der MR. Bei Neugeborenen und Säuglingen bedarf die Anwendung der MR infolge erhöhten Atemwegswiderstands und verminderter Compliance eine sorgfältige Dosierung und Antagonisierung. Inhalationsnarkotika (z.B. Halothan,

Ethrane, Isofluran) verstärken die Wirkung der MR durch Beeinflussung der Azetylcholinrezeptoren. Antibiotika besitzen den gleichen Einfluß durch Blockade der Azetylcholinfreisetzung, Hemmung neuraler Impulse, Blockade der postsynaptischen Membran sowie einen direkten intramuskulären Angriff an der Kontraktilität.

MR sind nicht frei von Nebenwirkungen. Im Vordergrund steht eine Beeinflussung des kardiovaskulären Systems. Succinylcholin wirkt auf Herzfrequenz und Herzrhythmus infolge seines vagotropen Effekts (Bradykardie) besonders bei hoher Injektionsgeschwindigkeit negativ ein. Sämtliche MR können am Herzen eine AV-Dissoziation verursachen. Durch partielle Blockade der muskarinartigen cholinergischen Herzrezeptoren (Pancuronium > Gallamin > Alcuronium) steigen Herzfrequenz, HZV und arterieller Blutdruck. Infolge Histaminfreisetzung (Succinylcholin, d-Tubocurarin) und Ganglienblockade (d-Tubocurarin) kann es zum Abfall des peripheren Widerstands kommen. Die mögliche Freisetzung von Histamin durch MR (d-Tubocurarin > Diallyl-nor-toxiferin > Gallamin > Succinylcholin) sollte bei Patienten mit Asthma bronchiale beachtet werden. Die Tonuszunahme im Bereich der äußeren Augenmuskeln und der Muskulatur des Verdauungstrakts (Succinylcholin) schränkt die Verwendung bei perforierenden Augenverletzungen und beim nicht nüchternen Patienten ein. Während Imbretil, Pancuronium und Dimethylcurare die Plazenta passieren, treten Succinylcholin, d-Tubocurarin und Alcuronium nur bei hoher Dosierung durch die Plazenta auf den kindlichen Organismus über. Nach Verbrennung, ausgedehntem Muskeltrauma, Querschnittslähmungen, Tetanus, multipler Sklerose, sowie bei allen längerdauernden Immobilisierungszuständen, verursachen Succinylcholin und Imbretil einen starken Kaliumefflux, der zum hyperkaliämischen Herzstillstand führen kann. Succinylcholin ist ein Trigger für die maligne Hyperthermie, wobei ein Zusammenhang mit Muskelerkrankungen zu bestehen scheint. Bei der Myasthenia gravis sind nichtdepolarisierende MR absolut, depolarisierende MR relativ kontraindiziert.

Die Primärdosis der MR sollte immer so hoch gewählt werden, daß eine komplette Muskelrelaxation erfolgt. Die Repetitionsdosis läßt sich wegen der vielen Möglichkeiten der Beeinflussung der Muskelrelaxanswirkung nicht schematisch festlegen; sie muß in jedem Fall der bestehenden Situation angepaßt werden. Die durchschnittlichen Initial- und Repetitionsdosen heute gebräuchlicher MR sind in Tabelle 6.3 aufgelistet [10, 44, 45, 68, 72, 87, 117, 133, 170, 200, 212, 314, 321, 351, 356, 465, 486, 488, 534].

Tabelle 6.3. Durchschnittliche Initial- und Repetitionsdosis sowie Wirkdauer heute gebräuchlicher Muskelrelaxanzien

Muskelrelaxans	Initialdosis (mg/kg KG)	Repetitionsdosis (mg/kg KG)	Durchschnittl. Wirkdauer (min)
Succinylcholin	1	0,5	2– 3
d-Tubocurarin	0,3	0,08	30
Dimethyl-Tubocurarin	0,2	0,06	90–120
Alcuronium	0,15	0,03	30
Pancuronium	0,1	0,03	40–45
Vecuronium	0,02	0,001	30–40

6.5 Narkoseventilation

Narkosegasgemische werden vom Patienten entweder spontan über Maske, bzw. in seltenen Ausnahmefällen über den endotrachealen Tubus eingeatmet, oder sie werden dem Kranken zeitweise assistiert, bzw. kontinuierlich manuell oder maschinell kontrolliert, vorwiegend über den endotrachealen Tubus verabreicht.

6.5.1 Spontanatmung

Unter den Bedingungen der Allgemeinanästhesie bei Verwendung von Inhalationsnarkotika ist die Spontanatmung wegen der atemdepressiven Wirkung der Narkotika nur dann zu vertreten, wenn die Narkose nicht länger als ca. 30 min dauert. Wenn die Spontanatmung auch zu einem früheren Zeitpunkt schon unzureichend ist, muß eine assistierte Beatmung durchgeführt werden. Die Verwendung von Opioiden erfordert zwingend die kontrollierte Beatmung.

6.5.2 Assistierte Beatmung

Die zusätzliche Insufflation eines Atemgasgemisches in die Lungen des Patienten über Maske oder seltener über den endotrachealen Tubus neben der Spontanatmung wird als assistierte Beatmung bezeichnet. Das Atemzugvolumen wird dabei durch manuelle Kompression des Atembeutels bestimmt. Diese Technik wird eingesetzt, wenn im Rahmen einer Maskennarkose in Spontanatmung eine Atemdepression auftritt oder wenn aus operativen Gründen eine kurzfristige Muskelrelaxierung, z. B. bei Peritonealverschluß nach Appendektomie, mit Succinylcholin (0,5 mg/kg KG) erforderlich ist. Dabei sollte jedoch sichergestellt sein, daß nicht durch falsche Kopfhaltung das Beatmungsvolumen in den Magen-Darm-Trakt insuffliert wird.

6.5.3 Kontrollierte Beatmung

Eine kontrollierte Beatmung ist prinzipiell zwar durch manuelle Kompression des Atembeutels möglich, sie wird in der Regel jedoch - besonders bei längerer Dauer - als maschinelle Beatmung durchgeführt, da nur mit dieser Technik ein ausreichender Gasaustausch erzielt werden kann.

Das erforderliche Atemminutenvolumen wird im Regelfall nach Normogrammen (Abb. 6.10) errechnet. Dabei ist eine Normoventilation mit einem $paCO_2$ von 38-42 mm Hg anzustreben. Zur Vermeidung von Atelektasen haben sich ein hohes Atemzugvolumen (10-15 ml/kg KG) mit niedriger Atemfrequenz (12 AZ/min) bewährt. Bestimmte Vor- oder Nebenerkrankungen erfordern eine spezielle Anpassung des Atemminutenvolumens (z. B. „adult respiratory distress syndrome" [ARDS]). Auch bestimmte operative Eingriffe benötigen die Durchführung besonderer Beatmungstechniken, z. B. neurochirurgische Eingriffe mit einer leichten „Hyperventilation" mit arteriellen Kohlensäuredrücken um 30 mm HG. Bei diesen

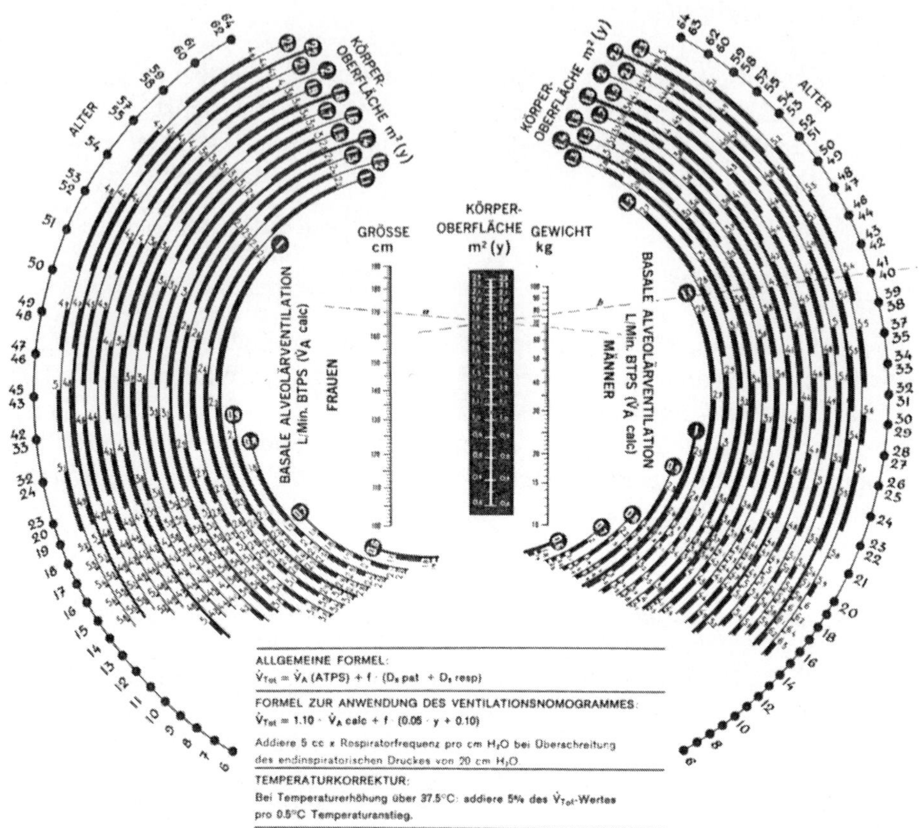

Errechnungstabelle für Erwachsene

Gebrauchsanleitung

$\dot{V}_A$ calc · 1.10:

Suche $\dot{V}_A$ calc anhand des Ventilationsnomogrammes. Suche anschliessend diesen Wert in der entsprechenden Rubrik mit der Bezeichnung $\dot{V}_A$ calc (schwarzer Druck). Lies die nebenstehende Zahl (grüner Druck) für den Wert des korrigierten $\dot{V}_A$ calc ab und notiere sie.

f[0.05 · y + 0.10]:

Suche unter diesem Teil der Formel in einer der vertikalen Reihen den Wert, der sich bei (eingestellter) Frequenz (f) für die jeweilige Körperoberfläche in m² ergibt und notiere ihn. Der Wert entspricht dem Gesamt-Totraum ($V_{D\,Tot}$).

$\dot{V}_{Tot}$ = die Summe der beiden notierten Werte.

$\dot{V}_A$ calc . 1.10 (= korrigierte $\dot{V}_A$ calc)

$\dot{V}_A$ calc		$\dot{V}_A$ calc		$\dot{V}_A$ calc		$\dot{V}_A$ calc		$\dot{V}_A$ calc		$\dot{V}_A$ calc		$\dot{V}_A$ calc	
1.7	1.87	2.4	2.64	3.1	3.41	3.8	4.18	4.5	4.95	5.2	5.72	5.9	6.49
1.8	1.98	2.5	2.75	3.2	3.52	3.9	4.29	4.6	5.06	5.3	5.83	6.0	6.60
1.9	2.09	2.6	2.86	3.3	3.63	4.0	4.40	4.7	5.17	5.4	5.94	6.1	6.71
2.0	2.20	2.7	2.97	3.4	3.74	4.1	4.51	4.8	5.28	5.5	6.05	6.2	6.82
2.1	2.31	2.8	3.08	3.5	3.85	4.2	4.62	4.9	5.39	5.6	6.16	6.3	6.93
2.2	2.42	2.9	3.19	3.6	3.96	4.3	4.73	5.0	5.50	5.7	6.27	6.4	7.04
2.3	2.53	3.0	3.30	3.7	4.07	4.4	4.84	5.1	5.61	5.8	6.38	6.5	7.15

f . [0.05 . y + 0.10] (= V_D Tot = Gesamt-Totraum pro Minute)

f	KÖRPEROBERFLÄCHE m² (y)																	
	0.6	0.7	0.8	0.9	1.0	1.1	1.2	1.3	1.4	1.5	1.6	1.7	1.8	1.9	2.0	2.1	2.2	2.3
15	1.95	2.03	2.10	2.18	2.25	2.33	2.40	2.48	2.55	2.63	2.70	2.78	2.85	2.93	3.0	3.08	3.15	3.23
16	2.08	2.16	2.24	2.32	2.40	2.48	2.56	2.64	2.72	2.80	2.88	2.96	3.04	3.12	3.20	3.28	3.36	3.44
17	2.21	2.30	2.38	2.47	2.55	2.64	2.72	2.81	2.89	2.98	3.06	3.15	3.23	3.32	3.40	3.49	3.57	3.66
18	2.34	2.43	2.52	2.61	2.70	2.79	2.88	2.97	3.06	3.15	3.24	3.33	3.42	3.51	3.60	3.69	3.78	3.87
19	2.47	2.57	2.66	2.76	2.85	2.95	3.04	3.14	3.23	3.33	3.42	3.52	3.61	3.71	3.80	3.90	3.99	4.09
20	2.60	2.70	2.80	2.90	3.0	3.10	3.20	3.30	3.40	3.50	3.60	3.70	3.80	3.90	4.0	4.10	4.20	4.30
21	2.73	2.84	2.94	3.05	3.15	3.26	3.36	3.47	3.57	3.68	3.78	3.89	3.99	4.10	4.20	4.31	4.41	4.52
22	2.86	2.97	3.08	3.19	3.30	3.41	3.52	3.63	3.74	3.85	3.96	4.07	4.18	4.29	4.40	4.51	4.62	4.73
23	2.99	3.11	3.22	3.34	3.45	3.57	3.68	3.80	3.91	4.03	4.14	4.26	4.37	4.49	4.60	4.72	4.83	4.95
24	3.12	3.24	3.36	3.48	3.60	3.72	3.84	3.96	4.08	4.20	4.32	4.44	4.56	4.68	4.80	4.92	5.04	5.16
25	3.25	3.38	3.50	3.63	3.75	3.88	4.0	4.13	4.25	4.38	4.50	4.63	4.75	4.88	5.0	5.13	5.25	5.38
26	3.38	3.51	3.64	3.77	3.90	4.03	4.16	4.29	4.42	4.55	4.68	4.81	4.94	5.07	5.20	5.33	5.46	5.59
27	3.51	3.65	3.78	3.92	4.05	4.19	4.32	4.46	4.59	4.73	4.86	5.0	5.13	5.27	5.40	5.54	5.67	5.81
28	3.64	3.78	3.92	4.06	4.20	4.34	4.48	4.62	4.76	4.90	5.04	5.18	5.32	5.46	5.60	5.74	5.88	6.02

Abb. 6.10. Ventilationsnomogramm nach Engström, Herzog und Norlander

Tabelle 6.4. Indikation verschiedener Beatmungsmuster bei künstlicher Beatmung

Methode	Vorteile	Nachteile	Indikationen
IPPV	Einfache Methode, wenig Nebenwirkungen	Gasaustausch weniger verbessert als mit CPPV	Akute *ventilatorische* Insuffizienz
CPPV	Verbessert Lungenfunktion bei akutem Parenchymversagen	Beeinträchtigt Herz-, Nieren- und Leberfunktion in gewissen Fällen	Akutes Lungenödem, akutes Lungenparenchymversagen
IMV	Kombination von maschineller mit spontaner Ventilation mit kontinuierlichem Übergang	Kompliziertes Gerät notwendig	Übergang zur Spontanatmung, Lungenversagen mit teilweise erhaltenen Atembewegungen
CPAP	Verbesserung des Gasaustausches ohne maschinelle Beatmung, in gewissen Fällen ohne Intubation	Adäquate Spontanatmung muß vorhanden sein	Akutes Lungenödem, leichte Fälle von akutem Lungenparenchymversagen
HFPPV (FDV)	Geringer Beatmungsspitzendruck	Komplizierte Apparatur	Bronchopleurale Fisteln bei ARDS
IRV	Verbesserung des Gasaustausches im Vergleich zu IPPV	Größere Kreislaufdepression	Schwere Lungeninsuffizienz mit Parenchymkonsolidation

Beatmungstechniken ist der Effekt der Beatmung durch Messungen der endexspiratorischen Kohlensäurespannung (Uras-M, Datex, Calculation-Unit) oder durch arterielle Blutgasanalysen zu überprüfen.

Die optimale Beatmungstechnik garantiert bei möglichst niedriger Sauerstoffzumischung in der Inspirationsluft ein Maximum an Sauerstoffdruck im arteriellen Blut. Die Wahl des Beatmungsverfahrens wird im wesentlichen durch die Pathophysiologie der Lunge bestimmt. In der Regel kommen während der Narkose die Beatmung mit intermittierend positivem Druck (IPPV = intermittent positive pressure ventilation) und in bestimmten Fällen die Beatmung mit positivem endexspiratorischem Druck (PEEP = positive end-exspiratory pressure) zur Anwendung. Steht ein Respirator zur Verfügung, der die Möglichkeit zur IMV (intermittent mandatory ventilation) besitzt, so kann diese Form der Beatmung postoperativ genutzt werden. Im Bereich der HNO-Chirurgie wird die Methode der Hochfrequenzbeatmung verwendet (Tabelle 6.4) [230, 268, 298].

6.5.3.1 Beatmung mit IPPV

Die klassische intermittierende Überdruckbeatmung kommt überall dort zum Einsatz, wo eine respiratorische Insuffizienz aufgrund einer reinen ventilatorischen Störung besteht. Das ist der Fall während und nach einer Allgemeinanästhesie, als Folge einer neuromuskulären Erkrankung (z. B. Myasthenia gravis) oder bei einer Störung der zentralen Steigerung der Atmung. Das Beatmungsverfahren ist somit geeignet für Patienten mit normaler Lungenfunktion und ungestörtem Gasaustausch. Große Atemzugvolumina bei langsam inspiratorischem Fluß tragen zu ei-

Tabelle 6.5. Gebräuchliche Abkürzungen in der Respiratortherapie

IPPV	Intermittierende Überdruckbeatmung (intermittend positive pressure ventilation)
CMV	Kontrollierte maschinelle Beatmung (controlled mechanical ventilation)
CPPV	Kontinuierliche Überdruckbeatmung (continuous positive pressure ventilation)
IMV	Intermittierende maschinelle Ventilation (intermittend mandatory ventilation)
CPAP	Kontinuierlich positiver Atemwegsdruck während Spontanatmung (continuous positive airway pressure)
PEEP	Positiver endexspiratorischer Druck (positive end-exspiratory pressure)
HFPPV	Hochfrequenzbeatmung (Frequenz 60-3000/min) (high frequency positive pressure ventilation)
FDV	Forcierte Diffusionsbeatmung (forced diffusion ventilation)
IRV	Beatmung mit umgekehrtem Atemzeitverhältnis Inspiration : Exspiration (inversed ratio ventilation)

ner Verbesserung des Ventilations-Perfusions-Verhältnisses bei [272]. IPPV kann mit einfachen und deshalb relativ billigen Geräten realisiert werden. Als weiterer Vorteil müssen die geringen kardiovaskulären Nebenwirkungen dieser Beatmungsform hervorgehoben werden. Dagegen ist das Risiko eines Barotraumas mit IPPV ähnlich dem mit CPPV einzuschätzen. Bei dieser Methode wie auch bei CPPV soll der maschinelle Atemzug vom Patienten selbst ausgelöst werden können, um die Adaptation des Patienten zu erleichtern (Tabelle 6.5).

6.5.3.2 Beatmung mit CPPV

Dieser Beatmungsmodus besteht aus IPPV und einem positiven endexspiratorischen Druck (PEEP). CPPV ist wohl im Moment die am meisten verwendete Therapieform beim schweren akuten Lungenversagen.

Diese Beatmungsform ist indiziert bei allen Gasaustauschstörungen aufgrund einer verminderten funktionellen Residualkapazität (FRK), z. B. Atelektase, Pneumonie, Ödem, Kontusion und der daraus resultierenden arteriellen Hypoxie. Durch PEEP-Beatmung gelingt es, die FRK zu steigern sowie den intrapulmonalen Rechts-links-Shunt zu vermindern. Dadurch ist es möglich, den inspiratorischen Sauerstoffanteil zu senken.

PEEP ist jedoch nicht ohne Auswirkungen auf die Hämodynamik. Durch die Anhebung des intrathorakalen Drucks kommt es - v. a. bei hypovolämischen Patienten - infolge des verminderten venösen Rückflusses und/oder des erhöhten pulmonalen vaskulären Widerstands zu einem Abfall des HZV. Daraus resultiert ein Abfall des Sauerstofftransports. Aus diesem Grunde sollte PEEP nur bis zu dem Punkt erhöht werden, bei dem das HZV nicht abfällt („best-PEEP"). Da die Compliance ein gleichgesinntes Verhalten zeigt, kann sie bei Patienten, bei denen das HZV nicht bestimmbar ist, als Parameter für den „best-PEEP" verwendet werden. Unter Umständen muß durch Volumensubstitution der Abfall des HZV entsprechend kompensiert werden [510].

Das Atemzugvolumen wird wie bei IPPV auf 12-15 ml/kg KG eingestellt. Die Höhe des PEEP wird so gewählt, daß einerseits eine optimale Eröffnung und Offenhaltung kollabierter Gasaustauscheinheiten erzielt wird, und andererseits der Sauerstofftransport zu den vitalen Organen und Geweben möglichst hoch ist. Das für diese Zielsetzung notwendige PEEP-Niveau ist eine Funktion des Zustands des Lungengewebes und damit der Überleitung des intrapulmonalen Drucks auf den Pleuraraum, die großen Gefäße und das Herz, sowie auch abhängig vom intravaskulären Blutvolumen und den Kontraktionscharakteristiken der beiden Herzkammern. In der Praxis muß der PEEP entsprechend der Reaktion des Patienten betreffend arterieller Blutgase, Kreislaufsituation und Organfunktionen individuell adaptiert werden. Dazu können Druckniveaus von 5-30 cm H_2O oder mehr notwendig sein.

6.5.3.3 Beatmung mit IMV

Bei dieser Form der Beatmung kann der Patient zwischen den maschinellen Atemzügen über einen zusätzlichen Atemkreis spontan atmen. Andererseits wird ihm unabhängig von der Spontanatmung in bestimmten Zeitabschnitten eine maschinelle Beatmung aufgezwungen, so daß ein ausreichender Gasaustausch garantiert ist. Ein PEEP oder CPAP kann bei diesem Modus eingeschlossen werden. Gegenüber der Beatmung mit IPPV und PEEP besitzt das Verfahren einige Vorteile; denn der Patient erhält nur das Maß an respiratorischer Unterstützung, welches er unbedingt benötigt. Dadurch können Sedativa eingespart werden, die Atemmuskulatur bleibt trainiert, die Einflüsse der künstlichen Beatmung auf Hämodynamik und Nierenfunktion sind gering und das Barotrauma der Lunge wird vermindert.

IMV wurde ursprünglich als Entwöhnungshilfe nach Langzeitbeatmung eingeführt, wird jedoch heute in vielen Fällen von Beginn bis zum Ende einer Respiratortherapie eingesetzt. Dem Patienten wird dabei nicht nur die Steuerung der Atmung, sondern auch ein variabler Anteil der Atemarbeit überlassen. Der größte Vorteil von IMV liegt wohl im verminderten Bedarf an Überwachung während der Entwöhnung vom Respirator. Die Atemfrequenzen liegen maximal bei etwa 20 für die maschinelle und 45 für die spontane Atmung sowie minimal bei 1-2 maschinellen Hubvolumina pro Minute.

6.5.3.4 Hochfrequenzbeatmung

Die hochfrequente Beatmung mit Frequenzen von 60-4000/min und AZV von 20-150 ml erfordert eine relativ komplexe technische Ausrüstung. Die klinischen Indikationen sind heute limitiert auf Beatmungshilfe während Bronchoskopie, Larynxchirurgie, sowie die Behandlung von bronchopleuralen Fisteln. Im wesentlichen können derzeit drei verschiedene Formen der Hochfrequenzbeatmung unterschieden werden: die „high frequency positive pressure ventilation" (HFPPV) mit Frequenzen von 60-100 AZ/min, verschiedene Typen der sog. Jet-Ventilation (Injektor-Ventilation) und die sog. Oszillationsbeatmung mit Frequenzen von 1000 Atemhüben und mehr pro Minute. Mit steigender Atemfrequenz kommt es zum Abfall des AZV, bei 300 AZ/min wird das AZV kleiner als der anatomische Totraum. Der Gasaustausch erfolgt unter diesen Bedingungen vorwiegend durch Diffusionsvorgänge.

HFPPV. Der hohe Atemzyklus wird bei diesem Verfahren durch ein pneumatisches Ventil erzeugt. Im wesentlichen handelt es sich dabei um einen speziellen Y-förmigen Tubusansatz. Diese Methode hat sich klinisch nicht stärker durchgesetzt.

Jet-Ventilation. Bei diesem Verfahren wird über eine Kanüle zusätzlich Sauerstoff in die Atemwege geblasen. Aus der Umgebung wird durch den Venturi-Effekt Luft mitgezogen.

Durch Verwendung großlumiger Plastikkanülen und Einsatz eines elektronisch gesteuerten Ventils ist das Verfahren modifiziert worden. Dabei kann die Kanüle im Trachealtubus oder perkutantranstracheal angelegt werden. Die Methode hat sich bei Bronchoskopien und in der HNO-Chirurgie bewährt.

Oszillationsbeatmung. Bei diesem Verfahren wird mit Hilfe eines Oszillators CO_2 aus den Lungen ausgewaschen und an Absorberkalk gebunden. Der Sauerstoff gelangt über Diffusion in das Blut des Patienten. Die von den Pumpenoszillatoren erzeugten relativ hohen Drücke sind im Bereich der Atemwege bereits auf minimale Schwankungen gedämpft.

Generell darf festgestellt werden, daß durch die Methoden der hochfrequenten Beatmung eine geringere Kreislaufbelastung und ein vermindertes Barotrauma der Lunge erzielt werden. Allerdings sind noch viele Fragen offen, die bis zu einem breiteren Einsatz der Methode einer Klärung bedürfen.

6.5.3.5 Atmung und CPAP

Die Applikation eines kontinuierlich positiven Atemwegdrucks bei Spontanatmung kann eine entscheidende Verbesserung des Gasaustausches bei einer ganzen Anzahl von Lungenparenchymveränderungen herbeiführen (akutes Lungenödem, diffuse Atelektasen, postoperative und posttraumatische Lungenveränderungen) und ist daher bei erhaltener spontaner Atmung eine billige und effiziente Therapieform. Auch bei der Entwöhnung vom Respirator ist CPAP eine wertvolle Ergänzung zur Schulung der Atemmuskeln.

6.5.3.6 Beatmung mit IRV

Die Beatmung mit umgekehrtem Zeitverhältnis Inspiration : Exspiration, d.h. mit einer verlängerten Inspirationsphase und verkürzten Exspirationszeit kann bei fortgeschrittener Lungengewebskonsolidation zu einem verbesserten Gasaustausch und geringeren Spitzendrücken in den Atemwegen führen. Sein Platz in der Therapiepalette des akuten Lungenversagens ist noch nicht definitiv festgelegt.

6.5.3.7 Kontrollmaßnahmen

Bei Patienten unter künstlicher Beatmung bedürfen sowohl Vital- als auch Gerätefunktionen ständiger Überwachung und Kontrolle. Mit besonderer Sorgfalt ist die Dichtigkeit des Beatmungssystems zu beobachten (Diskonnektionsgefahr!). Als

Kontrollgrößen dienen Atemzugvolumen (eingestellt: gemessen), Atemfrequenz, Beatmungsdruck, Inspirations-Exspirations-Verhältnis, endexspiratorischer Druck, inspiratorische Sauerstoffkonzentration (s. 4.2) und das Cuffvolumen. Der Übergang auf Spontanatmung erfolgt nach Aufhebung der Muskelrelaxanswirkung und einer Phase der manuellen assistierten Beatmung. Intermittierende wiederholte Blähungen der Lunge mit dem Atembeutel beugen einer Atelektasenbildung vor. Die Spontanatmung eines Patienten ist ausreichend, wenn sein Atemzugvolumen 7 ml/kg KG und sein Inspirationssog > -25 cm H_2O betragen.

6.5.3.8 *Anfeuchtung und Temperaturkontrolle*

Alle Narkosebeatmungsgeräte mit einem halboffenen Kreissystem bedürfen eines geheizten Anfeuchtungssystems. Dabei ist Sorge zu tragen, daß das Inspirationsgas nicht höher als 38 °C angeheizt wird.

6.6 Narkosesteuerung

Die Anwendung intravenöser Narkotika (z. B. Opioide) und MR hat das von Guedel bei ausschließlicher Verwendung von Äther erarbeitete Schema der Narkosestadien in seiner Aussagekraft stark eingeschränkt (Abb. 6.11). Die Steuerung der Kombinationsnarkose orientiert sich deshalb überwiegend am Verhalten des Herz-Kreislauf-Systems, des vegetativen Nervensystems und des Muskeltonus.

6.6.1 *Herzfrequenzänderungen*

Die Herzfrequenz (HF) kann ein brauchbarer Indikator der Narkosetiefe sein, wenn nicht durch operative Maßnahmen vagale Reize erzeugt werden (z. B. Zug am Peritoneum = Bradykardie), Volumenmangel besteht oder andere direkt am Herz-

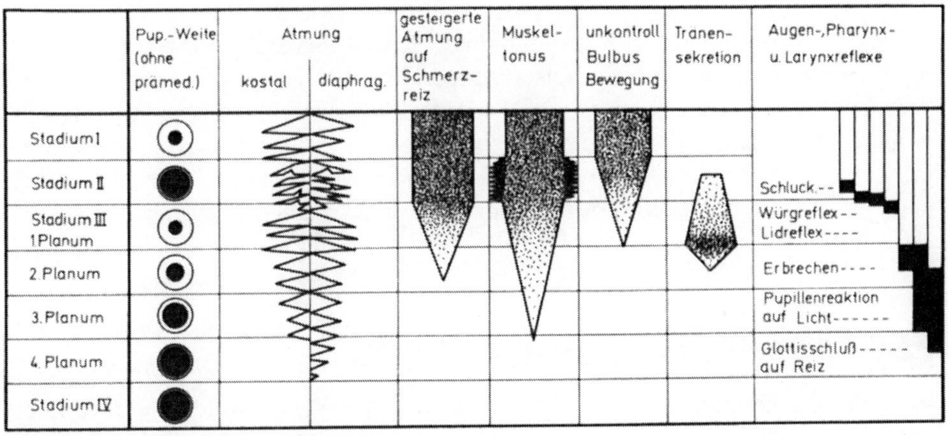

	Pup.-Weite (ohne prämed.)	Atmung kostal	Atmung diaphrag.	gesteigerte Atmung auf Schmerzreiz	Muskeltonus	unkontroll. Bulbus Bewegung	Tränensekretion	Augen-, Pharynx- u. Larynxreflexe
Stadium I								
Stadium II								Schluck- -
Stadium III 1. Planum								Würgreflex - - Lidreflex - - - -
2. Planum								Erbrechen - - - -
3. Planum								Pupillenreaktion auf Licht - - - - - -
4. Planum								Glottisschluß - - - - - auf Reiz
Stadium IV								

Abb. 6.11. Narkosestadien nach Guedel

rhythmus wirksame Substanzen (z. B. Katecholamine, Vagolytika) verabreicht worden sind. In der Regel geht die zu flache Narkose mit Tachykardie einher, während die zu tiefe Narkose zu Bradykardie mit oder ohne Herzrhythmusstörungen führt [271, 426].

6.6.2 Blutdruckveränderungen

Das Verhalten des arteriellen Blutdrucks (p_{art}) kann ebenfalls unter den Bedingungen von Normovolämie und Normokapnie ein brauchbarer Indikator der Narkosetiefe sein. Die zu flache Narkose verursacht in der Regel einen Blutdruckanstieg, während die zu tiefe Narkose mit einem Blutdruckabfall einhergeht [124]. Allerdings gilt auch hier die Einschränkung, daß eine Stimulierung des N. vagus ausgeschlossen werden kann.

6.6.3 Vegetative Zeichen

Die Absonderung von Schweiß ist als Zeichen der zu flachen Narkose zu werten. Bei ausreichender Narkosetiefe ist die Haut des Patienten gut durchblutet und trokken.

6.6.4 Muskelaktivitäten

Schluckbewegungen, Runzeln der Brauen, Bewegungen der Finger und Zwerchfellkontraktionen, zeigen das Abklingen der Muskelrelaxation an. Die objektive Beurteilung der Muskelrelaxation kann mit elektrischen Nervenstimulatoren (z. B. Myotest; s. 3.7.5) durchgeführt werden [313].

6.7 Volumensubstitution

Die prä- und postoperative Nahrungs- und Flüssigkeitskarenz erfordert zur Wahrung der Homöostase die intra- und postoperative Wasser- und Elektrolytsubstitution. Treten während des operativen Verlaufs Blutvolumenverluste mittleren oder größeren Ausmaßes ein, so sind zusätzlich kolloidale Plasmaersatzmittel oder Blutpräparate zu infundieren. Die Auswahl der Volumenersatzpräparate richtet sich nach der Zusammensetzung des vorhandenen Blutvolumens und der Menge des verlorenen Blutes.

6.7.1 Wasser-, Elektrolyt- und Kolloidsubstitution

Während der Operation sollten dem Patienten Wasser und Mineralien infundiert werden, um die nicht meßbaren Flüssigkeitsverluste über Haut und Respirationstrakt, sowie die bei intraabdominellen Eingriffen eintretenden Verluste über Därme und Mesenterium zu ersetzen. Darüber hinaus ist das Flüssigkeitsdefizit auszugleichen, das durch die präoperative Flüssigkeits- und Nahrungskarenz verursacht worden ist [110, 174, 224, 330, 516, 569]. Ist bei der Operation mit großer Wahrscheinlichkeit kein wesentlicher Blutverlust zu erwarten, besitzt der Patient sowohl qualitativ als auch quantitativ ein normales Blutvolumen, liegt kein Hirnödem vor und erfolgt keine intraabdominale Operation, so beschränkt sich die Infusionstherapie auf die Gabe von

1. Halbelektrolytlösung (7 ml/kg KG/h) oder
2. 5%iger Glukoselösung (7 ml/kg KG/h).

Erfolgt eine Eröffnung der Bauchhöhle, so ist die zusätzliche Infusion von 3 ml/kg KG/h einer Halbelektrolytlösung während des Zeitraums des intraabdominalen Eingriffs erforderlich. Mit diesen Infusionspräparaten wird in erster Linie der Wasserbedarf des Patienten gedeckt; Einwirkungen auf das Blutvolumen sind mit derartigen Lösungen nicht zu erzielen. Der tägliche Gesamtwasserbedarf (40 ml/kg KG/Tag) begrenzt das Infusionsvolumen nach oben.

Blutverluste bei Patienten mit präoperativ normaler Hämoglobinkonzentration werden zunächst durch Substitution mit Plasmaersatzmitteln auf der Basis von Dextran, Gelatine oder Stärke ersetzt. Dabei können unter der Voraussetzung normaler Ausgangswerte bei kardiorespiratorisch gesunden Patienten Blutverluste bis zu 25% des Blutvolumens (1,5 l) ausschließlich mit kolloidalen Plasmaersatzmitteln substituiert werden, während bei Blutverlusten von 25-50% des Blutvolumens (1,5-3,0 l) gleichgroße Mengen von Plasmaersatzmitteln und Blutkonserven bzw. Erythrozytenkonzentrationen zum Einsatz kommen. Bei Verlusten von mehr als 50% des Blutvolumens beträgt das Verhältnis Bluttransfusion zu Plasmaersatzmittelinfusion mindestens 2:1. Die Aufrechterhaltung eines ausreichenden Blutvolumens orientiert sich in quantitativer Hinsicht grob klinisch an der sorgfältigen Registrierung von Herzfrequenz, systolischem und diastolischem Blutdruck, zentralem Venendruck, der über Blasenkatheter gemessenen Harnausscheidung, der ausreichenden Hautdurchblutung (z. B. Nagelbettprobe), sowie der Abschätzung der in Tüchern, Tupfern und in den Saugern enthaltenen Blutmengen. Darüber hinaus existieren einige Erfahrungswerte über Blutverluste bei verschiedenen Verletzungsformen und Operationsarten (s. 6.7.3.2).

Unter den Laborparametern besitzen v. a. der Hämatokritwert, die Serumkonzentration von Natrium und Kalium und die Osmolarität des Harns eine gute Aussagekraft im Rahmen der Volumensubstitution.

6.7.2 Bluttransfusion

Für die Indikation zur Bluttransfusion ist die Erkenntnis wichtig, daß der Organismus einen bestimmten Erythrozytenverlust gut toleriert, solange das Gesamtblutvolumen normal bleibt. Die Notwendigkeit des Erythrozytenersatzes orientiert sich an der Größe und der Geschwindigkeit des Verlustes roter Blutkörperchen, der Kompensationsfähigkeit des Herzzeitvolumens und der Atmung, sowie den Strömungsbedingungen im Kapillargefäßbereich. Am Beispiel des chronisch adaptierten Anämikers wird deutlich, daß eine Reduktion des Hämoglobingehalts bis auf 6 g% bei stagnationsfreiem Kreislauf und entsprechenden Kompensationsmöglichkeiten zur Sauerstoffversorgung der Gewebe ausreicht. Bei akuten Blutverlusten werden Minderungen der Hämoglobinkonzentration jedoch nur bis in einen Bereich von 10–12 g% kompensiert [92, 184, 222, 263, 289].

6.7.2.1 Physiologische Überlegungen

Von entscheidender Bedeutung für die Gabe von Erythrozyten- oder Vollblutkonserven ist die Beantwortung der Frage nach dem Bedarf an Sauerstoffträgern zur Sicherstellung der Sauerstoffversorgung des Organismus. Da der Sauerstoffverbrauch des Menschen bei etwa 250 ml/min liegt, muß die Sauerstofftransportkapazität des Blutes (HZV · arterielle Sauerstoffsättigung · Hb-Konzentration · 1,34) so hoch sein, daß bei der i. allg. üblichen 30%igen Ausschöpfung des Blutes (Differenz zwischen arterieller und venöser Sauerstoffsättigung) eine ausreichende Sauerstoffmenge verfügbar ist (750 ml/min). Diese Sauerstoffmenge kann dem Organismus entweder durch Steigerung des Herzzeitvolumens oder durch Erhöhung der Hämoglobinkonzentration angeboten werden. Wenn man davon ausgeht, daß das durchschnittliche HZV des gesunden Erwachsenen etwa 5,4 l/min beträgt und 1 g Hämoglobin in der Lage ist, eine Menge von 1,34 l Sauerstoff zu binden, so werden 560 g Hämoglobin benötigt, um die erforderliche Sauerstoffmenge von 750 ml/min zu transportieren. Diese Gesamthämoglobinmenge entspricht einer Hb-Konzentration von 10,3 g%. Diese Bedingungen gelten für primär gesunde, leistungsfähige Erwachsene. Für vorgeschädigte Patienten, sowie bei Greisen, Kleinkindern und Säuglingen, müssen die Grenzwerte näher an die Normwerte herangeführt werden.

Bei der Transfusion kann davon ausgegangen werden, daß beim Erwachsenen durch die Verabreichung von 1 Blutkonserve (bzw. Erythrozytenkonzentrat) der Hb-Wert um 1 g% ansteigt. Dies entspricht einer Transfusionsmenge von 7 ml/kg KG. Allerdings wird damit nicht gleichzeitig die Sauerstoffversorgung der Gewebe verbessert, da der lagerungsbedingte Abfall des 2,3-Phosphoglycerates (2,3-DPG) in den konservierten Erythrozyten eine Linksverschiebung der Sauerstoffdissoziationskurve bewirkt.

6.7.2.2 Verträglichkeitsproben

Die Verträglichkeitsproben zwischen dem Blut des Empfängers und des Spenders bilden die Vorausetzungen für eine störungsfreie Bluttransfusion. Die erforderlichen Untersuchungen bestehen aus der Blutgruppenbestimmung und der Kreuzprobe.

Blutgruppenbestimmung. Die erste Maßnahme vor einer Bluttransfusion ist die Feststellung der Blutgruppe des Spenders und des Empfängers. Mit der Blutgruppenbestimmung werden die Antigene (A, B, AB, 0, Rh (DJ)) erfaßt, die sich an der Erythrozytenmembran befinden. Der Organismus enthält außerdem natürliche Antikörper (A, B), die gegen jene Antigene gerichtet sind, über die er nicht selbst verfügt. Die Transfusion von Blut einer unterschiedlichen Blutgruppe würde somit im Blut des Empfängers eine Antigen-Antikörper-Reaktion verursachen, die zur Zerstörung der Erythrozytenmembran und damit zur Hämolyse führt. Die Blutgruppenbestimmung mit Testseren ist heute ein eingeführtes Standardverfahren.

Kreuzprobe. Nach Feststellung der Blutgruppen wird die Verträglichkeit zwischen Spender- und Empfängerblut mit der Kreuzprobe geprüft. Dabei ist zwischen dem Majortest (Inkubation von Spendererythrozyten mit Empfängerserum) und dem Minortest (Inkubation von Spenderserum mit Empfängererythrozyten) zu unterscheiden. Als weitere Verträglichkeitsprobe wird der Coombs-Test (antihumanes Globulin mit Spendererythrozyten oder Empfängerplasma) durchgeführt. Dieser Test kann Immunglobulin-G-Antikörper (z. B. Kell) entdecken. Eine komplette Kreuzprobe erfordert einen Zeitbedarf von etwa 45-60 min.

Bed-side-Test. Unmittelbar vor der Transfusion von Fremdblut ist als zusätzliche Kontrolle ein Bed-side-Test durchzuführen. Dieser Test entspricht einer erneuten Kreuzprobe (Empfängerserum mit Spendererythrozyten) und entdeckt Unverträglichkeiten mit 99%iger Sicherheit. Er ist jedoch nicht geeignet zur Aufdeckung seltener Antikörper. Der Zeitbedarf für diesen Test liegt bei 10 min.

Notfalltransfusion. Die Transfusion von Konservenblut bei schweren Blutungskomplikationen muß u. U. ohne Zeitverzögerung erfolgen, so daß die Durchführung von Verträglichkeitsproben nicht mehr möglich ist.

In diesen Fällen kann unter Berücksichtigung der vorliegenden Situation nach folgendem Schema vorgegangen werden:

1. Gruppengleiches Blut nach Bed-side-Test (Empfängerserum mit Spendererythrozyten).
2. Gruppengleiches Blut ohne Bed-side-Test; dieses Verfahren ist ungefährlich bei allen Patienten, die vorher kein Fremdblut erhalten haben.
3. Blut der Gruppe 0rh ohne Bed-side-Test; in diesen Fällen sollten bevorzugt Erythrozytenkonzentrate infundiert werden, da Plasma der Gruppe 0 Antikörper gegen A- oder B-Erythrozyten des Empfängers enthält. Nach Transfusion von > 2 Einheiten dieses Blutes sollte kein Blut der richtigen Gruppe mehr gegeben werden, damit eine Hämolyse durch Anti-A- und Anti-B des 0-Blutes vermieden wird.

6.7.2.3 Homologe Transfusion von Erythrozytenkonzentrat oder Vollblut

Die Transfusion von Erythrozytenkonzentrat hat in den letzten Jahren die Vollbluttransfusion mehr und mehr verdrängt. So werden heute mehr als 90% der Bluttransfusionen als Transfusionen von Erythrozytenkonzentraten durchgeführt. Der Vorteil der Transfusion von Erythrozytenkonzentrat besteht u. a. darin, daß die im Empfängerorganismus vorwiegend durch Plasma ausgelösten Nebenreaktionen (z. B. immunologische Reaktionen, Hepatitis) weitgehend ausgeschaltet oder zumindest reduziert werden. Des weiteren sind der Kaliumgehalt des Erythrozytenkonzentrats von 15 mmol/l auf 5 mmol/l und die Zitratmengen um ⅔ vermindert. Der Nachteil einer möglichen trägen Mikrozirkulationsdurchblutung kann durch Infusion von NaCl-Lösung verhindert werden. Die besonderen Vorteile von gewaschenen Erythrozyten oder deglycerolysierten Erythrozyten gegenüber Erythrozytenkonzentraten liegen in der signifikanten Reduktion der Zahl transfundierter Leukozyten und dem verminderten Risiko einer Transfusionshepatitis. Ihre Lebensdauer ist allerdings nur auf 24 h begrenzt (Tabelle 6.6).

Die Erythrozytenkonzentrate oder das Vollblut werden bereits vor der Operation in der Blutbank dem zu erwartenden Blutverlust und der Ausgangslage des Patienten entsprechend bestellt und dort für den vorgesehenen Patienten eingekreuzt. Die Transfusion dieser Bluteinheiten darf erst nach sorgfältiger Überprüfung der von der Blutbank gelieferten Daten (Konservennummer, Ergebnis der Kreuzprobe) und den Daten des Patienten (Name, Geburtsdatum, Blutgruppe) nach einem Schnelltest (Bed-side-Test) durchgeführt werden. Jede Bluttransfusion muß sorgfältig über-

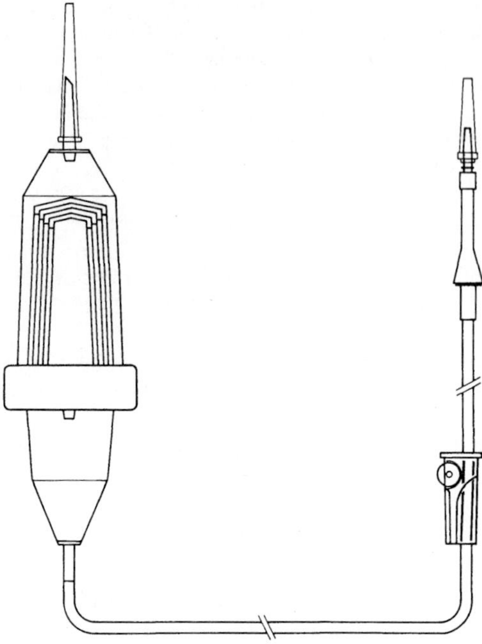

Abb. 6.12. Beispiel eines Mikrofiltersystems zur Transfusion von Erythrozytenkonzentrat oder Vollblut

Tabelle 6.6 Eigenschaften verschiedener Formen erythrozytenhaltiger Transfusionspräparate

	Vollblut	Ery-Konz.	Gewasch. Erythr.	Deglyc. Erythr.
Plasmavolumen (ml)	250	35	0,5	0,5
Hepatitisrisiko	vorh.	vorh.	gering	gering
Leukozytengehalt	normal	35% Vollblut	10% Vollblut	7% Vollblut
Lebenszeit (Tage)	21	21	1	1

wacht werden; die ersten 100 ml des Blutes sollten langsam einlaufen, um Unverträglichkeitsreaktionen frühzeitig zu erkennen und entsprechend zu behandeln. Auch unter Allgemeinanästhesie lassen sich Unverträglichkeiten durch hämodynamische Reaktionen (z. B. Tachykardie, Hypotension) sowie durch gesteigerte Blutungsneigung im Operationsgebiet erkennen. Im Harn des Patienten findet sich in diesen Fällen häufig eine Hämoglobinurie. Wenn eine hämolytische Transfusionsreaktion vermutet wird, ist die Transfusion sofort zu unterbrechen, die Blutkonserve sicherzustellen und der Blutbank zur weiteren Abklärung zu übergeben.

Um die in den gelagerten Blutkonserven vorhandenen Mikroaggregate nicht in das Gefäßsystem des Patienten (Transfusionslunge) gelangen zu lassen, wird die Transfusion von Blutkonserven über Mikrofiltersysteme (Abb. 6.12) empfohlen. Die Transfusionsgeschwindigkeit soll durch diese Maßnahme keine zeitliche Verzögerung erfahren. Bei der Transfusion von Frischblut oder Thrombozytenkonserven sollen Mikrofiltersysteme jedoch nicht verwendet werden.

Massivtransfusion. Ein besonderes Problem bietet die massive Transfusion von Blut (mehr als 500 ml/5 min und > 50% des Blutvolumens (BV)). Die Patienten müssen während und nach Massivbluttransfusion sorgfältig überwacht werden (EKG, ZVD, Temperatur, Blutgase). Als Komplikationen sind zu erwarten: Hypothermie, Gerinnungsstörungen, Azidose, Zitratintoxikation, Hyperkaliämie und pulmonale Komplikationen.

Bluttransfusion bei Zeugen Jehovas. Die Weigerung der Zeugen Jehovas, in eine Bluttransfusion einzuwilligen, führt zu schwer lösbaren Konflikten zwischen der Rettungspflicht des Arztes und der Pflicht zur Achtung des Selbstbestimmungsrechts des Patienten. Für diesen Konflikt gibt es keine befriedigende Lösung im Sinne eines Kompromisses. Die Entscheidung des Arztes für die Bluttransfusion beruht auf einer medizinisch-naturwissenschaftlichen Wertung von Indikation und Kontraindikation der zu treffenden Maßnahme, die Ablehnung des Patienten aus einer strikten religiösen Motivation.

Juristische Voraussetzungen. Jeder Eingriff in die Körperintegrität - also auch die Bluttransfusion - erfüllt den Tatbestand der Körperverletzung und bedarf der Einwilligung des Patienten. Mit dem Einwilligungsbedürfnis korrespondiert die Aufklärungspflicht (s. auch 2.6). Verweigert ein Patient, der im Vollbesitz seiner geistigen Kräfte ist und sich der Tragweite seiner Entscheidung bewußt ist, eine Bluttransfusion, obwohl er eindringlich über die Folgen seiner Haltung aufgeklärt ist, so muß sie unterbleiben. Dies gilt auch dann, wenn die Blutübertragung dringend indiziert ist und die Rettung des Lebens bedeutet. Nur wenn Anhaltspunkte dafür bestehen, daß der Patient psychisch gestört ist oder aus sonstigen Gründen die Tragweite seiner Entscheidung nicht überblickt oder nicht Herr seiner Sinne ist, muß der Arzt versuchen, sich Gewißheit darüber zu verschaffen, ob die Willensentscheidung des Patienten wirksam ist. Im Zweifelsfall bedingt dies die Hinzuziehung eines Fachkollegen, z. B. eines Psychiaters oder Neurologen.

Medizinische Alternative. Vor jeder diagnostischen oder therapeutischen Maßnahme bei Patienten, die eine Bluttransfusion verweigern, diese aber im Laufe des Eingriffs benötigen könnten, ist abzuklären, ob eine strikte Weigerung gegenüber jedweder Transfusion von Blutbestandteilen besteht, oder ob der Patient einer Übertragung von Eigenblut oder gewaschenen Erythrozyten zustimmen kann.

Bei der strikten Transfusionsverweigerung ist davon auszugehen, daß die Sauerstoffversorgung des Organismus in Abhängigkeit vom Ausgangshämoglobinwert nach dem Verlust von maximal 1500 ml Blut ernsthaft gefährdet ist. Daraus ergibt sich, daß Operationen mit einem zu erwartenden Blutverlust in dieser Höhe oder darüber nicht durchgeführt werden können, auch wenn andere Behandlungsmethoden keine Chance auf Heilung des Patienten haben. Der Patient muß über diesen Tatbestand aufgeklärt werden. Der Arzt kann den operativen Eingriff unter diesen Voraussetzungen verweigern. Es ist ihm nicht zuzumuten, daß er in Gewissensnot kommt, wenn er den Tod des Patienten auf dem Operationstisch als unmittelbare Folge des Eingriffs erdulden muß, obwohl er den Kranken durch die Bluttransfusion retten könnte. Auch für die Mitglieder des Operationsteams, die nicht an der Aussprache mit dem Patienten teilgenommen haben, werden sich bei der Unterlassung lebensrettender Maßnahmen schwere psychologische Belastungen ergeben.

Bei der eingeschränkten Transfusionsverweigerung bestehen gegen die Durchführung auch größerer operativer Eingriffe kaum Bedenken, wenn der Patient damit einverstanden ist, daß ihm bei extremem Abfall der Sauerstofftransportkapazität mehrfach gewaschene Erythrozyten oder das zuvor entnommene Eigenblut transfundiert wird. In diesen Fällen ist eine sorgfältige Vorbereitung des Kranken mit der Abnahme von je 500 ml Eigenblut im Abstand von etwa 5 Tagen angezeigt. Das konservierte Eigenblut steht dann in funktionstüchtigem Zustand am Operationstag in einer Menge von 2000 ml zur Verfügung. Jede Blutspende sollte sofort durch eine volumengleiche Infusion eines Plasmaersatzmittels kompensiert werden. Während und nach dem operativen Eingriff erfolgt die Volumenersatztherapie primär durch Plasmaersatzmittel. Eigenblut und/oder Sauerstoffträger werden nur dann übertragen, wenn diese durch die Messungen der Hämoglobinkonzentration absolut indiziert sind.

In der akuten Notsituation, z. B. bei unerwartet schweren Blutverlusten während einer Operation, die in der Regel ohne Bluttransfusion durchgeführt werden kann, hat der Arzt die Pflicht, die akute lebensbedrohliche Situation zu beseitigen, die er selbst durch den Eingriff verschuldet hat. Man wird deshalb dem Arzt zubilligen müssen, bei einem Zeugen Jehovas eine im Verlaufe der

Operation zur Lebensrettung unerläßliche Bluttransfusion vorzunehmen, wenn er vor Beginn der Operation davon ausgehen durfte, daß er sie ohne Transfusion werde durchführen können und wenn nach eingetretener Blutung die Möglichkeit der Plasmaersatzmittelinfusion erschöpft ist. Weitere Therapiemöglichkeiten sind durch den Einsatz der in klinischer Erprobung stehenden Hämoglobin- und Fluorkohlenwasserstofflösungen zu erwarten.

6.7.2.4 Autologe Transfusion von Erythrozytenkonzentrat oder Vollblut

Um die Nachteile der homologen Bluttransfusion (z.B. Hepatitisgefahr, Immunreaktionen) zu vermeiden, sind in den letzten Jahren verschiedene Methoden der autologen Bluttransfusion, d.h. der Rücktransfusion patienteneigenen Blutes, entwickelt worden. Für die klinische Praxis erscheinen v.a. die Eigenbluttransfusion, die Hämodilution und die Autotransfusion geeignet.

Eigenbluttransfusion. Vor geplanten operativen Eingriffen, die mit einem Blutverlust von 1-2 l einhergehen, kann durch mehrfache präoperative Blutspenden in einem Zeitraum von bis zu 3 Wochen vor dem Operationstermin eine Menge von 3-6 Blutkonserven von jeweils 500 ml entnommen und gelagert werden, wenn der Patient älter als 15 Jahre ist und einen Hämatokritwert von >35% besitzt.

Das Patientenblut wird in der Regel in einen Blutbeutel mit Citrat-Phosphat-Dextrose-Stabilisator (CPD) aufgefangen und in typischer Weise (4 °C) im Kühlschrank gelagert. Das entzogene Blutvolumen wird durch kolloidale oder kristalloide Plasmaersatzmittel substituiert.

Sollen v.a. die Gerinnungsfaktoren funktionstüchtig erhalten werden, ist eine Abtrennung des Plasmas mit anschließender Tiefkühlung („fresh frozen plasma“, FFP) durchzuführen.

Hämodilution. Bei diesem Verfahren wird dem Patienten unmittelbar präoperativ während eines Zeitraums von etwa 30 min eine Menge von 500-1000 ml Blut in Blutbeuteln mit CPD-Stabilisator entzogen und simultan eine gleiche Menge von kolloidalen Plasmaersatzmitteln infundiert (isovolämische Hämodilution). Der Vorteil dieses Verfahrens besteht neben der Verwendung autologen Blutes auch darin, daß intraoperativ der absolute Verlust an Erythrozyten und Gerinnungsfaktoren möglichst gering gehalten wird. Die isovolämische Hämodilution eignet sich für geplante operative Eingriffe mit voraussichtlichen Blutverlusten von 1000-2000 ml bei jüngeren, leistungsfähigen Patienten mit einem Hämatokritwert von >30%. Das entzogene Blut wird nach Stillung der chirurgischen Blutung oder entsprechend dem intraoperativen Blutverlust zurücktransfundiert, wobei das zuletzt entnommene Blut zuerst transfundiert wird.

Autotransfusion. Das Prinzip der Autotransfusion besteht darin, das während eines operativen Eingriffs aus den Wundflächen abgesaugte Blut dem Patienten nach Aufbereitung in entsprechenden Spezialgeräten zurückzuführen. Voraussetzung dafür ist, daß das Blut nicht aus infizierten Geweben oder aus malignen Tumoren stammt. Prinzipiell ist die Aufbereitung von Gesamtblut und von Erythrozytenkonzentrat möglich. Die Verwendung von gereinigtem Gesamtblut ist jedoch wegen des Gehalts an aktivierten Gerinnungsfaktoren, Enzymen usw. problematisch, so daß diese Methode allenfalls für die Notfallbehandlung vertretbar ist. Für elektive operative Eingriffe erscheint die Autotransfusion von Erythrozytenkonzentrat (Haemonetics-Cell-Saver) besser geeignet. Das Gerät eliminiert sämtliche unerwünschten Blutbestandteile und stellt vollautomatisch innerhalb weniger Minuten ein gewaschenes Erythrozytenkonzentrat in transfusionsbereiter Form zur Verfügung. Der Einsatz des Geräts empfiehlt sich v.a. in der Herz-, Gefäß- und orthopädischen Chirurgie.

6.7.3 Kriterien der Volumensubstitution

Da nur in seltenen Fällen exakte Messungen von Volumenverlusten durchgeführt werden können, orientiert sich die Volumensubstitution v.a. an Erfahrungswerten über Blutverluste bei bestimmten Operationsarten, an Schätzungen von Blutverlusten, an indirekten Meßwerten (z. B. Herzfrequenz, Blutdruck, Venendruck) sowie an wenigen direkten Meßgrößen, wie Hämoglobin-, Albumin- und Natriumkonzentrationen des Blutes.

6.7.3.1 Schätzungen der Blutverluste

Aus Tüchern und Tupfern sind in der Regel nur ungenaue und fast stets zu geringe Blutverluste zu schätzen. Auch die Angaben des Operateurs über Blutverluste erfassen zumeist nur einen Teil des tatsächlichen Verlustes. Werden Absaugvorrichtungen verwendet, so zeigt die im Sauger befindliche Blutmenge ebenfalls nur einen Teil des tatsächlich verlorenen Blutvolumens an. Mit zunehmender Operationsdauer ist davon auszugehen, daß der nicht meßbare Blutverlust höhere Werte erreicht.

6.7.3.2 Erfahrungswerte über Blutverluste

Von bestimmten Standardoperationen und von Unfallverletzungen liegen Erfahrungswerte über Blutverluste vor [261]. In Tabelle 6.7 sind die durchschnittlichen Blutverluste der häufigsten Operationsarten zusammengefaßt. Bei Weichteilverletzungen kann die in das Gewebe eingeströmte Blutmenge unter Vergleich der Ausdehnung mit der Handfläche abgeschätzt werden (Tabelle 6.8).

Tabelle 6.7. Erfahrungswerte von durchschnittlichen Blutverlusten bei verschiedenen Operationen

Durchschnittlicher Blutverlust (l)	Operationsart oder Krankheitsprozeß
0,5–1,0	Strumektomie, Mastektomie, Dünndarmresektion, Thorakotomie, Unterarmfraktur, Oberarmfraktur, Laminektomie, Hysterektomie, TUR-Prostata, Sectio caesarea
1,0–2,0	Magenresektion, Dickdarmresektion, Lobektomie, Pneumonektomie, Unterschenkelfraktur, Schultergelenksfraktur, Hüftgelenksendoprothese, offene Schädelfraktur, Kraniotomie, Nephrektomie, Prostatektomie
1,5–3,0	Abdomino-sakrale Rektumamputation, intraabdominale Verletzung (bis 4 l), retroperitoneale Verletzung, Thoraxtrauma, Oberschenkelfraktur
3,0–5,0	Multiple Beckenfraktur, Nekrotomie nach Verbrennung

Tabelle 6.8. Geschätzter Blutverlust bei Weichteilverletzungen unter Vergleich der Ausdehnung des Hämatoms mit der Handfläche

Ausdehnung des Hämatoms	Geschätzter Blutverlust (% Blutvolumen)
<1 Handfläche	10–20
1–3 Handflächen	20–40
3–5 Handflächen	>40

6.7.3.3 *Quantitative Aussagen*

Exaktere Angaben über den Volumenverlust und die erforderliche Volumensubstitution sind durch die hämodynamischen Reaktionen des Organismus möglich.

Herzfrequenzanstieg. Die Tachykardie ist ein frühzeitiges Symptom des Blutverlustes, wenn eine schmerzbedingte Sympathikusstimulation ausgeschlossen werden kann. Schon bei Blutverlusten von mehr als 10% des BV (500 ml) ist die Zunahme der Herzfrequenz nachweisbar.

Blutdruckveränderungen. Bei primär gesunden Patienten treten Blutdruckabfälle erst bei Blutverlusten von mehr als 20-30% des BV (1000-1500 ml) auf, weil durch Vasokonstriktion der Blutdruck zunächst konstant gehalten werden kann. Allerdings zeigt die Messung des diastolischen Blutdrucks schon frühzeitig (nach 10-20% des BV=500-1000 ml) eine Erhöhung, so daß die Blutdruckamplitude schmaler wird.

Zentraler Venendruck (ZVD). Messungen des ZVD sind zur Beurteilung des intravasalen Blutvolumens gut geeignet - unter der Voraussetzung, daß intraoperativ eine korrekte Lagerung möglich ist. Andernfalls wird man die Veränderungen der Meßwerte als Kriterien des Volumenverlustes/-ersatzes benutzen müssen. Der normale zentrale Venendruck beträgt etwa 3-5 cm H_2O. Der verminderte Venendruck zeigt stets den Mangel an intravasalem Volumen an. Im Rahmen der Volumensubstitution darf solange infundiert werden, bis der zentrale Venendruck den Bereich von 15 cm H_2O erreicht. Bei Beatmung mit PEEP muß dieser Wert in der Regel überschritten werden.

Pulmonalarterien- und Pulmonalkapillardruck (PAP, PCWP). Eine noch sorgfältigere Volumensubstitution, v.a. bei kardialen Nebenerkrankungen, ist durch die Messung von PAP und PCWP möglich. Der mittlere PAP beträgt etwa 18 mm Hg, der PCWP etwa 12 mm Hg. Bei der Steuerung der Infusionstherapie sollte ein PCWP von 20 mm Hg nicht überschritten werden.

6.7.3.4 *Qualitative Aussagen*

Das verlorene Blut- und Flüssigkeitsvolumen sowie die erforderlichen Infusions- und Transfusionsmengen sind durch Messungen von Hämoglobin-, Hämatokrit-, Albumin- und Natriumbestimmungen recht gut zu berechnen.

Hämoglobin- und Hämatokritbestimmungen (Hb, Hkt). Die Berechnung der erforderlichen Mindestmengen an Vollblut oder Erythrozytenkonzentrat kann nach folgenden Formeln berechnet werden:

1. Hb-Messung
   $\text{Vollblut (ml)} = (\text{Soll-Hb} - \text{Ist-Hb}) \cdot \text{KG (kg)} \cdot 3$
   $\text{Ery-Konz. (ml)} = (\text{Soll-Hb} - \text{Ist-Hb}) \cdot \text{KG (kg)} \cdot 2$
2. Hkt-Messung
   $$\text{Vollblut (ml)} = \frac{(\text{Soll-Hkt} - \text{Ist-Hkt}) \cdot \text{KG (kg)} \cdot 3}{2}$$
   $\text{Ery-Konz. (ml)} = (\text{Soll-Hkt} - \text{Ist-Hkt}) \cdot \text{KG (kg)}$

Albuminbestimmungen. Die Berechnung der erforderlichen Albuminmenge (g) erfolgt nach folgender Formel:

$$\text{Albuminbedarf (g)} = (\text{Alb-Soll/l} - \text{Alb-Ist/l}) \cdot \text{Plasmavol.} \cdot 2$$

Das Plasmavolumen errechnet sich aus 0,04 · kg KG,
der Sollwert des Albumins beträgt 4 g% bzw. 40 g/l.

Beispiel: Alb. (g) $= (40\,g/l - 25\,g/l) \cdot (0{,}04 \cdot 70) \cdot 2$
$= 15 \cdot 2{,}8 \cdot 2$
$= 84$
= 7 Flaschen 5% Humanalb. à 250 ml
= 4 Flaschen 20% Humanalb. à 100 ml

Natriumbestimmungen (Na). Die Berechnung des Bedarfs an freiem Wasser erfolgt nach folgenden Formeln (alleiniger Wasserverlust vorausgesetzt):

Wasserdefizit (l) = Norm. Gesamtkörperwasser - Ist-Gesamtkörperwasser

Norm-Gesamtkörperwasser GKW (norm) $= 0{,}6 \cdot$ KG (kg)

Ist-Gesamtkörperwasser GKW (ist) $= \frac{\text{Soll-Na-Serum (mmol)}}{\text{Ist-Na-Serum (mmol)}} \cdot \text{GKW (norm)}$

Beispiel:

$$\text{GKW (ist)} = \frac{142}{150} \cdot 0{,}6 \cdot 70$$

$$\text{GKW (ist)} = 0{,}94 \cdot 42 = 39{,}48$$

$$\text{Wasserdefizit (l)} = 42 - 39{,}48 = 2{,}52$$

Der Bedarf an freiem Wasser wird mit 5%iger Kohlenhydratlösung gedeckt.

Osmolalität. Die Bestimmung der Osmolalität kann Aufschluß geben über einen Wassermangelzustand oder eine Überschüttung des Organismus mit osmotisch-aktiven Substanzen, z. B. Glukose oder Harnstoff. Da die Messung der Osmolalität relativ zeitaufwendig ist, kann die Berechnung der Osmolalität Arbeitszeit einsparen. Gemessene und berechnete Osmolalität stimmen recht gut überein. Die dafür geeignete Formel lautet:

$$\text{Osmolalität} = 1{,}86 \cdot (\text{Na} + \text{K} + \text{Ca}) + \text{Glukose} \cdot 1/18 + \text{Harnstoff} \cdot 1/6.$$

Die Dimensionen sind mosmol/kg für die Osmolalität und mmol/l für Na, K und Ca, sowie mg/100 ml für Glukose und Harnstoff. Nach derselben Formel kann die Osmolalität im Harn berechnet werden. Dabei entfällt natürlich beim Nichtdiabetiker die Glukose.

6.8 Spezielle Techniken

Zur Minderung des Blutverlusts oder zur Reduzierung des Sauerstoffverbrauchs können unter bestimmten Bedingungen spezielle Techniken, wie die kontrollierte Hypotension oder die kontrollierte Hypothermie, angewendet werden. Obgleich beide Verfahren vom therapeutischen Ansatzpunkt bedeutende Vorteile bieten können, sind sie doch in der Praxis nicht unumstritten, so daß diese Methoden nur unter besonderen Indikationsstellungen zum Einsatz kommen sollten. Als weiteres Spezialverfahren ist der Einsatz der Herz-Lungen-Maschine zu nennen (s. 11.5).

6.8.1 Kontrollierte Hypotension

Die Senkung des systolischen Blutdrucks um etwa 30% des Ausgangswerts bei primär gesunden und jüngeren sowie um 20% des Ausgangswerts bei älteren Patienten kann eine geeignete Maßnahme zur Reduktion von Blutverlusten oder zur Verbesserung der kardialen Leistungsfähigkeit sein [102, 120, 131, 248, 293, 483].

6.8.1.1 Physiologische Voraussetzungen

Die Versorgung der Gewebe mit Sauerstoff ist nicht so sehr von der Höhe des Blutdrucks abhängig, als v.a. vom Ausmaß der Gewebedurchblutung. Deshalb kann auch bei niedrigen Blutdruckwerten eine ausreichende Sauerstoffversorgung des Organismus erfolgen. So kann z.B. die Hirndurchblutung infolge autoregulatorischer Mechanismen bis zu einem Blutdruck von 60 mm Hg völlig normal bleiben, wenn nicht durch erhöhten intrakraniellen Druck oder Vasokonstriktion der Zerebralgefäße (z.B. unter Hypokapnie) die Autoregulation gestört ist. Die Nierendurchblutung bleibt ebenfalls bis in einen Druckbereich von 60 mm Hg ausreichend, auch wenn das Glomerulumfiltrat und die Harnproduktion deutlich absinken. Am Herzen geht zwar mit abfallendem Blutdruck auch die Koronardurchblutung zurück; die Sauerstoffversorgung des Myokards wird jedoch nicht wesentlich geschmälert, weil infolge Reduktion der Nachlast auch der Sauerstoffbedarf der Herzmuskelzellen abnimmt. Bei gesunden Personen finden sich im EKG erst dann ischämische Veränderungen, wenn der diastolische Druck unter 40 mm Hg absinkt (Senkung der ST-Strecke im EKG als Frühzeichen). Lediglich in der Lunge kommt es mit abfallendem Blutdruck zu einer Erhöhung des physiologischen Totraums. Diese Veränderungen sind v.a. auf Verschiebungen des Blutvolumens und eine Verschlechterung des Ventilations-Perfusions-Verhältnisses zurückzuführen.

6.8.1.2 Indikationen - Kontraindikationen

Wie für jedes medizinische Spezialverfahren bestehen auch für die Durchführung einer kontrollierten Hypotension Indikationen und Kontraindikationen.

Indikationen. Das Verfahren der kontrollierten Hypotension ist v.a. bei operativen Eingriffen an gefäßreichen Tumoren, Gefäßanomalien oder Aneurysmen indiziert. Der Vorteil der Hypotension liegt dabei nicht nur in der Minderung des Blutverlustes, sondern auch in der Herabsetzung des Risikos einer Gefäßruptur. Die kontrollierte Hypotension bietet sich auch an für mikrochirurgische Eingriffe im Bereich des Ohrs, um das Operationsfeld möglichst blutfrei und damit übersichtlich zu halten. Darüber hinaus können Indikationen auch darin bestehen, den intraokulären Druck zu senken und die Anzahl von Bluttransfusionen bei Patienten mit seltenen Blutgruppen oder atypischen Antikörpern zu reduzieren. In der Kardiochirurgie kann das Verfahren zur Senkung von Vor- und Nachlast eingesetzt werden, um entweder das HZV zu steigern oder den myokardialen Sauerstoffverbrauch herabzusetzen.

Kontraindikationen. Die kontrollierte Hypotension ist bei Patienten mit zerebrovaskulärer Insuffizienz, erhöhtem intrakraniellem Druck, eingeschränkter Lungenfunktion (z.B. Asthma bronchiale), ausgeprägter Anämie, sowie schweren Leber- und Nierenerkrankungen kontraindiziert. Die Hypertonie ist als relative Kontraindikation für die kontrollierte Hypotension einzustufen. In diesen Fällen muß das Ausmaß der Blutdrucksenkung in einem vertretbaren Verhältnis zum Ausgangswert des Blutdrucks stehen. Eine evtl. bestehende Dauermedikation mit β-Blockern oder Antihypertensiva sollte nicht unterbrochen werden. Beim insulinpflichtigen Diabetes mellitus sollten Ganglienblocker und β-Rezeptorenblocker nur unter besonderer Vorsicht eingesetzt werden (Hemmung der sympathikusbedingten Glukoneogenese, Verschleierung hypoglykämischer Zustände).

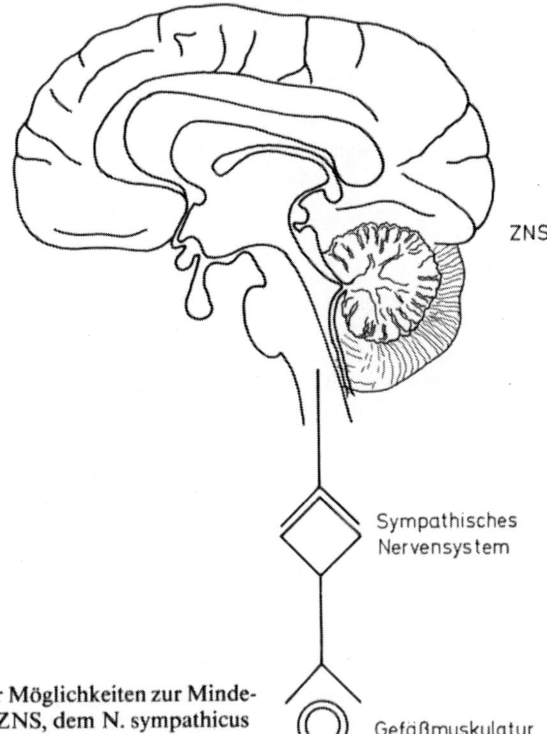

Abb. 6.13. Schematische Darstellung der Möglichkeiten zur Minderung des Gefäßtonus durch Angriff am ZNS, dem N. sympathicus und der Gefäßmuskulatur

6.8.1.3 Praktische Durchführung

Voraussetzung zur Anwendung der Methode ist die kontinuierliche und sorgfältige Kreislaufkontrolle (z. B. direkte arterielle Blutdruckmessung, ZVD-Kontrolle, evtl. Messung des PAP, Ableitung eines präkordialen EKG), die Atemwegsfreihaltung durch endotracheale Intubation und die künstliche Beatmung. Die Auswirkungen der Überdruckbeatmung auf den venösen Rückfluß und das Schlagvolumen des Herzens sind wiederholt zu überprüfen. Die Harnausscheidung sollte mittels Blasenkatheter kontinuierlich gemessen werden.

Grundsätzlich sollte der arterielle Blutdruck erst dann gesenkt werden, wenn der Operateur die kritische Phase der Operation beginnt und eine entsprechende Narkosetiefe besteht. Bei Aneurysmaoperationen kann der Blutdruck unmittelbar nach der Entfernung des Aneurysmas wieder normale Werte erreichen, bei der Exstirpation gefäßreicher Tumoren sollte die Hypotension auch im weiteren Operationsverlauf aufrechterhalten werden. Die kontrollierte Hypotension wird durch Vasodilatation mit oder ohne Reduktion des Schlagvolumens erzeugt. Die Vasodilatation erfolgt heute durch direkten pharmakologischen Angriff am Gefäßsystem (Abb. 6.13). Sympathikusblockade, Reduktion des Schlagvolumens durch Lageveränderungen, die Beatmung mit PEEP und/oder Inhalationsnarkotika sind in der Regel nur als unterstützende Maßnahmen notwendig.

Vasodilatatoren. Vasodilatatoren spielen eine wichtige Rolle bei der Behandlung des erhöhten Blutdrucks und der akuten oder chronischen Herzinsuffizienz verschiedener Ursache. Bevorzugt werden Substanzen mit raschem Wirkungseintritt und guter Steuerbarkeit verwendet. Grundsätzlich kann der Gefäßtonus auf pharmakologischem Wege durch Angriff am ZNS, den Ganglien und der Gefäßmuskulatur gesenkt werden (Abb. 6.13). Im Rahmen der kontrollierten Hypotension werden Substanzen mit peripherem Angriffsort bevorzugt. Hierzu gehören Nitroglyzerin (NTG), Natriumnitroprussid (NNP) und Phentolamin [187, 297, 532]. Die Auswahl eines Vasodilatators mit bevorzugtem Angriff an den Arteriolen, Venen oder Koronararterien richtet sich v.a. nach dem gewünschten hämodynamischen Effekt:

- Dilatation der Arteriolen senkt den mittleren arteriellen Druck und die systolische Spannungsentwicklung in der Wand des linken Ventrikels (Afterload). Die Herzarbeit und der myokardiale Sauerstoffverbrauch (MVO_2) nehmen ab.
- Dilatation der Venen führt zu venösem Pooling des Bluts und zur Abnahme des venösen Rückstroms zum Herzen. Die diastolische intramyokardiale Wandspannung (Preload) nimmt ab und nachfolgend der MVO_2.
- Dilatation der Koronararterien kann die Koronardurchblutung umverteilen und die myokardiale Sauerstoffversorgung verbessern.

Die Anwendung von Vasodilatatoren erfordert ein invasives Monitoring und die sorgfältige Dosierung, am zweckmäßigsten über Infusionspumpen, um schwerwiegende Komplikationen auszuschließen.

So kann ein zu starker Abfall des arteriellen Blutdrucks eine Abnahme des koronaren Perfusionsdrucks und damit u.U. eine Myokardischämie, die zu starke Beeinträchtigung des venösen Rückstroms einen deutlichen Abfall des HZV und die durch den Blutdruckabfall einsetzende Reflextachykardie eine Erhöhung des myokardialen Sauerstoffverbrauchs zur Folge haben.

Nitroglyzerin. NTG (Nitroglyzerin zur Infusion: 0,5-3,0 mg/kg KG; Abb. 6.14) wirkt direkt spasmolytisch auf die glatte Muskulatur, vornehmlich im venösen Gefäßabschnitt. Es verursacht über die damit verbundene Vasodilatation ein venöses Pooling und so eine Abnahme des venösen Rückstroms zum Herzen (pharmakologischer Aderlaß). Dadurch nehmen enddiastolisches Ventrikelvolumen und intramyokardiale Wandspannung ab, so daß insgesamt der Sauerstoffbedarf des Herzens durch eine Abnahme des Preloads vermindert wird. Da bei intravenöser Infusion zusätzlich eine arterioläre Dilatation mit Abnahme des Afterloads erfolgt, wird der Sauerstoffbedarf des Herzens weiter gesenkt. Außerdem wirkt NTG koronardilatierend. Zwar nimmt hierdurch die Koronardurchblutung insgesamt nicht zu, es tritt jedoch eine Umverteilung der Durchblutung und eine Zunahme des kollateralen Blutflusses ein, so daß die Durchblutung der Subendokardregion verbessert wird. Gelegentlich löst die Infusion von NTG eine Reflextachykardie aus; sie ist jedoch meist geringer ausgeprägt als mit NNP. Nitroglyzerin (0,01%ige Konzentration in 5%iger Glukose = 100 µg/ml) wird als intravenöse Dauertropfinfusion auf gesondertem Infusionsweg, am zweckmäßigsten über zentralen Venenkatheter und mit Infusionspumpe, verabreicht. Die durchschnittliche Infusionsrate beträgt 0,5 µg/kg KG/min. Die Wirkung setzt nach etwa 1-2 min ein und hält nach dem Absetzen 3-5 min an. NTG kann zur Methämoglobinbildung führen, bis 1 mg/kg KG/min ist jedoch keine Methämoglobinbildung nachgewiesen worden. Beim liegenden Patienten wird manchmal keine ausreichende Hypotension erzielt, so daß Lageveränderungen und die Kombination mit anderen Pharmaka (z.B. Halothan) erforderlich sind.

NTG ist indiziert bei Blutdrucksteigerung > 20% Ausgangswert, Anstieg des PCWP > 18 mm Hg, signifikanter ST-Veränderung im EKG (> 1 mm), akuter rechts- oder linksventrikulärer Funk-

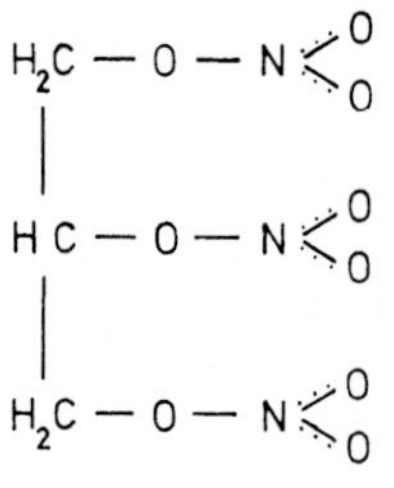

$$\begin{array}{l} H_2C - O - NO_2 \\ \quad | \\ HC - O - NO_2 \\ \quad | \\ H_2C - O - NO_2 \end{array}$$

Abb. 6.14. Strukturformel von Nitroglyzerin

$$Na_2\ [Fe\ (CN)_5\ (NO)]$$

Abb. 6.15. Strukturformel von Natriumpentacyanitrosylferrat II (Nitroprussidnatrium)

Tabelle 6.9. Hämodynamische Eigenschaften verschiedener Vasodilatatoren

Substanz	Venodilatation	Arteriodilatation	Myokardialer O_2-Verb.	LVEDP	HZV
Nitroglyzerin	+++	+	↓	↓↓	↔↑
Nitroprussid	++	+++	↓	↓↓	↑↑
Phentolamin	+	+++	↓	↓	↑↑

tionsstörung und Koronararterienspasmus. Bei Herzinsuffizienz hat sich die Kombination mit Dobutamin bewährt. Der Sauerstoffpartialdruck des Gewebes bleibt unter NTG im Histogramm unverändert. Bei Hypovolämie ist NTG mit Vorsicht zu verabreichen.

Natriumnitroprussid. NNP (Nipride, Nipruss 0,7-7 μg/kg KG/min; Abb. 6.15) reagiert direkt mit der glatten Muskulatur der Widerstands- und Kapazitätsgefäße (Tab. 6.9) und weniger oder kaum mit anderen glatten Muskelfasern (z. B. Darm, Muskulatur). Der Effekt wird durch die Nitrosogruppe hervorgerufen und tritt unabhängig von der autonomen Innervation auf. Durch die arterioläre Vasodilatation fällt der periphere Gefäßwiderstand ab, und das Afterload des linken Ventrikels wird vermindert. Die Dilatation der Venen führt zum venösen Pooling des Bluts mit Abnahme des venösen Rückstroms und des Preloads. Durch den Blutdruckabfall wird eine Reflextachykardie ausgelöst, die jedoch nicht ausreicht, um den Druckabfall zu kompensieren. Bei Störungen der Ventrikelfunktion mit erhöhten Füllungsdrücken werden durch die Senkung des Afterloads mit NNP in niedriger Dosierung das Schlagvolumen gesteigert und die Ventrikelfunktion verbessert. Die Verminderung des Afterloads senkt zugleich den MVO_2. Die Wirkung des NNP ist außerordentlich flüchtig, da es rasch inaktiviert wird (Halbwertszeit: 3 min). Der Wirkungseintritt erfolgt rasch (innerhalb von Sekunden), nach Unterbrechung der Zufuhr wird der ursprüngliche Blutdruck in kurzer Zeit wieder eingestellt (wenige Minuten). Die Substanz ist somit gut steuerbar. Sie wird nur intravenös, am besten über eine Infusionspumpe, appliziert. Die Lösung wird jeweils kurz vor der Anwendung frisch zubereitet und während der Infusion vor Lichteinfall geschützt. Ein Zusatz von Thiosulfat mindert die Toxizität. Seine Applikation erfolgt im Dauertropf (0,01%ige Konzentration in 5%iger Glukose = 100 μg/ml) mit Infusionspumpen über einen gesonderten Infusionsweg. Die Dosierung beträgt je nach therapeutischem Zweck etwa 0,5-3 μg/kg KG/min bzw. 1 mg/kg KG/Tag. Sinkt der Blutdruck innerhalb von 5 min nicht ab, kann die Dosis verdoppelt werden. Mehr als 15 μg/kg KG/min oder 2 mg/kg KG/Tag sollten nicht verabreicht werden (Zyanidintoxikation).

Die 5 im Molekül der Substanz enthaltenen Zyanidgruppen werden langsam und nicht enzymatisch im Organismus freigesetzt. Eine Zyanidgruppe verbindet sich mit Methämoglobin zum ungiftigen Cyanmethämoglobin, die anderen Gruppen werden hauptsächlich durch Leber- und Nierenrhodanase in Thiozyanat umgewandelt, wobei Thiosulfat als Schwefeldonator dient. Das entstandene Thiozyanat wird über die Nieren ausgeschieden. Die Menge des freigesetzten toxischen Zyanids hängt von der zugeführten NNP-Menge ab, während bei der Umwandlung des Zyanids zu Thiozyanat die Verfügbarkeit von Schwefeldonatoren für das Enzym Rhodanase, das selbst im Überfluß vorhanden ist, den limitierenden Faktor bildet. Sind nicht genügend Schwefeldonatoren vorhanden, so reagiert Zyanid mit Zytochromoxidase und blockiert die Atmungskette, woraus eine Gewebshypoxie resultiert. Die Toxizität von NNP kann durch Mischen mit Na-Thiosulfat reduziert werden. Die maximale Entgiftungskapazität für Zyanid beträgt 2 μg/kg KG/min. Bei Patienten höheren Lebensalters und in reduziertem Allgemeinzustand ist eine Dosisreduktion angezeigt. Der Infusionsbehälter benötigt einen Schutz gegen Lichteinwirkung.

Der Vorteil von NNP liegt in seiner kurzen Wirkungszeit und guten Steuerbarkeit sowie dem Fehlen der Ganglienblockade. Da eine Pupillenerweiterung ausbleibt (bei Ganglienblockaden vorhanden), ist es bei zerebraler Gefäßchirurgie zur Beurteilung der Funktion des ZNS von Vorteil. Allerdings erweist sich ein geringer Prozentsatz von Patienten als resistent gegenüber der Substanz. In Einzelfällen ist ein Reboundeffekt beobachtet worden. Der Reboundeffekt kann durch Vorgabe von β-Blockern reduziert werden. Für den Reboundeffekt sind wahrscheinlich Angiotensin, Vasopressin und Katecholamine verantwortlich. Überdosierungen müssen vermieden werden, da sie zur Zyanidintoxikation führen (Hemmung der Atmungskette). Zeichen der Toxizität sind zunehmende metabolische Azidose, progressiver Blutdruckabfall, Hyperventilation, Abnahme des $PaCO_2$ und Verringerung der arteriovenösen O_2-Differenz ($D_{av}O_2$). In diesen Fällen ist vor allem Na-Thiosulfat (150 mg/kg KG, langsam über 15 min i.v.) indiziert. Außerdem können Hydroxycobolamin (0,1 mg/kg KG) oder Natriumnitrat (5 mg/kg KG, über 5 min i.v.) eingesetzt werden. Bei Patienten mit erhöhtem Hirndruck ist NNP wegen seiner auch im Hirngefäßgebiet ausgeprägten vasodilatierenden Eigenschaften unter entsprechender Vorsicht zu verwenden. Ebenso ist Vorsicht geboten bei Niereninsuffizienz, Leberinsuffizienz und Hypothyreose (Hemmung der Jodaufnahme). Bei Patienten mit Koronarerkrankungen sollte NNP zurückhaltend eingesetzt werden. Im Histogramm des Sauerstoffpartialdrucks findet sich nach NNP eine Linksverschiebung, die offensichtlich auf eine schlechtere Durchblutung der funktionellen Kapillaren zurückgeführt werden muß.

Zur Blutdrucksenkung bei schwerer Hypertonie, zur kontrollierten Blutdrucksenkung in der Anästhesie und zur Senkung des Afterloads bei Herzinsuffizienz hat sich NNP bewährt.

Phentolamin. Phentolamin (Regitin 0,015 mg/kg KG) ist ein α_1- und α_2-adrenerger Blocker, der gelegentlich zur Blutdrucksenkung eingesetzt wird. Mit der Einführung der α-Antagonisten wurde deutlich, daß es zwei Typen von α-Rezeptoren gibt: α_1- und α_2-Rezeptoren. Die α_1-adrenergen Rezeptoren befinden sich postsynaptisch. Ihre Stimilation führt zu einer Kontraktion der glatten Gefäßmuskulatur. α_2-Rezeptoren befinden sich präsynaptisch an sympathischen Nervenendigungen. Die Stimilation dieser Rezeptoren verursacht über einen Feedback-Mechanismus eine Inhibition der Noradrenalin-Freisetzung. Die Substanz senkt den arteriellen Blutdruck durch ihre blockierende Wirkung auf die α-Rezeptoren der Gefäße, zusätzlich noch durch einen direkten Effekt auf die Gefäßmuskelzellen. Außerdem wirkt Phentolamin positiv chronotrop, so daß die Herzfrequenz ansteigt. Der Venentonus reduziert sich unter Phentolamin ebenfalls; Afterload und Preload sinken damit ab. Die Zufuhr erfolgt entweder als Bolus oder durch kontinuierliche Infusion. Bei Bolusinjektion (etwa 0,02-0,03 mg/kg KG, wiederholt) tritt die Wirkung nach 2-3 min ein und hält ca. 15-30 min an. Bei Infusionen müssen etwa 1-10 µg/kg KG/min zugeführt werden, um die hämodynamische Wirkung aufrechtzuerhalten. α-Blocker sind zwar prinzipiell zur Senkung des arteriellen Blutdrucks geeignet, doch ist durch ihre alleinige Applikation - sofern keine Hypovolämie besteht und das HZV normal bleibt - keine ausreichende Hypotension zu erreichen. Erst durch zusätzliche Maßnahmen (z. B. Lageveränderungen, Inhalationsnarkotika), die v. a. das HZV mindern, ist eine entsprechend ausgeprägte Blutdrucksenkung möglich. Eine α_1-blockierende Substanz ist Phenoxybenzamin (Dibenzylin: 1 mg/kg KG/min), das mit einer Wirkungszeit von 24 h keine Verwendung im Rahmen der kontrollierten Hypotension findet.

β-Blocker. Diese Substanzen verbinden sich mit dem β-adrenergen Rezeptor, ohne daß eine Reaktion auftritt. Die Wirkung der β-adrenergen Agonisten wird kompetitiv gehemmt. Sie können z. B. eingesetzt werden, wenn bei Verwendung von Ganglienblockern ein über die Barorezeptoren induzierter gesteigerter Sympathikotonus eintritt, der den Blutdruckabfall zu kompensieren versucht.

Derartige Herzfrequenzsteigerungen werden v. a. bei jüngeren Patienten beobachtet; sie können durch β-Blocker (z. B. Pindolol (Visken 0,02 mg/kg KG)) gut beherrscht werden. Eventuell auftretende Bradykardien lassen sich durch Hyoscyamin (Atropin 0,01 mg/kg KG) beseitigen.

Inzwischen werden verschiedene Typen von β-Blockern unterschieden, von denen v. a. Präparate mit kardioselektiven, membranstabilisierenden und intrinsischen sympathikomimetischen Eigenschaften bekannt sind.

- *Kardioselektive β-Blocker* wirken hauptsächlich auf die β_1-Rezeptoren des Herzens. Reine β_1-Blocker gibt es bisher nicht; in Abhängigkeit von der Dosis ist zugleich auch eine Wirkung auf die β_2-Rezeptoren nachweisbar.
- *Membranstabilisierende β-Blocker* verzögern den Anstieg des Aktionspotentials. Die Wirkung ist unabhängig von einer kompetitiven Hemmung der β-adrenergen Agonisten; sie wird als chinidin- oder lokalanästhetikumartig bezeichnet.
- *β-Blocker mit intrinsischen sympathikomimetischen Eigenschaften* besitzen zusätzlich leicht agonistische Wirkungen auf die Betarezeptoren, allerdings in viel geringerem Ausmaß als die reinen Agonisten. Sie werden deshalb auch als partielle Agonisten bezeichnet (Tab. 6.10).

β-Blocker wirken negativ inotrop und negativ chronotrop; sie reduzieren somit Herzfrequenz und HZV. Außerdem vermindern sie die Wirkung exogen zugeführter β-adrenerger Agonisten. Hingegen werden die inotropen Wirkungen von Ca^{++}, Digitalis, Xanthinderivaten und Glukagon nicht

Tabelle 6.10. Wirkungsspektrum verschiedener β-Blocker

Substanz	Handelsname	Selektiv	Agonistisch	Membran-stabil.	Potenz 1 = Prop.	HWZ (h)
Propranolol	Dociton	nein	nein	ja	1	3-6
Practolol	–	ja	ja	nein	0,3	6-8
Oxprenolol	Trasicor	nein	ja	minimal	0,5-1	2
Alprenolol	Aptin	nein	ja	ja	0,3	2-3
Pindolol	Visken	ja	ja	minimal	6	3-4
Sotalol	Sotalex	nein	nein	minimal	0,3	5-13
Timolol	Temserin	nein	nein	nein	6	4-5
Acebutolol	Neptal	?	ja	ja	0,3	8
Atenolol	Tenormin	ja	nein	nein	1	6-9
Metoprolol	Beloc	ja	nein	±	1	3-4
Nadolol	Solgol	nein	?	?	?	14-17

beeinflußt. Der myokardiale Sauerstoffverbrauch nimmt ab. β-Blocker wirken antihypertensiv; allerdings tritt dieser Effekt langsam ein. Bei Patienten mit Herzerkrankungen kann es zur Herzinsuffizienz kommen. Beim plötzlichen Absetzen von β-Blockern kann ein Entzugssyndrom auftreten, das beim Hypertoniker mit massivem Blutdruckanstieg und beim Koronarkranken mit schweren Angina-pectoris-Anfällen einhergehen kann. β-Blocker erhöhen den Atemwegswiderstand; bei Asthmatikern und Emphysematikern ist deshalb Vorsicht geboten. Auch bei Patienten mit Anämie und Blutungshypovolämie ist die Anwendung von β-Blockern unter entsprechender Kritik vorzunehmen. Die Wirkungsstärke von β-Blockern wird aus ihrer blockierenden Wirkung auf die herzfrequenzsteigernden Eigenschaften von Isoproterenol ermittelt.

Sympathikusblockade. Die Ausschaltung des sympathischen Nervensystems kann im präganglionären oder im ganglionären Bereich erfolgen. Für die präganglionäre Blockade eignen sich Spinal- und Periduralanästhesie, wobei die Spinalanästhesie das wirksamere Verfahren darstellt (s. 8.2.4.2). Eine ganglionäre Blockade ist medikamentös mit Trimetaphan (Arfonad 0,02 mg/kg KG/min) möglich. Dieses Präparat verursacht neben der Ganglienblockade noch Tachykardie und Mydriasis, so daß es im Rahmen der Anästhesie einige Nachteile besitzt (z. B. erschwerte Beurteilung der Pupillenreaktion auf Narkotika). Des weiteren zeigt Trimetaphan direkte vasodilatorische und histaminliberierende Eigenschaften; diese Substanz ist in Deutschland nicht mehr im Handel [136, 219].

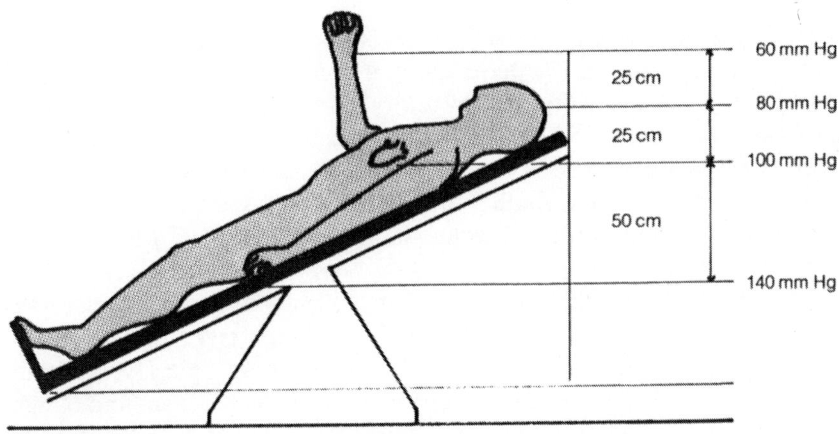

Abb. 6.16. Schematische Darstellung der Blutdrucksenkung durch Lageveränderung. Dabei entsprechen 2,5 cm Höhendifferenz etwa 2 mm Hg Druckdifferenz

Reduktion des Schlagvolumens. Das Schlagvolumen des Herzens kann indirekt oder direkt vermindert werden. Indirekt läßt sich das Schlagvolumen durch Reduzierung des venösen Rückflusses herabsetzen, z. B. durch Lageveränderungen oder die Beatmung mit PEEP. Eine direkte Reduzierung des Schlagvolumens ist durch Einsatz myokarddepressiver Substanzen, z. B. Inhalationsnarkotika, möglich.

Lageveränderungen. Die Veränderungen der Patientenlagerung (Abb. 6.16) kann eine brauchbare ergänzende Maßnahme im Rahmen der kontrollierten Hypotension sein. Das Operationsfeld muß sich in diesen Fällen über dem Herzniveau befinden. In der Regel können für 2,5 cm Höhendifferenz 2 mm Hg Druckdifferenz veranschlagt werden. Dies bedeutet, daß bei einer mäßigen Kopferhöhung von 25 cm oberhalb des Null-Referenzpunkts der Druckmessung (Herz) 20 mm Hg vom gemessenen Blutdruck abgezogen werden können. Ein arterieller systolischer Blutdruck von 100 mm Hg würde bei Verlust der Autoregulation somit einen zerebralen Perfusionsdruck von nur 80 mm Hg entsprechen - vorausgesetzt, daß der intrakranielle Druck gleich Null ist.

Positiv-endexspiratorischer Druck (PEEP). Eine weitere flankierende Maßnahme bei der Blutdrucksenkung ist der Einsatz von PEEP. PEEP bewirkt ebenso wie die Lageveränderung über eine Reduktion des venösen Angebots eine Abnahme des HZV. Die Verwendung von PEEP (10-15 cm H_2O) kann als gut steuerbare Methode zusammen mit der Lagerung und pharmakologischen Maßnahmen genutzt werden. Ob PEEP allerdings bei neurochirurgischen Eingriffen in Hypotension sinnvoll ist, muß im Einzelfall entschieden werden; theoretisch ist durch die vermehrte venöse Stauung eine gesteigerte Blutung im Operationsgebiet zu erwarten [254].

Die Probleme der speziellen Lagerung, der subtilen Blutstillung, insbesondere bei der Rückkehr zu normalen Ausgangswerten, sowie die besondere postoperative Überwachung (Reboundphänomen) setzen voraus, daß die kontrollierte Hypotension nur in enger Zusammenarbeit mit dem Operateur durchgeführt wird.

Inhalationsnarkotika. Neben der pharmakologischen Vasodilatation durch NNP oder NTG können als unterstützende Maßnahmen auch Inhalationsnarkotika eingesetzt werden. Die volatilen Narkotika reduzieren die myokardiale Kontraktilität sowie die Empfindlichkeit der Barorezeptoren und des autonomen Systems. Dadurch fällt das Schlagvolumen ab, und die über den Sympathikus gesteuerten Kompensationsmechanismen werden reduziert. Eine ausschließliche Verwendung volatiler Narkotika zur Hypotension ist zu unterlassen, da dann z. B. bei Verwendung von Halothan primäre Konzentrationen von 3 Vol.-% erforderlich wären.

6.8.2 Kontrollierte Hypothermie

Unter einer Hypothermie versteht man die Senkung der Körpertemperatur unter 35 °C. Die Senkung der Körpertemperatur unter diesen Bereich reduziert den Sauerstoffverbrauch der Körperzellen und verlängert damit die Ischämietoleranz lebenswichtiger Organe. So sinkt z. B. der Sauerstoffverbrauch des Gehirns bei einer Körpertemperatur von 30 °C auf 50%, bei 25 °C auf nur noch 30% des Ruhewerts. Außerdem mindert die Hypothermie die Entwicklung eines Hirnödems nach Schädeltraumen; zumindest dann, wenn sie innerhalb von 1-2 h nach der Verletzung eingeleitet wird.

Die Weiterentwicklung von Herz-Lungen-Maschinen und bessere Perfusionstechniken haben dazu geführt, daß die kontrollierte Hypothermie durch Oberflächenkühlung an Bedeutung verloren hat. Die extrem tiefe Hypothermie mit der HLM hingegen hat in der Kardiochirurgie des Neugeborenen- und Säuglingsalters eine neue Indikation gefunden. Insgesamt betrachtet hat die Hypothermie heute in der klinischen Anästhesiologie nicht mehr die Bedeutung, die ihr noch vor einem Jahrzehnt zukam [63, 100, 294, 568].

6.8.2.1 *Physiologische Voraussetzungen*

Die Hypothermie führt zu Veränderungen der Herzfunktion, der Atmung und des Stoffwechsels, so daß diese Methode nur unter künstlicher Beatmung und strenger Überwachung eingesetzt werden darf. Mit dem Abfall der Körpertemperatur geht die Herzfrequenz zurück, während das Schlagvolumen bis zu einer Temperatur von 30 °C unverändert bleibt und erst dann abnimmt. Allerdings ist auch eine Reduktion der Herzleistung zu erwarten. Unterhalb von 30 °C treten mit zunehmender Häufigkeit Arrhythmien auf, bei etwa 28 °C kann Kammerflimmern einsetzen. Der arterielle Blutdruck nimmt ab; jedoch nicht im gleichen Maße wie das Herzzeitvolumen, so daß die zu beobachtende Blutdruckstabilität häufig auch als „relative Hypertonie" bezeichnet wird. Zwischen 15-17 °C kommt es zum Herzstillstand. Die Spontanatmung wird ab 28 °C infolge des Abfalls der Atemfrequenz und des Atemzugvolumens unzureichend, zwischen 25-17 °C tritt Apnoe ein. Der physiologische Totraum steigt mit abnehmender Körpertemperatur an. Alle diese Veränderungen sind aber auch auf die atemdepressive Wirkung der Narkotika zurückzuführen, die in der Regel bei jeder Hypothermie erforderlich sind. Insgesamt darf die Verminderung der Ventilation bei Temperaturen ab 32 °C mit 10%, unterhalb von 30 °C mit 25% eingestuft werden. Im Verlaufe der Hypothermie entwickelt sich eine metabolische Azidose, die v. a. in der Wiedererwärmungsphase eine potentielle Gefahr darstellt. Bei 10 °C kommt es zur Kälteschwellung des Gehirns, die zum Hirntod führt. Blutvolumen, Plasmavolumen und Elektrolytkonzentration des Serums nehmen unter Hypothermie ab, Hämatokrit und Viskosität nehmen zu. Die Sauerstoffbindungskurve des Hb wird nach links verschoben, die Gerinnungsaktivität des Bluts vermindert.

Man unterscheidet vier Stufen der Hypothermie:

1. Leichte Hypothermie	(32 °C)
2. Mittlere Hypothermie	(32-28 °C)
3. Tiefe Hypothermie	(28-20 °C)
4. Extreme Hypothermie	(<20 °C)

Der optimale Temperaturbereich für die klinische Anwendung der Hypothermie liegt bei 30-32 °C. In diesem Temperaturbereich werden Kreislaufunterbrechungen von 6-8 min vom Organismus ohne Hypoxieschäden toleriert.

6.8.2.2 *Indikationen - Kontraindikationen*

Die Methode der kontrollierten Hypothermie ist indiziert bei allen Operationen, die eine Kreislaufunterbrechung von mehr als 3-4 min erfordern. Dies trifft v. a. für bilaterale Karotisobstruktionen, Aneurysmen und schwer korrigierbare Herzfehler zu. Die Hypothermie kann auch mit der kontrollierten Hypotension kombiniert werden. Bei Patienten mit koronaren Herzerkrankungen, nach Herzinfarkt oder bei Vorliegen von Kälteagglutininen ist die Hypothermie kontraindiziert.

6.8.2.3 Praktische Durchführung

Jede Hypothermie erfordert die Kontrolle von EKG, EEG, direkte arterielle Druckmessung sowie die Kontrolle des ZVD. Kontinuierlich müssen Rektal- und Ösophagustemperatur gemessen werden. Blutgase, Säure-Basen-Haushalt, Serumelektrolyte, Blutzucker und Blutgerinnung sollten in regelmäßigen Abständen überprüft werden.

Voraussetzung für die künstliche Senkung der Körpertemperatur ist neben der Kälteapplikation eine neurovegetative Blockade zur Ausschaltung der thermoregulatorischen Reflexmechanismen, die insbesondere im Temperaturbereich von 35-33 °C stark ausgeprägt sind.

Neurovegetative Blockade. Neben der genügend tiefen Sedierung und Narkose empfiehlt sich zur Erzielung einer neurovegetativen Blockade eine Medikamentenkombination, die aus Phenothiazinderivaten (z. B. Promethazin: Atosil 1 mg/kg KG) und aus Opioiden (z. B. Pethidin: Dolantin 1 mg/kg KG) besteht. Zur Beschleunigung der Temperatursenkung kann bei normaler hämodynamischer Ausgangssituation ein Sympathikolytikum, z. B. Dihydroergocorninmesilat (Hydergin: 0,01 mg/kg KG), zusätzlich verabreicht werden.

Kälteapplikation. Die Abkühlung des Patienten kann durch Oberflächenkühlung oder durch Perfusionskühlung erfolgen. Die Oberflächenkühlung wird entweder in einem Eiswasserbad von 24 °C oder mit Hilfe wasserdurchströmter Gummimatten (12-14 °C), die mit einem Pumpsystem verbunden sind, durchgeführt. Dabei befindet sich der Patient in Allgemeinanästhesie (z. B. Halothannarkose oder Neuroleptanästhesie) mit kompletter Muskelrelaxation. Bei Verwendung von Gummimatten kann zur Beschleunigung des Abkühlvorgangs die Körperoberfläche zusätzlich mit Eisbeuteln, kalten Tüchern usw. bedeckt werden. Die Beatmung sollte so gesteuert werden, daß ein $PaCO_2$ von 40 mm Hg eingestellt ist, um eine hyperventilationsbedingte Vasokonstriktion auszuschließen. Unter diesen Bedingungen wird in einem Zeitraum von 1-2 h eine Temperatur von 34 °C erreicht. Bei 34 °C sollte die Kühlung unterbrochen werden, da die Temperatur dann bis auf 30 °C weiter abfällt (Nachkühlung).

Die Perfusionskühlung erfolgt mit Hilfe der Herz-Lungen-Maschine (s. 10.1.3). Dabei sollte die Temperatur nicht tiefer als 28 °C gesenkt werden. Der Temperaturabfall erfolgt in einem Zeitraum von etwa 20-30 min.

Wiedererwärmung. Unter Durchströmung der Gummimatten mit warmem Wasser oder der Einlagerung des Patienten in ein Wärmebad wird die Temperatur des Patienten bis in einen Bereich von 34 °C gesteigert; die weitere Erwärmung des Organismus erfolgt spontan. Bei der Wärmeapplikation ist darauf zu achten, daß Hautverbrennungen ausgeschlossen werden. Mit der Herz-Lungen-Maschine ist innerhalb von 20-30 min die Ausgangstemperatur wieder erreicht.

6.9 Narkosekomplikationen

Die Häufigkeit spezifischer Narkosekomplikationen ist zwar gering, ihre Folgen können jedoch schwerwiegend sein. Deshalb ist jede Komplikation im Anästhesieprotokoll hinsichtlich Art, Dauer und Verlauf zu registrieren. Darüber hinaus sollte über Komplikationen, die einen längerdauernden oder bleibenden Schaden verursachen, ein Zwischenfallsprotokoll (s. 4.6.2) ausgefüllt werden, das mit einer Fotokopie des Originalprotokolls sorgfältig aufbewahrt werden muß. Unvollständige oder unzuverlässige Aufzeichnungen des Anästhesieverlaufs bringen den Arzt bei evtl. Zivil- oder Strafprozessen in Beweisschwierigkeiten und räumen dem Kläger (Patient oder Angehöriger des Patienten) erhebliche Beweiserleichterungen ein.

Die Narkosekomplikationen lassen sich im wesentlichen auf Vorerkrankungen des Patienten, unerwünschte Medikamentenwirkungen, gerätetechnische Unzulänglichkeiten und die mangelnde Erfahrung des Anästhesisten zurückführen. Darüber hinaus können im Anästhesieverlauf Komplikationen auftreten, die durch operative Maßnahmen bedingt sind. Die Komplikationen manifestieren sich vornehmlich am Herz-Kreislauf-System, dem respiratorischen System, dem ZNS und peripheren Nervensystem, dem Gastrointestinaltrakt und an anderen Körpergeweben (Haut, Schleimhaut usw.). Nicht alle während der Anästhesie möglichen Komplikationen lassen sich isoliert einem Organsystem zuordnen. Häufig sind von der Komplikation mehrere Organe betroffen, so daß auch in der folgenden Besprechung die jeweilige Komplikation schwerpunktmäßig dem einen oder anderen Organ zugeordnet werden muß [4, 18, 53, 55, 89, 149, 225, 270, 291, 302, 336, 337, 340, 422, 430, 437, 452, 467, 474, 512, 526, 527, 557].

6.9.1 Herz-Kreislauf-Komplikationen

Die Anwendung von Narkotika und Muskelrelaxanzien, vegetative Stimulationen, Medikamenteninteraktionen, sowie Blutverluste, Volumensubstitution und die Schaffung von Infusionswegen können zu kardiovaskulären Komplikationen führen, die vornehmlich als Hypotension, Hypertonie, Herzrhythmusstörungen oder Herzstillstand in Erscheinung treten.

6.9.1.1 Schwere Hypotension

Der Abfall des arteriellen Blutdrucks um mehr als 30% unter den Ausgangswert ist eine Störung des Anästhesieverlaufs, die beseitigt werden muß. Die Hypotension kann durch Volumenmangel (z. B. Blutung), behinderten venösen Rückfluß (z. B. Kompression der V. cava, Pneumothorax, PEEP), Vasodilatation (z. B. anaphylaktoide Reaktion, Sympathikusblockade, Anästhetikawirkung, Nebenniereninsuffizienz) oder unzureichende Herzleistung (z. B. Anästhetikaüberdosierung, Herzrhythmusstörung, Infarkt) verursacht sein.

Bei der Sofortbehandlung von Hypotensionen stehen Reduzierung der Narkosetiefe, Volumensubstitution und Lagerungsmaßnahmen im Vordergrund. Erst sekundär kommen Katecholamine, rhythmusstabilisierende Medikamente, Kardiaka, Kortikosteroide usw. zur Anwendung. Die auslösende Ursache sollte durch spezielle Kontrollverfahren (z. B. Messung des ZVD, direkte arterielle Blutdruckmessung, Messung des PAP, HZV-Messung, EKG-Monitoring, Messung der Körpertemperatur) analysiert werden.

Volumenmangel. Während der Anästhesie ist eine Hypovolämie in der Regel die Folge unzureichender Substitutionstherapie. Hämodynamisch wirksam wird die Hypovolämie, wenn das Blutvolumendefizit >7 ml/kg KG beträgt. Auch größere Blutvolumenverluste lassen sich beherrschen, wenn die Volumensubstitution über mehrere gut dimensionierte venöse Zugangswege erfolgt (s. 13.4.1).

Verminderter venöser Rückfluß. Durch Kompression der V. cava inferior (z. B. bei der Schwangerschaft) oder eine PEEP-Beatmung wird der venöse Rückfluß reduziert. Beim V.-cava-Syndrom der fortgeschrittenen Schwangerschaft kann das Strömungshindernis beseitigt und damit das Herzzeitvolumen erhöht werden, wenn der Operationstisch in einem Winkel von 15-45° nach links gedreht wird. Auch in Trendelenburg-Lagerung und bei Seitenlagerung für Bandscheibenoperationen können hämodynamische Reaktionen in Form von Hypotensionen auftreten, die sich durch Lagekorrekturen beseitigen lassen.

Vasodilatation. Inhalationsnarkotika (z. B. Enfluran, Halothan), intravenöse Narkotika (z. B. Thiopental), Muskelrelaxanzien (z. B. d-Tubocurarin) sowie regionale Anästhesieverfahren können eine Vasodilatation auslösen. Eine derartige Reaktion kann aber auch die Folge allergischer, anaphylaktischer, anaphylaktoider oder toxischer Reaktionen sowie in seltenen Fällen die Folge von Medikamenteninteraktionen sein. In der klinischen Praxis ist es nicht immer möglich, den Reaktionsmechanismus nach einem Zwischenfall klar zu definieren, zumal bei den nichttoxischen Reaktionen als Mediator vasoaktive Substanzen, insbesondere Histamin, regelhaft beteiligt sind. Daraus leitet sich ab, daß die klinischen Erscheinungsformen weitgehend identisch sind. Therapeutisch ist in diesen Fällen die Gabe einer vasokonstringierenden Substanz (z. B. Noradrenalin: 0,1 μg/kg KG/min) indiziert.

Unverträglichkeitsreaktionen. Allergische oder pseudoallergische Reaktionen (PAR) zeigen neben einer mehr oder weniger stark ausgeprägten Hypotension eine Reihe anderer Symptome, von denen Hautrötungen, Quaddelbildung, Tachykardien und/oder Atemwegsspasmen am häufigsten beobachtet werden. In schweren Fällen, insbesondere beim Bronchospasmus, kann infolge Abnahme der Lungendehnbarkeit, Anstieg des Pulmonalarteriendrucks und Hypoxie sehr rasch ein Kreislaufstillstand eintreten. Die Sofortmaßnahmen bei schweren Unverträglichkeitsreaktionen erfolgen nach der AAC-Regel:

A = Antigenentfernung durch Infusionsstop, aber Offenhalten des Infusionswegs mittels Wechsel auf ein Alternativpräparat.
A = Adrenalin: Epinephringabe (Suprarenin 1 mg in 10 ml NaCl, 1-2 ml i. v. = 0,002 mg/kg KG).
C = Kortison: Kortikosteroidgabe (Prednisolon 15 mg/kg KG i. v.).

Darüber hinaus kann die schwere Unverträglichkeitsreaktion die Anwendung der kardiopulmonalen Reanimation erfordern. Nach Gabe von Plasmaersatzmitteln treten Unverträglichkeitsreaktionen in unterschiedlicher Ausprägung und Häufigkeit auf, z. B. nach Dextran in 0,03%, Gelatine 0,11%, Stärke 0,03% und Humanalbumin 0,01%. Dabei sind unterschiedliche Auslösungsmechanismen selbst bei ein und demselben Präparat möglich. Zur Prophylaxe dieser Unverträglichkeitsreaktionen werden monovalentes Dextran 1 (Promit 10-20 ml langsam i. v.) oder Antihistaminika (Dimethylpyrinden 0,02 mg/kg KG; Cimetidin 3 mg/kg KG) eingesetzt.

Promit ist eine 15%ige Lösung monovalenten Dextrans mit dem mittleren Molekulargewicht 1000. Die langsame intravenöse Injektion von 10-20 ml der Substanz führt zur Besserung der Bindungsstellen zirkulierender Antikörper, so daß der für die anaphylaktoiden Reaktionen verantwortliche Aufbau von großen Molekülkomplexen gestört oder ganz verhindert wird. Die Schutzdauer von Promit beträgt 48 h.

Antihistaminika in Form der Kombination eines H_1- und H_2-Rezeptorenantagonisten [Dimethylpyrinden (Fenistil 0,02 mg/kg KG) und Cimetidin (Tagamet 3 mg/kg KG)] verhindern vollständig die klinischen Effekte der Histaminfreisetzung (Rezeptorblockierung), nicht jedoch die Histaminliberalisierung selbst.

Weitere Unverträglichkeitsreaktionen können durch Propanidid, Thiopental, Methohexital, Althesin, Morphin, Succinylcholin, d-Tubocurarin, Alcuronium, Pancuronium, Flunitrazepam, Lorazepam und Mepivacain ausgelöst werden. Auch hier ist eine verstärkte Histaminfreisetzung bei entsprechender Disposition des Patienten für das Auftreten der Reaktionen verantwortlich zu machen.

Komplikationen der Bluttransfusion. Bei oder nach Bluttransfusionen können in seltenen Fällen Unverträglichkeitsreaktionen auftreten, die durch Antigen-Antikörper-Reaktionen, allergische Reaktionen sowie durch metabolische Veränderungen, Übertragung von Krankheiten oder Infusion von Mikroaggregaten verursacht werden. In der Regel verlaufen alle diese Reaktionen mit einem mehr oder weniger ausgeprägten Blutdruckabfall.

Antigen-Antikörper-Reaktionen. Die klassische Antigen-Antikörper-Reaktion bei der Bluttransfusion führt über die Aktivierung des Komplementsystems zur Hämolyse, zum Auftreten von Gerinnungsstörungen, zur Histaminfreisetzung und zur gesteigerten Kapillarpermeabilität. Beim wachen Patienten geht die hämolytische Reaktion mit lumbalen oder retrosternalen Schmerzen sowie mit Fieber, Unruhe, Übelkeit, Dyspnoe, Hautflush und Hypotension einher. Beim narkotisierten Patienten sind diese frühen Zeichen versteckt; allenfalls lassen plötzlicher Blutdruckabfall und Tachykardie im Zusammenhang mit einer Bluttransfusion an eine hämolytische Transfusionsreaktion denken. Darüber hinaus kann der Operateur auf eine gesteigerte Blutungsneigung im Operationsgebiet hinweisen. Im Harn des Patienten findet sich eine Hämoglobinurie bei zunehmender Oligurie, die im weiteren Verlauf zur Anurie führen kann. Die größte Gefahr für den Patienten erwächst aus dem Nierenschaden, der auf Stroma- und Lipidablagerung in den distalen renalen Tubuli sowie auf histaminbedingte Gefäßveränderungen in der Nierenrinde und auf Gerinnungsprozesse zurückgeführt werden muß. Weitere Folgen sind Anämie und Ikterus.

Die Therapie hämolytischer Transfusionsreaktionen erfordert den sofortigen Transfusionsstop, da die Schwere der Veränderungen in direktem Zusammenhang zur Menge des verabreichten Blutes steht. Spender- und Empfängerblut sind sofort zu sichern und nachzuuntersuchen. Es sollten 10 ml venöses Blut entnommen und gemeinsam mit der Blutkonserve der Blutbank für Kontrolluntersuchungen übersandt werden. Die Harnproduktion ist durch große Mengen kristalloider Lösungen sowie durch Mannitolinfusionen und Furosemidgaben zu erhöhen. Die Alkalisierung des Harns durch $NaHCO_3$ soll die Ablagerung von Stroma und Lipiden im distalen Tubulus vermindern. Unter Umständen ist der Einsatz von Vasopressoren (Noradrenalin: 1 mg in 250 ml NaCl-Lösung) sowie Mannitgabe (1,5 g/kg KG/24 h) erforderlich.

Verzögerte hämolytische Reaktionen können auftreten, wenn die Antikörper für eine schnelle Reaktion nicht stark genug sind. Klinisch wird diese Transfusionsreaktion v. a. durch das

Auftreten eines Ikterus nach etwa 5–7 Tagen beobachtet. Ein positiver Coombs-Test zeigt, daß das Plasma des Empfängers einen Antikörper gegen ein Antigen des Spenderbluts enthält.

Die häufigste nichthämolytische Reaktion, die auf eine Antigen-Antikörper-Reaktion zurückgeführt werden muß, ist eine

Fieberreaktion. Ursache dafür sind wahrscheinlich Empfängerantikörper gegen Spenderantigene, wobei die Antikörper in der Regel durch vorausgehende Transfusionen gebildet worden sind. Die Temperatur steigt innerhalb von 4 h nach dem Transfusionsbeginn bis auf etwa 38 °C. Kopfschmerzen, Übelkeit, Erbrechen sowie Brust- und Rückenschmerzen sind häufige Begleitreaktionen. Milde Fieberreaktionen können durch Verlangsamung der Infusionsgeschwindigkeit und durch Antipyretika behandelt werden; schwere Reaktionen erfordern die Unterbrechung der Transfusion.

Allergische Reaktionen. Allergische Transfusionsreaktionen treten in einer Häufigkeit von etwa 3% auf; sie werden wahrscheinlich durch inkompatible Plasmaproteine ausgelöst. Symptome dieser Reaktion sind Pruritus, Erythem, Urtikaria, Temperaturanstieg und Eosinophilie. Vereinzelt kann es zu Laryngo- und Bronchospasmus kommen. Während der Anästhesie kann das erste Zeichen einer allergischen Transfusionsreaktion ein Erythem entlang dem Infusionsweg sein.

Die Therapie der allergischen Reaktion besteht in der Applikation von Glukokortikoiden [Kortisol 0,5 mg/kg KG), Antihistaminika (Dimetindenmaleat (Fenistil 0,1 mg/kg KG)] und Sympathomimetika [Noradrenalin (Arterenol 0,01 mg/kg KG)]. Nachfolgende Transfusionen sollten mit gewaschenen Erythrozyten durchgeführt werden; dies gilt auch für Patienten, die in der Anamnese eine allergische Reaktion nach Bluttransfusion mitteilen.

Eine seltene Reaktion nach Bluttransfusion ist das Auftreten einer pulmonalen Hypertension mit den Zeichen von Fieber, Husten und Lungenödem. Es wird angenommen, daß es sich hierbei um eine Reaktion zwischen Antikörper im Plasma der Konserve und Leukozyten des Empfängers handelt. Die Behandlung erfolgt symptomatisch und beinhaltet neben der Unterbrechung der Transfusion die Gabe von Glukokortikoiden (Kortisol 0,5 mg/kg KG), Antihistaminika (Fenistil 0,1 mg/kg KG) und Sympathomimetika [Orciprenalin (Alupent 0,001 mg/kg KG)].

Reaktionen durch metabolische Veränderungen. Durch Lagerung von Blutkonserven kommt es in Abhängigkeit von der Lagerdauer zu Veränderungen der Wasserstoffionenkonzentration, der Kaliumkonzentration, der 2,3-DPG-Konzentration und der Ca^{++}-Konzentration des Blutes.

pH-Wert-Veränderungen. Die Wasserstoffionenkonzentration im gelagerten Blut wird initial durch die Zugabe der Stabilisatorlösungen (pH ~5,0–5,6) erhöht. Die weiterbestehende metabolische Funktion der Erythrozyten führt außerdem zur Produktion von Wasserstoffionen, so daß die Wasserstoffionenkonzentration ansteigt und der pH-Wert von gelagertem Blut nach 14–21 Tagen unter einen Wert von 7,0 fällt.

Darüber hinaus steigt der CO_2-Druck auf 150–200 mm Hg, weil das Gas nicht durch die Aufbewahrungsbehälter diffundieren kann. Die metabolische Azidose des Transfusionsbluts wird jedoch nur bei großen Transfusionsmengen zum Problem; deshalb sollte $NaHCO_3$ nur nach entsprechenden Messungen verabreicht werden. Außerdem sind metabolische Alkalosen nach Massivtransfusionen häufiger als metabolische Azidosen. Dies ist eine Folge des Metabolismus von Zitrat zu Bikarbonat. Eine metabolische Alkalose nach Bluttransfusionen ereignet sich häufig bei Patienten mit Nierenschäden, da die Niere für die Bikarbonatausscheidung verantwortlich ist.

Veränderungen der Kaliumkonzentration. Nach 7tägiger Lagerung steigt die Kaliumkonzentration des konservierten Blutes auf 14 mmol/l, nach 21 Tagen auf 21–24 mmol/l an. Bei Verwendung eines Zitrat-Phosphat-Dextrose-Stabilisators ist der Kaliumanstieg etwa 20% geringer. Nach Bluttransfusion kommt es jedoch beim Patienten nur selten zur Hyperkaliämie, da der Gesamt-K-Gehalt des transfundierten Blutes relativ gering ist. Lediglich bei Kranken mit eingeschränkter Nierenfunktion kann eine Hyperkaliämie entstehen.

Veränderungen der 2,3 DPG-Konzentration. Der Abfall von 2–3 DPG führt zur Verschiebung der Sauerstoffdissoziationskurve des Hämoglobins (Hb) nach links; die Affinität des Hb für O_2 wird somit erhöht. Diese Situation kann die Sauerstoffversorgung der Gewebe verschlechtern, v. a. bei gleichzeitig bestehender Anämie. Deutliche Veränderungen sind jedoch erst nach mehr als 2wöchiger Lagerung zu erwarten.

Veränderungen der Ca^{++}-Konzentration. Der Metabolismus des im Konservenblut vorhandenen Zitrats führt neben der metabolischen Alkalose infolge Bindung des Ca^{++} an das Zitrat zur Hypokalzämie. Hypokalzämie kann Hypotension und verlängerte QT-Intervalle im EKG verursachen. Der Ca-Abfall ist jedoch relativ selten, da aus den Knochen Ca^{++} metabolisiert wird. Außerdem metabolisiert die Leber das Zitrat schnell zu Bikarbonat, so daß die Ca-Bindung wieder gelöst wird. Erst nach Gabe von >50 ml/min Transfusionsblut ist beim Erwachsenen ein Abfall der Ca^{++}-Konzentration zu erwarten. Die routinemäßige Ca^{++}-Gabe ist deshalb nicht indiziert, sondern nur die therapeutische nach objektivierbarem Ca^{++}-Abfall (z. B. nach EKG-Veränderungen).

Bei Neugeborenen erscheint die Ca^{++}-Gabe nach Bluttransfusion jedoch stärker indiziert, v. a. bei Hypothermie und Leberfunktionsstörung. Die Therapie erfolgt mit 10%igem Kalziumchlorid (CaCl: 6 mg/kg KG über 5–15 min unter Kontrolle des EKG).

Reaktionen durch Infektion. Die Übertragung von Viren aus dem Spenderblut in den Empfängerorganismus ist eine ernste Gefahr der Bluttransfusion. Neben Hepatitisviren betrifft dies besonders auch das HTLV-III-Virus (Aids), Zytomegalie- und Epstein-Barr-Viren. Das Screening der Spender auf Hepatitis-B-Antigen ist zwar hilfreich, es eliminiert aber nicht das Risiko einer Non-A-Non-B-Hepatitis.

Reaktionen durch Mikroaggregate. Bei der Lagerung von Konservenblut bilden Thrombozyten und Leukozyten Mikroaggregate, die etwa nach 3–5 Tagen nachweisbar sind. 21 Tage gelagertes Blut enthält etwa 50–100 Mio. Mikroaggregate mit einem Durchmesser von 12–170 μ. Aus diesem Grunde werden Mikrofiltersysteme empfohlen, die einen Teil der Partikel abfiltern können. Nicht alle Untersucher sind überzeugt, daß diese Filter die Häufigkeit von Lungenkomplikationen reduzieren. Blut, das nicht älter als 3 Tage ist, kann ohne Filter transfundiert werden. Der Einsatz von Filtersystemen scheint nur angezeigt bei der Transfusion von >3 Einheiten Blut mit einem Alter von >3 Tagen.

Toxische Medikamentenwirkungen. In seltenen Fällen treten v. a. bei Überdosierungen von Narkotika schwere Hypotensionen auf. Sie sind in der Regel durch adäquate Applikation der Substanzen und sorgfältige Überwachung des Patienten zu vermeiden. Da sie sowohl zur Minderung der Herzleistung als auch zur Vasodilatation führen, können sie bei verspätet einsetzenden Therapiemaßnahmen (Unterbrechung der Narkotikumapplikation, Katecholamingabe) zum Kreislaufzusammenbruch führen.

Maligne Hyperthermie. Die maligne Hyperthermie (MH) gilt als eine pharmakogenetische Erkrankung, die auf der Basis einer präexistenten, klinisch latenten und vermutlich familiären Myopathie entstehen kann. Das Krankheitsbild kann zwar nicht streng den kardiovaskulären Komplikationen zugeordnet werden, es läuft jedoch als Folge einer Medikamentenwirkung neben einer hypermetabolischen Krise und anderen Symptomen mit erheblichen hämodynamischen Störungen (Tachykardie, Arrhythmie, Asystolie) ab.

Die MH tritt sehr selten auf (Häufigkeit 1:14000 bei Kindern, 1:52000 bei Erwachsenen); sie ist eine stets lebensbedrohliche Komplikation der Allgemeinanästhesie. Die MH wird durch einige in der Anästhesie verwendeten Medikamente (z. B. Muskelrelaxanzien, Inhalationsnarkotika) bei bestimmter Disposition der Patienten ausgelöst. Wahrscheinlich besteht für die Ausbildung dieses Krankheitsbildes eine erbliche Komponente. In der Anamnese finden sich häufig Muskelerkrankungen (z. B. Myotonie). Das Zusammentreffen von Halothan und Succinylcholin scheint als Triggermechanismus zu wirken. Die exakte Pathophysiologie der MH ist nicht restlos aufgeklärt; jedoch scheint die Störung im Erregungsablauf der Muskulatur zu liegen, insbesondere durch Erhöhung der Ca^{++}-Konzentration des Myoplasmas infolge eines Defekts bei der Aufnahme von Kalcium in das Sarkolemm der Muskelzelle. Die Überlebenschance ist ganz entscheidend von der frühen Erkennung und Behandlung des Krankheitsbildes abhängig. Die Diagnose orientiert sich an Muskelrigidität, Tachykardie, Tachypnoe, Arrhythmie, konstantem Temperaturanstieg bis auf Werte von > 40 °C, Zyanose und Myoglobinurie. Die Laborbefunde zeigen metabolische und respiratorische Azidose, Hypoxämie, Hyperkaliämie, erhöhte Laktat- und Pyruvatspiegel und erhöhte Serumenzyme (SGOT, LDH, SGPT, CPK). Mit Hilfe der Skelettmuskelbiopsie besitzt der Caffein-Kontraktionstest die größte Aussagekraft für Patienten mit einer vermuteten Disposition zur MH. Dabei werden aus dem M. quadriceps Skelettmuskelstreifen entnommen und nach Inkubation in Ringerlösung mit Hilfe eines Polygraphen hinsichtlich ihrer isometrischen Spannungskraft untersucht. Der Probe werden verschiedene Konzentrationen von Caffein mit oder ohne Halothan beigesetzt. Im Vergleich zur normalen Muskulatur treten bei der MH mit Muskelrigidität bereits Kontraktionen bei niedrigen Caffein-Konzentrationen auf, und zwar sowohl bei alleiniger Zugabe von Caffein als auch bei der Kombination von Caffein mit Halothan.

Oft sind die mangelnde Relaxierung nach Succinylcholin und eine Tachykardie, die nicht auf andere Ursachen zurückgeführt werden kann, erste diagnostische Zeichen der MH. Die Temperaturerhöhung ist mitunter ein spätes Zeichen der MH; die Diagnose sollte deshalb nicht von diesem Kriterium abhängig gemacht werden. 75% der Krankheitsfälle gehen mit Muskelrigidität, 25% ohne Muskelrigidität einher.

Als therapeutische Maßnahme ist die Anästhesie sofort zu beenden und die Operation unter Barbiturat/N_2O-O_2/Pancuronium so schnell wie möglich abzuschließen. Der Patient wird mit Hyperventilation (100% O_2) nach Austausch des Anästhesiegeräts oder zumindest sämtlicher Gummiteile, Applikation von Dantrolennatrium (Dantrium 2 mg/kg KG i. v., u. U. wiederholt bis zu 10 mg/kg KG/24 h), Natriumbikarbonat (sofort 2 mmol/kg KG i. v., danach Substitution entsprechend dem „base-excess"), Einleitung einer Hypothermie durch Infusion kalter Lösungen (5%ige Glukose mit 20 IE Insulin), bei eröffneten Körperhöhlen Lavage mit Eiswasser, u. U. Einsatz der Herz-Lungen-Maschine, weiterbehandelt. Die Kühlung wird erst unterbrochen, wenn Temperaturen von 38 °C erreicht sind. Mit Mannitol (0,35 mg/kg KG), Furosemid (0,3 mg/kg KG) und ausreichend intravenöser Flüssigkeit ist eine forcierte Diurese durchzuführen (mindestens 2 ml/kg KG Harn/h).

Dantrolennatrium (Dantrium 2 mg/kg KG) ist ein Hydantoinderivat, das am Skelettmuskel den Kalziumaustritt aus dem sarkoplasmatischen Retikulum in das Myoplasma während der Muskelkontraktion verhindert. Dantrolen bewirkt außerdem eine Herabsetzung der Gefäßmuskel- und Herzmuskelaktivität und mindert die Katecholaminfreisetzung aus dem Nebennierenmark. Die Dantrolenpräparation besteht aus 20 mg Dantrolennatrium, 3 g Mannitol und Natriumhydroxid, um bei Zugabe von 60 ml Lösungsmittel einen pH-Wert von 9,5 einzustellen. Die alkalische Mannitollösung dient der Herstellung einer wünschenswerten Diurese (Myoglobinurie). Bei prophylaktischer Dantrolengabe sollten mindestens 24 h vor der Anästhesie 5 mg/kg KG Dantrolen p. o. verabreicht werden. Im übrigen ist die Narkose mit Prutobarbital, Fentanyl und Panaironium zu empfehlen.

6.9.1.2 Hypertonie

Der Anstieg des systolischen Blutdrucks über 160 mm Hg und des diastolischen Blutdrucks über 95 mm Hg wird als Hypertonie bezeichnet. Während der Anästhesie tritt die Hypertonie v. a. bei Patienten mit unzureichend vorbehandelten und mit Hypertonie einhergehenden Krankheitsbildern auf (Arteriosklerose, Nierenarterienstenose, M. Cushing, Hyperaldosteronismus, Hyperthyreose, Aortenisthmusstenose, Phäochromozytom, Eklampsie, Hirndrucksteigerung). Dabei ist eine zu flache Narkoseführung häufig die auslösende Ursache. Da durch Hypertonie der Sauerstoffbedarf des Herzens ansteigt, sollte zur Vermeidung von Folgeschäden (z. B. Myokardinfarkt) jeder hypertensiven Reaktion entsprechend begegnet werden. Therapeutisch stehen die Vertiefung der Narkose sowie die Vermeidung von Hyperkarbie und Hypoxie im Vordergrund. Gelingt es durch diese Maßnahme nicht, den erhöhten Blutdruck zu senken, so ist die Applikation von Dihydralazinsulfat (Nepresol 0,15 mg/kg KG i. v., u. U. wiederholt) oder die Infusion von Nitroprussidnatrium (1 mg/kg KG Dauertropf: 10 μg/kg KG/min = 15-20 Tr./min) bzw. Nitroglyzerin (1 μg/kg KG/min) über Infusionspumpen indiziert. Dies gilt insbesondere für neurochirurgische Operationen ohne primäre Hirndrucksteigerung und für Eingriffe bei Patienten mit koronaren Herzerkrankungen. Wenn keine weiteren komplizierenden Nebenerkrankungen nachweisbar sind, können Patienten mit einem diastolischen Blutdruck $<$ 110 mmHg gefahrlos narkotisiert werden. Patienten mit einem diastolischen Blutdruck von $>$ 110 mmHg sollten jedoch von jeder nicht dringlichen Operation zurückgestellt werden.

6.9.1.3 Herzrhythmusstörungen

Herzrhythmusstörungen können auf Störungen der Erregungsbildung oder auf Störungen der Erregungsleitung zurückgeführt werden. Jedoch können beide zusammenhängen, weil eine Herzerkrankung entweder beide Funktionen betreffen kann oder weil die eine Störung die andere nach sich zieht. Ursachen von Herzrhythmusstörungen sind in der Regel Hypertonie, Hypoxämie, Hyperkarbie, Elektrolytstörungen, die Einwirkung hoher Katecholamin- und Narkosegaskonzentrationen (Halothan) sowie die Succinylcholinapplikation. Außerdem können Reflexmechanismen (Sympathikus-, Vagusreiz) Ursachen für Herzrhythmusstörungen sein. Das Halothan begünstigt die Ausbildung von Arrhythmien, weil es die diastolische Depolarisation am Sinusknoten und an anderen autonomen Zellen des Reizleitungssystems vermindert.

Arrhythmien sind zwar aus der Palpation des Pulses und der Auskultation des Herzens grob zu erkennen, eine genaue Analyse ist jedoch nur durch die Auswertung eines Elektrokardiogramms (EKG) möglich. Dabei sind Herzfrequenz (HF), Vorkommen und Form der P-Welle sowie ihre Zuordnung zum QRS-Komplex, die Dauer der PR-Strecke, die Dauer des QRS-Komplexes und das Auftreten vorzeitiger oder abnormaler Pausen nach einem QRS-Komplex die wichtigsten Merkmale einer EKG-Analyse (Tabelle 6.11). Neben der Auswertung des EKG sind jedoch auch ätiologische Gesichtspunkte zu berücksichtigen, von denen neben den Erkrankungen des Herzens auch psychovegetative Faktoren von Bedeutung sind.

Tabelle 6.11. Normale EKG-Zeiten

P-Welle	(Vorhofwelle) < 0,10 s	
PR-Strecke	(Atrioventrikuläre Überleitung)	0,12–0,20 s
QRS-Zeit	(Schnelle ventrikuläre Depolarisation)	0,05–0,08 s
QT-Zeit	(Dauer des Kammerkomplexes)	0,35–0,40 s
T-Welle	(Repolarisation) ≤ 0,22 s	

Einteilung. Aus der Höhe der Kammerfrequenz ergibt sich zwangsläufig eine Einteilung in bradykarde und tachykarde Rhythmusstörungen. Darüber hinaus ist eine Einteilung nach dem mutmaßlichen Ort ihrer Entstehung in suprabifurkationale (Sinusknoten, sinuatriale Überleitung, Vorhofmyokard, AV-Knoten, atrioventrikuläre Überleitung) und infrabifurkationale (Erregungsleitungssystem und Arbeitsmyokard der Ventrikel) Arrhythmien möglich. Extrasystolen können ihren Ursprung in allen Teilen des Herzens haben. Dabei sind für den Anästhesisten v. a. die ventrikulären Extrasystolen (VES) von Bedeutung, weil sie ausgeprägte hämodynamische Wirkungen zur Folge haben.

Bradykardien. Der Abfall der Herzfrequenz unter 60 Herzschläge/min ist als Bradykardie zu werten. Dies kann Folge von organischen Herzerkrankungen („sick-sinus-syndrome", kompletter Herzblock, Myokardinfarkt, Myokarderkrankungen), vagalen Reflexen, vagotonen Medikamenten, gesteigertem Hirndruck oder einer Hypoxie sein.

Als Sinusbradykardie (Abb. 6.17) wird jede Abnahme der Herzfrequenz bei erhaltenem Sinusrhythmus unter 60 Schläge/min bezeichnet. Sie wird bei vielen gesunden Patienten gefunden.

Herzgesunde tolerieren Frequenzen bis zu 25 Schlägen/min ohne Komplikationen; daher ist bei diesen Patienten eine Behandlung nur indiziert, wenn es gleichzeitig zu einem Blutdruckabfall kommt. Das vorgeschädigte Herz ist jedoch nicht in der Lage, sein Schlagvolumen auf das erforderliche Herzminutenvolumen zu erhöhen. Bradykardien müssen deshalb bei Pericarditis constrictiva, Herzbeuteltamponade, Mitral- und Aorteninsuffizienz unter allen Umständen vermieden werden. In der Regel kann die Herzfrequenz durch Hyoscyamin (Atropin 0,01 mg/kg KG) oder Isoprenalin (Aludrin 1–4 µg/kg KG/min) bzw. Orciprenalin (Alupent 0,003 mg/kg KG) angehoben werden. Ist die Bradykardie medikamentös nicht zu beeinflussen, besteht eine Indikation zur Schrittmachertherapie.

Bradykardien auf der Basis vagaler Reflexe können entstehen bei starker peritonealer Reizung, bei Druck auf die Augen (okulokardialer Reflex) oder bei direktem Vagusdruck (Hals- oder Thoraxoperation). Die Bradykardien verschwinden in der Regel beim Nachlassen des Vagusreizes.

Bradykardien auf der Basis vagotoner Medikation können auftreten nach Succinylcholin-, Neostigmin-, Physostigmin-, Digitalis-, Narkotika- und Lokalanästhetikaapplikation. Die Therapie der Wahl besteht in der Gabe von Hyoscyamin (Atropin 0,01 mg/kg KG).

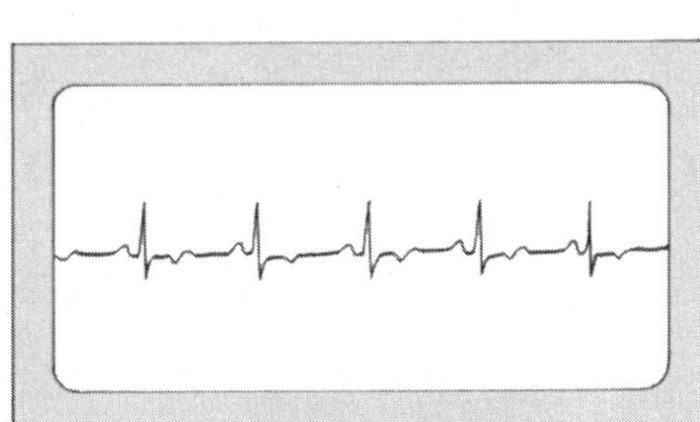

Abb. 6.17. Herzstromkurve bei Sinusbradykardie: < 60/min. (Aus [304 a])

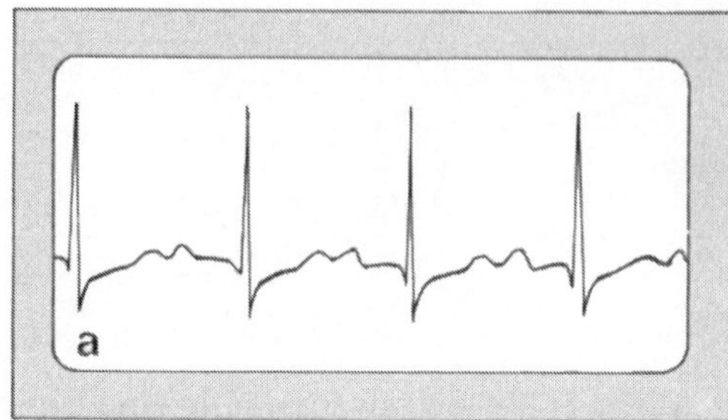

Abb. 6.18. a Herzstromkurve bei AV-Block 1. Grades. P-R-Intervall > 0,2 s (Abb. 6.18 a-d alle aus [304 a])

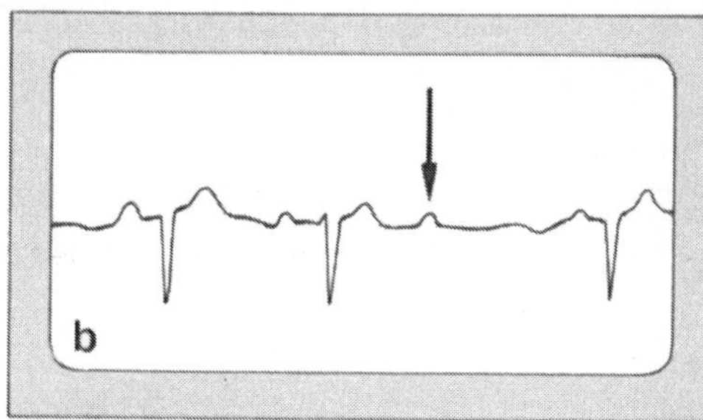

Abb. 6.18. b Herzstromkurve bei AV-Block 2. Grades, Typ Morbitz I, P-R-Intervall nimmt mit jedem Schlag zu, schließlich *(Pfeil)* fällt ein Schlag aus

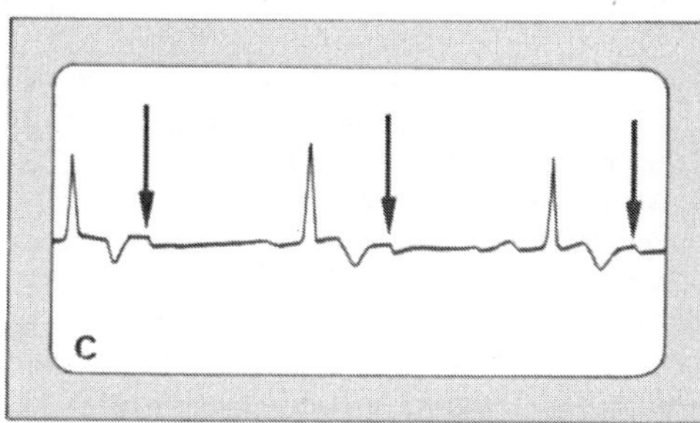

Abb. 6.18. c Herzstromkurve bei AV-Block 2. Grades, Typ Morbitz II. Die Pfeile markieren nichtübergeleitete P-Wellen

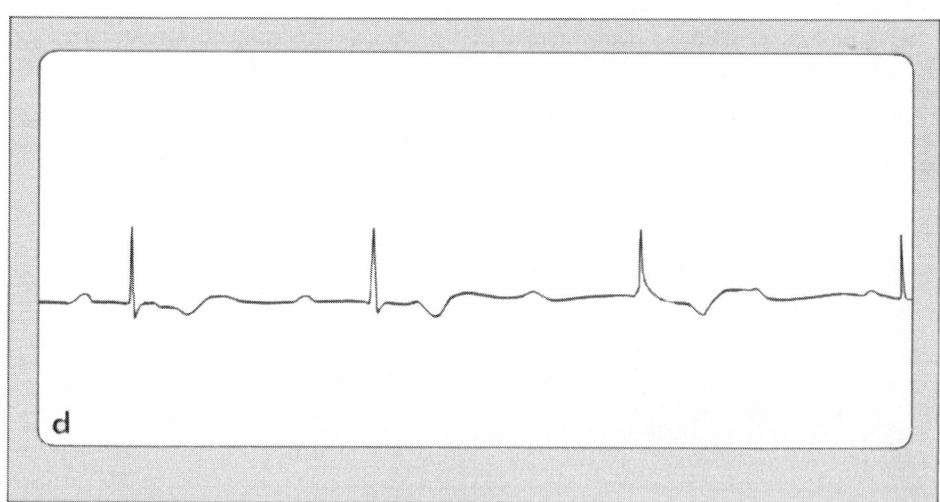

Abb. 6.18. d AV-Block 3. Grades: kompletter AV-Block

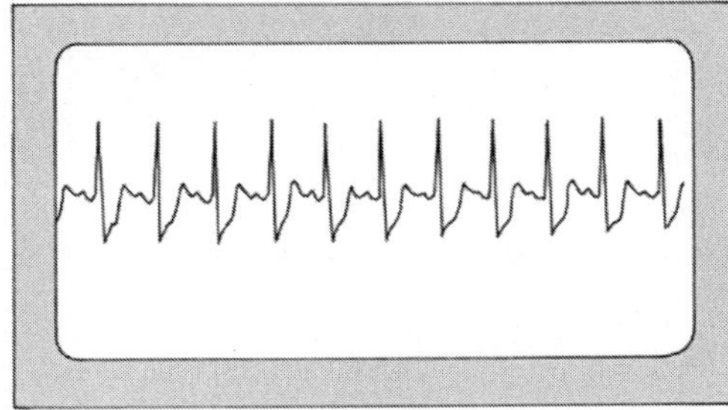

Abb. 6.19. Herzstromkurve bei Sinustachykardie: > 100/min. (Aus [304a])

Die verschiedenen Formen der AV-Blockierungen (AV-Block 1. Grades, AV-Block 2. Grades, Typ Wenckebach, Typ Mobitz und AV-Block 3. Grades) sind entweder durch eine Leitungsstörung oberhalb des His-Bündels (meist im AV-Knoten) oder unterhalb des AV-Knotens verursacht (Abb. 6.18 a–d). Gewöhnlich besteht zwischen Vorhof- und Kammerkontraktion ein Verhältnis von 2:1. Beim AV-Block 1. Grades ist die PR-Strecke in Gegenwart einer normalen HF > 0,2 s. Beim AV-Block 2. Grades, Typ I (Mobitz) erfolgt ein zunehmender Anstieg der PR-Strecke bis zum Ausfall eines Schlages. Der AV-Block 2. Grades, Typ II (Wenckebach) zeigt den plötzlichen Ausfall einer Aktion ohne zunehmende Verlängerung der PR-Strecke (ernste Prognose!). Beim AV-Block 3. Grades besteht eine völlige Unterbrechung der AV-Überleitung (Schrittmacherindikation!). Die P-Wellen sind regelmäßig vorhanden.

Tachykardien. Die Steigerung der Herzfrequenz auf mehr als 100 Schläge/min ist als Tachykardie zu werten. Der Entstehung unterschiedlicher tachykarder Rhythmusstörungen liegen zwei pathogenetische Prinzipien zugrunde: die fokale Impulsbildung (Reizbildung) und die kreisende Erregung (Reizleitung). Hypoxie, Ischämie, Hyperkarbie, Streß, Fieber, Hyperthyreose, Katecholaminwirkung, erhöhte oder verminderte extrazelluläre Kaliumkonzentration und Überdehnung können zu pathologischer Reizbildung und Reizleitung führen. Tachykardien können als Sinustachykardien, Vorhoftachykardien, Vorhofflimmern und Vorhofflattern mit schneller Überleitung, supraventrikuläre Extrasystolen, ventrikuläre Tachykardien und Kammerflimmern in Erscheinung treten.

Als *Sinustachykardie* (Abb. 6.19) wird jede Steigerung der Herzfrequenz bei erhaltenem Sinusrhythmus auf mehr als 100 Schläge/min bezeichnet. Ursachen der Sinustachykardie sind v. a. Volumenmangel, Fieber, Anämie, Herzinsuffizienz und Schmerzreize (flache Narkose). Das gesunde Herz ist in der Lage, bis zu 180 Schläge/min ohne wesentliche Einschränkungen des Herzminutenvolumens zu tolerieren. Vorgeschädigte Herzen (insbes. bei koronarer Herzerkrankung) sind bereits bei Frequenzen von 120 Schlägen/min gefährdet, da die Diastolendauer verkürzt und damit die Koronardurchblutung reduziert wird. Bei Mitral- und Aortenstenose sind Tachykardien von > 120 Schlägen/min absolut zu vermeiden. Therapeutisch wirksam sind neben der Beseitigung der auslösenden Ursache die Gabe von Digitalis (Lanitop 0,003 mg/kg KG) und Pindolol (Visken 0,02, mg/kg KG).

Vorhoftachykardien, wie das Wolff-Parkinson-White (WPW)- und das Lown-Ganong-Levine (LGL)-Syndrom, stellen sich im EKG durch eine Verkürzung der PQ-Zeit unter 0,12 s und/oder eine δ-Welle dar. Die Gefahr dieser Syndrome besteht in der Disposition zur paroxysmalen supraventrikulären Tachykardie. Bereits bestehende Vorhoftachykardien sollten vor anästhesiologischen Maßnahmen beseitigt werden. Dazu eignen sich Propranolol (Dociton 0,05 mg/kg KG), Prajmaliumbitartrat (Neo Gilurytmal 1,5 mg/kg KG), Verapamil (Isoptin 0,07 mg/kg KG). Bei der Anästhesie von Patienten mit WPW-Syndrom sind Steigerungen der sympathischen Aktivität zu vermeiden. Antiarrhythmische Substanzen sollten während des perioperativen Verlaufs nicht abgesetzt werden. Medikamente, die die Herzaktion steigern, sollten vermieden werden (z. B. Pancuronium, Atropin).

Die Anfallsbehandlung einer paroxysmalen supraventrikulären Tachykardie erfordert manuelle Maßnahmen (z. B. Karotissinus-Druckmassage), medikamentöse Maßnahmen, z. B. Verapamil (Isoptin 0,07 mg/kg KG i. v.), Digitalis (Lanitop 0,03 mg/kg KG i. v.), Propranolol (Dociton 0,05 mg/kg KG i. v.), Ajmalin (Gilurytmal 1 mg/kg KG i. v.) oder die Schrittmachertherapie.

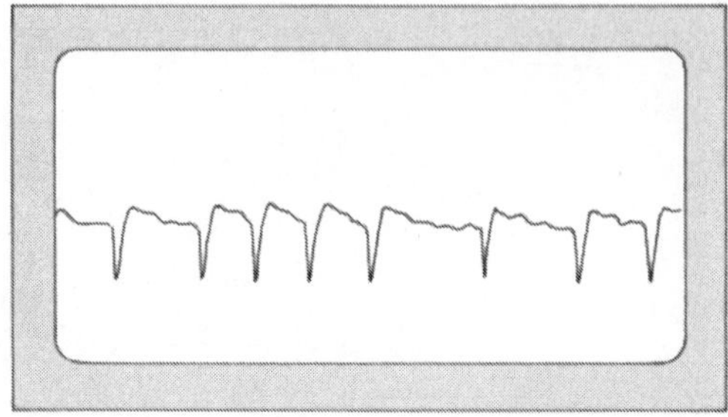

Abb. 6.20. Herzstromkurve bei Vorhofflimmern. (Aus [304a])

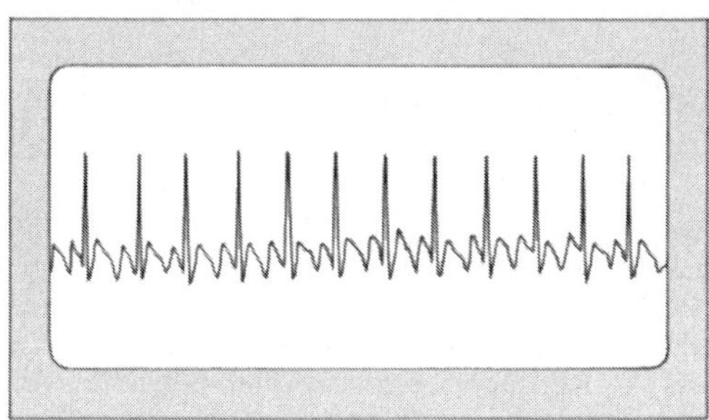

Abb. 6.21. Herzstromkurve bei Vorhofflattern. (Aus [304a])

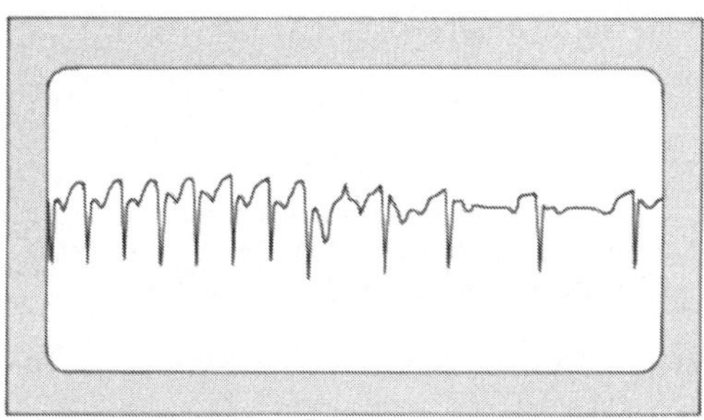

Abb. 6.22. Herzstromkurve bei supraventrikulärer Tachykardie

Vorhofflimmern (Abb. 6.20) mit Vorhoffrequenzen von 350-600 Schlägen/min sollte aus klinischer Sicht in eine chronische und akute Form differenziert werden. Das Vorhofflimmern verursacht in der Regel Herzfrequenzen von mehr als 120 Schlägen/min und damit eine Verkürzung der diastolischen Füllung des Herzens. Das Herzzeitvolumen wird vermindert; Thrombose und Embolie sind häufige Folgen des Vorhofflimmerns. Die Überleitung erfolgt regellos; deshalb wird diese Rhythmusstörung auch als absolute Arrhythmie bezeichnet. Je nach Frequenz spricht man von Bradyarrhythmie bei Frequenzen unter 60 Schlägen/min, von normofrequenten Arrhythmien bei Frequenzen von 60-90 Schlägen/min, von Tachyarrhythmien bei Frequenzen von mehr als 100 Schlägen/min.

Die chronische Form findet sich häufig bei rheumatischen Mitralklappenfehlern (Frühsymptom), Aortenklappenfehlern (Spätsymptom), Koronarerkrankungen und Schilddrüsenüberfunktion. Therapeutisch ist Digitalis (Lanitop 0,003 mg/kg KG i.v.) das Mittel der Wahl, evtl. unterstützt durch Pindolol (Visken 0,02 mg/kg KG), Chinidin (Rhythmochin 1,5 mg/kg KG i.v.), Procainamid (5 mg/kg KG i.v.) oder Verapamil (Isoptin 0,07 mg/kg KG i.v.).

Bradykarde Formen, die einer Digitalisierung bedürfen, müssen vorher mit einem Schrittmacher versorgt werden. Die Gabe von Hyoscyamin (Atropin) oder Katecholaminen (Alupent) bei Patienten mit Tachyarrhythmien oder nicht ausreichend digitalisierter absoluter Arrhythmie ist kontraindiziert.

Die akute Form tritt in der Regel bei schweren Hypovolämien oder unzureichender vegetativer Abschirmung auf. In diesen Fällen besteht die Therapie der Wahl in der Ausschaltung der auslösenden Ursache, der Kardioversion und der Applikation verschiedener Medikamente.

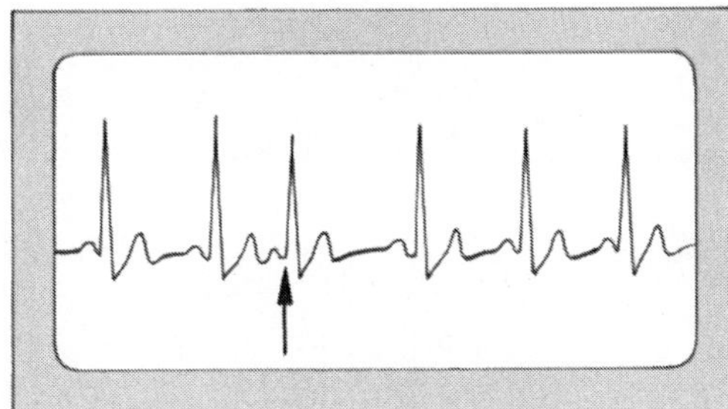

Abb. 6.23. Herzstromkurve bei supraventrikulärer Extrasystolie. (Aus [304a])

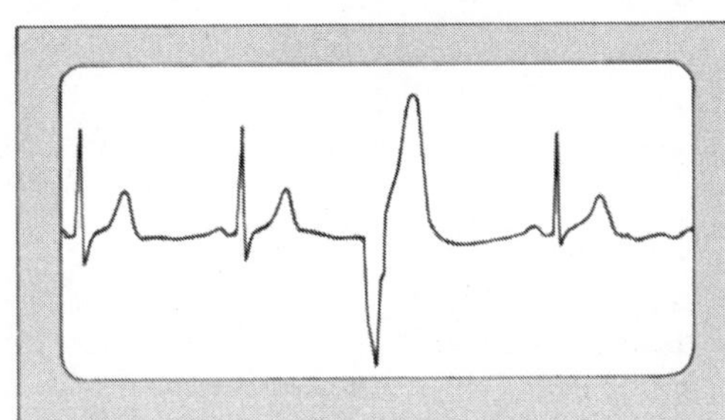

Abb. 6.24. Herzstromkurve bei ventrikulärer Extrasystolie. P-Welle fehlt, QRS-Komplex bizarr verformt, kompensatorische Pause nach der Extrasystole. (Aus [304a])

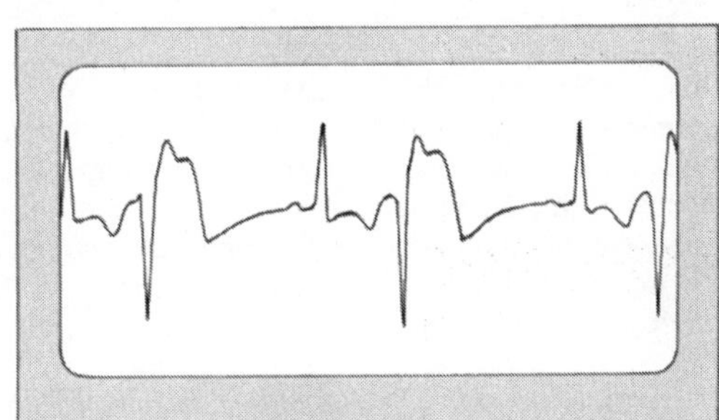

Abb. 6.25. Herzstromkurve bei Bigeminus. (Aus [304a])

Vorhofflattern (Abb. 6.21) mit Vorhofkontraktionen von 250–350 Schlägen/min hat in der Regel die gleichen Ursachen wie das Vorhofflimmern. Hier liegt jedoch häufig auch eine Digitalisintoxikation oder zumindest eine Digitalisüberdosierung zugrunde. Die Ventrikelkontraktionen folgen im Verhältnis 2:1, 3:1 oder 4:1. Die Herzfrequenz beträgt somit 100–150 Schläge/min. Die Gefahr liegt in einer potentiellen 1:1-Überleitung. Vorhofflattern muß unter allen Umständen beseitigt werden. Die Behandlung erfolgt in der Regel durch Kardioversion und medikamentös durch Digitalis (Lanitop 0,003 mg/kg KG i.v.), Propranolol (Dociton 0,05 mg/kg KG i.v.) und Verapamil (Isoptin 0,07 mg/kg KG i.v.).

Supraventrikuläre Tachykardie (Abb. 6.22). Bei supraventrikulären Tachykardien finden sich im EKG gehäuft normale QRS-Komplexe und P-Wellen; die P-Wellen können auch innerhalb des QRS-Komplexes liegen. Therapeutisch sind Karotissinusmassage oder Valsalva-Manöver sowie Verapamil (Isoptin 0,07 mg/kg KG) angezeigt.

Supraventrikuläre Extrasystolen (Abb. 6.23) stellen ein hohes Anästhesierisiko dar; insbesondere wenn sie Ausdruck einer koronaren oder einer anderen organischen Herzerkrankung sind. Jede Herzinsuffizienz, die mit einer supraventrikulären Extrasystolie einhergeht, bedarf der sorgfältigen Digitalisierung (Lanitop 0,003 mg/kg KG i.v.) oder anderer geeigneter therapeutischer Maßnahmen.

Ventrikuläre Extrasystolen (Abb. 6.24) haben ihren Ausgangspunkt in ektopischen Schrittmachern unterhalb des AV-Knotens. Im EKG findet sich eine abnorme ventrikuläre Erregung ohne P-Welle

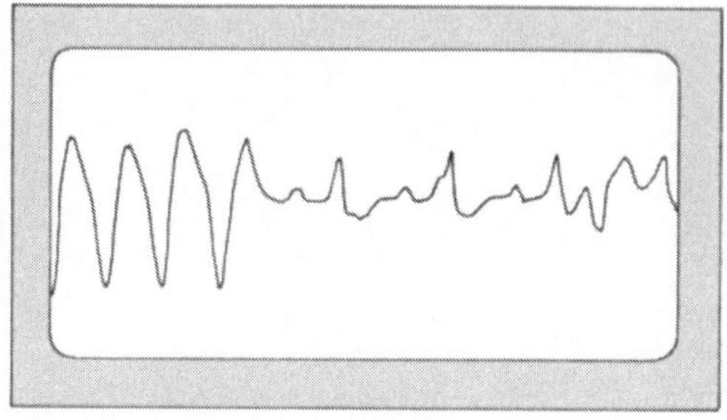

Abb. 6.26. Herzstromkurve bei ventrikulärer Tachykardie. (Aus [304a])

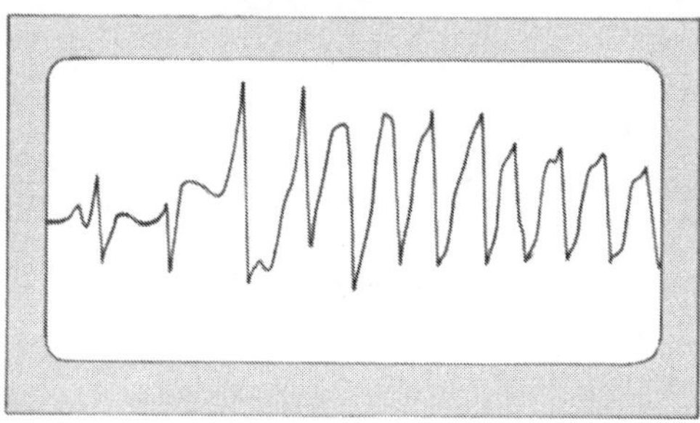

Abb. 6.27. Herzstromkurve bei Kammerflimmern. (Aus [304a])

und verformtem QRS-Komplex. Nach der Extrasystole besteht eine kompensatorische Pause. VES kommen monotop, polytop, bigemisch, trigemisch usw. vor. Ventrikuläre Extrasystolen sind Folgen organischer Herzerkrankungen, von Medikamentenüberdosierung, Hypoxie, Hyperkarbie, von extremer Sympathikusstimulierung und von Störungen des Elektrolythaushalts (K, Mg). Bigemisch (Abb. 6.25) auftretende ventrikuläre Extrasystolien sprechen für Digitalisüberdosierung. Die Gefahr der ventrikulären Extrasystolen besteht in der Neigung zur Ausbildung von Ventrikeltachykardien, Ventrikelflattern und Ventrikelflimmern. Behandlungsbedürftig sind ventrikuläre Extrasystolen, wenn sie in einer Frequenz von mehr als 8-10 Ereignissen/min, in Salven, polytop und vorzeitig in der vulnerablen Phase auftreten. Treten ventrikuläre Extrasystolen während einer Halothannarkose in Verbindung mit Sympathikomimetika auf, muß das Halothan sofort abgesetzt werden. Andererseits kann Halothan digitalisinduzierte ventrikuläre Extrasystolen beseitigen. Als Mittel der Wahl hat sich nach Beseitigung der Ursache therapeutisch Lidocain (1 mg/kg KG i. v.) bewährt. Es wird als Bolus mit anschließend fortlaufender Dauertropfinfusion verabreicht. Einen günstigen antiarrhythmischen Effekt besitzen auch Procainamid (5 mg/kg KG i. v.) und Dehydrobenzperidol (DHB 0,2 mg/kg KG). Ventrikuläre Extrasystolen, die auf dem Boden einer Bradykardie entstehen, sind primär durch Frequenzanhebung zu beseitigen. Darüber hinaus ist zu prüfen, ob Kaliumkonzentration, Blutzucker und Säure-Basen-Haushalt im Normbereich liegen.

Ventrikuläre Tachykardien (Abb. 6.26) mit Kammerkontraktionen von 150-200 Schlägen/min sind Folgen von Myokardischämie, Digitalisintoxikationen, Elektrolytstörungen oder Überdosierung von Katecholaminen. Im EKG finden sich häufig eingekerbte QRS-Komplexe. In der Regel findet man >3 Extrasystolen in Folge bei einer Frequenz von >120/min. Sie treten häufig nach Myokardinfarkt auf. Therapeutisch sind Lidocain (1 mg/kg KG i. v.) oder Elektroschock angezeigt. Digitalis sollte nicht gegeben werden, da es zu Kammerflimmern führen kann. Kammerflimmern erfordert die sofortige Unterbrechung der Anästhesie, extrathorakale Herzmassage, Elektroschocktherapie, Sauerstoffventilation, Natriumbikarbonat (1 mmol/kg KG) sowie das gesamte Konzept der kardiopulmonalen Reanimation (s. Kap. 15).

Kammerflimmern (Abb. 6.27) verursacht eine asynchrone Kontraktion der Ventrikel. Ursachen des Kammerflimmerns sind zumeist Myokardischämie, Hypoxie, Hypothermie oder Elektrolytstörungen. Kammerflimmern wird am zweckmäßigsten durch elektrische Kardioversion behandelt.

Antiarrhythmika. Die wichtigsten im Rahmen operativer Eingriffe verwendeten Antiarrhythmika sind Lidocain, β-Blocker und Kalziumantagonisten.

Lidocain (Xylocain). Lidocain ist die am häufigsten intraoperativ eingesetzte Substanz zur Behandlung ventrikulärer Herzrhythmusstörungen. Wegen der kurzen Wirkdauer muß die Substanz nach einer Bolusinjektion kontinuierlich zugeführt werden. Die initiale Bolusdosierung beträgt 1-1,5 mg/kg KG i.v., anschließend wird die Substanz kontinuierlich in einer Dosierung von 1-5 mg/min über eine Infusionspumpe infundiert. Die genaue Dosis muß individuell ermittelt werden. Bei Überdosierung treten toxische Reaktionen auf, die insbesondere durch Stimulation des ZNS (Krämpfe) und Dämpfung der Herzfunktion (Blutdruckabfall, Bradykardie, Herzstillstand) zu erkennen sind.

β-Blocker. Unter den verschiedenen Typen von β-Blockern (s. 6.8.1.3) sind v.a. die Präparate mit kardioselektiven Eigenschaften für die Arrhythmiebehandlung geeignet. Sie wirken bevorzugt an den β_1-Rezeptoren des Herzens. Gut geeignete Präparate mit kardioselektiven Eigenschaften sind Metoprolol (Beloc 0,1 mg/kg KG), Atenolol (Tenormin 0,1 mg/kg KG) und Pindolol (Visken 0,02 mg/kg KG). Bei Anwendung von β-Blockern sollte der negativ inotrope Effekt der Substanz nicht unberücksichtigt bleiben.

Kalziumantagonisten. Kalziumantagonisten hemmen den langsamen Kalziumeinstrom in die Herzmuskelzelle. Die antiarrhythmischen Eigenschaften der Substanzen beruhen auf Verlangsamung der Vorhofdepolarisation, Verzögerung der AV-Überleitung durch Verlängerung der AV-Refraktärperiode und Behinderung der Leitung proximal des HIS-Bündels (geeignet für supraventrikuläre und ventrikuläre Extrasystolen).

6.9.1.4 Luftembolie

Das Eindringen von Luft in das Gefäßsystem kann Ursache schwerer Herz-Kreislauf-Komplikationen sein. Luftembolien sind theoretisch bei jeder Operation möglich, bei der das Operationsgebiet deutlich über dem Niveau des rechten Vorhofs liegt. Unterstützend wirken Hypovolämie und die Entwicklung eines negativen intrathorakalen Drucks. Luftembolien müssen als lebensbedrohliche Komplikationen betrachtet werden. Grundsätzlich sind venöse (pulmonale) und arterielle Luftembolien zu unterscheiden.

Venöse Luftembolien. Diese entstehen durch Druck (z. B. Transfusion) oder Sog (z. B. eröffnete Venen). Die durch Sorg verursachten venösen Luftembolien sind weitgehend abhängig vom Druck im Zentralvenenbereich (hoher Druck verursacht bei Venenverletzung Blutung, niedriger Druck Ansaugung von Luft). Besonders gefährdet sind Patienten, die in sitzender Position (z. B. neurochirurgische Eingriffe, Strumaoperationen) operiert werden müssen. Bei Eingriffen im Bereich der hinteren Schädelgrube ist die Gefahr der Luftembolie v.a. während der Präparation der Nackenmuskulatur und bei Eröffnung der Dura sehr groß. Auch bei Patienten unter Spontanatmung (negativer Inspirationssog), nach Katheterisierung der Hohlvenen und bei Pneumenzephalographie ist mit dem gehäuften Auftreten von Luftembolien zu rechnen.

Die eingedrungene Luft gelangt über das venöse Gefäßsystem in das rechte Herz und führt dort unter Schaumbildung zur Verminderung des Schlagvolumens. Über die Pulmonalarterie gelangt die Luft in den pulmonalen Kreislauf und verursacht infolge Unterbrechung der Kapillardurchströmung eine akute Erhöhung des Strömungswiderstands. Die pulmonale Hypertension bewirkt Rechtsherzversagen und Verminderung des Herzzeitvolumens. Arterielle Hypoxämie, pulmonale Hypertension sowie komplexe humorale Mechanismen verursachen schließlich ein interstitielles pulmonales Ödem, Herzrhythmusstörungen, Hypotension und Asystolie. Ein sondengängiges offenes Foramen ovale (bei 30% der Bevölkerung) ermöglicht den direkten Übertritt der Luft in den großen Kreislauf.

Die klinischen Auswirkungen der Luftembolie sind bereits nach Luftmengen von 0,15 ml/kg KG/s zu erwarten, der Tod bei mehr als 1 ml/kg KG/s. Die Lunge besitzt nur eine geringe Fähigkeit, Luftblasen aus dem arteriellen Kreislauf zu eliminieren (0,9 ml/kg KG/min).

Patienten, die im Verlaufe von Anästhesie und Operationen besonders gefährdet sind (z. B. bei Eingriffen an den großen Venen von Kopf, Hals, Thorax, Abdomen oder Becken), sollten präoperativ einen zentralen Venenkatheter erhalten, um jederzeit die Absaugung der Luft zu ermöglichen.

Außerdem sollte durch die Infusionstherapie ein erhöhter zentralvenöser Druck eingestellt sein und der Patient mit PEEP beatmet werden.

Zur Erkennung einer Luftembolie sollten die Herztöne mit einem Dopplergerät und die endexspiratorische Kohlensäurespannung mit einem Kapnographen überwacht werden. Die Geräuschwahrnehmung mit dem Dopplergerät beginnt bereits bei Eintritt von 0,02 ml/kg KG Luft, der Abfall der endexspiratorischen Kohlensäurespannung bei 0,6 ml/kg KG Luft. Beide Verfahren gelten als zuverlässigste Überwachungsmethoden zur Erkennung einer Luftembolie. Sie sind wesentlich empfindlicher als der Abfall des Blutdrucks (nach etwa 4 ml/kg KG Luft) und Veränderungen im EKG (nach etwa 7 ml/kg KG Luft).

Andere diagnostische Zeichen sind abnorme Herzgeräusche (z. B. Mühlgeräusche, metallische Geräusche), Frequenz- und Rhythmusänderungen des Herzens sowie der Anstieg des ZVD und des PAP. Hingegen sind Veränderungen der Atemmechanik bei künstlicher Beatmung unbrauchbar.

Therapeutisch ist die sofortige Jugularvenenkompression durchzuführen, um weiteren Luftzutritt auszuschließen. Der Kopf des Patienten muß schnellstmöglich tief gelagert werden, so daß das Herz höchster Körperpunkt wird. Durch Lagerung des Patienten auf die linke Seite kann die Luft im rechten Herzen zurückgehalten werden. Danach ist zu versuchen, die Luft aus dem rechten Herzen mit einem Zentralvenenkatheter abzusaugen. Der Operateur muß die eröffneten Venen sofort komprimieren und versuchen, sie zu verschließen. Sämtliche Narkotika sind abzusetzen, der Patient ist mit 100%igem Sauerstoff unter Anwendung von PEEP zu ventilieren. Beim Herzstillstand sind die Methoden der kardiopulmonalen Reanimation sofort einzusetzen (s. Kap. 15).

Arterielle Luftembolien. Sie führen im Gegensatz zu venösen Luftembolien schon durch geringste Mengen Luft zu schweren Ausfallserscheinungen, insbesondere wenn die Luft in die arteriell-kapilläre Endstrombahn der Organe mit hohem Sauerstoffbedarf (z. B. Gehirn, Herz) getrieben wird. Unmittelbar in eine Koronararterie injiziert, genügen bereits 0,05 ml/kg KG Luft für den sofortigen Tod. Ebenso sind 1,5 ml/kg KG Luft im linken Ventrikel als tödliche Dosis zu bezeichnen. Zerebrale Schäden treten auf, wenn 0,5-1,5 ml/kg KG Luft in den Zerebralkreislauf gelangen. Ursachen der arteriellen Luftembolie können z. B. die fehlerhafte Funktion der HLM, Operationen am offenen Herzen, hohe intraalveoläre Drücke, Lungenparenchymverletzungen und periphere arterielle Punktionen (z. B. Angiographien oder Druckmessungen) sein.

Die Symptome der arteriellen Luftembolie beginnen sofort mit Unwohlsein, Schwindel, Bewußtseinsstörungen, Herzrhythmusstörungen und Kammerflimmern.

Therapeutisch sind nur die sofortige Abklemmung der Aorta, die Punktion der Herzkammern, manuelle Herzmassage, Linksseitenlage und Kopftieflagerung geeignet, einen Hirninfarkt und schwere neurologische Schäden zu vermeiden.

6.9.2 Respiratorische Komplikationen

Im Rahmen der Anästhesie werden Störungen der Atmung vorwiegend durch Laryngospasmus oder Bronchospasmus verursacht. Darüber hinaus sind respiratorische Komplikationen durch Fehlintubation oder durch lagerungsbedingte Ventilationseinschränkungen möglich. Eine besonders schwerwiegende respiratorische Komplikation wird durch die Aspiration von Mageninhalt in den Tracheobronchialtrakt ausgelöst.

6.9.2.1 Laryngospasmus

Der akute Verschluß der Stimmbänder ist in der Regel die Folge einer Irritation der Atemwege bei oberflächlicher Narkose. Er kann durch Reizungen des Kehlkopfes mit dem Laryngoskop oder Endotrachealkatheter sowie durch Bronchialsekret, Erbrochenes, Blut oder Fremdkörper ausgelöst werden. Insbesondere bei Hypoxie ist die Reflexbereitschaft der Glottis auf diese Reize erhöht. Aber auch periphere Reize, wie Zug am Peritoneum, Nerven, Muskeln oder Gewebe, sind bei flacher Narkose oder unzureichender vegetativer Dämpfung in der Lage, einen Laryngospasmus auszulösen.

Am nichtintubierten Patienten führt der fast totale Glottisverschluß zu einer schweren Behinderung des Gasaustausches. Der Patient versucht, den Atemwegswiderstand zu überwinden, so daß das Bild der „paradoxen Atmung“ auftritt (vorgewölbtes Abdomen, eingezogener Thorax). Eine ausreichende manuelle Beatmung ist in diesen Situationen unmöglich.

Die entstehende Hypoxie, Hyperkarbie und Azidose verursachen zunächst Hypertonie und Tachykardie, sehr bald aber Hypotension, Arrhythmie, Bradykardie und Asystolie. Therapeutisch ist stets ein sofortiger Ventilationsversuch mit 100%igem Sauerstoff über dichtsitzender Maske nach Beseitigung des auslösenden Reizes angezeigt. Mißlingt dieser Versuch, ist der Glottisverschluß durch Relaxierung der quergestreiften Muskulatur des Larynx (Succinylcholin 0,5 mg/kg KG) zu lösen. Ist auch danach kein Gasaustausch möglich, ist die Nottracheotomie angezeigt.

Der Laryngospasmus läßt sich weitgehend vermeiden, wenn die Narkose entsprechend tief gesteuert oder bei erforderlicher flacher Narkoseführung der Kehlkopf mit 4%igem Lidocainspray anästhesiert wird. Auch die Extubation sollte nur bei noch bestehender Sedierung erfolgen.

6.9.2.2 Bronchospasmus

Die Konstriktion der Bronchien kann durch bestimmte Erkrankungen (z.B. Asthma bronchiale, Anaphylaxie), verschiedene Medikamente (z.B. Physostigmin, Neostigmin, d-Tubocurarin, Morphin, Barbitursäurepräparate, Cyclopropan) sowie durch mechanischen Reiz des Bronchialsystems (z.B. Sekret, Erbrochenes, Blut, Endotrachealtubus, Überdruckbeatmung) ausgelöst werden. Die gleiche Symptomatik kann durch eine akute Linksinsuffizienz des Herzens (Asthma cardiale) hervorgerufen werden. Auch schmerzhafte Manipulationen unter flacher Narkose können in seltenen Fällen einen Bronchospasmus verursachen. Zigarettenraucher, Patienten mit chronischer Bronchitis und Patienten mit Asthma bronchiale sind für die Ausbildung eines Bronchospasmus besonders disponiert. Darüber hinaus kann eine intraoperative Atemwegsverlegung auch durch mechanische Atemwegsobstruktion (z.B. abgeknickter Tubus), endobronchiale Intubation, Lungenödem, Fremdkörper und Pneumothorax bedingt sein.

Der starke Druckanstieg im Bronchialsystem verursacht eine erhebliche Erschwerung der Atmung infolge Abnahme der Lungendehnbarkeit und führt zum Anstieg des Pulmonalarteriendrucks sowie zur Hypoxie. Infolge des intrathorakalen Druckanstiegs wird der venöse Rückfluß behindert, so daß das HZV abfällt. Bei jedem unerwarteten Druckanstieg im Beatmungssystem ist deshalb sofort die Belüftung der Lungen auskultatorisch zu überprüfen. Beim Bronchospasmus findet sich bronchiales Giemen, das vorwiegend exspiratorisch hörbar wird. Stenosegeräusche können auch bei Tubusfehllagen und partiellen Tubusokklusionen auftreten. Beim schweren Asthmaanfall kann u.U. jedes Atemgeräusch fehlen.

Es ist leichter, den Bronchospasmus zu vermeiden (z. B. durch ausreichende Narkosetiefe, Lokalanästhesiespray, präoperative Sedierung) als ihn zu behandeln. Die systematische Durchführung eines Therapiekonzepts kann entscheidend für den Behandlungserfolg sein:

1. Manuelle Beatmung mit 100% O_2 unter Vertiefung der Narkose mit Halothan,
2. 1-2 Sprühstöße mit Terbutalinsulfat (Bricanyl-Dosieraerosol) oder Salbutamol (Sultanon Dosier-Aerosol) in das Tubuslumen,
3. Orciprenalin (Alupent 0,001 mg/kg KG) oder Theophyllin-Äthylendiamin (Aminophyllin 5 mg/kg KG bzw. Euphyllin 0,6 mg/kg KG) intravenös als Bolus, gefolgt von einer Dauertropfinfusion der gleichen Substanz mit gleicher Dosierung mittels 5%iger Glucose über 12-24 h,
4. Prednisolon (Soludecortin 0,5 mg/kg KG) oder Hydrokortison (Hydrocortison-Hoechst: 2 mg/kg KG) intravenös bei allergischer Genese,
5. Terbutalinsulfat (Bricanyl 0,007 mg/kg KG) subkutan,
6. Orciprenalinsulfat (Alupent: 1 Amp. 1:10 verdünnt), jeweils 1 ml in das Tubuslumen.

Beim Vorliegen eines Asthma cardiale müßte mit einer kardialen Therapie begonnen werden.

6.9.2.3 Fehlintubationen

Die falsche Lage des endotrachealen Tubus (z. B. Stammbronchusintubation, s. 5.5.4) kann Ursache respiratorischer Komplikationen sein, weil keine ausreichende Lungenventilation erfolgt. Fehlintubationen erfolgen zumeist bei „schwierigen Intubationen" (s. 5.5.4.4). Mit erschwerten Intubationsbedingungen ist bei anatomischen Anomalien oder pathologischen Veränderungen im Kiefer-, Hals-, Rachenbereich (z. B. Mikrognathie, Akromegalie, kurzer muskulöser Hals, enge Zahnreihen, vorstehende obere Zahnreihe, vergrößerte Zunge, Tumoren des Larynx oder Pharynx, vergrößerte Schilddrüse, Bewegungseinschränkung des Unterkiefergelenks, Versteifung der Halswirbelsäule, Deformierung des Kopfes und Halses) zu rechnen.

Wenn nicht schon primär die Intubation am wachen Patienten erwogen wurde, sollte der in Ausbildung stehende Anästhesist in diesen Fällen stets den Beistand eines erfahrenen Kollegen erbitten und nicht mehr als zwei Intubationsversuche unternehmen. Falls die orale Intubation nicht gelingt, sollte eine blinde nasale Intubation versucht werden. In besonders schwierigen Situationen ist die Intubation mit Hilfe des Fiberglasbronchoskops durchzuführen. Fehlintubationen und andere Komplikationen der endotrachealen Intubation bilden ein hohes Risiko für den Patienten. Der einwandfreie Sitz des endotrachealen Tubus, seine Durchgängigkeit und die Dichtigkeit des Systems sind deshalb ständig zu überprüfen.

Als Hauptursachen von Intubationskomplikationen werden immer wieder genannt:

- Stammbronchusintubation (Auskultation, Korrektur),
- Tubusobstruktion durch Abknickung (Inspektion, Lagekorrektur),
- Tubusobstruktion durch Sekret (Absaugung),
- Undichtigkeit der Manschette (Tamponade, Tubuswechsel),
- Tubushernie mit Obstruktion (Entlüftung, Tubuswechsel),
- Diskonnektion (Inspektion, Fixierung durch Pflaster).

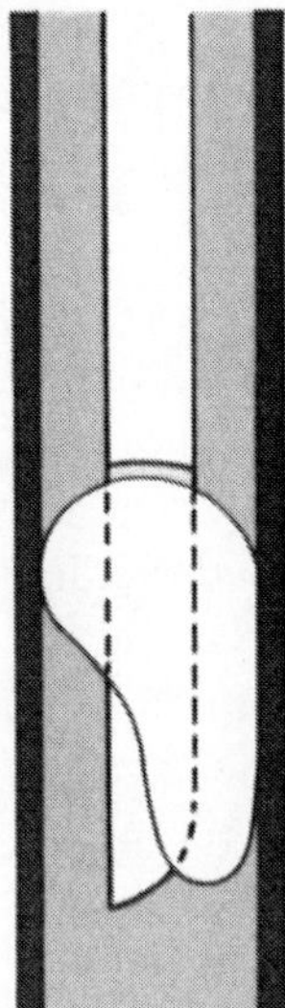

Abb. 6.28. Atemwegsverschluß durch „Tubushernie"

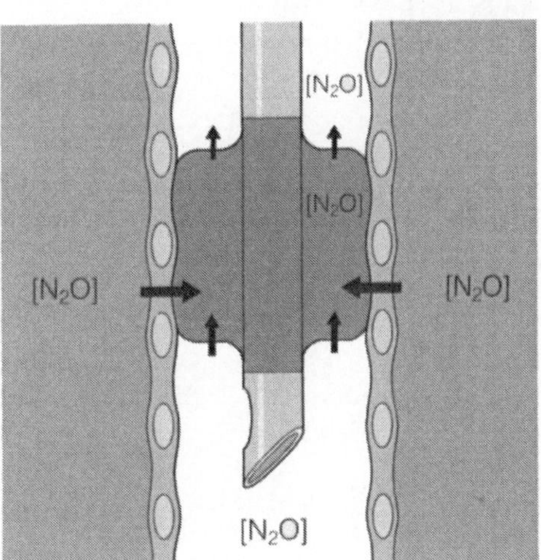

Abb. 6.29. Druckanstieg in der Tubusmanschette durch Lachgasdiffusion

Nahezu jede Luftwegsblockade bei endotrachealer Intubation hat einen mechanischen Ursprung. Sie ist entweder durch zu starke Aufblähung der Tubusmanschette (z. B. Kompression dünner Tubuswände; Ballonhernie, Abb. 6.28), durch Abknikkung des Tubus durch Fremdkörper im Tubus selbst (z. B. Sekrete, Blut) oder durch Lachgasdiffusion in die Tubusmanschette (Abb. 6.29) verursacht.

6.9.2.4 Lagerungsbedingte Ventilationseinschränkungen

Durch das Aufstützen von Operateur oder Operationsassistenz auf den Thorax des Patienten, durch Bauchlagerung, Seitenlagerung (obere Lunge wird bevorzugt ventiliert, untere Lunge bevorzugt perfundiert) oder durch Trendelenburg-Lagerung

(Druck der Abdominalorgane auf das Zwerchfell) kann es zu schweren Behinderungen der Atmung kommen. Der Anästhesist hat deshalb in regelmäßigen Abständen zu überprüfen, ob ein ausreichender Gasaustausch gewährleistet ist.

6.9.2.5 Aspiration

Die am meisten gefürchtete Folge des Erbrechens ist die Verlegung der Atemwege und die direkte Schädigung des Lungengewebes. Größere Speisereste können die Trachea total blockieren und zum Erstickungstod führen (Bolustod); kleinere Speisepartikel und Flüssigkeiten können Laryngospasmus, Bronchospasmus, Pneumonie, Atelektase, Lungenödem oder Lungenabszeß verursachen. Die Aufnahme des stark sauren Magensaftes (pH < 2) in die Lunge verursacht eine direkte Schädigung des Lungenparenchyms und führt zur Aspirationspneumonie. Nicht immer ist die Aspiration eine Folge der Narkoseeinleitung; sie kann schon im Krankenzimmer oder auf dem Transport unbemerkt erfolgen („stille Aspiration"). Klinische Zeichen der Aspiration sind Tachypnoe, pfeifende Atemgeräusche, Tachykardie, Hypotension, Hypoxie, Apnoe, Bradykardie und Herzstillstand. Die Veränderungen der Lunge betreffen bevorzugt den rechten Unterlappen. In Abhängigkeit von der Art des in den Tracheobronchialtrakt aufgenommenen Materials kann man drei Formen der Aspiration unterscheiden:

Aspiration von Blut- und Speiseresten. Es kommt zu Atemwegsverlegungen und Atelektasen. Die Therapie erfordert eine sorgfältige Bronchialtoilette, am besten mit dem Endoskop.

Aspiration sauren Magensafts. Nach Aspiration von > 0,4 ml/kg KG Magensaft mit einem pH-Wert von < 2,5 werden die Surfactant-produzierenden Alveolarzellen zerstört. Daraus folgen Atelektase und Durchlässigkeit für intravaskuläre Flüssigkeit, die im Röntgenbild jedoch erst 6–12 h später zu erkennen sind. Es resultiert eine akute respiratorische Insuffizienz im Sinne einer Schocklunge (Mendelson-Syndrom).

Aspiration fäkulenten Materials. Es entsteht das Bild einer abszedierenden Pneumonie. Therapeutisch sind nach endoskopischer Absaugung v.a. Antibiotika einzusetzen, Steroide sind kaum wirksam.

In jedem Fall ist das abgesaugte Material bakteriologisch zu untersuchen. Der Patient sollte mit PEEP und hohen Sauerstoffkonzentrationen beatmet werden. Zur Broncholyse ist Terbutalinsulfat (Bricanyl 0,007 mg/kg KG s.c. und als Aerosol durch den Tubus) einzusetzen. Auch Theophyllin-Äthylendiamin (Aminophyllin 5 mg/kg KG) oder Orciprenalin (Alupent 0,001 mg/kg KG) können verwendet werden. Tägliche Röntgenkontrollen und Blutgasanalysen sind zur Verlaufsbeobachtung erforderlich. Das Ausmaß der Lungenveränderungen nach Aspiration wird vom pH-Wert des Erbrochenen (je saurer, um so schwerer die Lungenveränderung), seiner Menge und der Anzahl der aspirierten Partikel bestimmt. Zur Prophylaxe einer Aspiration, insbesondere bei Patienten mit „vollem Magen" eignen sich die Intubation am wachen Patienten, die forcierte Narkoseeinleitung, die Regionalanästhesie (soweit dies möglich ist) oder der Aufschub der Operation (soweit dies vertretbar ist).

6.9.3 Komplikationen des zentralen und peripheren Nervensystems

Sie sind im wesentlichen Folge einer Hypoxie oder eines traumatischen Gewebsschadens. Eine besondere Form der zentralnervösen Störung im Rahmen einer Anästhesie ist das zentrale anticholinerge Syndrom (ZAS).

6.9.3.1 Hypoxieschäden

Das zentrale Nervensystem reagiert außerordentlich empfindlich auf Sauerstoffmangel. Hypoxische Schäden sind zu erwarten, wenn die Sauerstoffversorgung des Gehirns >5 min unzureichend ist. Neben den hämodynamisch bedingten Sauerstoffmangelzuständen (z. B. langanhaltende Hypotension, Schock, Herzrhythmusstörungen, Herzstillstand) sind v. a. technische Fehler während der Anästhesie für die Gewebshypoxie verantwortlich.

Technische Fehler und menschliches Versagen. Der Narkoseapparat mit Rotametern, Ventilen, Verdampfern, Kreissystem, Beatmungssystem und vielen anderen technischen Vorrichtungen bietet eine Fülle von Komplikationsmöglichkeiten. Vor dem Gebrauch des Narkoseapparats ist deshalb zu überprüfen, ob der Gasanschluß korrekt und fest, die Dosierungseinrichtung zuverlässig und das gesamte System frei von Undichtigkeiten ist. Ebenso sind die Druck- und Volumenmeßgeräte auf ihre Funktion zu überprüfen. Undichtigkeiten, fehlerhafter Einbau und Verklebungen von Ventilen sind die häufigsten Störungen am Narkoseapparat. Gelingt es kurzfristig nicht, die Störung zu beseitigen, so ist der Patient mit dem Atembeutel zu beatmen, bis ein anderer Narkoseapparat verfügbar ist. Darüber hinaus können unzureichende Kenntnisse über Aufbau und Bedienung des Narkoseapparats Ursachen von Narkosezwischenfällen mit hypoxischen Schäden sein.

Lagerungsfehler. Bei älteren Patienten kann die starke Seitendrehung des Kopfes den Blutfluß in der A. vertebralis reduzieren; bei längerer Dauer eines Sauerstoffmangels sind Hirnstammläsionen möglich.

6.9.3.2 Mechanische Schäden

Durch Reibung, Druck oder Zug an Nerven oder Nervenbündeln können Schäden im Bereich des peripheren Nervensystems verursacht werden.

Nervenschäden. Paresen und Paralysen sind in der Regel durch eine nicht sachgerechte Lagerung verursacht. Besonders gefährdet sind der Plexus brachialis, der N. radialis, der N. ulnaris und der N. peronaeus.

Plexus-brachialis-Schäden. Bei Kopftieflage und Gebrauch von Schulterstützen kann der Plexus brachialis durch die kaudalwärts gedrückte Schulter zwischen Klavikula und 1. Rippe bzw. den Humeruskopf (s. Abb. 3.5) komprimiert werden. Bei Seitendrehung des Kopfes ist die Gegenseite besonders gefährdet; deshalb sollte nach Möglichkeit immer eine Mittelstellung des Kopfes garantiert sein. Das Herabfallen des relaxierten Armes über die Kante des Operationstisches kann eine weitere Ursache der Plexus-brachialis-Zerrung sein. Eine direkte mechanische Schädigung des Plexus brachialis ist im Rahmen der Regionalanästhesie möglich (s. 8.2.3.3).

N.-radialis-Schäden. Ein besonderer Gefahrenpunkt für den N. radialis ist die Mitte des Humerus, weil sich dort der Nerv um den Oberarmknochen windet. Die ungepolsterte Operationstischkante ist eine häufige Schadensquelle.

N.-ulnaris-Schäden. Durch Druck auf den Epicondylus medialis humeri können Schäden am N. ulnaris entstehen.

N.-peronaeus-Schäden. Druck auf das Fibulaköpfchen (z. B. durch den Instrumententisch) kann Ursache einer Peronaeuslähmung sein.

Zentral anticholinerges Syndrom (ZAS). Anticholinergisch wirksame Substanzen (z. B. Atropin, Scopolamin) üben neben peripheren Effekten auch zentralnervöse Wirkungen aus. Scopolamin besitzt z. B. eine ausgeprägte sedative Wirkung, die oft im Rahmen der Prämedikation ausgenutzt wird.

Cholinerge Erregungsübertragung. Als cholinerge Erregungsübertragung wird der Mechanismus der Überleitung eines Aktionspotentials von einem Neuron auf ein weiteres Neuron oder auf ein Erfolgsorgan durch Freisetzung von Azetylcholin aus dem bereits erregten, präsynaptischen Neuron in den Raum zwischen den beiden Neuronen bzw. zwischen dem Neuron und dem Erfolgsorgan („synaptischer Spalt") mit nachfolgender Aufnahme des Azetylcholins an der postsynaptischen Membran des Neurons bzw. Erfolgsorgans bezeichnet, welche zur Änderung von Ionenpermeabilitäten an dieser Membran und damit zu einem erneuten Aktionspotential führt. Die cholinerge Erregungsübertragung ist im zentralen Nervensystem von ebenso großer Bedeutung wie im animalischen und im vegetativen. Während jedoch die Prinzipien der cholinergen Erregungsübertragung im peripheren Nervensystem mit den Mitteln der klassischen Pharmakologie gut untersucht und weitgehend klar sind, kann auf die Rolle cholinerger Synapsen und cholinerger Überträgersubstanzen im Zentralnervensystem bislang nur aus Tierexperimenten und vereinzelten klinischen Beobachtungen indirekt geschlossen werden.

Sowohl im Sympathikus als auch im Parasympathikus wird die Übertragung der Erregung vom prä- auf das postsynaptische Neuron cholinerg vermittelt. Die Übertragung vom postsynaptischen Neuron auf das Erfolgsorgan wird im Parasympathikus durch Azetylcholin, also ebenfalls cholinerg, vermittelt, im Sympathikus dagegen durch Noradrenalin (Ausnahme: sympathische Efferenzen zu den Schweißdrüsen). Auch die Übertragung der Erregung von Motonneuron auf die Skelettmuskelzelle ist cholinerg. Ein Sonderfall der ganglionären Erregungsübertragung im Sympathikus ist die cholinerge Freisetzung von Adrenalin und Noradrenalin aus dem Nebennierenmark.

Aus historischen Gründen heißen die Azetylcholinrezeptoren in den Ganglien sowie an der Skelettmuskulatur „nikotinartig", die Azetylcholinrezeptoren an den parasympathischen Erfolgsorganen dagegen „muskarinartig". Entsprechend werden die Rezeptoren als n-Cholinozeptoren bzw. m-Cholinozeptoren bezeichnet. Die Unterschiede liegen in der unterschiedlichen Beeinflußbarkeit der jeweiligen Rezeptoren durch Blockersubstanzen: Während die cholinerge Erregungsübertragung auf m-Cholinozeptoren durch Atropin und Analoga geblockt werden kann, wird die Erregungsübertragung auf ganglionäre n-Cholinozeptoren durch Ganglienblocker wie Hexamethonium, die Erregungsübertragung auf muskuläre n-Cholinozeptoren durch nichtdepolarisierende Muskelrelaxanzien gehemmt.

Das Anticholinergikum Atropin und seine Analoga haben ihren Angriffspunkt am m-Cholinozeptor. Das ACH wird dort durch die genannten Substanzen kompetitiv verdrängt. Die n-Cholinozeptoren der Ganglien und der Skelettmuskulatur bleiben durch Atropin und Analoga weitgehend unbeeinflußt. Es darf angenommen werden, daß die cholinerge Erregungsübertragung im Zentralnervensystem einem ähnlichen Mechanismus unterliegt.

Innerhalb des ZNS spielt eine Vielzahl von Neurotransmittern eine Rolle. Neben monoaminergen Bahnen, welche sich als Transmittersubstanzen der Katecholamine Dopamin und Noradrenalin und des Indolamins Serotonin bedienen, spielen v. a. cholinerge Bahnen mit der Transmittersubstanz ACH eine Rolle. Daneben werden Transmitterfunktionen wahrscheinlich auch von endorphinartigen Oligopeptiden sowie von der γ-Aminobuttersäure übernommen.

Ein großer Teil der zentralen Cholinozeptoren verhält sich muskarinartig. Hieraus folgt, daß ein großer Teil der in cholinergen Bahnen geleiteten Erregungen innerhalb des ZNS durch Atropin und Analoga gehemmt werden kann. Dem entsprechen Befunde, welche die Bedeutung der cholinergen Übertragung innerhalb des ZNS unterstreichen: So wurde gefunden, daß Atropin eine zentrale Vagusstimulation und ein schlafähnliches EEG provoziert und daß Atropin die allgemeine Weckreaktion während hochfrequenter Stimulation der Formatio reticularis im Tiermodell unterdrückt.

Aufgrund der geschilderten Verhältnisse ist das Auftreten einer zentralnervösen Symptomatik nach Applikation von Pharmaka, welche auf m-Cholinozeptoren blockierend einwirken, gut erklärbar. Dagegen ist bislang noch nicht vollkommen geklärt, durch welchen Mechanismus eine gleiche oder ähnliche Symptomatik, die mit großer Wahrscheinlichkeit ebenfalls auf die Blockierung zentraler Cholinozeptoren zurückzuführen ist, auch durch andere in der Anästhesie verwendete Pharmaka wie Phenothiazine, Butyrophenone, Benzodiazepine, Opiate und Inhalationsanästhetika wie Halothan oder Enfluran, ja sogar durch Lokalanästhetika hervorgerufen werden kann. In diesem Zusammenhang muß jedoch darauf hingewiesen werden, daß aufgrund der vielseitigen Verschaltung der Neurone im ZNS Einflüsse auf spezifische Überträgersysteme auch auf indirektem Wege, durch Hemmung von stimulierenden Synapsen oder durch Stimulation von hemmenden Synapsen mit Hilfe einer Vielzahl von Pharmaka hervorgerufen werden können. Es scheint jedoch sicher zu sein, daß ein auch durch andere als anticholinergisch wirkende Pharmaka ausgelöstes ZAS durch die Applikation eines hirngängigen Cholinesterasehemmers wie Physostigmin beseitigt werden kann.

Symptomatik des ZAS. Die Symptomatik nach Intoxikation mit anticholinergisch wirksamen Substanzen ergibt sich aus einer Kombination von Effekten, welche auf die Hemmung von peripheren m-Cholinozeptoren zurückgehen, und aus der Blockade von cholinergen Bahnen innerhalb des ZNS. Voraussetzung hierfür ist, daß das applizierte Anticholinergikum die Blut-Hirn-Schranke passiert. Dies ist bei den klassischen Substanzen wie Atropin und Scopolamin der Fall. Diese Substanzen zeichnen sich durch ein tertiäres Stickstoffatom im Molekül aus, liegen aus diesem Grund nicht obligatorisch in Ionenform vor, sind membrangängig und passieren entsprechend die Blut-Hirn-Schranke. Synthetische Anticholinergika mit einem quartären Stickstoffatom, die obligatorisch in Ionenform vorliegen (Beispiel: Glykopyrrolat), passieren dagegen unter normalen Umständen die Blut-Hirn-Schranke kaum. Nach der Applikation solcher Substanzen steht daher die periphere Symptomatik gänzlich im Vordergrund.

Eine spezielle Problematik stellt das ZAS nach Applikation von nicht primär anticholinergisch wirksamen Substanzen dar. Offenbar treten auch in solchen Fällen neben einer zentralen Symptomatik periphere Symptome auf. Dies gilt insbesondere im Zusammenhang mit Narkosen, da bei der überwiegenden Mehrzahl der durchgeführten Anästhesien zur Prämedikation Atropin verwendet wird. Im folgenden soll daher neben der zentralen Symptomatik auch die periphere beschrieben werden.

Die klassische periphere Symptomatik nach Applikation von Anticholinergika ergibt sich aus der Blockade von außerhalb des ZNS gelegenen m-Cholinozeptoren.

Durch Blockade der im N. oculomotorius geleiteten parasympathischen Impulse zum Auge ergibt sich aus der Erschlaffung des M. sphincter pupillae die bekannte Mydriasis und durch die Erschlaffung des M. ciliaris eine Störung der Linsenmotilität und damit der Akkomodation. Durch Verengung des Kammerwinkels und damit des Eingangs zum Schlemm-Kanal wird der Abfluß des Kammerwassers behindert, mit der Folge des Anstiegs des intraokularen Drucks. Durch Blockade von im N. facialis und im N. glossopharyngeus geleiteten parasympathischen Impulsen zu Speicheldrüsen wird die seröse Sekretion in diesen Drüsen gehemmt. Hieraus ergibt sich die charakteristische Mundtrockenheit.

Die in peripheren Nerven mitgeleiteten Efferenzen zur Anregung der Schweißsekretion in den Schweißdrüsen gehören zwar dem Sympathikus an, sind jedoch cholinerg vermittelt. Entsprechend zeigt sich nach Intoxikation mit Anticholinergika die bekannte trockene und gerötete Haut.

Parasympathische Efferenzen, welche im N. vagus geleitet werden, haben ihre Erfolgsorgane in der glatten Bronchialmuskulatur, im Reizleitungssystem des Herzens und in der glatten Muskulatur der Magen- bzw. Darmwände und der intestinalen Sphinkteren.

Entsprechend kommt es nach Anticholinergika-Applikation am Bronchialsystem zur Abnahme einer erhöhten bronchialen Resistance durch Erschlaffung der glatten Bronchialmuskulatur und zur Reduktion der Sekretion von Bronchialschleim (Blockade von parasympathischen Efferenzen zu den entsprechenden Drüsen). Durch Blockade der Efferenzen zum Herzen wird eine Sinustachykardie ausgelöst, welche ganz erheblich sein und auch in eine Arrhythmie übergehen kann. Die AV-Überleitungsgeschwindigkeit wird beschleunigt. Die Beeinflussung von Inotropieparametern betrifft v. a. die Vorhöfe.

Die durch parasympathische Impulse stimulierte Magen-Darm-Motorik wird durch Anticholinergika im Sinne einer Abnahme beeinflußt. Dagegen nimmt der Tonus der intestinalen Sphinkteren durch Blockade von m-Cholinozeptoren zu. Diese Effekte können in ihrer Kombination zur Magen-Darm-Atonie bis hin zum Ileus führen.

Parasympathische Efferenzen aus dem Sakralmark führen zu einer Kontraktion der Muskulatur in der Wand der Harnblase und zu einer Erschlaffung des Sphincter vesicae internus. Entsprechend besteht das Symptom der Anticholinergika-Intoxikation an der Harnblase in der Harnretention mit erschwerter Miktion (Blasenatonie bis hin zur Harnsperre).

Parasympathische Efferenzen aus dem Sakralmark zu den Reproduktionsorganen bzw. deren Blockade spielen im Fall der akuten Anticholinergikaintoxikation eine untergeordnete Rolle.

Aufgrund der bislang noch mangelhaften Aufklärung der Physiologie zentraler cholinerger Erregungsübertragung ist die Wirkung von Anticholinergika am ZNS, wie bereits erwähnt, weit weniger klar als die peripheren Effekte. Es kommt erschwerend hinzu, daß auch die Symptomatik außerordentlich vielschichtig und im Einzelfall schwer einzuordnen ist. Besonders problematisch ist hierbei, daß - offenbar dosisabhängig - sowohl die Zeichen einer globalen zentralen Exzitation als auch die einer globalen zentralen Dämpfung im Vordergrund stehen können.

Im einzelnen sind als zentrale Symptome nach Applikation bzw. Überdosis von Anticholinergika beschrieben:

Somnolenz und Amnesie, Halluzinationen und Wahnvorstellungen, psychomotorische Beeinträchtigung, wie motorische Inkoordination und Sprachschwierigkeiten, Hyperaktivität mit Unruhe, Erregbarkeit mit emotioneller Labilität, sowie im Extremfall auch Delirium und Koma. Ein relativ charakteristisches Symptom ist die Beeinträchtigung der Thermoregulation. Die nicht selten beobachtete zentrale Hyperpyrexie führt im Verein mit der aufgrund peripherer Blockade reduzierten Schweißsekretion u. U. zu einem ganz erheblichen Anstieg der Körpertemperatur.

Gerade im Zusammenhang mit einer verlängerten Aufwachzeit nach Anästhesie ist die Janusköpfigkeit der zentralen Symptomatik eines evtl. vorliegenden ZAS, die von Somnolenz und Koma bis zu ängstlicher Hyperaktivität reicht, von besonders großer Problematik. Aus diesem Grund wird für die Diagnose eines ZAS insbesondere dann, wenn sie therapeutische Konsequenzen haben soll, das Vorliegen mindestens eines zentralen Symptoms in Kombination mit mindestens zwei peripheren Symptomen gefordert.

Therapie des ZAS. Ein ZAS kann entweder durch Blockade von m-Cholinozeptoren oder durch reduzierte Ausschüttung von ACH ausgelöst werden. Ersteres ist nach Intoxikation mit klassischen Anticholinergika wie Atropin oder Scopolamin der Fall, letzteres spielt möglicherweise eine Rolle bei einem durch andere Pharmaka ausgelösten ZAS. Im ersteren Falle, Blockade von m-Cholinozeptoren durch Anticholinergika, kann durch eine Erhöhung von ACH im synaptischen Spalt der Blocker kompetitiv vom Rezeptor verdrängt werden. Im letzteren Fall, bei reduzierter ACH-Ausschüttung, werden Maßnahmen, welche zu einer Erhöhung der ACH-Konzentration im synaptischen Spalt führen, ebenfalls die cholinerge Erregungsübertragung verbessern. An diesem Punkt setzt das therapeutische Konzept beim anticholinergischen Syndrom an.

Durch eine Hemmung der Cholinesterase, welche ACH in Cholin und Azetat aufspaltet, kann die ACH-Konzentration am Rezeptor erhöht werden. Dies ist ein in der Anästhesie wohlbekannter Mechanismus, welchen man sich durch Blockade der Cholinestera mit Hilfe von Neostigmin oder Pyridostigmin mit Erhöhung der ACH-Konzentration am muskulären n-Cholinozeptor bei gleichzeitiger Blockade der muskarinartigen Wirkung der erhöhten ACH-Konzentration am m-Cholinozeptor durch gleichzeitige Applikation von Atropin zunutze macht.

In ähnlicher Weise können durch Cholinesterasehemmer wie Neostigmin oder Pyridostigmin die peripheren Symptome eines anticholinergischen Syndroms beseitigt werden. Die zentrale Symptomatik ist den beiden genannten Pharmaka jedoch nicht zugänglich, da beide aufgrund des quartären Stickstoffatoms im Molekül obligat in Ionenform vorliegen und die Blut-Hirn-Schranke nicht passieren können. Anders ist dies beim Pyridostigmin, welches aufgrund des nur tertiären Stickstoffatoms zu einem gewissen Anteil in nichtionisierter Form vorliegt und damit die Blut-Hirn-Schranke passieren kann.

Für die starke, aber reversible Hemmung der Cholinesterase durch Physostigmin ist die Urethangruppe des Moleküls verantwortlich. Neben der Cholinesterase-blockierenden Wirkung wird eine cholinerg stimulierende Eigenwirkung des Physostigmins diskutiert.

6.9.4 Gastrointestinale Komplikationen

Der unzureichend entleerte Magen oder andere Störungen des Magen-Darm-Trakts können Komplikationen auslösen, die als Erbrechen mit oder ohne Aspiration (5.9.2.5) imponieren und den weiteren postoperativen Verlauf entscheidend beeinflussen können. Eine vorübergehende Störung des Operationsverlaufs wird durch den Singultus verursacht.

6.9.4.1 Erbrechen

Die akute, unwillkürliche Magenentleerung ist v. a. bei fehlender 6stündiger Nahrungskarenz, akutem Abdomen, traumatischem Schock, Schädel-Hirn-Trauma, Schwangerschaft, Aszites, Hiatushernie, Koma, Bewußtseinstrübungen und Patienten mit Magensonde (unzureichender Sphinkterschluß) zu erwarten. Auch nach der 6-h-Grenze kann es zum Erbrechen kommen, wenn schwer verdauliche Speisen (z. B. Fett) aufgenommen wurden oder Schmerzen, Narkotika sowie Druck (z. B. Wehen) auf den Magen-Darm-Trakt einwirken. In der Regel ist davon auszugehen, daß jeder unfallverletzte Patient mit einem vollen Magen in die Klinik eingeliefert wird. Patienten mit Hyperventilation oder Ateminsuffizienz sind in besonderem Maße zum Erbrechen prädestiniert, weil sie infolge angestrengter und häufiger Atembewegungen größere Luftmengen in den Magen aufnehmen. Die Narkoseeinleitung bei nichtnüchternen Patienten kann somit zum schwierigsten Problem der Erstversorgung werden. Durch Vorgabe eines ndMR sollte versucht werden, eine evtl. Steigerung des Mageninnendrucks durch Succinylcholin zu reduzieren. Nach Möglichkeit sollte der Magen vor der Narkoseeinleitung mittels einer Magensonde entleert werden. Bei Patienten mit „vollem Magen" empfiehlt sich die forcierte Narkoseeinleitung (sog. „Sturzeinleitung", s. 5.2.4.2).

6.9.4.2 Singultus

Intermittierende Kontraktionen des Zwerchfells bei gleichzeitigem Glottisverschluß werden als Singultus bezeichnet. Ursachen des Singultus sind in der Regel periphere Reize (z. B. Zug am Mesenterium, Magen oder Zwerchfell) bei zu flacher Narkose. Therapeutisch haben sich Vertiefung der Narkose, Muskelrelaxation (Succinylcholin 0,5 mg/kg KG) und Triflupromazin (Psyquil 0,1 mg/kg KG i. v.) bewährt.

Um Wiederholungen des Singultus zu vermeiden, ist auch auf eine ausreichende Oxygenierung und Normoventilation zu achten.

6.9.5 Zahn- und Gewebeschäden

Im Rahmen anästhesiologischer Maßnahmen können an den Zähnen, der Schleimhaut, dem Bindegewebe, der Muskulatur, der Haut und der Hornhaut Schäden auftreten, die überwiegend durch mechanische Verletzungen, in selteneren Fällen aber auch durch chemische Substanzen oder durch elektrischen Strom verursacht werden.

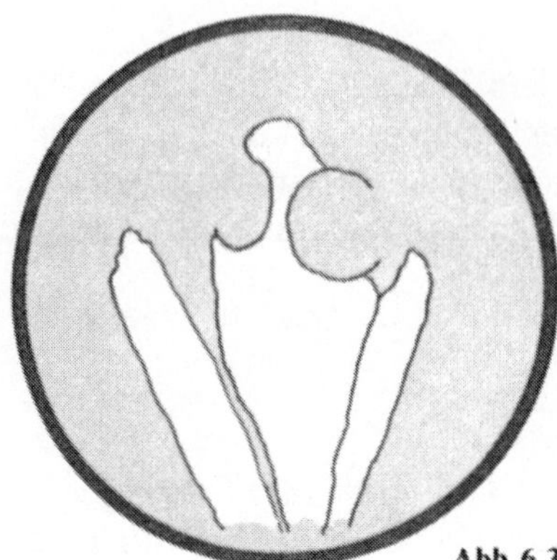

Abb. 6.30. Stimmbandgranulom nach endotrachealer Intubation

6.9.5.1 Mechanische Gewebeschäden

Ursachen mechanischer Schäden sind v. a. die endotracheale Intubation, die Gefäßpunktion oder die direkte mechanische Druckerhöhung.

Intubationsschäden. Zeitdruck, mangelnde Erfahrung, unzureichendes Instrumentarium oder besondere anatomische Verhältnisse sind die wesentlichsten Ursachen für Zahn-, Larynx- oder Schleimhautschäden bei der endotrachealen Intubation. In seltenen Fällen können Stimmbandlähmungen oder Stimmbandabrisse als Intubationsfolgen auftreten. Auch die Perforation der Ösophaguswand ist möglich.

Zahnschäden. Unter den Komplikationen der endotrachealen Intubation sind Zahnschäden am häufigsten. Sie sind zumeist Folgen erschwerter Intubation bei nichtsaniertem Gebiß. Der Zahnstatus ist deshalb bei der Prämedikationsvisite sorgfältig zu überprüfen. Der Patient muß auf mögliche Schäden hingewiesen werden. Sorgfältiges Vorgehen und die Verwendung eines Zahnschutzes mindern Zahnschädigungen. Jeder Zahnschaden ist auf dem Zwischenfallsprotokoll zu registrieren; der Verwaltung des Krankenhauses ist ein Bericht über den Schaden zuzuleiten (Prozentsatz der Schadensersatzansprüche ist hoch).

Larynxschäden. Ödeme, Granulationen oder Stenosen des Larynx entstehen in der Regel nach traumatischen Intubationen, zu groß gewählten Endotrachealkathetern oder zu stark geblähten Blokkermanschetten. Ödeme werden schon unmittelbar postoperativ beobachtet; sie gehen einher mit Heiserkeit oder Stimmverlust und sind mit Inhalation und Antiphlogistika (z. B. Tanderil 3 × 3 mg/kg KG), evtl. mit Kortikosteroiden (Hydrokortison 2 mg/kg KG) zu behandeln. An den Stimmbändern können sich einige Tage nach der endotrachealen Intubation Granulationen (Abb. 6.30) ausbilden, die u. U. operativ entfernt werden müssen. Eine relativ seltene Komplikation ist die Luxation des Aryknorpels; sie verursacht Heiserkeit, Stimmveränderung, Schluckstörungen und dumpfen Schmerz über dem Larynx.

Trachealstenosen. Als Folge der im Rahmen von Allgemeinanästhesien durchgeführten Intubation sind Trachealstenosen außerordentlich seltene Ereignisse. Sie treten meist nach Langzeitintubation oder bei extrem hohem Manschettendruck und allgemeiner Gewebsschädigung (z. B. Sepsis) auf. Sie bedürfen ebenfalls operativer Korrektur.

Schleimhautschäden. Ebenfalls als Intubationsfolge können Schleimhautschäden der Nase, insbesondere in Form von Blutungen, auftreten. Diese Schäden können durch Auswahl geeigneter Endotrachealkatheter, vorsichtige Einführung und entsprechende Vorbehandlung der Nasenschleimhaut (Salben, Gele) weitgehend vermieden werden. Bei Kindern mit adenoiden Vegetationen kann es bei der nasalen Intubation zur Abscherung von Gewebe mit konsekutiver Blutung kommen. Vereinzelt wird die Verschleppung von Material in die Luftwege zu einer partiellen Atemwegsverlegung führen. Patienten mit bekannten Störungen der Blutgerinnung sollten nicht nasotracheal intubiert werden. Die Indikation zur nasotrachealen Intubation ist insgesamt streng zu stellen. Bei Patienten mit Schädelbasisfrakturen ist die nasotracheale Intubation kontraindiziert.

Punktionsschäden. Ebenso wie bei der endotrachealen Intubation sind auch bei der Punktion peripherer oder zentraler Gefäße Zeitdruck, mangelnde Erfahrung, unzureichendes Instrumentarium, schlechte Gefäßfüllung oder atypische Gefäßlokalisation die häufigsten Ursachen einer Fehlpunktion mit oder ohne Extravasation.

Fehlpunktion. Die fehlerhafte Punktion eines Gefäßes verursacht i.allg. keine Folgeschäden, wenn die extravasale Applikation der Injektionslösung unterlassen wird. Fehlpunktionen können jedoch zu einer erheblichen psychischen Belastung für den Patienten werden. Schon bei der Prämedikationsvisite ist deshalb der Zustand der Venen des Handrückens und des Armes zu beurteilen, damit durch präoperative Maßnahmen (z.B. frühzeitiger Abruf, warme Hand- und Armbäder) die Ausgangsbedingungen verbessert werden. Der in der Punktionstechnik unerfahrene Arzt sollte sich spätestens nach der zweiten Fehlpunktion der Hilfe eines erfahreneren Kollegen bedienen. Extravasate sollten sofort durch Druckverbände mit resorptionsfördernden Salben (z.B- Heparinsalben) oder der Applikation von Hyaluronidase (Kinetin 150 IE s.c.) behandelt werden.

Thrombose. Die häufigste Komplikation nach arterieller Katheterisierung oder Kanülierung (z.B. zur direkten Blutdruckmessung) ist die Thrombosierung der Gefäße. Zu den Risikofaktoren der Thrombose zählen lange Katheterliegedauer, Hypotension, zu groß gewählte Katheter, spitz zulaufende Katheter und Kanülen, das Kathetermaterial und die traumatische Kanülierung. Außerdem sollte die Punktion einer Arterie in der Nähe einer vorausgegangenen Venae sectio vermieden werden. Meistens bildet sich der Thrombus innerhalb weniger Tage spontan zurück. Zur Reduzierung der Thrombosehäufigkeit wird die kontinuierliche Infusion einer heparinisierten Ringer-Lösung empfohlen. Dies geschieht meist durch kontinuierliche Spülung des arteriellen Schlauchsystems mit 1-3 ml/h. Eine rasche Spülung des Katheters mittels Injektionsspritze kann einen Thrombus in die zentralen Arterien bringen und von dort ein lebenswichtiges Organ embolisieren. Bereits 7 ml Spülflüssigkeit reichen beim Erwachsenen aus, um das zentrale arterielle System zu erreichen; bei Kleinkindern reduziert sich dieses Volumen auf 2 ml.

Infektionen. Ein Katheter in der A. radialis kann die Eintrittspforte für Bakterien in den Organismus darstellen. Deshalb ist beim Einlegen des Katheters peinlichste Sterilität zu wahren. Dasselbe gilt für den Anschluß von Schlauchsystemen, Verbindungsstücken und Druckaufnehmern. Druckaufnehmerdome ohne Zwischenmembran sollten nicht verwendet werden, da der Druckwandler, auf den sie aufgebaut werden, bakteriell kontaminiert sein kann. Das Druckmeßsystem sollte nicht länger als 3 Tage verwendet werden. Die meisten katheterbedingten Infektionen beginnen als lokale infektiöse Prozesse an der Einstichstelle; deshalb sollte v.a. hier eine regelmäßige Kontrolle erfolgen.

Versehentliche intraarterielle Injektion (s. 6.9.5.2).

Direkte mechanische Druckschäden. Durch fehlerhafte Lagerung, falsche Anbringung von Stützhilfen oder Bügel für Abdecktücher, aber auch durch Verlagerung des Körpergewichts (z.B. Operationsassistenz) auf empfindliche Gewebepartien können direkte Druckschäden entstehen.

Druckschäden des Auges. Durch Aufstützen von Hand und Arm der Operationsassistenz auf den Bulbus kann es zur Minderung der arteriellen Blutversorgung des Auges kommen, die in seltenen Fällen zur Erblindung führt. Außerdem sind Verletzungen von Hornhaut und Skleren möglich. Die Augen des Patienten müssen deshalb während der Anästhesie geschlossen sein und bei Gefahr der Austrocknung mit Augensalbe benetzt werden. Sind die Augen während der Operation nicht einsehbar (Kopf-Hals-Operationen), so ist der Augenschluß nach Salbeneinbringung durch entsprechende Verbände zu sichern (Strumaabdeckung). Operateur oder Operationsassistenz sind auf mögliche Druckschäden hinzuweisen.

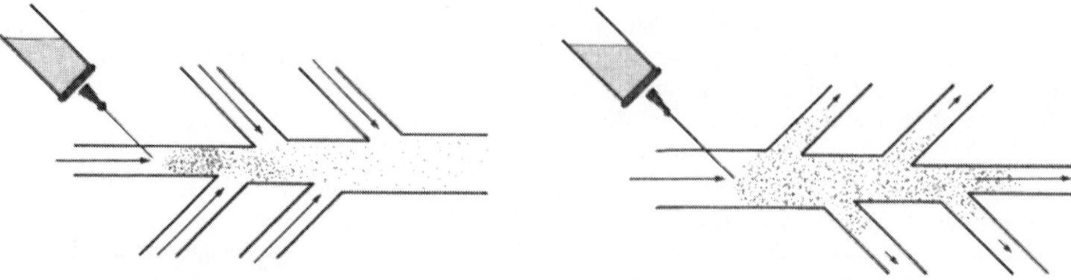

Abb. 6.31. Intravasale Verdünnung eines Pharmakons bei intravenöser Injektion *(links)* und relativer Konzentrationsanstieg in den Endarterien bei versehentlicher intraarterieller Injektion *(rechts)*

6.9.5.2 Chemische Gewebeschäden

Bei Verwendung desinfizierender oder hypertonischer Lösungen an empfindlichen Oberflächengeweben oder bei versehentlicher intraarterieller Injektion können chemische Gewebeschäden verursacht werden.

Desinfektionslösungen. Bei unbeabsichtigtem Verspritzen desinfizierender Lösungen in das Auge können schwerwiegende Hornhautverletzungen entstehen. Besonders gefährdet sind Patienten mit Protrusio bulbi. Die Augen des Patienten sollten deshalb während des Desinfektionsvorgangs gut abgedeckt sein.

Hypertonische Injektionslösungen. Nahezu jede Injektionslösung besitzt eine andere Osmolarität als menschliches Blut oder Gewebe. Die versehentliche Injektion hypertonischer Lösungen in das Gewebe oder die Blutbahn muß immer dann zu Schäden führen, wenn keine ausreichende Verdünnung der injizierten Substanz erfolgen kann. Diese Situation besteht v. a. bei einer intraarteriellen Applikation. Die versehentliche intraarterielle Injektion ist v. a. im Bereich der Ellenbeuge infolge atypischer Gefäßverläufe relativ leicht möglich, da die A. brachialis manchmal unmittelbar über oder unter der V. cubitalis liegen kann. Gefäßpunktionen zur Narkoseeinleitung sollten deshalb vorwiegend im Bereich von Handrücken und Unterarm erfolgen. Darüber hinaus ist die Verwechslung von venösen und arteriellen Zugangswegen (z. B. bei gleichzeitiger arterieller Kanülierung) heute eine ebenso große Gefahr. Es empfiehlt sich daher, eine exakte Kennzeichnung der arteriellen Zugangswege (z. B. roter Dreiwegehahn usw.) durchzuführen.

Die Injektion eines Medikaments in die Arterie verursacht in Abhängigkeit von Konzentration, Einwirkzeit und Menge der verabreichten Substanz ausgedehnte Endothelschäden, da kaum eine intravasale Verdünnung erfolgt (Abb. 6.31). Es kommt noch unter der Injektion zu brennendem Schmerz und Blässe der Extremität sowie Gefäßspasmus, der nach Tagen zur Nekrose von Fingern, Hand oder Unterarm führen kann. Therapeutisch ist bei geringstem Verdacht auf intraarterielle Injektion die Medikamentenapplikation sofort zu unterbrechen. Die Kanüle muß auf jeden Fall im Gefäß belassen werden. Durch die Kanüle sind isotone Kochsalzlösung (10–20 ml), 0,25%ige Xylocainlösung (10–20 ml), wasserlösliches Prednisolon (Prednisolon-Hoechst 2 mg/kg KG) und Moxaverin (Eupaverin 0,2 mg/kg KG) intraarteriell nachzuinjizieren. Danach sollte über einen Perfusor eine Lösung von 50 ml NaCl mit einem durchblutungsfördernden Mittel (Panthesin-Hydergin 1 Amp.) und einem Kortikoidderivat (Volon-A-solubile 200 mg) appliziert werden. Unterstützende Maßnahmen sind Plexusblockade und Stellatumblockade.

6.9.5.3 Thermische (elektrische) Gewebeschäden

Bei Verwendung von Diathermiegeräten mit unzureichender Erdung kann der elektrische Strom mitunter erhebliche Schäden verursachen. Man unterscheidet direkte und indirekte Wirkungen des elektrischen Stroms.

Direkte Wirkungen des Stroms. Die Folgen der direkten Wirkung elektrischen Stroms auf den Patienten sind Verbrennungen oder Kammerflimmern. Die Wahrscheinlichkeit pathologischer Wirkungen des elektrischen Stroms steigt mit der Stromflußdauer und der Stromstärke. Die Frequenz des Wechselstroms von 50-60 Hz bei 220 V ist besonders geeignet, den menschlichen Organismus zu schädigen. Der wärmeenergetische Effekt des Stroms beginnt bei Stromstärken über 1 A und sekundenlangem Stromfluß. Dabei sinkt der Hautwiderstand ab und die Muskulatur wird im Bereich des Stromwegs bis über 70 °C erhitzt. Dieser Effekt ist v. a. dann zu erwarten, wenn an kleinflächigen Elektroden eine hohe Stromdichte auftritt. Damit die Hochfrequenzenergie auf dem Wege durch den Körper des Patienten nur an dem gewünschten Ort auftritt, muß dafür gesorgt werden, daß eine möglichst großflächige indifferente Elektrode zur Ableitung des Stroms in naher Lokalisation der Anwendung gebracht wird. Außerdem müssen alle anderen am Patienten angebrachten Leiter, wie EKG- und EEG-Elektroden, möglichst weit vom Anwendungsort der Hochfrequenzdiathermie lokalisiert sein, so daß nur Minimalströme über diese Leiter zur Erde fließen können.

Ist der Patient gleichzeitig an das HF-Chirurgiegerät und an ein EKG-Gerät angeschlossen, sollte nach den Empfehlungen zum Betrieb von HF-Chirurgiegeräten bei gleichzeitiger EKG-Ableitung verfahren werden:

1. Falls beide Geräte mit geerdeten neutralen Elektroden betrieben werden, muß das neutrale EKG-Kabel (schwarz) an die Neutralelektrode des HF-Chirurgiegeräts mit angeschlossen werden. Eine separate, geerdete EKG-Elektrode würde zu Verbrennungen führen.
2. Die Aktivelektrode des HF-Chirurgiegeräts muß mehr als 150 mm von der EKG-Elektrode entfernt angebracht sein.
3. Die EKG-Elektroden dürfen nicht zwischen dem Op-Feld (Aktivelektrode) und der Neutralelektrode des HF-Chirurgiegeräts angebracht sein.

Die Wahrscheinlichkeit, daß bei Niederspannungsunfällen ein Kammerflimmern ausgelöst wird, wächst mit der Stromstärke, angefangen von Werten unter 100 mA bis 1 A, und der Stromflußdauer.

Indirekte Wirkungen des Stroms. Derartige Störungen können auftreten, wenn durch Stromzufluß zum Patienten lebenswichtige Geräte, z. B. Herzschrittmacher oder Überwachungsgeräte, in ihrer Funktion beeinträchtigt werden. Diese Störungen treten heute kaum noch auf.

7 Narkoseausleitung

Die Ausleitung einer Narkose ist ebenso wie die Narkoseeinleitung eine instabile Phase und daher für Störungen besonders anfällig. Zum einen darf die Wirkung der Narkotika und Muskelrelaxanzien (MR) nicht zu früh abklingen, daß durch Pressen oder andere Abwehrreaktionen des Patienten das Operationsergebnis gefährdet wird, zum anderen kann eine bis weit in die postoperative Phase hineinreichende Wirkung dieser Medikamente häufig Ursache postoperativer Komplikationen sein. Die Steuerung der rechtzeitigen Ausleitung einer Narkose wird erschwert, weil die Wirkungsdauer der MR und Narkotika nicht immer zuverlässig vorausbestimmt werden kann und weil die zeitliche Dauer eines operativen Eingriffs häufig geändert werden muß. Zur Abkürzung der Wirkdauer von MR und Analgetika ist die Antagonisierung dieser Medikamente möglich.

7.1 Medikamentenantagonisierung

Die Wirkung von MR und Analgetika kann unabhängig von Metabolismus und Ausscheidung kurzfristig durch Enzyme oder andere chemische Verbindungen aufgehoben werden [207, 295, 309, 453].

7.1.1 Muskelrelaxansantagonisierung

Auch bei einwandfreier Narkoseführung ist es möglich, daß in der unmittelbaren postoperativen Phase eine Restwirkung von MR besteht. Allerdings ist nicht jede postoperative Ateminsuffizienz oder muskuläre Adynamie ursächlich auf einen Wirkungsüberhang von MR zurückzuführen. Deshalb ist eine differentialdiagnostische Abklärung der Situation in jedem Fall erforderlich. Dafür stehen klinische Kriterien und der Einsatz eines Nervenstimulators zur Verfügung. Grundsätzlich sollte die Antagonisierung der Muskelrelaxanswirkung nicht schematisch erfolgen; sie sollte erst dann durchgeführt werden, wenn die neuromuskuläre Funktion zumindest teilweise wiederhergestellt ist.

Klinische Kriterien. Als Prüfungsmethoden sind Kopfhebetest, Armhebetest, Prüfung der groben Kraft der Hand, Öffnung der Augen (>10 s), Herausstrecken der Zunge, Atemfrequenz (<25/min), Atemzugvolumen (>5-7 ml/kg KG), Vitalkapazität (>10-15 ml/kg KG) und Inspirationskraft (> −25 cm H_2O) geeignet. Darüber hinaus werden v.a. nach Langzeitbeatmung die Exspirationskraft (> +30 cm H_2O), die Einsekundenkapazität (FEV_1 = >10 ml/kg KG/s), das Totraumverhältnis ($\dot{V}_D/\dot{V}_T$ = <0,55-0,6) und das Shuntvolumen ($\dot{Q}_s/\dot{Q}_T$ = <15%) geprüft.

Nervenstimulation. Am günstigsten erfolgt die Abklärung durch den Einsatz eines Nervenstimulators (s. 4.5.2). Aus der Reizantwort, besonders aus der „Train-of-four"-Stimulation, läßt sich eine Restcurarisierung von einem Narkotikumüberhang unterscheiden. Dabei entspricht die Beantwortung des 1. Reizes einer Erholung von 10% des Ausgangswerts, des 2. Reizes von 20%, des 3. Reizes von 25% und des 4. Reizes von 30-40%. Wenn alle 4 Reize gleichstark beantwortet werden, kann mit einer weitgehenden Aufhebung der Relaxierung gerechnet werden.

Schwierigkeiten entstehen mitunter, wenn die Wirkung des MR kurz vor Beendigung des operativen Eingriffs abklingt und sich somit die Frage stellt, ob erneut ein MR appliziert werden soll (z. B. Verschluß der Bauchdecke). Grundsätzlich ist es in diesen Situationen möglich, ein dMR zu verabreichen. Dabei ist in der Regel mit einer Verlängerung der Muskelrelaxierung zu rechnen, wenn die für die endotracheale Intubation verwendete Dosis des dMR in relativ kurzer Zeit abgebaut wurde. Hielt die Wirkung des dMR jedoch über längere Zeit an, ist Zurückhaltung zu üben. Kommt es dennoch zu einer verlängerten neuromuskulären Blockade, ist die postoperative Respiratortherapie einzusetzen.

7.1.1.1 Serumcholinesterase

Succinylcholin wird von der Cholinesterase (ChE) des Plasmas in unwirksame Verbindungen hydrolysiert. Nur bei Mangel an Serumcholinesterase, bei atypischen Serumcholinesterasen und bei wiederholter Gabe von dMR (s. 5.4) sind Wirkungsverlängerungen möglich. Durch intravenöse Gabe hochkonzentrierter menschlicher Serumcholinesterase (Serumcholinesterase Behringwerke 2 mg/kg KG) ist innerhalb von 10 min die Hydrolyse von Succinylcholin möglich. Auch durch die Gabe von Frischplasmapräparaten kann bei Mangel an wirksamer Serumcholinesterase die Muskelaktivität wiederhergestellt werden [220].

7.1.1.2 Cholinesteraseinhibitoren (AChEI)

Da die Aufhebung des Überhangs von ndMR nur durch Konzentrationserhöhungen von ACh an der motorischen Endplatte erfolgen kann, muß entweder eine pharmakologische Hemmung der AChE oder eine vermehrte Freisetzung von ACh in den synaptischen Spalt hervorgerufen werden. In der klinischen Praxis kommen v. a. AChEI zum Einsatz. AChEI haben die Fähigkeit, die im Nervensystem vorhandene AChE (z. B. in den Neuronen des ZNS, autonomen Gefäßen, postganglionären cholinergischen und sympathischen Fasern, der postsynaptischen Membran) zu inaktivieren und dadurch die Hydrolyse von ACh zu verhindern.

Die im Bereich der cholinergischen Synapsen strukturgebundene AChE besitzt ebenso wie die im gesamten Extrazellulärraum vorkommende Pseudocholinesterase (PChE) zwei aktive Bereiche: ein anionisches und ein esteratisches Zentrum. Durch eine Blockierung des anionischen Zentrums kann ACH mit seinem positiv geladenen Cholinanteil keinen Enzym-Substrat-Komplex bilden. Die Besetzung des esteratischen Bereichs verhindert die dann ablaufende Deazethylierung. Dementsprechend werden zwei Gruppen von Cholinesterasehemmern (AChEI) unterschieden:

1. Carbaminsäureester (z. B. Neostigmin, Pyridostigmin, Physostigmin), die einen Enzym-Inhibitor-Komplex durch Anlagerung an das anionische Zentrum bilden und dann zusätzlich das esteratische Zentrum durch Bindung des Carbamatanteils blockieren, der abgetrennt und dann sehr langsam hydrolytisch wieder abgespalten wird.
2. Quarternäre Stickstoffverbindungen, wie Edrophonium (Tensilon) und Galanthanium (Nivalin), sowie Hexafluoronium (Mylaxin), die sich an den anionischen Bereich anlagern.

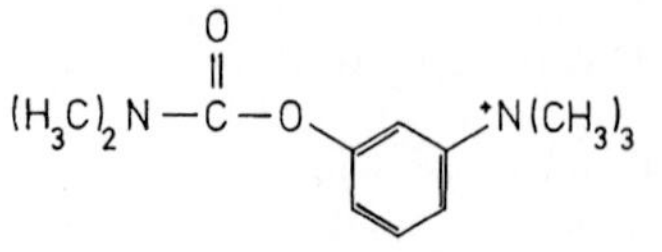

Abb. 7.1. Strukturformel von Neostigmin

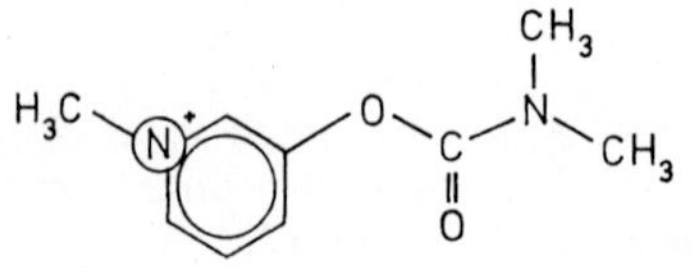

Abb. 7.2. Strukturformel von Pyridostigmin

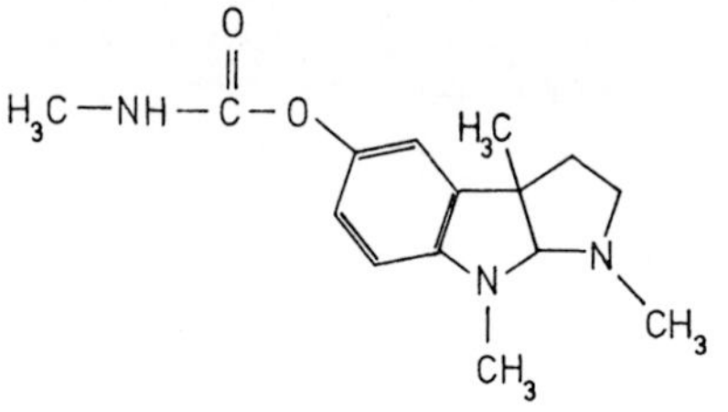

Abb. 7.3. Strukturformel von Physostigmin

Carbaminsäureester. Klinisch haben sich als AChEI von diesen Substanzen v.a. Neostigmin und Pyridostigmin durchgesetzt. Physostigmin wird vorwiegend zur Therapie des zentral-cholinergischen Syndroms eingesetzt.

Neostigmin. Neostigmin (Prostigmin 0,01 mg/kg KG; Abb. 7.1) aktiviert ebenso wie die anderen AChEI spezifisch die peripheren ACh-Esterasen der neuromuskulären Verbindung, der autonomen Ganglien und der viszeralen cholinergen-muskarinartigen Rezeptoren. Das im Überschuß vorhandene ACh tritt damit in Konkurrenz zu den ndMR und hebt die neuromuskuläre Blockade auf. Die Aufhebung der Muskelrelaxation gelingt um so leichter und schneller, je weniger Rezeptoren blockiert sind. Neostigmin sollte langsam intravenös verabreicht werden. Die Anschlagzeit beträgt bei Neostigmin etwa 3 min, innerhalb von 5 min ist die maximale Wirkung erreicht.

Pyridostigmin. Pyridostigmin (Mestinon 0,02 mg/kg KG; Abb. 7.2) besitzt ähnliche Wirkungen wie Neostigmin, seine Nebenwirkungsquote ist etwas geringer. Es besitzt nur ⅕ der pharmakologischen Potenz des Neostigmins. Der Wirkungseintritt erfolgt erst nach 6–8 min; die Wirkungsdauer übertrifft die von Neostigmin um etwa 40%.

Physostigmin. Physostigmin (Eserin 0,03 mg/kg KG; Abb. 7.3) ist der am längsten bekannte AChEI. Es besitzt im Bereich der neuromuskulären Synapsen erheblich geringere Wirkungen als die erstgenannten Substanzen. Aufgrund der guten Permeation der Blut-Hirn-Schranke zeigt es ausgeprägte zentralnervöse Effekte. Diese zentral stimulierenden Eigenschaften werden zur Revision übermäßiger Sedierungen (z. B. Phenothiazine, Diazepam) genützt. In 1%iger Konzentration wird Physostigmin lokal zur Senkung des intraokularen Drucks verwendet.

Grundsätzlich kann die Decurarisierung erschwert sein, wenn Hypoxie, Alkalose, Azidose, Hypothermie, Elektrolytstörungen oder Hypoproteinämie besteht. Auch ein Überhang von Hypnotika, Opioiden und Inhalationsnarkotika kann infolge zentraler Depression die Muskelaktivität beeinträchtigen. Eine weitere Voraussetzung der Wirkung von AChEI ist, daß ein Minimum an neuromuskulären Rezeptoren relaxansfrei ist. Zu beachten ist ferner, daß zur vollständigen Aufhebung des gleichen Ausmaßes der neuromuskulären Blockade bei verschiedenen MR unterschiedliche Dosierungen erforderlich sind. Nach Pancuronium liegen sie am niedrigsten, bei d-Tubocurarin etwa 30% und bei Gallamin etwa 60% höher.

AChEI sind nicht frei von Nebenwirkungen, die auf die allgemeinen Wirkungen an den cholinergen Rezeptoren zurückzuführen sind. AChEI verursachen somit bradykarde Herzrhythmusstörungen bis zur Asystolie, vermehrte Sekretion von Bronchialschleim, Schweiß, Speichel und Magensaft sowie Bronchokonstriktion und Peristaltiksteigerung der Magen-, Darm-, Gallenwegs- und Uterusmuskulatur. Da die Wirkung der AChEI ausschließlich muskarinartiger Natur sind, können sie mit Anticholinergika (Atropin 0,01 mg/kg KG) gut gehemmt werden. Insbesondere bei Patienten nach Darmanastomosen, mit mechanischem Ileus, Harnwegsobstruktionen, Asthma bronchiale, Bradyarrhythmie mit oder ohne AV-Block sollte auf die Vorgabe eines Anticholinergikums unter Berücksichtigung der Dosis nicht verzichtet werden. Dabei ist die Menge des Anticholinergikums nicht so sehr vom Körpergewicht des Patienten abhängig, als vielmehr von der Dosis des AChEI. Bewährt hat sich folgende Dosisrelation:

0,5 mg Atropin: 2 mg Neostigmin
0,5 mg Atropin: 10 mg Pyridostigminbromid.

In Verbindung mit depolarisierenden Muskelrelaxanzien sind AChEI kontraindiziert; es sei denn, es liegt nachgewiesenermaßen ein Dualblock vor. Da Atropin eine initiale zentrale Vagusstimulierung auslösen kann, wird empfohlen, die Substanz nicht gleichzeitig mit AChEI zu applizieren; es kann sonst die Gefahr eines Herzstillstands eintreten. Durch Vorausinjektion von Atropin (~2 min) kann dieser Gefahr begegnet werden. Die klinische Praxis hat jedoch gezeigt, daß auch die gemeinsame Verabreichung von Anticholinergikum und AChEI in einer Mischspritze komplikationsfrei verläuft, wenn die Injektion langsam erfolgt.

In jüngerer Zeit wurde statt Atropin das längerwirkende Parasympathikolytikum Glykopyrrulat (Robinul 0,004 mg/kg KG) empfohlen. Verglichen mit Atropin hemmt es die Sekretion 2- bis 4mal stärker und 3mal länger. Außerdem treten wesentlich seltener Tachykardien und Arrhythmien auf. Ein zentralanticholinerges Syndrom wie nach Atropin ist nicht zu erwarten, da die Substanz die Blut-Hirn-Schranke nicht passiert. Ob die Kombination von AChEI mit 4-Aminopyridin weitere Verbesserungen bringt, ist Gegenstand nicht abgeschlossener Untersuchungen.

Quarternäre Stickstoffverbindungen. Unter diesen Pharmaka findet v. a. Edrophonium zunehmende klinische Verwendung.

Edrophonium. Edrophonium (Tensilon 0,2 mg/kg KG; Abb. 7.4) zeigt die kürzeste Wirkung der AChEI (< 5 min). Bisher wurde das Medikament fast ausschließlich zur Diagnostik der Myasthenia gravis oder eines Dualblocks verwendet. Neuere Untersuchungen zeigen, daß ein MR-antagonisierender Effekt bei ausreichend hoher Dosierung (0,5–1,0 mg/kg KG) auch mit langer Wirkungsdauer bei raschem Wirkungseintritt besteht. Edrophonium muß im Vergleich mit Neostigmin etwa 5- bis 15mal höher dosiert werden; die Anschlagzeit ist bei äquipotenter Dosierung mit 1 min außerordentlich kurz. Die kurze Wirkungsdauer, die nach der beim Myasthenia-gravis-Test üblichen Dosierung (< 0,2 mg/kg KG) beobachtet wird, nimmt mit steigender Dosierung deutlich zu. Auch nach höherer Dosierung finden sich wesentlich geringere Nebenwirkungen als nach Carbaminsäureestern.

Die wirksamsten AChEI sind organische Phosphorsäure- und Schwefelsäureester, die auch als Insektizide oder Kampfstoffe verwendet werden. In der anästhesiologischen Praxis werden nur reversible AChEI verwendet [33, 56, 215].

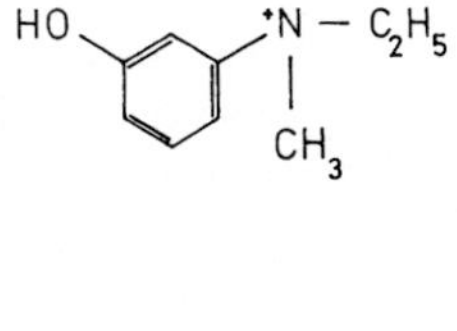

Abb. 7.4. Strukturformel von Edrophonium

7.1.1.3 Steigerung der Azetylcholinfreisetzung

Eine vermehrte Freisetzung von ACh wurde in jüngster Zeit nach Theophyllin beobachtet. Unter hochdosierter Infusion (1 mg/kg KG/h) konnte selbst mit hohen Dosen von Pancuronium keine ausreichende Relaxierung erreicht werden. Auch 4-Aminophyridin erhöhte über eine Blockierung der Ca^{++}-Kanäle und einen dadurch gesteigerten Ca^{++}-Einstrom in die präsynaptischen Nervenendigungen die bei einem Nervenimpuls freigesetzte ACh-Konzentration. In der klinischen Praxis hat dieser Weg einer Aufhebung der MR-Wirkung noch keinen Eingang gefunden.

7.1.2 Opioidantagonisierung

Opioidantagonisten sind Substanzen, die Opioide aus der Rezeptorbindung verdrängen und deren Stelle einnehmen können. Die bisher bekannten Verbindungen sind Derivate von Opioidmolekülen, deren N-ständige Methylgruppe durch eine Allylgruppe substituiert ist. Dabei handelt es sich um die N-Allylderivate des Morphins, Levorphanols und Oxymorphons:

N-Allyl-normorphin	= Nalorphin	(Lethidrone, Nalline)
N-Allyl-norlevorphanol	= Levallorphan	(Lorfan)
N-Allyl-noroxymorphon	= Naloxon	(Narcanti, Narcan)

Allen diesen Substanzen ist gemeinsam, daß sie Opioidspezifität besitzen, die Rezeptorbindung durch Na-Ionen fördern und Entzugssymptomatik auslösen [25, 166, 245, 399, 416].

Nalorphin. Nalorphin (Lethidrone 0,003 mg/kg KG) besitzt sowohl antagonistische als auch agonistische Opioidwirkungen. Wann die jeweilige Wirkung eintritt, läßt sich nicht exakt definieren. Die zuverlässigste antagonistische Wirkung ist bei Überdosierung von Opioiden zu erwarten. Es kann aber ebenso zu einer durch Nalorphin induzierten Atemdepression und anderen Opioidwirkungen kommen (z. B. Sopor, Emesis, Vertigo).

Levallorphan. Levallorphan (Lorfan 0,015 mg/kg KG) besitzt ebenso wie Nalorphin antagonistische und agonistische Opioidwirkungen, die nicht voraussehbar sind. Auch mit diesem Präparat kann eine ausgeprägte Atemdepression induziert werden. Nur bei schwerer Opioidüberdosierung ist mit einer antagonistischen Wirkung der Substanz zu rechnen.

Für die anästhesiologische Praxis ist die Bedeutung sowohl von Nalorphan als auch Levallorphan rückläufig, da im Naloxon ein reiner Opioidantagonist vorliegt.

7.1.2.1 Naloxon

Naloxon (Narcanti 0,0015 mg/kg KG, in wiederholten Dosen; Abb. 7.5) zeichnet sich durch reine opioidantagonistische Wirkungen aus. Es ist frei von agonistischen Eigenschaften und löst bei Opioidabhängigen Entzugserscheinungen aus. Die Substanz ist frei von atemdepressiven, sedativen, psychotropen, miotischen und kreislaufdepressiven Wirkungen. Ein analgetischer Effekt besteht nicht. Eine opioidbedingte Atemdepression wird durch Naloxon zuverlässig aufgehoben. Diese

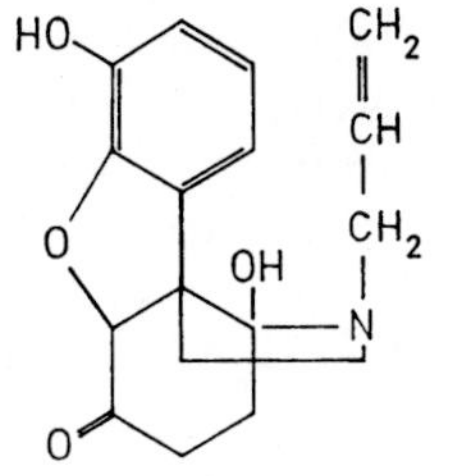

Abb. 7.5. Strukturformel von Naloxon

Wirkung besteht im Gegensatz zu den N-Allylderivaten des Morphins und Levorphanols sowohl bei Voraus- als auch bei Simultan- und Nachinjektion. Die Applikation von Naloxon steigert Herzminutenvolumen, Herzfrequenz und arteriellen Mitteldruck, verbunden mit einem erhöhten Sauerstoffverbrauch des Organismus. Die Wirkungsdauer der Substanz ist relativ kurz. Nach Antagonisierung der Opioidwirkung kann der primär vorhandene Opioideffekt innerhalb von 30 min wieder auftreten. In diesen Fällen sind Naloxon-Dauerinfusionen oder die Titrationsmethode (1 ml = 0,4 mg Naloxon auf 10 ml NaCl) zu empfehlen. Die Applikation von Opioidantagonisten sollte nicht routinemäßig erfolgen, sondern dem Bedarf - orientiert am Ausmaß der Atemdepression - angepaßt werden.

7.2 Extubation

Die Entfernung des endotrachealen Tubus erfolgt erst nach ausreichender Spontanatmung, wobei Atemzugvolumen > 5-7 ml/kg KG, Vitalkapazität > 10-15 ml/kg KG und/oder Inspirationskraft > −25 cm H_2O erreichen sollten. Das Ausmaß einer evtl. bestehenden neuromuskulären Blockade kann durch periphere Nervenstimulation (N. ulnaris; Myotestgerät) objektiviert werden, wobei jedoch berücksichtigt werden muß, daß auch bei positiver Antwort noch 50% der neuromuskulären Rezeptoren blockiert sein können. Es erscheint deshalb sinnvoll, vornehmlich die klinischen Zeichen (z. B. Kopfheben, Handdrücken) als Kriterien zu verwenden. Die Extubation sollte auch - von wenigen Ausnahmen (z. B. Herniotomie) abgesehen - erst dann erfolgen, wenn der Patient zumindest bedingt ansprechbar ist.

Vor der Extubation werden Mund- und Rachenraum sorgfältig abgesaugt. Eine Absaugung des Bronchialsystems durch den Endotrachealkatheter ist nur bei vorhandenem Sekret im Tracheobronchialtrakt (Auskultation) erforderlich. In der Praxis hat es sich bewährt, den endotrachealen Tubus bei liegendem Absaugkatheter nach Entlüftung der Blockermanschette unter Sog zu entfernen, damit evtl. vorhandenes Sekret oberhalb der Blockermanschette nicht in den Tracheobronchialtrakt fließt.

Bei der Wahl des Absaugschlauches ist darauf zu achten, daß dieser nicht größer ist als etwa ⅔ des Innendurchmessers des Tubus. Grundsätzlich erfordert der Absaugvorgang die anschließende Lungenblähung. Zur Vermeidung einer Diffusionshypoxie sollte die Lunge etwa 2 min vor der Extubation mit 100%igem Sauerstoff ventiliert werden, wobei allerdings auch die Möglichkeit der Bildung von Resorptionsatelektasen beachtet werden muß [419].

Patienten mit Asthma bronchiale, Bronchitis und nach Hernienoperationen erfordern ein besonderes Vorgehen. Diese Patienten sollten bei ausreichender Spontanatmung in noch aufrechterhaltener Narkose extubiert werden, um Broncho- oder Laryngospasmus bzw. Husten und Pressen auszuschließen. Eine u. U. erforderliche Vertiefung der Narkose sollte mit einem Inhalationsnarkotikum erfolgen.

Patienten, bei denen eine prophylaktische postoperative Ventilation oder die weitere Sicherung freier Atemwege indiziert sind, werden mit liegendem endotrachealen Tubus und ausreichender Sedierung z. T. mit Beatmung unter Begleitung des Arztes in den Aufwachraum verlegt [186]. Dies trifft i. allg. zu für kardiochirurgische Operationen, Zweihöhleneingriffe, unzureichenden Abbau von Muskelrelaxanzien, neuromuskuläre Erkrankungen (Myasthenie), neurochirurgische Eingriffe, adipöse Patienten und Patienten nach Schock, Sepsis oder präoperativer Ateminsuffizienz.

Komplikationen nach der Extubation resultieren v. a. aus einem unzureichenden Abbau von Opioiden und Muskelrelaxanzien sowie aus Atemwegsverlegungen. Atemwegsverlegungen können durch Zurückfallen der Zunge, Sekrete, Laryngo- oder Bronchospasmus (s. auch 6.9.2) bzw. durch Glottisödem, Trachealstenose und vereinzelt durch Tracheomalazie verursacht sein.

8 Lokalanästhesie

Wenngleich die Lokalanästhesie schon Ende des 19. und Anfang des 20. Jahrhunderts eine weite Verbreitung in der operativen Medizin fand, geriet sie durch die modernen Verfahren der Allgemeinanästhesie mehr und mehr in Vergessenheit. Mit der Entwicklung neuer Lokalanästhetika und der sorgfältigen Erforschung von Vor- und Nachteilen der verschiedenen Techniken dieser Anästhesiemethode setzte in der zweiten Hälfte des 20. Jahrhunderts eine Renaissance der Lokalanästhesie ein. Bei sorgfältiger Durchführung der Techniken und entsprechender Indikationsstellung kann die Lokalanästhesie heute als notwendige Alternative und Ergänzung der Allgemeinanästhesie betrachtet werden [121, 278].

8.1 Lokalanästhetika

Lokalanästhetika sind synthetische chemische Substanzen, die eine reversible Blokkierung der Erregungsleitung in Nerven verursachen. Sie enthalten eine lipophile und eine hydrophile Gruppe, die voneinander durch eine Zwischenkette getrennt sind. Die lipophile Gruppe enthält einen aromatischen Ring, der für die Lipidlöslichkeit entscheidend ist. Die anästhetische Potenz eines Lokalanästhetikums wird durch die Lipidlöslichkeit, die Wirkungsdauer wird wahrscheinlich durch die Proteinbindung beeinflußt. Die Zwischenkette bildet bei den Lokalanästhetika vom Estertyp den Angriffsort für die abbauenden Enzymsysteme und ist damit für die Elimination der Lokalanästhetika vom Estertyp aus dem Organismus von Bedeutung. Die amidartig gebundenen Lokalanästhetika werden vorwiegend nach Hydroxylierung am aromatischen Ring in Form ihrer Säurekonjugate ausgeschieden. Die intermediäre Kette besteht entweder aus einer Ester- (Tabelle 8.1) oder einer

Tabelle 8.1. Chemische Konfiguration und physiko-chemische Eigenschaften estergebundener Lokalanästhetika

	Chemische Konfiguration			Physikochemische Eigenschaften			
	Aromatisch (Lipophil)	Zwischenkette	Amine (Hydrophil)	Partitions-koeffizient	Protein-bindung %	pK_a	Relative Potenz
Procain	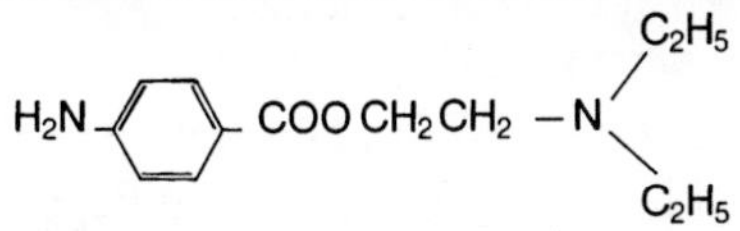 $H_2N-C_6H_4-$	$COO\,CH_2CH_2$	$-N(C_2H_5)_2$	0,6	5,8	8,9	0,25
Tetracain	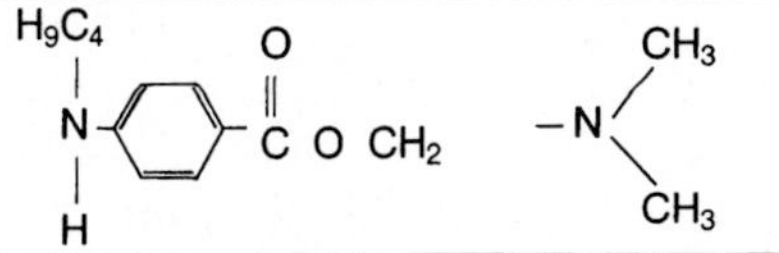 $H_9C_4-NH-C_6H_4-$	$C(=O)\,O\,CH_2$	$-N(CH_3)_2$		75,6	8,49	2

Tabelle 8.2. Chemische Konfiguration und physiko-chemische Eigenschaften amidgebundener Lokalanästhetika

	Chemische Konfiguration			Physiko-chemische Eigenschaften			
	Aromatisch (Lipophil)	Zwischen-kette	Amine (Hydrophil)	Verteilungs-koeffizient	Protein-bindung %	pK_a	Relative Potenz
Lidocain	2,6-Dimethylphenyl (CH_3, CH_3)	NHCO CH_2	$-N(C_2H_5)_2$	3,6	55,0	7,87	1
Mepivacain	2,6-Dimethylphenyl (CH_3, CH_3)	NHCO	N-CH_3-Piperidyl	12,0	65,0	7,69	1
Prilocain	2-Methylphenyl (CH_3)	NHCOCH (CH_3)	$-N(H)(C_3H_7)$	–	66,0	7,89	1
Bupivacain	2,6-Dimethylphenyl (CH_3, CH_3)	NHCO	N-C_4H_9-Piperidyl	130,0	96,0	8,05	4
Etidocain	2,6-Dimethylphenyl (CH_3, CH_3)	NHCOCH (C_2H_5)	$-N(C_2H_5)(C_3H_7)$	191,0	94,0	7,74	4
Carticain	Thiophen (H_3C, $COOCH_3$, S)	NH C(=O) CH (CH_3)	$-N(C_3H_7)(H)$	–	95,0	7,8	1

Amidbindung (Tabelle 8.2). Der Bindungstyp wird zur Klassifizierung der Lokalanästhetika verwendet. Die beiden Gruppen unterscheiden sich nicht in ihrem Wirkmechanismus, wohl aber in ihrer Wirkintensität, ihrem Abbau und der Möglichkeit zur Ausbildung allergischer Reaktionen [258, 349, 468].

Die pH-abhängige Ladung der Aminogruppe beeinflußt entscheidend die Diffusionshäufigkeit der Lokalanästhetikamoleküle. Bei jedem pH-Wert liegt ein Gleichgewicht zwischen protonierter und unprotonierter Form vor, wobei die Lage des Gleichgewichts vom pk_a-Wert des Wirkstoffs abhängig ist. Da nur die ungeladene Form am leichtesten durch die Nervenscheide diffundiert, weisen Lokalanästhetika mit einem niedrigen pK_a-Wert (7,6–7,8), z. B. Lidocain, Mepivacain, Prilocain und Etidocain, einen raschen Wirkungseintritt auf. Im Gegensatz dazu zeigen Lokalan-

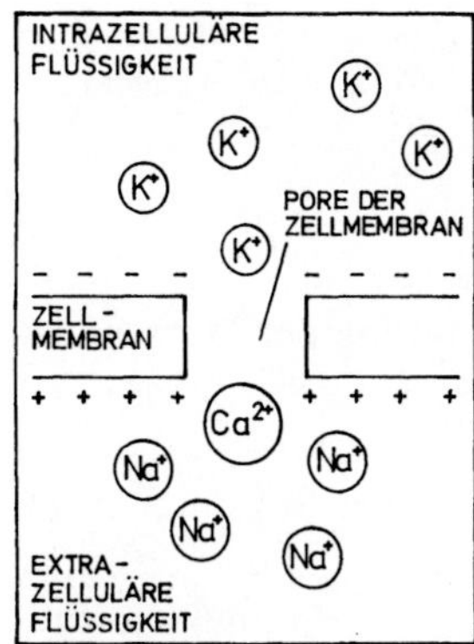

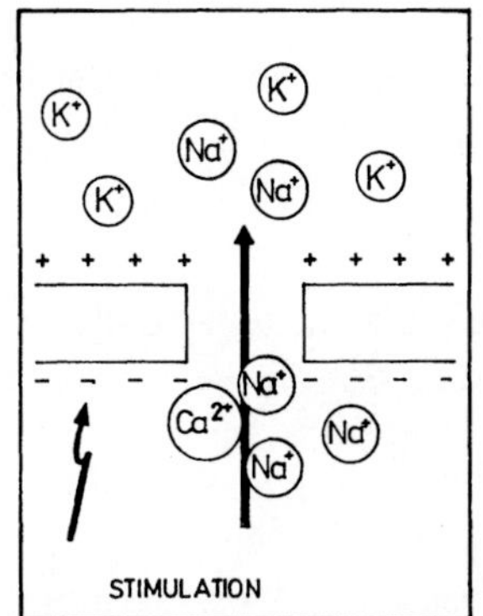

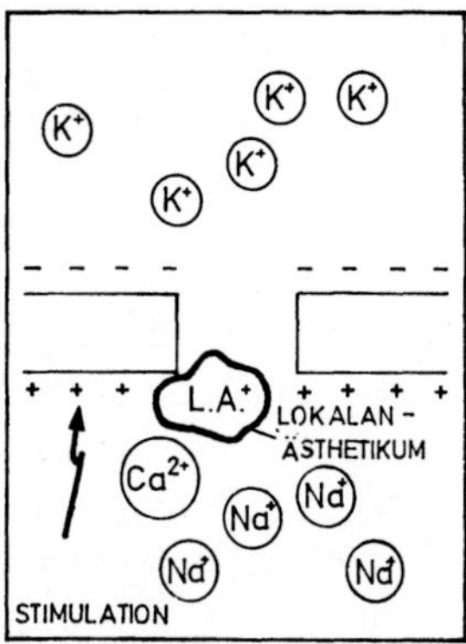

Abb. 8.1. Schematische Darstellung der Wirkung von Lokalanästhetika an der Nervenmembran. Bei Stimulation kommt es zum Einstrom von Na^{+} und Ca^{++} in den Intrazellulärraum. Lokalanästhetika blockieren diesen Ionenaustausch

ästhetika mit einem pK_a-Wert von 8,1-8,6, z.B. Bupivacain, Tetracain und Procain, einen relativ langsamen Wirkungsbeginn. Eine gewisse Bedeutung für die Schnelligkeit des Wirkungseintritts kommt auch noch dem Molekulargewicht des Lokalanästhetikums zu, wobei die Diffusion mit abnehmendem Molekulargewicht verbessert wird. Eine Beschleunigung des Wirkungseintritts wird auch durch Karbonisierung erreicht (s. 8.1.1.2).

8.1.1 Wirkungsprinzip

Lokalanästhetika wirken auf alle Zellen ein, besitzen jedoch eine besondere Affinität zu den Nervenaxonen. Die Wirkung der Lokalanästhetika auf die Impulsleitung der Nerven setzt an der Nervenmembran an, die das Axoplasma der Neuriten umgibt. Dabei wird die Öffnung der Natriumporen durch freigesetztes Kalzium verhindert, weil Lokalanästhetika den Zutritt des Kalziums zu den Rezeptorstellen an den porenbildenden Proteinen verwehren (Abb. 8.1). Damit ist ein Einstrom von Natriumionen durch die Nervenmembran nicht mehr möglich, und die Depolarisation unterbleibt. Die Wirkung der Lokalanästhetika am Nerven kann demnach auch als Membranstabilisierung bezeichnet werden.

Die Nerven enthalten in der Regel verschiedene Fasern (sensible, motorische, vegetative), die gegen die Wirkung der Lokalanästhetika unterschiedlich empfindlich sind. Diese Differenz ergibt sich aus der unterschiedlichen Ausprägung der Myelinscheide; motorische Fasern sind z.B. gegenüber Lokalanästhetika relativ unempfindlich. Lediglich im Bereich des Plexus brachialis wird oft vor der sensiblen Blokkade eine motorische Lähmung erzeugt, die damit erklärt werden kann, daß die motorischen Fasern der großen Armnerven außen liegen und demzufolge schneller und intensiver mit dem Lokalanästhetikum in Berührung kommen als sensible Fasern. Die Zeit von der Injektion bis zum Wirkungseintritt wird als Anschlagzeit bezeichnet.

Cm-Wert. Analog zu den MAC-Werten der Inhalationsnarkotika hat man für Lokalanästhetika den Begriff des Cm-Werts geprägt. Unter dem Cm-Wert versteht man die minimale Konzentration eines Lokalanästhetikums, die das Aktionspotential einer isolierten Nervenfaser nach 10minütiger Inkubation um 50% vermindert. Wegen erheblicher methodischer Schwierigkeiten (z. B. infolge unterschiedlicher Struktur und Leitfähigkeit der Nervenfasern) hat der Cm-Wert noch keine allgemeine Verwendung in der klinischen Regionalanästhesie gefunden.

Alle Lokalanästhetika - mit Ausnahme von Kokain - bewirken eine periphere Vasodilatation durch direkten Angriff an der glatten Gefäßmuskulatur. Die vasokonstriktorische Wirkung des Kokains entsteht durch eine Hemmung der Noradrenalinaufnahme an Bindungsorten des Gewebes, so daß der Überschuß von frei zirkulierendem Noradrenalin wirksam werden werden kann. Die Vasodilatation durch Lokalanästhetika beschleunigt zugleich die Absorption der Substanz durch die Gefäße, wodurch eine geringere Menge für die Nervenblockade verfügbar bleibt. Durch Zusatz eines Vasokonstriktors wird dieser Effekt vermindert, so daß eine größere Menge des Lokalanästhetikums am Nerven wirksam werden kann.

8.1.1.1 Vasokonstriktorzusatz

Durch den Zusatz von Vasokonstriktoren zu Lokalanästhetika wird die Absorption in das Gefäßsystem verzögert, so daß sowohl die Wirkungsdauer ansteigt, als auch die Ausbildung toxischer Reaktionen abnimmt. Als Vasokonstriktoren finden Epinephrin (1:200000, insgesamt nicht mehr als 0,25 mg/24 h und POR 8 (Ornipressin: 1 IE auf 10 ml verdünnt) klinische Verwendung. Epinephrin gilt als effektiver aber auch toxischer als POR 8. In der Zahnheilkunde, Kieferchirurgie und HNO-Chirurgie wird die Konzentration des Epinephrins in der Regel höher gewählt als 1:200000, u. U. bis 1:40000. Die Nebenwirkungen der Vasokonstriktoren (z. B. Hypertonie, Arrhythmie, Kammerflimmern) müssen entsprechend berücksichtigt werden.

Abhängig vom Lokalanästhetikum und dem Applikationsort kann der Vasokonstriktorzusatz eine Verlängerung der Wirkungsdauer bewirken, die u. U. größer sein kann, als eine Erhöhung der Konzentration des Lokalanästhetikums. Im Bereich der Endarterien (z. B. Finger, Zehen, Penis) und bei intravenöser Infiltration dürfen keine Vasokonstriktorzusätze verwendet werden.

8.1.1.2 CO_2-Zusatz

Durch Zusatz von CO_2 kommt es zu einer Wirkungsverbesserung durch raschere Diffusion (kürzere Anschlagzeit, höhere Trefferquote). Ins Gewebe eingebracht, wird das carbonierte Lokalanästhetikum rasch in die undissoziierte (= fettlösliche) Phase umgewandelt, sobald der Partialdruck des CO_2 der Lösung auf den des Gewebes abfällt. Die fettlösliche Form hat ein hohes Penetrationsvermögen. Am Injektionsort diffundiert CO_2 schnell aus der Lösung und läßt den pH-Wert ansteigen, wohingegen es am Nerven zu einem Abfall des pH-Werts kommt. Es kommt zum sog. „diffusion trapping".

8.1.1.3 Hyaluronidasezusatz

Eine Beschleunigung der Resorption kann durch den Zusatz von Hyaluronidase erreicht werden. Diese Substanz bewirkt neben einer Beschleunigung des Anästhesiebeginns eine ungleiche Verteilung des Anästhetikums und führt so zu unterschiedlichen Resultaten. Bei Verwendung der Substanz sollte bedacht werden, daß u.U. hohe Blutspiegel von Lokalanästhetika auftreten können.

8.1.2 Estergebundene Lokalanästhetika

Diese Substanzen werden durch Pseudocholinesterasen hydrolysiert. Dabei wird Aminobenzoesäure freigesetzt, die allergische Reaktionen auslösen kann. Estergebundene Lokalanästhetika sind heute kaum noch in klinischem Gebrauch. Der Prototyp dieser Gruppe ist das Procain. Als weitere Substanz wird das Tetracain noch vereinzelt klinisch angewendet. Ebenso wird Kokain in Augentropfen und Salben nur noch selten eingesetzt.

8.1.2.1 Procain

Beim Procain (Novocain) handelt es sich um einen Para-Aminobenzoesäureester (Abb. 8.2); es eignet sich für alle Formen der Lokalanästhesie mit Ausnahme der Oberflächenanästhesie. Sein Wirkungseintritt ist relativ langsam (5 min), die Wirkungsdauer beträgt etwa 30–60 min. Durch Pseudocholinesterase wird Procain im Organismus hydrolysiert.

Maximaldosierung:	7 mg/kg KG	
Infiltrationsanästhesie:	0,25–1%ige Lösung	(200–50 ml)
Peripherer Nervenblock:	1%ige Lösung	(50 ml)
Zentraler Nervenblock:	1,5%ige Lösung	(35 ml)

Bei intravenöser Anwendung (kontraindiziert bei Myasthenia gravis) ist Procain zur Behandlung von Arrhythmien geeignet, da es am Herzen chinidinartig wirkt.

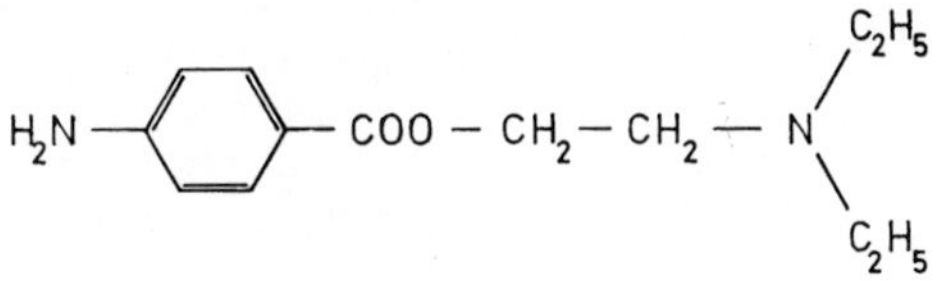

$$H_2N-C_6H_4-COO-CH_2-CH_2-N(C_2H_5)_2$$

Abb. 8.2. Strukturformel von Procain

8.1.2.2 Tetracain

Tetracain (Pantocain) ist ein Paraaminobenzoesäureester (Abb. 8.3) und besitzt große Ähnlichkeit mit dem Procain. Seine Wirksamkeit und Toxizität sind etwa 10mal stärker als die von Procain. Der Wirkungsbeginn ist gegenüber Procain leicht verzögert, die Wirkungsdauer jedoch stark verlängert (2–3 h.).

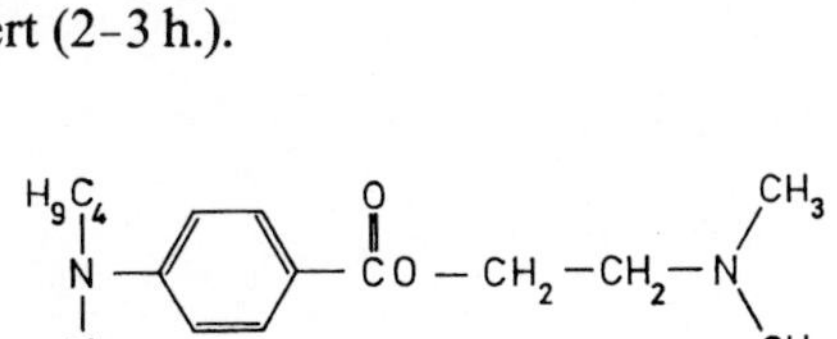

$$H_9C_4-NH-C_6H_4-CO-O-CH_2-CH_2-N(CH_3)_2$$

Abb. 8.3. Strukturformel von Tetracain

Maximaldosierung:	1-2 mg/kg KG	
Oberflächenanästhesie:	Ophthalmologie: 0,5%ige Lösung	(14 ml)
	Oto-Rhinologie: 1-2%ige Lösung	(7-3,5 ml).

Im Gegensatz zu Procain wird Tetracain vorwiegend zur Oberflächenanästhesie und Spinalanästhesie verwendet.

8.1.3 Amidgebundene Lokalanästhetika

Im Gegensatz zu den estergebundenen Lokalanästhetika werden die amidgebundenen Substanzen in der Leber durch mikrosomale Enzyme metabolisiert. Allergische Reaktionen durch Abbauprodukte dieser Lokalanästhetika sind deshalb außerordentlich selten. Die amidgebundenen Lokalanästhetika haben seit einigen Jahren die estergebundenen Substanzen in der klinischen Praxis verdrängt. Ihr Vorteil gegenüber den Estern liegt in der Stabilität der Substanzen in Lösung sowie in ihrer Resistenz gegen Hitze-, Säure- und Alkalieneinwirkung. Es kommen v.a. Lidocain, Mepivacain, Prilocain, Bupivacain, Etidocain und Carticain zum Einsatz.

8.1.3.1 Lidocain

Lidocain (Xylocain) (Abb. 8.4) ist für alle Formen der Lokalanästhesie geeignet. Es wird auch intravenös zur Behandlung von Herzrhythmusstörungen eingesetzt, da es weniger myokarddepressiv wirkt als Procain. Verglichen mit Procain besitzt Lidocain einen kürzeren Wirkungseintritt, eine stärkere Wirkungsintensität und eine längere Wirkdauer (s. Tabelle 8.2). Wirkung und Toxizität des Lidocains übertreffen die des Procains um etwa das Doppelte.

Maximaldosierung:	3-5 mg/kg KG	
Oberflächenanästhesie:	2-4%ige Lösung	(10-5 ml)
Infiltrationsanästhesie:	0,5%ige Lösung	(80 ml)
Peripherer Nervenblock:	1-2%ige Lösung	(40-20 ml)
Zentraler Nervenblock:	5%ige Lösung (hyperbar)	(2-1 ml)
Arrhythmietherapie:	50-100 mg (1-2 mg/min als Bolus, anschließend 1 mg/ml) im intravenösen Dauertropf.	

8.1.3.2 Mepivacain

Mepivacain (Meaverin, Scandicain) (Abb. 8.5) ist für alle Formen der Lokalanästhesie geeignet. Der Wirkungseintritt ist schnell, die Wirkdauer relativ lang (s. Tabelle 8.2). Der vasodilatierende Effekt des Mepivacains ist außerordentlich gering.

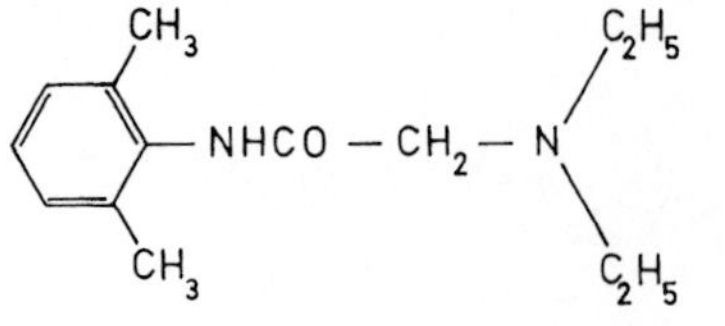

CH_3 C_2H_5 — NHCO — CH_2 — N — CH_3 C_2H_5

Abb. 8.4. Strukturformel von Lidocain

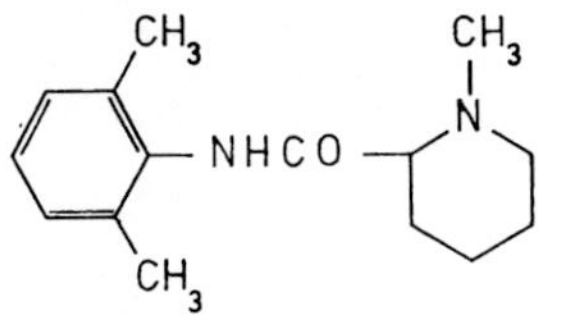

Abb. 8.5. Strukturformel von Mepivacain

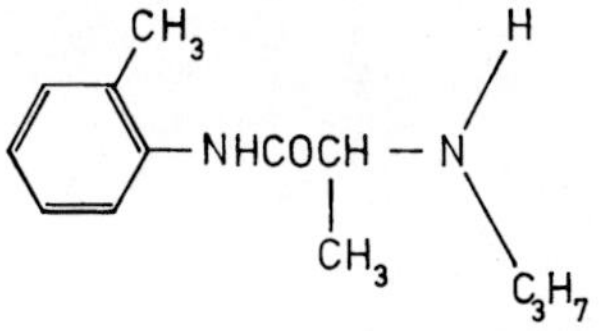

Abb. 8.6. Strukturformel von Prilocain

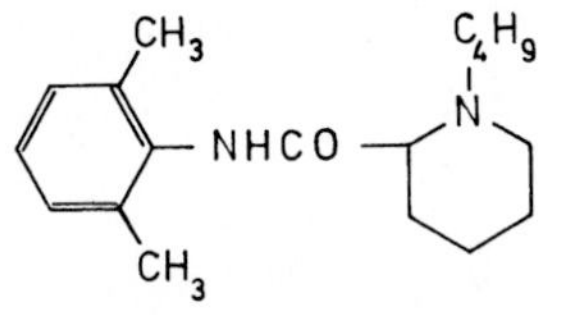

Abb. 8.7. Strukturformel von Bupivacain

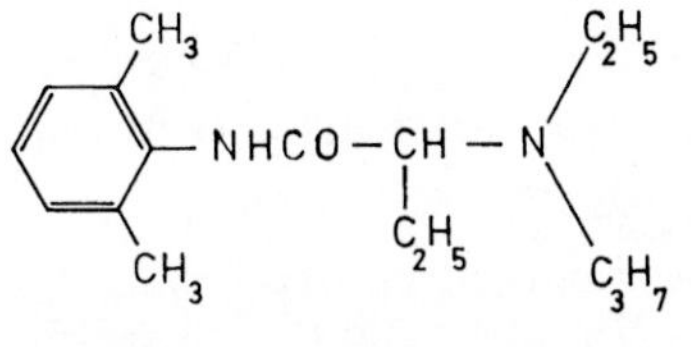

Abb. 8.8. Strukturformel von Etidocain

Maximaldosierung:	4-7 mg/kg KG	
Infiltrationsanästhesie:	0,5%ige Lösung	(60-80 ml)
Peripherer Leitungsblock:	1-2%ige Lösung	(50-25 ml)
Periduralanästhesie:	1-2%ige Lösung	(30-20 ml)
Spinalanästhesie:	4%ige Lösung (hyperbar)	(1-2 ml)

8.1.3.3 Prilocain

Prilocain (Xylonest) (Abb. 8.6) hat eine ähnliche Struktur wie Lidocain. Seine Wirkungszeit beträgt 1-2 h bei mittlerer Wirkungsstärke (s. Tabelle 8.2).

Maximaldosierung:	3-5 mg/kg KG	
Peripherer Leitungsblock:	1-2%ige Lösung	(60-30 ml)
Periduralanästhesie:	1-2%ige Lösung	(30-20 ml).

Bei höherer Dosierung von Prilocain ist eine evtl. Methämoglobinbildung in Erwägung zu ziehen (s. 8.3). Insbesondere bei Anämie, Glukose-6-phosphat-dehydrogenase-Mangel. Die Anwendung bei Neugeborenen (Hb-F) ist eine Kontraindikation.

8.1.3.4 Bupivacain

Bupivacain (Bupivacain-Woelm, Carbostesin) (Abb. 8.7) gehört ebenso wie Etidocain zu den am längsten wirksamen Lokalanästhetika. Es ist etwa 4mal toxischer als Mepivacain (s. Tabelle 8.2).

Maximaldosierung:	2 mg/kg KG	
Peripherer Leitungsblock:	0,25-0,5%ige Lösung	(40-20 ml)
Periduralanästhesie:	0,75%ige Lösung	(30-20 ml)
Spinalanästhesie	0,5%ige Lösung (hyperbar)	(4 ml).

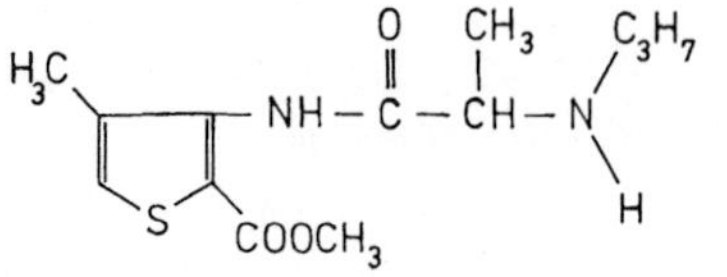

H_3C — Thiophenring (S) — $NH-C(=O)-CH(CH_3)-N(C_3H_7)H$; $COOCH_3$

Abb. 8.9. Strukturformel von Carticain

8.1.3.5 Etidocain

Etidocain (Duranest) (Abb. 8.8) gehört ebenso wie Bupivacain zu den langwirkenden Lokalanästhetika. Es ist etwa 2mal toxischer als Lidocain (s. Tabelle 8.2).

Maximaldosierung:	4-6 mg/kg KG	
Peripherer Leitungsblock:	0,25-0,5%ige Lösung	(30-50 ml)
Zentraler Leitungsblock:	0,25-0,5%ige Lösung	(25-15 ml).

8.1.3.6 Carticain

Carticain (Ultracain) (Abb. 8.9) ist ein Lokalanästhetikum mit guter Wirkung bei Infiltrations- und Leitungsanästhesien, jedoch geringer Wirkung bei Oberflächenanästhesien. Gegenüber Procain besitzt das Präparat einen geringeren vasodilatierenden Effekt (s. Tabelle 8.2).

Maximaldosierung:	5-7 mg/kg KG	
Peripherer Leitungsblock:	1%ige Lösung	(20-40 ml)
	2%ige Lösung	(15-30 ml)
Periduralanästhesie:	2%ige Lösung	(15 ml)
Spinalanästhesie	5%ige hyperb. Lsg.	(1,5-2 ml).

8.2 Techniken der Lokalanästhesie

Regionale Anästhesieverfahren können als Oberflächenanästhesie, Infiltrationsanästhesie, periphere oder zentrale Nervenblockaden durchgeführt werden. Die Indikation für eine dieser Methoden ergibt sich entweder aus operativen Erfordernissen (z. B. plastische Chirurgie) oder aus dem Allgemeinzustand des Patienten (z. B. bronchopulmonale Erkrankung, dringliche Operation bei nicht nüchternem Patienten). Es ist außerordentlich schwer, objektive Kriterien für die Anwendung eines Lokalanästhesieverfahrens, u. a. der zentralen Nervenblockaden, zu nennen. Neben dem nichtnüchternen Patienten bilden u. a. Kranke mit bronchopulmonalen Störungen, mit Stoffwechselkrankheiten (Diabetes mellitus) und Patienten, bei denen die Verabreichung von Muskelrelaxanzien mit Risiken verbunden ist (Myasthenia gravis, Pseudocholinesterasemangel, angeborene Muskelerkrankungen) sowie Patienten mit Deformationen im Kieferbereich Indikationen für die Anwendung dieser Anästhesiemethoden. Zunehmende Bedeutung gewinnt die Kombination regionaler Anästhesieverfahren (z. B. Katheter-PDA) mit oberflächlicher Allgemeinanästhesie aufgrund der vollständigen intra- und postoperativen Analgesie. Voraussetzungen zur Anwendung regionaler Anästhesieverfahren sind aber ebenso wie bei den allgemeinen Anästhesieverfahren die präoperative Untersuchung, die Prämedikation, die prä- und intraoperative Infusionstherapie, die sorgfältige Kreislaufkontrolle und die Bereitstellung aller im Rahmen von Komplikationen oder einer Reanimation erforderlichen Medikamente und Geräte [29, 30, 82, 224, 363, 383, 504].

8.2.1 Oberflächenanästhesie

Einige Lokalanästhetika besitzen gute oberflächenanästhesierende Eigenschaften bei Kontakt mit verletzter Haut oder Schleimhaut. Sie werden als Lösungen, Aerosole, Cremes, Gelees oder Suppositorien verwendet. Bevorzugte Applikationsgebiete sind Konjunktiva, Kornea, Mundschleimhaut, Nase, Pharynx, Ösophagus, Larynx, Trachea, Urethra und Anus.

Folgende Präparate und Dosierungen kommen bei Erwachsenen zur Anwendung, wobei kein Adrenalin verwendet werden darf:

Tetracain (Pantocain)	1%, 2%;	Max.-Dos.: 1-2 mg/kg KG
Lidocain (Xylocain)	2%, 4%;	Max.-Dos.: 3-5 mg/kg KG
Mepivacain (Meaverin, Scandicain)	2%;	Max.-Dos.: 3-6 mg/kg KG
Prilocain (Xylonest)	4%;	Max.-Dos.: 3-5 mg/kg KG.

8.2.2 Infiltrationsanästhesie

Mit der Infiltrationsanästhesie werden die sensorischen Nervenendigungen entweder auf intrakutanem (intradermal), subkutanem (intramuskulär) oder auf intravenösem Wege (nach Anlage eines Tourniquets) in ihrer Schmerzwahrnehmung und Schmerzleitung ausgeschaltet.

8.2.2.1 Intrakutane Infiltration

Zur Schmerzausschaltung der in der Haut gelegenen Schmerzrezeptoren erfolgt die intrakutane Applikation des Lokalanästhetikums vornehmlich in Form von Quaddeln. Die intrakutane Injektion bildet in der Regel eine Vorbereitungsmaßnahme für andere regionale Anästhesietechniken (Abb. 8.10).

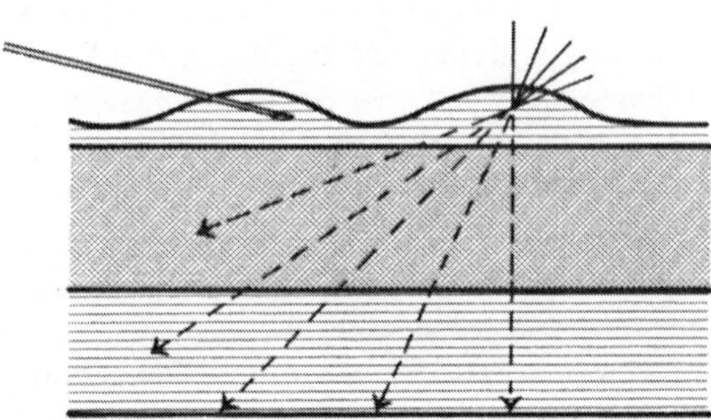

Abb. 8.10. Schematische Darstellung der intrakutanen Infiltration

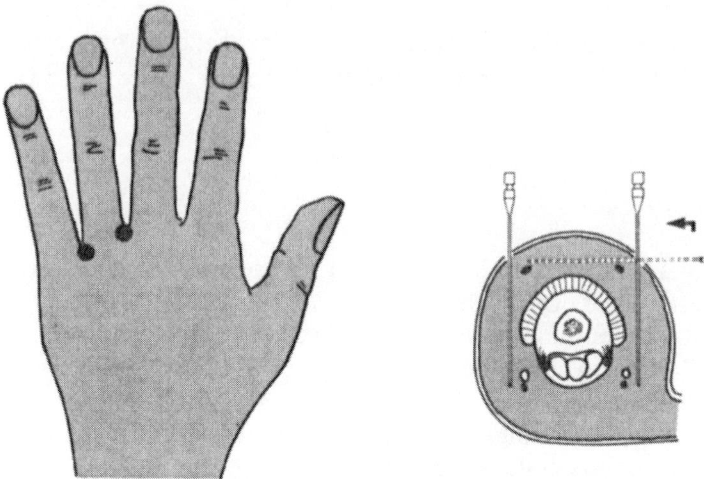

Abb. 8.11. Schematische Darstellung der Fingeranästhesie nach Oberst. Die Führung der Injektionskanüle im Bereich des Fingergrundgelenks ist in der rechten Abbildung gesondert dargestellt

Tabelle 8.3. Konzentration, maximale Dosierung und Wirkdauer von Lokalanästhetika bei perkutaner Applikation mit und ohne Epinephrinzusatz

Substanz	Gebräuchliche/ Konzentration (%)	Maximale Dosierung (mg/kg KG)	Wirkdauer (min)	
			ohne Epinephrin	mit Epinephrin
Procain	0,5 -2,0	7	15- 30	30- 60
Tetracain	1,0	1-2	30-120	60-240
Lidocain	0,5 -2	3-5	30-120	60-240
Mepivacain	0,5 -2	4-7	30-120	60-240
Prilocain	0,5 -2,0	6-8	30-120	60-240
Carticain	1,0	5-7	30-120	60-240

8.2.2.2 Perkutane Infiltration

Durch Einbringen einer Lokalanästhesielösung in das Unterhautgewebe wird die Aufhebung der Schmerzwahrnehmung durch die Schmerzrezeptoren bewirkt. Die Anästhesie beginnt nach kurzer Zeit, die Dauer der Schmerzausschaltung ist abhängig vom gewählten Anästhetikum, der Konzentration der Lösung und der Anwesenheit eines Vasokonstriktors. Im Bereich endständiger Arterien (z. B. Fingeranästhesie nach Oberst) (Abb. 8.11) darf kein Vasokonstriktorzusatz verwendet werden. Jedes Lokalanästhetikum eignet sich zur Infiltrationsanästhesie; es bestehen jedoch Unterschiede in der Dauer der Analgesie. Procain hat eine kurze Wirkungsdauer, während Lidocain, Mepivacain und Prilocain eine mittlere Analgesiedauer aufweisen. In der Regel werden nur niedrige Konzentrationen (0,5%) bei der perkutanen Infiltrationsanästhesie eingesetzt. Die gebräuchlichsten Konzentrationen, die Wirkdauer und die maximale Dosierung sind in Tabelle 8.3 aufgeführt.

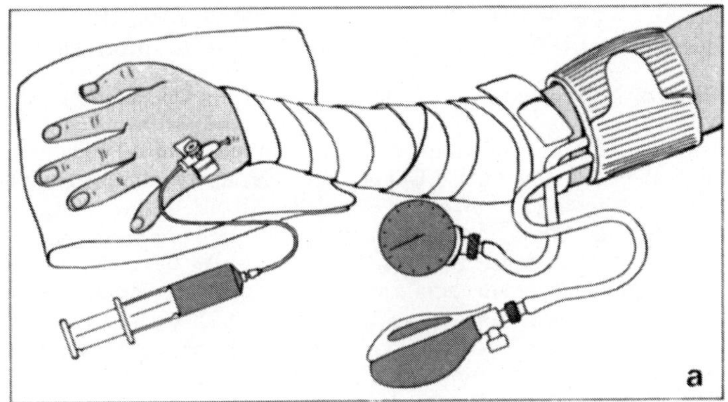

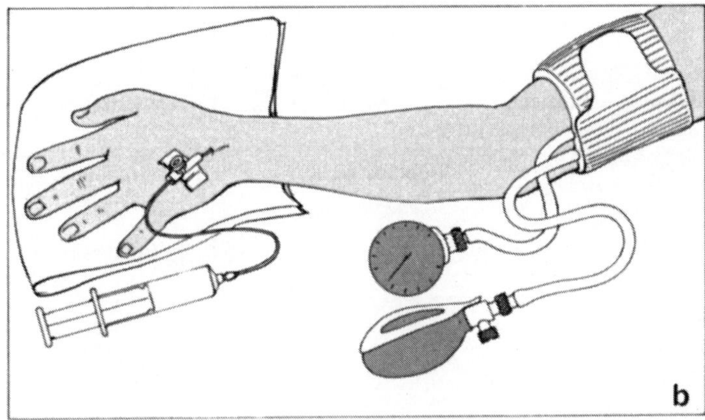

Abb. 8.12 a, b. Schematische Darstellung der intravenösen Lokalanästhesie: *a* Auswickeln des Arms vor der Injektion des Lokalanästhetikums, *b* Blutleere nach Verabreichung der Substanz. (Aus [304 a])

8.2.2.3 Intravenöse Infiltration

Durch Einbringen eines Lokalanästhetikums in die Vene einer durch Tourniquet (300 mm Hg) okkludierten Extremität wird Anästhesie im Ausbreitungsbereich der distal der Okklusion gelegenen Gefäßbahnen erzeugt. Die Lösungen werden adrenalinfrei injiziert. Theoretisch kann jedes Lokalanästhetikum für die intravenöse Infiltrationsanästhesie verwendet werden. Für den Fall eines zufälligen Öffnens der Blutsperre sollte jedoch das Lokalanästhetikum mit der geringsten Toxizität verwendet werden. Mepivacain ist das am häufigsten verwendete Lokalanästhetikum für die intravenöse Infiltrationsanästhesie. Die Verwendung großer Volumina einer stark verdünnten Lösung bieten die besten Voraussetzungen für die Ausbildung einer zuverlässigen und komplikationsarmen Anästhesie. Für die obere Extremität werden in der Regel 30-40 ml einer 0,5%igen Mepivacainlösung, für die untere Extremität etwa 50-100 ml einer 0,25%igen Mepivacainlösung injiziert. Durch Anlegen eines Doppeltourniquets ist ein Wechsel der Blutleere möglich. Die Blutleere sollte 2 h nicht überschreiten. Das Verfahren wird gern bei operativen Eingriffen im Bereich des Unterarms (z. B. Radiusfrakturreposition) eingesetzt.

Technik. Nach Punktion einer Vene in der Nähe des Operationsgebiets wird über einen Plastikschlauch eine 30- bis 50-ml-Spritze mit dem Lokalanästhetikum angeschlossen. Durch Hochheben des Arms und Auswickeln mit einer Esmarch-Binde wird die Blutleere hergestellt. Proximal des Operationsgebiets wird eine Doppelblutdruckmanschette angelegt und bis über den systolischen Blutdruck aufgepumpt, so daß der arterielle Puls nicht mehr zu tasten ist. Danach wird das Lokalanästhetikum (Arm: 30-40 ml Lidocain 0,5% ohne Epinephrin; Bein: 50-100 ml Lidocain 0,25% ohne Epinephrin) injiziert (Abb. 8.12). Die Anästhesie tritt in der Regel nach 5 min ein. Nach dem Wirkungseintritt wird die distale Manschette etwa 50 mm Hg über den systolischen Blutdruck aufgepumpt und die proximale anschließend entleert. Dies sollte langsam und frühestens nach 20 min erfolgen. Der Tourniquet sollte nicht länger als 2 h angelegt werden. Voraussetzung ist, daß das System absolut dicht ist, damit keine systemischen Nebenreaktionen durch das Lokalanästhetikum ausgelöst werden können. Die Ausleitung der Anästhesie erfolgt durch intermittierendes Öffnen und Schließen der Manschette, um einen raschen Abfluß des Lokalanästhetikums auszuschließen. Eine regelmäßige Kontrolle von Blutdruck und EKG ist erforderlich.

Tabelle 8.4. Konzentration und Wirkdauer von Lokalanästhetika bei peripheren Nervenblockaden mit und ohne Epinephrinzusatz

Substanz	Gebräuchliche Konzentration (%)	Wirkdauer (min)	
		ohne Epinephrin	mit Epinephrin
Procain	2	15- 30	30- 60
Lidocain	1	60-120	120-180
Mepivacain	1	60-120	120-180
Prilocain	1	60-120	120-180
Bupivacain	0,25-0,5	180-360	240-480
Etidocain	0,25-0,5	180-360	240-480

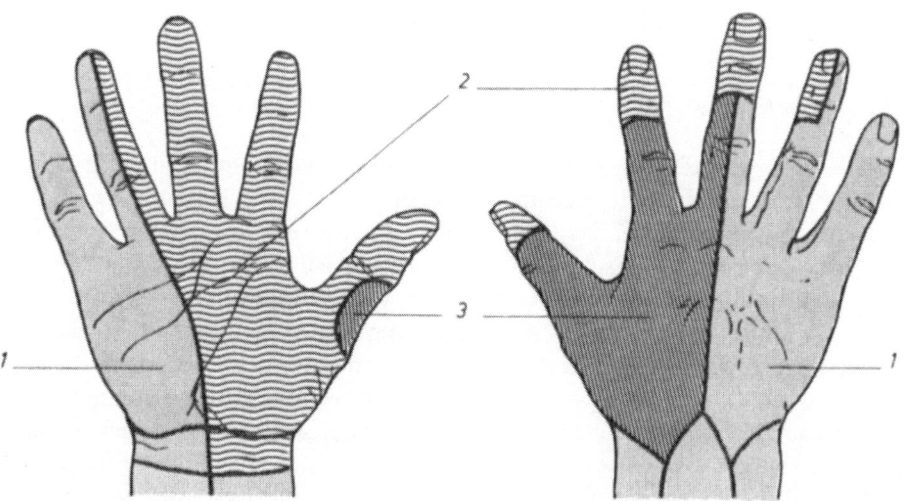

Abb. 8.13. Innervationsbereich der die Hand versorgenden Nerven (*1* N. ulnaris, *2* N. medianus, *3* N. radialis)

8.2.3 Periphere Nervenblockaden

Die Umspritzung einzelner Nerven (z. B. N. ulnaris, N. radialis) oder von Nervenbündeln (z. B. Plexus brachialis) mit einem Lokalanästhetikum bewirkt die Schmerzausschaltung im direkten Ausbreitungsbereich des Nerven. Der Eintritt der Analgesie erfolgt in Abhängigkeit von der Art des Lokalanästhetikums und der Stärke des Nerven etwa nach 5-20 min. Die Dauer der Anästhesie ist abhängig vom Lokalanästhetikum, das zur Anästhesie verwendet wird. In der Regel werden für periphere Nervenblockaden bei kurzdauernden Eingriffen 0,5-1%ige Lösungen von Lidocain oder Mepivacain, bei Operationen von 1- bis 2stündiger Dauer 1%ige Lösungen von Lidocain, Mepivacain, Etidocain und Prilocain, sowie bei Eingriffen von 3- bis 6stündiger Dauer 0,5%ige Lösungen von Bupivacain verwendet. Durch Zusatz von Epinephrin zur Anästhesielösung (kontraindiziert im Bereich von Endarterien!) wird die Dauer der Anästhesie entsprechend verlängert (Tabelle 8.4).

8.2.3.1 Isolierte Nervenblockade an der oberen Extremität

Die Injektion des Lokalanästhetikums erfolgt in der Regel im Bereich der Ellenbeuge, des Handgelenks oder der Hohlhand. Entsprechend der Innervation in den verschiedenen Gewebspartien (Abb. 8.13) müssen entweder N. radialis, N. ulnaris oder N. medianus umspritzt werden. Im Bereich der Ellenbeuge (Abb. 8.14) werden etwa

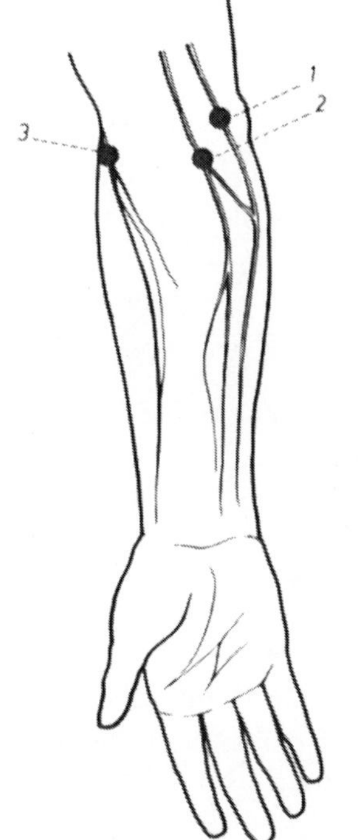

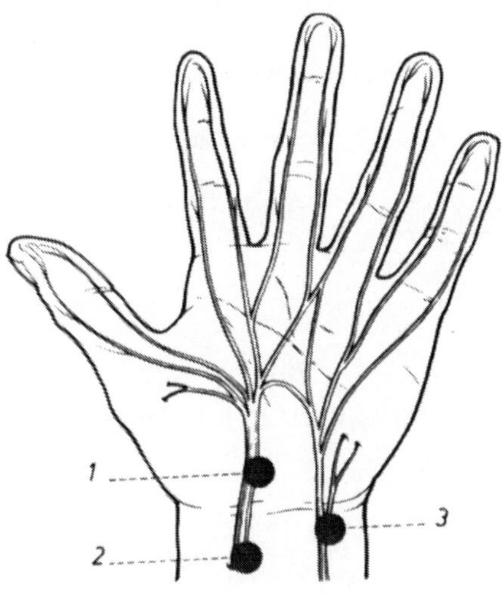

Abb. 8.14. Blockade der Hauptnerven des Unterarms im Bereich des Ellenbogens (*1* N. radialis, *2* N. medianus, *3* N. radialis)

◁ **Abb. 8.15.** Periphere Nervenblockade im Bereich des Handgelenks. *1* N. ulnaris, *2* N. medianus, *3* N. ulnaris

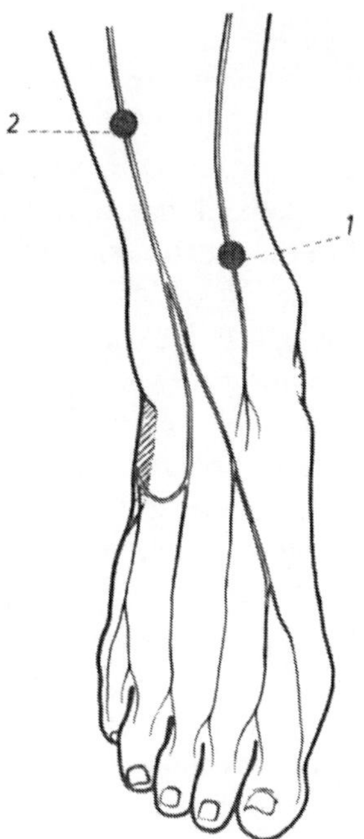

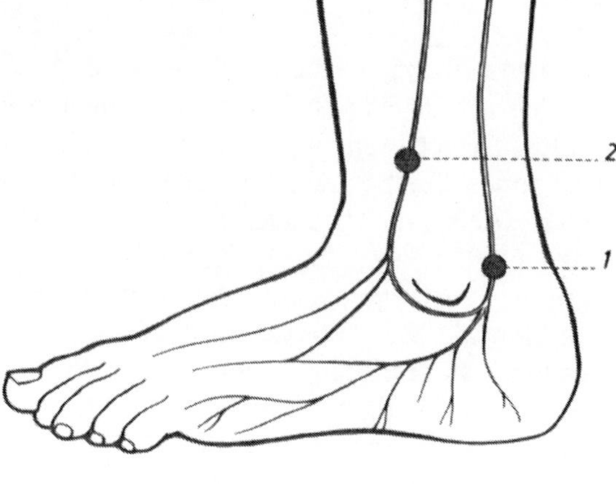

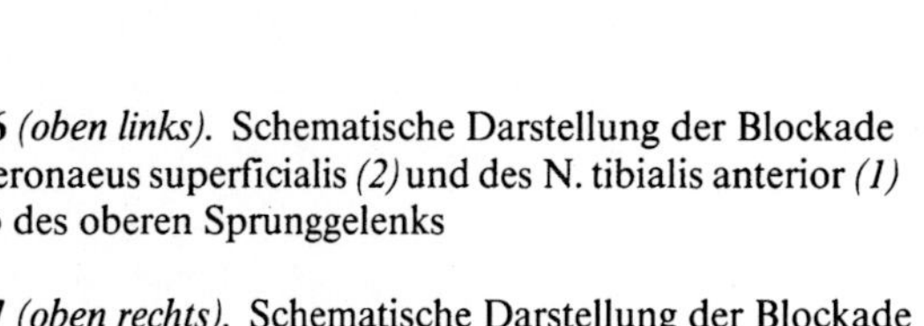

Abb. 8.16 *(oben links).* Schematische Darstellung der Blockade des N. peronaeus superficialis *(2)* und des N. tibialis anterior *(1)* oberhalb des oberen Sprunggelenks

Abb. 8.17 *(oben rechts).* Schematische Darstellung der Blockade des N. peronaeus superficialis und seiner Äste *(2)* sowie des N. suralis *(1)* im Bereich des äußeren Knöchels

Abb. 8.18. Schematische Darstellung der Blockade des N. tibialis posterior *(2, 3)* und des N. suralis *(1)* im Bereich der Achillessehne ▷

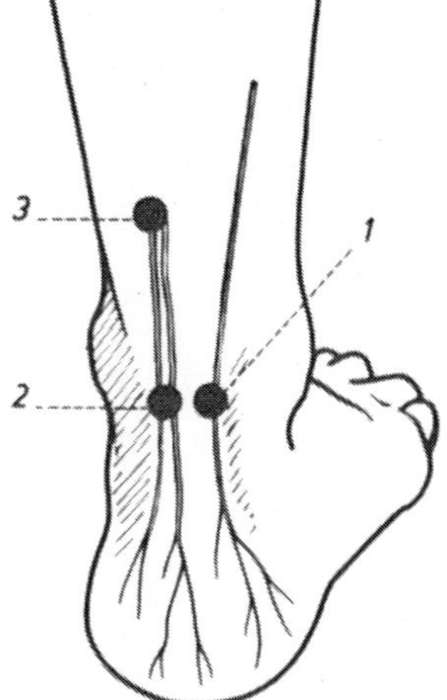

5–10 ml 1%iges Lidocain mit Epinephrin injiziert. Am Handgelenk (Abb. 8.15) wird eine größere Menge (etwa 20 ml 1%iges Mepivacain) infiltriert.

8.2.3.2 Isolierte Nervenblockade an der unteren Extremität

Die Injektion des Lokalanästhetikums erfolgt entsprechend der Innervation in den verschiedenen Gewebspartien vorwiegend im Bereich des distalen Unterschenkels. Bevorzugte Infiltrationsorte sind das Gebiet oberhalb des oberen Sprunggelenks (Abb. 8.16), des äußeren Knöchels (Abb. 8.17) und der Achillessehne (Abb. 8.18). In der Regel werden auch hier 10–20 ml 1%iges Mepivacain mit Epinephrin zur Erzielung einer ausreichenden Anästhesie benötigt.

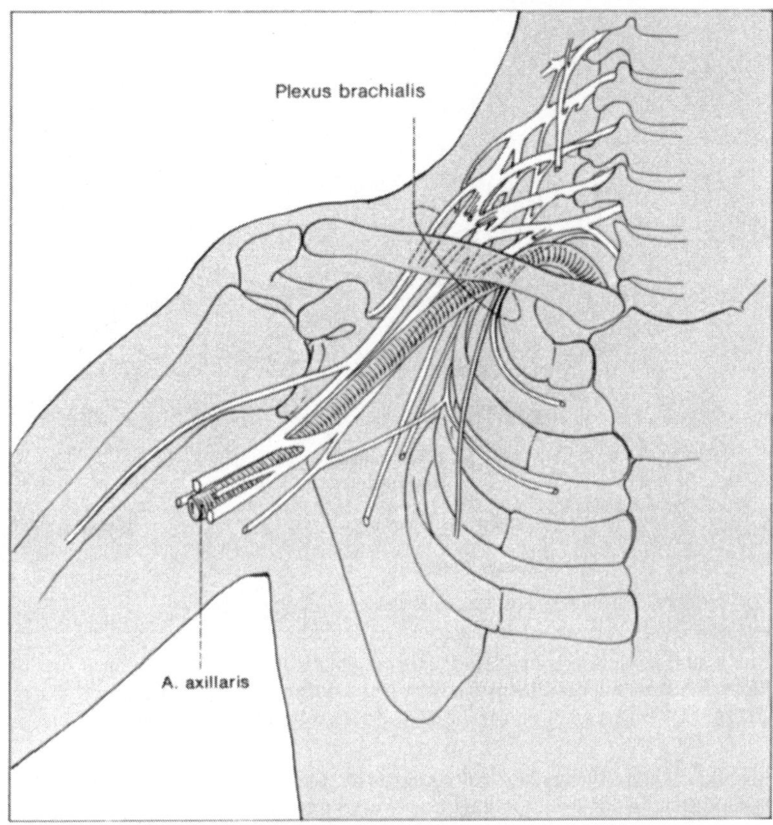

Abb. 8.19. Topographie des Plexus brachialis. (Aus [304a])

8.2.3.3 *Plexus-brachialis-Blockade*

Der Plexus brachialis wird aus den Rami ventrales der Spinalnerven C_5–C_8 und Th_1 gebildet. Die Äste treten zwischen den Tuberkula der Querfortsätze in den interskalenären Raum zwischen Scalenus anterior und medius ein. Dieser Raum ist völlig umschlossen von paravertebraler Faszie und den Faszien der beiden Skalenusmuskeln sowie medial von den Querfortsätzen. Der geschlossene Faszienraum reicht von den Querfortsätzen bis in das obere Drittel des Oberams. Die im interskalenären Raum gebildeten drei Primärstränge konvergieren und legen sich gebündelt dorsolateral an die A. subclavia an. Dabei überqueren sie gemeinsam die 1. Rippe (Abb. 8.19). Die Nervenstränge dringen dann in die Achselhöhle ein, wobei sie an der A. subclavia anliegen. Unter dem M. pectoralis werden der N. axillaris und der N. thoracodorsalis abgegeben. Der N. radialis verläßt den Plexus brachialis im proximalen Anteil. Bei Abduktion des Oberarms auf 90° liegt der N. radialis hinter und kranial der A. axillaris. Der N. ulnaris liegt dorsal und kaudal der A. axillaris. Direkt auf der Arterie findet man den N. medianus. Man unterscheidet supraklavikuläre und axilläre Verfahren der Plexus-brachialis-Blockade (Pl.br.B.).

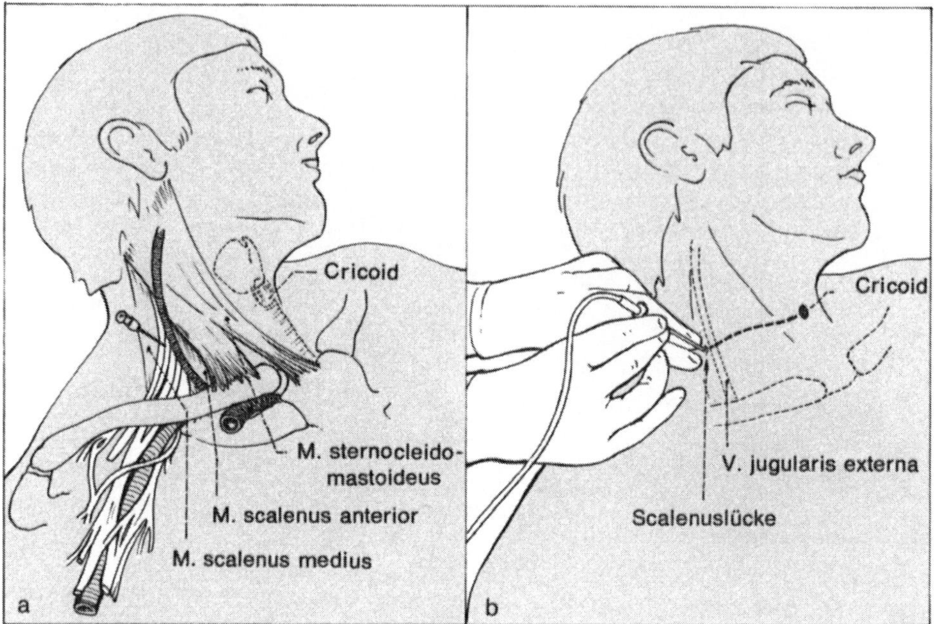

Abb. 8.20 a, b. Supraklavikulläre Plexus-brachialis-Blockade (Winnie): *a* Anatomie der Skalenuslücke, *b* Aufsuchen des Plexus mit dem Nervenstimulator. (Aus [304 a])

Supraklavikuläre Plexus-brachialis-Anästhesie. Die Blockade des Pl.br. ist auf verschiedenen Wegen möglich. In der anästhesiologischen Praxis werden die Interskalenusblockade nach Winnie, die perivaskuläre Technik und die Technik nach Kulenkampff bevorzugt.

Interskalenusblockade nach Winnie. Bei dieser Technik wird der interskalenäre Raum mit Lokalanästhetikum gefüllt. Abhängig vom Volumen blockiert man den zervikobrachialen Plexus und kann die Ausdehnung der Betäubung bestimmen (Abb. 8.20). Parallel zur oberen Thoraxapertur wird durch das Krikoid eine Linie auf die Haut aufgetragen. Um eine Abgrenzung des klavikulären Ansatzes des M. sternocleidomastoideus zu erhalten, wird der Patient aufgefordert, den Kopf leicht anzuheben. Setzt man nun bei angespanntem M. sternocleidomastoideus den Zeigefinger auf der Höhe der Krikoidlinie hinter dem M. sternocleidomastoideus auf, so liegt er auf dem M. scalenus anterior. In der Mehrzahl der Fälle wird die Faszienscheide des M. scalenus anterior und M. scalenus medius bereits kurz nach Durchstechen der Haut und des Unterhautfettgewebes erreicht und eine Parästhesie ausgelöst. Bei Anwendung der elektrischen Stimulationstechnik erhält man entsprechend frühzeitig eine motorische Antwort. Wird der Processus transversus ohne Auslösen einer Parästhesie erreicht, so gleitet man mit der Kanüle von dem Ende des Querfortsatzes ab und sucht eine Parästhesie. Zur Verhütung einer intrathekalen, periduralen oder intraarteriellen (A. vertebralis) Injektion muß die Kanüle (3 cm lange 25-gg-Nadel) stets leicht nach kaudal gewinkelt eingeführt werden. Nach Aspiration in zwei Ebenen wird eine Testdosis des Lokalanästhetikums (2 ml) injiziert. Menge, Konzentration und Wirkdauer des verwendeten Lokalanästhetikums sind der Tabelle 8.5 zu entnehmen. Sollen alle Fasern des zervikobrachialen Plexus ausgeschaltet werden, so wird die Gesamtmenge des Lokalanästhetikums injiziert. Ist eine Ausschaltung des N. ulnaris nicht erforderlich, so ist die Hälfte des angegebenen Volumens ausreichend. Die Methode ist geeignet für Eingriffe an Klavikula, Schulter und Oberarm, mit Ausnahme der Oberarminnenseite.

Perivaskuläre Technik. Nach Palpation der Pulsation der A. subclavia wird unmittelbar dorsolateral eine Hautquaddel gesetzt. Die Nadel wird dann in kaudaler Richtung noch etwas lateral, d. h. parallel dem Verlauf der Skalenusmuskulatur langsam vorgeschoben.

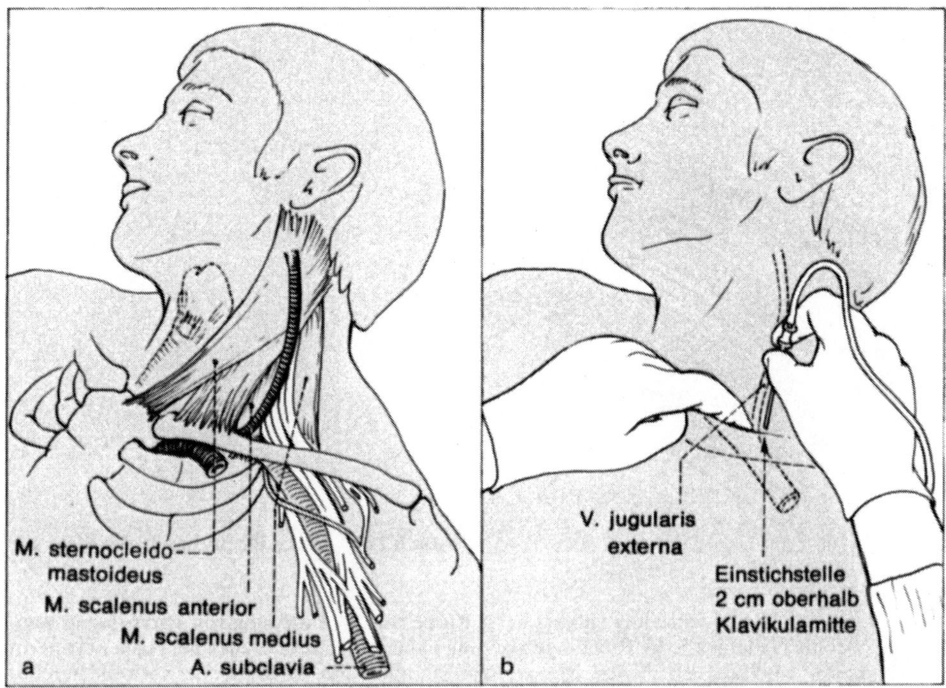

Abb. 8.21 a, b. Supraklavikuläre Plexusblockade nach Kulenkampff: *a* Topographie, *b* Aufsuchen des Plexus mit dem Nervenstimulator über der 1. Rippe. (Aus [304 a])

Tabelle 8.5. Konzentration, Volumen, Dosis, Wirkungseintritt und Wirkdauer von Lokalanästhetika mit einem Epinephrinzusatz von 1 : 200 000 für Blockaden von Nervenstämmen und Nervenplexus

Substanz	Gebräuchliche Konzentration (%)	Gebräuchliches Volumen (ml)	Maximale Dosis (mg/kg KG)	Wirkungseintritt (min)	Wirkungsdauer (min)
Lidocain	1,0 –1,5	30–50	7	10–20	120–240
Mepivacain	1,0 –1,5	30–50	7	10–20	180–300
Prilocain	1,0 –2,0	30–50	8	10–20	180–300
Bupivacain	0,25–0,5	30–50	2	15–30	360–720
Etidocain	0,5 –1,0	30–50	4	10–20	360–720
Tetracain	0,25–0,5	30–50	3	15–30	300–600

Nach Auslösen einer Parästhesie ist nach dem Zurückziehen der Nadel und negativem Aspirationstest in zwei Ebenen ein Teil des Lokalanästhetikums zu injizieren. Aus der Lokalisation der Parästhesie kann gefolgert werden, welcher Plexusteil getroffen wurde und ob die Lage der Nadel zu verändern ist, um gegebenenfalls andere Anteile zu erreichen. Menge, Konzentration und Wirkdauer des verwendeten Lokalanästhetikums sind der Tabelle 8.5 zu entnehmen.

Technik nach Kulenkampff (Abb. 8.21). Orientierungspunkte sind der laterale Rand des klavikulären Ansatzes des M. sternocleidomastoideus und die Klavikula. Die Injektionsstelle befindet sich ca. 1 cm kranial des Schlüsselbeinoberrands und 1,5 cm lateral des Muskelansatzes. Die Nadel wird senkrecht zur Haut in Richtung auf die 1. Rippe vorgeschoben. Nach Erreichen von Knochenkon-

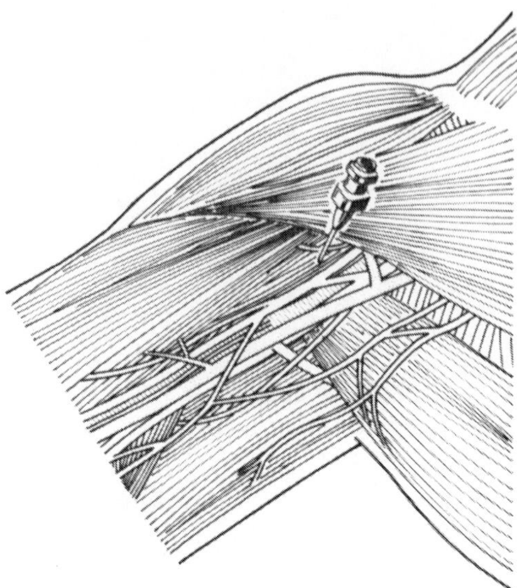

Abb. 8.22. Axilläre Plexus-brachialis-Blockade

takt läßt man die Nadel vorsichtig entlang der 1. Rippe bis zur Auslösung von Parästhesien wandern, wobei die Nadel vor jeder Richtungsänderung hautnah zurückzuziehen ist. Nach negativem Aspirationstest wird langsam injiziert. Menge, Konzentration und Wirkdauer des verwendeten Lokalanästhetikums sind der Tabelle 8.5 zu entnehmen.

Die perivaskuläre Technik und die Technik nach Kulenkampff eignen sich für Eingriffe an Ober- und Unterarm sowie an der Hand.

Axillärer Plexusblock (Abb. 8.22). Die Nadel wird an der Axilla 0,5–2 cm in Richtung Oberarmknochen über und unter der A. axillaris eingeführt. Die Identifikation des Plexus brachialis erfolgt mittels Auslösung von Parästhesien, besser jedoch thermisch oder mit Hilfe eines Nervstimulators. Der Arm ist im Schultergelenk abduziert (90°) und im Ellenbeugengelenk rechtwinklig gebeugt. Die A. axillaris sollte so hoch wie möglich in der Axilla getastet werden. Bei schmerzhafter Injektion muß die Nadel 1–2 mm zurückgezogen werden. Bei distaler Kompression der Gefäß-Nervenscheide wird ein kompletter Block durch distale Ausbreitung des LA. vermieden. Menge, Konzentration und Wirkdauer des verwendeten Lokalanästhetikums sind der Tabelle 8.5 zu entnehmen.

Kontinuierlicher Block. Mit einer Verweilkanüle kann ein kontinuierlicher Block erzeugt werden. Das erfolgreiche Einführen eines Katheters in die neurovaskuläre Scheide erfordert die Beachtung einiger technischer Besonderheiten. Wie bei den axillären Techniken ist die Lokalisation der Armarterie eine wichtige Orientierungshilfe.

Nach intradermaler Infiltration mit einer stumpfen Nadel vermittelt ein deutlicher Klick die Perforation der neurovaskulären Scheide.

Die Infiltration durch einen gut plazierten Katheter bietet keinen Widerstand gegen eine Injektion. Sie führt zu einem charakteristischen Anschwellen rund um die Arterie.

Die Methode empfiehlt sich bei langdauernden Eingriffen insbesondere in der Handchirurgie (Replantationschirurgie). Menge, Konzentration und Wirkdauer des verwendeten Lokalanästhetikums sind der Tabelle 8.5 zu entnehmen.

Relative bzw. absolute Kontraindikationen müssen vor der Durchführung der Plexusanästhesie beachtet werden. So wird auf ein derartiges Verfahren verzichtet werden müssen, wenn der Patient nicht kooperativ ist oder die vorgeschlagene Anästhesieform ablehnt. Daher eignet sich die Methode in der Regel für ängstliche Kinder nicht. Auch Patienten mit peripheren Neuropathien, sowie Kranke, bei denen durch die Verletzung der Nerv selbst betroffen ist, sollten aus forensischen Gründen nicht mit dieser Methode anästhesiert werden. Hämorrhagische Diathesen sind wegen der Gefahr der Hämatombildung als absolute Kontraindikation anzusehen, ebenso Infektionen im

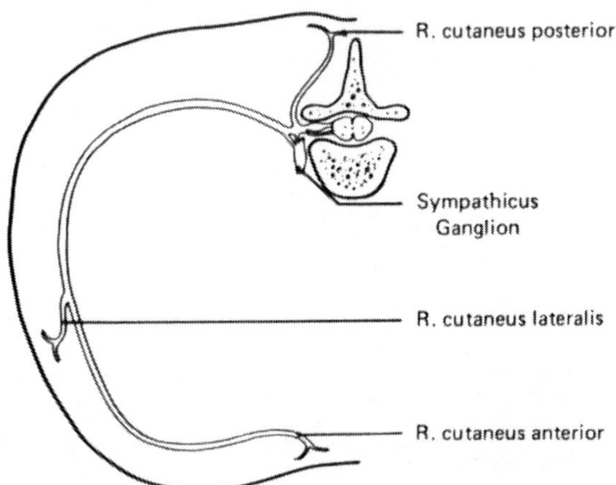

Abb. 8.23. Querschnitt durch den Thorax mit den drei Hauptästen eines Interkostalnerven

Einstichbereich oder bekannte Lokalanästhetikaallergien. Überleitungsstörungen des Myokards sowie zerebrale Krampfleiden sollten durch Ableiten eines EKG oder anamnestisch ausgeschlossen werden. Die Durchführung der supraklavikulären Plexusanästhesie beinhaltet die Gefahr einer Pneumothoraxbildung, so daß diese Methode bei ambulanten Patienten nach Möglichkeit nicht angewendet werden sollte.

8.2.3.4 Interkostalblockade

Jeder Interkostalnerv hat drei Hauptäste (Abb. 8.23). Medial vom Angulus costae liegen die Interkostalnerven zwischen Pleura und Fascia intercostalis interna. Im Bereich des Rippenwinkels liegen die Nerven zwischen dem M. intercostalis externus und internus. Der Nerv wird von einer Interkostalvene und -arterie begleitet, die kranial vom Nerven liegen.

Technik der Interkostalblockade. Die Interkostalblockade kann an verschiedenen Stellen entlang des Nervenverlaufs durchgeführt werden. Die beste Analgesie wird durch eine hintere Blockade erreicht. Bevorzugte Stelle ist die Region am hinteren Winkel der Rippe, lateral von der sakrospinalen Muskelgruppe (Abb. 8.24). Zuerst sollte eine vertikale Linie entlang der thorakalen Wirbelsäule gezogen werden; dann tastet man die Rippen lateral von der sakrospinalen Muskelgruppe, wo die Rippen am oberflächlichsten liegen. Diese Distanz ist variabel und hängt von Körpergröße, Muskelmasse und Körperbau ab. Sie befindet sich jedoch gewöhnlich 8-10 cm von der Mittellinie entfernt. Vertikale Linien werden parallel zur ersten Linie gezogen, aber doch mit einer leichten Tendenz nach medial im Bereich der oberen Segmente, um die Skapula zu vermeiden. Das kaudale Ende der Linie zieht nahe dem Ende der kurzen 12. Rippe vorbei. Nach dem Palpieren und Markieren des unteren Randes jeder Rippe entlang dieser Linie wird ein Diagramm gefertigt. Für eine abdominale Operation werden 6 oder 7 Rippen auf jeder Seite markiert. Für eine thorakale oder andere unilaterale Brustwandoperation werden nur die Rippen der betroffenen Seite markiert.

Nach Lagerung und Markierung am Patienten wird die Lokalanästhetikalösung vorbereitet. Das durchschnittliche Volumen, welches unter jeder Rippe injiziert wird, beträgt 4-5 ml. Kleinere Volumina vermindern die Zahl erfolgreicher Blockaden, bieten aber - falls von Bedeutung - einen Schutz vor hohen Blutspiegeln des absorbierten Medikaments. Adrenalin sollte beigefügt werden, um eine Konzentration von 1:200000 zu erreichen bzw. bis zu einem Maximum von 0,25 mg.

Das notwendige Gesamtvolumen für einen bilateralen Block schwankt zwischen 40-70 ml. Die effektive Konzentration hängt vorwiegend vom Medikament und dem Ausmaß der geforderten motorischen Blockade ab. Einige allgemein gebräuchliche Kombinationen sind aus Tabelle 8.6 ersichtlich.

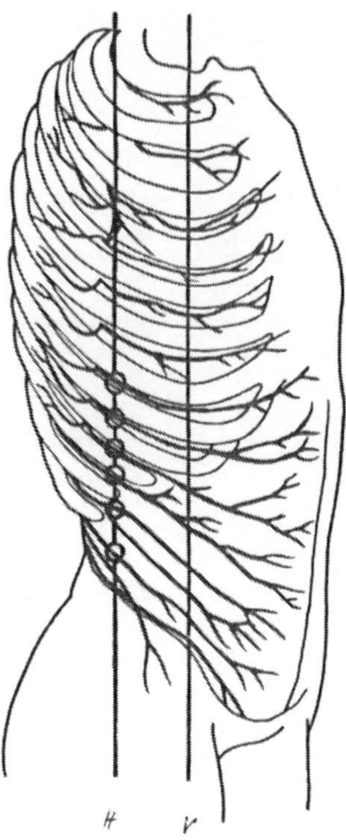

Abb. 8.24. Interkostalblockade. *H* Hintere Axillarlinie, *V* vordere Axillarlinie, *O* Injektionsstelle

Tabelle 8.6. Mögliche Kombinationen für die Interkostalblockade

Medikament	Volumen (ml)/Segment	Konzentration (%)	Menge des beizufügenden Adrenalins (mg)
Bupivacain	3-5	0,5	0,25
Bupivacain	4-8	0,25	0,25
Etidocain	4-6	0,5	0,25
Tetracain	4-8	0,2	0,25

Eine 3-4 cm lange, wiederverwendbare 22-gg-Luer-Lock-Nadel, die mit einer 10-ml-Luer-Lock-Spritze verbunden ist, wird für die Blockade jedes Interkostalnerven verwendet. Einmalnadeln sind nicht so günstig, weil die Spritze bei wiederholtem Knochenkontakt leicht gebogen und zu einem Widerhaken wird, welcher zu verstärkter Blutung oder Nervenschädigung führen kann. Falls solche Nadeln verwendet werden, sollten sie nach Umspritzung von 4-5 Rippen ausgewechselt werden. Hand- und Fingerposition sind bei Durchführung dieser Blockade von größter Bedeutung. Beginnend an der untersten Rippe wird der Zeigefinger der linken Hand dazu verwendet, die Haut am unteren Ende der Rippe nach oben über die Rippe zu ziehen. Die Nadel wird dann in Richtung auf die Rippe eingeführt, wobei der Anästhesist die Spritze in seiner rechten Hand hält. Sollten Schwierigkeiten beim Auffinden der Rippe auftreten, wird der palpierende linke Zeigefinger dazu verwendet, um ihre Tiefe und Position wieder zu eruieren. Besondere Sorgfalt ist geboten, um die Nadel nicht über diese Tiefe einzuführen, da sie dann die Pleura verletzt. Während die rechte Hand festen Kontakt zwischen Nadel und Rippe aufrecht erhält, wird die Position der linken Hand geändert, um die Nadel zwischen Daumen, Zeige- und Mittelfinger zu halten. Von besonderer Bedeutung ist das feste Anlegen des linken Hypothenars am Rücken des Patienten. Dies gestattet eine genaue Kontrolle der Nadeltiefe, während die linke Hand die Nadel nun über den unteren Rand der Rippe führt. Bei diesem Punkt wird sie nun ungefähr 2-3 mm vorgeschoben, und die Lösung werden appliziert. Dieser Vorgang wird für jeder der zu blockierenden Nerven wiederholt. Bei Patienten mit faßförmigem Thorax oder asthenischem Habitus kann die interkostale Injektion mit einer kürzeren 23- oder 25-gg-Nadel durchgeführt werden.

Komplikationen. Schwerste Komplikation einer Interkostalblockade ist der Pneumothorax. Tatsächlich ist die Häufigkeit sehr niedrig; viele Ärzte vermeiden den Block aber aus diesem Grunde. Eine falsche Anwendung der an sich richtigen Technik wird natürlich zu einer solchen Komplikation führen. Der häufigste, zu einem Pneumothorax führende technische Irrtum ist die falsche Lagerung der Hände. Die Behandlung des Pneumothorax durch Nadelaspiration oder sorgfältige Beobachtung ist in der Regel ausreichend. Eine Thoraxdrainage sollte nur dann gelegt werden, wenn sich die Luft nicht resorbiert, oder wenn wiederholte Röntgenaufnahmen eine Vergrößerung des Pneumothorax zeigen.

Eine zweite mögliche Komplikation steht in Zusammenhang mit den toxischen Wirkungen des absorbierten Lokalanästhetikums und Adrenalins. Wie bereits vorhin erwähnt, sind die Blutspiegel des Lokalanästhetikums bei dieser Blockade höher als bei irgendeiner anderen Form der Regionalanästhesie, echte systemisch-toxische Reaktionen sind aber sehr selten.

Indikationen. Relativ wenige chirurgische Eingriffe können unter alleiniger Anwendung der Interkostalblockade durchgeführt werden. Es ist möglich, kleinere Eingriffe an der Brust- oder Abdominalwand durchzuführen, i. allg. ist aber eine zusätzliche Anästhesie notwendig, um den Block zu unterstützen. Für intraabdominelle Operationen kann eine zusätzliche Blockade des Plexus coeliacus die viszerale Anästhesie gewährleisten. Die Interkostalblockade kann mit einer Blockade des Plexus brachialis für Operationen an der Brust, der oberen Extremitäten und der Axilla kombiniert werden. Schmerzen bei instabilem Thorax können ebenfalls sofort ausgeschaltet werden. Mit der Blockade von 2 oder 3 Nerven kann ein Patient für die Thoraxsaugdrainage vorbereitet werden. Herpes zoster kann ebenfalls auf diese Art behandelt werden. Der Interkostalblock ist auch bei der Differentialdiagnose von viszeralem gegenüber abdominalem Wundschmerz hilfreich. Die am wenigsten verwendete, für die Zukunft aber interessanteste Anwendung dieser Blockade, ist die langanhaltende postoperative Schmerztherapie nach Laparatomie und Thorakotomie.

Verwendung eines Nervenstimulators. Die Verwendung eines Nervenstimulators für Nervenblockaden kann die Zeit bis zum Einsetzen der Regionalanästhesie verkürzen, da eine genaue Lokalisation der Nerven möglich ist. Diese Technik hat die Erfolgsquote von Ärzten, die in der Blockadetechnik unerfahren sind, stark verbessert. Bei der Verwendung derartiger Geräte muß beachtet werden, daß die Massenelektrode weit von der zu anästhesierenden Region entfernt ist. Die Nadel wird zunächst mit 4-6 Volt stimuliert; wenn Muskelbewegungen registriert werden, wird die Stromspannung reduziert (2 Volt), bis maximale Kontraktionen auftreten. Nach Injektion von 2 ml Lokalanästhetikum sollten die Muskelkontraktionen verschwinden (innerhalb 30 s). Die dabei ermittelte Position entspricht dem gewünschten Injektionsort.

8.2.4 Zentrale Nervenblockaden

Zu den zentralen Nervenblockaden zählen als klinisch häufig verwendete Verfahren die Spinal- und die Periduralanästhesie. Als Sonderform der Periduralanästhesie ist die Kaudalanästhesie in klinischer Verwendung.

8.2.4.1 Topographisch-anatomische Voraussetzungen

Das Rückenmark erstreckt sich vom Foramen magnum innerhalb des Spinalkanals in einen Bereich zum 1. Lendenwirbelkörper (LWK), bei Kindern sogar bis zum 2.-3. LWK. Distal davon ist das Rückenmark in Segmentnerven aufgefächert (Cauda equina).

Der Spinalkanal wird von den Wirbelkörpern, den Wirbelbögen und den Dornfortsätzen gebildet, sowie den dazwischen ausgespannten längsverlaufenden intervertebralen Bändern und Faszien. Das derbe hintere Längsband wird als Lig. flavum bezeichnet. Die Dornfortsätze sind dachziegelförmig angeordnet, v. a. in der mittleren BWS; bei maximaler Ventralflexion lassen sie sich in der LWS und der oberen BWS annähernd horizontal ausrichten. In der Sagittalebene verläuft zwischen den Dornfortsätzen das Lig. interspinale, lateral davon die kurzen tiefen Rükkenmuskeln. Die Dornfortsätze werden außen durch das relativ derbe Lig. supraspinale verbunden, das zur Haut hin von einer 1-4 cm dicken Bindegewebs- und Fettschicht bedeckt ist.

Die Verbindungslinie der Cristae iliacae kreuzt die Wirbelsäule in der Regel in Höhe des 4. LWK. Dieser Punkt dient zur Orientierung beim Aufsuchen bestimmter Punktionsstellen.

Das Rückenmark ist in den Durasack eingelagert, der kranial am Foramen magnum und kaudal am Hiatus sacralis endet. Der Durasack ist vom Periduralraum umgeben, in den Fettgewebe, lockeres Bindegewebe und ein Flechtwerk von Gefäßen des Plexus venosus vert. int. eingelagert sind. Die Breite des Periduralraums ist entsprechend den Auftreibungen des Rückenmarks unterschiedlich und beträgt zwischen 3-6 mm; von der oberen HWS bis zur mittleren BWS besteht der größte Durchmesser.

8.2.4.2 Spinalanästhesie (Abb. 8.25)

Bei dieser Anästhesieform wird das Lokalanästhetikum in den Liquor cerebrospinalis des Cavum subarachnoidale mit möglichst dünner Nadel (zur Reduzierung des postspinalen Kopfschmerzes) verabreicht. Neben dem Begriff der Spinalanästhesie wird auch die Bezeichnung Subarachnoidalanästhesie oder Lumbalanästhesie verwendet. Die Ausbreitung der Spinalanästhesie ist abhängig vom spezfischen Gewicht der Lösung (z. B. isobar, hypobar, hyperbar im Vergleich zum Liquor cere-

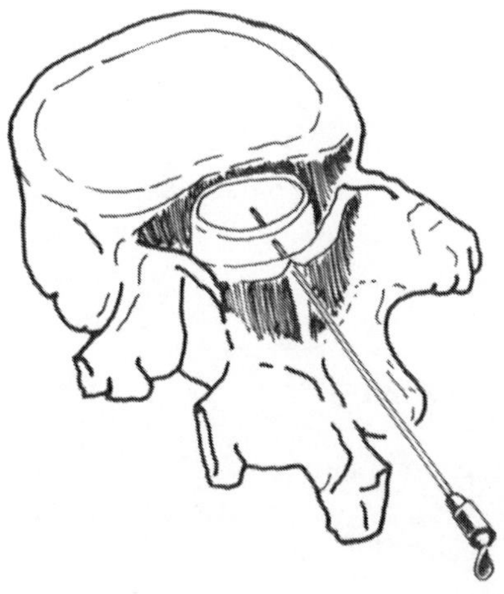

Abb. 8.25. Topographie des Spinalraums

brospinalis), vom injizierten Volumen, der Körperlage des Patienten, der Injektionsgeschwindigkeit und der Menge des vorhandenen Liquors unterhalb des Foramen magnum (normal: 15-30 ml). Der Wirkungseintritt der Spinalanästhesie erfolgt rasch innerhalb von 5 min. Das erste Zeichen ist eine Erwärmung der Beine, bedingt durch die Blockade der sympathischen Nervenfasern. Danach kommt es entsprechend dem unterschiedlichen Faserdurchmesser der sensiblen und motorischen Nerven zu Hypästhesie und Anästhesie sowie zu einer mehr oder weniger ausgeprägten motorischen Blockade. Die Ausbreitung der Blockade wird anhand des Ausfalls der segmentalen sensiblen Innervation bestimmt. In der Regel wird diese durch Verlust des Temperaturempfindens (Prüfung mit Äthertupfer), Aufhebung der Spitz-Stumpf-Differenzierung (Prüfung mit stumpfer Nadel) und das Fehlen der Schmerzwahrnehmung lokalisiert. Die motorische Blockade reicht i.allg. zwei Segmente tiefer, die Sympathikusblockade zwei bis vier Segmente darüber hinaus.

Entsprechend der Ausbreitung wird die Spinalanästhesie wie folgt definiert:

1. Hohe Spinalanästhesie: Ausbreitung bis Th 5,
2. Mittlere Spinalanästhesie: Ausbreitung bis Th 8,
3. Tiefe Spinalanästhesie: Ausbreitung bis L_1,
4. Sattelblock: Ausbreitung zwischen S_3 bis S_5.

Die Dauer der Spinalanästhesie hängt von der Art des verwendeten Lokalanästhetikums ab; sie kann durch Zusatz von Suprarenin verlängert werden. Kontraindiziert ist die Methode bei Überempfindlichkeit auf Lokalanästhetika (wobei sich die Angaben des Patienten jedoch häufig auf die früher verwendeten Lokalanästhetika der Estergruppe beziehen), bei Blutgerinnungsstörungen (Quick-Wert <40 absolut; <60 relativ), Sepsis, erhöhtem Hirndruck, Hauterkrankungen im Punktionsgebiet, Rückenmarkserkrankung (z. B. myotrophe Lateralsklerose, multiple Sklerose) und ausgeprägter Hypotension (z. B. Schock). Relative Kontraindikationen bestehen bei schwerer Herzinsuffizienz und Koronarerkrankungen, bei Erkrankungen der Wirbelsäule, bei Psychosen, bei neurologischen Erkrankungen, bei Kindern und beim Ileus (hoher intraabdominaler Druck begünstigt die Ausbreitung nach kranial), sowie im Rahmen einer Thromboseprophylaxe mit Substanzen, die spezifisch am Gerinnungssystem angreifen.

Als Zugangswege dienen in der Regel die Zwischenräume von $L_{2/3}$, $L_{3/4}$ oder $L_{4/5}$. Die Injektion kann am liegenden oder sitzenden Patienten (bevorzugte Position) durchgeführt werden. Die Punktion des Subarachnoidalraums ist dann zuverlässig, wenn Liquor aus der Kanüle abtropft. Das Lokalanästhetikum wird einzeitig in den Subarachnoidalraum verabreicht.

Obwohl nahezu alle bekannten Lokalanästhetika für die Spinalanästhesie verwendet werden können, sind vorwiegend Mepivacain, Lidocain und Bupivacain im Gebrauch. Dabei wird Lidocain bei Spinalanästhesien mit einer Dauer von 30-60 min eingesetzt, während Mepivacain und Bupivacain für Anästhesiezeiten von 60-120 min verwendet werden. In letzter Zeit gewinnt zunehmend auch isobares und hyperbares Bupivacain an Bedeutung (Wirkungsdauer ca. 2-4 h). Konzentration, Menge und Wirkungsdauer der bei Spinalanästhesien verwendeten Lokalanästhetika sind in Tabelle 8.7 enthalten.

Tabelle 8.7. Konzentration, Menge, Dosis, Tonizität und Wirkdauer der bei Spinalanästhesie verwendeten Lokalanästhetika

Substanz	Gebräuchliche Konzentration (%)	Gebräuchliches Volumen (ml)	Durchschnittliche Dosis (mg)	Tonizität	Glukosekonzentration (%)	Wirkdauer (min)
Lidocain	5	1 -2	100	hyperbar	7,5	60- 90
Tetracain	0,25-1,0	1 -4	15-20	hyper-, hypo-, iso- } bar	5,0	75-150
Mepivacain	4	1,5-2	60-80	iso- } bar	10	60-150
Bupivacain	0,5	2 -4	10-20	hyper- } bar	8	60-150

Im Vergleich mit der Periduralanästhesie besitzt die Spinalanästhesie den Vorteil der geringeren Anästhetikamenge und des geringeren Zeitaufwands. Die Spinalanästhesie ist geeignet für operative Eingriffe am unteren Abdomen, Becken, an den unteren Extremitäten, sowie für urologische Eingriffe und die Sectio caesarea. Auch für diagnostische Maßnahmen (z. B. Aortographie) ist die Spinalanästhesie gut geeignet.

8.2.4.3 Periduralanästhesie (Abb. 8.26)

Diese Anästhesieform entsteht durch Einbringen eines Lokalanästhetikums in den Periduralraum, wobei der Durasack mantelförmig umspült wird. Bei der Periduralanästhesie liegt der Hauptangriffspunkt an den Wurzeln der Segmentnerven in ihrem intra- und extraduralen Verlauf. Damit besteht bei dieser Anästhesieform der Vorteil der segmentalen Schmerzausschaltung und der geringeren Ausbildung schwerer Hypotensionen. Da in der Regel kein Liquorverlust erfolgt, kommt es nur selten zu postoperativen Kopfschmerzen.

Die Ausbreitung der Anästhesie erfolgt im Vergleich mit der Spinalanästhesie verzögert (10-30 min).

Neben dem Begriff Periduralanästhesie werden in der Literatur auch die Bezeichnung Epiduralanästhesie oder Extraduralanästhesie verwendet. Die Periduralanästhesie kann einzeitig („single shot“) oder mehrzeitig bzw. kontinuierlich (Katheter-PDA) eingesetzt werden. Das letztgenannte Verfahren findet v. a. in der Geburtshilfe und im Rahmen der Schmerztherapie eine breite Anwendung.

Die Punktion des Periduralraums (Tuohy-Nadel 16 gg oder 18 gg) kann entweder am liegenden oder sitzenden (bevorzugt) Patienten erfolgen. Bei der Wahl des Zugangsweges sind die für die verschiedenen operativen Eingriffe zugehörigen Innervationen viszeraler Organe (Tabelle 8.8) zu berücksichtigen. Die Ausbreitung der Periduralanästhesie ist abhängig von der Höhe der Punktionsstelle und dem Volumen des injizierten Lokalanästhetikums.

Als Lokalanästhetika können 1-2%ige Lidocain-, Mepivacain- und Prilocainlösungen (Wirkdauer 60-180 min), sowie 0,25-0,75%ige Bupivacain- und 0,5-1,5%ige Etidocainlösungen (Wirkdauer 180-360 min) verwendet werden. Allerdings besitzt bei kontinuierlicher Technik (Katheter-PDA) die Wirkdauer der Sub-

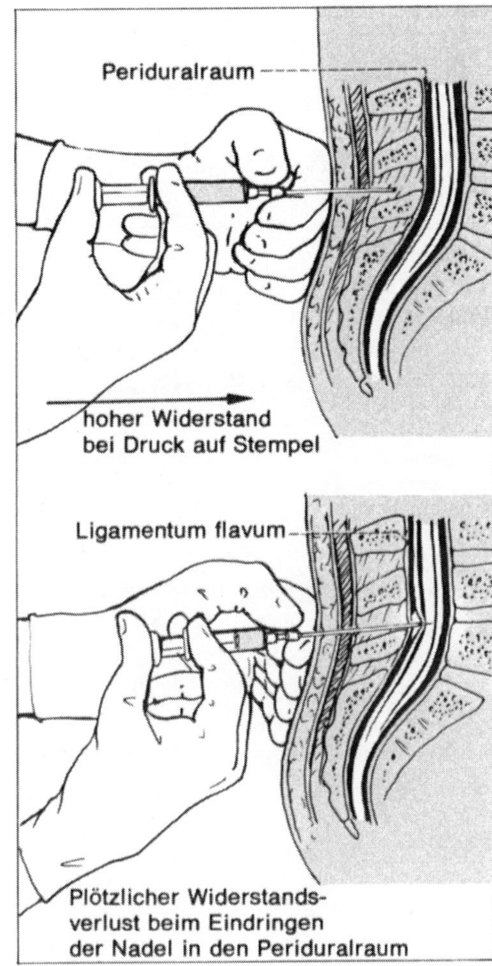

Abb. 8.26. Schematische Darstellung der Periduralanästhesie mit der Methode des Widerstandsverlusts. (Aus [304a])

stanz nur eine untergeordnete Bedeutung, weil die Anästhesie durch Nachinjektion jederzeit verlängert werden kann. Die Auswahl des Lokalanästhetikums ist jedoch auch von den chirurgischen Erfordernissen abhängig. Für abdominelle Eingriffe oder Operationen an den unteren Extremitäten mit einer Dauer von 60-120 min garantieren 2%iges Lidocain mit Epinephrin, 2%iges Mepivacain oder Prilocain ohne Epinephrin raschen Wirkungseintritt und tiefe sensorische und motorische Blockade. Für abdominelle Eingriffe oder Operationen an den unteren Extremitäten mit einer Dauer von 2-4 h ist durch 1,5%iges Etidocain oder 0,75%iges Bupivacain eine gute sensorische Blockade zu erzielen. 1,5%iges Etidocain garantiert einen rascheren Wirkungseintritt und eine tiefere motorische Blockade als 0,75%iges Bupivacain; die sensorische Blockade ist hingegen häufig unzureichend.

Die Identifikation des Periduralraums erfolgt mit der Methode des „Widerstandsverlustes" oder der Methode des „Hängenden Tropfens". Eine weitere Möglichkeit zur Identifikation des Periduralraums ist das relativ selten eingesetzte Ver-

Tabelle 8.8. Innervation viszeraler Organe

Organ	Nervenbahn	Eintritt und Zentren im ZNS
A. abdominalis	N. sympathicus	Th_6–L_2
Magen	N. splanchnicus major Plexus coeliacus	Th_6–Th_8
Gallenblase	Nn. splanchnici Plexus coeliacus	Th_5–Th_9
Pankreas	Nn. splanchnici Plexus coeliacus	Th_6–Th_{10}
Milz	Nn. splanchnici Plexus coeliacus	Th_6–Th_8
Duodenum	Nn. splanchnici Plexus coeliacus	Th_6–Th_8
Jejunum, Ileum	Nn. splanchnici Plexus coeliacus	Th_9–Th_{11}
Zökum, Colon ascendens	Nn. splanchnici, Plexus coeliacus, lumbale Sympathikusnerven	Th_9–Th_{11}
Appendix	Nn. splanchnici Plexus coeliacus	Th_{10}–L_1
Colon descendens, Rektum	Lumbale Sympathikusnerven Plexus aorticus abdominalis Parasympathikusnerven	S_2–S_4
Niere, Nebenniere	Nn. splanchnici Plexus renalis	Th_{10}–L_1
Ureter	Plexus renalis Nn. splanchnici	Th_{11}–Th_{12}
Harnblase	Plexus hypogastricus N. pelvicus, Pars pelvina trunci sympathici	Th_{11}–S_4
Hoden	N. sympathicus	Th_{10}
Prostata	N. sympathicus N. parasympathicus	Th_{10}–S_4
Uterus	N. sympathicus	Th_{10}
Vagina	N. pelvicus, Plexus pelvina	Th_{11}–S_4
Ovarien	Plexus ovaricus, Plexus renalis, Plexus coeliacus	Th_{10}

fahren mit dem „MacIntosh-Ballon“. Die Durchführung einer Periduralanästhesie ist technisch schwieriger als die einer Spinalanästhesie. Da sie außerdem eine längere Latenzzeit besitzt, sollten Patienten, die für diese Methode ausgewählt sind, rechtzeitig in den Operationstrakt gebracht werden. Die versehentliche Punktion der Dura mater (Liquoraspiration) oder von Blutgefäßen (Blutaspiration) muß erkannt und die Injektion von LA. vermieden werden. Konzentration, Menge, Gesamtdosis und Wirkungsdauer der bei Periduralanästhesie verwendeten Substanzen sind in Tabelle 8.9 aufgelistet.

Tabelle 8.9. Konzentration, Menge, Gesamtdosis, Wirkungseintritt und Wirkungsdauer der bei Periduralanästhesie verwendeten Lokalanästhetika mit Epinephrinzusatz (1:200000)

Substanz	Gebräuchliche Konzentration (%)	Gebräuchliches Volumen (ml)	Gesamtdosis (mg)	Wirkungseintritt (min)	Wirkungsdauer (min)
Lidocain	1 -2	30-15	150-500	5-15	60-180
Mepivacain	1 -2	30-15	150-500	10-15	60-180
Prilocain	1 -3	30-15	150-600	10-15	60-180
Bupivacain	0,25-0,75	30-15	40-250	10-20	180-300
Tetracain	0,25-0,5	30-15	40-150	10-20	180-300
Etidocain	1,0 -1,5	30-15	150-300	5-15	180-300
Carticain	0,5 -1,0	30-10		10-20	180-300

Tabelle 8.10. Bromage-Schema zur Überprüfung des Wirkungseintrittes der motorischen Blockade nach PDA

Stadium	Motorische Funktion
0	Knie und Fuß sind beweglich
I	Knie eingeschränkt beweglich, Fuß voll beweglich
II	Knie nicht beweglich, Fuß eingeschränkt beweglich
III	Knie und Fuß nicht beweglich

Stets sollte vor Applikation der Gesamtmenge des Lokalanästhetikums eine Testdosis von 2-3 ml zum Ausschluß einer intrathekalen oder intravasalen Injektion verabreicht werden.

Der Wirkungseintritt einer Periduralanästhesie folgt dem Verteilungsmuster von Dermatomen. Die ersten Zeichen der sensorischen Blockade treten innerhalb von 5-10 min auf. Chirurgische Toleranz wird i. allg. nach 15-20 min erreicht. Der Wirkungseintritt kann nach der Intensität der motorischen Blockade (Bromage-Schema, Tabelle 8.10) geprüft werden.

Die Indikationen für die Periduralanästhesie entsprechen im wesentlichen den Indikationen für die Spinalanästhesie, z. B. Operationen im unteren Abdominalbereich, Kaiserschnitt, Hysterektomie, anorektale und perirektale Eingriffe, urologische Operationen und Eingriffe an den unteren Extremitäten. Die vaginale Entbindung ist keine Indikation für die Spinalanästhesie.

Da die Methode bei Applikation unterhalb Th_{10} die Atmung nicht beeinflußt, ist sie besonders geeignet für Patienten mit Asthma bronchiale, Bronchitis, Emphysem. Absolut kontraindiziert ist die Periduralanästhesie bei schwerem hämorrhagischem Schock, Infektionen im Bereich der Punktionsstelle, Sepsis und Blutgerinnungsstörungen. Relative Kontraindikationen bestehen bei neurologischen Erkrankungen, Psychosen, Hypotensionen, ausgeprägten Hypertensionen, schwerer Herzinsuffizienz, Koronarerkrankungen, präoperativ häufigen Kopfschmerzen und Patienten unter Thromboseprophylaxe.

Die Nebenreaktionen der Methode unterscheiden sich nicht von denen bei Spinalanästhesie; laufen jedoch wesentlich langsamer ab. Gleichzeitig bestehende Hypovolämie bildet eine wesentliche Ursache kardiovaskulärer Störungen.

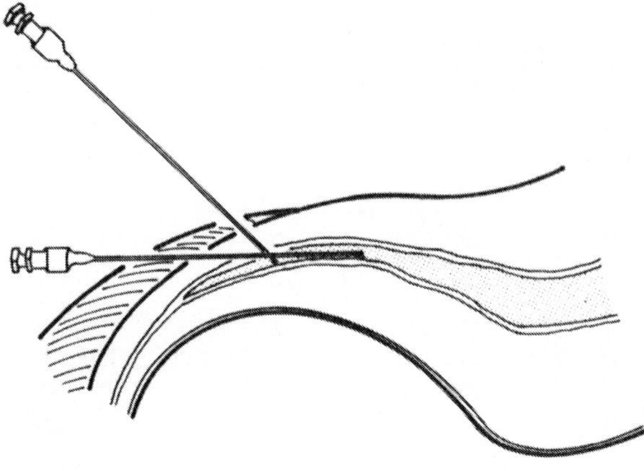

Abb. 8.27. Schematische Darstellung der Kaudalanästhesie

Kaudalanästhesie. Bei dieser Form der Periduralanästhesie erfolgt die Punktion über dem Hiatus canalis sacralis (Abb. 8.27). Da bei der Kaudalanästhesie der Periduralraum von seinem tiefsten Punkt aus mit dem Lokalanästhetikum aufgefüllt wird, ist die Ausbreitung der Anästhesie nur über das applizierte Volumen steuerbar. Bei Verwendung von 10-15 ml Lokalanästhesielösung werden in der Regel die Segmente S_3-S_5 blockiert. Neben ihrem Einsatz bei vaginalen Entbindungen wird die Kaudalanästhesie auch für perineale, proktologische, urologische und gynäkologische Operationen eingesetzt. Volumina und Konzentrationen der Lokalanästhetika sowie Wirkungseintritt und Wirkungsdauer entsprechen den Werten bei lumbaler Periduralanästhesie (Tabelle 8.9). Es sollten bei dieser Technik jedoch größere Dosen verwendet werden, da durch die Foramina sacralia und durch Resorption relativ hohe Volumenverluste eintreten.

Katheterperiduralanästhesie. Bei längerdauernden operativen Eingriffen oder im Rahmen der Schmerztherapie kann die Analgesiedauer durch wiederholte Applikation des Lokalanästhetikums über einen im Periduralraum liegenden Katheter verlängert werden. Der etwa 1 mm starke Katheter wird nach Punktion und Dehnung des Periduralraums (Einspritzen von 3-5 ml NaCl-Lösung) durch die liegende Spezialkanüle (Tuohy-Nadel: 17 gg, 18 gg) eingeführt (Abb. 8.28). Wenn das Einbringen des Katheters in den Periduralraum nicht gelingt, sollte eine erneute Dehnung mit NaCl-Lösung durchgeführt werden. Ist weiterhin ein Widerstand spürbar, sind Kanüle und Katheter zu entfernen. Die Punktion muß dann wiederholt werden. Nach erfolgreicher Plazierung des Katheters wird die Nadel zurückgezogen, wobei der Katheter festzuhalten ist. Auf keinen Fall darf der Katheter durch die Nadel zurückgezogen werden, da es dabei zum Abscheren von Katheterteilen kommen kann. Der Katheter sollte spätestens nach 72 h entfernt werden; es sei denn, es besteht eine spezielle Indikation (Schmerztherapie). In diesen Fällen muß der mit der Durchführung der Technik beauftragte Anästhesist den Katheter täglich kontrollieren. Bei ambulanten Periduralkatheterträgern (Morphin-PDA bei Krebspatienten) empfiehlt sich die 2malige Inspektion/Woche. In der Geburtshilfe wird die Katheterperiduralanästhesie häufig eingesetzt. Zur Unterdrückung der Wehenschmerzen erfolgt die Einführung des Katheters bei $L_{3/4}$; der Katheter wird etwa 3 cm vorgeschoben. In der Eröffnungsperiode werden niedrigere Konzentrationen eines Lokalanästhetikums (insbesondere Bupivacain 0,25%), in der Austreibungsphase möglichst in sitzender Position eine höhere Konzentration (z. B. Bupivacain 0,5%) verabreicht. Bupivacain ist zur geburtshilflichen Anästhesie v. a. deshalb geeignet, weil es eine hohe Proteinbindung und somit eine geringe Plazentagängigkeit aufweist.

Thorakale Periduralanästhesie. Zur Schmerztherapie kann die thorakale Periduralanästhesie eingesetzt werden. Der Katheter wird zwischen Th_5 und Th_8 eingeführt. Als Injektionslösungen werden neben Lokalanästhetika auch Morphinpräparate (5 mg Morphinhydrochlorid in 10 ml NaCl-Lösung) verwendet. Der Einsatz von Morphin beruht auf dem Nachweis enkephalinhaltiger Zellen zwischen Substantia gelatinosa und Hinterhorn. Bei Verwendung von Lokalanästhetika ist 0,25%iges Bupivacain wahrscheinlich das Medikament der Wahl zur postoperativen Schmerzbekämpfung, da die analgetische Wirkung mindestens 2-4 h anhält und kaum eine motorische Beeinträchtigung erfolgt. Häufig kommt es jedoch zum zunehmenden Wirkungsverlust nach 1-2 Tagen, der eine Dosiserhöhung notwendig macht.

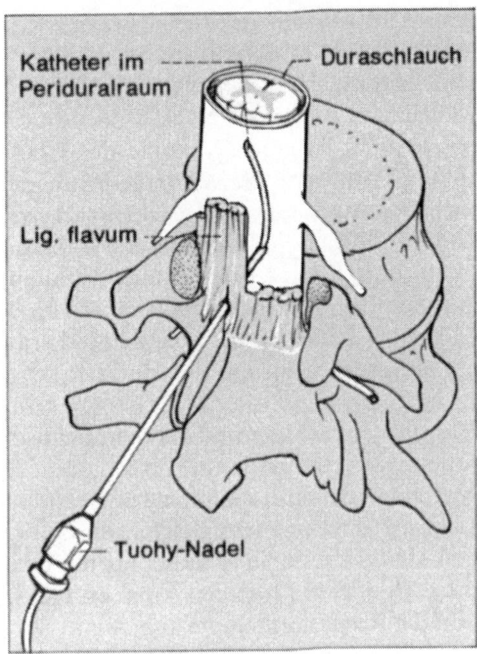

Abb. 8.28. Einführung eines Periduralkatheters. (Aus [304a])

8.3 Komplikationen der Lokalanästhesie

Wie jede Anästhesie ist auch die Lokalanästhesie nicht frei von Komplikationen. Die Komplikationen sind in der Regel die Folge unerwünschter systemischer Wirkungen des Lokalanästhetikums (z. B. Überdosierung, allergische Reaktion, gestörter Abbau, z. B. bei Lebererkrankung) oder sie entstehen durch eine fehlerhafte Technik (z. B. Nervenläsion, Pneumothorax). Ebenso wie die Komplikationen der Allgemeinanästhesie lassen sie sich unterteilen in Komplikationen des kardiovaskulären, des respiratorischen Systems sowie des zentralen und peripheren Nervensystems [67, 145, 192, 382, 406, 470, 493, 501]. In der Regel gehen die zentralnervösen Effekte den toxischen Manifestationen im Herz-Kreislauf-System voraus.

8.3.1 Kardiovaskuläre Komplikationen

Durch absolute Überdosierung, die versehentliche intravenöse Injektion oder die zu rasche Resorption bei an sich normaler Dosis können toxische Reaktionen ausgelöst werden, die am kardiovaskulären System schwere Störungen mit teilweise biphasischem Verlauf erzeugen. Dabei kommt es nach primärem Anstieg von Herzfrequenz und Blutdruck sekundär zu einer schweren Hypotension. Der Blutdruckabfall ist Folge einer Depression der myokardialen Kontraktilität und einer Verminderung des peripheren Gefäßwiderstands durch direkte Wirkung an der glatten Muskulatur des Gefäßsystems. Darüber hinaus kann auch eine indirekte Wirkung der Lokalanästhetika bei rückenmarksnahen Techniken auftreten, wenn eine Leitungsblockade autonomer Nervenfasern eintritt. Die Toxizität der Lokalanästhetika ist v.a. dann erhöht, wenn eine azidotische Stoffwechsellage beim Patienten besteht. Weitere Symptome der Überdosierung von Lokalanästhetika zeigen sich in Form von Herzrhythmusstörungen; auch Asystolien sind beobachtet worden. Bei Ausbreitung der rückenmarksnahen Lokalanästhesie oberhalb von Th_5 kann es infolge präganglionärer Sympathikusblockade zu schweren Blutdruckabfällen durch Vasodilatation und Abnahme des Herzzeitvolumens kommen. Das Ausmaß des Blutdruckabfalls hängt von der Höhe der kranialen Ausbreitung des Lokalanästhetikums im Subarachnoidalraum und dem Blutvolumen des Patienten ab. Blutdruckabfälle um 10% sind z.B. schon beim Überschreiten von Th_{10} möglich.

Therapie. Im Vordergrund der therapeutischen Maßnahmen stehen Volumensubstitutionen, kreislaufwirksame Pharmaka (z.B. Akrinor 2 mg/kg KG i.v.) und u.U. die Methoden der kardiopulmonalen Reanimation. Da bei toxischen Reaktionen nach Lokalanästhetikagabe zugleich respiratorische und zentralnervöse Störungen bestehen, sind die zusätzliche Sedierung mit Diazepam (Valium 0,2 mg/kg KG i.v.) und/oder Thiopental (Trapanal 3 mg/kg KG i.v.) sowie die endotracheale Intubation und die Respiratortherapie angezeigt.

Allergische Reaktionen nach Lokalanästhetikumgabe traten bei den früher verwendeten Lokalanästhetika (Estergruppe) häufig auf. Sie sind bei den heute verwendeten Präparaten kaum noch zu beobachten. Die Symptomatik entspricht der typischen allergischen Reaktion mit Blutdruckabfall und Tachykardie und erfordert die sofortige Volumensubstitution und die Applikation von Sympathikomimetika.

8.3.2 Respiratorische Komplikationen

Die zu hohe Ausbreitung der Spinalanästhesie (höher als Th_4) oder die versehentliche Spinalanästhesie bei geplanter Periduralanästhesie in diesem Bereich führt infolge Ausfalls der Interkostalmuskulatur (mangelnde Inspiration) zu einer Einschränkung der Respiration, da die Atmung überwiegend mit der Atemhilfsmuskulatur und dem Diaphragma erfolgen muß. Die symptomatische Therapie erfordert die sofortige endotracheale Intubation und eine Respiratortherapie.

Bei der Plexus-brachialis-Blockade (Ausnahme: axilläre Technik) besteht die Möglichkeit einer Pleura- und Lungenverletzung mit der Ausbildung eines Pneumothorax. Derartige Komplikationen treten zwar nur in 1-3% dieser Anästhesietechnik auf, bedürfen jedoch sorgfältiger Beachtung (Auskultation) und entsprechender Therapiemaßnahmen (Thoraxdrainage).

Bei höherer Dosierung von Prilocain, insbesondere in Verbindung mit Glukose-6-Phosphatdehydrogenasemangel oder Anämie, ist eine Methämoglobinbildung zu erwarten, die bei Vorhandensein von >15% Methämoglobin zu schwerer Zyanose, bei >30% Methämoglobin zu Dyspnoe und Schwindel und bei >60% Methämoglobin zum Tode des Patienten führen kann. Die Therapie besteht in 100% O_2-Inhalation, intravenöser Gabe von Ascorbinsäure (15 mg/kg KG) und Methylenblau 1%-Lösung (1 mg/kg KG = 1 ml/kg KG).

8.3.3 Komplikationen des zentralen und peripheren Nervensystems

Die absolute oder relative Überdosierung sowie die versehentliche intravenöse Applikation von Lokalanästhetika verursachen abhängig vom Plasmaspiegel der Substanz toxische Reaktionen am Zentralnervensystem, da Lokalanästhetika die Blut-Hirn-Schranke frei passieren können. Sie treten auf in Form von Übelkeit, Schwindelgefühl, Ohrensausen, Sehstörungen, Schläfrigkeit, Bewußtlosigkeit, Muskelzuckungen und Krämpfen. Erstes Symptom einer versehentlichen spinalen Applikation mit kranialer Ausbreitung ist ein Wärmegefühl in den oberen Extremi-

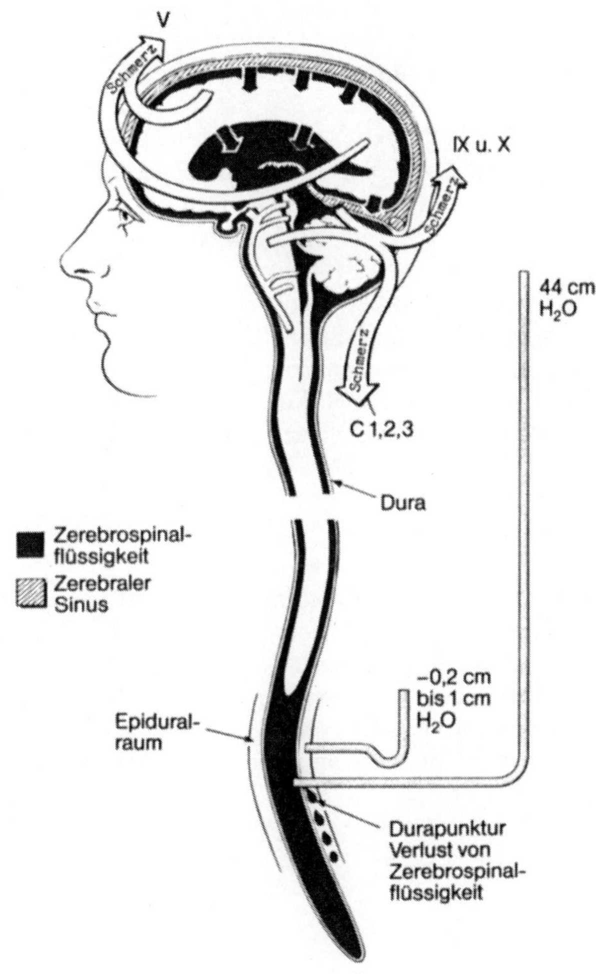

Abb. 8.29. Pathophysiologie des Kopfschmerzes durch Liquorverlust. Der Druckunterschied zwischen subarachnoidalem und epiduralem Raum begünstigt den Liquorverlust, v.a. in aufrechter Position. Der Liquorverlust führt zu einem Absinken der Hirnmasse bei aufrechter Position, wodurch schmerzempfindliche Bereiche der intrakraniellen Gefäße und des Tentoriums erregt werden. Der Schmerz wird über das Tentorium an den N. trigeminus *(V)* zum Stirnbereich und unterhalb des Tentoriums über den N. glossopharyngeus und vagus *(IX, X)* an das Hinterhaupt übertragen

täten und in der Zunge. Undeutliche Sprache, Schüttelfrost, Muskelzuckungen und Zittern im Gesicht und an den Extremitäten sind oft die unmittelbaren Vorgänger eines generalisierten Krampfzustands. Erniedrigungen des p_aCO_2 durch Hyperventilation erhöht die Schwelle, bei der eine bestimmte Dosis eines Lokalanästhetikums krampfauslösend wirkt. Da neben den geschilderten zentralnervösen Störungen zugleich erhebliche Störungen des kardiozirkulatorischen und respiratorischen Systems bestehen, umfaßt die symptomatische Behandlung mit antikonzilierenden und sedierenden Pharmaka, z. B. Diazepam (Valium 0,2 mg/kg KG i. v.) und Thiopental (Trapanal 3 mg/kg KG i. v.) zugleich Volumensubstitution, Vasopressorengabe, endotracheale Intubation und Respiratortherapie.

8.3.3.1 Kopfschmerz

Nach Spinalanästhesie, selten auch nach Periduralanästhesie, kann es zum sog. postspinalen Kopfschmerz kommen. Dieser Kopfschmerz ist auf Liquorverlust zurückzuführen (Abb. 8.29) und wird in der Regel in den Stirn- und Hinterhauptbereich lokalisiert. Er tritt sehr häufig im Zusammenhang mit Ohrensausen und einer Einschränkung der Hörfähigkeit auf. Der Kopfschmerz wird oft nach dem ersten Aufstehen (bis zum 3. postoperativen Tag) beobachtet. Als Prophylaxe sind 24 h Bettruhe und reichliche Flüssigkeitszufuhr obligatorisch. Therapeutisch sind Bettruhe, Infusionstherapie, orale Flüssigkeitszufuhr und periphere Analgetika indiziert. Darüber hinaus wird die peridurale Kochsalzapplikation (~10 ml) oder die Injektion von patienteneigenem Blut (~5-10 ml) empfohlen.

8.3.3.2 Nervenverletzungen

Durch direkte Traumatisierung (z. B. Nadel), durch Druck infolge des applizierten Volumens bzw. durch Hämatome oder spätere Infektionen, können Verletzungen von Nerven erfolgen. Direkte Verletzungen des Nerven sind fast immer Folgen einer intraneuralen Injektion. Sie lassen sich weitgehend vermeiden, wenn beim Auftreten heftiger, elektrisierender Schmerzen die Lage der Nadel sofort korrigiert (z. B. Zurückziehen um 2-3 mm) und das Lokalanästhetikum in fraktionierten Dosen appliziert wird.

9 Elektrostimulationsanalgesie (ESA)

Die Renaissance der chinesischen Akupunkturanalgesie auch in der westlichen Medizin hat zu Versuchen geführt, durch Stimulation bestimmter Körperstellen mit elektrischem Strom die Schmerzleitung zu unterbrechen. Viele der heute praktizierten Verfahren haben jedoch mit der ursprünglichen Akupunktur kaum noch etwas gemein. In der Regel wird versucht, durch Plazierung von Metallnadeln an definierten Punkten des Körpers, insbesondere des Ohrs, den Patienten während der Durchführung operativer Eingriffe weitgehend schmerzfrei zu halten. Der analgetische Effekt kann durch elektrische Stimulation der Nadeln verstärkt werden. Anstelle von Nadeln können auch Flächenelektroden verwendet werden. Ob als Erklärung für die analgetische Wirkung dieser Methode immer die Freisetzung körpereigener analgetischer Substanzen (z. B. Enkephaline) und ihre Affinität zu den Opioidrezeptoren des Organismus herangezogen werden kann, muß weiteren Untersuchungen vorbehalten werden.

Operative Eingriffe mit diesen Anästhesiemethoden sind nur mit erheblichen Einschränkungen möglich. Deshalb wird die „Elektro-Akupunktur" immer mit herkömmlichen Anästhesieverfahren kombiniert. Der Vorteil der kombinierten Anwendung dieser Anästhesieverfahren liegt allenfalls in einem analgetikasparenden Effekt, wodurch ein postoperativer Medikamentenüberhang weitgehend vermieden wird. Andererseits verursacht die flache Narkoseführung Blutdruckanstieg, Herzfrequenzsteigerung und Anstieg der Serumkatecholamine. Daraus folgt eine Steigerung des Sauerstoffverbrauchs des Organismus. Unter Berücksichtigung dieser Befunde ist es schwer, Indikationen und Kontraindikationen für das Verfahren der Elektrostimulationsanalgesie aufzuzeigen. Indikationen könnten sein: Ansprechbarkeit während der Operation, sofortige postoperative Kooperation und ausdrücklicher Wunsch des Patienten. Keinesfalls ist die ESA das bestgeeignete Anästhesieverfahren für Risikopatienten. Kontraindiziert ist das Verfahren bei Patienten mit Hypertonie und koronarer Herzkrankheit [217, 288, 520].

9.1 Technik der ESA

Narkoseeinleitung mit Thiopental (3-5 mg/kg KG) nach Vorgabe einer geringen Dosis eines ndMR (Alloferin 0,025 mg/kg KG). Muskelrelaxation mit Succinylcholin (1 mg/kg KG), endotracheale Intubation, Anschluß an ein Narkosekreissystem, künstliche Beatmung mit einem N_2O-O_2-Gasgemisch (2:1) unter Muskelrelaxation mit ndMR (Alloferin 0,15 mg/kg KG). Subkutane Plazierung von 4 Stahlnadeln am Ohr, Anschluß an einen strom- und frequenzkonstanten Generator, Stimulation mit einer Frequenz von 60 Hz und einer Stromstärke von 20 mA. Das Zeitintervall zwischen Anästhesie und Operationsbeginn sollte 20 min nicht unterschreiten. Treten in dieser Zeit Blutdruck- oder Herzfrequenzsteigerungen auf, sollte ein Inhalationsnarkotikum zusätzlich verabreicht werden. Blutdruck- und Herzfrequenzsteigerungen im weiteren Verlauf der Anästhesie um mehr als 20% des Ausgangswerts werden durch Einzeldosen von Fentanyl (0,0015 mg/kg KG i.v.) behandelt. Im Vergleich zur klassischen Methode der Neuroleptanästhesie sollen mit der ESA etwa 80% DHB und Fentanyl eingespart werden können. Die Narkoseausleitung erfolgt in der für eine Allgemeinanästhesie üblichen Weise. Insgesamt hat die Bedeutung der ESA zumindest im deutschsprachigen Raum in den letzten Jahren so schnell abgenommen, daß eine weitere Verwendung der Methode in der beschriebenen Form kaum noch zu erwarten ist.

10 Anästhesie bei Nebenerkrankungen

Der Verlauf einer Anästhesie kann bei Patienten mit Nebenerkrankungen durch die Art der Erkrankung, die zur Behandlung erforderlichen Medikamente oder die Abhängigkeit von technischen Hilfsmitteln (z. B. Herzschrittmacher) beeinflußt werden. Die Auswahl des bestgeeigneten Anästhesieverfahrens muß deshalb auf der Grundlage der bei Nebenerkrankungen bestehenden anästhesiespezifischen Probleme erfolgen. Dies trifft v. a. zu für Erkrankungen des Herz-Kreislauf-Systems, des respiratorischen Systems, der Niere, der Leber, des Stoffwechsels, des endokrinen Systems, des Blutes, des Nervensystems, der Muskulatur, der Psyche, sowie von Mund, Kiefer und Zähnen. Besondere anästhesiologische Probleme sind in akuten Notfallsituationen zu erwarten.

10.1 Herz-Kreislauf-Erkrankungen

Die Anästhesie bei Patienten mit kardiovaskulären Nebenerkrankungen setzt Kenntnisse über Art und Umfang der Funktionsstörung, den Einfluß präoperativer therapeutischer Maßnahmen und die Auswirkungen von Anästhesie und Operation auf das kardiovaskuläre System voraus. Bei adäquater Überwachung und Berücksichtigung der dabei auftretenden individuellen Probleme können bei diesen Patienten auch ausgedehnte Eingriffe ohne schwerwiegende Komplikationen durchgeführt werden. Andererseits kann die Mißachtung pathophysiologischer Prinzipien schon bei Bagatelloperationen schwerwiegende Komplikationen nach sich ziehen. Prinzipiell erfordert die Anästhesie bei Patienten mit kardiovaskulären Nebenerkrankungen eine das kardiovaskuläre System wenig beeinflussende Anästhesiemethode und ein zuverlässiges Monitoring. Besondere Sorgfalt ist bei Patienten mit Herzklappenfehlern, Koronarerkrankungen und Hypertonie angebracht [1, 51, 74, 86, 203, 444].

10.1.1 Präoperative Beurteilung

Die Einschätzung der Ausgangssituation eines Patienten mit kardiovaskulären Nebenerkrankungen stützt sich im wesentlichen auf die klinischen und laborchemischen Untersuchungsbefunde sowie auf die präoperativen Therapiemaßnahmen.

10.1.1.1 Untersuchungsbefunde

Bei der präoperativen Visite weisen Angaben des Patienten über seine körperliche Leistungsfähigkeit (Wegstrecke, Treppensteigen usw.), über Atemnot, präkordiale Schmerzen, Herzklopfen, Schwindel, Synkopen und Ödeme auf eine kardiovaskuläre Funktionseinschränkung hin. Bei der Erhebung des Status ist besonders auf das Vorhandensein eines dritten Herztons, einer Jugularvenenstauung, gehäufter Extrasystolen und pathologischer Herzgeräusche sowie das Fehlen von Sinusrhythmus zu achten. Auch die Art des operativen Eingriffs ist in die Risikoabwägung einzubeziehen. Bei diesen Patienten ist das Risiko bei intrathorakalen und intraabdominellen Eingriffe oder Notfalloperationen besonders hoch.

Folgende präoperative Untersuchungsbefunde konnten als wesentliche Risikofaktoren erkannt werden [204]:

- Galopprhythmus oder Jugularvenenstauung
- Myokardinfarkt < 6 Monate
- Fehlender Sinusrhythmus oder supraventrikuläre ES
- > 5 ventrikuläre ES/min
- Koronare Herzerkrankung,
- Hypertonie

Bei Patienten mit koronarer Herzerkrankung - v.a. bei gleichzeitig bestehender Hypertonie - beträgt das Risiko einen perioperativen Myokardinfarkt zu erleiden etwa 6%. Dies entspricht einer 10fachen Steigerung gegenüber herzgesunden Patienten, bei denen nur in 0,15-0,6% während operativer Eingriffe ein Myokardinfarkt auftritt. Patienten, die innerhalb von 6 Monaten nach einem Infarkt operiert werden, erleiden in 30% einen Reinfarkt oder Herztod; nach dieser Zeit geht das Risiko auf 2-6% zurück [495].

Beim Vorliegen dieser Risikofaktoren ist die Komplikationsquote v.a. dann erhöht, wenn der Patient älter als 70 Jahre ist und der operative Eingriff unter Notfallbedingungen durchgeführt werden muß.

Die Erfordernisse der hämodynamischen Voruntersuchung richten sich nach Art und Ausmaß der Grunderkrankung. Neben den üblichen Befunden, wie EKG (Herzfrequenz, Herzrhythmus, Ischämiezeichen, Infarktnarbe), Rö-Thorax (Beurteilung der Herzgröße) und Blutdruckverhalten, sollten bei elektiven Eingriffen spezielle kardiologische Voruntersuchungen (z.B. Ultraschall oder Rechtsherzkatheter) vorhanden sein.

Elektrokardiogramm. Die präoperative Beurteilung des Ruhe-EKG ist sehr wichtig. Wir müssen uns jedoch darüber im klaren sein, daß diese Befunde auch bei Patienten mit koronarer Dreistammerkrankung und/oder einer Angina pectoris in der Anamnese normal sein können. Weiterhin suchen wir nach Zeichen eines vorausgegangenen Infarkts, Ischämie, Kammerhypertrophie, Rhythmusstörungen, verzögerter Überleitung und Elektrolytstörungen. Ein normales Belastungs-EKG spricht für einen annähernd intakten Koronarkreislauf. Das Belastungs-EKG simuliert die sympathische Stimulation, die die Narkoseeinleitung (Intubation) und den Hautschnitt begleitet. EKG-Veränderungen können wichtige Hinweise sein, wenn sie mit der Anamnese, der physikalischen Untersuchung und zurückliegenden EKG-Befunden verglichen werden. Bestehen Extrasystolen, kann man damit rechnen, daß diese auch intraoperativ auftreten werden. Supranodale Blockbilder (P-R-Intervall größer als 0,20 s) sind meist medikamentös, speziell digitalisbedingt. Reizleitungsstörungen unter dem AV-Knoten sind dagegen eher Ausdruck pathologischer Veränderungen als medikamentös bedingt. Der Rechtsschenkelblock ist normalerweise nicht mit einer schweren Herzerkrankung verbunden. Die Kombination Rechtsschenkelblock und linksanteriorer oder -posteriorer Hemiblock kann

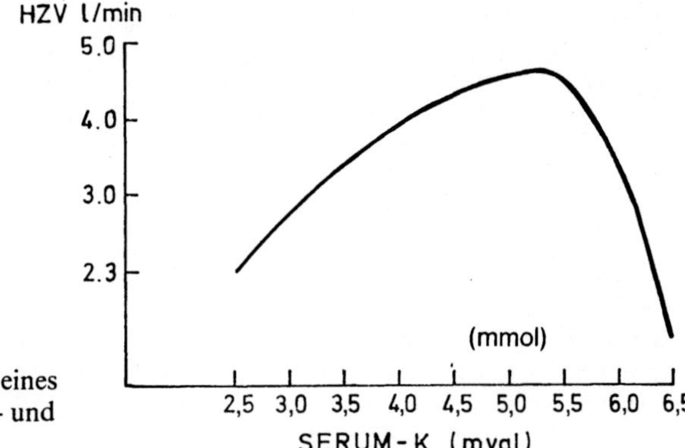

Abb. 10.1. Veränderungen des HZV eines dekompensierten Herzens bei Hypo- und Hyperkaliämie

jedoch bei einer großen Zahl von Patienten vom bifaszikulären zum trifaszikulären (totalen) Block fortschreiten. Untersuchungen haben gezeigt, daß Patienten mit asymptomatischem bifaszikulären Block keinen prophylaktischen transvenösen Schrittmacher präoperativ benötigen. Hingegen sollen Patienten mit bifaszikulärem Block und Hinweisen auf einen totalen Block in der Anamnese (Synkopen) oder einem verlängerten P-R-Intervall vor Einleitung der Anästhesie einen Schrittmacher erhalten.

Unter den Laborbefunden besitzen v.a. die Hämoglobinkonzentration, der Serumkaliumgehalt, der Säure-Basen-Status und die arteriovenöse Sauerstoffdifferenz eine hohe Aussagekraft. Bei Hämoglobinwerten <10 g% ist bei eingeschränkter kardiozirkulatorischer Reserve eine Hb-Anhebung auf 12 g% zu empfehlen. Hypokaliämie erhöht die myokardiale Irritabilität (besonders bei Digitalisierung), Hypo- und Hyperkaliämie verschlechtern die Leistungsfähigkeit des dekompensierten Herzens (Abb. 10.1), Azidose und Alkalose haben Einfluß auf die myokardiale Kontraktilität und den Herzrhythmus.

10.1.1.2 Operationsvorbereitung

Zur optimalen präoperativen Vorbereitung eines Patienten mit kardiovaskulären Nebenerkrankungen gehört neben der Prämedikation auch die Beantwortung der Frage nach der Effektivität einer präoperativen Digitalisierung, β-Rezeptorenblokkade, antihypertensiven Therapie oder Schrittmacherimplantation.

Präoperative Digitalisierung. Die präoperative Routinedigitalisierung unterliegt noch immer kontroversen Ansichten. Die wesentliche Wirkung des Digitalis besteht in einer Steigerung der Kontraktionskraft des Myokards. Dadurch wird aber bei gesundem Myokard zugleich der myokardiale Sauerstoffverbrauch erhöht. Bei Patienten mit Koronarinsuffizienz und normaler Myokardfunktion z.B. kann durch Digitalis dann das Mißverhältnis zwischen Sauerstoffverbrauch und Sauerstoffangebot am Myokard verschlechtert werden. Bei koronarinsuffizienten Patienten mit gesundem Myokard ist demnach die prophylaktische Digitalisierung nicht indiziert. Sie ist nur angezeigt bei Patienten mit Herzinsuffizienz und sonst nicht anders beherrschbaren tachyarrhythmischen Störungen. Eine weitere Indikation kann bei älteren Patienten gesehen werden, die sich intrathorakalen Eingriffen unterziehen müssen. Grundsätzlich ist bei digitalisierten Patienten darauf zu achten, daß der Kaliumgehalt des Serums keine extremen Abweichungen vom Normbereich aufweist [1, 203, 356].

Präoperative β-Rezeptorenblockade. Wegen der Möglichkeit multipler Nebenwirkungen wurde die Beibehaltung einer präoperativen β-Rezeptorenblockade lange Zeit kontrovers diskutiert. In Kombination mit Narkotika ist zumindest theoretisch zu erwarten, daß β-Rezeptorenblocker Hypotension, Bradykardie, Bronchospasmus oder eine Herzinsuffizienz auslösen. Die durch β-Blocker verursachten Anästhesieprobleme können teilweise durch eine ausreichende Atropinmedikation vermieden werden. Darüber hinaus sind bei Hypotension adäquate Volumensubstitution und Medikamente mit β-stimulierender Wirkung (Dobutrex 5 µg/KG/kg/min) in der Lage, diesen Nebeneffekt auszugleichen. Bradykardien lassen sich durch Atropin (0,01 mg/kg KG) oder Isoprenalin (Aludrin 0,007 mg/kg KG) beheben. Beim Bronchospasmus sind Orciprenalin (Alupent 0,007 mg/kg KG), Theophyllin-Äthylendiamin (Aminophyllin 5 µg/kg KG) indiziert (s. auch 5.9.2). Einer Herzinsuffizienz kann durch β-Stimulatoren oder durch Digitalis begegnet werden.

Inzwischen konnte gezeigt werden, daß Patienten unter dieser Therapie kein höheres Risiko aufweisen, als Patienten ohne β-Blockade. Insbesondere Hypotension, Bradykardie oder Herzinsuffizienz traten bei Fortführung der β-Rezeptorenblockade nicht häufiger auf, als bei unbehandelten Patienten. Hingegen waren Patienten ohne β-Rezeptorenblockade wesentlich stärker durch Hypertension und myokardiale Ischämie gefährdet, wenn es während der Operation zur sympathischen Stimulation kam. Eine präoperativ bestehende β-Rezeptorenblockade sollte deshalb nicht unterbrochen werden [17, 178, 287, 415].

Präoperative Hypertoniebehandlung. Neben β-Rezeptorenblockern werden zur Hypertoniebehandlung Diuretika, Vasodilatanzien mit zentralem oder peripherem Angriffspunkt und Ca-Antagonisten eingesetzt. Auch über die Beibehaltung dieser Therapieformen wurde in der Vergangenheit ausgiebig und kontrovers diskutiert. Inzwischen besteht Einigkeit, daß die Hypertonie präoperativ ausreichend vorbehandelt sein sollte, weil dadurch das Risiko intraoperativer Blutdruckschwankungen, insbesondere hypertensiver Reaktionen, deutlich reduziert werden kann [2, 90, 533].

Diuretika. Die chronische Therapie mit Antihypertensiva und Diuretika führt häufig zur Hypovolämie und Hypokaliämie. Eine Hypokaliämie ist besonders dann für den Patienten als Risikofaktor zu werten, wenn das Herz insuffizient ist und eine Digitalisierung erfolgen muß. Präoperative Elektrolytkontrollen und erforderlichenfalls K-Substitution (Kalinor-Tabl., KCl-Infusion) sind in der Regel imstande, diese Störung zu beseitigen.

Zentral angreifende Antihypertensiva. Medikamente dieser Gruppe (z. B. α-Mehyldopa, Clonidin) reduzieren die sympathische Aktivität und können demzufolge Hypotension und Bradykardie verursachen. Auch diese Nebenreaktionen lassen sich jedoch gut durch Volumensubstitution oder Applikation von Sympathikomimetika beseitigen.

α-Methyldopa (Aldomatil, Presional, Sembrina 7 mg/kg KG) führt zu einer Anhäufung von α-methylierten Aminen im ZNS, wodurch eine Herabsetzung der Abgabe sympathischer Impulse erfolgt. α-Methyldopa kann auch als falscher Neurotransmitter wirken, der an der postganglionären sympathischen Nervenendigung angreift und dort in einen schwächer wirkenden Stoff umgebaut wird (α-Methylnorepinephrin). Bei Prädominanz des parasympathischen Systems kommt es zur Bradykardie. 20% der Patienten, die mit α-Methyldopa behandelt werden, zeigen einen positiven Coombs-Test. Der Narkosemittelbedarf ist in der Regel reduziert, Adrenalin hat eine reduzierte Wirkung. Bei gleichzeitiger Gabe von Propranolol kann es zum Blutdruckanstieg kommen. Die simultane Gabe von Droperidol sollte deshalb nicht erfolgen.

Clonidin (Catapresan 0,003 mg/kg KG) stimuliert wahrscheinlich die präsynaptische α_2-adrenerge Effektorseite im ZNS. Dies reduziert den Ausfluß sympathischer Reize aus dem ZNS an die Peripherie. Clonidin ist auch wirksam bei einem Überschuß von Renin. Bradykardie und Mundtrokkenheit sind häufige Nebenwirkungen. Der Narkosemittelverbrauch ist reduziert, nach Absetzen der Substanz ist eine Rebound-Hypertension zu erwarten. Naloxon kann den antihypertensiven Effekt des Clonidins aufheben.

Peripher angreifende Antihypertensiva. Vasoaktive Pharmaka greifen entweder direkt an der glatten Muskulatur der Arteriole an (z. B. Hydralazine) oder sie üben ihren Effekt durch Blockade der α-Rezeptoren (z. B. Dibenzyran, DHB, Hydergin) aus. Während der Anästhesie können bei Patienten unter dieser Therapie Tachykardien und Hypotension auftreten, die sich durch β-Rezeptorenblokkade und Volumensubstitution beseitigen lassen.

Hydralazin (Nepresol 0,35 mg/kg KG) interferiert mit dem Ca-Transport im arteriellen Gefäßmuskel; es verursacht keine orthostatische Hypotension.

Prazosin (Minipress 0,07 mg/kg KG) vermindert den Gefäßwiderstand durch direkten Angriff an der Gefäßmuskulatur; es kann zur orthostatischen Hypotension kommen.

Guanethidin (Ismelin 0,5 mg/kg KG) wirkt selektiv am peripheren sympathischen Nervensystem, indem es die postganglionären sympathischen Nerven deprimiert. Bei Prädominanz des N. vagus kommt es zur Bradykardie; Orthostase ist eine häufige Nebenwirkung. Da die Substanz das ZNS nicht beeinflußt, wird der Narkotikumbedarf nicht vermindert.

Captopril (Lopirin 1 mg/kg KG) hemmt das Enzym (ACE = Angiotensin-Converting-Enzyme), das für die Umwandlung von Angiotensin I in Angiotensin II verantwortlich ist. Dies bewirkt eine geringere Na^{3+}- und Wasserretention. Der antihypertensive Effekt wird verstärkt durch Gabe eines Diuretikums. Die blutdrucksenkende Wirkung von Captopril kommt durch eine Abnahme des peripheren Widerstands zustande. HF und HZV bleiben unverändert.

β-Blocker (s. 6.8.1.3).

Ca-Antagonisten. Ca-Antagonisten reduzieren den Einwärtsstrom von Kalziumionen durch die Membranen erregbarer Muskelzellen. Unter den zahlreichen Substanzen, die eine kalziumantagonistische Wirkung aufweisen, bestehen einige Unterschiede in ihrem überwiegenden Angriffspunkt. Beim Nifedipin und seinen Analoga überwiegt die Wirkung auf die glatte Gefäßmuskulatur. Entsprechend beruht die Hauptwirkung dieser Substanzen auf der Senkung des arteriolären Gefäßtonus. Diltiazem und Verapamil üben neben einer peripheren Vasodilatation eine negativ inotrope und chronotrope Wirkung auf das Myokard aus. Sie können zu einer Verzögerung der AV-Überleitung führen.

Die hämodynamischen Eigenschaften verschiedener Ca-Antagonisten sehen wie folgt aus:

MAP	↓ Nifed.	=	Verap.	=	Diltia.
TPR	↓ Nifed.	≫	Verap.	=	Diltia.
CO	↓ Verap.	=	Diltia.	≫	Nifed.
PCWP	↑ Nifed.	=	Verap.	=	Diltia.
dp/dt	↓ Verap.	=	Diltia.	>	Nifed.
HR	↑ Nifed.	>	Verap.	>	Diltia.
P-P-Inter	↑ Diltia.	≥	Verap.	≫	Nifed.

In der Behandlung der Hypertonie werden für ältere Patienten bevorzugt Ca-Antagonisten, für jüngere hingegen β-Blocker empfohlen. Wie chronisch applizierte Kalziumantagonisten auf den Verlauf einer Allgemeinanästhesie reagieren, ist noch nicht restlos untersucht. Es ist jedoch anzunehmen, daß eine quantitative Wirkungsverstärkung durch Inhalationsnarkotika erfolgt.

Ca-Antagonisten sind i. allg. gut verträgliche Substanzen; unter Diltiazem und Verapamil können jedoch bei vorgeschädigten Herzen AV-Überleitungsstörungen und Bradykardien entstehen.

Herzschrittmachertherapie. Für die Behandlung bradykarder Herzrhythmusstörungen ist die Impulsation des Herzens durch einen Herzschrittmacher ein bewährtes Therapieverfahren. Herzschrittmacher werden temporär angewandt oder aber dauerhaft implantiert. Die wichtigsten Indikationen für eine temporäre Schrittmachertherapie sind die akute Asystolie bei Adam-Stokes-Anfall, der AV-Block 3. Grades und der Av-Block 2. Grades vom Typ Mobitz, akute Überleitungsstörungen mit hochgradiger Bradykardie (<40/min), z. B. bei Herzinfarkt, Digitalisintoxikation, β-Blocker-Überdosierung und therapieresistente Tachykardien aufgrund kreisender Erregungen. Die Elektroden werden dabei von der außenliegenden Energiequelle über die Venen von Hals oder Arm zum Herzen geleitet (transvenöse Implantation).

Die wesentlichsten Indikationen für eine dauerhafte Implantation sind Adam-Stokes-Anfälle, AV-Blockierung, SA-Blockierung, bradykarde Herzinsuffizienz, pathologische Sinusbradykardie, Bradyarrhythmia absoluta, Sinusknotensyndrom, Karotis-Sinus-Syndrom und der Rechtsschenkelblock mit linksanteriorem Hemiblock. Liegt keine atrioventrikuläre Blockierung vor, so kann ein Vorhofschrittmacher implantiert werden; besteht jedoch ein AV-Block, so wird ein ventrikulärer oder sequentieller Schrittmacher implantiert. Bei dieser Form der Schrittmachertherapie ist die Energiequelle in der Thoraxwand oder der Bauchwand implantiert. Die Elektroden werden entweder endokardial im rechten Ventrikel oder epikardial am linken Ventrikel lokalisiert (transthorakale Implantation).

Rechtsventrikuläre endokardiale Stimulation. Über die V.axillaris, V.subclavia oder die Halsvenen werden die Elektroden an die Spitze des rechten Ventrikels geleitet. Die Energiequelle befindet sich in der Regel im Bereich des M.pectoralis. Diese Art der Schrittmacherimplantation wird bevorzugt durchgeführt.

Linksventrikuläre epikardiale Stimulation. Die Elektroden werden nach Thorakotomie auf das Epikard des linken Ventrikels genäht, die Energiequelle wird unter die Bauchhaut verlagert.

Schrittmacherfunktion. Schrittmacher sind über eine Elektrode mit dem Herzen verbunden. Als Energiequelle des Schrittmachers dienen Batterien. Früher standen dafür nur Quecksilber-Zink-Zellen (4-6 Jahre Lebensdauer) zur Verfügung, heute werden vorwiegend Lithiumzellen (7-10 Jahre Lebensdauer) oder Atomenergiezellen (10-20 Jahre Lebensdauer) verwendet. Der Schwellenwert für die Erregung des Myokards liegt zwischen 0,3-1 mA. Dieser Wert kann durch Medikamente oder pathologische Veränderungen im Organismus erhöht (z. B. Succinylcholineinwirkung, Hypoxämie, Myokardischämie, akuter Myokardinfarkt) sein. Ein Zeitgeber steuert die Impulsdauer und das Intervall zwischen den Impulsen. Die komplexen Schrittmacher enthalten außerdem einen elektrischen Kreis zur Aufnahme spontaner elektrischer Aktivitäten des Herzens und zur Regulierung des Zeitgebers. Die Elektroden des Schrittmachers können unipolar oder bipolar angelegt sein. Beim unipolaren Aufbau ist der Schrittmacher über einen Draht und eine Elektrode mit dem Myokard verbunden, der Rückfluß erfolgt über das leitende Körpergewebe. Die zweite Elektrode ist eine Platte auf der Schrittmacheroberfläche oder das Schrittmachergehäuse selbst. Das bipolare System enthält zwei Drähte und zwei Elektroden, die am Herzen befestigt werden.

Die Impulsgabe an das Myokard kann asynchron oder synchron erfolgen.

Bei der asynchronen Reizung wird der Impuls mit einer vorgewählten unveränderlichen Frequenz kontinuierlich an das Herz weitergeleitet. Wenn Sinusrhythmus und AV-Überleitung noch möglich sind, kann der Ventrikel sowohl auf den Schrittmacher, als auch auf die Eigenerregung des Herzens reagieren und damit einen parasystolischen Rhythmus erzeugen. Ebenso kann der elektrische Reiz des Schrittmachers in die vulnerable Phase der Herzaktion fallen und u. U. eine ventrikuläre Arrhythmie erzeugen. Derartige Herzschrittmacher werden heute kaum noch verwendet.

Bei der synchronen Reizung werden nur dann Impulse vom Schrittmacher an das Myokard abgegeben, wenn eine spontane Ventrikeldepolarisation aus dem Sinusknoten oder aus ektopischen Bereichen nicht erfolgt. In der Regel tritt keine Schrittmacheraktivität auf, wenn die Eigenfrequenz des Patienten >60/min beträgt. Zu allen anderen Zeiten funktioniert der Schrittmacher in der festgelegten Frequenz. Dieser Mechanismus verhindert den Wettstreit zwischen Schrittmacherstimulation und Eigenerregung, somit das Auftreten iatrogener Parasystolen. Dieser Schrittmachertyp wird heute am häufigsten eingesetzt. Da er das Myokard nur dann reizt, wenn das erwartete Aktionspotential des Herzens ausbleibt, wird er auch als Demand-Schrittmacher (demand = verlangen, erfordern) bezeichnet. Ältere Modelle dieses Schrittmachertyps können störanfällig auf äußere elektrische Signale (z. B. Diathermie, Rasierapparate usw.) sein, weil diese den Demand-Mechanismus stören. Bei Patienten mit komplettem Herzblock kann unter diesen Umständen ein Herzstillstand eintreten. Die heute verwendeten Modelle eliminieren dieses Risiko.

Schrittmachertypen. Folgende Typen von Herzschrittmachern müssen unterschieden werden:

1. *Schrittmacher mit fester Frequenz.* Bei diesem Schrittmachertyp werden die Impulse mit einer fixierten Frequenz und einem definierten Stimulationsintervall an das Myokard abgegeben. Ein System zur Aufnahme elektrischer Eigenaktivitäten des Herzens ist nicht vorhanden. Liegt die Herzfrequenz des Patienten über der Schrittmacherfrequenz, so werden die Impulse trotzdem ausgegeben. Trifft ein Impuls auf Kammerrepolarisation, so besteht die Gefahr des Kammerflimmerns. Diese Schrittmachertypen werden auch als asynchrone Schrittmacher bezeichnet; sie werden heute in der Regel nicht mehr verwendet.
2. *Vorhofgesteuerter Schrittmacher.* Dieser Schrittmacher wird durch das Vorhofelektrokardiogramm gesteuert; er leitet die Erregung der Kammern mit einer der PQ-Zeit entsprechenden Verzögerung ein. Mit diesem Schrittmacher wird bei ausreichender Sinusknotenfunktion die autonome Regulation der Herzfrequenz erhalten.

3. *Sequentieller Schrittmacher.* Von diesem Schrittmacher werden Vorhof und Ventrikel nacheinander mit definiertem Intervall stimuliert, so daß Vorhofkontraktion und Kammerkontraktion wie beim vorhofgesteuerten Schrittmacher aufeinander abgestimmt erfolgen.
4. *Demand-Schrittmacher.* Bei diesem Schrittmacher werden die Impulse nur abgegeben, wenn im Intervall zwischen 400–850 ms nach der vorangegangenen Aktion vom Schrittmacher keine elektrische Aktivität des Herzens registriert wird (demand = verlangen, erfordern). Liegt die Herzfrequenz des Patienten über der Schrittmacherfrequenz, so wird er gehemmt; liegt die Herzfrequenz unter der Schrittmacherfrequenz, so werden Impulse ausgesandt.
5. *Getriggerter Schrittmacher.* Dieser Schrittmacher (auch „Stand-by-Schrittmacher" genannt) gibt Impulse in die Refraktärphase des Ventrikels ab, und zwar bis zu einer oberen Grenzfrequenz. Erst wenn die Eigenfrequenz des Patienten unter die Grundfrequenz des Schrittmachers sinkt, bewirken die Impulse des Schrittmachers eine wirksame Stimulation des Herzens.
6. *Programmierbare Schrittmacher.* Bei diesen Schrittmachern können nach der Implantation Frequenz, Stromstärke, Spannung und PQ-Zeit von außen geändert werden; ebenso kann von synchroner auf asynchrone Stimulation gewechselt werden.

Folgende elktromagnetischen Störungen aus der Umwelt können die Schrittmacherfunktion beeinträchtigen:
- Mikrowellenherd in < 1 m Nähe
- Elektrokauter im Umkreis von 15 cm eines Schrittmachers
- elektrischer Rasierapparat über dem Schrittmacher
- Amateurfunkerausrüstung und
- Hochspannungsleitung von 765 kV

Präoperative Maßnahmen. Neben den üblichen präoperativen Untersuchungen muß eine Überprüfung der Art und der Funktion des Schrittmachers am EKG erfolgen. Mit einer Röntgenaufnahme des Thorax kann die Sondenlage überprüft werden. Dysfunktionen durch Batterieversagen, Elektrodenbruch oder -dislokation sind die häufigsten Ursachen für Schrittmacherausfälle und erkennbar durch Synkopen, Pulsausfälle oder einen mindestens 10%igen Abfall der Herzfrequenz. In der Regel leiden 50% der Schrittmacher-Patienten an KHK, 20% an Hypertonie und 10% an Diabetes mellitus.

Anästhesieverfahren zur Schrittmacherimplantation. Für die Auswahl der zur Anästhesie geeigneten Pharmaka ist zu berücksichtigen, daß Halothan und Enfluran die AV-Überleitung verzögern; dennoch können Inhalations- und Injektionsnarkotika (z. B. Thiobarbiturat oder Etomidate) verwendet werden. Bei der Verwendung von Succinylcholin ist Zurückhaltung angezeigt. Regionale Anästhesieverfahren sind insbesondere bei der transvenösen Schrittmacherimplantation ebenfalls zur Schmerzausschaltung gut geeignet. Grundsätzlich richtet sich das Anästhesieverfahren nach den Nebenerkrankungen des Patienten und nicht so sehr nach der Art des operativen Vorgehens.

Die kontinuierliche Ableitung des EKG und die kontinuierliche Überwachung des Pulses sind neben der Blutdruckkontrolle obligatorisch. Atropin, Isoproterenol sowie Geräte zur Elektrotherapie des Herzens sollten bereitstehen. Die Neutralelektrode des Thermokauters sollte soweit wie möglich vom Schrittmacher entfernt angebracht sein. Der Thermokauter sollte mindestens 15 cm von der Batterie und den Elektroden entfernt sein. Er sollte nur kurz (ca. 1 s) und in Abständen von etwa 10 s in Betrieb genommen werden. Vor der Implantation eines permanenten Schrittmachers sollte ein temporärer (transvenöser) Schrittmacher appliziert sein. Nach Plazierung der Sonde und Implantation des Schrittmachers wird der temporäre Schrittmacher ausgeschaltet. Danach ist eine sorgfältige EKG- und Pulskontrolle zur Beurteilung der Funktion des permanenten Schrittmachers erforderlich.

Prämedikation. Die bestehende Ausgangssituation bestimmt weitgehend die Auswahl und Dosierung der für die Prämedikation erforderlichen Pharmaka. Grundsätzlich sollte eine ausreichende vegetative Abschirmung und bei vorhandenem Schmerz weitgehende Analgesie erzielt werden, damit die durch Angst und Schmerz ausgelösten sympathikotonen Regulationen (insbesondere Hypertension) ausgeschaltet werden. Patienten mit Tachykardien oder Erkrankungen, bei denen tachykarde Reaktionen unerwünscht sind, sollten anstelle von Atropin besser Scopolamin (0,01 mg/kg KG) erhalten. Unter Umständen ist auf das Anticholinergikum zu verzichten.

Monitoring. Patienten mit schweren Herzerkrankungen (z. B. Aortenstenose, Aorteninsuffizienz, Mitralstenose, Mitralinsuffizienz, Koronarerkrankungen, Herzinfarkt innerhalb der letzten 6 Monate) bedürfen während des Operationsverlaufs besonders sorgfältiger Kontrollmaßnahmen (s. 4.1.2). Dazu gehören routinemäßig EKG-Monitoring (einschließlich V_4-Ableitung), zentrale Venendruckmessung, direkte arterieller Druckmessung, Pulmonalarterien- und Pulmonalkapillardruckmessung, Blutgasanalyse, Körpertemperaturmessung sowie die Harnvolumenmessung über Blasenkatheter.

10.1.2 Auswahl des Anästhesieverfahrens

Es gibt bisher keinen Hinweis, daß bestimmte Narkotika oder Narkosetechniken einen besonderen Vorteil für Patienten mit Herzerkrankungen besitzen. Entscheidend für die Auswahl des Anästhesieverfahrens ist ein möglichst geringer myokardialer Sauerstoffverbrauch. Dies geschieht durch Vermeidung sympathischer Stimulation. Die ausgewählte Methode sollte imstande sein, stabile Kreislaufverhältnisse und eine ausreichende Sauerstoffversorgung des Myokards zu garantieren.

Der myokardiale Sauerstoffverbrauch (MVO_2) ist im wesentlichen von der Herzfrequenz, der Kontraktilität und der intraventrikulären Wandspannung abhängig. Der Anstieg irgendeines dieser Faktoren hat einen Anstieg der Sauerstoffaufnahme des Myokards zur Folge. Während Herzfrequenz und Kontraktilität v. a. durch einen gesteigerten Sympathikustonus zunehmen, erhöht sich die intraventrikuläre Wandspannung vorwiegend durch Anstieg des arteriellen Blutdrucks (z. B. bei Hypertonie).

Bei Patienten mit kardiovaskulären Nebenerkrankungen sind v. a. jene Anästhesieverfahren geeignet, die sympathikotone Reaktion und Hypertension weitgehend ausschalten können. Narkotika, die eine Hypotension induzieren, dürfen nicht generell als nachteilig bezeichnet werden. Solange der koronare Perfusionsdruck ausreichend bleibt, ist eine mäßige Hypotension als durchaus vorteilhaft zu werten, weil mit der Abnahme der Nachlast auch die intraventrikuläre Wandspannung und damit der Sauerstoffbedarf des Myokards abfällt. Ausgeprägte und längerdauernde Blutdruckabfälle sowie extreme Herzfrequenzsteigerungen müssen jedoch vermieden werden, weil dadurch die Füllung der Koronararterien und somit die Sauerstoffversorgung des Myokards reduziert wird [102, 443, 471]. Bei der Durchführung der Anästhesie muß sichergestellt sein, daß jederzeit eine ausreichende Oxygenation gewährleistet ist. Man sollte stets daran denken, daß Patienten mit Schrittmachern keine Tachykardie auf Volumenverlust oder Myokarddepression erzeugen können.

10.1.2.1 Intravenöse Narkotika

Barbiturate wirken zwar am Myokard eindeutig negativ inotrop, der kompensatorische Anstieg der Herzfrequenz hält das HZV jedoch relativ konstant. Die venösen Kapazitätsgefäße werden durch Barbiturate dilatiert, der myokardiale Sauerstoffverbrauch steigt an. Etomidate verursacht praktisch keine negativen Herz-Kreislauf-Effekte, auch der myokardiale Sauerstoffverbrauch bleibt unverändert. Ebenso bewirken Benzodiazepine kaum kardiovaskuläre Nebenwirkungen, wenn man von einer durch Vasodilatation verursachten Abnahme des peripheren Widerstands absieht. Der myokardiale Sauerstoffverbrauch wird durch Benzodiazepine nicht verändert. DHB verursacht eine leichte Abnahme des Schlagvolumens und der Herzfrequenz sowie eine durch milde α-Blockade bedingte Reduktion des peripheren Widerstands. Der myokardiale Sauerstoffverbrauch steigt gering an. Fentanyl verursacht keine negativen Herz-Kreislauf-Wirkungen. Bei Patienten mit Herzklappenerkrankungen wird die Herz-Kreislauf-Funktion meist gut aufrechterhalten. Allerdings kann sich durch Supplementierung mit anderen Narkotika oder Adjuvanzien die Herz-Kreislauf-Funktion unter Opioiden verschlechtern. Beim Patienten mit KHK blockieren selbst hohe Dosen von Opioiden nicht immer zuverlässig die kardiovaskulären Reaktionen auf bestimmte anästhesiologische oder operative Reize. Darüber hinaus wird eine Myokardischämie bei diesen Patienten nicht immer sicher verhindert, wenn Opioide als alleinige Narkotika zugeführt werden. Meist müssen die Opioide mit Inhalationsnarkotika in niedriger Dosierung oder mit Psychopharmaka (z. B. Diazepam) kombiniert werden. Bei Patienten mit Cor pulmonale sollten unter den Opioiden die Präparate Pethidin und Fortral mit Zurückhaltung verwendet werden, da sie den Druck in der A. pulmonalis steigern können.

Ketamin ist die einzige Substanz, die am Herz-Kreislauf-System stimulierende Effekte auslöst; die Substanz wirkt positiv inotrop und chronotrop. Wahrscheinlich durch eine zentrale Wirkung bedingt, sind die Katecholamine unter Ketaminwirkung erhöht; bei Kombination mit zentral dämpfenden Substanzen ist dieser Effekt reduziert. Der myokardiale Sauerstoffverbrauch wird unter Ketaminwirkung ausgeprägt erhöht, da sowohl Herzfrequenz als auch arterieller Blutdruck ansteigen. Ketamine verbietet sich als Monosubstanz bei Patienten mit KHK, Hypertonie und Herzinsuffizienz, da es infolge seiner blutdrucksteigernden Wirkung die intraventrikuläre Wandspannung und damit den Sauerstoffverbrauch des Myokards erhöht. In Kombination mit Benzodiazepinen treten diese Wirkungen jedoch nicht auf, so daß es in dieser Form sogar bei Operationen am Herzen eingesetzt wird.

Auch Propanidid ist wegen seiner kontraktionsmindernden, frequenzsteigernden, vasodilatorischen und den Sauerstoffverbrauch steigernden Wirkung weniger gut zur Narkoseeinleitung geeignet. Lediglich bei Kurznarkosen zur Defibrillation kann Propanidid wegen seiner antiarrhythmischen Eigenschaften eingesetzt werden.

Zur Narkoseeinleitung bei Patienten mit Herz-Kreislauf-Erkrankungen erscheinen somit Etomidate, Benzodiazepine und Opioide bevorzugt geeignet. Barbiturate können in reduzierter Dosis, bei langsamer Injektionsgeschwindigkeit und adäquater Volumensubstitution bei Patienten mit koronarer Herzkrankheit verwendet werden, da sie den myokardialen Sauerstoffverbrauch reduzieren. Vor der Applikation von DHB sollte eine ausreichende Volumensubstitution erfolgt sein. In jedem Fall ist ausreichende Narkosetiefe abzuwarten, ehe schmerzhafte Maßnahmen (z. B. endotracheale Intubation) durchgeführt werden.

10.1.2.2 Inhalationsnarkotika

Alle Inhalationsnarkotika beeinträchtigen die Herz-Kreislauf-Funktion in Abhängigkeit von der Dosierung. Sie wirken negativ-inotrop und können dadurch eine Abnahme des Schlag- und Herzzeitvolumens sowie einen Abfall des arteriellen Blutdrucks bewirken, wenn nicht durch periphere Vasokonstriktion eine Kompensation erfolgt. Unter günstigen Bedingungen kommt es zur Reduktion der Herzarbeit und zu einer Senkung des myokardialen Sauerstoffverbrauchs. Inhalationsnarkotika, insbesondere Halothan, verlangsamen außerdem die Impulsüberleitung vom Sinusknoten auf den AV-Knoten und das His-Bündel. Abhängig von der Dosierung werden v. a. langsame supraventrikuläre Rhythmen (Vorhofrhythmus, AV-Knoten-Rhythmus, wandernder Schrittmacher) und ventrikuläre Extrasystolen beobachtet. Außerdem erfolgt durch Halothan eine „Sensibilisierung" des Myokards gegen Katecholamine. Das gehäufte Auftreten von Herzrhythmusstörungen unter gleichzeitiger Verwendung von Halothan und Katecholaminen wird auch als „Arrhythmogenizität" des Halothans bezeichnet. Im Gegensatz zum Halothan ist der Abfall des arteriellen Blutdrucks bei Verwendung von Enfluran und Isofluran vorwiegend durch den Abfall des peripheren Widerstands bedingt. Lachgas kann den Pulmonalarteriendruck steigern und das HZV vermindern. Insgesamt betrachtet erscheinen Inhalationsnarkotika für Patienten mit Herz-Kreislauf-Erkrankungen gut geeignet, zumal sie den myokardialen Sauerstoffverbrauch nicht erhöhen. Wesentlich bei ihrer Applikation ist in diesen Fällen ein ausreichendes Sauerstoffangebot ($F_IO_2 = 0{,}5$) und bei Halothan die Vermeidung einer gleichzeitigen Applikation von Katecholaminen. Bei Patienten mit Überleitungsstörungen des Herzens ist die Verwendung von Halothan kritisch einzuschätzen. Ebenso sollte bei Patienten mit schweren Herzerkrankungen, die auf einen ausreichenden Sympathikotonus angewiesen sind, besser auf Halothan verzichtet werden, da diese Kranken mit ausgeprägten Hypotensionen reagieren können. Hingegen ist Halothan bei Patienten mit KHK und guter Ventrikelfunktion gut geeignet, weil es die Herzfunktion ökonomisiert.

10.1.2.3 Muskelrelaxanzien

Die Auswahl des Muskelrelaxans orientiert sich an der hämodynamischen Ausgangssituation des Patienten. Succinylcholin darf wegen seiner vagotropen Eigenschaften nur langsam verabreicht werden. Die kardiovaskulären Nebenwirkungen von Succinylcholin beruhen im wesentlichen auf der agonistischen Aktivität im autonomen Nervensystem. Sie manifestieren sich v. a. als Sinusbradykardie, Knotenrhythmen und ventrikulärer Arrhythmie. Die Arrhythmien treten häufiger bei jüngeren Patienten auf, v. a. nach wiederholter Injektion. Die Vorgabe von Atropin oder Pancuronium vermindert die Häufigkeit von Arrhythmien.

Alcuronium und Pancuronium verursachen relativ geringe hämodynamische Veränderungen. Alcuronium besitzt schwache anticholinergische Eigenschaften, so daß Herzfrequenzsteigerungen möglich sind. Pancuronium blockiert die vagalen muskarinartigen Rezeptoren des Herzens. Außerdem wird die Erregungsübertragung auf postganglionäre adrenerge Nervenendigungen durch Blockade muscarinartiger Rezeptoren gefördert. Daneben setzt Pancuronium Katecholamine frei und hemmt ihre Aufnahme in adrenerge Nervenendigungen. Klinisch können sich diese Wirkungen in Tachykardie und Blutdruckanstieg (unerwünscht bei nicht mit β-Blockern vorbehandelten Koronarpatienten sowie bei Mitral- und Aortenstenose) zeigen. Gallamin steigert infolge seiner anticholinergischen Eigenschaften die Herzfrequenz und den Blutdruck, so daß es bei Patienten mit Hypertonie nicht, bei Kranken mit Bradykardie jedoch durchaus indiziert sein kann. D-Tubocurarin erscheint am wenigsten für den Patienten mit kardiovaskulären Nebenerkrankungen geeignet, da es die Ganglien und Rezeptoren des autonomen Systems blockiert und eine Histaminfreisetzung verursacht.

10.1.2.4 Regionalanästhesie

Rückenmarksnahe Anästhesieverfahren verursachen über die begleitende Sympathikusblockade eine arterioläre und venöse Vasodilatation und konsekutiv die Abnahme der Vor- und Nachlast des Herzens. Die physiologische Antwort des Organismus besteht in einer Stimulation der Barorezeptoren mit Vasokonstriktion der nichtbeteiligten Gefäßabschnitte, Zunahme der Herzfrequenz und Steigerung der Kontraktilität. Bei herzkranken Patienten ist davon auszugehen, daß die kardialen Kompensationsmechanismen u. U. erheblich eingeschränkt sind. Die bestehende Hypotension kann dann zur Myokardischämie führen und damit die Ausgangssituation weiter verschlechtern. Darüber hinaus muß berücksichtigt werden, daß Angst und evtl. nicht ausreichende Anästhesie zur Sympathikusstimulierung führen und den myokardialen Sauerstoffverbrauch steigern. Allerdings verursachen die rückenmarksnahen Regionalanästhesieverfahren eine geringere myokardiale Depression, so daß im postoperativen Verlauf weniger Herzinsuffizienzen beobachtet werden als bei Allgemeinanästhesie. Insgesamt betrachtet darf die Regionalanästhesie bei Patienten mit kardiovaskulären Erkrankungen nicht generell als Alternative betrachtet werden. Als nicht unerheblicher Faktor muß die fehlende Steuerbarkeit genannt werden. Ihr Einsatz sollte deshalb nur dann diskutiert werden, wenn zusätzliche Faktoren (z. B. bronchopulmonale Erkrankungen) vorliegen, die ein Regionalanästhesieverfahren favorisieren.

Welches Anästhesieverfahren auch immer ausgewählt wird, stets sollte dafür Sorge getragen werden, daß unerwünschte hypertensive Reaktionen weitgehend ausgeschlossen sind. Bei ausreichender Narkosetiefe ist in diesen Fällen die Indikation für NTG oder NNP (s. 6.8.1.2) gegeben. Ebenso sind unerwünschte Hypotensionen auszuschließen. Nicht immer sind Blutdruckabfälle die Folgen von Volumenmangel oder Herzinsuffizienz. Die Kompression der unteren Hohlvene (z. B. durch Tücher, Haken usw.) kann infolge Reduzierung des venösen Rückflusses ebenso Ursache der Hypotension sein. Zur Vermeidung einer Steigerung des Sauerstoffverbrauchs sind kalte Infusionlösungen, kalte Operationssäle und unzureichende Muskelblockaden in jedem Fall zu vermeiden.

Auch in der postoperativen Phase ist eine Unterkühlung des Patienten auszuschließen. Insbesondere nach Halothannarkosen kann es unter diesen Bedingungen zum postoperativen Schüttelfrost („shivering") mit Muskelzittern und einer Steigerung des Sauerstoffverbrauchs auf das 3- bis 6fache kommen. Therapeutisch hat sich in diesen Fällen Pethidin (0,3-0,5 mg/kg KG) und Wärmeapplikation bewährt.

10.1.3 Spezielle kardiovaskuläre Erkrankungen

Die zugrunde liegende hämodynamische Situation erfordert in der Regel ein besonderes anästhesiologisches Vorgehen. Dies trifft v.a. zu bei Patienten mit angeborenen Herzfehlern, Herzklappenfehlern, Koronarerkrankungen, Herzinsuffizienz und Hypertonie.

10.1.3.1 Angeborene Herzfehler

0,8% der Neugeborenen werden mit Herzfehlern geboren. Am häufigsten treten Ventrikelseptumdefekte (VSD), Vorhofseptumdefekte (ASD), offener Ductus arteriosus, Fallot-Tetralogie und Pulmonalstenosen auf. Hämodynamisch lassen sich diese Krankheitsbilder in solche mit Links-rechts-Shunt (ASD, VSD, offener Ductus arteriosus), mit Rechts-links-Shunt (Fallot-Tetralogie) oder erhöhter Herzmuskelarbeit (Aortenstenose, Pulmonalstenose) einteilen. Darüber hinaus treten seltenere Krankheitsbilder auf, die entweder mit einer Trennung oder Blutmischung zwischen pulmonaler oder systemischer Zirkulation einhergehen.

Herzfehler mit Links-rechts-Shunt. In die Gruppe dieser Herzerkrankungen gehören der Vorhofseptumdefekt (ASD), der Ventrikelseptumdefekt (VSD) und der offene Ductus arteriosus. Unabhängig davon, ob der Defekt im Bereich von Vorhof, Kammer oder Arterie liegt, ist das Resultat immer ein gesteigerter pulmonaler Blutfluß mit pulmonaler Hypertension und Hypertrophie des rechten Ventrikels.

Vorhofseptumdefekt (ASD). Man unterscheidet zwischen einem primären und sekundären ASD. Der primäre ASD findet sich im unteren Bereich des Vorhofseptums und umfaßt häufig auch die Mitral- und Trikuspidalklappe; der sekundäre ASD ist in der Regel in der Mitte des Vorhofseptums lokalisiert.

Der primäre ASD sollte frühzeitig verschlossen werden, um eine pulmonale Hypertonie auszuschließen. Da eine vorausgehende „Banding"-Operation eine relativ hohe Mortalität besitzt, sollte besser gleich eine Totalkorrektur durchgeführt werden. Eine häufige Komplikation nach derartigen Eingriffen ist der totale Herzblock.

Der sekundäre ASD wird meist erst nach einer Häufung pulmonaler Infekte erkannt. Der gesteigerte pulmonale Blutfluß verursacht eine gesteigerte Arbeit des rechten Herzens sowie pulmonale Hypertonie und kann zum Rechtsherzversagen führen. Der Verschluß des ASD ist erforderlich, wenn der pulmonale Blutfluß doppelt so hoch ist wie der Blutfluß im systemischen Kreislauf.

Bei der Anästhesie sind i.allg. keine wesentlichen Besonderheiten zu berücksichtigen. Steigerungen des peripheren Widerstands sollten vermieden werden, weil sie zur Zunahme des Rechts-links-Shunts im Vorhof führen. Die Beatmung mit PEEP wird in der Regel gut toleriert. Durch Beschädigungen des Reizleitungssystems kann es zu Herzrhythmusstörungen kommen.

Ventrikelseptumdefekt (VSD). Patienten mit mäßigem VSD sind in der Regel klinisch beschwerdefrei; im Röntgenbild zeigen sie eine Verbreiterung des linken und rechten Herzens sowie eine stärkere pulmonale Durchblutung. Der PAP ist leicht erhöht. Größere oder länger bestehende VSD führen zu Lungengefäßveränderungen und zum Anstieg des PAP. Diese Patienten imponieren durch Tachypnoe und oft auch durch ein reduziertes Körpergewicht. Übersteigt der pulmonale Gefäßwiderstand den Widerstand im Systemkreislauf, so kommt es zum Rechts-links-Shunt und zur Zyanose (Eisenmenger-Syndrom). Als Palliativoperation wird das „Banding“ der Pulmonalarterie - am besten vor dem 2. Lebensjahr - durchgeführt.

Bei der Durchführung der Anästhesie ist zu beachten, daß beim „Banding“ PEEP entfernt werden sollte, wenn die Pulmonalarterie abgeklemmt worden ist. Die Pharmakokinetik der Injektions- und Inhalationsnarkotika ist nicht wesentlich verändert; dennoch sind Inhalationsnarkotika wegen ihrer besseren Steuerbarkeit zur Narkoseführung besser geeignet.

Offener Ductus arteriosus. Patienten mit einem offenen Ductus arteriosus sind i. allg. asymptomatisch. Als günstiger Operationszeitpunkt gilt das beendete 2. Lebensjahr. Nach der Ligatur kann es zu einer systemischen Hypertension kommen, die entsprechend behandelt werden muß. Aus anästhesiologischer Sicht sind keine Besonderheiten zu berücksichtigen.

Transposition der großen Arterien. Diese Fehlbildung ist gekennzeichnet durch den Ursprung der Aorta aus dem rechten Ventrikel und der A. pulmonalis aus dem linken Ventrikel. Für das Überleben der Kinder ist eine Kurzschlußverbindung notwendig, die gewöhnlich auf der Ebene der Vorhöfe liegt. Je größer der anatomische Links-rechts-Shunt und je höher die Lungendurchblutung ist, um so größer ist auch die arterielle Sauerstoffsättigung. Abhängig von der Größe des Shunts zeigen diese Patienten Zyanose und Herzinsuffizienz. Als Palliativoperation ist v. a. die Rashkind-Ballonseptostomie geeignet. Die Korrekturoperation wird in Form der Mustard-, Senning- oder Rastelli-Operation durchgeführt. Bei diesen Operationen wird das Blut entweder auf Vorhof- oder Ventrikelebene umgeleitet. Für die Anästhesie gelten die gleichen Bedingungen wie bei Operationen zur Korrektur zyanotischer Herzfehler.

Herzfehler mit Rechts-links-Shunt. In die Gruppe dieser Herzerkrankungen gehören Fallot-Tetralogie, Eisenmenger-Syndrom, Ebstein-Mißbildung der Trikuspidalklappe, Pulmonalarterie, Trikuspidalatresie und das offene Foramen ovale. Die Fallot-Tetralogie ist der Prototyp dieser Defekte.

Fallot-Tetralogie. Diese Fehlbildung betrifft 65% aller angeborenen zyanotischen Herzfehler. Die vier Komponenten des Krankheitsbilds umfassen Pulmonalarterienstenose, Ventrikelseptumdefekt, Abweichung des Aortenursprungs nach rechts und Hypertrophie des rechten Ventrikels. Aufgrund der Pulmonalstenose und dem Rechts-links-Shunt besteht eine verminderte Lungendurchblutung. Hieraus resultieren Hypoxämie und Zyanose. Typisch für diese Kinder sind neben der Zyanose die Verdickung der Fingerkuppen (Trommelschlegelfinger) nach dem 6. Monat und die sog. Hochstellung des Oberkörpers. Das Röntgenbild des Thorax zeigt eine Minderdurchblutung der Lunge. Wegen der extrem verminderten Oxygenation des Blutes (p_aO_2 ~20 mm Hg, S_aO_2 ~25%) steigt der Hämatokritwert auf 60–70% an. Häufig werden bei diesen Kindern Ohnmachtsanfälle und andere zerebrovaskuläre Ereignisse beobachtet.

Die Behandlung der Fallot-Tetralogie erfolgt entweder palliativ oder definitiv. Als Palliativoperationen werden vor allem die Pott-Operation (Anastomose zwischen Aorta descendens und linker A. pulmonalis) und der Balock-Taussig-Shunt (Anastomose zwischen A. subclavia sinistra und A. pulmonalis) im Sinne der Schaffung eines künstlichen Ductus arteriosus Botalli durchgeführt. Die definitive Korrektur besteht aus dem Verschluß des VSD durch Patch und Erweiterung der Pulmonalarterie. Die Gefahren dieser Operation liegen in der Ausbildung eines AV-Blocks und in Störungen der Blutgerinnung (Thrombosen).

Bei der Anästhesie ist zu beachten, daß Pharmaka, die den peripheren Widerstand reduzieren (z. B. Inhalationsnarkotika), den Rechts-links-Shunt verstärken können und damit die Hypoxämie steigern. Die Prämedikation sollte eine zuverlässige Ruhigstellung der Kinder garantieren (Angst und Schreien steigern Sauerstoffverbrauch). Für die Einleitung der Narkose empfiehlt sich Ketamine (1–2 mg/kg KG), gefolgt von Succinylcholin (1 mg/kg KG) zur endotrachealen Intubation. Auch für die Aufrechterhaltung der Narkose ist Ketamin in Verbindung mit Diazepam und einem N_2O-O_2-Gemisch geeignet. Der besondere Vorteil des Ketamins beruht auf der Aufrechterhaltung des peripheren Widerstands. Zur Muskelrelaxierung eignet sich Pancuronium (0,1 mg/kg KG). Die Anwendung von PEEP sollte nach Möglichkeit vermieden werden, weil dadurch der pulmonale Gefäßwiderstand ansteigen kann und somit auch die Hypoxämie. Eine gute Flüssigkeitssubstitution sollte der regelmäßig vorhandenen Hämokonzentration (Hb ~20 g%) entgegenwirken. In der postoperativen Phase kommt es häufig zu kardialen und respiratorischen Störungen.

Anästhesien bei anderen mit Rechts-links-Shunt einhergehenden Krankheitsbildern werden nach den gleichen Prinzipien wie bei der Fallot-Tetralogie durchgeführt.

Trikuspidalatrese. Bei dieser Fehlbildung besteht keine regelrechte Verbindung zwischen rechtem Vorhof und rechtem Ventrikel. Das venöse Blut fließt über einen ASD in den linken Vorhof. Häufig besteht außerdem ein VSD. Die Größe der Lungendurchblutung hängt von der Größe des VSD ab. Die Kinder mit dieser Fehlbildung zeigen in der Regel eine schwere Zyanose, so daß schon bei der Herzkatheteruntersuchung eine Ballonseptostomie nach Rashkind zu erwägen ist. Die definitive Korrektur (Fontan-Operation) erfolgt erst nach vorangehenden Palliativeingriffen (systemo-pulmonalarterieller Shunt bei verminderter Lungendurchblutung, „Banding" bei gesteigerter Lungendurchblutung).

Pulmonalatresie. Bei dieser Fehlbildung kann das in den rechten Ventrikel einströmende Blut nicht in die A. pulmonalis ausgeworfen werden. Es fließt vielmehr über einen Vorhofseptumdefekt in den linken Vorhof. Die Durchblutung der Lunge erfolgt über einen offenen Ductus arteriosus. Ohne Behandlung sterben 50% der Kinder schon im 1. Lebensmonat. Als Behandlungsmethoden werden je nach Ausgangssituationen Valvotomie oder systempulmonalarterieller Shunt durchgeführt.

Totale Lungenvenenfehlmündung. Bei diesem Herzfehler mündet das Blut der Lungenvenen nicht in den linken, sondern in den rechten Vorhof. Fast immer besteht ein Vorhofseptumdefekt oder ein offenes Foramen ovale. Die Korrektur dieser schweren Fehlbildung erfolgt in Abhängigkeit von der pathophysiologischen Ausgangssituation (Obstruktion der Lungenvenen, Größe des Vorhofseptumdefekts).

Single Ventrikel. Bei dieser Fehlbildung besteht nur eine Herzkammer, Begleitfehlbildungen sind häufig. In der Regel besteht eine gesteigerte Lungendurchblutung, die durch „banding" gedrosselt wird. Korrekturoperationen haben eine schlechte Prognose.

Truncus arteriosus. Bei diesem Defekt fließt das Blut beider Ventrikel durch nur einen arteriellen Hauptstamm an der Basis des Herzens. Dabei besteht immer ein VSD. Da in den Pulmonalarterien Systemdruck herrscht, entwickeln sich bald obstruktive Lungengefäßveränderungen, die zum Rechts-links-Shunt und zum Eisenmenger-Syndrom führen. Bei Säuglingen und Kleinkindern wird zunächst ein „banding" durchgeführt; einige Jahre später erfolgt dann die endgültige Korrektur.

Herzfehler mit erhöhter Herzarbeit. In die Gruppe dieser Herzerkrankungen gehören v. a. die Aortenstenose und die Pulmonalstenose.

Aortenstenose. Bei dieser Erkrankung besteht eine Verengung der Aortenklappen oder eine sub- bzw. supravalvuläre Stenose. Unter diesen Bedingungen muß das Myokard die doppelte bis dreifache Arbeit des Normalen leisten. Die daraus resultierende Myokardhypertrophie verursacht einen erhöhten myokardialen Sauerstoffbedarf, so daß diese Patienten außerordentlich empfindlich auf Sauerstoffmangel reagieren. Hinzu kommt, daß die Sauerstoffversorgung des Myokards infolge der Myokardverdickung verschlechtert ist. Es ist deshalb nicht verwunderlich, daß bei Erwachsenen plötzliche Todesfälle eintreten, die vorwiegend durch Arrhythmien verursacht sind. Ein Druckgradient von > 60 mm Hg zwischen Ventrikel und Aorta unter Ruhebedingungen ist eine Indikation zur operativen Korrektur.

Pulmonalstenose. Bei diesem Defekt besteht überwiegend eine Verengung der Klappe selbst. Durch Obstruktion der rechten Ausflußbahn wird der rechte Ventrikel stark belastet. In schweren Fällen kann es zur Trikuspidalinsuffizienz und zur Vergrößerung des rechten Vorhofs kommen. Auch bei diesem Krankheitsbild kann die arterielle Hypoxämie einen plötzlichen Herztod verursachen. Der Herzfehler sollte operativ korrigiert werden, wenn der Druck im rechten Ventrikel 75-80 mm Hg überschreitet; oft werden Druckanstiege von > 150 mm Hg beobachtet.

Die Anästhesie sowohl der Aorten- als auch der Pulmonalstenose muß berücksichtigen, daß keine weitere Steigerung des myokardialen Sauerstoffbedarfs eintritt. Deshalb sind Steigerungen von

Herzfrequenz und Blutdruck zu vermeiden. Andererseits dürfen ausgeprägte Blutdruckabfälle (> 30% Ausgangswert) über längere Zeit (> 10 min) ebenfalls nicht eintreten. Für die Durchführung der Narkose scheint Halothan gegenüber anderen Substanzen einige Vorteile zu besitzen.

10.1.3.2 Erworbene Herzklappenfehler

Die meisten Herzklappenfehler verursachen Druck- oder Volumenüberladungen des linken Ventrikels. Nach der New-York-Heart-Association unterscheidet man vier Schweregrade:

1. asymptomatische Herzklappenfehler
2. Herzklappenfehler mit Symptomen bei ausgeprägter Aktivität
3. Herzklappenfehler mit Symptomen bei geringer Aktivität
4. Herzklappenfehler mit Symptomen im Ruhezustand.

Als Symptome gelten Dyspnoe, Orthopnoe, Angstzustände, Tachykardie, Jugularvenenstauung, Auftreten eines 3. Herztons und Vorhofflimmern.

Die bekanntesten Herzklappenfehler sind Mitralstenose, Aortenstenose, Mitralinsuffizienz, Aorteninsuffizienz und Trikuspidalinsuffizienz.

Mitralstenose. Das wesentlichste Problem der Mitralstenose besteht darin, daß keine ausreichende Füllung des linken Ventrikels erfolgt. Die Mitralklappe hat normal eine Öffnungsfläche von 4-6 cm^2. Symptome treten auf, wenn die Öffnungsfläche um > 50% vermindert ist. Um ein ausreichendes Schlagvolumen zu erzielen, muß der LAP > 25 mm Hg betragen. Die diastolische Füllung des linken Ventrikels und damit seine Pumpfunktion sind darüber hinaus von einer ausreichenden Dauer der Diastole, geordneten Vorhofkontraktionen und einem adäquaten Blutvolumen abhängig. In der Regel ist das HZV stark reduziert, der LAP auf > 15 mm Hg erhöht und der PVR gesteigert. Tachykardien, besonders ein paroxysmales tachykardes Vorhofflimmern werden schlecht toleriert, weil sie die Füllung des linken Ventrikels behindern. Auch eine periphere Vasodilatation kann schnell zum Kreislaufversagen führen, weil sie nicht durch Zunahme des Schlagvolumens kompensiert werden kann. In der Regel kommt es dann zu Hypotension und Tachykardie, die ihrerseits die linksventrikuläre Füllung verschlechtern. Den gleichen Effekt hat auch die Überdruckbeatmung. Eine Übertransfusion kann bei der Mitralstenose leicht zur Linksherzinsuffizienz führen sowie durch Anstieg des Pulmonalarteriendrucks ein Lungenödem mit rechtsventrikulärem Herzversagen auslösen. Die Prämedikation sollte berücksichtigen, daß Angstzustände und Schmerzempfindungen auf ein Mindestmaß reduziert werden müssen. Als Anticholinergikum ist Hyoscin (Scopolamin 0,005 mg/kg KG) dem Hyoscyamin (Atropin) vorzuziehen. Generell ist zu berücksichtigen, daß Patienten mit Mitralstenose häufig mit Digitalis, Diuretika (K-Mangel!) und Antikoagulanzien vorbehandelt sind. Die Narkoseeinleitung kann durchaus mit Barbituraten oder Diazepam erfolgen; jedoch sind Myokarddepressionen und Tachykardien zu vermeiden. Als MR sind Succinylcholin und Vecuronium besser als d-Tubocurarin oder Gallamin geeignet. Für die Aufrechterhaltung der Narkose empfehlen sich wegen der besseren Steuerungsmöglichkeiten die Inhalationsnarkotika. Bei größeren operativen Eingriffen ist die direkte Messung des arteriellen Blutdrucks und die Messung des ZVD angezeigt, u. U. sollte auch die Messung des PCWP erfolgen. In der postoperativen Phase ist auf die Gefahr eines Lungenödems zu achten.

Aortenstenose. Gewöhnlich besteht eine Verminderung der Klappenöffnungsfläche auf 25% der normalen Größe von 2,5-3,5 cm^2. Dies führt zu einer Druckerhöhung im linken Ventrikel mit konsekutiver Verdickung der Kammermuskulatur. Der Sauerstofftransport an das Myokard ist unter diesen Bedingungen vermindert. Die Füllung des Ventrikels ist von einer guten Funktion des linken Vorhofs abhängig. Deshalb sind Vorhofarrhythmien und Tachykardien von > 120/min hämodynamisch sehr ungünstig. Tachykardien erhöhen außerdem den Sauerstoffbedarf des Myokards. Andererseits sind auch extreme Bradykardien zu vermeiden, da sie das HZV reduzieren und demzufolge einen schweren Blutdruckabfall verursachen. Die Hypotension führt zur Minderung der Koronarperfusion und damit zur Verschlechterung der Sauerstoffversorgung des Myokards.

Für die Durchführung einer Anästhesie bei Patienten mit Aortenstenose ist demnach wichtig, Herzfrequenz und Blutdruck weitgehend im Normbereich zu halten. Infolge Verlust des Sinusrhythmus, durch Tachykardie, Hypertonie, Hypovolämie und periphere Vasodilatation mit Hypotension kann es sehr schnell zum Herzversagen kommen.

Allgemeinanästhesien sind für den Patienten mit Aortenstenose wegen ihrer guten Steuerbarkeit besser geeignet als Regionalanästhesien. Für die Narkoseeinleitung eignen sich Barbiturate ebenso wie Benzodiazepine. Zur Muskelrelaxierung empfehlen sich Succinylcholin nach Gallaminvorgabe und Pancuronium. Zur Aufrechterhaltung der Narkose eignen sich Inhalationsnarkotika mit Lachgas-Sauerstoff-Gemischen. Bei Verwendung von Halothan sollte die frequenzmindernde Eigenschaft der Substanz berücksichtigt werden. Bei starker Reduktion der linksventrikulären Funktion erscheint die Verwendung von Fentanyl günstiger zu sein. Besondere Sorgfalt ist der Volumensubstitution zu widmen. Die Überwachung des Patienten erfordert EKG, direkte arterielle Druckmessung, ZVD und bei größeren Eingriffen PCWP. Ein Defibrillator sollte stets einsatzbereit sein, um Arrhythmien sofort zu beherrschen.

Mitralinsuffizienz. Bei dieser Herzerkrankung wird nur ein Teil des Schlagvolumens in die Aorta ausgeworfen, der Rest fließt in den linken Vorhof zurück. Dadurch kommt es zur Überlastung des linken Vorhofs. Durch Herabsetzung des systemischen Drucks kann die Auswurffraktion des linken Ventrikels erhöht und damit der linke Vorhof entlastet werden. Ebenso verbessern leichte Tachykardien (~100/min) die Ventrikelentleerung und die Koronardurchblutung. Massive Blutdruckanstiege sind zu vermeiden, weil sie eine akute Dilatation von linkem Vorhof und Ventrikel verursachen können. Ebenso wirken sich Bradykardien infolge Zunahme des Ventrikelvolumens hämodynamisch sehr ungünstig aus.

Für die Durchführung einer Anästhesie bei Patienten mit Mitralinsuffizienz ist zu beachten, daß Bradykardie und Hypertonie unbedingt vermieden werden müssen. Zur Narkoseeinleitung sind Barbiturate oder Diazepam geeignet; die Muskelrelaxation kann mit jeder Substanz erfolgen; zur Aufrechterhaltung der Narkose eignen sich Inhalationsnarkotika mit Lachgas-Sauerstoff-Gemischen. Die Kreislaufüberwachung erfordert nur bei größeren Eingriffen ein invasives Monitoring. Bei Verwendung von Vasodilatatoren sollte auch der PCWP gemessen werden.

Aorteninsuffizienz. Bei der Aorteninsuffizienz mindert der Rückfluß in den linken Ventrikel das Schlagvolumen. Die Größe des Rückflusses ist abhängig von der HF und dem TPR. Die Auswurffraktion wird vergrößert durch Steigerung der HF und Abnahme des TPR. Somit sind Tachykardien und leichte Hypotensionen bei diesen Kranken hämodynamisch als durchaus günstig zu bewerten. Zur Narkoseeinleitung eignen sich Barbiturate und Diazepine, als Muskelrelaxanzien können Succinylcholin, Gallamin und Pancuronium eingesetzt werden. Zur Aufrechterhaltung der Narkose sind Inhalationsnarkotika oder Fentanyl zu empfehlen. Sorgfältige Volumenersatztherapie sowie die Vermeidung von Bradykardie, Arrhythmie und Hypertension bei invasivem Monitoring sind die Grundpfeiler eines störungsfreien Anästhesieverlaufs.

Trikuspidalinsuffizienz. Bei der Trikuspidalinsuffizienz besteht eine Volumenüberladung des rechten Vorhofs, die in der Regel gut toleriert wird. Für die Durchführung einer Anästhesie bei diesen Kranken ist wichtig, das intravasale Volumen und den ZVD im oberen Normbereich zu halten. Hohe intrathorakale Drücke (z.B. PEEP) müssen vermieden werden. Ebenso müssen hohe Pulmonalarteriendrücke (z.B. durch Hypoxie oder Hyperkarbie) ausgeschlossen sein. Für die Durchführung der Anästhesie bei diesen Kranken sind keine besonderen Empfehlungen zu geben. Halothan kann wegen seines den Pulmonalarteriendruck senkenden Effekts gewisse Vorteile besitzen. Lachgas sollte unter Berücksichtigung seiner Wirkungen auf den Pulmonalarteriendruck zurückhaltend verwendet werden. Neben den üblichen Kreislaufüberwachungsverfahren ist die Messung des ZVD eine wertvolle Maßnahme.

10.1.3.3 Koronare Herzkrankheit (KHK)

Patienten mit KHK stellen den größten Anteil an kardiovaskulären Nebenerkrankungen im operativen Krankengut, v.a. der männlichen Bevölkerung. Diese Patienten sind nur eingeschränkt leistungsfähig und stehen meist unter Dauermedikation (z.B. β-Blocker, Ca-Antagonisten, Diuretika, Digitalis). Im EKG finden sich Zeichen der myokardialen Ischämie (Abfall der ST-Strecke um > 1 mm, Verlängerung des PR-Intervalls auf > 0,2 s). Die Röntgenaufnahme des Thorax ist nicht sehr aussagekräftig. Aus dem Produkt von HF und Blutdruck („rate-pressure-product") und dem Auftreten von Angina-pectoris-Anfällen lassen sich Rückschlüsse auf die Belastbarkeit des Herzens ziehen. Eine bessere Beurteilung ist durch Herzkatheteruntersuchungen möglich. So erreicht bei ausreichender Herzfunktion die Auswurffraktion > 55% des enddiastolischen Volumens, der linksventrikuläre enddiastolische Druck beträgt < 12 mm Hg, und der Herzindex ist > 2,5–3,0 l/min/m^2. Bei einem linksventrikulären enddiastolischen Druck von > 18 mm Hg ist eine reduzierte Kontraktilität des Herzens anzunehmen. Darüber hinaus liefert das Koronarangiogramm wertvolle Orientierungsdaten. Findet sich eine signifikante Obstruktion der linken vorderen deszendierenden Arterie oder eine Dreigefäßerkrankung, so ist mit einem erhöhten perioperativen Risiko zu rechnen. Nach einem Myokardinfarkt sollten elektive operative Eingriffe etwa 6 Monate aufgeschoben werden. Generell sollte die Dauer operativer Eingriffe im Oberbauch und Thorax nicht > 3 h betragen, da sonst die Gefahr eines Reinfarkts erhöht ist.

Bei der anästhesiologischen Versorgung von Patienten mit KHK steht die Sicherstellung einer ausreichenden Sauerstoffversorgung des Myokards im Mittelpunkt der Aufgaben. Blutdruckerhöhungen und Tachykardien um > 20% vom Ruhewert, sowie Arrhythmien, diastolische Hypotensionen (Sicherung der Myokarddurchblutung) und Hypoxämien, müssen unter allen Umständen vermieden werden. Der Patient benötigt eine sorgfältige Sedierung zur Angstreduktion. Als Anticholinergikum ist Scopolamin besser geeignet als Atropin. Die endotracheale Intubation sollte erst erfolgen, nach dem der Kehlkopf mit Lidocainspray besprüht wurde. Substanzen, die den Sauerstoffverbrauch des Myokards erhöhen (z.B. Ketamine, Sympathomimetika) sollten nicht isoliert verwendet werden. Zur Durchführung der Narkose erscheinen Etomidate, Benzodiazepine, Halothan, Enfluran und Isofluran besonders geeignet. Dabei ist jedoch zu berücksichtigen, daß Halothan und Propranolol additiv myokarddepressiv wirken und Ca-Antagonisten die Wirkung der Muskelrelaxanzien beeinflussen können. Bei schwerer Schädigung des linken Ventrikels ist auch die Analgetikasupplementierung mit Fentanyl eine geeignete Alternative. Patienten unter Diuretikamedikation haben in der Regel eine niedrige Serumkonzentration von K^+; bei Werten < 3 mmol/l sollten elektive operative Eingriffe nicht durchgeführt werden. Bradykardien infolge β-Blockade können durch Atropin oder Isoproterenol beseitigt werden. Hypertensionen erfordern den Einsatz von Vasodilatatoren (NNP, NTG). Abfälle des Blutdrucks um > 30% für > 10 min erhöhen das Infarktrisiko. Das EKG sollte eine V_5-Ableitung beinhalten; bei größeren operativen Eingriffen ist die Messung des PAP zu empfehlen.

10.1.3.4 Myokardinsuffizienz

Bei Herzklappenfehlern oder bei unzureichender Kontraktilität nach KHK kann es zur Myokardinsuffizienz kommen, wobei isoliert das linke Herz (Lungenstauung) oder das rechte Herz (systemische Venenstauung), bzw. beide Herzhälften betroffen sind. Am häufigsten wird die Insuffizienz des linken Herzens beobachtet. Das Herz versucht zunächst, über den Frank-Starling-Mechanismus (erweiterte Muskellänge verstärkt Kontraktion) sowie durch Inotropie- und Herzfrequenzsteigerung zu kompensieren. Dadurch kommt es zunächst zur Hypertrophie, später zur Dilatation des Myokards.

Die linksventrikuläre Herzinsuffizienz ist gekennzeichnet durch Dyspnoe, Orthopnoe, Schlaflosigkeit und leichte Ermüdbarkeit. Infolge erhöhter sympathischer Aktivität bestehen Tachykardie und periphere Vasokonstriktion.

Die rechtsventrikuläre Herzinsuffizienz ist gekennzeichnet durch Venenstauung, v.a. im Bereich der V. jugularis (Inspiration), Gelenkschwellungen und Lebervergrößerung. Im Spätstadium kommt es zur Ausbildung eines Aszites.

Die Therapie der Myokardinsuffizienz erfordert die Gabe von Digitalis und Diuretika. Elektive Operationen sollten bei diesen Krankheitszuständen nicht durchgeführt werden. Bei Notfallsituationen erscheint Ketamine in Kombination mit Benzodiazepinen zur Narkoseeinleitung geeignet. Inhalationsnarkotika sollten wegen ihres myokarddepressiven Effekts nur mit Vorsicht verwendet werden. Die Aufrechterhaltung der Narkose kann mit N_2O und geringen Analgetikamengen erfolgen. Bei größeren Eingriffen ist ein invasives Monitoring erforderlich. Bei peripheren Eingriffen sind Regionalanästhesieverfahren geeignete Methoden zur Schmerzausschaltung. Rückenmarksnahe Regionalanästhesien bieten keine wesentlichen Vorteile, da sie schlecht zu steuern sind.

10.1.3.5 Cor pulmonale

Das Cor pulmonale tritt als Folge einer längerbestehenden pulmonalen Hypertension sowie nach chronischer Bronchitis und Emphysem auf. Bei Männern wird es 5mal häufiger als bei Frauen beobachtet. 75% der Patienten mit Cor pulmonale sind älter als 50 Jahre. Der Pulmonalarteriendruck überschreitet bei dieser Erkrankung in der Regel 35 mm Hg. Die Normalisierung von p_aO_2, p_aCO_2 und pH bildet bei Kranken mit Cor pulmonale die wesentlichste therapeutische Maßnahme. Der p_aO_2 sollte > 60 mm Hg betragen. Da bei diesen Patienten der Karotissinus auf niedrigere p_aO_2-Werte eingestellt ist, kann eine Erhöhung des Sauerstoffangebots zur Hypoventilation führen; mechanische Ventilation ist deshalb angezeigt. Des weiteren ist die Gabe von Bronchodilatatoren (Aminophyllin 0,003 mg/kg KG; Terbutalinsulfat 0,007 mg/kg KG; Salbutamolsulfat 0,02 mg/kg KG) zu empfehlen.

Elektive operative Eingriffe sollten nur nach Beseitigung einer evtl. vorhandenen Lungeninfektion, nach Atemtherapie mit Broncholytika und Sekretolytika, sowie nach Normalisierung des Elektrolyt- und Wasserhaushalts durchgeführt werden.

Bei der Prämedikation sollten alle Substanzen, die das Atemzentrum dämpfen, vermieden werden. Auf Anticholinergika, insbesondere auf Atropin, sollte verzichtet werden. Die Narkoseeinleitung kann mit Thiopental erfolgen; zur Aufrechterhaltung der Narkose sind Inhalationsnarkotika in Lachgas-Sauerstoff-Gemischen unter Muskelrelaxierung mit ndMR zu empfehlen. Regionalanästhesien sind nur für periphere operative Eingriffe geeignet. Die Überwachung des Patienten erfordert bei größeren Operationen ein invasives Monitoring.

10.1.3.6 Hypertonie

Die überwiegende Zahl der Patienten mit Hypertonie, denen der Anästhesist begegnet, leidet an einer essentiellen (primären) Hypertonie. Dabei handelt es sich um eine anhaltende Blutdruckerhöhung, die keiner auslösenden Ursache zugeordnet werden kann. Nur ein geringer Teil der beobachteten Hypertonien ist auf Erkrankungen des endokrinen, renalen oder kardialen Systems zurückzuführen (sekundäre H.). Die WHO definiert als Hypertonie eine Erhöhung des systolischen Blutdrukkes auf >160 mm Hg und des diastolischen Blutdrucks auf >95 mm Hg. Man unterscheidet 3 Stadien der Hypertonie:

1. Grenzwerthypertonie mit Blutdruckwerten über 160/95 mm Hg, die in der Regel zufällig entdeckt wird,
2. Hypertonie mit fixierter Erhöhung des diastolischen Blutdrucks und
3. Hypertonie mit Organschäden an Gehirn, Niere und Herz, insbesondere mit KHK.

Das Anästhesierisiko für den Hypertoniker ist durch die arterio-arteriosklerotischen Gefäßschäden und die daraus folgenden Organschäden (Hirn, Herz, Niere) erhöht. Hinzu kommt, daß das Gefäßsystem des Hypertonikers nur eine eingeschränkte Kompensationsfähigkeit besitzt, so daß Blutverluste zu schweren Blutdruckabfällen mit evtl. Sauerstoffmangelschäden des ZNS führen können. Hypertoniker sind in der Regel mit Antihypertensiva und/oder Diuretika vorbehandelt. Thiazide wirken am distalem Tubulus, während Furosemid, Bumetanide und Ethacrynsäure die aktive Chlorreabsorption im aufsteigenden Schenkel der Henleschen Schleife hemmen. Beide Mechanismen führen zum Kaliumverlust. Vorbehandelte Hypertoniker verfügen in der Regel über ein vermindertes intravasales Blutvolumen und eine Hypokaliämie. Die Normalisierung von intravasalem Volumen und Elektrolythaushalt bildet deshalb eine vordringliche präoperative Maßnahme. Wechselwirkungen der antihypertensiven Therapie mit den zur Anästhesie verwendeten Pharmaka müssen beachtet werden (s. auch 10.1.1.2). Die Behandlung mit Antihypertonika darf auch wegen des operativen Eingriffs nicht unterbrochen werden.

Für die Anästhesie des Hypertonikers sind Allgemeinanästhesien besser geeignet als Regionalanästhesien. Die Einleitung der Narkose kann mit Barbitursäurepräparaten oder Benzodiazepinen erfolgen. Die endotracheale Intubation erfordert eine gute Analgesie (z. B. Fentanyl, Lidocainspray); sie sollte möglichst zügig (innerhalb 15–20 s) durchgeführt werden. Zur Aufrechterhaltung der Narkose eignen sich Inhalationsnarkotika in Kombination mit Lachgas-Sauerstoff-Gemischen. Zur Muskelrelaxierung sind mit Ausnahme von Gallamin und d-Tubocurarin alle anderen Substanzen geeignet. Die Vorbehandlung mit antihypertensiven Medikamenten kann eine Reihe von kardiovaskulären Veränderungen bewirken, die je nach Art der verwendeten Substanz zur Abschwächung der Aktivität des sympathischen Nervensystems, zum Überwiegen der Aktivität des parasympathischen Nervensystems, zur Minderung der α-Rezeptorenfunktion oder der Noradrenalinfreisetzung bzw. zur Abnahme der Katecholaminkonzentration im ZNS führt. Bei größeren operativen Eingriffen und bei Notoperationen unbehandelter Hypertoniker sollte deshalb eine direkte Messung des arteriellen Blutdrucks erfolgen. Als häufigste intraoperative Störungen werden hypertensive Reaktionen beobachtet. In diesen Fällen müssen u. U. Vasodilatatoren eingesetzt werden. Hypotensionen werden am zweckmäßigsten durch Reduktion der Narkosemittelkonzentration und Volumensubstitution korrigiert. Derartige Reaktionen können jedoch auch Folgen von Herzrhythmusstörungen sein, so daß Atropin, Katecholamine oder Antiarrhythmika zum Einsatz kommen müssen. Im postoperativen Verlauf kommt es häufig zu hypertensiven Reaktionen, deren Ursachen v. a. in einer Stimulation des sympathischen Nervensystems zu suchen sind.

10.2 Erkrankungen der Atemwege und der Lunge

Narkotika und operative Maßnahmen beeinflussen Atemregulation, Atemmechanik und Gasaustausch. Während die Atemregulation durch den Einfluß der Narkotika verändert wird, werden Atemmechanik und Gasaustausch v. a. durch die Nähe des Operationsgebiets zum Zwerchfell betroffen. Die stärksten Veränderungen finden sich im Bereich der Thoraxwand, zu der neben dem Zwerchfell auch die Bauchwand gehören. Insgesamt kommt es zu Druckveränderungen, die mit einer Abnahme der Retraktionskraft des Thorax und demzufolge mit einer Zunahme der Retraktionskraft der Lunge einhergehen. Da derartige Veränderungen schon bei gesunden Patienten nachweisbar sind, ist bei Patienten mit bronchopulmonalen Erkrankungen eine erhebliche Einschränkung der Lungenfunktion im perioperativen Verlauf zu erwarten.

Wenngleich durch Anwendung von Regionalanästhesien der negative Effekt der Allgemeinanästhesie auf die Atemfunktion fehlt, bleiben doch die Einflüsse durch den operativen Eingriff selbst bestehen. Darüber hinaus gilt die Einschränkung, daß nicht jede Operation in Regionalanästhesie durchgeführt werden kann. Wesentlich für die präoperative Beurteilung von Patienten mit Erkrankungen der Atemwege und der Lungen ist, daß diese Patienten nicht so sehr im intraoperativen Verlauf gefährdet sind, als vielmehr in der postoperativen Phase. Große Bedeutung für einen ungestörten perioperativen Verlauf haben deshalb die möglichst eingehende Beurteilung der präoperativen Ausgangssituation, die sorgfältige Operationsvorbereitung mit Atemgymnastik, Beatmungsinhalation und gezielter antibakterieller Behandlung sowie die Auswahl des in der bestehenden Situation bestgeeigneten Anästhesieverfahrens [19, 168, 352, 423, 424, 539, 549].

10.2.1 Präoperative Beurteilung

Die sechs Kardinalsymptome von bronchopulmonalen Erkrankungen sind Husten, Sputum, Dyspnoe, Giemen, Thoraxschmerz und Hämoptoe. Die Risikoeinstufung bei Patienten mit bronchopulmonalen Erkrankungen ist außerordentlich schwierig, da die respiratorischen Reserven der Patienten in der Regel sehr ausgeprägt sind und die Ergebnisse der Lungenfunktionsprüfungen erheblichen Schwankungen unterliegen (Normalwerte streuen z. B. um $\pm 20\%$). Dennoch kann auf der Basis klinischer Untersuchungsbefunde, einiger Lungenfunktionstests und der Blutgasanalyse eine brauchbare Beurteilung der präoperativen Ausgangslage des Patienten vorgenommen werden. Der Wert einer sorgfältigen präoperativen Analyse der Lungenfunktion wird durch die Tatsache unterstrichen, daß pulmonale Komplikationen im postoperativen Verlauf nur bei 3% der Patienten mit normaler präoperativer Lungenfunktion auftreten, während dies bei 40% der Patienten mit pathologischer Lungenfunktion der Fall ist. In die präoperativen Überlegungen sollte aber auch die Lokalisation des geplanten operativen Eingriffs einbezogen werden, weil hieraus mehr oder weniger schwere Einschränkungen der Lungenfunktion erwachsen [443, 496, 517]. Sieht man von den entzündlichen und neoplastischen Lungenaffektionen ab, so können drei wesentliche Krankheitsgruppen unterschieden werden: obstruktive, restriktive und vaskuläre Lungenerkrankungen. Bei weitem am häufigsten sind die durch obstruktive Erkrankungen verursachten Ventilationsstörungen.

10.2.1.1 Untersuchungsmethoden

Die präoperative Untersuchung eines Patienten mit bronchopulmonalen Erkrankungen stützt sich auf die klinische Untersuchung, das Ergebnis der Spirometrie und die Blutgasanalyse.

Klinische Untersuchung. Bei der schwierigen Objektivierbarkeit von grenzwertigen Lungenfunktionsstörungen gewinnt die Anamnese, insbesondere die Leistungsanamnese (z.B. Belastungsteste) eine besondere Bedeutung. So spricht die Abwesenheit von Dyspnoe nach Treppensteigen von 2 Stockwerken für eine gute kardiorespiratorische Funktion. Hinweise auf die Form der Erkrankung geben Zeitpunkt und Dauer der Beschwerden, sowie Begleitgeräusche während des Atemzyklus (z.B. Stridor, Brummen, Giemen). Das plötzliche Auftreten von Giemen ist sehr verdächtig auf Asthma, Aspiration, Lungenödem und Inhalation von schleimhautreizenden Noxen. Ein chronischer Verlauf muß an Bronchitis, endobronchiale Tumoren und Emphysem denken lassen. Weitere Hinweise gibt der Zeitpunkt innerhalb des Atemzyklus, an dem das Giemen auftritt. In- und exspiratorisches Giemen sind charakteristisch für Asthma und Bronchitis, wohingegen ein exspiratorisches Giemen eher für das Vorliegen eines Emphysems spricht. Husten, Auswurf und Giemen sind typisch für eine asthmoide Bronchitis. Hämoptoe kann bei akuter Exazerbation einer Bronchitis, bei Bronchiektasen oder Tuberkulose auftreten. Thoraxschmerz sollte auch unter dem Gesichtspunkt einer KHK gewertet werden.

Die klinische Untersuchung stützt sich auf die Messung von Atemfrequenz, Atemzeitverhältnis, forcierter Exspirationszeit und Thoraxbeweglichkeit, sowie auf die Höhe des Zwerchfellstands und das Vorliegen einer Zyanose.

Atemfrequenz. Die normale Atemfrequenz beträgt 16/min. Aus Gründen der biologischen Ökonomie atmet ein Patient mit obstruktiven Ventilationsstörungen langsam und tief; der Patient mit restriktiven Ventilationsstörungen hingegen schnell und oberflächlich.

Atemzeitverhältnis. Unter normalen Bedingungen beträgt das Inspirations-/Exspirationsverhältnis 1:2. Obstruktive Lungenerkrankungen sind durch eine Verlängerung der Exspiration gekennzeichnet. Beim Emphysem ist die Inspirationszeit weitgehend normal, die Exspirationszeit deutlich verlängert. Beim Asthma und bei der Bronchitis ist darüber hinaus auch die Inspirationszeit verlängert.

Forcierte Exspirationszeit. Die Bestimmung des Atemstroms ist nicht auf eine Lungenfunktionsprüfung beschränkt. Normalerweise werden 95% der Vitalkapazität bei maximaler Exspiration innerhalb von 3 s ausgeatmet. Dieser Wert wird als forcierte Exspirationszeit bezeichnet. Bei Atemwegsobstruktion beträgt diese Zeit >3 s.

Thoraxbeweglichkeit. Auskunft über die Lungenvolumina geben die Thoraxkonfiguration, die Thoraxbeweglichkeit und die Zwerchfellhöhe. Der Brustumfang in Höhe der Mammillarlinie nimmt bei maximaler Inspiration um 4-6 cm zu. Dieser Wert wird bei Emphysem und restriktiven Lungenveränderungen nicht erreicht.

Zwerchfellstand. Das Zwerchfell steht bei Lungengesunden in der Exspiration knapp unter dem Unterrand der Skapula. Bei Obstruktion findet man es 5-6 cm unterhalb des Skapularandes, bei restriktiven Veränderungen steht es am oder oberhalb des Skapularandes.

Zyanose. Zyanose ist kein verläßliches Zeichen für das Vorhandensein einer Ventilationsstörung. Ist sie jedoch vorhanden, so ist sie immer ein Zeichen schwerer arterieller Hypoxämie.

Darüber hinaus gibt es einfache klinische Tests (z. B. Apnoetest = Atemanhalten > 15 s, Streichholztest = Aushauchen eines brennenden Streichholzes aus 5–7,5 cm Entfernung), die grobe Informationen über die Lungenfunktion liefern.

Weisen Anamnese und klinische Untersuchung auf eine bronchopulmonale Erkrankung hin, sollten Spirometrie, Blutgasanalyse und u. U. Messungen der pulmonalen Hämodynamik durchgeführt werden.

Spirometrie. Unter Spirometrie versteht man die Messung von mindestens der Vitalkapazität (VK) und des Einsekundenwerts [forciertes exspiratorisches Volumen in der 1. Sekunde = FEV_1 (Tiffeneau-Test)]. Darüber hinaus sind die Messung des Atemwiderstands, der Broncholysetest und weiterführende Methoden (z. B. Ganzkörperplethysmographie) wertvolle Kriterien zur Beurteilung der vorliegenden Situation.

Vitalkapazität (VK). Bei der VK unterscheidet man die langsam geatmete VK und die forcierte exspiratorische VK (FVK oder FVC).

Bei der langsam geatmeten VK ist es gleichgültig, ob die Messung in- oder exspiratorisch erfolgt. In jedem Fall muß sie aber in einem Atemzug erfolgen. Neben der langsam geatmeten VK ist die Messung der FVK nicht unbedingt nötig. Umgekehrt reicht die Messung der FVK allein aber nicht aus, da sie schon beim Gesunden kleiner als die VK und deshalb kein verläßlicher Bezugswert für das FEV_1 ist. Um ein zuverlässiges Ergebnis zu erhalten, muß man mindestens drei Messungen vornehmen und die Kurve auch graphisch dokumentieren, um die Güte der Mitarbeit zu beurteilen.

Das FEV_1 ist dasjenige Volumen, das in der ersten Sekunde einer forcierten Exspiration ausgeatmet wird. Es sind mindestens drei Messungen erforderlich. Soll auch die FVK bewertet werden, so müssen FVK und FEV_1 aus dem gleichen Manöver stammen. Die Messung der FEV_1 muß zur Formanalyse ebenfalls graphisch dokumentiert werden. Für die Beurteilung des Schweregrads einer Obstruktion wird die Relation FEV_1/VK benötigt. Man gibt das FEV_1 in Prozent der VK (FEV_1/VK %) an. Die Meßwerte von VK, FEV_1/VK % werden zur Beurteilung auf Sollwerte bezogen, deren Höhe von Alter, Körpergröße und Geschlecht abhängen. Die VK sollte bei etwa 4,8 l liegen. Sie errechnet sich für Männer grob aus 25 ml/cm Körpergröße und für Frauen aus 20 ml/cm Körpergröße. Exakter kann die VK aus der in Tabelle 10.1 angegebenen Formel bestimmt bzw. aus der in Abb. 10.2 dargestellten Graphik abgelesen werden. Das FEV_1 sollte 70% der VK betragen. Liegt es 10% unter dem unteren Grenzwert, so ist es als pathologisch anzusehen.

Forcierte Vitalkapazität (FVK). Die FVK ist von den obenerwähnten Tests am leichtesten durchzuführen. Für ihre Messung muß der Patient zunächst so tief wie möglich einatmen (bis zum Erreichen der Totalkapazität), sodann mit aller Kraft maximal ausatmen (bis zum Erreichen des Residualvolumens). Für 20jährige beträgt der Mittelwert 70 ml/kg KG. Er nimmt mit jeder folgenden Lebensdekade um 3–4 ml/kg KG ab. Die FVK ist ein ausgedehntes Maß für die Atemreserve. Sie beträgt normalerweise das 10fache des Atemzugvolumens (6–7 ml/kg KG). Sie kann überraschend stark reduziert sein, ohne daß es zu Störungen des Gasaustausches kommt. 20 ml/kg KG genügen normalerweise für einen ausreichenden Hustenstoß. Veränderungen der Blutgase sind oftmals erst ab einer FVK von weniger als 15 ml/kg KG zu beobachten. Ein FVK unter 25 ml/kg KG muß als stark erhöhtes Risiko bezeichnet werden. Sinkt die FVK unter 15 ml/kg KG, sind nur noch vitale Eingriffe erlaubt. Die FVK kann allerdings innerhalb 1 Woche bei geeigneter Therapie um bis zu 25% gegenüber dem Ausgangswert gesteigert werden.

Bei der Beurteilung spirometrischer Meßwerte muß man davon ausgehen, daß nur eine Aussage über die Funktion der Atmungsorgane zum Zeitpunkt der Messung möglich ist. Ist nur die FEV_1 vermindert, nicht aber die VK, so spricht dies für eine Obstruktion der Atemwege, die entweder schon bei Ruheatmung vorliegen kann oder aber nur bei forcierter Atmung eintritt. Obstruktion bei Ruheatmung findet sich bei Asthma bronchiale, obstruktiver Bronchitis, fortgeschrittenem Lungenem-

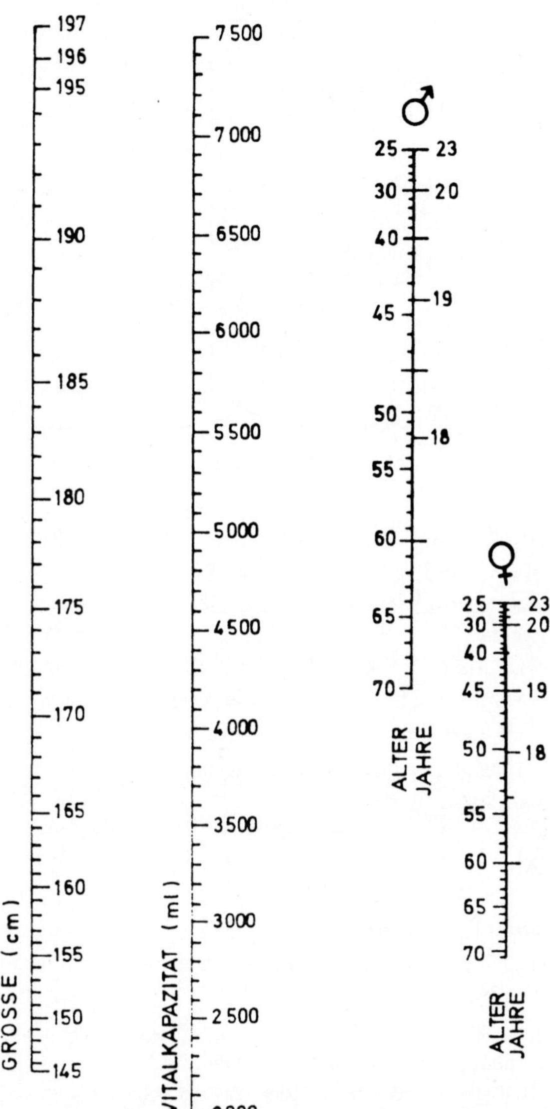

Abb. 10.2. Abhängigkeit der Vitalkapazität (VK) von Körpergröße und Lebensalter (getrennt nach dem Geschlecht). Zur Ermittlung der VK eines Patienten verbinde die entsprechenden Punkte der Größen- mit der Altersskala; die VK ergibt sich im Schnittpunkt dieser Linie

Tabelle 10.1. Berechnung der Vitalkapazität (VK) aus Lebensalter (Jahre) und Körpergröße (cm) für Männer und Frauen

Geschlecht	Formel
Männer	VK (ml) = (27,63 − 0,112 Alter) · Körpergröße (cm)
Frauen	(VK (ml) = (21,78 − 0,101 Alter) · Körpergröße (cm)

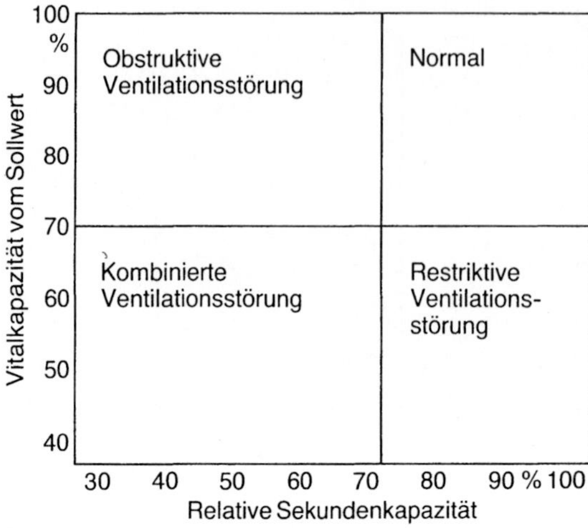

Abb. 10.3. Orientierungshilfe zur Differenzierung von Ventilationsstörungen nach Messung von Vitalkapazität *(VK)* und Einsekundenkapazität *(FEV_1)*

physem, endobronchialen oder von außen komprimierenden Tumoren der Atemwege, Trachealstenosen, Fremdkörperaspiration, dekompensierter Linksherzinsuffizienz und bestimmten berufsbedingten Lungenerkrankungen.

Eine Obstruktion vorwiegend bei forcierter Atmung findet sich bei instabilen Bronchien, v. a. beim Lungenemphysem. In fortgeschrittenen Fällen aller dieser Erkrankungen ist auch die VK vermindert, das FEV_1 jedoch noch stärker, so daß FEV_1/VK % ebenfalls vermindert ist.

Ist die VK prozentual gleich stark oder stärker vermindert als das FEV_1, so liegt wahrscheinlich eine Restriktion vor. Mit Hilfe von Messungen der VK und FEV_1 ist somit eine gute Orientierung über die Art der Ventilationsstörung möglich (Abb. 10.3).

Als Grenzwerte der Lungenfunktionsteste, die bei größeren allgemeinchirurgischen Eingriffen auf ein hohes Morbiditäts- und Mortalitätsrisiko hinweisen, gelten ein AGW von weniger als 50% des altersentsprechenden Sollwertes, $FEV_1 < 2$ l oder 50% der FVK.

Atemwiderstand. Der Atemwiderstand ist der Druck, der nötig ist, um in den Atemwegen eine Luftströmung von 1 l/s zu erzeugen. Die klassische und zuverlässigste Methode zur Messung des Widerstands der Atemwege ist die Ganzkörperplethysmographie. Für die anästhesiologische Praxis ist sie aber i. allg. zu teuer und zu kompliziert. Die Messung des Atemwiderstands mit der Unterbrechermethode oder der Oszillationsmethode ist ein relativ preiswertes und einfaches Verfahren, das sich für die Praxis eignet. Der Vorteil der Atemwiderstandsmessung beruht auf der Unabhängigkeit von der Mitarbeit des Probanden und der Möglichkeit, eine bei Ruheatmung vorliegende Obstruktion festzustellen.

Mit der Oszillations- und der Unterbrechermethode mißt man nicht das gleiche wie mit dem Ganzkörperplethysmographen, jedoch sind beide Methoden für die Diagnostik einer Atemwegsobstruktion gut geeignet. Umgekehrt kann bei einem Lungenemphysem der Atemwiderstand noch normal sein, während das FEV_1 infolge der Instabilität der Bronchialwände schon vermindert ist. Die Sollwerte des Atemwiderstands sind für Männer und Frauen die gleichen. Sie sind beim Erwachsenen unabhängig von der Körpergröße und vom Lebensalter. Werte bis 3,5 cm $H_2O \cdot l^{-1} \cdot s$ sind normal, bis 4,0 cm $H_2O \cdot l^{-1} \cdot s$ grenzwertig und über 4 cm $H_2O \cdot l^{-1} \cdot s$ pathologisch. Für Kinder bis 1,60 m Körpergröße liegen sie höher und lassen sich nach der Formel berechnen: R_{os} [cm $H_2O \cdot l^{-1} \cdot s$] = 19 − 10 · m, wobei m = Körpergröße in m bedeutet.

Bronchospasmolysetest. Eine sehr nützliche Methode für die Praxis ist der Bronchospasmolysetest mit einem inhalierbaren β_2-Sympathikomimetikum. Besteht bei einem Patienten eine Atemwegsob-

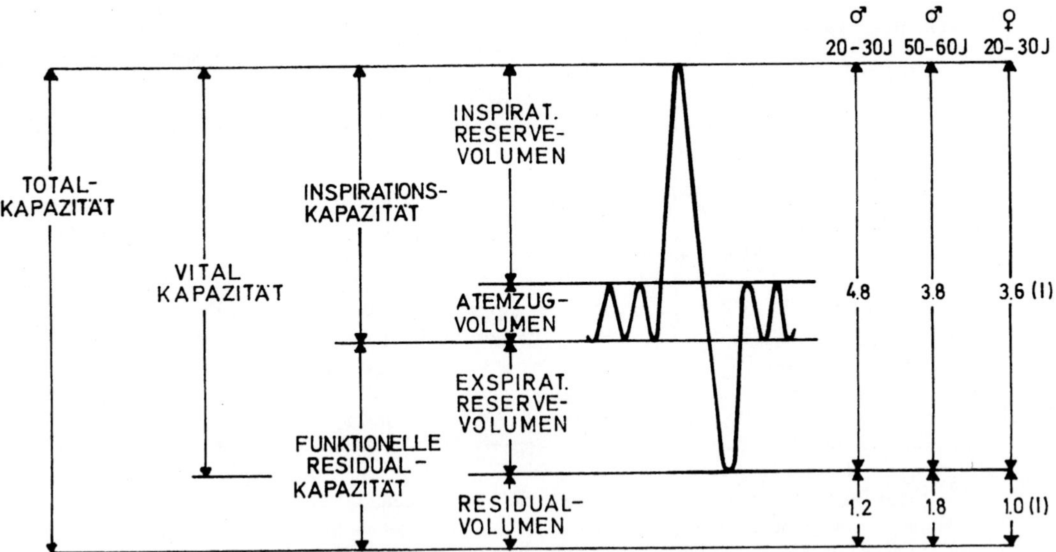

Abb. 10.4. Lungenvolumina bei Spirometrie

struktion, so läßt sich mit diesem Test feststellen, inwieweit diese Obstruktion pharmakologisch reversibel ist und ob das gewählte Medikament für den Patienten einen Nutzen verspricht. Falls nicht nur das FEV_1, sondern auch die VK zuvor vermindert war, aber die VK sich nach der Bronchospasmolyse normalisiert, so kann man damit auch eine Restriktion ausschließen. Noch empfindlicher als das FEV_1 reagiert der Atemwiderstand. Wenn das FEV_1 bzw. der Atemwiderstand sich nach Broncholyse vollständig normalisiert, so ist die Obstruktion voll reversibel (also anatomisch nicht fixiert, umgekehrt muß eine nicht sofort reversible Obstruktion aber nicht anatomisch fixiert sein):

Eine Teilreversibilität liegt vor, wenn nach 10 min das FEV_1 um mindestens 15% über den Ausgangswert ansteigt oder der Atemwiderstand um mindestens 50% abfällt. Wichtigste Anwendungsgebiete für den Bronchospasmolysetest sind das Asthma bronchiale und die obstruktive Bronchitis.

Funktionelle Residualkapazität (FRK). Die Summe von Residualvolumen und exspiratorischem Reservevolumen (Abb. 10.4) - also die Luftmenge, die bei Ruheatmung in der Lunge zurückbleibt - wird als funktionelle Residualkapazität bezeichnet. Die FRK sollte bei 35 ml/kg KG liegen. Sie ist bei restriktiven Lungenerkrankungen vermindert, bei obstruktiven erhöht. Die FRK ist bei Erwachsenen entweder unabhängig vom Alter oder erhöht sich nur sehr gering mit zunehmendem Alter. Die Verschlußkapazität (CC) dagegen nimmt mit dem Alter zu. Normalerweise wird die CC im Alter von > 60 J. in aufrechter Lage und im Alter von > 40 J. in Rückenlage gleich groß sein wie die FRK. Die FRK erhöht sich um etwa 30% beim Wechsel von der Rückenlage in die aufrechte Haltung. Die CC andererseits ist unabhängig von der Körperstellung. Während einer Narkose ist die FRK um ca. 20% bei Spontanatmung und um ca. 16% bei künstlicher Beatmung reduziert. Die CC wird unter Narkose nicht verändert.

Blutgasanalyse. Blutgasanalysen bilden ein weiteres Untersuchungsverfahren, das bei schweren bronchopulmonalen Erkrankungen präoperativ durchgeführt werden sollte. Die Meßwerte, insbesondere des arteriellen Sauerstoffdrucks, ändern sich in Abhängigkeit vom Lebensalter (Abb. 10.5). In jedem Fall wird eine Atemstörung angezeigt, wenn bei Atmung von Raumluft der $p_aO_2 < 60$ mm Hg und der $p_aCO_2 > 50$ mm Hg bei Abwesenheit einer metabolischen Alkalose beträgt. Arterielle Blutgasanalysen in Ruhe sind indiziert bei Patienten mit mäßigen oder schweren spirometrischen Lungenfunktionsbefunden und bei Patienten, die für eine Lungenresektion vorgesehen sind. Während eine Hypoxie bereits bei einer mäßiggradigen Lungenveränderung auftreten kann, ist eine Hyperkapnie immer Ausdruck einer fortgeschrittenen oder schweren Lungenfunktionsstörung mit geringer Atemreserve. Die Differenzierung einer akuten oder chronischen Globalinsuffizienz ist durch das pH bzw. das Standardbikarbonat möglich. Bei einer akuten Obstruktion, z. B. Asthma, sind das pH und das Standardbikarbonat erniedrigt, bei chronisch obstruktiver Lungenerkrankung ist das Standardbikarbonat erhöht.

Tabelle 10.2. Beurteilung einer Diffusionsstörung

Quantifizierende Beurteilung	D_LCO_{SB} (% des Normalwertes)
Leicht	61-80
Mittelschwer	41-60
Schwer	< 41
Gesteigert	>140

Diffusionskapazität. Die Diffusionskapazität für CO (D_LCO) ist ein Maß für die Transportrate von CO aus der Alveolarluft in das Blut (ml/mm Hg Druckänderung/min). Hauptgrund für die Messung der Diffusionskapazität ist die Bestimmung des Zustands des pulmonalen Kapillarbetts. Ein zweiter Grund ist, festzustellen, ob die Diffusionseigenschaften der Lunge (z. B. Verhältnis der Alveolaroberfläche zu den funktionierenden Kapillaren) für eine normale Atmung annähernd in Ordnung ist. Zusätzlich können Serienmessungen der DLCO hilfreich bei Beurteilung des Therapieerfolgs oder nach Änderungen im Krankheitsverlauf sein.

Als Screeningmethode für die Diffusion wird die Single-breath-Technik oft benutzt, weil sie relativ einfach, genau, und auf eine große Zahl von Patienten anwendbar ist. Es wurden jedoch auch andere Diffusionstests, wie Steady-state-Methode und Belastungsdiffusion klinisch verwendet. Aus der Sicht des klinischen Routinegebrauchs ist keine dieser anderen Methoden der Single-breath-Technik überlegen.

Ein Abfall der DLCO kann beobachtet werden, wenn das Ventilations/Perfusionsverhältnis niedrig ist (z. B. Asthma, Emphysem, restriktive Lungenerkrankung) oder wenn das Ventilationsverhältnis groß ist, wie bei Lungengefäßerkrankungen. Ein niedriger DLCO-Wert, verbunden mit normalen Lungenvolumina und Exspirationsflows, läßt auf eine Lungengefäßerkrankung schließen. Ein erhöhter DLCO macht entweder ein erhöhtes pulmonales Kapillarvolumen (z. B. Herzinsuffizienz oder Links-rechts-Shunt) oder eine Zunahme der Erythrozyten (z. B. leichte Polyglobulie) wahrscheinlich. Eine überdurchschnittliche DLCO wird ausschließlich bei stabilem Asthma beobachtet. Tabelle 10.2 zeigt die Schweregrade der DLCO auf.

Zusammen mit der Messung der DLCO kann das Alveolarvolumen bestimmt werden, bei dem der Gastransport erfolgt. Das Verhältnis DLCO/VA hilft bei der Unterscheidung zwischen obstruktiver und restriktiver Erkrankung. Sowohl obstruktive als auch restriktive Erkrankungen können mit einer niedrigen DLCO verbunden sein, unterschiedlich jedoch ist die VA (niedrig bei Restriktion und hoch bei Obstruktion). Die DLCO/VA ist daher bei restriktiven Erkrankungen normal, erniedrigt oder höher und bei obstruktiven Erkrankungen, abhängig von der Größe der Änderung des Alveolarvolumens, niedrig.

Zustände, bei denen die DLCO vermindert und das Alveolarvolumen erhöht ist (↓DLCO/VA), umfassen Anämie, Emphysem, pulmonalen Gefäßverlust und pulmonale Vaskulitis. Zustände, in denen beide (DLCO und VA) vermindert sind (DLCO/VA entweder vermindert, erhöht oder normal), umfassen restriktive, parenchymale Erkrankungen, alveoläre Proteinosis und Lungenresektion.

Compliance. Die Gesamt-Compliance ist ein Maß für die Dehnbarkeit von Lungen und Brustkorb. Der Compliance-Wert gibt an, wie groß die Volumenänderung ΔV (in ml) bei einer gewissen Druckänderung ΔP (in mbar) ist. Die Compliance wird dennoch in ml/mbar oder in ml/kPa gemessen. Die Gesamt-Compliance eines gesunden Erwachsenen liegt bei 100 ml/mbar.

Beurteilung der kardiopulmonalen Situation. In Anlehnung an die obengenannten Befunde können vier Leistungsstufen festgelegt werden, die in Tabelle 10.3 aufgeführt sind. Die Patienten der Gruppe II verfügen über noch ausreichende kardiopulmonale Reserven, so daß postoperative Komplikationen selten sind.

Die Gruppe III ist hinsichtlich der Entwicklung postoperativer respiratorischer Probleme gefährdet. Daher sollten diese Patienten 48-72 h vor der Operation stationär aufgenommen werden, weil durch entsprechende Vorbehandlung das postoperative Risiko gesenkt werden kann.

Die Patienten der Gruppe IV sind als extrem gefährdet zu betrachten und sollten nur lebensrettenden Operationen zugeführt werden. Mit einer postoperativen Nachbeatmung ist zu rechnen; ebenso mit Schwierigkeiten beim Entwöhnen vom Respirator.

Tabelle 10.3. Beurteilung der kardiopulmonalen Reserve auf der Basis spirometrischer und blutgasanalytischer Befunde

Klassifiz.	Kardiopulmonale Reserve	Untersuchungsbefund			
		FRK (%)	FEV_1 (%)	p_aCO_2 (mm Hg)	p_aO_2 (mm Hg)
I	Normal	>50	>50	35–45	>80
II	Gemindert	50	50	35–45	>70
III	Schwer eingeschränkt	25–50	25–50	35–45	<70
IV	Fehlend	<25	<25	>50	<50

Die Deutsche Gesellschaft für Pneumonologie und Tuberkulose hat ein Modell für die Berechnung der postoperativen Lungenfunktion erarbeitet, das v. a. auf dem Tiffeneau-Test und der Lungenszintigraphie beruht. Danach kann eine objektive Beurteilung der postoperativen Lungenfunktion und damit zugleich der Operabilität erhalten werden (s. folgendes Beispiel):

Berechnung der postoperativen Lungenfunktion

$$FEV_1 \text{ postoperativ} = FEV_1 \text{ präoperativ} \cdot \frac{100 - A - k \cdot B}{100} (1/s)$$

FEV_1 postoperativ = für die frühe postoperative Phase *errechneter* Atemstoß
FEV_1 präoperativ = präoperativ *gemessener* Atemstoß
A = Perfusion des Resektats in Prozent der Gesamtlunge
B = Perfusion des Rests der zu operierenden Seite in Prozent der Gesamtlunge
k = 0,37 (Konstante für die frühe postoperative Phase nach Loddenkemper et al. 1983)

Der präoperative FEV_1 wird spirometrisch bestimmt, A und B lungenszintigraphisch[1] über „areas of interest" ermittelt.

Beispiel: Ein 56jähriger Mann hat einen malignen Rundherd im rechten Oberlappen. Präoperativ wird der Atemstoß mit 1,4 l bestimmt. Die Perfusion in Projektion auf den zu resezierenden rechten Oberlappen ist szintigraphisch völlig aufgehoben, die restliche Perfusion der rechten Lunge beträgt 40% der Gesamtlungenperfusion.

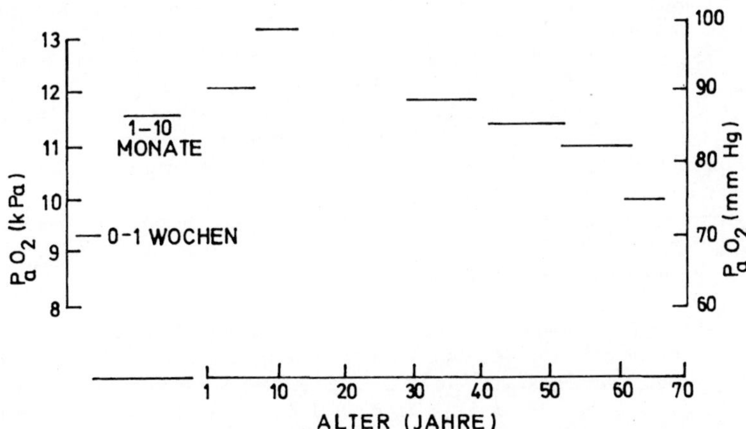

Abb. 10.5. Änderungen des arteriellen Sauerstoffdrucks (mm Hg bzw. kPa) in Abhängigkeit vom Lebensalter

► Bei einer *Oberlappenresektion* berechnen sich

$$\text{FEV}_1 \text{ postoperativ} = 1{,}4 \cdot \frac{100 - 0 - 40 \cdot 0{,}32}{100} = 1{,}22\,\text{l}$$

► Bei einer eventuellen *Pneumonektomie* berechnet sich der

$$\text{FEV}_1 \text{ postoperativ} = 1{,}4 \cdot \frac{100 - 40 - 0 \cdot 0{,}32}{100} = 0{,}84\,\text{l}$$

Demnach ist dem Patienten funktionell die Lobektomie mit erhöhtem Risiko zumutbar, eine Pneumonektomie wäre mit einem zu hohen Risiko belastet.

Eine weitere präoperative Risikoeinschätzung ist mit der Messung des Pulmonalarteriendruckes möglich. Sollte der mittlere PAP während unilateraler Pulmonalarterienokklusion 22 Torr übersteigen, muß der Patient für eine Resektion als risikogefährdet gelten. Steigt der PAP in der gesunden Lunge unter Belastung auf > 35 Torr an, ist eine Resektion kontraindiziert.

10.2.1.2 Lokalisation des operativen Eingriffs

Je näher das Operationsgebiet dem Zwerchfell liegt, um so stärker sind Störungen der Lungenmechanik und des Gasaustausches zu erwarten. Operationen am Thorax und Oberbauch haben demzufolge die größten Auswirkungen auf die Lungenfunktion. In der Reihenfolge abnehmender Lungenfunktionseinschränkung folgen dann Eingriffe im Unterbauch und in der Peripherie. Außerdem nehmen die zeitliche und anatomische Ausdehnung der Operation erheblichen Einfluß auf den weiteren postoperativen Verlauf.

Thorakotomie. Die untere Lunge wird durch das Mediastinum und den Bauchinhalt komprimiert. Dadurch erfolgt eine bevorzugte Belüftung der oberen Lunge in Verbindung mit der größeren Perfusion der unteren Lunge. Die Folge ist ein zunehmend ausgeprägtes Mißverhältnis von Ventilation und Perfusion. Das Ventilations-Perfusions-Verhältnis nimmt an der unteren Lunge ab und führt zu einem vermehrten intrapulmonalen Shunt und zu Hypoxämie. Nach Thorakotomien wird eine Abnahme der VK auf 60% des präoperativen Werts beobachtet; nach 7 Tagen sind erst 80% wieder erreicht. Die FRK bleibt zunächst unverändert, 16-24 h später nimmt sie auf 70% ab. Dies hält etwa 7-10 Tage an; auch Interkostalblockaden reduzieren diese Veränderungen nur unwesentlich. Die Reduktion der FRK ist v.a. für die kleinen Atemwege (< 1 mm Durchmesser) gefährlich, weil diese keine Knorpelsubstanz besitzen. Normalerweise ist der Pleuradruck niedriger als der atmosphärische Druck, so daß die Lungen und die kleinen Atemwege auseinandergezogen werden. Wenn die FRK reduziert ist, übersteigt der Pleuradruck den atmosphärischen Druck, so daß die Alveolen und kleinen Atemwege verengt oder verschlossen werden. Dies begünstigt die Entwicklung von Atelektasen und führt zu Gasaustauschstörungen mit einem Abfall des p_aO_2. Das Unvermögen tief einzuatmen begünstigt die Entwicklung von Atelektasen. Der maximale mittelexspiratorische Flow (MMEF) als Meßgröße für die Kraft, mit der ein Patient ausatmen kann, ist nach Thoraxeingriffen infolge Durchtrennung eines Teils der Atemmuskulatur, einer gewissen Thoraxinstabilität und einer schmerzbedingten Schonhaltung vermindert. Ein effektiver Hustenstoß ist nicht möglich. Dadurch kommt es zur Sekretverhaltung in den Atemwegen. Die postoperative Komplikationsrate bei Patienten mit verminderter VK und erniedrigter MMEF steigt auf 70-90% an. Die Mortalität kann bei diesen Patienten 20-38% erreichen.

Oberbauchoperationen. Nach Oberbauchoperationen fällt die VK auf ein Viertel des präoperativen Werts ab. Die FRK wird ebenfalls vermindert, wobei die tiefsten Werte bis zum 4. postoperativen Tag gemessen werden. Besondere Beachtung verdient die Abnahme des inspiratorischen Reservevolumens (IRV) um 60% und des Residualvolumens (RV) um 13%. Dadurch entstehen Atelektasen, ein Abfall der Compliance (C) und ein Anstieg der Atemarbeit. In der Blutgasanalyse ist eine Abnahme der arteriellen Sauerstoffspannung zu beobachten, die bis zum 7. postoperativen Tag anhält.

Unterbauchoperationen und periphere Eingriffe. Bei Unterbauchoperationen ist mit den gleichen Veränderungen, jedoch in geringerem Ausmaß, zu rechnen. Die VK ist nur um die Hälfte verringert. Operationen außerhalb des Thorax und des Abdomens haben einen noch geringeren Einfluß auf die VK. Diese vergleichsweise harmlosen Auswirkungen auf die Lunge können jedoch bei Patienten mit bereits präoperativ verminderter VK bedeutsam werden. Unabhängig von der Operation kommt es in Rückenlage aufgrund der proximalen Zwerchfellverdrängung stets zu einer Abnahme der VK und der FRK.

10.2.1.3 Operationsvorbereitung

Neben einer dem Krankheitszustand entsprechenden Prämedikation sind geeignete prophylaktische Maßnahmen zur Verhinderung postoperativer Lungenkomplikationen von erheblicher Bedeutung für den ungestörten postoperativen Verlauf bei Patienten mit bronchopulmonalen Nebenerkrankungen.

Prämedikation. Bei Patienten mit bronchopulmonalen Nebenerkrankungen müssen alle Medikamente vermieden werden, die zur Einschränkung der Ventilation führen können (insbes. Hypnotika, Opioide). Geeignet sind Sedativa, wie Diazepam (Valium 0,2 mg/kg KG) oder Promethazin (Atosil 0,5 mg/kg KG). Die Gabe von Anticholinergika sollte wegen der Sekreteindickung und der Gefahr der Sekretstagnation restriktiv gehandhabt werden oder ganz entfallen. Glycopyrrulat (Robinul) hat einen stärkeren sekretionshemmenden Effekt als Hyoscyamin (Atropin) oder Hyoscin (Scopolamin).

Prophylaktische Maßnahmen. Das Rauchen sollte so frühzeitig wie möglich vor dem operativen Eingriff eingestellt werden, da es die Ziliarfunktion schädigt, die Funktion der alveolären Makrophagen hemmt, die Produktion von Schleim in den bronchialen Drüsen steigert und die Sauerstofftransportkapazität des Blutes reduziert.

Ein wesentlicher Bestandteil der optimalen Operationsvorbereitung ist der möglichst frühzeitige Beginn einer präoperativen Atemtherapie.

Sämtliche Patienten mit bevorstehenden Thorax- und Oberbaucheingriffen sowie solche mit vorbestehenden bronchopulmonalen Nebenerkrankungen sollten deshalb einer Atemtherapie unterzogen werden, die folgende Maßnahmen umfaßt:

1. Eutonietraining (Ökonomisierung von Atemrhythmus und Atemtiefe),
2. Hustentraining (Reinigung des Bronchialtrakts),
3. Inspirationstraining (Besserung der Lungenfunktionsparameter durch maximale Inspiration und Atemanhalten für 3-5 s),
4. Beatmungsinhalation mit IPPB (volumenorientierte Anwendung zur Erhöhung des AV um ca. 25% und Ausdehnung von Mikroatelektasen, Erweiterung und Reinigung der Atemwege durch β-Sympathikomimetika und Sekretolytika im Ultraschallzerstäuber).
5. Sputumuntersuchung auf Erreger und Antibiogramm.

10.2.2 Auswahl des Anästhesieverfahrens

Jeder operative Eingriff verursacht eine mehr oder minder ausgeprägte Einschränkung der Lungenfunktion. Allein die Lagerung des Patienten auf dem Operationstisch in Rückenlage führt zur Herabsetzung der FRK, die weitgehend durch Zwerchfellhochstand und Bildung von Mikroatelektasen erklärt werden kann. Darüber hinaus kommt es zur Änderung des Gasaustausches, weil die pulmonale Durchblutung in den abhängigen Lungenpartien ansteigt, während die Ventilation in den oberen Lungenabschnitten erhöht ist (Abb. 10.6). Anästhesie und Muskelrelaxation führen zur Abnahme der Compliance (C), vornehmlich der Compliance der Thoraxwand. Anästhetika, Sedativa und Analgetika beeinflussen die Atemregu-

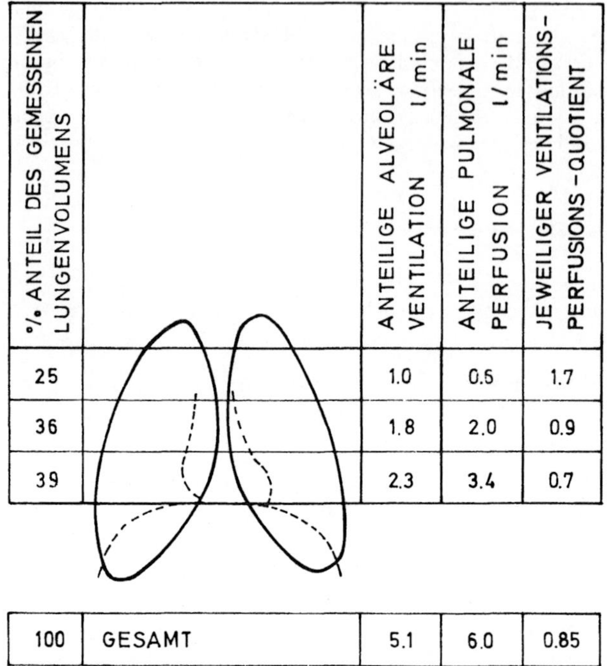

% ANTEIL DES GEMESSENEN LUNGENVOLUMENS		ANTEILIGE ALVEOLÄRE VENTILATION l/min	ANTEILIGE PULMONALE PERFUSION l/min	JEWEILIGER VENTILATIONS-PERFUSIONS-QUOTIENT
25		1.0	0.6	1.7
36		1.8	2.0	0.9
39		2.3	3.4	0.7
100	GESAMT	5.1	6.0	0.85

Abb. 10.6. Anteilige alveoläre Ventilation und pulmonale Perfusion sowie jeweiliger Ventilations/Perfusionsquotient in den verschiedenen Lungenabschnitten

lation, indem sie die ventilatorische Antwort auf Hypoxie, pCO_2 und H^+-Ionen herabsetzen. Die endotracheale Intubation kann einen reflexbedingten Bronchospasmus auslösen, so daß sie bei diesen Patienten nur in tiefer Narkose oder unter dem Schutz eines Lokalanästhesiesprays (Lidocain 4%) erfolgen sollte. Bei Patienten mit Lungenemphysem oder Lungenzysten ist die Beatmung mit entsprechender Vorsicht durchzuführen (Spannungspneumothoraxgefahr). Eine Beatmung mit PEEP ist bei der ohnehin erhöhten FRK nicht indiziert, allenfalls kann eine längere Exspirationsphase eingestellt werden. Die Anwendung der kontrollierten Hypotension sollte bei Patienten mit eingeschränkter Lungenfunktion nicht erfolgen (Zunahme des physiologischen Totraums). Frühzeitiger Beginn einer postoperativen Atemgymnastik und Beatmungsinhalation müssen als wesentliche Voraussetzungen des Operationserfolgs angesehen werden.

10.2.2.1 Intravenöse Narkotika

Barbitursäurepräparate sollten bei Patienten mit obstruktiven Lungenerkrankungen nach Möglichkeit nicht verwendet werden, da sie Histamin freisetzen und parasympathomimetisch wirken. Gegen Etomidate bestehen bisher keine Einwände. Ketamin ist für Patienten mit obstruktiven Lungenerkrankungen geeignet, wenn sich sein Einsatz nicht infolge kardiovaskulärer Nebenerkrankungen (z. B. Myokardinsuffizienz, Hypertonie) verbietet. Die Substanzen aus der Reihe der Opioide sollten wegen ihres langanhaltenden atemdepressiven Effekts weitgehend vermieden werden.

10.2.2.2 Inhalationsnarkotika

Inhalationsnarkotika sind bei Patienten mit bronchopulmonalen Erkrankungen besonders geeignet. Dies trifft v.a. auf Halothan bei obstruktiven Erkrankungen zu, da Halothan die β_2-Rezeptoren stimuliert. Bei Verwendung von Lachgas sind die besonderen physikalischen Eigenschaften der Substanz zu berücksichtigen. Die Applikation von Lachgas bei Lungenzysten und Pneumothorax ist deshalb zu überdenken.

10.2.2.3 Muskelrelaxanzien

Obwohl Succinylcholin infolge seiner Histaminliberation eine Bronchokonstriktion begünstigen kann, ist seine Verwendung bei Patienten mit obstruktiven Ventilationsstörungen nicht als kontraindiziert zu bezeichnen. Pancuronium scheint für den Patienten mit Asthma bronchiale jedoch besser geeignet. Die Antagonisierung der kompetitiven Blockade sollte nach Möglichkeit vermieden werden, da ChEI auch unter Atropinschutz eine Bronchokonstriktion auslösen können.

10.2.2.4 Regionalanästhesie

Wenn immer möglich, sollten operative Eingriffe bei Patienten mit Erkrankungen der Atemwege und der Lungen in Regionalanästhesie durchgeführt werden. Auch wenn für die Entwicklung postoperativer bronchopulmonaler Komplikationen die Dauer und die Lokalisation der Operation von entscheidender Bedeutung sind, ist die Komplikationshäufigkeit unter Regionalanästhesie außerordentlich gering. Dies gilt insbesondere für die peripheren Regionalanästhesieverfahren. Bei rückenmarksnahen Regionalanästhesien und Plexusblockaden müssen hingegen die möglichen Komplikationen mit ihren Auswirkungen auf die Atmung (z.B. Lähmung der Interkostalmuskulatur, Pneumothorax) entsprechend berücksichtigt werden.

10.2.3 Spezielle bronchopulmonale Erkrankungen

Im folgenden soll v.a. zur Problematik der Anästhesie bei obstruktiven und restriktiven Ventilationsstörungen näher eingegangen werden.

10.2.3.1 Obstruktive Ventilationsstörungen

Bei obstruktiven Ventilationsstörungen ist das intrathorakale Gasvolumen erhöht. Infolge erhöhten Atemwegswiderstands ist die exspiratorische Flußrate vermindert. Die FEV_1 ist herabgesetzt; jedoch sollte die Messung stets nach einem Bronchospasmolysetest wiederholt werden. Die FRK ist bei diesem Krankheitsbild erhöht. In der Regel besteht Dyspnoe, da die Atemarbeit gesteigert werden muß. Typische Krankheitsbilder der obstruktiven Ventilationsstörungen sind das Asthma bronchiale und das Lungenemphysem.

Asthma bronchiale. Beim Asthma bronchiale handelt es sich um eine diffuse und gewöhnlich reversible Verengung der Atemwege auf dem Boden eines hyperreagiblen Bronchialsystems. Die Atemwegsobstruktion ist in der Regel Folge eines erhöhten Bronchialmuskeltonus, einer Okklusion der Atemwegslichtung durch viskösen Schleim und/oder einer entzündlichen Schwellung der Bronchialschleimhaut. Alle diese Veränderungen beruhen auf der Freisetzung vasoaktiver Substanzen (Histamin) aus Mastzellen, deren Oberfläche durch eine Antigen-Antikörper-Reaktion mit Immunglobulin E gestört wird. Darüber hinaus können Temperaturänderungen (kalte Luft), Medikamente (z. B. Salizylsäure, Lokalanästhetika), Fremdkörper (z. B. Mehl, Plastik, Metall) infolge direktem Kontakt mit dem Bronchialtrakt zu diesem Krankheitsbild führen. Klinisch läßt sich Asthma in zwei Gruppen (allergisch: hyperergisch, und idiosynkratisch) einteilen. Die Atemwegsobstruktion wird durch das parasympathische NS gefördert. Männer sind häufiger betroffen als Frauen. Als allgemeiner Befund während Asthmaanfällen findet sich eine Hypoxämie. Therapeutisch kommen β-adrenerge Agonisten, Aminophyllin, Kortikosteroide, Anticholinergika und Cromoglycin zur Anwendung. Aminophyllin (7 mg/kg KG initial, dann Infusion mit 0,9 mg/kg KG/h über 15 min) gilt als Therapie der Wahl.

β-Stimulatoren. β-Stimulatoren fördern die Wirkung von Adenylatcyclase, das ATP in AMP umwandelt. AMP reduziert den Tonus der glatten Muskulatur. Adrenalin und Isoprenalin (Aludrin 0,003 mg i. v.) sind zwar gute β-Stimulatoren, ihr β_1-Anteil kann jedoch zu Arrhythmien führen, so daß β_2-Stimulatoren [z. B. Salbutomol: Sultanol-Dosier-Aerosol oder Terbutalin (Bricanyl 0,07 mg/kg KG s. c.)] besser geeignet sind.

Aminophyllin. Aminophylline erzeugen Bronchodilatation durch Hemmung der Phosphodiesterase. Dieses Enzym inaktiviert AMP. Aminophyllin (5–7 mg/kg KG i. v.) gilt als Standardtherapeutikum beim Bronchospasmus.

Kortikosteroide. Kortikosteroide werden wegen ihres antiinflammatorischen und membranstabilisierenden Effekts eingesetzt. Außerdem soll eine Potenzierung von β-adrenergen Pharmaka erfolgen. Da viele Patienten mit schweren obstruktiven Lungenerkrankungen unter Dauermedikation von Kortikosteroiden stehen, wird zumindest bei größeren operativen Eingriffen die Notwendigkeit einer intravenösen Substitutionstherapie (z. B. Hydrokortison 5 mg/kg KG) bestehen.

Anticholinergika. Hyoscyamin (Atropin) und Glykopyrrulat (Robinul) können den Atemwegswiderstand bei gesunden Patienten reduzieren. Die Anwendung wird eingeschränkt durch die Hemmung der Sekretolyse und die kardialen Effekte der Substanz.

Cromoglycinsäure. Als Antagonist der „slow-reacting-substances of anaphylaxis" (SRS-A) besitzt Cromoglycinsäure (Intal-Aerosol) membranstabilisierende Eigenschaften, wodurch die Freisetzung vasoaktiver Substanzen aus den Mastzellen reduziert werden kann.

Für die Durchführung einer Anästhesie bei Patienten mit Asthma bronchiale sind neben der Auswahl geeigneter Anästhesieverfahren sorgfältige präoperative Untersuchungen, entsprechende Vorbereitungsmaßnahmen und eine wirksame Prämedikation von Bedeutung.

Präoperative Untersuchung. Neben einer sorgfältigen klinischen Untersuchung und der Durchführung von Lungenfunktionsuntersuchungen vor und nach Bronchospasmolysetest, sind Blutgasanalysen und die Bestimmung der Eosinophilen im Blut wertvoll. So zeigt eine Zahl von $<50/mm^3$ Eosinophilen, daß keine akute Exazerbation droht.

Präoperative Maßnahmen. Bronchodilatatortherapie, Physiotherapie und Antibiotikagabe bilden die wesentlichsten Vorbehandlungsmaßnahmen. In der Prämedikation sollten atemdepressive Medikamente vermieden werden. Wegen ihrer Wirkung auf die Viskosität des Bronchialschleims sollte die Verwendung von Anticholinergika sorgfältig abgewogen werden. Ansonsten besteht bisher kein Anhalt dafür, daß die in der Prämedikation verwendeten Substanzen einen spezifischen Einfluß auf das Asthma bronchiale ausüben.

Anästhesieverfahren. Das Anästhesieverfahren der Wahl ist eine Regionalanästhesiemethode. Wenn dies nicht möglich ist, sollte eine Inhalationsnarkose durchgeführt werden. Bei Anwendung von Halothan müssen die β-stimulierenden Effekte der Bronchodilatatoren berücksichtigt werden

(Arrhythmiegefahr); Enfluran und Isofluran erscheinen deshalb vorteilhafter. Für die Einleitung der Narkose besitzen Ketamine oder Methohexital gegenüber dem Thiopental Vorteile, da Methohexital ein Oxybarbiturat ohne Schwefelkomponente ist. Die endotracheale Intubation sollte unter guter Analgesie erfolgen (Lidocainspray oder Lidocain 1-2 mg/kg KG i.v.). Zur Muskelrelaxierung wird am zweckmäßigsten Succinylcholin und Pancuronium verwendet; d-Tubocurarin sollte nicht verwendet werden. Bei der mechanischen Ventilation ist eine lange Exspirationszeit zu wählen, PEEP ist nicht indiziert. Die Extubation sollte zu einem Zeitpunkt erfolgen, an dem der Patient noch schläft.

Lungenemphysem. Das Lungenemphysem ist gekennzeichnet durch eine irreversible Erweiterung der Alveolen und kleinen Atemwege, verursacht durch eine Zerstörung dieser Lungenstrukturen. Daraus resultiert ein Kollaps der Alveolen während der Exspiration.

Präoperative Untersuchung. Neben der klinischen Untersuchung sollten Lungenfunktion (FEV_1), Blutgasanalysen und Messungen des PAP durchgeführt werden. Das Risiko postoperativer Lungenkomplikationen ist hoch, wenn FEV_1 <50%, p_aCO_2 >50 mm Hg und PAP >20 mm Hg betragen.

Präoperative Maßnahmen. Zu den Vorbereitungsmaßnahmen gehören Rauchverbot, Physiotherapie und Atemtherapie mit dem Respirator. Die Prämedikation orientiert sich am Vorgehen beim Asthma bronchiale.

Anästhesieverfahren. Regionalanästhesieverfahren sind generell zu bevorzugen; rückenmarksnahe Verfahren jedoch nicht höher als Th_6. Allgemeinanästhesien sollten mit Inhalationsnarkotika unter Kombination mit N_2O und einer erhöhten Sauerstoffzumischung (F_IO_2:0,5) durchgeführt werden. Bei der künstlichen Ventilation sind große Atemzugvolumina (10-15 ml/kg KG) und langsame inspiratorische Flußraten zur Minderung von Turbulenzen vorteilhaft; eine langsame Beatmungsfrequenz (6-10/min) erweist sich auch als günstig, um den venösen Rückfluß zu fördern.

In der postoperativen Phase ist die Indikation zur Respiratortherapie großzügig zu stellen.

Therapie des Bronchospasmus s. 5.9.2.2

10.2.3.2 Restriktive Ventilationsstörungen

Durch Abnahme der Elastizität der Lunge kommt es zur Abnahme der Lungencompliance, die eine deutliche Verminderung der VK (normal 70 ml/kg KG) zur Folge hat. Die Atemarbeit steigt an. In der Regel kommt es zum Anstieg des Lungengefäßwiderstands und u.U. zum Rechtsherzversagen. Häufig treten wegen der reduzierten Hustenfunktion Infektionen auf. Man unterscheidet akute und chronische restriktive Ventilationsstörungen.

Akute restriktive Ventilationsstörungen. In diese Gruppe von Erkrankungen gehören das ARDS (adult respiratory distress syndrome), die Aspirationspneumonie (s. 5.9.2.5), die verschiedenen Formen des Lungenödems und der Pleuraerguß.

Chronische restriktive Ventilationsstörungen. Zu dieser Gruppe von Erkrankungen gehören Pneumonitis, Sarkoidose, Fibrose sowie Erkrankungen der Pleura, des Skeletts (Kyphoskoliose), des Zwerchfells (Adipositas) und Zustände nach Lungenresektion, Pneumonektomie oder Thorakoplastik.

Präoperative Untersuchung. Neben der klinischen Untersuchung sollten zumindest bei Vorhandensein von Dyspnoe die Lungenfunktionsuntersuchung und die Blutgasanalyse durchgeführt werden. Spirographisch findet sich in der Regel eine Verminderung der FRK mit einem reduzierten FEV_1 (Grenzwert 70%). Die Reduktion des FEV_1 auf <1 l mit einer Globalinsuffizienz (p_aCO_2 >50 mm Hg, p_aO_2 <60 mm Hg) sollte als absolute Kontraindikation für elektive operative Eingriffe gelten. Ein hohes perioperatives Risiko ist zu erwarten, wenn die VK <15 ml/kg KG beträgt.

Präoperative Maßnahmen. Zu den wichtigsten Vorbereitungsmaßnahmen zählen Rauchverbot, Physiotherapie, Atemtherapie mit dem Respirator, Beseitigung kardialer Störungen und Antibiotikaprophylaxe. Die Prämedikation unterliegt den gleichen Prinzipien wie bei anderen bronchopulmonalen Erkrankungen.

Anästhesieverfahren. Auch bei diesem Krankheitsbild sind Regionalanästhesieverfahren zu bevorzugen; jedoch sollten sie nicht oberhalb Th_{10} erfolgen. Allgemeinanästhesien sollten bevorzugt mit Inhalationsnarkotika und unter künstlicher Ventilation erfolgen. Auch postoperativ ist eine großzügige Anwendung der Respiratortherapie angezeigt. Die Extubation sollte erst erfolgen, wenn der Patient > 2 h über den Tubus spontan und ohne Verschlechterung der Blutgase geatmet hat. Außerdem sollten keine Störungen des ZNS und der Herzfunktion eingetreten sein. Bei einem F_IO_2 von 0,5 sollten $p_aO_2 > 60$ mm Hg und $p_aCO_2 < 50$ mm Hg betragen. Der endexspiratorische Druck sollte < 5 cm H_2O, die AF < 30/min und die VK > 15 ml/kg KG erreichen.

10.2.4 Postoperative Prophylaxe bronchopulmonaler Komplikationen

Nach jedem operativen Eingriff sind postoperative Lungenveränderungen zu erwarten. Ihr Ausmaß hängt von der Schwere der vorbestehenden bronchopulmonalen Erkrankung und der Lokalisation des operativen Eingriffs ab. Bei throaxchirurgischen Eingriffen kommt es auch darauf an, wieviel funktionstüchtiges Gewebe noch zur Verfügung steht oder ob durch die Operation die Ursache der präoperativen Lungenfunktionsstörung beseitigt werden konnte.

Postoperative Lungenveränderungen gehen einher mit Verminderungen der Lungenvolumina (ERV, FRK, VK), Abnahme des Atemzugvolumens (AV), Anstieg der Atemfrequenz (AF), Abnahme der Compliance (C), Abnahme des Ventilations-/Perfusionsverhältnisses ($\dot{V}_A/\dot{Q}$), Erhöhung des intrapulmonalen Rechts-Links-Shunts ($\dot{Q}_s/\dot{Q}_T$) und einer Herabsetzung der pulmonalen Abwehrmechanismen. Besonders gefürchtet ist die Ausbildung von Atelektasen. Atelektasen entstehen v.a. durch einen Abfall des exspiratorischen Reservevolumens (ERV), weil unter diesen Bedingungen das „closing volume" (Lungenvolumen, bei dem kleine Atemwege kollabieren) über dem ERV liegt, so daß die kleinen Atemwege verschlossen werden.

In der postoperativen Phase sind deshalb Lagewechsel und Beatmungsinhalation durchzuführen, um dieser Entwicklung Einhalt zu gebieten. Analgetika sind nur in dem Umfang erlaubt, wie sie den Lagewechsel bei der Atemtherapie ermöglichen. Nervenblockaden sind aus theoretischer Sicht empfehlenswert; es ist jedoch noch nicht bewiesen, ob dadurch postoperative Komplikationen wirklich reduziert werden. Bei dieser Methode sollen epidural applizierte Analgetika wirksamer sein als Lokalanästhetika. Über den Wert der Thoraxphysiotherapie zur Prophylaxe bronchopulmonaler Komplikationen besteht heute kein Zweifel mehr.

10.3 Nierenerkrankungen

Obwohl die Nieren nur 0,5% des Körpergewichts beanspruchen, werden sie mit etwa 1200 ml Blut/min (25% des HZV) durchblutet. Daraus wird deutlich, daß die Nierenfunktion ganz entscheidend von einer ausreichenden Nierendurchblutung abhängt. Für die Durchführung einer Anästhesie ist die Nierenfunktion insofern von Bedeutung, als die Ausscheidung vieler im Verlauf einer Anästhesie verwendeten Medikamente auf renalem Wege erfolgt. Außerdem ist die Niere entscheidend an der Regulation des Wasser-, Elektrolyt- und Säure-Basen-Haushalts beteiligt, so

Tabelle 10.4. Reduzierung der Nierendurchblutung (% des Ausgangswerts) durch gebräuchliche Narkotika und Anästhesieverfahren

Narkotikum/Anästhesieverfahren	Reduzierung der Nierendurchblutung (% des Ausgangswerts)
Halothan	38
Isofluran	49
Thalamonal	13
Thiopental/ N_2O/O_2/Opioide, Relaxanzien	31
Spinalanästhesie	18

daß Kenntnisse über den Zustand der Nierenfunktion für die Auswahl des Anästhesieverfahrens und dessen störungsfreier Durchführung von erheblicher Bedeutung sind. Jede Anästhesie - auch die Regionalanästhesie - reduziert die Nierendurchblutung (Tabelle 10.4) und nimmt damit Einfluß auf die Nierenfunktion.

10.3.1 Nierenfunktion und Anästhesie

Die Funktionseinheit der Niere ist das Nephron. Jede Niere enthält ungefähr 1,2 Mio. Nephrone. Diese Zahl nimmt nach der Geburt nicht mehr zu. Die zwei Bestandteile des Nephrons sind Glomerulus und Tubulus. Im Tubulus werden etwa 80% des im Glomerulumfiltrat enthaltenen Na^+, Cl^+ und H_2O rückresorbiert, wobei Na^+ gegen einen Konzentrationsgradienten unter Energieaufwand und Cl^+ sowie H_2O druckpassiv absorbiert werden. Auch Glukose wird aktiv reabsorbiert, aber nur bis zu einer Schwelle von 180 mg/100 ml. Der größte Teil des gefilterten K^+ wird ebenfalls resorbiert. Der hydrostatische Druck in den glomerulären Kapillaren beträgt etwa 50 mm Hg. Die glomerulären Kapillaren filtern ungefähr 125 ml/min oder etwa 200 l/Tag. ⅔ der renalen Durchblutung erfolgt in der Rinde; die Nierendurchblutung bleibt bei Druckwerten zwischen 60-160 mm Hg konstant (Autoregulation). Klinische Symptome eines Nierenversagens treten erst bei einer Funktionseinschränkung von >80% der Nephrone in Erscheinung.

Neben seiner Funktion als Zielorgan für verschiedene Hormone wirkt die Niere als Bildungsstätte regulatorischer Substanzen, z. B. Renin, Prostaglandin und Erythropoetin. Renin wirkt auf das Angiotensin des Plasmas und bildet Angiotensin I bzw. Angiotensin II, das sehr stark blutdrucksteigernd wirkt. Prostaglandine besitzen vorwiegend direkt gefäßerweiternde und dadurch blutdrucksenkende (PGE_2, PGI_2), in geringem Anteil auch vasokonstriktorische (PGF_2) Eigenschaften. Erythropoetin regt die Erythrozytenproduktion an. Insbesondere bei Hypoxie und Anämie produzieren die Nieren eine große Menge von Erythropoetin. Narkotika können die Nierenfunktion durch ihre Einwirkungen auf die systemische Zirkulation, das sympathische Nervensystem und die endokrine Funktion beeinflussen; in einem geringen Ausmaß können sie einen nephrotoxischen Effekt ausüben.

10.3.1.1 Einfluß der systemischen Zirkulation

Die Nierenfunktion kann durch Abnahme des Nierenperfusionsdrucks und/oder durch Anstieg des renalen Gefäßwiderstands verändert werden. In jedem Fall kommt es zu einem Abfall der Nierendurchblutung, der glomerulären Filtrationsrate und der Harnausscheidung. Inhalationsnarkotika und intravenöse Narkotika verursachen diese Störungen v.a. durch eine Minderung des HZV und des arteriellen Blutdrucks. Die Veränderungen werden jedoch durch eine gute präoperative Hydratation abgeschwächt. Die Autoregulation erfährt durch Narkotika keine wesentlichen Veränderungen.

10.3.1.2 Einfluß des sympathischen Nervensystems

Das Nierengefäßsystem ist stark vom sympathischen Nervensystem innerviert; Sympathikusreizung steigert somit den renalen Gefäßwiderstand. Ketamin kann zum Anstieg des Nierengefäßwiderstands führen, obwohl HZV und arterieller Mitteldruck ansteigen. Rückenmarksnahe Anästhesieverfahren, die mit einer Blockade des N. sympathicus einhergehen, können die Nierendurchblutung infolge Abnahme des Nierengefäßwiderstands verändern.

10.3.1.3 Einfluß der endokrinen Funktion

Narkotika, Schmerz, Azidose oder PEEP fördern die Freisetzung von ADH; Renin steigt unter der Narkose an, wenn ein Natriummangel besteht.

10.3.1.4 Nephrotoxische Wirkung

Eine direkte nephrotoxische Wirkung ist von den Fluoriden zu erwarten, die durch Biotransformation halogenierter Inhalationsnarkotika entstehen. Die Nephrotoxizität der Fluoride hängt von der Dauer ihrer Einwirkung auf den renalen Tubulus und ihre absolute Konzentration im Serum ab. Während Methoxyfluran eine dosisabhängige Fluoridbildung besitzt, ist bei Enfluran dieses Problem noch in der Diskussion.

10.3.1.5 Renale Ausscheidung von Medikamenten

Die renale Ausscheidung eines Stoffs aus dem Organismus kann nur in wasserlöslicher Form bei einem hohen Ionisationsgrad erfolgen. Nahezu unverändert werden deshalb z. B. Atropin, Procainamid, ndMR, Digoxin und Aminoglykosidantibiotika ausgeschieden. Lipoidlösliche, schwach ionisierte Substanzen (z. B. Barbitursäurepräparate, Opioide, Phenothiazine, Butyrophenone, Benzodiazepine, Ketamin und Lokalanästhetika) werden zunächst in der Niere passiv rückresorbiert und erst dann mit dem Harn ausgeschieden, wenn sie zuvor in der Leber in eine wasserlösliche Form umgewandelt worden sind. Die Ausscheidung und der Wirkmechanismus von Pharmaka im menschlichen Organismus kann dabei stark von Störungen des Wasser-, Elektrolyt- und Säure-Basen-Haushalts (s. 10.3.3.1. ff.) beeinflußt werden.

10.3.2 Präoperative Beurteilung der Nierenfunktion

Hinweise auf Art und Schwere einer Nierenerkrankung sind durch Anamnese, klinische Untersuchung und spezielle Nierenfunktionsprüfungen zu erhalten.

10.3.2.1 Klinische Untersuchungsbefunde

Charakteristisch beim chronisch nierenkranken Patienten sind v.a. Blässe und Hautveränderungen. Die Beeinträchtigung der Filtrationsleistung der Niere führt häufig zu einer Hypertonie, wobei deren Schweregrad von der Aktivität des Renin-Angiotensin-Systems sowie vom extrazellulären Volumen abhängt. Darüber hinaus finden sich in Abhängigkeit von der Schwere der Erkrankung Störungen der Blutgerinnung sowie des Elektrolyt-, Wasser- und Säure-Basen-Haushalts (s. 10.3.3.1), die sehr eng mit Störungen der neuromuskulären Erregung, des Herzrhythmus, der Kontraktilität des Herzens, des intermediären Stoffwechsels und der Hormonsekretion korrelieren. Im fortgeschrittenen Stadium einer Nierenerkrankung kann es zu zentralnervösen Störungen kommen.

10.3.2.2 Nierenfunktionsprüfungen

Zum routinemäßigen Screening von Patienten mit chronischen Nierenerkrankungen oder Niereninsuffizienz gehört die Durchführung von Nierenfunktionsprüfungen. Diese können die Glomerulus- und die Tubulusfunktion beurteilen. Während die Glomerulusfunktion weitgehend durch die Serumkonzentration von Harnstoff und Kreatinin sowie durch die Kreatininclearance bestimmt wird, ist die Tubulusfunktion vorwiegend vom spezifischen Gewicht, der Osmolarität und der Natriumkonzentration des Harns abhängig. Darüber hinaus bilden Bestimmungen der Elektrolyte (insbesondere Na^+, K^+, Ca^{++}) und des Säure-Basen-Haushalts wertvolle Informationen für die Beurteilung einer Nierenfunktionsstörung und des Volumenhaushalts.

Blutharnstoff. Die Harnstoffkonzentration des Blutes (normal 10-20 mg/100 ml) ist kein sensibler Test der Glomerulusfunktion, weil sie durch hohe Produktionsraten bei eiweißreicher Kost, gastrointestinale Blutungen und erhöhte Katabolie bei Fieber beeinflußt wird. Dennoch spiegeln Harnstoffwerte des Blutes von >50 mg/100 ml immer eine reduzierte glomeruläre Filtrationsrate wider.

Serumkreatinin. Die Kreatininkonzentration im Serum (normal: 0,7-1,2 mg/100 ml) ist ein spezifischer Indikator der Glomerulusfunktion. Im Gegensatz zum Blutharnstoff wird das Serumkreatinin weder durch die Nahrungszufuhr noch durch den Proteinmetabolismus beeinflußt. Die Produktion von Kreatinin ist konstant, wenn die Muskelmasse unverändert bleibt. Eine fälschliche Erhöhung des Serumkreatinins durch Ketonkörper (z.B. Hunger-, Schwangerschaftsketonämie, entgleister Diabetes mellitus) kommt im klinischen Bereich häufig vor. Nach Verabreichung von Antibiotika der Cephalosporinreihe kann es zu Fehlbestimmungen des Kreatinins kommen. Im allgemeinen bedeutet ein Anstieg des Serumkreatinins um $>50\%$ einen ähnlichen Abfall der Glomerulusfunktion. Allerdings sind Veränderungen des Serumkreatinins erst 24-72 h nach der Nierenfunktionsstörung nachweisbar.

Kreatininclearance. Der wertvollste Parameter der Nierenfunktion liegt in der Kreatininclearance (normal 110-150 ml/min) vor. Die Kreatinin-Clearance wird wie folgt berechnet: $\frac{U}{P} \times V$, wobei U = Kreatininkonzentration im Urin (mg/100 ml), P = Kreatininkonzentration im Plasma (mg/100 ml) und V = Herzvolumen (ml/min) bedeuten. Leichte Nierenfunktionsstörungen sind bei einem Abfall auf < 50-80 ml/min, mittlere Nierenfunktionsstörungen bei < 25 ml/min anzunehmen. Unter diesen Bedingungen müssen Pharmaka (z. B. ndMR) reduziert werden; die Wasser- bzw. Elektrolytsubstitution muß sorgfältig überwacht werden. Eine Kreatininclearance von < 10 ml/min entspricht einer anephrischen Situation. Die Bestimmung der Kreatininclearance im 24-Stunden-Urin ist im Vergleich zur 2-Stunden-Kreatininclearance eine genauere Meßmethode. Die Normalwerte liegen bei Frauen zwischen 85 und 125 ml/min und bei Männern zwischen 95 und 140 ml/min. Die Kreatininclearance nimmt mit steigendem Lebensalter ab und beträgt im 70. Lebensjahr etwa 70 ml/min.

Spezifisches Gewicht des Harns. In Abwesenheit einer diuretischen Therapie oder Glykosurie spricht ein spezifisches Gewicht des Harns (normal 1003-1030) nach einem Übernachtfasten von > 1018 für eine gute Wasserreabsorption.

Harnosmolarität. Nach einem standardisierten Wasserentzug sollte die Harnosmolarität (normal 38-1400 mosmol/l) mindestens 300 mosmol/l über die Osmolarität des Plasmas ansteigen. Wenn die Konzentration nach Gabe von Vasopressin ansteigt, besteht ein Diabetes insipidus; ansonsten muß ein tubulärer Schaden angenommen werden. Tubuläre Schäden können entstehen durch Fluoride, Lithium, Osmodiuretika, Hyperkalzämie und Hypokaliämie.

Natriumausscheidung im Harn. Die Abnahme der Fähigkeit, Natrium zu konservieren, ist ein deutlicher Hinweis auf einen Tubulusschaden. Natriumverluste von > 40 mmol/l zeigen eine herabgesetzte Tubulusfunktion an.

10.3.3 Operationsvorbereitung

Neben der Prämedikation und der Auswahl des in der vorliegenden Situation geeignetsten Anästhesieverfahrens gewinnt die Normalisierung von Störungen des Wasser-, Elektrolyt- und Säure-Basen-Haushalts eine besondere Bedeutung bei der Vorbereitung nierenkranker Patienten auf Anästhesie und Operation.

10.3.3.1 Störungen des Wasserhaushalts

Veränderungen des Wassergehalts im Organismus sind Ursachen vieler Störungen von Organfunktionen, insbesondere des ZNS, des Herzens und der neuromuskulären Übertragung. Die Behandlung dieser Störungen erfordert Grundlagenkenntnisse über die Verteilung von Wasser und Elektrolyten und deren Regulation im Organismus.

Verteilung des Körperwassers. Der menschliche Organismus besteht bei erwachsenen Männern zu 60%, bei Frauen wegen des größeren Fettgehalts zu 50% aus Wasser. Das Gesamtkörperwasser ist in verschiedene Räume aufgeteilt, die untereinander in ständigem Austausch stehen. Man unterscheidet den Intrazellulärraum, in dem sich zwei Drittel des Körperwassers befinden und den Extrazellulärraum, der ein Drittel des Gesamtflüssigkeitsvolumens enthält. Das extrazelluläre Körperwasser läßt sich weiter unterteilen in interstitielles, intravasales und transzelluläres Flüssigkeitsvolumen. Jeder Wasserverlust löst die Freisetzung von ADH und Renin aus. Beide Hormone greifen am Tubulus an und bewirken eine Wasserretention. Außerdem findet ein ständiger Austausch zwischen intravaskulärer und interstitieller Flüssigkeit über die Kapillarmembran statt. Regelmechanismen dieser Bewegungen sind v. a. der osmotische Druck, der hydrostatische Druck und der onkotische Druck.

Osmotischer Druck. Unter dem osmotischen Druck versteht man den Druck, der nötig ist, um die Bewegung von Wasser in einen anderen Flüssigkeitsraum zu verhindern. Die Höhe des osmotischen Drucks einer Lösung hängt von der Zahl der Ionen (Osmole) ab, die in der Lösung enthalten sind. Die Osmolalität beschreibt die Konzentration von Ionen, die in 1 l Wasser enthalten sind. Die Serumosmolarität kann klinisch durch Verdopplung der Natriumkonzentration des Serums bestimmt werden:

$$\text{Serumosmolalität} = 2 \cdot (\text{Serumnatriumkonzentration}) + \frac{\text{BUN}}{2{,}8} + \frac{\text{Glukose}}{18}$$

Dabei gilt als normaler Harnstickstoffgehalt (BUN) 5-20 mg/100 ml und als Blutglukose ein Wert von 60-100 mg/100 ml. Unter diesen Bedingungen beträgt die normale Serumosmolalität 285-295 mosmol/l. Niedrige Serumosmolalität (<285 mosmol/l) bedeutet eine hohe Wasserkonzentration; hohe Serumosmolalität (>295 mosmol/l) spricht für niedrige Wasserkonzentration.

Hydrostatischer und onkotischer Druck. Der hydrostatische Druck an der Kapillarmembran beträgt etwa 20 mm Hg. Wenn diesem Druck nicht entgegengewirkt wird, wandert Wasser vom intravaskulären in den interstitiellen Raum. Da Albumin die Kapillarmembran nicht passieren kann, hält der onkotische Druck des Albumins das Wasser im intravaskulären Raum zurück. Dieser Druck beträgt ebenfalls 20 mm Hg.

Vermehrung des Gesamtkörperwassers. Die Zunahme des Gesamtkörperwassers kann Folge einer vermehrten Wasserzufuhr, einer Niereninsuffizienz, Herzinsuffizienz oder Leberzirrhose sein. Sie kann aber auch durch eine gestörte Sekretion von ADH verursacht sein. Das Erkennungszeichen einer Überwässerung ist die Hyponatriämie (Na <135 mmol/l). Neben dem Abfall der Serum-Natrium-Konzentration kommt es auch zu einer Abnahme der Serumosmolalität. Zu einer iatrogenen Wasservermehrung (Wasserintoxikation) kann es im Rahmen der transurethralen Prostataresektion (s. 11.11.3.1) kommen, wenn >20 ml/min Spülflüssigkeit absorbiert werden. Bei einem Abfall der Serum-Natrium-Konzentration auf <120 mmol/l treten die nachstehend beschriebenen Symptome auf:

Mäßige Wasserretention (Na <120 mmol/l) verursacht Schläfrigkeit, Verwirrtheit und andere Störungen des ZNS; schwere Wasserretention (Na <110 mmol/l) geht mit Konvulsion und Koma einher. Als Ursache dieser Störungen ist ein Hirnödem und der gesteigerte ICP anzunehmen.

Therapie. Die Behandlung der Überwässerung erfolgt mit der Zufuhr hypertoner Kochsalzlösung (5% NaCl). 1 ml 5%ige NaCl-Lösung erhöht die Natriumkonzentration von 1 l Körperwasser um 1 mmol/l. Da der totale Wassergehalt des Erwachsenen (70 kg KG) rd. 42 l beträgt, werden 420 ml 5%ige NaCl-Lösung benötigt, um die Serum-Natrium-Konzentration von 130 auf 140 mmol/l anzuheben (1 ml · 10 mmol · 42 l).

Anästhesie. Bei der Anästhesie von Patienten mit Überwässerung ist stets an das Vorliegen renaler, kardialer oder hepatischer Nebenerkrankungen zu denken. Darüber hinaus muß berücksichtigt werden, daß die infolge Hyponatriämie verminderte Reizbarkeit der Zellen sich in einer schlechten Kontraktilität des Myokards und einer erhöhten Empfindlichkeit auf ndMR äußern kann.

Verminderung des Gesamtkörperwassers. Die isolierte Abnahme des Gesamtkörperwassers wird klinisch nur selten beobachtet, meist besteht gleichzeitig ein Elektrolytdefizit. Ursachen des Wasser- und Elektrolytverlustes sind Mangel an ADH (z. B. Diabetes insipidus) oder das Unvermögen der Tubuli, auf ADH zu reagieren. Ältere Patienten, die keine Reaktion auf Durst zeigen, erleiden ebenfalls häufig Wasserdefizite. Auch im Rahmen der Respiratortherapie kann es bei Verwendung unbefeuchteter Atemgase zum Wassermangel kommen. Das Erkennungszeichen des Wasserdefizits ist die Hypernatriämie (Na >145 mmol/l).

Wassermangel ist klinisch zu erkennen an trockenen Schleimhäuten, fehlendem Hautturgor, reduziertem Harnvolumen, vermindertem Venen- und Blutdruck, sowie in schweren Fällen peripherer Zyanose, Müdigkeit und Koma.

Therapie. Wassermangelzustände erfordern die Zufuhr freien Wassers (5%ige Glukoselösung). Generell sollten Patienten mit Nierenerkrankungen, die nicht dialysepflichtig sind, präoperativ mit 10-20 ml/kg KG bilanzierter Salzlösung hydriert werden; die Harnausscheidung sollte zwischen

0,5-1 ml/kg KG/h liegen. Auch intraoperativ sollte diese Lösung (3-5 ml/kg KG/h) infundiert werden. Wenn eine erhöhte ADH-Ausscheidung besteht, sollte Furosemid (0,05 mg/kg KG/min) appliziert werden. Dialyseabhängige Patienten erhalten nur den Wasserbedarf (5%ige Glukose), der dem Verlust durch Perspiratio insensibilis (10 ml/kg KG/Tag) entspricht.

Anästhesie. Wassermangelzustände sollten vor Einleitung einer Anästhesie beseitigt sein, um schwere Blutdruckabfälle auszuschließen. Die Applikation von Narkotika und MR erfordert entsprechende Zurückhaltung, PEEP sollte mit Vorsicht eingesetzt werden.

10.3.3.2 Störungen der Elektrolytverteilung

Im Extrazellulärraum überwiegen bei den Kationen das Natrium, bei den Anionen Chlorid und Bikarbonat. Die Kationen Kalium, Kalzium und Magnesium sowie die Anionen Phosphat, Sulfat und organische Säuren sind nur in geringer Konzentration vorhanden. Das ausschlaggebende Kation der Extrazellulärflüssigkeit, das Natrium, kann durch keine anderen Ionen ersetzt werden. Die durchschnittliche Serumnatriumkonzentration liegt bei 142 mmol/l, der gesamte Natriumgehalt des Erwachsenen beträgt etwa 93 g. Das Anion Chlorid hingegen ist ohne wesentliche Störungen auch durch Bikarbonat, Phosphat oder organische Säuren ersetzbar.

Im Intrazellulärraum überwiegt bei den Kationen das Kalium, auf der Anionenseite nimmt Phosphat die Stelle von Chlorid ein. In geringer Menge kommen als Kationen Magnesium und Natrium sowie als Anionen Bikarbonat, Sulfat und Chlorid vor. Einen beträchtlichen Anteil nehmen unter den Anionen die Proteine ein. Die durchschnittliche Kaliumkonzentration des Serums liegt bei 3,5-5,5 mmol/l, das Gesamtkörperkalium eines Erwachsenen beträgt etwa 50-60 mmol/kg KG, wovon 95% in der intrazellulären Flüssigkeit enthalten sind. Das Verhältnis der intrazellulären Kaliumkonzentration zur extrazellulären beträgt etwa 40:1.

Diese grundlegenden Unterschiede zwischen extrazellulärer und intrazellulärer Flüssigkeit, die v. a. hinsichtlich des Kalium- und Natriumgehalts bestehen, sind bei allen Lebewesen zu finden. Man darf daraus folgern, daß die Aufrechterhaltung dieses Konzentrationsgradienten eine entscheidende Voraussetzung des Lebensprozesses darstellt.

Elektrophysiologie der Zellen. Elektrolyte bauen eine elektrochemische Differenz zwischen der Zellmembran auf. Kalium, als dominierendes intrazelluläres Kation diffundiert im Gegensatz zu den intrazellulären Anionen relativ leicht durch die Zellmembranen. Hingegen diffundiert Natrium, das vorherrschende Kation des Extrazellulärraums, nicht ohne weiteres durch die Zellmembran. Das Ergebnis dieses unterschiedlichen Verhaltens ist ein Ruhemembranpotential, bei dem die elektrische Ladung an der Innenseite der depolarisierbaren Membran von Nierengewebe, Herz und Muskulatur um 90 mV niedriger ist als an der Außenseite. Durch äußere Reize kann die Permeabilität der Zellmembran verändert werden, so daß Natrium ein- und Kalium austreten kann. Durch diese Veränderungen wird das verbleibende Membranpotential weniger negativ (ca. 70 mV). Veränderungen der Elektrolytkonzentration führen zu Änderungen des Ruhemembranpotentials, so daß entweder geringere oder stärkere Reize zur Auslösung eines Aktionspotentials notwendig sind.

Hypernatriämie. In der Regel reguliert die Niere den Natriumhaushalt sehr gut, so daß Hypernatriämie ($Na^+ > 145$ mmol/l) mit Ausnahme von Wassermangelzuständen nur bei Patienten mit primärem Aldosteronismus beobachtet werden. Periphere Ödeme sind die wichtigsten diagnostischen Zeichen der Hypernatriämie. Therapeutisch sind Diuretika, die die Reabsorption von Natrium verhindern (z. B. Furosemid, Etacrynsäure) zur Behandlung der Hypernatriämie am besten geeignet. Für die Anästhesie sind keine Besonderheiten zu berücksichtigen.

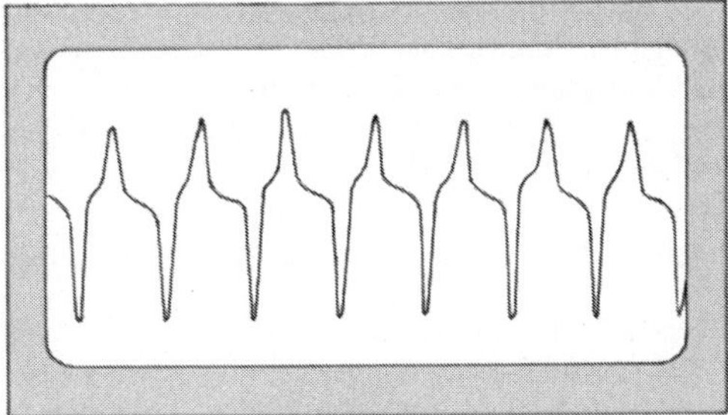

Abb. 10.7. EKG bei Hyperkaliämie. (Aus [304 a])

Hyponatriämie. Zum Natriummangel (Na <135 mmol/l) kommt es v. a. nach anhaltendem Erbrechen und/oder Diarrhö. Auch nach Verbrennungen kann eine Hyponatriämie eintreten. Die Symptome einer durch Erbrechen oder Diarrhö ausgelösten Hyponatriämie umfassen Blutdruckabfall und schlechte periphere Durchblutung infolge Hypovolämie und Abfall des HZV. Ist der Natriummangel jedoch Folge einer Verdünnung (TUR-Syndrom), kommt es zum Blutdruckanstieg mit der Gefahr eines Lungenödems. Die Therapie der Hyponatriämie erfordert in jedem Fall die Natriumzufuhr, am besten durch 5%ige NaCl-Lösung.

Hyperkaliämie. Eine Hyperkaliämie besteht bei Serumkaliumwerten von >5,5 mmol/l. Ursache dafür kann eine erhöhte orale Kaliumzufuhr (z. B. KCl-Zusätze bei natriumarmer Diät, hohe Penicillindosen, hohe Infusionsgeschwindigkeit bei K-haltigen Lösungen), eine verminderte Kaliumausscheidung und/oder eine veränderte intra- und extrazelluläre Kaliumverteilung sein. In der Klinik wird eine Hyperkaliämie ohne bestehende Niereninsuffizienz nur selten beobachtet. Dies ist möglich bei NNR-Erkrankungen (verminderte Aldosteronsekretion), respiratorischer oder metabolischer Azidose (Kalium verläßt Zelle), Gewebstraumen, Zelllyse infolge Chemotherapie, diabetischer Hyperglykämie, Gabe von Succinylcholin (insbesondere am 14.-60. Tag nach Verbrennung und etwa 1 Woche nach Denervierung), Massivtransfusion älterer Blutkonserven (K-Anstieg um 1 mmol/l/Tag Lagerung), der Applikation kaliumsparender Diuretika und nach Nierentransplantation (Konservierung der Spenderniere in Collins-Lösung: enthält 115 mmol/l K).

Die wesentlichsten diagnostischen Zeichen der Hyperkaliämie sind Muskelschwäche und Störungen in der Reizleitung des Herzens. Erregbarkeit und Automatie des Herzens sind zunächst gesteigert, sie nehmen jedoch bei weiterer Erhöhung der extrazellulären Kaliumkonzentration ab. Die ersten und charakteristischen EKG-Veränderungen einer Hyperkaliämie sind Veränderungen der T-Wellen. Diese werden hoch positiv, schmalbasig und spitz (Abb. 10.7). Die T-Wellenveränderungen treten bei Kaliumwerten von 6,7-7,5 mmol/l auf; bei Kaliumwerten von 7,5-8 mmol/l wird der QRS-Komplex breiter, die PQ-Dauer länger und die P-Welle kleiner. Zu diesem Zeitpunkt können Knotenarrhythmien und u. U. ein Herzstillstand auftreten.

Andere Hyperkaliämiesymptome betreffen die Muskulatur und das Nervensystem. Wie bei den Herzmuskelzellen werden auch hier die Skelettmuskelzellen anfangs mehr, später weniger erregbar. Parästhesien in Armen und Beinen, gefolgt von Schwäche und Schwerfälligkeit können auftreten.

Therapie. Die Behandlung der Hyperkaliämie erfolgt in akuten Situationen durch 10-30 ml 10%ige Kalziumlösungen. Während der Behandlung sollte eine EKG-Kontrolle erfolgen. In chronischen Fällen ist die Stimulierung der Insulinsekretion vorzuziehen; durch Insulin wird die Kaliumaufnahme der Zelle erhöht. Die Insulinsekretion kann durch intravenöse Gabe von 50 ml 50%iger Glukoselösung stimuliert werden. Auch die Gabe von 10-20 E. Altinsulin - gemeinsam verabreicht mit Glukose - trägt zur Förderung der Kaliumaufnahme bei. Die rasche Alkalisierung des Plasmas kann ebenfalls eine Kaliumverschiebung in den intrazellulären Raum bewirken ($NaHCO_3$ oder Hyperventilation). Außerdem sollte durch Diuretika die Harnproduktion und damit die Kaliumausscheidung gesteigert werden. Kann die Ausscheidung über die Nieren nicht verbessert werden, ist die Ausscheidung mit Hilfe von Ionenaustauschern über den Gastrointestinaltrakt eine Alternative (Natriumpolystyrolsulfonat = Resonium) oder als letzte Maßnahme die Peritoneal- oder Hämodialyse.

Anästhesie. Da eine Hyperkaliämie schwerwiegende Einflüsse auf die Herzaktion ausüben kann, sollten elektive Eingriffe bei Patienten mit Kaliumwerten von >5,5 mol/l nicht durchgeführt werden. Ist bei dringlicher Indikation ein Operationsaufschub nicht möglich, sind besondere Vorsichtsmaßnahmen einzuhalten. Die Einleitung und Aufrechterhaltung der Anästhesie sollte stets unter sorgfältiger EKG-Kontrolle erfolgen, nach Möglichkeit ist eine respiratorische Alkalose zu erzeugen. Außerdem sollte die Gabe von 10%igen Kalziumlösungen sowie eine Glukose-Insulin-Infusion erfolgen. Die Anwendung von MR ist kritisch zu überprüfen, u. U. sollte darauf verzichtet werden; andererseits kann der Bedarf an Pancuronium erhöht sein. Bei der weiteren Infusionstherapie ist die K-Konzentration der Infusionslösung zu berücksichtigen.

Hypokaliämie. Eine Hypokaliämie liegt vor, wenn die Kaliumkonzentration des Serums <3,5 mval/l beträgt. Eine renale Kaliumausscheidung von <10 mmol/24 h kann bei normaler Harnmenge mit guter Zuverlässigkeit einem schweren Kaliummangel zugeordnet werden. Da sich Kalium vornehmlich im intrazellulären Raum befindet, können größere Kaliumverluste erfolgt sein, obwohl der Serumkaliumgehalt nur geringe Veränderungen zeigt. Es wird angenommen, daß der Abfall der Kaliumkonzentration des Serums um 1 mmol/l dem Verlust von 600-800 mmol Gesamtkörperkalium entspricht. Ursachen der Hypokaliämie sind meist chronische Kaliumverluste über die Niere und/oder den Magen-Darm-Trakt (insbes. durch Diuretika, Laxanzien, Erbrechen, Diarrhö). Außerdem können Hyperglykämien, gesteigerte Aldosteron- und Kortisolausschüttungen (z. B. bei primärem oder sekundärem Hyperaldosteronismus) eine Hypokaliämie verursachen. Nach Trauma und in den ersten postoperativen Tagen kommt es in der Regel zu einem Kaliumverlust von etwa 50 mmol/l/Tag. Intraoperativ kann eine Hypokaliämie v. a. durch akute Hyperventilation in Verbindung mit einer respiratorischen Alkalose (Serumkaliumspiegel sinkt um 0,3 mmol/l pro arteriellem pH-Anstieg um 0,1) und durch intraoperative Diurese entstehen. Die Hypokaliämie hat v. a. Auswirkungen auf die Herzfunktion und die neuromuskuläre Reizübertragung. Am Herzen wird die Kontraktilität vermindert und die Automatie erhöht. Vorhof-, AV- und ventrikuläre Extrasystolen sind häufig. Bei einem Serumkaliumspiegel von <3,3 mmol/l können EKG-Veränderungen auftreten, die bei Werten um <2,7 mmol/l als flache oder negative T-Wellen und als mit U-Wellen verschmolzenen T-Wellen imponieren (Abb. 10.8).

Auch die Amplitude des QRS-Komplexes und die P-Welle können vergrößert sein. Bei extremer Hypokaliämie erscheinen die ST-Segmente abgeflacht, das PR-Intervall wird verlängert, und eine Verbreiterung des Kammerkomplexes kann beobachtet werden. Kammerflimmern tritt bei Hypokaliämie häufig auf. Besonders gefährdet sind hypokaliämische Patienten, die unter Digitalismedikation stehen. Hypokaliämie und Digitalis verstärkt die Automatie des Herzens und hemmt die Reizleitung. Reentry-Arrhythmien und ventrikulärer Bigeminus treten dabei häufig auf. Andere Symptome der Hypokaliämie sind Muskelschwäche, Tetanie und eine bis zum Koma führende Lethargie. Außerdem treten gastrointestinale Störungen (Übelkeit, Erbrechen, Ileus) auf.

Therapie. Bei der Therapie der Hypokaliämie muß man davon ausgehen, daß Kaliumverluste nicht innerhalb kurzer Zeit beseitigt werden können. Dies erklärt sich aus der Tatsache, daß Hypokaliämie in der Regel mit einem Gesamtkaliumverlust von 500-1000 mmol einhergehen; während die Zufuhr einer Gesamtmenge von etwa 250 mmol/Tag nicht überschritten werden sollte. Nach Möglichkeit wird Kalium auf oralem Wege (z. B. Kalinor-Tabletten, 1 Tabl. = 40 mmol K) über einige Tage substituiert: i. allg. können über 6 h 120 mmol K oral ohne Nebenwirkungen verabreicht werden. Mißempfindungen an den Extremitäten sind Zeichen einer zu schnellen Substitution. Bleibt für die orale Gabe keine Zeit, ist eine parenterale Zufuhr von Kalium bei langsamer Infusionsgeschwindigkeit unter EKG-Kontrolle indiziert. In der Regel können 20 bis maximal 60 mmol K in einer Ba-

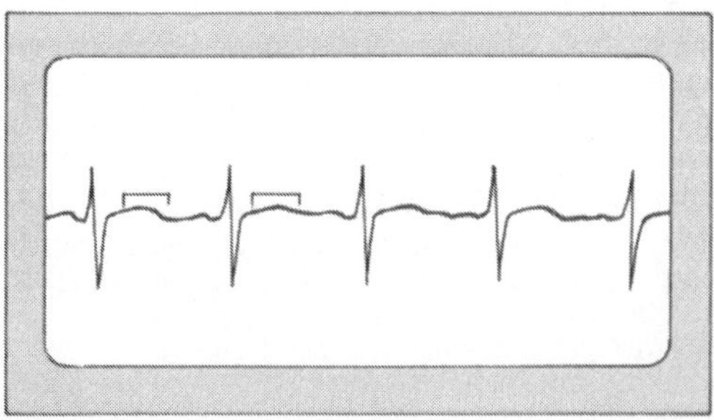

Abb. 10.8. EKG bei Hypokaliämie. U-Welle, Abflachung der T-Welle, U-Welle mit T-Welle verschmolzen. (Aus [304 a])

sislösung aufgelöst infundiert werden. Die Serumkaliumkonzentration sollte regelmäßig überprüft werden. Bei Verdacht auf Digitalisintoxikation kann KCl als Bolus von 0,5-1 mmol/kg KG in Abständen von 3-5 min appliziert werden.

Anästhesie. Da die Hypokaliämie das Risiko einer Arrhythmie beinhaltet, sollten elektive operative Eingriffe nicht bei Kaliumwerten von <3,5 mmol/l durchgeführt werden. Allerdings wird dieser Standpunkt nicht einheitlich vertreten, zumal die Normalisierung des Kaliumspiegels die Vorbereitungsperiode erheblich ausdehnen kann. Wenn man sich zur Durchführung einer Anästhesie bei Patienten mit Hypokaliämie entschließt, sollte diese unter simultaner Kaliuminfusion bei EKG-Kontrolle und unter Vermeidung einer Hyperventilation und von Katecholamingaben erfolgen. Die Möglichkeit der verlängerten MR-Wirkung muß durch Reduzierung der Dosis berücksichtigt werden. Auch die Antagonisierung der MR-Wirkung durch Neostigmin kann erschwert sein. Inhalationsnarkotika sollten nur in reduzierter Konzentration angewendet werden.

Hyperkalzämie. Die Vermehrung der Kalziumkonzentration im Serum auf >5,5 mmol/l findet sich bei Hyperparathyreoidismus, bei neoplastischen Erkrankungen mit Knochenmetastasen, bei Vitamin-D-Intoxikation und Immobilisationen. Hyperkalzämie verursacht Funktionsänderungen des Herzens, des ZNS, der Nieren und des Gastrointestinaltrakts. Frühe Zeichen der Hyperkalzämie sind Apathie und Erbrechen, längerdauernde Hyperkalzämien können zu renalen Veränderungen (z. B. Kalkablagerungen) und zum oligurischen Nierenversagen führen. Bei einer Erhöhung der Serumkalziumkonzentration auf >8 mmol/l treten Überleitungsstörungen des Herzens auf. Im EKG findet sich ein verkürztes QT-Intervall und ein verbreiterter QRS-Komplex (Abb. 10.9.)

Therapie. Bei der Hyperkalzämie ist die Hydrierung mit 0,9%iger Kochsalzlösung angezeigt, u. U. mit zusätzlichen Gaben von Furosemid. Für die Durchführung der Anästhesie ist die Aufrechterhaltung der Hydrierung, die Vermeidung nephrotoxischer Substanzen (z. B. Methoxyfluran) und die EKG-Kontrolle zu beachten.

Hypokalzämie. Die Abnahme der Kalziumkonzentration des Serums unter 4,5 mmol/l findet sich am häufigsten bei reduzierter Albuminkonzentration sowie bei akuter Pankreatitis, Hypoparathyreoidismus, verminderter Magnesiumkonzentration des Serums, Vitamin-D-Defizit und Nierenver-

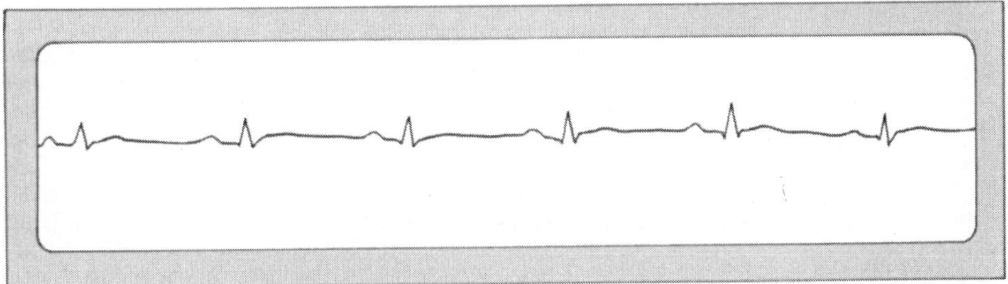

Abb. 10.9. EKG bei Hyperkalzämie: QT-Intervall verkürzt. (Aus [304 a])

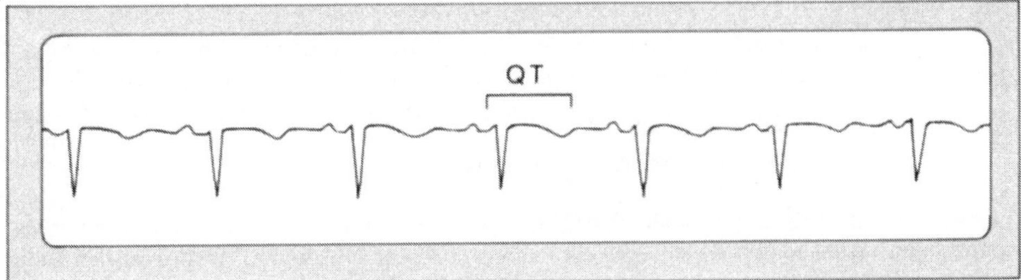

Abb. 10.10. EKG bei Hypokalzämie: QT-Intervall verlängert. (Aus [304 a])

sagen. Hypokalzämie verursacht Störungen der Herzfunktion, des ZNS und der neuromuskulären Reizübertragung. Im EKG findet sich in der Regel eine Verlängerung der QT-Strecke (Abb. 10.10). Patienten mit Hypokalzämie klagen häufig über Parästhesien, Schwächezustände, Ermüdungserscheinungen, Verwirrtheitszustände und Anfallsleiden. Bei stärkerem Abfall der Kalziumkonzentration ($<3{,}5$ mmol/l) kann es zu Muskelspasmen kommen.

Therapie. Im Vordergrund der Therapie steht die Beseitigung einer respiratorischen oder metabolischen Alkalose. Danach ist 10%iges $CaCl_2$ indiziert (5-10 ml, wiederholt bis zur Besserung des EKG oder der Serumkalziumkonzentration auf $>4{,}0$ mmol/l).

10.3.3.3 Störungen des Säure-Basen-Haushalts

Die Aufrechterhaltung einer normalen Wasserstoffionenkonzentration des Blutes und der Gewebeflüssigkeit ist zur Aufrechterhaltung einer optimalen Enzymfunktion, der adäquaten Elektrolytverteilung und einer ausreichenden Herzfunktion notwendig. Außerdem vermindert die normale Wasserstoffionenkonzentration Veränderungen des systemischen und pulmonalen Gefäßwiderstands und garantiert eine optimale Sättigung des Hämoglobins mit Sauerstoff.

Die normale Wasserstoffionenkonzentration des arteriellen Blutes und der extrazellulären Flüssigkeit beträgt 36-44 nmol/l. Diese Konzentration wird gewöhnlich als pH-Wert bezeichnet, der negative Logarithmus der Wasserstoffionenkonzentration von 36-44 nmol/l entspricht damit einem pH-Wert von 7,36-7,44. Diese Konzentration wird durch die Produktion von Wasserstoffionen und deren Pufferung durch Protein, Bikarbonat und reduziertes Hämoglobin konstant gehalten. Durch direkte Messung des arteriellen pH-Werts und des arteriellen pCO_2 können respiratorische Azidosen/Alkalosen von metabolischen Azidosen/Alkalosen unterschieden werden. In diesem Zusammenhang (Nierenerkrankungen) haben v. a. die metabolischen Veränderungen eine Bedeutung.

Metabolische Azidose. Die metabolische Azidose ist charakterisiert durch den Abfall des arteriellen pH-Werts infolge einer Anhäufung saurer Valenzen; eine häufige Folge der Dysfunktion größerer Organe (z. B. Leber, Niere). Infolge Pufferung der sauren Metaboliten nimmt die Bikarbonatkonzentration des Plasmas ab. Der Organismus versucht durch kompensatorische Maßnahmen, insbesondere durch gesteigerte renale Ausscheidung von Wasserstoffionen (in Form von NH_4^+) durch die Tubuluszelle, den pH-Wert im Normbereich zu halten. Eine andere Kompensationsmöglichkeit besteht in der gesteigerten alveolären Ventilation. Eine weitere Kompensationsmöglichkeit liegt mit der Abgabe von Puffersubstanzen aus dem Skelettsystem vor; tatsächlich kann eine chronische metabolische Azidose zu einem Verlust an Knochensubstanz führen. Die metabolische Azidose reduziert den p_aCO_2 um 1 mm Hg bei Abnahme von 1 mmol/l Bikarbonat.

Therapie. Die Behandlung der metabolischen Azidose umfaßt neben der Ausschaltung der auslösenden Ursache (z. B. Volumenmangelschock) die intravenöse Applikation einer 8,4%igen Natriumbikarbonatlösung (1 molare Lösung). Die Menge (ml) errechnet sich aus dem Produkt von Körpergewicht (kg) und Basendefizit (mmol). In der Praxis hat es sich bewährt, zunächst nur die Hälfte der errechneten Menge zu infundieren und die weitere Applikation von Kontrolluntersuchungen des SBH abhängig zu machen. Diese Empfehlung schützt vor iatrogener Erzeugung einer metabolischen Alkalose, die u. U. sehr schwer zu korrigieren ist.

Metabolische Alkalose. Die metabolische Alkalose ist charakterisiert durch den Verlust saurer Valenzen aus der extrazellulären Flüssigkeit. Vor allem Erbrechen, Magensaftableitung (HCl-Verlust) und Diuretikamedikation (Verhinderung der Reabsorption von Na^+ und K^+ im proximalen Tubulus) führen zu einer metabolischen Alkalose. Eine andere Ursache kann die zu hohe Gabe von $NaHCO_3$ bei der Behandlung der metabolischen Azidose sein. Schließlich kann auch die Umwandlung von Laktat in Bikarbonat im Rahmen einer Infusionstherapie zur metabolischen Alkalose führen. Die kompensatorische Antwort des Organismus besteht in einer herabgesetzten tubulären Ausscheidung von Wasserstoffionen und in einer Hypoventilation; allerdings kann die respiratorische Kompensation einer reinen metabolischen Alkalose niemals komplett sein.

Therapie. Die Behandlung der metabolischen Alkalose umfaßt neben der Beseitigung der auslösenden Ursache (z. B. Magensaftverluste) die Korrektur von Elektrolytstörungen. Nur in seltenen Fällen ist die intravenöse Infusion von Wasserstoffionen in Form von NH_4Cl-, Argininhydrochlorid- oder 0,1-n-Salzsäurelösungen erforderlich, um den pH-Wert zu normalisieren.

10.3.3.4 Prämedikation

Bei somnolenten Patienten ist keine Prämedikation erforderlich. Ansonsten können Opioide, Phenothiazine, Benzodiazepine und Droperidol sowie Atropin oder Scopolamin verabreicht werden. Phenobarbital sollte bei Patienten mit Nierenerkrankungen nach Möglichkeit nicht verordnet werden, weil die Substanz eine Abnahme des renalen Plasmaflusses verursachen kann und zu 30% renal ausgeschieden wird. Kann auf Barbiturate nicht verzichtet werden, ist Pentobarbital zu bevorzugen, da es nur eine 1%ige renale Ausscheidung erfährt.

10.3.4 Auswahl des Anästhesieverfahrens

Bei der Anästhesie von Patienten mit Nierenerkrankungen ist die Entscheidung über die Auswahl der Medikamente und Methode v. a. von der Notwendigkeit zur Hämodialyse abhängig. Neben der generellen Beeinträchtigung der Nierenfunktion durch allgemeine und regionale Anästhesieverfahren sind einige medikamentenspezifische Besonderheiten zu berücksichtigen. Die einzigen beiden Anästhetika, die die Harnproduktion nicht vermindern, sind N_2O und Properidol.

10.3.4.1 Intravenöse Narkotika

Barbitursäurepräparate, Opioide, Droperidol, Diazepine und Ketamin können verwendet werden; jedoch sollte ihre Dosierung zurückhaltend erfolgen, v. a. wenn die Möglichkeit der Proteinbindung reduziert ist. Aus diesem Grunde ist auch eine langsame Injektionsgeschwindigkeit einzuhalten. Zur Narkoseeinleitung empfehlen sich Methohexital, Diazepam und Ketanest, weil nur geringe Mengen der aktiven Form dieser Substanzen renal ausgeschieden werden. Zur Aufrechterhaltung der Narkose ist unter den intravenösen Narkotika Fentanyl in Verbindung mit DHB geeignet, wenn Inhalationsnarkotika nicht eingesetzt werden können. Da bei Urämie die Blut-Hirn-Schranke gestört ist, kann die Wirkung der Narkotika verstärkt sein.

10.3.4.2 Inhalationsnarkotika

Die heute verwendeten Inhalationsnarkotika (z. B. Halothan, Methoxyfluran, Enfluran, Isofluran) reduzieren den renalen Plasmafluß (RPF), die Glomerulumfiltration (GFR), das Harnzeitvolumen (HV) und die renale Natriumexkretion (NaEx). Da Inhalationsnarkotika jedoch weitgehend von der Nierenfunktion unabhängig ausgeschieden werden, erscheinen sie sowohl zur Narkoseeinleitung als auch zur Aufrechterhaltung der Narkose bevorzugt geeignet. Die Biotransformation einiger Inhalationsnarkotika (z. B. Methoxyfluran, Enfluran) kann jedoch zur Bildung nephrotoxischer Metabolite (Fluoride) führen, deren Rate von der biologischen Stabilität der Substanz, der Aktivität der Enzyme und der Substratkonzentration abhängig ist. Die in den heute gebräuchlichen Inhalationsnarkotika enthaltenen CF_3-Gruppen und CF_2-O-CF_2-Gruppen sind relativ gut gegen Dehalogenierung geschützt. Dabei besitzt die Fettlöslichkeit eines Inhalationsnarkotikums insofern einen Einfluß auf die Biotransformationsrate, als mit gesteigerter Fettlöslichkeit der Anteil des nicht über die Lungen ausgeschiedenen Narkotikums zunimmt. Die renale Fluoridexkretion ist am 1. postoperativen Tag am höchsten und fällt in den folgenden Tagen kontinuierlich ab; sie ist am höchsten bei Methoxyfluran und Enfluran, am niedrigsten bei Isofluran und Halothan. In welchem Bereich des Nephrons ionisiertes Fluorid schädigend wirkt, kann derzeit noch nicht entschieden werden.

Halothan, Isofluran und Lachgas erscheinen deshalb unter den Inhalationsnarkotika am besten für den Nierenkranken geeignet. Allerdings entfallen die Bedenken gegen Methoxyfluran und Enfluran, wenn sie bei anephrischen Patienten eingesetzt werden sollen.

10.3.4.3 Muskelrelaxanzien

Succinylcholin kann prinzipiell bei Patienten mit Nierenerkrankungen verwendet werden, da sein Abbau durch die Plasmacholinesterase erfolgt. Dennoch ist eine vorsichtige Dosierung erforderlich, da der Nierenkranke mitunter verminderte Plasmacholinesterasespiegel aufweist. Eine relative Kontraindikation für Succinylcholin besteht bei der Hyperkaliämie ($>$6 mmol/l), da die Gefahr von Herzrhythmusstörungen in dieser Situation außerordentlich hoch ist. In Extremfällen sollte vor dem operativen Eingriff der Blutkaliumspiegel durch eine Kurzzeitdialyse normalisiert werden.

Von den ndMR können d-Tubocurarin, Alcuronium und Pancuronium verwendet werden, da sie auch über die Galle ausgeschieden werden. Pancuronium und Alcuronium verlassen den Organismus über die Niere; es ergibt sich somit ein gewisser Vorteil für das d-Tubocurarin. Allerdings muß beim d-Tubocurarin der vasodilatierende Effekt beachtet werden. Vecuronium und Atracurium werden auch nierenunabhängig metabolisiert. Gallamin ist bei Nierenerkrankungen weniger geeignet, da es den Organismus fast ausschließlich über die Nieren verläßt. Generell sind somit bis auf das Gallamin die anderen ndMR auch bei niereninsuffizienten Patienten erlaubt. sie sollten jedoch in einer reduzierten Gasamtdosis verabreicht werden. In der klinischen Praxis hat sich bewährt, primär nur 50% der üblichen Dosis zu verabreichen und die Nachinjektion von der Reaktion auf die Primärgabe abhängig zu machen. Andere Vorschläge besagen, primär eine relativ hohe Dosis (z. B. Pancuronium 0,05 mg/kg KG) zu geben und bei Nachinjektion nur noch Minimaldosen zu applizieren.

10.3.4.4 Regionalanästhesie

Neben den Patienten mit bronchopulmonalen Nebenerkrankungen sind v.a. Nierenkranke für die Verfahren der Regionalanästhesie geeignet. Allerdings muß ausgeschlossen sein, daß eine evtl. bestehende Hypovolämie durch präoperative Infusionstherapie ausreichend korrigiert worden ist. Für Shuntoperationen empfiehlt sich der Plexus-brachialis-Block; allerdings kann die Wirkdauer um etwa 40% reduziert sein, wenn wegen des erhöhten HZV ein vermehrter Abtransport des Lokalanästhetikums erfolgt. Die Infusionstherapie (Na-haltige Lösungen) sollte zwar großzügig erfolgen; es muß jedoch berücksichtigt werden, daß nach Rückkehr des normalen Gefäßtonus eine Hypervolämie zum Lungenödem führen kann.

10.3.5 Spezielle nephrologische Erkrankungen

Bei der Anästhesie nierenkranker Patienten ergeben sich Besonderheiten vorwiegend bei chronischen Nierenerkrankungen, bei der terminalen Niereninsuffizienz und im Rahmen einer Nierentransplantation [141, 188, 280, 296, 391].

10.3.5.1 Chronische Nierenerkrankungen

Patienten mit chronischer Nierenerkrankung imponieren häufig durch Blässe und Hautveränderungen. Sie zeigen oft Hypertonie und Anämie sowie Störungen der Blutgerinnung, des Wasser-, Elektrolyt- und Säure-Basen-Haushalts. Außerdem findet sich ein gehäuftes Auftreten von Infektionen. Da im Rahmen einer Niereninsuffizienz die Kalziumabsorption abnimmt und der Serumphosphorgehalt ansteigt, können Hypokalzämie und sekundärer Hyperparathyreoidismus die Folge sein. Darüber hinaus sind Störungen der neuromuskulären Erregbarkeit, des Herzrhythmus, der Kontraktilität des Herzens, des intermediären Stoffwechsels und der Hormonsekretion sehr eng mit Dysregulationen des Kalium- und Säure-Basen-Haushalts korreliert.

Hypertonie. Die Beeinträchtigung der hormonellen Leistung der Niere führt zu einer Hypertonie, deren Schweregrad von der Aktivität des Renin-Angiotensin-Systems und vom extrazellulären Volumen abhängt. Ursachen der Hypertonie sind spezielle Gefäß- oder Parenchymprozesse in der Niere (insbes. bei chronischer Glomerulonephritis) oder unspezifische Folgen einer Hyperhydratation. Nur selten ist die Aktivität des Renins im peripheren Blut besonders hoch.

Anämie. Hämoglobinkonzentrationen < 5-8 g%/100 ml sind in der Regel Kennzeichen einer chronischen Nierenerkrankung. Dies ist die Folge einer verminderten Bildung von Erythropoetin aufgrund einer Toxinsuppression des Knochenmarks durch erhöhte Harnstoffwerte. Außerdem ist die Überlebenszeit der Erythrozyten bei chronischer Urämie verkürzt. Da sich die Anämie langsam entwickelt, wird sie gut toleriert und erfordert keine Transfusion von Fremdblut. Der Organismus kompensiert die reduzierte Sauerstoffkapazität durch Steigerung des HZV infolge verminderter Blutviskosität und durch eine Rechtsverschiebung der Sauerstoffdissoziationskurve des Hb infolge erhöhter Konzentration von 2,3-DPG der Erythrozyten und mehr oder weniger ausgeprägter Azidose.

Blutgerinnungsstörungen. Am häufigsten findet man eine verminderte Plättchenadhäsivität mit verlängerter Blutungszeit. Hämodialyse kann diese Plättchenveränderungen beseitigen. Der Einsatz von Regionalanästhesieverfahren sollte wegen der immer bestehenden Störungen der Blutgerinnung stets kritisch gestellt werden. Die Störungen des Wasser-, Elektrolyt- und Säure-Basen-Haushalts wurden schon eingangs dieses Kapitels beschrieben.

Anästhesie. Bei guter päoperativer Hydratation können intravenöse Narkotika in reduzierter Dosis und mit langsamer Injektionsgeschwindigkeit zur Narkoseeinleitung verwendet werden. Die Aufrechterhaltung der Narkose wird am zweckmäßigsten mit einem Inhalationsnarkotikum (mit Ausnahme Methoxyfluran) in einem Lachgas-Sauerstoff-Gemisch bei künstlicher Ventilation erfolgen. Zur Muskelrelaxierung sind Succinylcholin in vorsichtiger Dosierung sowie d-Tubocurarin, Vecuronium und Altracurium besonders geeignet. Regionalanästhesien können eingesetzt werden, wenn die bestehende Störung des Gerinnungssystems keine Blutungskomplikation erwarten läßt.

10.3.5.2 Terminale Niereninsuffizienz

Patienten in diesem Zustand sind in der Regel dialysebedürftig und grundsätzlich als Risikopatienten anzusehen. Die Kranken sind zumeist hypertensiv und anämisch. Die Anämie (in der Regel mit Hb-Werten von 5-7 g%), als Folge der verminderten Erythropoese durch die Toxinsuppression des Knochenmarks, der verminderten Erythropoetinbildung in der Niere und wahrscheinlich auch der Anwesenheit eines Erythropoetinhemmstoffs, wird jedoch in der Regel durch Steigerung des HZV ausreichend kompensiert. Da die Bluttransfusionstherapie die Gefahr der Hepatitisinfektion in sich birgt, sollten Blutübertragungen nur bei akuten Blutverlusten oder beim Auftreten anämietypischer Symptome erfolgen. Allerdings ist ein längerer therapeutischer Effekt durch die bei niereninsuffizienten Patienten kürzere Überlebenszeit der Erythrozyten in Frage gestellt. Hingegen kann die früher aufgestellte Lehrmeinung, daß durch Bluttransfusionen ein mögliches Transplantationsergebnis verschlechtert wird, heute nicht mehr aufrechterhalten werden.

Antihypertensive Medikamente (insbesondere β-Blocker und Clonidin) sowie Digitalispräparate sollten nicht abgesetzt werden (9.1.1.2).

Um einen zeitgerechten Volumenersatz oder eine Transfusionstherapie zu ermöglichen, ist es notwendig, bereits vor Beginn der Operation leistungsfähige periphere bzw. in der Mehrzahl zentralvenöse Zugänge zu etablieren, wobei besonders auf schonende und sichere Venenpunktion Wert gelegt werden sollte. Die Notwendigkeit passagerer bzw. dauernder Zugangswege zum Gefäßsystem bei einem Dialysepatienten muß immer als ein spezielles Problem betrachtet werden. Bei Volumenmangel empfiehlt sich 5%iges Albumin. Aus der Reihe der Plasmaexpander können sowohl Dextran als auch Stärke oder Gelatine gewählt werden.

Wenn möglich sollte der urämische Patient 12-24 h vor der Anästhesie dialysiert werden. Dabei ist zu berücksichtigen, daß Dialysepatienten in der Regel heparinisiert waren und u. U. hypokaliämisch sind. Des weiteren ist zu beachten, daß Patienten, die für eine Nierentransplantation vorgesehen sind, unter immunsuppressiver (Leberfunktionsminderung) und Prednisontherapie stehen. Bei Dialysepatienten sollte präoperativ die Bestimmung des HB_s-Antigens durchgeführt werden, um das Personal vor einer möglichen Infektion entsprechend zu schützen. Bei der Auswahl des bestgeeigneten Anästhesieverfahrens ist die Ursache des terminalen Nierenversagens von untergeordneter Bedeutung. Man kann davon ausgehen, daß Anästhesie und operativer Eingriff unter den gleichen Bedingungen erfolgen können wie bei Patienten mit anderen Nierenerkrankungen. Besonderer Wert ist auf eine hygienische Arbeitsweise zu legen.

Die Verbreitung von Hospitalkeimen durch Anästhesiegeräte, insbesondere durch Respiratoren, Schläuche, Befeuchter, Vernebler, ist trotz unleugbarer Fortschritte der Sterilisation und Desinfektion technisch weiterhin ein ernstes Problem geblieben. Neben der Einhaltung einer weitreichenden Asepsis sollten nach Möglichkeit Einmalartikel verwendet und das Instrumentarium auf ein Minimum beschränkt werden.

Die häufigste Todesursache bei Patienten mit terminaler Niereninsuffizienz ist die Sepsis, meist von einem Lungeninfekt ausgehend. Außerdem besteht große Wahrscheinlichkeit, an einer Virushepatitis zu erkranken.

Bei der Ventilation des Patienten ist Normokapnie anzustreben. Der Effekt von PEEP auf das HZV sollte vermindert werden (z. B. durch eine niedrige AF). Respiratorische Azidose begünstigt eine Hyperkaliämie, respiratorische Alkalose die Linksverschiebung der O_2-Dissoziationskurve des Hb und damit die Verschlechterung des O_2-Angebots an die Gewebe.

Die Überwachung des Patienten sollte bei größeren Operationen durch ein invasives Monitoring erfolgen. Zur Messung des arteriellen Blutdrucks sind die A. femoralis oder die A. dorsalis pedis am besten geeignet. Zur Kontrolle der Volumensituation sind Messung des ZVD, evtl. sogar des PCWP zu empfehlen. Bestehende Shunts sollten mit einem Doppler-Gerät überprüft werden.

In der postoperativen Phase sind die Nachwirkungen der MR zu beachten. Verlängerte Wirkung von MR kann nicht nur ein Ausscheidungsproblem sein, sondern auch auf Störungen des Säure-Basen-Haushalts, Elektrolytstörungen oder Interferenz mit Antibiotika zurückzuführen sein. Hypertensive Reaktionen werden oft beobachtet; wenn sie Folgen einer Hypervolämie sind, kann eine Hämodialyse indiziert sein, ansonsten werden Vasodilatatoren eingesetzt. Besonders Vorsicht ist mit der postoperativen Analgetikagabe zu wahren.

Der Zeitpunkt der ersten postoperativen Dialyse wird im wesentlichen vom Anstieg des Serumkaliums bestimmt. Durch die Adaptation bei chronischer Niereninsuffizienz werden häufig sehr viel höhere Kaliumwerte toleriert. In keinem Fall wird die Dialyseindikation von der Höhe des Serumharnstoffs abhängig gemacht, der von zahlreichen Variablen wie Eiweißzufuhr, Kalorienmangel, Gewebsuntergang oder Blutungen beeinflußt wird.

Nierentransplantation (s. 10.11.3.6).

10.4 Lebererkrankungen

Im Gegensatz zu allen anderen Organen besitzt die Leber ein 2faches Blutversorgungssystem. Der systemische Blutkreislauf aus der A. hepatica umfaßt 25% der Leberperfusion, das Pfortadersystem 75%. Die Durchblutung beider Systeme umfaßt etwa 25% des HZV. Wesentliche Aufgaben der Leber hinsichtlich der Anästhesie betreffen den Abbau der verwendeten Medikamente, wobei die Umwandlung fettlöslicher, nichtpolarisierter Substanzen in wasserlösliche, polarisierte Bestandteile im Vordergrund steht. Des weiteren besitzen die Syntheseaufgaben der Leber, v. a.

von Albumin, Cholinesterase und Gerinnungsfaktoren, für Anästhesie und Operation eine nicht unwesentliche Bedeutung. Daraus ergeben sich für die Durchführung von Anästhesien bei Patienten mit Lebererkrankungen einige Konsequenzen, die entsprechend zu berücksichtigen sind [361, 390, 454, 506, 542].

10.4.1 Physiologie der Leberfunktion

Die normale Funktion der Leber ist aus anästhesiologischer Sicht v. a. durch die Besonderheiten der Leberdurchblutung, die Albuminsynthese mit der davon abhängigen Medikamentenbindung, die Hydrolyse von Esterbindungen, die Biotransformation der Medikamente und die Synthese der Blutgerinnungsfaktoren von Interesse.

10.4.1.1 Leberdurchblutung

Das arterielle Blut liefert etwa ⅔ der Sauerstoffversorgung der Leber. Die Durchblutung der Leber ist abhängig vom Perfusionsdruck (mittlerer arterieller Druck - hepatischer Venendruck) und vom Widerstand der Splanchnikusgefäße. Der mittlere Pfortaderdruck beträgt etwa 10 mm Hg, der hepatische Venendruck erreicht etwa 5 mm Hg. Die Splanchnikusgefäße sind durch den N. splanchnicus sympathisch innerviert (Th_3-Th_{11}), so daß Stimulation des N. splanchnicus (z. B. durch Hypoxie, Katecholamine) eine Vasokonstriktion von A. hepatica und V. portae bewirkt. Da die hepatische Zirkulation auch mit β-adrenergen Rezeptoren versehen ist, können β-Blocker den hepatischen Blutfluß reduzieren. Ebenso kann durch PEEP die Leberdurchblutung vermindert werden.

10.4.1.2 Albuminsynthese und Medikamentenbindung

Die Leber synthetisiert täglich etwa 10-15 g Albumin in den Hepatozyten. Immunglobuline hingegen werden außerhalb der Leber im RES gebildet. Albumin besitzt eine große Zahl reaktiver Gruppen und kann sich deshalb mit vielen Medikamenten reversibel binden. Albuminmangel (<2,5 g/100 ml) führt deshalb zur Zirkulation großer Mengen ungebundener Pharmaka (z. B. Thiopental).

10.4.1.3 Hydrolyse von Esterbindungen

Das in der Leber gebildete Protein Serumcholinesterase (SChE) ist für die Hydrolyse von Esterbindungen (z. B. Succinylcholin, Lokalanästhetika) verantwortlich. Allerdings können verlängerte Succinylcholinwirkungen (>30 min) nicht allein auf einer unzureichenden Cholinesterasesynthese beruhen, sondern auch durch atypische Cholinesterasen verursacht sein. Der akute Leberschaden führt zumindest nicht zum Cholinesterasemangel, da die Halbwertszeit der SChE etwa 14 Tage beträgt.

10.4.1.4 Biotransformation der Medikamente

Die Umwandlung von fettlöslichen Medikamenten in wasserlösliche und weniger aktive Substanzen erfolgt unter Kontrolle der mikrosomalen Enzyme im endoplasmatischen Retikulum der Hepatozyten. Bei chronischen Lebererkrankungen ist die Zahl der Hepatozyten reduziert, so daß relativ mehr Medikamente auf die Hepatozyten einwirken. Dies kann die Bildung zusätzlicher Enzyme stimulieren (Enzyminduktion), woraus eine beschleunigte Aufspaltung der Pharmaka und damit eine geringere Wirkung resultiert. Schwere Lebererkrankungen gehen jedoch in der Regel mit einer verminderten Biotransformationsrate einher, so daß wiederholte Injektionen von Pharmaka einen kumulativen Effekt erzeugen.

10.4.1.5 Synthese der Blutgerinnungsfaktoren

Die Hepatozyten sind verantwortlich für die Synthese von Prothrombin, Fibrinogen, sowie die Faktoren V, VII, IX und X. Der antihämophile Faktor (F. VIII) ist der einzige wichtige Gerinnungsfaktor, der nicht in der Leber synthetisiert wird. Die verminderte Produktion von Prothrombin spiegelt entweder eine schwere Leberzellerkrankung oder eine unzureichende Vitamin-K-Absorption (z. B. bei Gallengangsverschluß) wider. Durch parenterale Vitamin-K-Gabe kann somit zwischen Leberzellschaden und Gallengangsverschluß differenziert werden. Generell muß die Leberfunktion bereits schwer geschädigt sein, wenn Gerinnungsstörungen auftreten; denn noch 20–30% der im Blut vorhandenen Faktoren garantieren eine normale Gerinnung.

10.4.2 Einfluß von Anästhesie und Operation auf die Leberdurchblutung

Anästhetika reduzieren die Leberdurchblutung um etwa 30%, wobei entweder der isolierte Abfall des Perfusionsdrucks (z. B. Halothan, Lokalanästhetika) oder die Steigerung des Splanchnikusgefäßwiderstands (z. B. N_2O, Methoxyfluran, d-Tubocurarin) für diesen Effekt verantwortlich sind. In der Regel wird es sich um die Kombination beider Mechanismen handeln. Außerdem wird die Leberdurchblutung durch kontrollierte Ventilation und chirurgische Maßnahmen (insbes. lebernahe Operationen, z. B. Cholezystektomie) reduziert. Die verminderte Leberdurchblutung verursacht eine reduzierte Sauerstoffversorgung dieses Organs und begünstigt damit die vermehrte Laktatbildung.

10.4.3 Präoperative Beurteilung

Die Funktion der Leber kann durch klinische und laborchemische Untersuchungen recht zuverlässig beurteilt werden. Insbesondere die exkretorische Leistung und die Synthesefunktion der Leber geben wertvolle Hinweise für Auswahl und Dosierung der im Rahmen einer Anästhesie verwendeten Pharmaka.

10.4.3.1 Klinische Untersuchungsbefunde

Patienten mit Lebererkrankungen leiden häufig unter Übelkeit, Erbrechen, Anorexie, Abgeschlagenheit und Oberbauchschmerzen rechts. In schweren Fällen sind Aszites und Enzephalopathie nachweisbar. Die Diagnose einer Lebererkrankung stützt sich neben diesen Befunden auf das Ergebnis der laborchemischen Untersuchung. Jeder operative Eingriff bei Patienten mit Ikterus beinhaltet das Risiko des Nierenversagens.

10.4.3.2 Laborchemische Untersuchungen

Zur Beurteilung der Leberfunktionsstörung dienen v. a. die Messung des Serumbilirubingehalts, der Bromthaleinausscheidung, der Transaminasen SGOT, SGPT, LDH, der alkalischen Phosphatase (AP) und der γ-GT sowie der Bestimmung der Albuminkonzentration. Nach den Veränderungen dieser Untersuchungsbefunde sind Störungen der exkretorischen Funktion und der Synthesefunktion sowie hepatozelluläre Schäden zu unterscheiden.

Serumbilirubin. Der Normalwert des Serumbilirubins liegt bei 0,3–1,1 mg/100 ml. Ein Ikterus wird sichtbar, wenn das Serumbilirubin 3 mg/100 ml übersteigt. Es besteht jedoch keine Korrelation zwischen der Höhe des Serumbilirubinwerts und der Stärke des Leberschadens.

Bromthaleinausscheidung. Nach Injektion von 5 mg/kg KG Bromthalein werden 70–80% der Menge durch die Leber, der Rest über extrahepatische Wege aus der Blutbahn entfernt und mit der Galle bzw. Niere ausgeschieden. Nach 60 min sind normalerweise 0,1–0,2 mg/100 ml im Serum nachweisbar. Werte darüber sprechen für eine Leberfunktions- bzw. Ausscheidungsstörung. Die Bromthaleinausscheidung ist ein empfindlicher Test der hepatozellulären Funktion. Eine Bromthaleinretention kann jedoch auch die Folge einer reduzierten Leberdurchblutung sein.

Serumenzyme. Bei Leberschäden werden die Enzyme Glutamat-Oxalacetat-Transaminase (GOT), Glutamat-Pyruvat-Transaminase (GPT), Laktat-Dehydrogenase (LDH), γ-Glutamyl-Transferase (γ-GT) und alkalische Phosphatase (AP) in die Zirkulation abgegeben.

SGOT: Dieses Enzym ist nicht leberspezifisch; es kann auch aus Herz, Niere und Skelettmuskulatur abgegeben werden. Der Normalwert liegt bei < 15–19.

SGPT: Dieses Enzym ist spezifischer als SGOT; 83% der Fälle mit SGPT-Erhöhungen gehen mit Lebererkrankungen einher. Der Normalwert liegt bei < 19–23.

LDH: Dieses Enzym ist weit verbreitet im Organismus, v. a. in Leber, Erythrozyten, Herz, Skelettmuskel. Wenngleich die LDH relativ empfindlich auf Leberzellschäden ist, besteht kaum absolute Spezifität. Der Normalwert der LDH liegt bei < 120–240.

γ-GT: Die γ-GT ist empfindlicher als die Transaminasen (SGPT, SGOT, LDH); sie ist nahezu ausschließlich bei Erkrankungen und Mitreaktionen der Leber und Gallenwege erhöht. Bei 50–75% der alkoholischen Leberschäden ist die γ-GT erhöht. Der Normalwert liegt bei < 4–28.

AP: Dieses Enzym findet sich in den Zellen der Gallenwege, so daß Obstruktion der Gallenwege bereits eine 3fache Steigerung des Enzyms auslöst. Für die Differentialdiagnose zwischen Leberzellschaden und Gallenwegsobstruktion ist die AP sehr hilfreich. Der Normalwert liegt bei < 50–150.

Albuminkonzentration. Die Herabsetzung der Albuminkonzentration des Serums (normal 3,5–5,0 g/100 ml) auf Werte < 3,5 g/100 ml weist auf Lebererkrankungen hin. Da die Halbwertszeit des Albumins jedoch etwa 23 Tage beträgt, ist die Höhe der Albuminkonzentration zur Erkennung akuter Lebererkrankungen nicht brauchbar.

10.4.3.3 Differentialdiagnose der Lebererkrankung

Auf der Basis der klinischen Untersuchungsbefunde und der erhobenen Laborparameter lassen sich Störungen der exkretorischen Funktion, Störungen der Synthesefunktion und hepatozelluläre Schäden unterscheiden.

Störungen der exkretorischen Funktion. Brauchbarster Indikator der exkretorischen Funktion ist der Serumbilirubingehalt. Werte von >2 mg% sind typisch für eine extrahepatische mechanische Obstruktion und für eine intrahepatische Cholestase.

Störungen der Synthesefunktion. Brauchbarste Indikatoren der Synthesestörung sind die Prothrombinzeit (Faktor II, V, VI, X) und die Albuminkonzentration des Serums (Globulin wird leberunabhängig synthetisiert). Die Gerinnungsfaktoren sind empfindlichere Parameter als die Albuminkonzentration. Eine Verlängerung der Prothrombinzeit auf mehr als 3 s über den Normalwert spricht für eine Störung der Synthesefunktion.

Hepatozellulärer Schaden. Erhöhungen der Transaminasen SGOT, SGPT, LDH, γ-GT und der AP zeigen einen hepatozellulären Schaden an. In der Regel erreichen die Werte bei dieser Erkrankung > 200 IE/l. Die γ-GT-Erhöhung ist typisch für alkoholische Leberschäden.

10.4.3.4 Krankheitsbilder

Unter den verschiedenen Lebererkrankungen besitzen v. a. das akute Leberversagen, die akute Virushepatitis, die chronische Hepatitis, der alkoholische Leberschaden und die Leberzirrhose für die Entscheidung zur Durchführung einer Anästhesie eine größere Bedeutung.

Akutes Leberversagen. Das akute Leberversagen besitzt eine schlechte Prognose. Es geht in der Regel einher mit erhöhtem HZV (durch Abnahme des TPR und erhöhtem AV-Shunt), Hyperventilation (infolge Atmungsstimulation durch NH_4^+), Nierenversagen, Blutungsneigung, hepatischer Enzephalopathie, Hirnödem und ICP-Steigerung; außerdem finden sich Hypoglykämie und metabolische Azidose. Die Transaminasen sind zunächst sehr hoch, bei Zerstörung eines Gefäßteils der Hepatozyten findet sich ein deutlicher Abfall. Anästhesien sollten bei diesem Krankheitsbild nur bei lebensbedrohlichen Situationen durchgeführt werden. Es sollte stets versucht werden, in der präoperativen Phase eine Normalisierung von Blutgerinnung, Elektrolyt-, Wasser- und Säure-Basen-Haushalt vorzunehmen. Weiterhin empfiehlt sich die Behandlung von Infektionen und die Reduzierung der Ammoniakkonzentration durch Neomycin, Glutaminsäure (bindet NH_4^+) und Laktulose (4-β-D-Galactosido-D-fructose (reduziert Darm-pH und vermindert dadurch die NH_4^+-Reabsorption)). In der Prämedikation sollten keine Sedativa verabreicht werden. N_2O kann u. U. für die Aufrechterhaltung der Anästhesie ausreichen. Die Wirkung von Succinylcholin muß nicht verlängert sein, da die Halbwertszeit der Cholinesterase ~14 Tage beträgt. Die Volumensubstitution sollte unter Kontrolle von ZVD oder PAP erfolgen, Glukoseinfusionen sind angezeigt. Häufige Kontrolle der Blutgase und des Harnvolumens sollten durchgeführt werden.

Akute Virushepatitis. Bei Übelkeit, Erbrechen, Anorexie, Abgeschlagenheit, Oberbauchschmerzen rechts, erhöhten Transaminasen, leichter Bilirubinvermehrung (<2 mg%) und leichter Erhöhung der AP besteht der Verdacht auf eine akute Virushepatitis. Elektive Eingriffe sollten in diesen Situationen bis zur Ausheilung verschoben werden.

Chronische Hepatitis. Eine spezifische Ursache für die chronische Hepatitis kann nur in 10–20% gefunden werden; in den meisten Fällen bestand zuvor eine B-Hepatitis. Bei den durch Medikamente verursachten chronischen Hepatitiden sind v. a. α-Methyldopa (z. B. Presinol, Sembrina) und Isoniazid (z. B. Neoteben, Rimifon) als auslösende Ursachen verantwortlich zu machen. Klagen des Patienten über Einschränkungen der Leistungsfähigkeit und die Erhöhung der Transaminasen auf

40–400 E/l, des Bilirubins bis 2 mg/100 ml und der AP geben Hinweise auf das Vorliegen einer chronischen Hepatitis. Die Diagnose kann nur durch Leberbiopsie gesichert werden. Es ist eine chronisch-aktive von der chronisch-persistierenden Hepatitis zu unterscheiden.

Chronisch-aktive Hepatitis. Serumbilirubin, Transaminasen und γ-Globulin sind erhöht, die Prothrombinzeit ist verlängert. In der Regel stehen diese Patienten unter langjähriger Kortikoidtherapie (15–20 mg/Tag). Patienten, die länger als 18 Monate Kortikosteroide erhalten haben, entwickeln häufig Diabetes mellitus, Hypertonie und Osteoporose.

Chronisch-persistierende Hepatitis. Hierbei handelt es sich um eine benigne, nichtprogressive Krankheit. Das Serumbilirubin übersteigt nicht 3 mg/100 ml. Die Transaminasen wechseln zwischen normal und erhöht. Albumin, γ-Globulin- und Prothrombinkonzentration sind normal. Kortikosteroide sollten nicht gegeben werden.

Da es keine spezifische Therapie für die chronische Hepatitis gibt und das Krankheitsbild sich nur selten verschlechtert, bestehen keine vernünftigen Gründe, elektive Eingriffe aufzuschieben.

Alkoholische Leberschäden. Von Veränderungen in Form einer leichten Fettleber bis zum Endstadium der Leberzirrhose mit portaler Hypertension können bei alkoholischen Leberschäden alle Verlaufsformen vorhanden sein. Die Fettleber allein ist keine Kontraindikation für operative Eingriffe. Nur bei zusätzlichen Schäden (z. B. Hypalbuminämie, Aszites, neurologischen Ausfällen) sollten Operationen aufgeschoben werden, bis die Leberfunktion und die Allgemeinsituation gebessert ist. Dies ist in der Regel innerhalb von 6–12 Wochen möglich. Grundsätzlich ist davon auszugehen, daß elektive Eingriffe mit alkoholischen Leberschäden aufgeschoben werden, bis die Leberfunktion gebessert ist oder eine optimale Reaktion auf die eingeleitete Therapie (z. B. Kortikoidmedikation) beobachtet werden kann.

Leberzirrhose. Das Endstadium der chronischen Hepatitis oder des chronischen Alkoholismus ist in der Regel die Leberzirrhose. Dabei erfolgt ein Ersatz der Leberzellen durch Kollagen; Alkohol ist die häufigste Ursache der Leberzirrhose. Alle Leberfunktionen sind vermindert; auch die Durchblutung der Leber nimmt infolge Anstieg des Widerstands in der V. porta durch die fibrotischen Prozesse ab. Die Verteilung der Leberdurchblutung ändert sich zugunsten der arteriellen Durchblutung; es kommt deshalb zum Abfall des systemischen Perfusionsdrucks. Infolge genereller peripherer Vasodilatation und erhöhtem HZV bildet sich eine hyperdyname Zirkulation aus; intrapulmonaler Rechts-links-Shunt führt zur Hypoxämie. Oft besteht außerdem eine Nierenfunktionsstörung (hepatorenales Syndrom). Durch Abnahme der Glykogenspeicher, durch alkoholinduzierte Glykogenolyse und durch unmögliche Glukoneogenese aus Laktat kommt es zur Hypoglykämie. Ein zusätzlicher Abfall des Blutdrucks durch Anästhesie und Operation kann die Sauerstoffversorgung der Leber stark gefährden. Die Leberfunktionsteste sind oft normal oder nur wenig verändert. Erst nach dem operativen Eingriff treten eindeutige Veränderungen auf. Oft besteht eine hepatische Enzephalopathie. Nach längerbestehender Leberzirrhose kommt es infolge portaler Hypertension zu Ösophagusvarizen.

Portale Hypertension. Nach mehreren Jahren einer alkoholischen Leberzirrhose erfolgen Verlust von Muskelmasse, Hepatomegalie, Aszites (Albumin < 2,5 g/100 ml), Palmarerythem, Spiderangiom im Gesicht, subakute Blutungen (Hkt < 30–35%), Anstieg des Gefäßwiderstandes in der V. porta, erhöhte Sekretion von ADH und Hyponatriämie. Der normale Druck in der V. porta beträgt um 7 mm Hg, er kann bis auf 50 mm Hg erhöht sein.

Ösophagusvarizen. Vor allem bei portaler Hypertension kommt es zur Entwicklung von Ösophagusvarizen, die zu mitunter lebensbedrohlichen Blutungen führen können. Die erste Therapiemaßnahme zur Kontrolle der Blutung ist die intravenöse oder intraarterielle (A. mesenterica superior) Infusion von Vasopressin. Wenn die Blutung anhält, ist die Anlage eines portokavalen Shunts indiziert.

Das Operationsrisiko ist bei allen Lebererkrankungen erhöht. Es läßt sich grob an einigen klinischen und laborchemischen Parametern abschätzen (Tabelle 10.5). Schwere Lebererkrankungen besitzen eine hohe Letalität (> 75%); beim Coma hepaticum überleben nur 17% der Patienten, zumal bei diesem Zustand jederzeit mit der Gefahr der Aspiration und schweren Blutungen zu rechnen ist.

Tabelle 10.5. Operationsrisiko bei Lebererkrankungen

Klinischer oder laborchemischer Befund	Schweregrad/Beurteilung		
Aszites	Ø	Mäßig	Stark
Enzephalopathie	Ø	Mäßig	Koma
Ernährungszustand	Sehr gut	Gut	Schlecht
Bilirubin (mg %)	<2	2–3	>3
Albumin (g %)	>3,5	3,0–3,5	<3
Risiko	Gering	Erhöht	Hoch

10.4.4 Operationsvorbereitung

Neben der Normalisierung des Wasser-, Elektrolyt- und Säure-Basen-Haushalts ist v.a. die Gerinnungsfunktion des Blutes entsprechend zu kontrollieren. Leberkranke Patienten sollten über 3 Tage mit Vitamin-K-Präparaten (Konakion 0,15 mg/kg KG) vorbehandelt werden; u.U. ist die Infusion von Frischplasma und Thrombozyten durchzuführen. Die Thrombozytenzahl sollte > 75000 und die Prothrombinzeit nicht > 3 s über dem Normalwert betragen. In die Operationsvorbereitung sollte auch die über mehrere Tage laufende Gabe von Hydrokortisonpräparaten (5 mg/kg KG) einbezogen werden. Für die Prämedikation sind Benzodiazepine wegen ihrer langen Wirkzeit weniger gut geeignet als Phenobarbital (Luminal 2 mg/kg KG). Gegen die Verwendung von Opioiden und Parasympathikolytika bestehen keine Bedenken.

10.4.5 Auswahl des Anästhesieverfahrens

Bis heute kann die Frage nach dem bestgeeigneten Anästhesieverfahren bei Patienten mit Lebererkrankungen nicht eindeutig beantwortet werden. Sowohl die Allgemeinanästhesie als auch die rückenmarksnahen Regionalanästhesieverfahren reduzieren die Durchblutung der Leber um 20–30%. Der operative Eingriff selbst, insbesondere intraabdominelle Operationen, führen zu einer weiteren Abnahme der Leberdurchblutung. Wenngleich die stärkste anästhesiebedingte Durchblutungsminderung bei gesunder Leber keine Funktionseinschränkung des Organs bewirkt, besteht bei kranker Leber die Gefahr des Sauerstoffmangelschadens mit allen daraus erwachsenden Konsequenzen. Dies betrifft v.a. die Metabolisierung der im Rahmen der Anästhesie verwendeten Pharmaka, wobei die überwiegend in der Leber abgebauten Substanzen (z.B. intravenöse Narkotika) besonders betroffen sind. Bei der Biotransformation von Medikamenten in der Leber werden jene mit einem Molekulargewicht von > 200 mit der Galle ausgeschieden, die anderen mit dem Urin. Des weiteren kann es zu einem Anstieg der anaeroben Stoffwechselprozesse und dadurch zur Entstehung der anaeroben Metaboliten des Halothans kommen, die möglicherweise für die diskutierte Hepatotoxizität der Substanz verantwortlich zu machen sind. Obwohl derartige Prozesse auch bei normaler arterieller Oxygenierung ablaufen können, sollte doch bei Patienten mit Lebererkrankungen der Sauerstoffanteil im Inspirationsgemisch erhöht werden. Darüber hinaus sind Hyperkarbie, Hypokapnie und Hämorrhagie zu vermeiden. Da Lebererkrankungen häufig zur Bildung portosystemischer und pulmonaler Shunts führen, sollte in jedem Fall eine durch Narkotika bedingte Vasodilatation vermieden werden, um der Gefahr einer Verstärkung des Rechts-links-Shunts mit einer weiteren Einschränkung der arteriellen Oxygenierung zu begegnen. Die Verminderung der Gerinnungsfaktoren fordert eine strenge Indikation für rückenmarksnahe Regionalanästhesieverfahren, nasotracheale Intubation und die Applikation von Magen-Darm-Sonden. Prä-, intra- und postoperativ ist für eine gute Diurese zu sorgen (5%ige Glukose, 10%iges Mannitol), da postoperatives Nierenversagen bei Patienten mit Lebererkrankungen relativ häufig beobachtet wird (hepatorenales Syndrom). Aufgrund verminderter Glykogenspeicherung bei Leberzirrhose ist mit intraoperativ auftretenden Hypoglykämien zu rechnen. Eine ausreichende Glukosezufuhr ist auch aus diesem Grunde sicherzustellen.

10.4.5.1 Intravenöse Narkotika

Die Verwendung von Barbitursäurepräparaten (z.B. Thiopental), Ketamin und Opioiden ist unbedenklich, wenn die veränderte pharmakologische Wirkung infolge Hypalbuminämie und erhöhtem HZV (= erhöhtes Verteilungsvolumen) berücksichtigt wird. Barbiturate können unabhängig von ihrem Metabolismus in der Leber auch über die Nieren verstärkt ausgeschieden werden. Bei der Verwendung von Propanidid und Etomidate sollte eine mögliche Wirkungsverlängerung infolge Cholinesterasemangel berücksichtigt werden. Etomidat erscheint wegen seiner hämodynamischen Indifferenz besonders geeignet zur Narkoseeinleitung.

10.4.5.2 Inhalationsnarkotika

Obwohl Halothan die geringste Metabolisierungsrate in der Leber besitzt, sollte es bei Patienten mit Lebererkrankungen nicht verwendet werden, um mögliche forensische Auseinandersetzungen von vornherein auszuschließen. Gegen den Einsatz von Enfluran oder Isofluran bestehen bis heute keine Bedenken, zumal Inhalationsnarkotika weitgehend unabhängig vom Metabolismus in der Leber ausgeschieden werden. Die beim Abbau von Methoxyfluran, Enfluran und Isofluran entstehenden anorganischen Fluorid- und Oxalsäuremetabolite sind in erster Linie nephrotoxisch. Es entstehen jedoch nur beim Methoxyfluran Konzentrationen, die eine Nierenschädigung erklären könnten.

10.4.5.3 Muskelrelaxanzien

Nach Verabreichung von Succinylcholin ist wegen des möglichen Mangels an Cholinesterase mit einer verlängerten Wirkungsdauer zu rechnen. Unter den ndMR gilt bis heute keines der vorhandenen Präparate als besonders geeignet für Leberkranke. Als einziges MR ist allerdings Gallamin nicht vom Metabolismus in der Leber abhängig. Bei der Applikation von ndMR sollten primär relativ hohe Dosen verabreicht werden, damit die infolge des erhöhten Verteilungsvolumens eintretende Verdünnung weitgehend ausgeglichen werden kann. Beim Pancuronium muß zusätzlich berücksichtigt werden, daß es an γ-Globuline gebunden wird, die bei Lebererkrankungen häufig erhöht sind.

10.4.5.4 Regionalanästhesie

Da bei Patienten mit Lebererkrankungen sehr häufig Störungen der Blutgerinnung vorliegen, wird man die Indikation für eine Regionalanästhesie sehr streng stellen müssen. Periphere Nervenblockaden sind weit eher geeignet, als die rückenmarksnahen Regionalanästhesien. In jedem Fall ist die Indikation für ein Regionalanästhesieverfahren erst nach Kontrolle der Blutgerinnung zu stellen. Spinal- und Periduralanästhesien sollten z. B. nicht durchgeführt werden, wenn die Prothrombinzeit um > 50% verlängert ist.

10.5 Stoffwechselstörungen und -erkrankungen

Die metabolischen und endokrinen Reaktionen auf Narkose und Operationen unterscheiden sich rein qualitativ nicht von jenen, wie sie nach anderen Einwirkungen, z. B. Trauma oder Verbrennung, entstehen. Es gibt zwei Hauptkomponenten dieser Reaktionen, die beide über den Hypothalamus laufen: eine adrenerge Reaktion und eine hypophysär-hormonelle Reaktion. Aus praktischen Erwägungen können diese jeweils als rasche oder verzögerte Reaktion aufgefaßt werden. Sie beinhalten sowohl nützliche als auch schädliche Effekte.

Dies ist besonders entscheidend bei der Kompensation plötzlicher Blutverluste, wo die selektive Perfusion von Gehirn und Herz auf Kosten der weniger wichtigen Organe, wie Niere und Leber, über einen kurzen Zeitraum aufrechterhalten werden kann. Die Fettsubstratmobilisation gewährleistet eine ausreichende Energiebereitstellung zur Aufrechterhaltung intrazellulärer Adenosintriphosphat- und Phosphokreatinkonzentrationen. Eine auftretende Azidose übt insofern günstige Effekte aus, als sie die Sauerstoffabgabe aus dem Hämoglobin durch Verschiebung der Sauerstoffdissoziationskurve nach rechts begünstigt. Jede überschießende Azidosekorrektur mit Bikarbonat würde zu einer Gewebshypoxie führen. Obwohl die unmittelbaren Effekte einer Streßreaktion von Nutzen sind, kann eine prolongierte Reaktion zu einem Hypoxieschaden von Leber, Nieren und Gastrointestinaltrakt führen. Ohne Hypovolämie führt Streß zu unerwünschter Hypertension, steigert somit die myokardiale Arbeit und den Sauerstoffbedarf, was bei Patienten mit ischämischer Herzerkrankung oder Kardiomyopathie gefährlich sein kann. Auf lange Sicht bedeutet erhöhte Katabolie negative Stickstoffbilanz und Hyperglykämie. Die höhergradige metabolische Azidose führt zu Myokarddepression und einer eingeschränkten Leberfunktion. Gastrointestinalulzera sind bei Patienten, die auf Dauer Streß ausgesetzt sind, nicht selten. Obwohl also die frühe Komponente der Streßreaktion nützlich ist, erscheint es ebenso wahrscheinlich, daß frühe und späte Reaktionen bei Patienten mit vorbestehenden chronischen Organerkrankungen gefährlich werden können. Da Modifikationen der Streßantwort an den verschiedenen afferenten, zentralen und efferenten Abschnitten der Reflexbahn möglich sind, kann der gezielte Einsatz von Anästhetika, α- und β-Blockern, Diuretika, Antazida und Vasodilatatoren sowohl Morbidität als auch Mortalität senken.

Darüber hinaus ergeben sich besondere Probleme, wenn die Stoffwechselsituation durch krankhafte Zustände, z. B. Diabetes mellitus, Adipositas, Gicht und Porphyrie, schon primär gestört ist.

10.5.1 Physiologie und Pathophysiologie des Stoffwechsels

10.5.1.1 Hypothalamus-Hypophysen-Nebennierenachse

Die Sekretion von Kortisol aus der Nebennierenrinde wird durch das aus der Adenohypophyse freigesetzte adrenokortikotrope Hormon (ACTH) gesteuert. Umgekehrt wird wieder die ACTH-Freisetzung durch den aus dem Hypothalamus freigesetzten „corticotropin releasing factor" (CRF) stimuliert. Plasmakortisol hemmt somit über einen negativen Feedback-Kontrollmechanismus die Freisetzung von ACTH und CRF.

Adrenokortikotropes Hormon. Eine Allgemeinanästhesie mit Äther und Halothan erhöht die Plasma-ACTH-Spiegel, während unter einer Enflurannarkose keine Veränderungen beobachtet werden. Die Plasma-ACTH-Konzentrationen steigen während eines operativen Eingriffs unter Allgemeinanästhesie, nicht jedoch während einer Regionalanästhesie (Spinal- und wahrscheinlich auch Periduralanästhesie). Die Plasma-ACTH-Konzentrationen korrelieren dabei nicht sehr gut mit der Schwere des Traumas, dem Blutverlust oder dem Alter des Patienten. Die Sekretionsgeschwindigkeit von ACTH variiert zwischen einzelnen Individuen auch während desselben operativen Eingriffs ganz erheblich.

Kortisol. Zur Beurteilung des Schweregrads von Streß und Trauma wurden die Plasmakortikosteroidkonzentrationen gemessen. Kortisol (Hydrocortison und 17-21-Dihydroxykortison) wird im Plasma an Transcortin und in einem geringeren Ausmaß auch an Albumin gebunden transportiert. Normalerweise liegen also 95% des Plasmakortisols in gebundener Form vor. Eine Allgemeinanästhesie vermindert die Kortisolbindung an Albumin, der chirurgische Eingriff die Bindung an Transcortin. Beide zusammen führen somit während der operativen Trauma- und Streßphase zu einer erhöhten Gewebsverfügbarkeit von Kortisol. Präoperative Angst und emotionaler Streß können zu erhöhten Plasmakortisolkonzentrationen führen. Diese Reaktionen können auch die normale, an einen tageszeitlichen Rhythmus gebundene Sekretion dieses Hormons modifizieren oder aufheben. Tranquilizer wie Diazepam, Lorazepam und Hydroxyzin senken die Plasmakortiksolkonzentration bei chirurgischen Patienten. Auch die Kombination Pentobarbital, Atropin und Opioide reduziert die Plasmakortisolkonzentration; Opioide allein zeigen diesen Effekt nicht. Während einer Allgemeinanästhesie kann die Plasmakortisolkonzentration abnehmen (Thiopental), zunehmen (Äther, Cyclopropan, Halothan, Ketamin) oder unverändert bleiben (Methoxyfluran, Enfluran, Neuroleptanalgesie). Während einer Isoflurananästhesie haben einige Untersucher keine signifikanten Anstiege von Kortisol gefunden. Kommt jedoch das chirurgische Trauma dazu, wurde ein Anstieg dieses Hormons im Plasma beobachtet. Epidural- und Spinalanästhesie beeinflussen die Plasmakortisolkonzentration nicht. Die Abschirmung gegen Streß dauert jedoch nur so lange, wie auch die regionalanästhetische Blockade besteht. Danach wird der Stimulus durch das Operationstrauma deutlich. Stärkster Anreiz zur Steigerung der Plasmakortisolsekretion ist die in direktem Verhältnis zu ihrem Ausmaß stehende chirurgische Manipulation. Nur bei kleineren Operationen stellen bestimmte Anästhetika den entscheidenderen Faktor der Plasmakortisolsekretion dar. Bei mittleren und größeren Eingriffen ist eine Hemmung der Kortisolreaktion entweder über eine Blockierung der somatosensorischen und autonomen Nervenbahnen durch Regionalanästhesie oder über Blokkierung höherer Zentren durch hohe Dosen von Morphin oder Fentanyl möglich. Bei unkompliziertem, postoperativen Verlauf kehren die Plasmakortisolkonzentrationen, abhängig von der Schwere des Eingriffs, innerhalb von 1-2 Wochen zu ihrem Ausgangswert zurück.

Katecholamine. Das sympathische Nervensystem ist an der homöostatischen Regulation einer Reihe von zentralen und peripheren Funktionen beteiligt. Dazu zählen die Herzfrequenz, die Stärke der Myokardkontraktion, der Vasomotorentonus, Blutdruck, der Tonus der Atemwege, Kohlenhydrat- und Fettsäuremetabolismus, psychomotorische Aktivität, Gemütslage, Appetit sowie Darm- und Harnwegstonus. Die einer sympathischen Stimulation folgenden Reaktionen werden gewöhnlich über den Neurotransmitter Noradrenalin vermittelt. Als Teil der Streßreaktion wird auch das Nebennierenmark stimuliert, was zu einer Erhöhung der Plasmaadrenalinkonzentration führt. Bei längerdauernder sympathischer Reaktion kann es zu Hypoxieschäden der Leber, Nieren und des Gastrointestinaltrakts durch Vasokonstriktion kommen. Von noch größerer Bedeutung sind Tachykardie und Hypertension, die die myokardiale Arbeit und den myokardialen Sauerstoffbedarf erhöhen. Katecholamine spielen eine wesentliche Rolle bei der metabolischen Streßreaktion. Wahrscheinlich erhöht eine physische Schädigung, die den Körper trifft, primär die Plasmanoradrenalinkonzentration, emotionaler Streß die Adrenalinfreisetzung. Wie durch Bestimmung der Harnkatecholaminausscheidung gezeigt werden konnte, wirkt sich eine Prämedikation mit Morphin, Morphin-Scopolamin, Pentobarbital-Scopolamin oder Pentobarbital-Atropin nur wenig aus. In tierexperimentellen Untersuchungen führt eine Allgemeinanästhesie mit Halothan, Methoxyfluran, Enfluran zu einer verminderten Freisetzung von Katecholaminen aus der Nebennierenrinde. In ähnlichen klinischen Studien wirkten sich Halothan, Methoxyfluran, Enfluran zu einer verminderten Freisetzung von Katecholaminen aus der Nebennierenrinde. In ähnlichen klinischen Studien wirkten sich Halothan, Methoxyfluran und Enfluran auf die Plasmakatecholaminkonzentrationen nicht aus. Äther, Cyclopropan und Ketamin erhöhen die Plasmakatecholamine, Thiopental, Neuroleptanalgesie und Spinalanästhesie zeigen keinen Effekt. Schlüssige Beweise für die Isofluraneffekte fehlen noch. Die bisherigen Befunde zeigten, daß Isofluran sowohl die vagale als auch die präganglionäre sympathische Aktivität vermindert; der Vagotonus wird dabei aber auf der jeweils bestehenden Narkosetiefe stärker deprimiert als die sympathische Aktivität. Veränderungen der Plasmakatecholaminkonzentrationen werden durch verschiedene Faktoren beeinflußt. Größere Bauchoperationen können die Plasmakatecholaminspiegel erhöhen, jedoch bestätigen nicht alle Untersuchungen diese Beobachtung. Bei kardiochirurgischen Patienten wurden während einer Narkose mit Thiopental/Lachgas/Sauerstoff/Morphinderivat/Muskelrelaxans keine Veränderungen der Plasmakatecholaminkonzentration vor der extrakorporalen Zirkulation beobachtet. Eine sympathische Gegenreaktion ist auch bei hohen Dosen an Morphin möglich. Diese Reaktion kommt sehr deutlich während der Sternotomie zum Ausdruck. Der kardiopulmonale Bypass und die Hypothermie waren auch bei Verwendung großer Dosen Fentanyl mit einer Erhöhung der Plasmakatecholaminkonzentration verbunden. Bei Blutdrucksenkung mit Natriumnitroprussid oder Nitroglyzerin kam es zu einem gleichzeitigen Anstieg der Plasmakatecholaminkonzentration. Zwischen den erhöhten Plasmakatecholaminspiegeln und einer Zunahme der Herzfrequenz und dem Blutdruck als Reaktion auf den chirurgischen Stimulus besteht eine gute Korrelation. Während operativer Eingriffe unter Neuroleptanalgesie können jedoch die Plasmakatecholaminkonzentrationen ohne entsprechende Kreislaufveränderungen ansteigen. Eine adäquate Anästhesie mit Enfluran, Halothan oder Morphin kann die Katecholaminreaktion auf den Hautschnitt blockieren. In der postoperativen Phase ist die Katecholaminreaktion eher voraussehbar. Die Plasmakatecholaminkonzentrationen bleiben nach schmerzvollen operativen Eingriffen erhöht, nicht jedoch z. B. nach Operationen am Auge. Trotz unterschiedlicher Einflüsse auf die Plasmakatecholaminkonzentration supprimieren alle Anästhetika bis zu einem gewissen Grad die sympathoadrenalen Reaktionen auf schädliche Stimuli. Erst nach Narkoseende wird die Katecholaminreaktion manifest.

10.5.1.2 Wachstumshormon

Eine Prämedikation mit Atropin, Opioiden, Pentobarbital oder Diazepam zeigt nur wenig Einfluß auf die Plasmakonzentration des Wachstumshormons. In ähnlicher Weise verändert auch eine Allgemeinanästhesie mit Halothan, Enfluran oder Cyclopropan und eine Spinal- (wahrscheinlich auch Peridural-) Anästhesie die Plasmawachstumshormonkonzentrationen nicht. Während des chirurgischen Eingriffs nimmt die Plasmakonzentration an Wachstumshormon im Verhältnis zum Ausmaß des Operationstraumas zu. Der Anstieg ist jedoch bei Operationen in Periduraloder Spinalanästhesie weniger deutlich. Was die Narkose mit Isofluran betrifft, gibt es Daten, die darauf hinweisen, daß die Plasmaspiegel des Wachstumshormons wie auch des Schilddrüsenhormons beim Menschen ansteigen.

10.5.1.3 Antidiuretisches Hormon

Das antidiuretische Hormon (ADH) oder auch Vasopressin (in gereinigter Form) wird aus der Neurohypophyse freigesetzt, primär um Wasser zu erhalten. Unter normalen Bedingungen wird die Freisetzung von ADH über Osmorezeptoren stimuliert, die wahrscheinlich im Nucleus supraopticus lokalisiert sind. Eine tonische und schubweise Freisetzung von ADH kann auch unter dem Einfluß linksatrialer Volumenrezeptoren und Barorezeptoren in der Aorta und den Karotiden erfolgen. Die Wirkung von ADH besteht darin, das Körperwasser zu erhalten und den Harn zu konzentrieren, indem die Wasserabsorption in den distalen Nierentubuli erhöht wird. Diese Wirkung von ADH hilft, die Osmolalität und das Volumen der Körperflüssigkeiten konstant zu halten. Hohe Konzentrationen an ADH können zu Vasokonstriktion führen, wie sie z. B. als Reaktion auf eine schwere Hypotension oder auf eine Infusion exogen zugeführten Vasopressins zur Behandlung einer Ösophagusvarizenblutung auftreten kann. Exzessive ADH-Freisetzung kann zu Wasserretention, Dilutionshyponatriämie und Flüssigkeitsüberladung führen. Eine Anästhesie mit Halothan, Enfluran, Morphin und Fentanyl beeinflußt die Plasma-ADH-Konzentration, wie Radioimmununtersuchungen ergeben haben, wenig. Frühere Untersuchungen zeigten eine Zunahme der Plasma-ADH-Konzentration nach Äther, Halothan und Methoxyfluran, wenn die ADH-Bestimmungen mit einem Bioassay durchgeführt wurden. Während des chirurgischen Eingriffs kommt es in Relation zur Schwere des Operationstraumas zu einem raschen Anstieg der Plasma-ADH-Konzentration. Diese Reaktion kann durch hohe Dosen Morphin oder Fentanyl und durch eine Peridural- (wahrscheinlich auch Spinal-) Anästhesie verhindert werden. Abgesehen von einem Anstieg während extrakorporaler Zirkulation bleiben die ADH-Konzentrationen während eines kardiochirurgischen Eingriffs unter hohen Dosen Morphin oder Fentanyl unverändert.

10.5.1.4 Renin-Angiotensin-Aldosteron-System

Renin ist ein proteolytisches Enzym. Es wird im juxtaglomerulären Apparat (JGA), der die afferenten Arteriolen in der Niere umgibt, synthetisiert und gespeichert. Renin wirkt auf Angiotensinogen (ein zirkulierendes α_2-Globulin), das in der Leber synthetisiert wird, unter Bildung des Decapeptids Angiotensin I. Angiotensin I – selbst inaktiv – wird enzymatisch primär in der Lunge zum Octapeptid Angiotensin II, dem stärksten endogenen Vasopressor, umgewandelt. Der Angriffspunkt dieser Wirkung liegt direkt an der arteriolären Muskulatur. Zusätzlich ist Angiotensin II ein starker, direkter Stimulus für die Produktion von Aldosteron in der Zona glomerulose der Nebennierenrinde. Die Freisetzung von Renin wird vom renalen Perfusionsdruck, dem Natriumionenbestand im distalen Tubulus, der Reaktion des sympathischen Nervensystems, der Kaliumaufnahme und von Angiotensin selbst beeinflußt. Aldosteron ist ein wichtiger Regulator des extrazellulären Flüssigkeitsvolumens und eine wichtige Größe für den Kaliummetabolismus. Aldosteron wirkt vorwiegend auf das distale Tubuluskonvolut, wo es die Ausscheidung von Natrium hemmt und die von Kalium erhöht. Wasser folgt passiv dem Natriumtransport.

Eine Anästhesie mit Halothan (15 min), Äther oder Enfluran, eine Spinal- oder Periduralanästhesie zeigen keinen Einfluß auf die Plasmareninaktivität.

Halothan über 30 min verabreicht, erhöht die Plasmareninaktivität. Während des chirurgischen Eingriffs nimmt die Plasmareninaktivität zu, nicht immer aber über einen narkosebedingten Spiegel. Die niedrigste Plasmareninaktivität wird bei Patienten beobachtet, die während des chirurgischen Eingriffs große Flüssigkeitsmengen bekommen. Die Plasmaaldosteronkonzentration nimmt nach Narkose mit Äther, Halothan und Methoxyfluran zu, nicht jedoch nach Spinal- oder Periduralanästhesie. Das Ausmaß einer präoperativen Dehydration (auch über Nacht) und das intraoperative Flüssigkeitsangebot sind die Hauptdeterminanten der Plasma-ADH, Renin- und Aldosteronkonzentrationen. Die Plasmaaldosteronspiegel können in einem geringeren Ausmaß steigen, wenn während der Operation anstelle von Dextrose Natriumchloridinfusionen gegeben werden. In gleichem Ausmaße steigen die Aldosteronspiegel bei Patienten unter salzreicher Diät weniger stark an als bei salzarmer Diät.

10.5.1.5 Kohlenhydratmetabolismus

Anästhetika zeigen an sich nur wenig Einflüsse auf den Kohlenhydratmetabolismus. Äther und Cyclopropan führen aufgrund ihrer Einflüsse auf das sympathische Nervensystem zu einer Hyperglykämie. Halothan, Methoxyfluran, Enfluran, Isofluran und Thiopental können zu einem geringen Blutzuckeranstieg führen. Obwohl diese Substanzen keinen Einfluß auf die Plasmainsulinkonzentration besitzen, ist bekannt, daß alle Anästhetika Insulineffekte antagonisieren. Der deutlichste Effekt eines unkomplizierten operativen Eingriffs auf den Kohlenhydratmetabolismus ist, proportional zum Ausmaß des operativen Traumas, die Hyperglykämie. Diese Reaktion ist unabhängig vom verwendeten Anästhetikum. Peridural- (und wahrscheinlich auch Spinal-) Anästhesien sowie hohe Dosen an Fentanyl hemmen jedoch diese Reaktion. Während des operativen Eingriffs nimmt die Plasmakonzentration trotz erhöhter Blutzuckerkonzentration ab. Gegen Ende der Operation oder kurz danach kann die Insulinkonzentration wieder im Normbereich oder sogar darüber liegen. Dies bleibt jedoch ohne volle Auswirkung auf die Blutglukosekonzentration. Die Plasmaglukagonkonzentration nimmt während und nach der Operation zu; zwischen Beginn und Dauer der Hyperglykämie einerseits und den erhöhten Plasmaglukagonspiegeln andererseits besteht eine schlechte Korrelation. Während eines chirurgischen Eingriffs in Allgemeinanästhesie ist die Insulinreaktion auf Glukose eingeschränkt. Diese Reaktion wird während einer Peridural- (und wahrscheinlich auch Spinal-) Anästhesie weniger gehemmt. Eine perioperative Hyperglykämie entsteht wahrscheinlich durch Kombination einer erhöhten Glukoseproduktion (Glykogenolyse, Glukoneogenese), mit Veränderungen des Glukoseumsatzes, einer peripheren Insulinresistenz und einer von hepatischen Kontrollmechanismen offenbar akzeptierten, veränderten Glukosekonzentration. Während eines Traumas dürfte ein zentraler Mechanismus die hepatische Glukoneogenese trotz normaler oder erhöhter Blutzuckerkonzentration aufrecht erhalten. Schließlich kann auch die Glukoseclearance aufgrund einer verminderten renalen und hepatischen Durchblutung eingeschränkt sein.

Beim Diabetiker besteht v. a. dann ein erhöhtes Risiko für Anästhesie und Operation, wenn der Blutzuckerwert nicht sorgfältig kontrolliert und die Besonderheiten dieser Stoffwechselsituation bei der Planung des operativen Eingriffs nicht entsprechend berücksichtigt werden. Die Adipositas ist zwar selten auf eine Stoffwechselstörung zurückzuführen, ihre Auswirkungen auf die Lungenfunktion sind jedoch mitunter so stark, daß auch der adipöse Patient bei der Durchführung einer Anästhesie der besonderen Aufmerksamkeit des Anästhesisten bedarf. Patienten mit Porphyrie sind v. a. von der adäquaten Auswahl der bei der Anästhesie verwendeten Medikamente abhängig.

10.5.2 Diabetes mellitus

Normal werden nach einer kohlenhydratreichen Nahrungsaufnahme etwa 50 E Insulin vom Organismus freigesetzt (etwa 1/4 des Vorrats). Der Diabetes mellitus ist eine chronische Systemerkrankung, die mit einem absoluten oder relativen Insulinmangel einhergeht. Sie verursacht Hyperglykämie, Glukosurie und eine Degeneration der kleinen Blutgefäße. Patienten mit einem Nüchternblutzucker (NBZ) über 125 mg/100 ml sind als Diabetiker anzusehen. Die andauernde oder überschießende Hyperglykämie des Diabetikers geht mit einer Osmolaritätssteigerung einher und führt so zu einer Wasserverschiebung vom intrazellulären in den extrazellulären Raum. Daraus resultiert eine Verdünnungshyponatriämie mit gesteigerter Diurese und Elektrolytverlusten. Es gehen v. a. Natrium, Kalium und Phosphat verloren; dabei muß berücksichtigt werden, daß ein Mangel an Gesamtkörperkalium mit einer erhöhten Morbiditäts- und Mortalitätsrate einhergeht. Die Serumhypokaliämie bzw. -hypophosphatämie erhöht darüber hinaus den Insulinbedarf und verschlechtert auf diese Weise die periphere Glukosetoleranz. Im weiteren postoperativen Verlauf ist der Diabetiker v. a. durch Infektionen gefährdet, da die bakterizide Aktivität der Leukozyten bei Hyperglykämie deutlich reduziert ist. Man unterscheidet den juvenilen Diabetes (Typ I, insulinabhängig, labil, ketoazidotisch) vom Erwachsenendiabetes (Typ II, nicht insulinabhängig, stabil, nicht ketoazidotisch). Der Beginn des juvenilen Diabetes liegt etwa bei 12 Jahren, der des Erwachsenen etwa nach dem 35. Lebensjahr. Beim Typ-I-Diabetiker ist eine endogene Insulinsekretion nicht möglich, so daß Sulfonylharnstoffe wirkungslos sind. Der Typ-II-Diabetiker besitzt eine endogene Insulinsekretion. Sulfonylharnstoffe wirken durch Stimulation der β-Zellen der Langerhans-Inseln. Glibenclamid (z. B. Euglucon) ist das umsatzstärkste Präparat, außerdem gehört auch Tolbutamid (z. B. Rastinon) in diese Gruppe.

Normal werden täglich etwa 50 E des Polypeptidhormons Insulin von den β-Zellen des Pankreas sezerniert. Insulin erleichtert den Glukosetransport durch die Zellmembran, steigert die Glykogenbildung und erleichtert zusammen mit Glukose die Passage von Kalium in die Zelle [31, 202, 342, 418].

10.5.2.1 Präoperative Beurteilung

Neben der allgemeinen klinischen Untersuchung und der Prüfung der laborchemischen Befunde ist bei Patienten mit Diabetes mellitus v. a. die Kontrolle des Blutzuckerspiegels und der Ausschluß einer Ketoazidose von Bedeutung. Bei der klinischen Untersuchung ist daran zu denken, daß viele Diabetiker an Arteriosklerose mit kardialen (KHK), vaskulären, renalen, okularen und neuralen Funktionsminderungen leiden. Jede Hypotension kann in diesen Situationen schwerwiegende

Folgereaktionen nach sich ziehen. Übergewicht ist ein weiteres Begleitsymptom des Diabetikers und mitunter Ursache erheblicher Ventilationsstörungen. Insgesamt erscheint das physiologische Alter des Diabetikers höher als sein chronologisches. In der Praxis hat sich bewährt, das physiologische Alter des Patienten aus der Summe seines chronologischen Alters und dem Zeitraum des Bestehens der Krankheit festzusetzen (Beispiel: 50jähriger Patient, seit 15 Jahren Diabetes mellitus = 65 Jahre physiologisches Alter).

Der Diabetiker sollte mindestens 2 Tage vor elektiven Eingriffen stationär aufgenommen werden, damit alle Voruntersuchungen und Vorbereitungsmaßnahmen sorgfältig durchgeführt werden können. Bei der Planung des Operationsprogramms sollte der Diabetiker möglichst am Anfang des Zeitplans stehen und keinesfalls erst in den Mittagsstunden operiert werden. Patienten mit einem schweren, schlecht einstellbaren Diabetes sollten auch nicht an Wochenenden operiert werden. Wenn das Op-Programm keine andere Wahl läßt, ist die präoperative Verlegung des Patienten in eine dem Anästhesisten zugeordnete Betteneinheit zu erwägen bzw. die verläßliche Kohlenhydratstoffwechselführung zu garantieren.

Ziel der präoperativen Therapie sollte es sein, den Blutzucker eines diabetischen Patienten gut einzustellen. Die 24stündigen Blutzuckerschwankungen sollten bei allen Diabetikern 150–250 mg% nicht überschreiten. Präoperative BZ-Werte von < 90 mg% oder > 350 mg% gelten als kritische Grenzen, so daß elektive Eingriffe nicht durchgeführt werden sollten. Wesentlich ist die Gesamtstoffwechselsituation, wobei insbesondere darauf zu achten ist, daß keine Ketonurie besteht. Als Ausnahme kann im Einzelfall geltend gemacht werden, daß erst durch den operativen Eingriff (z. B. Entfernung einer Gangrän, eines Abszesses usw.) die Kontrolle des BZ möglich wird.

Eine seltene, aber potentiell lebensbedrohliche Situation liegt bei Diabetikern vor, die sich bei Ketoazidose einer Notoperation unterziehen müssen. Wenngleich ein sofortiger operativer Eingriff erforderlich ist, sollte dennoch zuvor eine intravenöse Flüssigkeitssubstitution mit Insulin erfolgen. In der Regel kann die Stoffwechselsituation innerhalb weniger Stunden stabilisiert werden, wobei als relativ kontrollierte Bereiche BZ-Werte von < 300 mg% und Bikarbonatkonzentrationen von > 18 mmol/l gelten. Die Kontrolle von BZ und Bikarbonat muß in 24stündigen Abständen bis zur Normalisierung der Stoffwechselsituation weitergeführt werden.

10.5.2.2 Blutzuckereinstellung

Die Therapie des Diabetes mellitus erfolgt mit Diät, oralen Antidiabetika oder Insulin. Orale Antidiabetika (Sulfonylharnstoffderivate) wirken durch Freisetzung von Insulin aus den β-Zellen des Pankreas. Ein möglicher Nebeneffekt ist die verlängerte Hypoglykämie. Des weiteren sollen Thiaziddiuretika, Barbiturate und Antikoagulanzien in ihrer Wirkung verstärkt werden. Insuline unterscheiden sich v. a. in ihrer Wirkdauer. Es gibt kurzwirksame (6–8 h), mittellangwirksame (20–24 h) und langwirkende (24–36 h) Präparate. Diabetisch befriedigend eingestellte Diabetiker bedürfen präoperativ und intraoperativ keiner besonderen Behandlung.

Patienten unter oraler Diabetestherapie (z. B. mit Sulfonylharnstoffen) in niedriger Dosierung können bei kleinen Eingriffen, die postoperativ eine frühzeitige orale Nahrungsaufnahme erwarten lassen, die ursprüngliche Diabetestherapie beibehalten. Allerdings sollte am Operationstag keine orale Medikation erfolgen. Den aktuellen BZ-Werten entsprechend wird Glukose bzw. Altinsulin verabreicht.

Bei einer höheren Dosis [mehr als 2 Tbl. Glibenclamid (Euglucon)/Tag] sowie größeren operativen Eingriffen ist eine präoperative Umstellung auf Altinsulin vorzunehmen.

Biguanide - soweit sie überhaupt noch verwendet werden - sind wegen der Gefahr einer Hyperlaktatämie und Laktatazidose präoperativ abzusetzen. Zu beachten ist, daß Salizylsäure, Phenylbutazon und einige andere Substanzen die Verweildauer der Sulfonylharnstoffe im Körper verlängern. β-Rezeptorenblocker potenzieren sowohl die Sulfonylharnstoff- als auch die Insulinwirkung. Am Operationstag erhalten diätetisch und mit oralen Antidiabetika eingestellte Patienten keine Diabetesmedikation, sondern nur die übliche Prämedikation.

Die NBZ-Bestimmung dient als Entscheidungshilfe für das weitere Vorgehen.

Bei NBZ zwischen 150-250 mg% erfolgt keine Behandlung, bei NBZ zwischen 250-350 mg% werden 500 ml 5%ige Glukose + 12 E Altinsulin in der Infusion bei einer Infusionsdauer von 2-4 h verabreicht.

Bei NBZ über 350 mg% erfolgt zu der oben angegebenen Infusion die zusätzliche Altinsulingabe.

Insulinbedürftigen Diabetikern wird unmittelbar nach der NBZ-Bestimmung (auf Station) eine Infusion von 500 ml 5%iger Glukose + 12 E Altinsulin verabreicht.

Im Abstand von ca. 2 h werden BZ-Bestimmungen durchgeführt und den aktuellen Werten entsprechend zusätzlich Altinsulin gegeben. Bei BZ-Werten < 120 mg% erfolgt ein Austausch der 5%igen Glukose- gegen eine 10%ige Glukoseinfusionslösung. Bei BZ-Werten > 300 mg% wird die BZ-Bestimmung nach 1-2 h wiederholt. Wenn der BZ weiterhin > 300 mg% beträgt, wird die Glukoseinfusion abgesetzt und BZ-Kontrollen nach weiteren 1-2 h durchgeführt. Beträgt der BZ > 500 mg%, sind die Glukoseinfusionen abzusetzen, eine sofortige Wiederholung der BZ-Bestimmung durchzuführen und eine individuelle Insulindosierung vorzunehmen. Bei längerem Infusionsregime ist auch an die Kontrolle des Säure-Basen-Haushalts und des Serum-Kalium-Spiegels zu denken.

Häufige Blutzuckerbestimmungen - auch mit dem Reflomat - sind heute unerläßliche Stützen für eine sichere Betreuung des Diabetikers in der perioperativen Phase.

Postoperative Phase. Im unmittelbaren postoperativen Verlauf erhält der Diabetiker 500 ml 5%ige Glukose (bzw. entsprechende Elektrolytlösung mit Glukose) + 12 E Altinsulin über 4-6 h, u. U. wiederholt bis zur baldigen oralen Flüssigkeitsaufnahme. Eine Adhäsion von Insulin an das gesamte Infusionssystem wird durch Zusatz von Albumin verhindert. Bei Diabetikern, die postoperativ eine parenterale Ernährung benötigen, muß die Insulindosis den aktuellen Bedürfnissen angepaßt werden.

BZ-Kontrollen werden in Abständen von 2-4 h durchgeführt. Bei BZ-Werten < 120 mg% ist eine 10%ige oder eine 5%ige Glukoseinfusion ohne Insulin mit schneller Infusionsgeschwindigkeit zu verabreichen. Bei BZ-Werten > 300 mg% sind 12 E Altinsulin subkutan zusätzlich pro 100 mg% > 300 mg% zu verabreichen.

Die sog. gleitende Skala zur Insulinapplikation anhand der Uringlukose - wie sie gelegentlich noch in Lehrbüchern zu finden ist - wird von Experten übereinstimmend abgelehnt. Die Messung des Harnzuckers anhand eines Teststreifens ist zur Berechnung der Insulinsubstitution nicht brauchbar. Problemsituationen lassen sich mit kontinuierlicher Altinsulinzufuhr entweder mittels Perfusoren oder Insulinpumpen gut beherrschen.

10.5.2.3 Komplikationen des Diabetes mellitus

Die schwerwiegendste Komplikation des Diabetes mellitus ist die Ketoazidose; andere sind Neuropathien, Atherosklerose, Mikroangiopathien und das gehäufte Auftreten von Infektionen.

Ketoazidose. Bei Mangel an Insulin werden Fettsäuren in der Leber zu Acetessigsäure, Aceton und β-Hydroxybuttersäure umgewandelt. Diese Stoffwechselprodukte sind Auslöser der Ketoazidose. In der Regel sind damit Hyponatriämie, Hyperkaliämie, Myokarddepression und Vasodilatation verbunden. Die Therapie der Ketoazidose erfordert Insulin (anfangs 20-50 IE, dann kontinuierlich kleine Mengen von 1-10 IE/h). Für eine ausreichende Volumensubstitution ist zu sorgen; u. U. ist die Gabe von $NaHCO_3$ und infolge des Rücktransports von K^+ in die Zellen auch die K-Substitution (40 mmol/h) erforderlich.

10.5.2.4 Auswahl des Anästhesieverfahrens

Bei Auswahl und Durchführung der Anästhesie muß berücksichtigt werden, daß weniger die applizierten Pharmaka als vielmehr die mit dem operativen Eingriff verbundenen Umstände (z. B. Wartezeit, Streß) einen Blutzuckeranstieg bewirken. Ein spezifischer blutzuckersteigernder Effekt ist bisher nur für wenige in der Anästhesie verwendeten Medikamente nachgewiesen worden (z. B. Äther).

Die Anästhesie muß sicherstellen, daß Hypoglykämie durch ausreichende Glukosezufuhr und Ketoazidose durch Insulinapplikation vermieden wird.

Die Anästhesie sollte bevorzugt in Regionalanästhesie durchgeführt werden (cave: Hypotension), da diese Anästhesieverfahren die bestehende instabile Stoffwechsellage am geringsten beeinflussen. In diesen Fällen sollte jedoch das Vorhandensein von evtl. neurologischen Schäden entsprechend berücksichtigt werden. Erfordert der operative Eingriff eine Allgemeinanästhesie, so empfiehlt sich zur intravenösen Narkoseeinleitung Thiopental, da es zu keiner Blutzuckerveränderung führt. Propanidid verursacht im Gegensatz dazu einen deutlichen Blutzuckeranstieg. Eine endotracheale Intubation ist anzuraten, da die Magenentleerung verzögert verläuft. Die Aufrechterhaltung der Narkose kann entweder mit einem Sauerstoff-Lachgas-Gemisch und einem Inhalationsnarkotikum (z. B. Halothan, Enfluran) oder als Neuroleptanästhesie durchgeführt werden. Muskelrelaxanzien können ebenso wie bei Patienten ohne Diabetes mellitus eingesetzt werden.

Intraoperative Hyperglykämien > 250 mg/100 ml sollten mit Insulin behandelt werden. Dies erfolgt am zweckmäßigsten durch intravenöse Gaben von 5-10 IE Insulin. Nach 30-45 min sollten Blutzuckerbestimmungen erfolgen. Intraoperative Hypoglykämien (< 50 mg/100 ml) sollten immer Anlaß für Glukoseinfusionen sein.

10.5.3 Adipositas

Patienten mit einem Körpergewicht von mehr als 30% des Normalgewichts [KG (kg) = Körpergröße (cm) über 100] müssen als adipös bezeichnet werden. Diese Patienten zeigen eine deutlich erhöhte perioperative Morbidität und Mortalität. Der sogenannte Body-mass-Index (BMI), Körpergewicht (in kg) geteilt durch Körpergröße (in Meter) im Quadrat, scheint sehr nützlich zu sein. Der normale BMI beträgt 25 oder weniger. Adipositas ist definiert als ein BMI von > 30. In der Praxis verwenden wir den Broca-Index, wobei sich das Idealgewicht in Kilogramm nach der Formel (Körpergröße [cm] – 100) – 10% bei Männern bzw. – 15% bei Frauen errechnet. Sekundäre Fettsucht kann zusammenhängen mit Hypothyreoidismus, Morbus Cushing, einem Insulinom und hypothalamischen Störungen.

10.5.3.1 Pathophysiologie der Adipositas

Von den vielen pathophysiologischen Störungen des adipösen Patienten sind v. a. kardiovaskuläre Erkrankungen (z. B. Hypertonie, Herzinsuffizienz, Koronarinsuffizienz), Störungen der Lungenfunktion (z. B. Reduktion von VT, FRK und C), Stoffwechselveränderung (z. B. Diabetes mellitus) und eine erhebliche Steigerung des Sauerstoffverbrauchs und der Kohlendioxidproduktion bemerkenswert. Eine besondere Form pathophysiologischer Veränderung bei adipösen Patienten ist das Pickwick-Syndrom.

Kardiovaskuläres System. Infolge des erhöhten Sauerstoffverbrauchs ist das HZV bei Patienten mit Übergewicht in der Regel erhöht, es kann über 10 l/min erreichen. Die Steigerung des HZV erfolgt vorwiegend durch Erhöhung des Schlagvolumens. Auch das Blutvolumen ist bis um 50% erhöht. Nahezu die Hälfte aller adipösen Patienten leidet an Hypertonie, die auch den kleinen Kreislauf betrifft. Einige Patienten mit Adipositas entwickeln ein Krankheitsbild, das durch Polyzythämie, pulmonale Hypertension, Rechtsherzversagen und anfallsweiser Somnolenz gekennzeichnet ist (Pickwick-Syndrom). Da die pulmonale Hypertension die Produktion von Erythrozyten stimuliert, ist die Polyzythämie oft der erste Hinweis auf diese Erkrankung. Eine Herzinsuffizienz findet sich bei 10% der adipösen Patienten.

Respiratorisches System. Die Störungen der Lungenfunktion betreffen sowohl die Atemmechanik als auch den Gasaustausch. Das vergrößerte Abdomen verursacht eine thorakale Kyphose und eine lumbale Lordose, die die Rippenbewegungen einschränken. Dadurch entsteht eine relative Fixation des Thorax in Inspirationsstellung. Das Zwerchfell steht hoch und seine Beweglichkeit ist eingeschränkt. Insbesondere durch Erhöhung des intraabdominellen Drucks, aber auch durch eine Versteifung der Thoraxwand infolge ausgeprägter Fetteinlagerung kommt es zur Abnahme aller Lungenvolumina, zu einem erhöhten Inspirationswiderstand und zu einer Verminderung der totalen Compliance. Das exspiratorische Reservevolumen (ERV) ist am auffälligsten vermindert, weil das schwere Gewicht des Rumpfes die normale Expansion des Brustkorbs einschränkt. Die Atemarbeit ist wegen der niedrigen Compliance immer erhöht. Diese Veränderungen werden im Liegen noch verstärkt. Entsprechend der Verminderung der Compliance ist die mechanische Atemarbeit um ein Mehrfaches (~3- bis 5fach) erhöht.

Durch Abnahme der Lungenvolumina kommt es zum Verschluß der kleinen Atemwege, so daß intrapulmonale Shunts und Hypoxämie resultieren. Die arterielle Kohlendioxidspannung bleibt im Normbereich, ebenso wie die Atemantwort des ZNS, aber die Grenzlinie ist außerordentlich schmal. Darüber hinaus bewirkt jede Allgemeinanästhesie eine weitere Abnahme der FRK. Adipositas allein prädestiniert zu postoperativen pulmonalen Komplikationen; wenn außerdem Atemwegserkrankungen (z. B. Bronchitis) oder ischämische bzw. hypertensive kardiale Erkrankungen bestehen, wird das Risiko eines operativen Eingriffs sehr ausgeprägt erhöht, zumal chronische Bronchitis und Emphysem die häufigsten Ursachen einer pulmonalen Hypertension sind.

Sauerstoffverbrauch. Die Sauerstoffaufnahme ist bei adipösen Patienten schon unter Ruhebedingungen erhöht. Ursache dafür ist die erhöhte Atemarbeit und die Bewegung der großen Körpermasse. Während der Normalgewichtige nur 1–3% seiner Sauerstoffaufnahme zur Deckung der Atemarbeit benötigt, steigt der Sauerstoffverbrauch beim Adipösen für diesen Zweck um das 5fache an. Eine weitere Steigerung des Sauerstoffverbrauchs resultiert aus der erheblichen Zunahme des HZV.

Stoffwechselveränderungen. Der adipöse Patient entwickelt eine Resistenz gegen Insulin; das Auftreten eines Altersdiabetes ist bei Dickleibigen häufiger als bei Normalgewichtigen. In der Regel bestehen Hypercholesterinämie und Hypertriglyzeridämie. Infolge fettiger Infiltration der Leberzellen finden sich abnorme Leberfunktionstests. Fluorkohlenwasserstoffe werden in einem größeren Maße bei Fettleibigen abgebaut.

Pickwick-Syndrom. Das Pickwick-Syndrom tritt in etwa 8% bei adipösen Patienten auf. Diese Patienten zeigen eine massive Adipositas sowie episodisch auftretende Somnolenz und Hypoventilation mit einem Anstieg des p_aCO_2. Im weiteren Verlauf entwickeln sich respiratorische Azidose, arterielle Hypoxämie, Polyzythämie, pulmonale Hypertension und Rechtsherzversagen. Die Ätiologie des Krankheitsbilds ist nicht restlos geklärt. Es ist anzunehmen, daß es auf einer Störung jener Abschnitte des ZNS beruht, die für die Regulation der Ventilation verantwortlich sind. Außerdem wird angenommen, daß die Atemmuskulatur nur unzureichend auf neuronale Reize reagiert.

10.5.3.2 Präoperative Maßnahmen

Da die Aussagekraft von Anamnese und körperlicher Untersuchung bei Adipösen begrenzt ist (z. B. durch erschwerte Diagnostik von Ödemen, Lebervergrößerung, Jugularvenenstauung) ist die lückenlose Durchführung des präoperativen Untersuchungsprogramms mit Zusatzuntersuchungen (z. B. Lungenfunktion, Blutgasanalyse) zu fordern. Dabei ist die präoperative Durchführung der Blutgasanalyse in Oberkörperhochlagerung ein wichtiges Kriterium für die postoperative Phase (z. B. Extubation und Respiratortherapie). Da Fett kein Wasser enthält, ist der Gesamtkörperwassergehalt vermindert. Der Hämatokrit sollte durch Hämodilution normalisiert werden. Außerdem sollte durch Therapie mit Broncholytika und Beatmungsinhalation versucht werden, die Ausgangsbedingungen zu verbessern. Die chronische Einnahme von Medikamenten zur Gewichtsreduzierung (z. B. Amphetamine) sollte berücksichtigt werden. Die Prämedikation folgt den üblichen Richtlinien; sie sollte eher zurückhaltend durchgeführt werden, um eine unerwünschte Atemdepression auszuschließen. Es ist stets darauf zu achten, ob der vorgesehene Operationstisch für den Körperumfang des Patienten ausreichend ist.

10.5.3.3 Anästhesieverfahren

Beim Adipösen besteht infolge gesteigerter Häufigkeit von gastroösophagealem Reflux und Hiatushernie ein erhöhtes Aspirationsrisiko. Außerdem sind Magenazidität, Flüssigkeitsvolumen des Magens und intragastraler Druck gesteigert. Die Vorgabe von Antazida ist deshalb zu empfehlen. Eine Empfehlung für ein besonderes Anästhesieverfahren kann nicht gegeben werden. Nebenerkrankungen und Lokalisation des Eingriffs bestimmen auch hier die Auswahl. Entschließt man sich für eine rückenmarksnahe Regionalanästhesie, so ist es wegen der bei Adipösen schwierigen technischen Durchführung zweckmäßig, einen erforderlichen Periduralkatheter bereits am Tage vor der Operation einzulegen. Bei der Auswahl eines Allgemeinanästhesieverfahrens, das grundsätzlich in endotrachealer Intubation und künstlicher Beatmung erfolgen sollte, sind Schwierigkeiten bei der Maskenhaltung während der Präoxygenierung und bei der Intubation in Erwägung zu ziehen.

Aus Gründen der besseren Steuerbarkeit erscheinen Inhalationsnarkotika besser geeignet als intravenöse Narkotika. Allerdings sollte die beim Adipösen gesteigerte

Produktion von Metaboliten insbesondere nach längerer Halothanapplikation durch eine zeitlich begrenzte Anwendung (~3 h) berücksichtigt werden. Der Sauerstoffanteil im Inspirationsgemisch muß mindestens 50% betragen. Hohe Atemzugvolumina und u. U. die Beatmung mit PEEP sind geeignete Maßnahmen zur Verbesserung des Gasaustausches.

In der postoperativen Phase sind die Hochlagerung des Oberkörpers, der großzügige Einsatz der Respiratortherapie, die Schmerztherapie über PDA-Katheter, die Physiotherapie und die frühzeitige Mobilisierung wesentliche Voraussetzungen für einen ungestörten postoperativen Verlauf. Die postoperative Mortalität ist erhöht, die Infektionsrate ist verdoppelt; tiefe Venenthrombose und Lungenembolie treten häufiger auf als bei Normalgewichtigen. Pulmonale Komplikationen sind v. a. nach abdomineller Operation erhöht; die maximale Abnahme des p_aO_2 erfolgt etwa am 2.-3. postoperativen Tag. Da die indirekte Blutdruckmessung zumeist ungenaue Werte liefert, sollte bevorzugt eine direkte Blutdruckkontrolle durchgeführt werden.

10.5.4 Gicht

Bei der Gicht besteht eine Störung des Purinstoffwechsels, die angeboren (primäre Gicht) oder erworben (sekundäre Gicht, z. B. nach Chemotherapie, Alkoholabusus) sein kann. Dabei kommt es zur Überproduktion von Harnsäure, die als Hyperurikämie (Serumharnsäure > 7,5 mg/100 ml) in Erscheinung tritt. Die Ablagerung von Harnsäurekristallen in den Gelenken verursacht Schmerzen, Fieber und Bewegungseinschränkungen. Außerdem kommt es häufig zur Nephrolithiasis sowie zur Ablagerung von Harnsäurekristallen in Herz, Aortenklappen und extraduralen spinalen Regionen. 80% der Patienten mit Gicht leiden zugleich an einem Diabetes mellitus; des weiteren findet sich ein häufiges Auftreten von Hypertonie und KHK.

Therapie. Das Ziel der Therapie besteht in einer Herabsetzung der Harnsäurekonzentration auf < 6 mg/100 ml. Das Mittel der Wahl bei akuter Gichtarthritis ist Colchicin (Colchicum 0,05 mg/kg KG), das spezifisch auf den Purinstoffwechsel einwirkt. Die Serumkonzentration von Harnsäure wird durch Allopurinol (Epidropal 7 mg/kg KG) gesenkt, das die Aktivität der Xanthin-Oxydase und damit die Umwandlung von Purin in Harnsäure hemmt.

Anästhesie. Die Harnsäureausscheidung kann durch gute Hydratation und durch Alkalisierung des Harns verbessert werden (großzügige Infusionstherapie, $NaHCO_3$). Die Nierenfunktion ist präoperativ zu überprüfen. Zusätzlich bestehende Nebenerkrankungen, insbes. Hypertonie, KHK, Myokardinsuffizienz und Diabetes mellitus, sind sorgfältig abzuklären. Die Auswahl von Medikamenten und Methoden für die Durchführung der Anästhesie unterliegt keinen besonderen Richtlinien. Die endotracheale Intubation kann erschwert sein, wenn auch das Temperomandibulargelenk von der Ablagerung der Harnsäurekristalle betroffen ist.

10.5.5 Porphyrie

Induzierbare Porphyrien, v. a. die akute intermittierende Porphyrie, die Porphyria variegata und die hereditäre Koproporphyrie, sind Ausdruck dominant erblicher Störungen des Häm-Stoffwechsels. Durch exogene Faktoren, z. B. durch Medikamente (v. a. Barbiturate) und andere Chemikalien; aber auch durch hypoglykämische Zustände nach Anstrengungen können lebensbedrohliche Situationen ausgelöst werden. Die besondere Gefährdung der Patienten besteht darin, daß während der Latenzphase keinerlei oder höchstens geringfügige, völlig uncharakteristische Symptome bestehen. Doch sind solche Merkmalsträger (etwa 1:20000-50000) in aller Regel durch spezielle Laboruntersuchungen zu erkennen. In bestimmten Ländern, z. B. Finnland, Südafrika, kommt die Porphyrie als Erbkrankheit häufiger vor.

Die Ursache der Erkrankung ist ein partieller Defekt der Uroporphyrinogensynthetase, der zu einer Überproduktion der Vorstufen δ-Aminolävulinsäure und Porphobilinogen führt, die in großen Mengen im Harn ausgeschieden werden. Mit chromatographischen Methoden lassen sich δ-Aminolävulinsäure und Porphobilinogen quantitativ erfassen. Der Nachweis dieser Substanzen im Harn nach einem akuten Anfall erhärtet die Diagnose. Die definitive biochemische Diagnose wird durch Nachweis verminderter Spiegel von Uroporphyrinogensynthetase in den Erythrozyten gesichert. Klinisch kann beobachtet werden, daß der Harn nach der Abnahme burgunderrot oder schwarz wird [175, 373, 396, 503]. Man kann eine erythropoetische von einer hepatischen Porphyrie unterscheiden. Die Ursache der erythropoetischen Porphyrie ist eine überschießende Porphyrinproduktion im Knochenmark; Ursache der hepatischen Porphyrie ist eine überschießende Porphyrinproduktion in der Leber. Die Überproduktion von Porphyrinen ist Ergebnis eines gestörten Kontrollmechanismus bei der Häm-Biosynthese der Leber oder im Knochenmark.

Klinische Zeichen. Beim akuten Anfall kommt es zu kolikartigen abdominellen Schmerzen und neurologischen Ausfallserscheinungen am peripheren, zentralen und autonomen Nervensystem. Außerdem kann es zur Ausbildung von Fieber, Leukozyten, Erbrechen, Sinustachykardie, Hypertonie und Oligurie kommen. Die abdominalen Schmerzen erinnern an Gallenkolik, Harnleiterkolik, akute Pankreatitis oder akute Appendizitis. Die neurologischen Symptome umfassen motorische Schwäche, herabgesetzte Reflexe, Dysfunktion des autonomen NS (z. B. labiler Hypertonus, Schwitzen, arterieller Gefäßspasmus), in seltenen Fällen treten Bulbärparalyse und zerebellare Dysfunktion auf.

Prophylaxe und Operationsvorbereitung. Die meisten Todesfälle in der akuten Attacke treten wahrscheinlich im Zusammenhang mit Narkosen ein, die an nichterkannten Porphyrikern vorgenommen werden. Es ist deshalb wichtig, während der Anamneseerhebung direkt nach der Porphyrie (Patient und Familie) zu fragen. Darüber hinaus müssen Verdachtsmomente aus der Vorgeschichte beachtet werden (z. B. wiederholte Laparotomien bei jüngeren Patienten). Ist das Vorliegen einer lebensbedrohlichen Prophyrie gesichert, erfordert eine angemessene Nutzen-Risiko-Abwägung den Ausschluß mancher Operation (z. B. kosmetische Operation). Andere Operationen (z. B. Plastiken nach Verbrennung) sollten in Regionalanästhesie durchgeführt werden. Die schwerwiegendste Entscheidung wird bei einem „akuten Bauch" zu treffen sein, weil sowohl die Laparotomie bei unerkannter Porphyrie im Zusammenhang mit Narkose als auch die unterlassene Laparotomie bei fehlgedeuteter Porphyrie fast immer zum Tode des Patienten führen.

Ist ein operativer Eingriff nicht zu umgehen, sollte sichergestellt werden, daß keine Medikamente verwendet werden, die einen akuten Anfall auslösen können (Tabelle 10.6). Außerdem sollte für gute Hydratation und normale Blutglukosekonzentration gesorgt werden. Der gesamte vor der Narkose gewinnbare Harn sollte einem Porphyrielabor zur Verfügung gestellt werden.

Anästhesie. Nach Möglichkeit sollte immer versucht werden, den operativen Eingriff in Regionalanästhesie durchzuführen. Als unbedenkliche Lokalanästhetika gelten Amethocain, Tetracain (Pantocain) und Bupivacain (Carbostesin). Auch Procain (Novocain) mit seinen nächsten Verwandten werden offenbar von Porphyrikern vertragen, ebenso das Prilocain (Xylonest). Hingegen wird vor Lidocain bzw. Lignocain und Kokain gewarnt. Das wesentlichste anästhesiologische Problem besteht in der Durchführung einer Allgemeinanästhesie. Für diesen Zweck stehen lediglich Lachgas, Halothan, Fentanyl und Ketamine zur Verfügung. Als MR gelten bisher nur Succinylcholin und d-Tubocurarin als sichere Mittel.

Während des gesamten perioperativen Verlaufs ist eine kontinuierliche Glukosezufuhr sicherzustellen. Im weiteren Verlauf sind regelmäßige Bestimmung von Porphobilinogen und seiner Vorstu-

Tabelle 10.6. Zusammenstellung von Medikamenten, die bei der Porphyrie vertretbar, zweifelhaft oder gefährlich sind.

	Vertretbar	Zweifelhaft	Gefährlich
Narkotika	Cyclopropan Diäthyläther Lachgas	Fentanyl Halothan Ketamin Propanidid	Alphaxolon Barbiturate Chloroform Enfluran Etomidate Methoxyfluran
Analgetika	Buprenorphin Codein Diamorphin Dihydrocodein Methadon Meperidin Morphin u. Derivate Phenoperidin Propoxyphen	Dextromoramid Pethidin	Pentazocin Pyrazolon Phenylbutazon
MR	Succinylcholin d-Tubocurarin	Decamethoniumbromid Gallamin	Pancuronium
Lokalanästhetika	Amethocain Bupivacain Prilocain Procain		Kokain Lidocain
Sedativa	Bromid Chloralhydrat Lorazepam Triazolam Phenothiazine Chlorpromazin Promazin Promethazin	Clordiazepoxid Conazepam Diazepam Oxazepam Paraldehyd	Apronalid Barbiturate Carbromal Dichloral-phena-zon Flunitrazepam Gluthetimid Hydantoine Meprobamat Methyprylon Nitrazepam Sulfonal Trional
Anticholinergika	Atropin	Hyoscin	Hyoscin-N-butyl-bromid
Parasympathiko-mimetika	Neostigmin		
Sympathikolytika	Labetalol Propranolol		Ergot-Alkaloide Phenoxybenzamin
Sympathiko-mimetika	Adrenalin Dopamin		Diethylpropion
Hormone	ACTH Oxytocin Thiouracil Thyroxin Vasopressin	Glukokortikoide Androgene Gestagene Östrogene Antikonzeptiva	Aminoglutethimid Metyrapon Danazol
Antidiabetika	Insulin Biguanide	Glipizide	Sulfonylharnstoff

Tab. 10.6 Forts.

	Vertretbar	Zweifelhaft	Gefährlich
Kardiaka	Digitalis-Glykosid Digoxin Disopyramid Isosorbinitrat Labetolol Propranolol	Koffein	Theophyllin Ergot-Alkaloide
Antihypertonika	Diazoxid Guanethidin Labetolol Propranolol Rauwolfia-Alkaloid Reserpin	Hydralazin Prazosin	Clonidin α-Methyldopa Phenoxybenzamin
Antikoagulanzien	Dicumarol Heparin	Eisenpräparat Vitamin K	Phenprocoumon (Marcumar)
Diuretika	Acetazolamid Bumetanid Mersalyl Thiazid	Chlorothiazid Hydrochlorothiazid Probenecid	Furosemid Spironolacton
Antibiotika	Cephalosporine Fusidsäure Gentamycin Aminoglykoside Penicillin	Chloramphenicol Erythromycin Rifampicin Streptomycin Tetrazyklin	Colistin Griseofulvin Novobiocin

fen im Harn erforderlich. Kommt es zum Anstieg der Ausscheidung von 5-Aminolävulinsäure und v. a. von Porphobilinogen, sind neben Glukoseinfusion adrenerge Blocker [v. a. Labetalol (Trandate 0,5 mg/kg KG)] indiziert. Als spezifische Therapie gilt die Hämatingabe. Hämatin (3–4 mg/kg KG/Tag) ist ein Substrat für die Zytochromproduktion, das die Aktivität der Aminolävulinsäuresynthetes unterbindet.

10.6 Endokrine Erkrankungen

Anästhesie und Operation verursachen eine Umstellung des endokrinen Systems, die sich im wesentlichen durch kardiozirkulatorische Reaktionen und Änderungen im Stoffwechselverhalten bemerkbar macht. Auslösende Ursachen sind v. a. präoperative Nahrungskarenz, Schmerz und Kreislaufdysregulationen. Kranke mit eingeschränkter Funktionsfähigkeit des Endokriniums, die unter Dauermedikation mit Hormonen oder Hormonantagonisten stehen, zeigen darüber hinaus gegenüber bestimmten Anästhetika oder Anästhesieverfahren ein unterschiedliches Verhalten. So führen Anästhesien mit Diäthyläther, Cyclopropan, Halothan oder Methoxyfluran bereits ohne zusätzliches Operationstrauma zu einer ausgeprägten Erhöhung der Kortisolfreisetzung. Rückenmarksnahe Regionalanästhesieverfahren hingegen verhindern bei entsprechender Ausdehnung der Nervenblockade bis zur Höhe des 4. Thorakalsegments eine streßbedingte Zunahme der Nebennierenaktivität. Bei entsprechender Lokalisation des Operationsgebiets sind regionale Anästhesietechniken deshalb den Allgemeinanästhesieverfahren überlegen. Insbesondere bei Nebenniereninsuffizienz sollten sie bevorzugt angewendet werden [104, 213, 393]. Unter den endokrinen Erkrankungen sind v.a. die Schilddrüsenerkrankungen (Hyperthyreose, Hypothyreose), die Nebenschilddrüsenerkrankungen (Hyperkalzämie, Hypokalzämie), die Nebennierenerkrankungen (M. Cushing, M. Addison, Phäochromozytom), die hypophysären Erkrankungen (Diabetes insipidus) sowie endokrin aktive Tumoren - insbesondere des Gastrointestinaltrakts - als Risikofaktoren der Anästhesie zu betrachten [191, 251, 272].

10.6.1 Schilddrüsenerkrankungen

Trijodthyronin (T_3) und Thyroxin (T_4) beeinflussen über das Adenylat-Zyklase-System die Geschwindigkeit biochemischer Reaktionen, den Gesamtsauerstoffverbrauch, den Proteinmetabolismus, die Lipolyse und die Wärmeproduktion. Außerdem regulieren die Schilddrüsenhormone die Ansprechbarkeit des Organismus auf Katecholamine. Als Antwort auf eine erhöhte Kalziumkonzentration des Serums sezerniert die Schilddrüse Kalzitonin. Die Wirkung von Kalzitonin auf die Serum-Kalziumkonzentration ist der von Parathormon entgegengesetzt.

Die Schilddrüsenhormone aktivieren offensichtlich das Enzymsystem oder die Systeme, die für die Aufrechterhaltung der intrazellulären und extrazellulären Gradienten für Natrium und Kalium verantwortlich sind. Die Synthese dieser Hormone erfolgt in verschiedenen Stufen, wobei der Hypophysenvorderlappen (HVL), der Hypothalamus und die Schilddrüse selbst beteiligt sind. T_3 - ein Verwandlungsprodukt des T_4 mit geringerer Eiweißbindung - besitzt die 3- bis 5fache metabolische Potenz des T_4; es ist außerdem schneller, allerdings auch kürzer wirksam. Die Halbwertszeit von T_3 beträgt 12 h, die von T_4 14 h. Durch Radioimmunassay bzw. Enzymimmunassay können beide Schilddrüsenhormone qualitativ und quantitativ nachgewiesen werden. Für die Schilddrüsendiagnostik besitzen außerdem die Konzentrationen von TSH (thyreoidstimulierendes Hormon), Schilddrüsenscan, Ultraschall und Antikörperuntersuchung eine große Bedeutung. Thiozyanate, Propylthiouracil, Methimazole, Jodide und Lithium können die Synthese der Schilddrüsenhormone in den einzelnen Stufen hemmen.

Der Grad der Produktion von T_3 und T_4 bestimmt im wesentlichen die Entwicklung einer Hypothyreose oder einer Hyperthyreose. Den schwersten und zugleich lebensbedrohlichen Verlauf einer Hyperthyreose stellt die thyreotoxische Krise dar.

10.6.1.1 Hypothyreose

Die herabgesetzte Sekretion von Schilddrüsenhormonen ist bei der primären Hypothyreose eine Folge von Schilddrüsenerkrankungen, Schilddrüsenoperationen oder kongenitalen Defekten. Die sekundäre Hypothyreose ist zumeist Folge einer Hypophysenerkrankung [verminderte Sekretion von thyreotropem Hormon (TSH)]. Eine tertiäre Hypothyreose kann auftreten, wenn durch Erkrankung des Hypothalamus ein Defizit an hypothalamischem „thyreotropin releasing hormone" (TRH) besteht [477]. Die Hypothyreose geht einher mit der Verminderung der β-adrenergen Rezeptoren.

Untersuchungsbefunde. Die Symptome der Hypothyreose sind abhängig vom Lebensalter des Patienten. In der neonatalen Periode besteht in der Regel ein Kretinismus. Im jugendlichen Alter verläuft das Krankheitsbild zunächst völlig unerkannt, bis es zum Auftreten von Reaktionslosigkeit und Apathie kommt. Des weiteren werden Temperaturabfall, Bradykardie und periphere Vasokonstriktion beobachtet. Oft besteht eine Atrophie der Nebenniere mit Abfall der Kortisolproduktion. Die Leitsymptome der chronischen Hypothyreose sind Myxödem, Vergrößerung der Zunge, Bradykardie, Hypotension, herabgesetzte Stoffwechseltätigkeit und Hypoglykämie. Häufig finden sich auch perniziöse Anämie und Polyneuropathien. In der Regel ist die Wirkung der verabreichten Medikamente verlängert. Die Schilddrüsenhormone T_3 (normal 150-250 ng/100 ml) und T_4 (normal 4,4-9,9 ng/100 ml) sowie die Konzentration des thyreoidstimulierenden Hormons (TSH normal > 7 μE/ml) sind vermindert. Unter den Krankheitsformen der Hypothyreose haben v.a. das myxödematische Koma, die subakute Thyreoiditis und die chronische Thyreoiditis eine Bedeutung.

Myxödematisches Koma. Dieses Krankheitsbild ist gekennzeichnet durch Stauungsherzfehler, Hyperventilation, Hypothermie und Bewußtseinstrübung. Die unzureichende Sekretion von ADH kann zu einer Hypernatriämie führen.

Subakute Thyreoiditis. Hierbei handelt es sich um eine virusähnliche Erkrankung mit vergrößerter und weicher Schilddrüse. Dabei besteht für 2-6 Monate eine vorübergehende Hypothyreose.

Chronische Thyreoiditis (Hashimoto). Bei diesem Krankheitsbild liegt eine Autoimmunerkrankung mit chronischer Zerstörung der Schilddrüse vor, die zur Hypothyreose führt. Sie ist die häufigste Ursache einer Hypothyreose im Erwachsenenalter.

Operationsvorbereitung. Der hypothyreote Patient verdient im Hinblick auf die Substitutionstherapie, den kardiovaskulären Status und die respiratorischen Reserven eine sorgfältige präoperative Kontrolle. Bei der präoperativen Untersuchung sollten neben den schilddrüsenspezifischen Untersuchungsverfahren auch Analysen der Blutgase durchgeführt werden. Die Vorbehandlung hypothyreoter Patienten erfordert die langsame (!) (Gefahr der Angina pectoris, Arrhythmie, Herzinsuffizienz) Substitution mit Schilddrüsenhormonen. In der Regel wird L-Thyroxin (2 μg/kg KG) verabreicht; diese Substanz benötigt etwa 10 Tage zur Entfaltung ihrer vollen Wirksamkeit. Durch intravenöse Applikation von Trijodthyronin ist eine Wirksamkeit innerhalb von 6 h mit Spitzeneffekten nach 48-72 h zu erzielen. Der Wirkungseintritt der Hormonsubstitution läßt sich u.a. auch am EKG beurteilen (z.B. durch Normalisierung der ST-Strecke und der T-Welle).

Vor elektiven Operationen, insbesondere bei älteren Patienten und bei Kranken mit kardiovaskulären Schäden, ist eine langsame Hormonsubstitution mit Thyreoidea-sicca-Präparaten (anfangs 0,15-1,5 mg/kg KG/Tag, mit einer Dosiserhöhung nach 2 Wochen um 0,15 mg/kg KG bis zur Erhaltungsdosis von 1,25-3,5 mg/kg KG/Tag) zu bevorzugen. Bei akuten Operationen sollte zunächst keine Substitutionstherapie erfolgen.

Da es unter Schilddrüsenhormontherapie infolge der Stoffwechselsteigerung zum beschleunigten Kortisonabbau und zur NNR-Insuffizienz kommen kann, ist die zusätzliche Gabe von Kortison (1,5-3,0 mg/kg KG) angezeigt.

Die Operation sollte nicht durchgeführt werden, bevor ein euthyreoter Status hergestellt ist. Dem euthyreoten Patienten kann jedoch das Hormonpräparat präoperativ entzogen werden, da dessen Halbwertszeit relativ lang ist (t/2 ~7 Tage). Vorsicht ist bei Patienten mit Koronarerkrankung geboten.

Anästhesie. Es gibt keine bevorzugte Anästhesiemethode für die Hypothyreose. In jedem Fall sollten elektive Operationen erst nach Herstellung einer Euthyreose durchgeführt werden. Der hypothyreote Patient ist sehr empfindlich gegenüber den meisten Medikamenten, er benötigt geringere Mengen von Hypnotika, Analgetika, Opioiden und Narkotika. Insgesamt besteht infolge Verminderung der Zahl der β-Rezeptoren eine Hypodynamie des kardiovaskulären Systems, eine verlangsamte Biotransformation, nichtreagierende Barorezeptoren, ein reduziertes intravasales Volumen, eine unzureichende Antwort der Ventilation auf Hypoxie und Hyperkarbie, eine verzögerte Magenentleerung, sowie die Neigung zur Hypothermie, Anämie, Hypoglykämie und primären Niereninsuffizienz.

Zur Einleitung der Anästhesie eignet sich Ketamine; Barbiturate und Benzodiazepine sollten nur unter entsprechender Kritik verwendet werden (Hypotension). Die Aufrechterhaltung der Anästhesie kann mit einem N_2O-O_2-Gemisch unter Analgetikasupplementierung erfolgen. Inhalationsnarkotika sind weniger geeignet, da die Myokarddepression bei Patienten mit Hypothyreose u. U. gefährlich sein kann. Auch der Einfluß der Inhalationsnarkotika auf den Gefäßtonus kann nachteilig sein. Die Indikation zur künstlichen Beatmung sollte großzügig gestellt werden. Hyperventilation sollte jedoch wegen der verminderten CO_2-Produktion vermieden werden. Als MR empfiehlt sich Pancuronium wegen seines leicht sympathomimetischen Effekts. Auch Regionalanästhesieverfahren sind für Patienten mit Hypothyreose gut geeignet; die Dosis muß jedoch auch hier reduziert werden. Die Entwicklung einer Hypothermie muß durch dosierte Wärmeapplikation vermieden werden. Hyponatriämie ist durch Wasserrestriktion, Hypoglykämie durch Glukose- und Glukokortikoidgabe zu vermeiden.

Die Überwachung des Patienten erfordert neben den üblichen Verfahren die Messung von ZVD und PAP, v. a. zur sorgfältigen Volumensubstitution. In der postoperativen Phase ist eine sorgfältige Überwachung und die Fortsetzung der Schilddrüsenhormonsubstitution zu garantieren.

10.6.1.2 Hyperthyreose

Die Hyperthyreose tritt v. a. zwischen dem 20.-40. Lebensjahr auf, sie ist 4mal häufiger bei Frauen als bei Männern. Die Steigerung der Schilddrüsenfunktion resultiert aus der Überproduktion von T_4 und/oder T_3 in tumorartigen autonomen Follikeln. Es ist anzunehmen, daß die übermäßige Freisetzung von Schilddrüsenhormonen zu einer Zunahme der β-Rezeptoren führt. Die häufigste Form ist die diffuse toxische Struma; andere Formen sind toxische Adenome, toxische multimodulare Struma und die Jod-Basedow-Struma.

Untersuchungsbefunde. Die Leitsymptome der Hyperthyreose sind hyperdyname Zirkulation mit Tachykardie und Arrhythmie, Exophthalmus, Gewichtsabnahme trotz guten Appetits, Hitzegefühl, Wärmeintoleranz und vermehrte Transpiration. Die Patienten klagen über Müdigkeit, Labilität und Muskelschwäche.

Wegen der häufigen kardiovaskulären Abnormalitäten muß sich der Anästhesist ein klares Bild von der bestehenden Situation und der antithyreoidalen Therapie beschaffen. Deshalb gehört zur präoperativen Diagnostik der kardiovaskuläre Status bzw. die Ermittlung der kardiovaskulären Reserven. Des weiteren sollte das psychische Befinden des Patienten untersucht werden. Die Laboruntersuchungen sollten durch die Bestimmung der Schilddrüsenhormone und der Blutgasanalyse erweitert werden. Neben der Erfassung der Größe der Schilddrüse ist eine Röntgenaufnahme der Trachea erforderlich.

Therapie. Die Therapie der Hyperthyreose besteht in der Gabe antithyreoider Medikamente mit β-Blockern sowie in der subtotalen Thyreoidektomie.

Antithyreoidale Medikamente. Thioharnstoffderivate (Propylthiouracil, Methiamazol, Thiamazol) hemmen die Oxidation des anorganischen Jods. Dadurch werden mit der Peroxidase stabile inaktive Komplexe gebildet, wodurch die Jodutilisation vermindert und der intrathyreoidale Hormonpool verkleinert wird. Thiamazol besitzt die geringste Toxizität aller Jodisationshemmer. Die Patienten werden in der Regel in einigen Wochen euthyreot. Als Nebenwirkung kann eine Agranulozytose auftreten. Orale Jodgabe (Lugol-Lösung oder Tabletten) verursacht eine Blockade der lysosomalen Proteasen einschließlich der Peptidase, wodurch eine Blockade der Hormoninkretion erfolgt. Dieser Effekt schwächt sich nach etwa 2 Wochen mit dem Risiko der Verschlimmerung der Hyperthyreose ab. Das Risiko kann jedoch durch die vorherige Gabe von Thiamazol vermieden werden. Die präoperative Jodgabe ist auch deshalb angezeigt, weil sie eine Reduktion der Schilddrüsendurchblutung um etwa 50% bewirkt. Beim autonomen Adenom sollte die Applikation von Jod unterbleiben, weil die Reduktion der Durchblutung im autonomen Gewebe nicht nachgewiesen ist, andererseits aber eine Verschlimmerung der Hyperthyreose möglich ist.

β-Blocker. Zur Abschwächung der kardiovaskulären Veränderung sind β-Blocker (Propranolol 80 mg/8 h) indiziert. β-Blocker hemmen außerdem die Dejodination von Thyroxin zu Trijodthyronin.

Subtotale Thyreodektomie. Die Operation ist eine wirkungsvolle Alternative zur langdauernden pharmakologischen Therapie. Präoperativ ist die kombinierte Anwendung von Propranolol mit KJ über 10 Tage zur Herstellung eines euthyreoten Zustands wichtig.

Operationsvorbereitung. Die präoperativ bestehende ausgeprägte Hyperthyreose ist heute infolge adäquater Vorbereitung des Patienten durch Hormonsynthesehemmer (z. B. Thiamazol), Hormonsekretionshemmer (z. B. Proloniumjodid) sowie β-Blocker (z. B. Propranolol) und Sedativa (z. B. Diazepam) eine Seltenheit. Je nach Ausgangslage beansprucht die Vorbehandlung 2-6 Wochen. Der ambulante Beginn der Therapie ist deshalb zu empfehlen. Bei der Vorbehandlung der Hyperthyreose ist zwischen dem M. Basedow und dem autonomen Adenom zu unterscheiden.

Morbus Basedow
Thiamazol (Favistan 0,3 mg/kg KG) 2mal tgl. p. o.
Propranolol (Dociton 1-2 mg/kg KG) 3mal tgl. p. o.
Proloniumjodid (Endojodin 10 mg/kg KG) 1mal tgl. i. v., 4 Tage präoperativ.
Diazepam (Valium 0,15 mg/kg KG) 3mal tgl. p. o.

Autonomes Adenom, diffuse Autonomie
Propranolol (Dociton 1-2 mg/kg KG) 3mal täglich p. O.
Thiamazol (Favistan 0,3 mg/kg KG) 2mal täglich p. o.
Die Gabe von Proloniumjodid sollte unterbleiben.

Prämedikation. Bei der Prämedikation sollte Atropin wegen seiner kardialen Wirkungen und wegen einer möglichen Unterbindung der Schweißsekretion nicht verwendet werden. Für eine gute präoperative Sedierung ist Sorge zu tragen. Die Applikation von Phenobarbitursäure (Luminal 1 mg/kg KG) und Diazepam (0,1 mg/kg KG) hat sich bewährt.

Anästhesie. Elektive Operationen sollten nicht vor Erreichung eines euthyreoten Zustands und Beseitigung der hyperkinetischen Symptomatik erfolgen. Die Ruhefrequenz des Herzens sollte < 85/min betragen.

Vor der Narkoseeinleitung sollten Oro- und Hypopharynx mit 4%igem Lidocaingel anästhesiert werden. Zur Narkoseeinleitung empfiehlt sich Thiopental, da es die sympathische Aktivität unterdrückt. Die Aufrechterhaltung der Narkose kann entweder in Form einer Neuroleptanästhesie oder mit dem Inhalationsnarkotikum Enfluran erfolgen. Alle Narkotika, die den N. sympathicus stimulieren, sollten vermieden werden. Für eine ausreichende Dämpfung des ZNS ist Sorge zu tragen. Generell muß aufgrund der gesteigerten Stoffwechsellage mit einer rascheren Metabolisierung der Medikamente gerechnet werden. Ketamin ist für die Anästhesie von Patienten mit Hyperthyreose nicht geeignet. Unter den MR sind alle Substanzen erlaubt, die keine kardiovaskulären Nebeneffekte besitzen. Man sollte daran denken, daß hyperthyreote Patienten oft eine Muskelschwäche besitzen und demzufolge anders auf MR reagieren. Zur Dekurarisierung mit Anticholinesterasehemmern ist Glykopyrrulat wegen seiner geringeren chronotropen Wirkung besser als Atropin geeignet. Die Regionalanästhesie kann eine zweckmäßige Alternative sein, wenn eine ausreichende Sedierung durchgeführt wird. Auf ausreichenden Augenschutz ist zu achten (Exophthalmus). Herzfrequenz, Blutdruck und Körpertemperatur sollten möglichst kontinuierlich registriert werden, da jederzeit mit der Ausbildung einer thyreotoxischen Krise gerechnet werden muß. Eine intraoperativ auftretende thyreotoxische Krise bedarf immer einer Kombinationstherapie mit Jodidionen, Thyreostatika und Glukokortikoiden - wegen der möglichen Nebennierenrindeninsuffizienz. Im Aufwachraum und während der beiden ersten postoperativen Tage bedürfen Patienten mit einer Hyperthyreose einer engmaschigen Überwachung. Darüber hinaus ist die Beweglichkeit der Stimmbänder zu überprüfen, da die gesamte sensorische und motorische Versorgung des Larynx von zwei oberen Larynxnerven und zwei N. recurrens abhängt.

Postoperative Substitutionstherapie. Die postoperative Therapie ist für alle operierten Hyperthyreosen gleich. Da Jod und Thiamazol vorwiegend in der Schilddrüse wirken und postoperative thyreotoxische Krisen den in der Blutbahn und in den Körperzellen vorhandenen Schilddrüsenhormonen zugeschrieben werden, gibt es für beide Substanzen in der postoperativen Phase keine begründete Indikation. Evtl. auftretende leichte hyperthyreote Reaktionen sind mit oraler Applikation von Propranolol über 2-5 Tage gut zu beherrschen.

10.6.1.3 Thyreotoxische Krise

Trotz sorgfältiger Vorbehandlung ist in seltenen Fällen bei Patienten mit Hyperthyreose die Ausbildung einer thyreotoxischen Krise möglich. Die thyreotoxische Krise wird durch eine massive Freisetzung von Schilddrüsenhormonen in den Kreislauf ausgelöst. Sie ist definiert als Dekompensation verschiedener Organsysteme unter dem Einfluß erhöhter Schilddrüsenhormonspiegel. Das Krankheitsbild ist zwar selten, besitzt jedoch eine hohe Letalität (30%). Pathophysiologisch zeichnet sich die thyreotoxische Krise durch einen Hypermetabolismus mit Steigerung des Grundumsatzes, Anstieg des Sauerstoffverbrauchs, Stimulation der Lipolyse und Verstärkung der Katecholaminwirkung aus [338].

Das Krankheitsbild beginnt plötzlich innerhalb von Stunden mit einer fulminanten Zunahme schwerer hyperthyreoter Symptome, wie Fieber, Tachykardie und feuchter, geröteter Haut. Das Fieber kann innerhalb von 24 h > 40 °C erreichen und über ein Versagen der Thermoregulation zum Exitus führen. Die thyreotoxische Krise ähnelt sehr der malignen Hyperthermie (s. 6.9.1.1). Die Tachykardie (Sinustachykardie, absolute Tachyarrhythmie mit Frequenzen von > 150/min) kann unbehandelt rasch ein Herzversagen mit oder ohne Lungenödem verursachen. Die Wasserverluste über Haut und Darm bewirken Dehydratation und u. U. einen Volumenmangelschock. Die thyreotoxische Krise geht außerdem einher mit zentralnervösen Symptomen, wie Unruhe, Agitation, Delirium, Apathie, Stupor und Koma. Wenngleich die thyreotoxische Krise auch während der Operation auftreten kann, ist sie in der Regel erst 6-18 h nach dem Eingriff zu erwarten.

Therapeutisch ist das nachfolgend aufgeführte Konzept einzusetzen:

1. Hemmung der Synthese und Sekretion von Schilddrüsenhormon mit Thiamazol (Favistan 1 mg/kg KG initial, weitere Dosierung nach Effekt).
2. Jodgabe in Form von Proloniumjodid (Endojodin 10 mg/kg KG, 3mal tgl. i. v.), jedoch nicht bei jodinduzierter thyreotoxischer Krise (z. B. durch Kontrastmittel, Plummerung). Die Therapie der Wahl besteht hier in der Gabe von Lithiumchlorid (20 mg/kg KG/Tag).
3. Verminderung der Epinephrinspeicher durch Reserpin (Serpasil 0,007 mg/kg KG, 3mal tgl. i. v.).
4. Blockierung der β-Rezeptoren durch Pindolol (Visken 0,0015 mg/kg KG/h i. v.) oder Propranolol (Dociton 1-2 mg/kg KG), bis die HF auf < 90/min sinkt.
5. Behandlung der relativen Nebennierenrindeninsuffizienz durch Hydrokortison (3 mg/kg KG, 24-h-Infusion).
6. Bei Herzinsuffizienz Digitalisierung (Lanitop-Schnell-Digitalisierung 0,003 mg/kg KG i. v., wiederholt).
7. Physikalische Temperatursenkung mit oder ohne lytischem Cocktail (Promethazin 1 mg/kg KG; Hydergin 0,01 mg/kg KG; Pethidin O,5 mg/kg KG).
8. Wasser- und Elektrolytsubstitution (2-5 l/24 h) durch kalte Infusionslösung.
9. Antibiotikatherapie.
10. Bei Nichtansprechen der Therapie Einsatz einer Aktivkohle-Hämoperfusion.

10.6.2 Nebenschilddrüsenerkrankungen

Die vier hinter den oberen und unteren Polen der Schilddrüse gelegenen Nebenschilddrüsen produzieren Parathormon. Parathormon wird freigesetzt, wenn eine niedrige Serum-Kalzium-Konzentration besteht. Ebenso kann aber auch eine hohe Phosphor- und eine niedrige Magnesiumkonzentration stimulierend wirken.

Erkrankungen der Nebenschilddrüse verursachen eine Störung der Sekretion von Parathormon (PTH) und Kalzitonin (CT), die in den Epithelkörperchen bzw. parafollikulären Schilddrüsenzellen gebildet werden. Der Hypoparathyreoidismus verursacht als klinische Manifestation die Tetanie, der Hyperparathyreoidismus schwere Beeinträchtigungen des Allgemeinbefindens. Häufig verläuft die Erkrankung der Nebenschilddrüse asymptomatisch. Sie wird in der Regel erstmals im Rahmen einer Durchuntersuchung während des stationären Aufenthalts diagnostiziert. Der Grad der Abweichung des Kalziumspiegels vom Normwert und die Grundkrankheit bestimmen das weitere Vorgehen [216, 457, 458].

10.6.2.1 Hypoparathyreoidismus

Das Krankheitsbild wird entweder durch eine verminderte Parathormonsekretion oder durch eine Resistenz des Gewebes auf das Hormon ausgelöst. Parathormonmangel ist meist iatrogen verursacht (z. B. nach Operation). Das Krankheitsbild macht sich bemerkbar durch neuromuskuläre Irritabilität (z. B. Muskelkrämpfe, Parästhesien, Tetanie), Abgeschlagenheit, eine dem M. Parkinson ähnliche Symptomatik und Persönlichkeitsveränderungen. Der Serumkalziumspiegel ist stark vermindert (< 4,5 mmol/l).

Operationsvorbereitung. Patienten mit persistierender Hypokalzämie benötigen eine tägliche individuell dosierte Substitutionstherapie mit oralen Kalziumsalzen (ca. 1 mg/kg KG/Tag) und Vitamin D (700-1000 IE/kg KG). Das Ziel dieser Therapie sollte darin bestehen, den Kalziumspiegel auf den Normwertbereich (2,2-2,6 mmol/l) einzustellen. Die Notfalltherapie der Hypokalzämie erfordert die Gabe von Kalziumglukonat (10-20 ml/10 min als Bolus). Nach dieser Injektion sollte sich die Symptomatik bessern. Wiederkehrende Symptome erfordern die erneute Gabe von Kalziumglukonat (10-20 mg/kg KG 4- bis 6stündlich). Wenn die Symptome auch dann nicht verschwinden, ist an das Vorliegen eines Magnesiumdefizits zu denken (Therapie 2 ml Magnesiumsulfat 50%).

Anästhesieverfahren. Es gibt kein bevorzugtes Anästhesieverfahren zur Operation von Patienten mit Hypoparathyreoidismus. Wesentlich für den störungsfreien Verlauf ist die wiederholte Kontrolle des Serum-Kalzium-Spiegels.

10.6.2.2 Hyperparathyreoidismus

Beim Hyperparathyreoidismus beseht eine gesteigerte Sekretion von Parathormon. Die Serumkalzium-Konzentration kann erhöht, normal oder vermindert sein. Man unterscheidet drei Formen des Hyperparathyreoidismus; den primären, sekundären und ektopischen Hyperparathyreoidismus.

Primärer Hyperparathyreoidismus. Das Krankheitsbild beruht auf exzessiver Sekretion von Parathormon infolge eines benignen Adenoms, einer Hyperplasie oder einer Karzinomerkrankung. Es geht einher mit Schwächegefühl, Polydipsie und Polyurie, Nierensteinleiden, Hypertension, akuter oder chronischer Pankreatitis, Knochenerkrankungen, Verhaltensstörungen und Anämie. In der sich ankündigenden Krise werden Lethargie, Verwirrtheit, Anorexie, Erbrechen, Obstipation mit Abdominalschmerz beobachtet. Als wichtiger Laborparameter gilt neben der Hyperkalzämie (> 5,5 mmol/l) ein erhöhter Spiegel von Parathormon (PTH, Normalwert 100-400 µg/ml). Die Serumchloridkonzentration beträgt in der Regel > 102 mmol/l. Im fortgeschrittenen Stadium ist zunehmend auch die Kreatininkonzentration (normal 0,6-1,2 mg/100 ml) erhöht.

Operationsvorbereitung. Patienten mit leichter Hyperkalzämie (< 3,25 mmol/l) benötigen keine präoperative Therapie. Patienten mit ausgeprägter Hyperkalzämie (> 3,25 mmol/l) müssen sofort behandelt werden. Die schnellste und wirksamte Therapie besteht in der Steigerung der Kalziumausscheidung durch den Harn. Dies geschieht durch Einleitung einer Natriumdiurese durch Infusion von 1000-2000 ml NaCl-Lösung, kombiniert mit Furosemid (Lasix 0,5-1,0 mg/kg KG i.v., alle 4 h). Unter Kontrolle der Elektrolyte werden in der Regel bis zu 5-10 l NaCl-Lösung/24 h benötigt, um den Serumkalziumspiegel zu normalisieren. Die schnelle Verminderung der Kalziumkonzentration erfolgt am zweckmäßigsten mit Mithramycin (25 µg/kg KG), das die parathormoninduzierte Osteoklastenaktivität hemmt. Auch eine Hämodialyse kann angezeigt sein. Hypokaliämie und Hypomagnesiämie müssen vermieden werden. Auch durch Verabreichung von anorganischem Phosphor (20-40 mg/kg KG/Tag) kann der Serumkalziumspiegel reduziert werden, weil unter diesen Bedingungen das Kalzium in den Knochen abgelagert wird.

Wenn medikamentös keine Besserung erzielt werden kann, ist die operative Entfernung der Nebenschilddrüse indiziert. Diese hat die Resektion aller 4 Nebenschilddrüsen bis auf eine halbe Drüse zum Ziel.

Anästhesieverfahren. Ebenso wie beim Hyoparathyreoidismus gibt es auch beim Hyperparathyreoidismus kein bevorzugtes Anästhesieverfahren.

Im Vordergrund steht die Aufrechterhaltung einer guten Hydrierung und Harnausscheidung. Bei der Auswahl der Medikamente sollten alle Substanzen vermieden werden, die die Nierenfunktion beeinflussen können (z.B. Methoxyfluran, Enfluran). Narkosemittel und MR sollten niedrig dosiert werden. Wegen der Gefahr von Knochenfrakturen ist die Lagerung des Patienten auf dem Operationstisch mit besonderer Vorsicht durchzuführen.

Sekundärer Hyperparathyreoidismus. Das Krankheitsbild entwickelt sich als Antwort auf Erkrankungen, die mit Hypokalzämie, Hyperphosphatämie oder Hypomagnesiämie einhergehen. Häufige Ursache der Erkrankung sind Nierenerkrankungen. Die Therapie beruht deshalb v.a. auf der Beseitigung der auslösenden Ursache. Im Gegensatz zum primären Hypoparathyreoidismus bleibt beim sekundären Hyperparathyreoidismus die Serumkalziumkonzentration immer niedrig.

Ektopischer Hyperparathyreoidismus (Pseudohyperparathyreoidismus). Das Krankheitsbild entsteht infolge Produktion von Parathormon durch andere Gewebe als Nebenschilddrüsen, z.B. durch Kalziumproduzierendes Gewebe der Lunge, des Pankreas, der Niere. Die Krankheit unterscheidet sich vom primären Hyperparathyreoidismus durch das häufige Auftreten einer Anämie, einer Serumchloridkonzentration < 102 mmol/l und einer erhöhten alkalischen Phosphatase.

10.6.3 Nebennierenerkrankungen

Erkrankungen der Nebenniere sind vorwiegend im Bereich der Nebennierenrinde, seltener im Nebennierenmark lokalisiert. Alle diese Krankheitsformen gehen entweder mit einem Defizit oder einer Überproduktion von Nebennierenhormonen einher. Unter den Erkrankungen der Nebennierenrinde besitzen v.a. der M. Cushing (Überproduktion von Glukokortikoiden), der M. Conn (Überproduktion von Mineralokortikoiden) und der M. Addison [Unterproduktion von Glukokortikoiden (Kortisol) und Mineralokortikoiden (Aldosteron)] eine klinische Bedeutung. Die einzige wesentliche Erkrankung des Nebennierenmarks ist das Phäochromozytom (Überproduktion von Katecholaminen). Die Erkrankungen können sowohl spontan als auch iatrogen entstehen, z.B. nach bilateraler Adrenalektomie oder chronischer Steroidbehandlung bei Asthma bronchiale oder rheumatischen Erkrankungen [393, 556].

Tabelle 10.7. Glukokortikoide und mineralokortikoide Potenz verschiedener Kortikosteroide

Kortikosteroid	Glukokortikoide Potenz (antientzündlicher Effekt)	Mineralokortikoide Potenz (salzreternierender Effekt)	Äquivalenz (mg) oral/intravenös
Kortisol	1	1	20
Kortison	0,8	0,8	25
Prednisolon	4	0,8	5
Prednison	4	0,8	5
Methylprednison	5	0	4
Betamethason	25	0	0,75
Dexamethason	25	0	0,75
Kortikosteron	0,35	15	
Aldosteron		3000	

10.6.3.1 Erkrankungen der Nebennierenrinde (NNR)

Die NNR kann in drei funktionelle Zonen eingeteilt werden: Zona fasciculata (Glukokortikoidproduktion), Zona glomerulosa (Mineralokortikoidproduktion) und Zona reticularis (Androgenproduktion). Alle diese Hormone greifen entscheidend in das Stoffwechselgeschehen des Organismus ein.

Glukokortikoide. Kortisol ist das wichtigste Hormon, das von der NNR sezerniert wird. Die Synthese und Freisetzung von Kortisol erfolgt durch die Einwirkung von adrenokortikotropem Hormon (ACTH), das im Hypophysenvorderlappen (HVL) produziert wird. Die tägliche Produktion von Kortisol beträgt 20 mg. Es ist das einzige Hormon der NNR, das für das Leben existentiell ist. Die Wirksamkeit der synthetischen und endogenen Kortikosteroide wird an der glukokortikoiden und mineralokortikoiden Potenz des Kortisols gemessen (Tabelle 10.7).

Mineralokortikoide. Aldosteron ist das wichtigste endogene Mineralokortikoid. In geringen Mengen werden von der NNR Kortikosteron und Desoxykortikosteron sezerniert. Die Synthese und Sekretion von Aldosteron wird durch das Renin-Angiotensinsystem und die Serumkaliumkonzentration reguliert. Die tägliche Aldosteronsekretion beträgt 50–250 µg.

Androgene. Testosteron und Östradiol werden in der NNR nur in Spuren produziert; jedoch können diese Hormone überall im Organismus aus schwachen Androgenen synthetisiert werden, die primär aus der NNR stammen. Die Freisetzung von Androgenen aus der NNR wird durch das ACTH gesteuert.

Hyperadrenokortizismus (M. Cushing). Hyperadrenokortizismus kann entweder durch übermäßige Produktion von ACTH bzw. Kortisol oder durch exogene Zufuhr von Kortikosteroiden entstehen. In ⅔ der Fälle ist ein ACTH-Überschuß die Ursache der Erkrankung (z. B. HVL-Tumor: basophiles Adenom). In ⅓ der Fälle handelt es sich um die übermäßige Produktion von Kortisol aus malignen Tumoren der NNR. Beim sog. primären Hyperadrenokortizismus besteht eine einseitige Hyperplasie (Tumor) mit vermehrter Kortisolproduktion; bei sekundärem oder tertiärem Hyperadrenokortizismus liegt eine doppelseitige Hyperplasie der NNR (vermehrte ACTH-Abgabe, extrahypophysäre Tumoren mit Hormonaktivität in Form eines paraneoplastischen Syndroms) vor.

Untersuchungsbefunde. 85% der Patienten mit einem Hyperadrenokortizismus weisen eine Hypertonie und einen Diabetes mellitus auf. Da die wesentlichen Wirkungen von Kortisol in der positiven Beeinflussung des Kohlenhydrat-, Eiweiß- und Fettstoffwechsels liegen, werden die Stoffwechselprozesse von der anabolen zur katabolen Phase verschoben. Daraus resultiert eine Eiweißverarmung mit Atrophie sämtlicher Organe sowie eine Muskelschwäche. Die Fettstoffwechselstörung führt zur Stammfettsucht, zur Fettansammlung zwischen den Schulterblättern (Büffelnacken) und dem typischen „Mondgesicht". Außerdem finden sich Elektrolytstörungen in Form von Hypernatriämie und Hypokaliämie sowie ein vermehrtes intravasales Flüssigkeitsvolumen.

Wegen einer begleitenden Osteoporose besteht eine gesteigerte Skelettbrüchigkeit. Mitunter finden sich bei Hyperadrenokortizismus psychische Störungen. Beruht der Hyperadrenokortizismus auf einer gesteigerten ACTH-Stimulation, findet sich ein Hirsutismus, da in diesen Fällen auch die Androgenfreisetzung stimuliert wird. Weitere Befunde bei Hyperadrenokortizismus sind Menstruationsirregularitäten, Thromboembolie und Disposition für Infektionen.

Als primärer Screeningtest zur Erkennung eines Hyperadrenokortizismus eignet sich die Dexamethasonsuppression (abends: 2 mg Dexamethason, folgender Morgen: Bestimmung des Plasmakortisols). Ein Wert von < 5 mg% ist normal, höhere Werte bedürfen endokrinologischer Abklärung.

Operative Therapiemaßnahmen sind die chirurgische Exstirpation des HVL-Tumors (transphenoidale Mikroadenektomie) oder die Nebennierenexstirpation.

Operationsvorbereitung. Besonderer Wert ist auf die Vorbehandlung von Hypertonus, Diabetes mellitus und Elektrolytstörungen zu legen. Eine evtl. bestehende Herzinsuffizienz sollte kompensiert sein. In der Regel erfordert die Vorbehandlung Natriumrestriktion und Kaliumchloridsubstitution, u. U. ist auch eine Hydrokortisonapplikation erforderlich. Besondere Sorgfalt ist bei der Lagerung des Patienten (Osteoporose) einzuhalten. Für die Prämedikation sind keine besonderen Empfehlungen zu geben.

Anästhesieverfahren. Hinsichtlich der Einleitung und Aufrechterhaltung einer Narkose gibt es keine besonderen Richtlinien. Vielmehr orientiert sich das Anästhesieverfahren am Vorhandensein der Begleiterkrankungen. Eine ausreichende Analgesie sollte stets sichergestellt sein, da jede Schmerzwahrnehmung den Anstieg der Katecholamine und der Plasmakortisolkonzentration verursacht. Unter diesen Aspekten dürfen Inhalationsnarkotika wie Halothan und Enfluran durchaus verwendet werden, wenn eine entsprechende Narkosetiefe erzeugt wird. Die endotracheale Intubation kann erschwert sein, so daß zusätzliche Hilfsmittel (z. B. Fiberoptikbronchoskop) bereitgehalten werden sollten. Vorsicht ist im Hinblick auf eine respiratorische Alkalose geboten, da sie meist mit einer ausgeprägten Hypokalzämie einhergeht. Intraoperativ sind bei ausgeprägtem Diabetes mellitus mehrfache Blutzuckerkontrollen und adäquate Insulintherapie unter Glukoseinfusion sowie Kaliumkontrollen mit Substitutionstherapie erforderlich. Bei Hypertension sollte die kontrollierte Blutdrucksenkung (z. B. 10 µg NNP/kg KG/min) zum Einsatz kommen. In der gesamten perioperativen Phase sind Kortisolsubstitutionen (3 mg/kg KG) und wiederholte Kontrollen des Serumkaliumspiegels erforderlich.

Hypadrenokortizismus (M. Addison). Hypadrenokortizismus kann entweder durch Zerstörung der NNR (Erkrankung, Tumorwachstum, Blutung), durch Mangel an ACTH oder durch langzeitige Gabe von Kortikosteroiden (Depression des HVL) entstehen. Dabei kommt es zum Abfall der Kortisol- und Aldosteronkonzentration (nicht bei ACTH-Mangel). Die häufigsten Ursachen der NNR-Destruktion sind Autoimmunreaktionen (50%) und Tuberkulose (30%). Bei der autoimmunen Form kommt es in der Regel zur Atrophie aller drei Zonen der NNR.

Untersuchungsbefunde. Der primäre Ausfall der NNR-Funktion zeigt sich in Form von Muskelschwäche, Gewichtsverlust, Hypotension und Hyperpigmentation. Die Patienten klagen über Müdigkeit, Schwäche, Anorexie und Salzhunger. Der am häufigsten verwendete Screeningtest zur Entdeckung der Nebenniereninsuffizienz ist die Plasmakortisolantwort auf die intramuskuläre Gabe von 25 Einheiten α_1-24-Corticotropin. Normalerweise sollte der Kortisolspiegel innerhalb von 30–60 min nach der Injektion um 10 mg% ansteigen. Wenn der Anstieg geringer ausfällt, ist das Vorhandensein einer primären oder sekundären Nebennierenrindeninsuffizienz wahrscheinlich. Da in der Regel ein Mangel an Gesamtkörpernatrium besteht, sind die Patienten hypovolämisch. Das klinische Korrelat dieses Befunds zeigt sich in Tachykardie und lageabhängigen Blutdruckabfällen. Jede Streßsituation kann zu einem Kreislaufzusammenbruch führen. Während die Serumelektrolyte erst in schweren Fällen typisch verändert sind (Hyponatriämie, Hyperkaliämie), ist der Natrium-Kalium-Quotient im Harn schon früh erniedrigt. Nierenfunktionsstörungen im Sinne einer verminderten glomerulären Filtration und eine Unfähigkeit zur raschen Diurese sowie die Neigung zur Hypoglykämie sind auffällig. Des weiteren finden sich Hypochlorämie, Azidose und Hämokonzentration.

Beweisend für die Nebennierenrindeninsuffizienz ist eine Verminderung des Kortisols im Plasma und Harn. Bei primärer Nebennierenrindeninsuffizienz kommt es auch nach wiederholter Gabe von Synacthen oder ACTH zu keiner Zunahme des Plasmakortisols und der Steroidausscheidung im Harn. Bei sekundärer Nebennierenrindeninsuffizienz (Dysfunktion des HVL mit Defizit an ACTH) sind die Plasmakonzentrationen von ACTH vermindert.

Therapeutisch ist bei akuter Erkrankung die intravenöse Applikation von Kortisol (100 mg, anschließend 4- bis 6stündlich 50 mg für weitere 48 h) sowie eine ausreichende Volumen- und Glukosesubstitution indiziert. Bei chronischen Erkrankungen sollte eine orale Kortisonmedikation (15-20 mg am Morgen, 10-15 mg am Nachmittag), sowie die Gabe eines Kortikosteroids zur Aufrechterhaltung der mineralokortikosteroiden Erfordernisse (z. B. Kortikosteron) erfolgen.

Operationsvorbereitung. Alle Patienten mit nachgewiesener oder vermuteter Nebennierenrindeninsuffizienz benötigen eine Hormonsubstitution. Bei allen Formen der Nebennierenrindeninsuffizienz (M. Addison, Adrenalektomie) müssen Gluko- und Mineralokortikoide während eines Zeitraums von 1-2 Wochen vor der Operation substituiert werden. In der Regel werden Kortison (0,5-1 mg/kg KG/Tag) und Aldocorten (0,02 mg/kg KG/Tag) verabreicht. Der operative Eingriff sollte erst dann durchgeführt werden, wenn die adrenokortikale Funktion kontrolliert ist. Außerdem muß der Mangel an Natrium durch Infusion isotoner Kochsalzlösungen ersetzt werden. Am Operationstag liegt der Bedarf an Hydrokortison bei etwa 5 mg/kg KG. Davon werden bei der morgendlichen Prämedikation 1,5 mg/kg KG i. m. und während der Operation als Zusatz zur Infusion 1-2 mg/kg KG über 6 h appliziert. Dieses Infusionsschema wird bei größeren operativen Eingriffen 2-3 Tage, bei kleineren Operationen etwa 24 h aufrechterhalten. An den darauffolgenden Tagen sollte die Gesamtdosis um 20% täglich bis zur Ausgangsdosis reduziert werden. Da die kontinuierliche Infusion von Kortison eine leichte Kaliurese verursacht, sollten stets 20-40 mmol KCl/l Infusion substituiert werden. Die Prämedikation sollte eher zurückhaltend erfolgen. Anstelle von Atropin empfiehlt sich die Gabe von Scopolamin (0,005 mg/kg KG).

Anästhesie. Ebenso wie bei vielen anderen endokrinen Störungen gibt es kein spezielles Anästhesieverfahren für Patienten mit Hypadrenokortizismus. Bei der Einleitung der Narkose mit Thiopental ist darauf zu achten, daß die Patienten bei unzureichender Volumensubstitution mit einer ausgeprägten Hypotension reagieren können. Der Abbau der Pharmaka erfolgt bei diesen Patienten langsamer; daher liegt der Bedarf an Narkotika insgesamt unter dem Durchschnitt. Sowohl Injektionsnarkotika als auch Inhalationsnarkotika können eingesetzt werden. MR sollten in reduzierter Dosis verabreicht werden. Besondere Sorgfalt ist der Infusionstherapie zu widmen. Zweckmäßig erscheinen ein erweitertes Monitoring (ZVD, evtl. PAP) und die Kontrolle der Glukosekonzentration.

Hyperaldosteronismus. Die übermäßige Sekretion von Aldosteron aus der NNR infolge Tumorwachstum, NNR-Hyperplasie oder übermäßiger Reninproduktion der Niere führt zum primären oder sekundären Aldosteronismus. In ⅔ der Fälle handelt es sich um aldosteronproduzierende Adenome, in etwa ¼ bis ⅓ der Fälle sind bilaterale idiopathische Nebennierenrindenhyperplasien die Ursache der Erkrankung.

Primärer Aldosteronismus (Conn-Syndrom). Dieses Krankheitsbild beruht auf einer gesteigerten Aldosteronsekretion aus einem Tumor der NNR.

Sekundärer Aldosteronismus. Der sekundäre Aldosteronismus entsteht nach erhöhter Reninsekretion, v. a. bei Patienten mit renovaskulärer Hypertension.

Wirkung des Aldosterons. Die Wirkung des Aldosterons besteht in einer gesteigerten Rückresorption von Natrium und einer vermehrten Exkretion von Kalium und Wasserstoff im distalen Tubulus. Die erhöhte Natriumretention führt zur Hypervolämie und Hypertension (diastolischer Blutdruck ~100-125 mm Hg). Die Hypokaliämie verursacht Skelettmuskelschwäche und Alkalose.

Untersuchungsbefunde. Die Leitsymptome des Hyperaldosteronismus sind Hypertonie und Hypokaliämie (<3,5 mmol/l), begleitet von einer metabolischen Alkalose. Die Patienten klagen über Muskelschwäche, Areflexie und Tetanie. Die klinische Untersuchung zeigt Herzhypertrophie, Herzinsuffizienz und Nierenfunktionsstörung. Im EKG finden sich ST-Depression, Abflachung der T-Wellen, Vorhof- und Kammerextrasystolie. Der beste Test zur Erkennung eines Hyperaldosteronismus ist die Bestimmung der Serumkaliumkonzentration. Eine normale Serumkaliumkonzentration bei einem Patienten mit Hypertension schließt das Vorhandensein eines

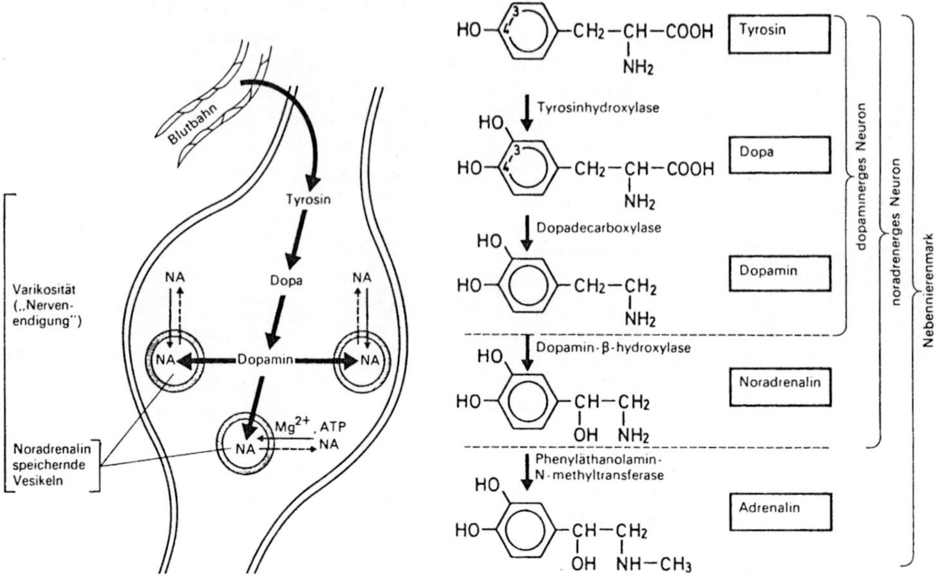

Abb. 10.11. Synthese und Speicherung von Noradrenalin in den Varikositäten des noradrenergen Terminalretikulums. Die Aminosäure Tyrosin wird aus der Blutbahn in den intraneuronalen Raum aufgenommen und im Zytosol durch die Tyrosinhydroxylase in Stellung 3 hydroxyliert. Das entstehende Dopa (3,4-Dihydroxyphenylalanin) wird ebenfalls im Zytosol durch die Dopadecarboxylase zum Katecholamin Dopamin (3,4-Dihydroxyphenyläthylamin) decarboxyliert. Dopamin wird über einen aktiven Transportmechanismus in die Vesikel eingeschleust. In den Neuronen des extrapyramidal-motorischen Systems endet diese Synthesekette. Hier wirkt Dopamin selbst als Neurotransmitter. In den Vesikeln noradrenerger Neurone wird Dopamin durch Einführung einer alkoholischen Hydroxylgruppe in die Seitenkette durch die Dopamin-β-hydroxylase in den Neurotransmitter Noradrenalin umgewandelt. Lediglich im Nebennierenmark wird in einem weiteren Syntheseschritt Noradrenalin durch die Phenyläthanolamin-N-methyltransferase auch zum Hormon Adrenalin (N-Methyl-Noradrenalin) methyliert. (Aus [180])

Hyperaldosteronismus aus. Die Bestätigung der Diagnose gelingt durch Messung der Aldosteronkonzentration im Plasma und der Kaliumkonzentration im Harn (Kaliumausscheidung >30 mmol/l). Durch Messung der Reninkonzentration kann der primäre vom sekundären Hyperaldosteronismus unterschieden werden.

Die Therapie des Hyperaldosteronismus besteht in der Substitution von Kalium (0,03-0,06 mg/kg KG/Tag), Aldosteronantagonisten (Spironolakton 10 mg/kg KG/Tag) und Antihypertensiva, sowie in der Operation.

Operationsvorbereitung. Neben der Hypertonusbehandlung und der Beseitigung weiterer Organinsuffizienzen (Herz, Niere) steht die Kaliumsubstitution, die Gabe von Aldosteronantagonisten, die Diuretikagabe (Lasix 3-4 mg/kg KG) und die Natriumrestriktion im Vordergrund. Die Prämedikation kann nach den üblichen Prinzipien verabreicht werden.

Anästhesie. Da es kein spezifisches Anästhesieverfahren für Patienten mit Hyperaldosteronismus gibt, orientiert sich die Auswahl der für die Anästhesie erforderlichen Medikamente und Methoden an der Schwere der bestehenden Nebenerkrankung (z. B. Herzinsuffizienz, Niereninsuffizienz). Komplikationen bei der Einleitung und Durchführung der Narkose beschränken sich in der Regel auf volumenabhängige Hyper- und Hypotension. Es erscheint zweckmäßig, auf Enfluran und Ketamine zu verzichten und die Dosis der ndMR unter Berücksichtigung der Kaliumkonzentration des Serums auszuwählen. Invasives Monitoring erscheint angezeigt, zumal Bilanzierungsprobleme einen hohen Stellenwert besitzen. Vasodilatanzien und PEEP sollten nur unter entsprechender Kritik verwendet werden. Eine häufige Kontrolle des SBH ist ratsam. Bei beidseitiger Adrenalektomie ist eine Kortisolsubstitution (2 mg/kg KG/Tag) erforderlich.

10.6.3.2 Erkrankungen des Nebennierenmarks

Das Nebennierenmark (NNM) ist ein spezieller Teil des sympathischen Nervensystems. Nur in diesem Bereich des Organismus ist es möglich, aus Noradrenalin und seinen Vorstufen Tyrosin, Dopa und Dopamin das Katecholamin Adrenalin zu synthetisieren (Abb. 10.11). Die einzige wesentliche Erkrankung mit Überfunktion des NNM ist das Phäochromozytom; Unterfunktionen des NNM treten nicht auf.

Phäochromozytom. Beim Phäochromozytom handelt es sich um katecholaminproduzierende Tumoren im NNM oder in anderen Geweben der paravertebralen Sympathikuskette. In der Regel handelt es sich um meist gutartige Tumoren der chromaffinen Zellen des sympathoadrenalen Systems. Sie finden sich mit 85% am häufigsten im NNM rechts; können aber ebenso im Paravertebralbereich, der Aortenbifurkation oder dem Plexus coeliacus lokalisiert sein. Der Tumor verursacht eine exzessive Sekretion von Adrenalin, Noradrenalin und Dopamin.

Die Katecholamine weisen zwei wichtige Wirkungen auf, die als α- und β-Antwort klassifiziert werden. Während die α-Rezeptorenwirkung primär in einer Vasokonstriktion und im Schwitzen zu erkennen ist, führen die β-mimetischen Wirkungen zu einer Vasodilatation im Skelett- und Splanchnikusbereich, einer Erhöhung der Frequenz und Kontraktilität des Herzens, sowie zu einer Bronchodilatation [123, 130, 410].

Untersuchungsbefunde. Das Kennzeichen des Phäochromozytoms ist die anfallsweise auftretende Hypertension mit Herzrhythmusstörungen, Herzklopfen, Herzschmerzen, Blässe und Flush des Gesichts, Kopfschmerz, Schwitzen, Unruhe, Übelkeit, Erbrechen, Persönlichkeitsveränderungen und Sehstörungen. Diese Anfälle können von wenigen Minuten bis zu Stunden andauern und werden oft von Müdigkeit abgelöst. Der allgemein anerkannte obere Grenzwert für einen normalen Blutdruck beträgt beim Erwachsenen 140/90 mm Hg, bei Säuglingen 70/45 mm Hg, bei Kleinkindern 85/55 mm Hg und bei Adoleszenten 100/75 mm Hg. Die ständige Erhöhung der Katecholamine im Serum kann zu Myokardnekrose und Kardiomyopathie führen. Die definitive Diagnose des Phäochromozytoms erfordert die biochemische Bestätigung der exogenen Katecholaminproduktion. Wenngleich die Fehlerquote bei der Bestimmung der Katecholamine oder seiner Metabolite im Harn sehr hoch ist, kann ein Wert von > 1000 ng/l als verdächtig und ein Wert von > 2000 ng/l als beweisend für das Vorhandensein eines Phäochromozytoms gelten. Als orientierender Test ist die Bestimmung der Vanillinmandelsäure (VMA) im Gebrauch. In zweifelhaften Fällen kann ein Glukagontest mehr Sicherheit verschaffen. Die Therapie des Phäochromozytoms besteht in der chirurgischen Exzision des Tumors.

Operationsvorbereitung. Die sorgfältige Operationsvorbereitung bildet beim Phäochromozytom eine ganz entscheidende Voraussetzung für den Operationserfolg. Die präoperative Therapie besteht zunächst in einer Behandlung mit α-Rezeptorenblockern, von denen das Phenoxybenzamin (Dibenzyran 0,5-1,0 mg/kg KG/Tag) die breiteste Anwendung findet. Das Ziel einer solchen Therapie ist darin zu sehen, den Blutdruck zu normalisieren und paroxysmale Blutdrucksteigerungen zu unterbinden. Da Phentolamin (Regitin 0,2-1,0 mg/kg KG/4 h) ein α-Rezeptorenblocker mit kurzer Halbwertszeit ist, sollte die Substanz v.a. der intravenösen Zufuhr bei akutem Blutdruckanstieg vorbehalten bleiben.

Initial werden 0,5-1,0 mg Phenoxybenzamin auf zwei Tagesdosen verteilt oral verabreicht. Wenn notwendig, kann die Dosis um 0,3 mg/kg KG/Tag gesteigert werden, bis der Blutdruck im Normbereich liegt. Durchschnittlich sind 1-1,5 mg/kg KG/Tag erforderlich. Diese Therapie sollte mindestens 1-2 Wochen vor dem Eingriff eingeleitet werden. Grundsätzlich wird sie so lange aufrechterhalten, bis der Blutdruck kontrolliert ist und die Symptome der Katecholaminausschüttung verschwunden sind. Als Nebenwirkungen dieser Therapie kann es zu Nasenverstopfung, Sedation, trockenem Mund und orthostatischer Hypotension kommen. Eine vorherrschende Tachykardie oder eine reflektorische Tachykardie auf α-Rezeptorenhemmung sowie Arrhythmien machen den Einsatz einer zusätzlichen β-Blockade [Propranolol (Dociton 0,15-0,3 mg/kg KG/6 h)] erforderlich. In diesem Fall sollte Bettruhe eingehalten werden. Niemals sollten β-Blocker vor den α-Blokkern gegeben werden, weil die durch β-Blockade erzielte Vasodilatation zu einer unbeeinflußbaren α-adrenergen Vasokonstriktion durch die Tumorkatecholamine und somit zur schwersten Hypertension führen kann. Außerdem kann ein β-blockiertes Herz kein ausreichendes HZV aufbauen, das zur Überwindung des extrem gesteigerten peripheren Widerstands durch die bestehende α-Rezeptorenstimulation erforderlich wäre. Die Gabe von Sedativa und eine adäquate Volumensubstitution sind weitere Eckpfeiler der optimalen Operationsvorbereitung. Zur Sedierung und im Rahmen der Prämedikation eignen sich Diazepam (0,2 mg/kg KG), Morphin (0,06-0,08 mg/kg KG) und Scopolamin (0,005 mg/kg KG). Auch Dehydrobenzperidol (0,15 mg/kg KG) wird empfohlen, weil es sowohl den epinephrininduzierten Blutdruckanstieg als auch Rhythmusstörungen reduziert. Atropin sollte nicht verwendet werden. Der Anästhesist sollte den Patienten mehrere Tage vor der Operation regelmäßig sehen, um eine kontinuierlich und adäquate Sedierung einzuleiten.

Anästhesie. Die Narkoseeinleitung kann mit einem kurzwirkenden Barbiturat oder mit Diazepam erfolgen; die endotracheale Intubation sollte jedoch unter ausreichender Analgesie stattfinden. Zur Aufrechterhaltung der Narkose sind N_2O sowie Enfluran oder Isofluran geeignet. Halothan sollte wegen der Gefahr von Herzrhythmusstörungen nicht verwendet werden. Auch die Neuroleptanalgesie ist ein gut geeignetes Verfahren zur Aufrechterhaltung der Anästhesie. Da die adrenerge Blokkade eine Verlangsamung der Erregungsabläufe im ZNS bewirkt, sollten sowohl intravenöse Narkotika als auch Inhalationsnarkotika entsprechend reduziert verabreicht werden.

Obwohl Succinylcholin wegen der Möglichkeit einer Katecholaminfreisetzung aus paravertebralem Phäochromozytom (Muskelfibrillation) als ungeeignet bezeichnet wird, zeigt die klinische Erfahrung keine Nachteile seiner Anwendung. Unter den ndMR sollten d-Tubocurarin (Histaminfreisetzung) sowie Pancuronium und Gallamin (vagolytischer Effekt) besser nicht verabreicht werden. Regionalanästhesieverfahren sind für die operative Entfernung eines Phäochromozytoms nicht geeignet. Die Kreislaufüberwachung erfordert neben den Standardmethoden die intraarterielle Blutdruckmessung sowie die Messung von ZVD und u. U. PCWP. Häufige Blutgasanalysen sind anzuraten. Die wesentlichsten Medikamente zur Kreislaufstabilisierung (z. B. Propranolol, Lidocain, Phentolamin, NNP, Katecholaminpräparate) sowie ein Defibrillator müssen in unmittelbarer Nähe einsatzbereit sein.

Intraoperative Probleme erwachsen aus plötzlich auftretenden und stark ausgeprägten Hypertensionen, Hypotensionen und Arrhythmien. Hypertensionen werden mit Phentolamin (Regitin 2 µg/kg KG/min als Infusion) oder NNP (5 µg/kg KG/min) behandelt. Eine Maximaldosis von 12 µg/kg KG/min sollte jedoch nicht überschritten werden. Hypotensionen (nach Tumorresektionen häufig!) erfordern primär die Volumensubstitution, erst danach ist die Gabe von Vasopressoren (Epinephrin 0,001 mg/kg KG; Noradrenalin 0,001 mg/kg KG) sowie Kalziumchlorid (15 mg/kg KG) bei flacherer Narkoseführung angezeigt. Arrhythmien erfordern den Einsatz von Propranolol (Dociton 0,15-0,3 mg/kg KG bis zu einer Gesamtmenge von 1-5 mg/kg KG während der Operation). Bei Herzfehlern oder Asthma bronchiale sollte Propranolol jedoch nicht verwendet werden. Als Alternativpräparat kann Lidocain (1 mg/kg KG i. v. als Bolus, gefolgt von einer Infusion mit 1 g/250 ml 5%iger Glukose = 1-2 mg/min) eingesetzt werden.

Vor der Antagonisierung der MR-Wirkung kann das Atropin weggelassen werden, da es in den meisten Fällen zu einer Sinustachykardie führt.

Im postoperativen Verlauf sind die kontinuierliche Messung des arteriellen Blutdrucks, des ZVD sowie die Ableitung des EKG und mehrfache Elektrolytkontrollen erforderlich. Die intraarteriellen und zentralvenösen Katheter sollten mindestens 48 h belassen werden. Nach bilateraler Adrenalektomie ist Hydrokortison (3 mg/kg KG) zu applizieren. Da Phenoxybenzamin eine lange Halbwertszeit besitzt, kann es im postoperativen Verlauf zu lageabhängigen Hypotensionen, Somnolenz und selten auch zum Ileus kommen. Die Anwendung von β-Rezeptorenblockern verursacht eine gesteigerte Wirkung von Antidiabetika; eine weitere seltene Komplikation kann die Ausbildung eines nichtketotischen hyperosmolaren diabetischen Komas sein.

Der Blutdruck ist in der Regel innerhalb von 24-48 h nach der Operation normalisiert. Wenn dies nicht der Fall ist, muß angenommen werden, daß der Tumor nicht exstirpiert worden ist oder ein weiterer existiert. Die Plasmakatecholamine bleiben etwa 7-10 Tage erhöht.

10.6.4 Hypophysenerkrankungen

Die Hypophyse liegt in der Sella turcica und besteht aus dem Hypophysenvorderlappen (HVL = Adenohypophyse) und dem Hypophysenhinterlappen (HHL = Neurohypophyse). Der Hypothalamus kontrolliert die Hypophyse durch Gefäß- (HVL) und Nervenverbindungen (HHL).

10.6.4.1 Erkrankungen des Hypophysenvorderlappens

Der HVL sezerniert luteinisierende Hormone, follikelstimulierende Hormone, Wachstumshormon, schilddrüsenstimulierendes Hormon, ACTH, Prolaktin und melanozytenstimulierendes Hormon. Erkrankungen des HVL zeigen sich v.a. mit einer Hypersekretion der entsprechenden Hormone.

Hypersekretion von HVL-Hormonen. Die Hypersekretion von ACTH ist die häufigste Ursache des spontanen Hyperadrenokortizismus (M. Cushing), wofür oft ein basophiles Adenom verantwortlich ist. Das eosinophile Adenom des HVL geht hingegen mit übermäßiger Ausschüttung von Wachstumshormon einher; dies führt zum Gigantismus, wenn die Epiphysen noch nicht verschlossen sind und zur Akromegalie beim Erwachsenen.

Akromegalie. Die exzessive Sekretion von Wachstumshormon infolge eines eosinophilen Adenoms des HVL verursacht bei geschlossenen Epiphysen die Akromegalie. Diagnostische Zeichen dieser Erkrankung sind Vergrößerung der Sella turcica im Röntgenbild, Kopfschmerz, Gesichtsfeldeinschränkung, Skelettvergrößerung, sowie Lippen-Zunge- und Epiglottisvergrößerung, Glukoseintoleranz, Osteoporose, Muskelschwäche und Hypertonie. Für den Anästhesisten ist von Bedeutung, daß Patienten mit Akromegalie erhebliche Probleme bei der Freihaltung der Atemwege bieten können.

Anästhesie. Die Auswahl von Medikamenten und Methoden unterliegt keinen Besonderheiten. Da sowohl die Maskenhaltung als auch die endotracheale Intubation bei diesen Patienten erschwert ist, sollte ein Fiberoptikbronchoskop bereitgehalten werden. Mitunter bereitet die Herstellung eines intravenösen Zugangswegs Schwierigkeiten, da sich oft Gefäßanomalien im Bereich des Handgelenks finden (A. radialis). Häufig besteht ein Diabetes mellitus.

10.6.4.2 Erkrankungen des Hypophysenhinterlappen (HHL)

Der HHL besteht aus terminalen Endigungen von Neuronen, die im Hypothalamus entstehen. Antidiuretisches Hormon (ADH) und Oxytocin sind die Hormone, die im Hypothalamus gebildet werden und von dort entlang der Nervenbahn in den HHL transportiert und gespeichert werden. Die primäre Aufgabe von ADH besteht in der Regulation der Plasmaosmolarität und in der Aufrechterhaltung des extrazellulären Flüssigkeitsvolumens; das Hormon erleichtert die Wasserreabsorption durch den Tubulusapparat der Niere. Ein ADH-Mangel muß demnach zu ausgeprägten Wasserverlusten über die Niere führen. Die physiologische Rolle des Oxytocins besteht in der Stimulation der Kontraktion des schwangeren Uterus, außerdem fördert es die Milchsekretion. Erkrankungen des HHL treten v.a. als Diabetes insipidus in Erscheinung.

Diabetes insipidus. Dieses Krankheitsbild entwickelt sich entweder infolge unzureichender ADH-Freisetzung durch Zerstörung des HHL, durch destruktive Läsionen des Hypothalamus mit komplettem oder teilweisem Mangel an Vasopressin oder durch das Unvermögen der Tubuli, auf ADH zu reagieren.

Untersuchungsbefunde. Die Diagnose des Diabetes insipidus stützt sich auf die Anamnese von persistierender Polyurie und Nykturie eines Harns mit niedriger Konzentration. Außerdem besteht ein starkes Durstgefühl. Häufig finden sich Störungen im Elektrolythaushalt. Die Diurese kann so stark sein, daß Hypovolämie und Hyponatriämie zur lebensbedrohlichen Gefahr werden. Die Initialtherapie des Diabetes insipidus besteht in der intravenösen Infusion von Elektrolytlösungen. Eine intramuskuläre Hormongabe ist nur wirksam beim Mangel an Hormon, nicht hingegen bei tubulärer Insuffizienz.

Operationsvorbereitung. Die Behandlung des Diabetes insipidus erfordert keine Eile, wenn der Patient einen intakten Durstmechanismus besitzt und seine Flüssigkeitsaufnahme selbst bestimmen kann. Dem Wasser- und Elektrolythaushalt ist jedoch die entsprechende Aufmerksamkeit zu widmen, wobei v.a. eine Hypo- oder Hyperhydratation vermieden werden muß. Neben einer sorgfältigen Messung von Einfuhr und Ausfuhr sind tägliche Gewichtskontrollen sowie Bestimmungen der Serumnatriumkonzentration und der Harnosmolarität von Bedeutung. Vasopressin-Tannat (Pitressin-Tannat 0,07 E/kg KG/48 h) gilt als Standardsubstitutionstherapie, wenn die Harnproduktion > 5-10 l/Tag beträgt. Auch ein synthetisches Vasopressin (Pitressin 0,1 E/kg KG) steht zur Verfügung.

Anästhesie. Abgesehen von der Korrektur der Störungen des Elektrolyt- und Wasserhaushalts sind keine wesentlichen Maßnahmen bei der Auswahl von Medikamenten und Methoden für die Anästhesie zu treffen.

10.7 Hämatologische Erkrankungen

Unter der großen Anzahl hämatologischer Erkrankungen sind für die Anästhesie v.a. Störungen der Hämoglobinsynthese und des Blutgerinnungsmechanismus von Bedeutung.

10.7.1 Störungen der Hämoglobinsynthese oder des Hämoglobinstoffwechsels

Die für die Anästhesie relevanten Krankheitsbilder beschränken sich auf die verschiedenen Formen der Anämie, die Sichelzellenanämie und die Porphyrie.

10.7.1.1 Anämie

Die akute oder chronische Reduktion der Zahl roter Blutkörperchen geht mit einer Verminderung der Hämoglobinkonzentration und damit der Abnahme der Sauerstofftransportkapazität des Blutes einher. Eine Überprüfung der Erythrozytenproduktion kann durch Zählung der Retikulozytenzahl erfolgen. Niedrige Retikulozytenzahlen in Verbindung mit niedrigen Hämoglobinkonzentrationen zeigen eine Störung der Erythrozytenproduktion an. Hingegen kann ein Abfall des Hämatokritwerts um 1%/24 h nur Ausdruck eines Blutverlustes sein.

Eine weitere Ursache schwerer Anämien können chronische Nierenerkrankungen sein. Die Hämoglobinkonzentration ist dabei oft auf 5-8 g/100 ml reduziert. Die Ursache liegt in einem Mangel an Erythropoietin, der entweder Folge einer reduzierten Nierenmasse oder einer reduzierten Nierenfunktion sein kann. Als weitere Ursachen sind die Inhibition der Erythropoietinbildung durch urämische Toxine zu nennen.

Auch Lebererkrankungen können Ursache einer Anämie sein. Dabei ist die Anämie entweder Folge einer alkoholinduzierten Hemmung der Erythrozytenproduktion oder durch einen Mangel an Folsäure bedingt.

Aplastische Anämien entstehen durch Knochenmarkserkrankungen, megaloblastische Anämien durch Abnormitäten der Erythrozytenmembran.

Der Organismus versucht, den Mangel an Sauerstofftransportkapazität durch Steigerung des HZV und Verschiebung der Sauerstoffdissoziationskurve nach rechts zu kompensieren; die Rechtsverschiebung erleichtert die Sauerstoffabgabe an das Gewebe.

Anästhesie. Eine minimale Hb-Konzentration von 10 g/100 ml sollte vor elektiven Eingriffen vorhanden sein. Präoperative Bluttransfusionen sollten mindestens 24 h vor der Operation durchgeführt werden. Bei der Anästhesie sollte berücksichtigt werden, daß Hyperventilation und Hypothermie die Sauerstoffdissoziationskurve des Hämoglobins nach links verschiebt. Intraoperative Blutverluste müssen sorgfältig substituiert werden. Die Auswahl von Medikamenten und Methoden zur Durchführung der Anästhesie ist nicht entscheidend, wenn das HZV nicht vermindert wird. Bei Knochenmarkserkrankungen hat sich die vorherige Gabe von Kortison bewährt. Infektionsgefahr und Blutungsgefahr sind bei Knochenmarkserkrankungen (z. B. infolge Thrombozytopenie) sehr hoch. In diesen Fällen ist auch die Verwendung von N_2O kritisch zu überdenken.

10.7.1.2 Sichelzellenanämie

Bei der Sichelzellenanämie handelt es sich um eine Gruppe von gut definierten, vererbten Hämoglobinopathien mit abnormen Veränderungen des Globinanteils im Hämoglobinmolekül. Anstelle von Hämoglobin A enthalten die Erythrozyten Hämoglobin S (HbS). Diese Erythrozyten nehmen bei Deoxygenierung eine Sichelform an. Die Zellen besitzen eine ausgeprägte Rigidität, so daß sie den Blutfluß v. a. im Mikrozirkulationsgebiet behindern und vasookklusive Schmerzen und u. U. Infarkte auslösen können [13, 85, 241]. Die Sichelzellerkrankung kommt am häufigsten unter der schwarzen Bevölkerung vor.

Untersuchungsbefunde. Patienten mit Sichelzellenanämie entwickeln neben der Anämie häufig Lungenerkrankungen und konsekutiv pulmonale Hypertension, Kardiomegalie und Herzversagen. Anästhesie und Operation sind für diese Patienten mit einem hohen Risiko belastet.

Operationsvorbereitung. Die Korrektur der Anämie ist erforderlich, wenn das Hämoglobin unter 7,5 g% liegt. Man sollte jedoch keinen Versuch unternehmen, den Hkt auf Normalwerte anzuheben, da die erhöhte Viskosität des Blutes den Patienten dann zur Sichelzellbildung prädisponieren kann. Dehydratation, Azidose, Infektion, Hypoxie und Kreislaufdysregulation sollten in der Vorbereitungsphase ausgeschlossen werden. Über den Wert einer präoperativen Austauschtransfusion bestehen unterschiedliche Ansichten. Es ist jedoch zu empfehlen, vor größeren Gefäß-, Thorax-, Abdominal- und Hirnoperationen durch Transfusion von Hämoglobin A das Hämoglobin S auf einen Anteil von 30% zu reduzieren.

Anästhesieverfahren. Spezifische Anästhesiemethoden für Patienten mit Sichelzellenanämie wurden nicht beschrieben. Intraoperativ ist ein ausreichendes Sauerstoffangebot im Inspirationsgemisch sicherzustellen und die Entstehung einer metabolischen Azidose durch wiederholte Kontrollen des Säure-Basen-Haushalts und evtl. $NaHCO_3$-Infusionen auszuschließen. Patienten mit Sichelzellerkrankung leiden häufig an Kardiomegalie, pulmonaler Hypertonie und Herzversagen. Lungeninfarkte und Pneumonien sind ebenfalls häufig. Postoperativ kann es leicht zu Atemwegsinfektionen kommen.

10.7.1.3 Porphyrie (s. 9.5.4)

10.7.2 Störungen der Blutgerinnung

Blutgerinnungsstörungen können durch quantitative oder qualitative Veränderungen von Thrombozyten und Gerinnungsfaktoren verursacht sein. Dabei sind die qualitativen Veränderungen in der Regel durch zirkulierende Antikörper bedingt.

Im Rahmen von Anästhesie und Operation besitzen v.a. angeborene und erworbene Gerinnungsstörungen, einschließlich der therapeutischen Antikoagulation, eine Bedeutung. Voraussetzung zur Erkennung und Behandlung von Störungen der Blutgerinnung sind Kenntnisse über die Physiologie der Blutgerinnung [39, 78, 547].

10.7.2.1 Physiologie der Blutgerinnung

Der Mechanismus der Blutgerinnung beruht auf drei aufeinanderfolgenden Phasen: der vaskulären, der plättchenabhängigen und der prokoagulatorischen Phase. Mit bestimmten Untersuchungsmethoden kann die Funktionsfähigkeit dieser Phasen getestet werden.

Vaskuläre Phase. Als unmittelbare Antwort auf eine Gefäßverletzung kommt es zu einer Vasokonstriktion im Gebiet des verletzten Blutgefäßes.

Plättchenabhängige Phase. Am Ort der Verletzung bildet sich eine massive Aggregation von Thrombozyten, aus deren Granula vasoaktive Substanzen freigesetzt werden (z. B. Serotonin). Die Thrombozytenaggregation wirkt außerdem als Aktivator der zirkulierenden Prokoagulation.

Prokoagulatorische Phase. Durch Freisetzung von Thromboplastin wird über die Aktivierung von Prothrombin zu Thrombin schließlich Fibrinogen in Fibrin umgewandelt.

Untersuchungsmethoden. Die plättchenabhängige Phase kann durch die Blutungszeit und die Bestimmung der Plättchenzahl getestet werden, die prokoagulatorische Phase wird durch die Prothrombinzeit, die aktivierte partielle Thromboplastinzeit, die Thrombinzeit, sowie die Serumfibrinogenkonzentration und die Spiegel der zirkulierenden Fibrinspaltprodukte überprüft (Tabelle 10.8).

Blutungszeit. Unter der Blutungszeit versteht man jene Zeit, die nach 9 mm langer und 1 mm tiefer Inzision an der volaren Seite des Unterarms vergeht, bis in Abständen von 30 s ein Saugpapier trokken bleibt. Die Blutungszeit ist die beste Meßmethode der Plättchenfunktion und -zahl (Abb. 10.12); ihr Normalwert liegt bei 2-12,5 min.

Plättchenzahl. Wenngleich die Plättchenzahl nichts über die Funktion der Thrombozyten aussagt, kann doch davon ausgegangen werden, daß bei Werten < 30000 Spontblutungen und < 10000 sogar spontane intrakranielle Blutungen zu erwarten sind. Chirugische Blutungen treten nur selten auf, wenn die Thrombozytenzahl > 50000/mm^3 liegt. Die Ursachen der Thrombozytopenie können

Tabelle 10.8. Wesentliche Gerinnungstests, ihre Aussagekraft und die entsprechenden Normalbereiche

Test	Messung	Normalbereich
Blutungszeit	Plättchenfunktion	< 5 min
Plättchenzahl	–	150000-450000/mm^3
TPZ Thromboplastinzeit (Quick)	Fakt. I, II, V, VII, X	70-130%
PTT Part. Thromboplastinzeit	Fakt. I, II, V, VIII, IX, X, XI, XII	um 40 s, abhängig vom Reagenz
Thrombinzeit	Fakt. I, II	17-24 s
Fibrinogen	–	200-400 mg/100 ml
Fibrinspaltprodukte	–	< 4 μg/ml

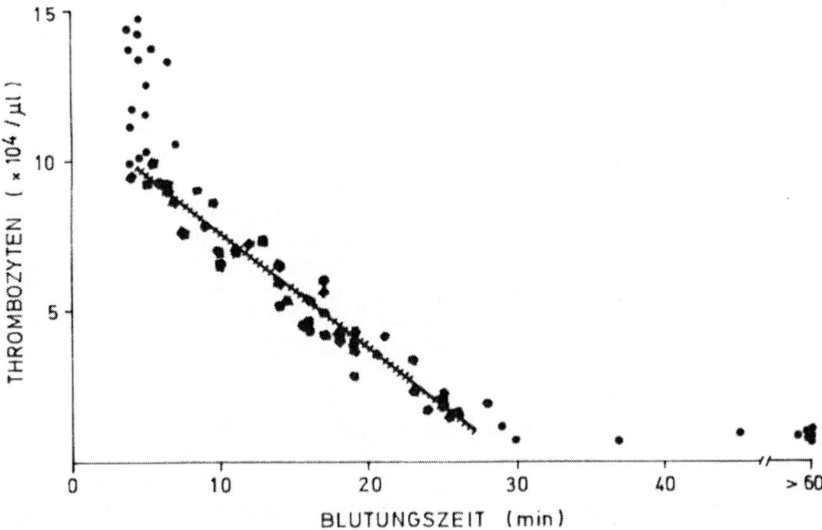

Abb. 10.12. Auswirkungen der Thrombozytenzahl auf die Blutungszeit

auf einer verminderten Plättchenproduktion beruhen oder durch eine verkürzte Lebenszeit der Plättchen verursacht sein (z. B. durch Antikörper, DIC, Infektion, Hypersplenismus usw.). Der Normalwert der Thrombozyten beträgt 140000-440000/mm^3 (140-440/ml); vor operativen Eingriffen sollte die Thrombozytenzahl mindestens 50000-100000/mm^3 betragen.

Partielle Thromboplastinzeit (PTT). Die PTT ist ein sog. Globaltest oder Suchtest. Sie ist verlängert bei einer Verminderung der Faktoren I, II, V, VIII, IX, X, XI, XII. Besonders empfindlich ist der Test im Bereich der Faktor-Xa-Aktivierung (Faktor VIII-IX-X-XI-XII). Bei Verlängerung der PTT muß durch Bestimmung der Einzelfaktoren geklärt werden, welche Störung vorliegt. Die Bestimmung der TPZ (Quick-Test) klärt, ob eine Verminderung der Faktoren I, II, V, VII und X vorliegt. Der Normalwert der PTT beträgt um 40 s, wobei eine Abhängigkeit von der Art des Reagenzes besteht.

Plasma-Thrombinzeit (TPZ). Mit der TPZ wird der Gehalt der Gerinnungsfaktoren II, V, VII und X sowie der Fibrinogengehalt des Plasmas bewertet. Die TPZ (Quick-Wert) mißt die Zeit, die erforderlich ist, um Fibrinogen in Fibrin umzuwandeln. Sie dient v. a. der Überwachung einer fibrinolytischen Therapie und einer Behandlung mit Heparin oder Heparinoiden. Der Normalwert der TPZ liegt bei 17-24 s.

Fibrinogen. Hochgradiger Fibrinogenmangel geht mit einer mäßigen Blutungsneigung einher. Bei Fibrinogenwerten über 1,0 g/l funktioniert das Blutgerinnungssystem weitgehend normal. Die Bestimmung der Fibrinogenkonzentration ist v. a. zur Erfassung von Verbrauchskoagulopathie oder Hyperfibrinolyse bzw. zur Erfassung einer Fibrinogenvermehrung geeignet. Der Normalwert des Fibrinogens beträgt 200-400 mg/100 ml (2,0-4,0 g/l).

Fibrinogenspaltprodukte. Bei intravasaler Aktivierung des fibrinolytischen Systems werden vorhandene Fibringerinnsel, aber auch Fibrinogen lysiert. Dabei entstehen mehr oder minder große Mengen von Fibrinogen-(Fibrin-)Spaltprodukten, die im Kreislauf zirkulieren. Normal beträgt ihre Konzentration < 4 µg/ml.

10.7.2.2 Angeborene Störungen der Blutgerinnung

Diese Gerinnungsstörungen sind in der Regel verursacht durch Fehlen oder Verminderung eines Gerinnungsfaktors. Die zwei häufigsten angeborenen Gerinnungsstörungen sind Hämophilie A (Faktor-VIII-Mangel) und Hämophilie B (Faktor-IX-Mangel).

Hämophilie A. Bei der Hämophilie A besteht ein Mangel an Faktor VIII. Männer leiden an dieser Erkrankung, die von Frauen übertragen wird. Ein möglicher Screeningtest zur Erkennung der Hämophilie ist die PTT. Für die Operationsvorbereitung von Patienten mit Hämophilie A sind „fresh frozen plasma" (0,7-1 IE/ml Plasma), Kryopräzipitat (5-10 IE/ml Kryopräzipitat) und Faktor-VIII-Konzentrate (40 IE/ml Präp.) geeignet. 100% des Gerinnungsfaktors VIII sind garantiert, wenn 1 IE/ml Plasma vorhanden ist. Eine Einheit pro kg KG hebt gewöhnlich die Faktor-VIII-Konzentration um 2% an. Bei einem 50 kg schweren Patienten müßten demnach 2000 E Faktor VIII verabreicht werden (40 x 50; 40 ml Plasma/kg KG). Diese Dosis muß 2mal täglich appliziert werden, da die Halbwertszeit des Faktors nur 10-12 h beträgt. Für chirurgische Eingriffe ist in der Regel eine Faktorenkonzentration von > 30% ausreichend. Allgemeinanästhesieverfahren sind einer Regionalanästhesie vorzuziehen.

Hämophilie B. Bei dieser Erkrankung besteht ein Faktor-IX-Mangel. Das Vererbungsverhalten der Krankheit ist völlig verschieden zu jenem bei der Hämophilie A. Die PTT ist verlängert. Die Behandlung erfolgt mit „fresh frozen plasma" (FFP 1 IE/ml) und Faktor-IX-Konzentrat (40 IE/ml). Da die Halbwertszeit dieses Faktors 24 h beträgt, ist die einmalige Applikation/Tag ausreichend. Chirurgisch vertretbare Faktor-IX-Konzentrationen liegen bei > 30%.

10.7.2.3 Erworbene Störungen der Blutgerinnung

Diese Störungen beruhen auf vielerlei Ursachen, von denen ein Mangel an Vitamin K, die Einnahme von Antikoagulanzien, ein Zustand nach Massivtransfusionen, die disseminierte intravaskuläre Gerinnung (DIC) und medikamenteninduzierte Veränderungen der Plättchenfunktion am häufigsten beobachtet werden.

Vitamin-K-Mangel. Vitamin K ist für die Synthese der Gerinnungsfaktoren des Prothrombinkomplexes (II, VII, IX, X) unentbehrlich. Da es aus dem Intestinum nur unter Mitwirkung von Gallensalzen resorbiert werden kann, ist ein Verschlußikterus mit einem erworbenen Defekt der Blutgerinnung verbunden. Andere Vitamin-K-Mangelzustände können v.a. durch Fehlernährung und antibiotische Veränderung der Darmflora, die für die Synthese von Vitamin K verantwortlich ist, ausgelöst werden. Der Vitamin-K-Mangel wird durch eine verlängerte Prothrombinzeit in Gegenwart einer normalen PTT deutlich. Nach parenteraler Vitamin-K-Applikation ist nach etwa 3-6 h ein guter Effekt zu erwarten, in dringlichen Situationen sollte FFP verabreicht werden.

Antikoagulanzientherapie. Für die Antikoagulanzientherapie werden Heparin und Cumarinderivate verwendet. Heparin wirkt indirekt auf dem Wege eines Plasma-Kofaktors Antithrombin III, welcher mehrere Plasmakoagulatoren neutralisiert, einschließlich der aktivierten Faktoren II, IX, X, XI, XII und XIII. Die Dosierung bei thromboembolischen Erkrankungen liegt in der Größenordnung von 300-400 E/kg KG/24 h. Die Therapiekontrolle kann mit der PTT oder der TPZ erfolgen, die beide verlängert sind; die Blutungszeit bleibt normal. Eine Überdosis von Heparin zeigt sich in subkutanen Blutungen und tiefen Gewebshämatomen. Der optimale therapeutische Bereich liegt bei einer Thrombinzeit vom 2- bis 3fachen der Norm, entsprechend einer PTT von 60-80 s. Als Antidot stehen Protaminsulfat oder Protaminchlorid zur Verfügung, welche Heparin im Verhältnis 1:1 (1 mg Protamin: 100 IE Heparin) neutralisieren. Die antikoagulatorische Wirkung ist nach Unterbrechung der Heparintherapie in etwa 4-6 h abgeklungen. Da Heparin in der Leber inaktiviert und in der Niere ausgeschieden wird, ist der Heparineffekt bei hepatorenalen Erkrankungen verlängert. Auch bei Hypothermie findet sich eine Verlängerung der Heparinwirkung.

Low-dose-Heparinisierung. Die Wirkung kleiner Heparindosen (Low-dose-Heparinisierung) gründet sich auf die bereits in Gegenwart von Heparinspuren bestehende Hemmung der Faktor-X-Aktivierung. Im allgemeinen wird für die generelle Prophylaxe die 3malige subkutane Injektion von 5000 E empfohlen. Darüber hinaus wird auch die 2malige Gabe von 5000 IE Heparin in Kombination mit Dihydroergotamin (DHE) praktiziert. Die Low-dose-Heparinisierung wird zur Verhütung von tiefen Venenthrombosen und Lungenembolien bei Patienten > 40 Jahren vor und nach ausgedehnten Operationen durchgeführt. Der Wirkmechanismus ist noch nicht restlos geklärt, da die PTT durch diese Dosis nicht regelmäßig verlängert wird. Die TPZ sollte vor operativen Eingriffen > 50% betragen. Ungeklärt ist bisher die Frage, ob Patienten unter Low-dose-Heparinisierung eine rückenmarksnahe Regionalanästhesie erhalten dürfen. Größere hämorrhagische Komplikationen während oder nach operativen Eingriffen wurden bisher nicht beobachtet [513]. Vor allem aus forensischer Sicht sollte die Indikation für rückenmarksnahe Anästhesieverfahren bei diesen Patienten sehr streng gestellt werden.

Cumarinantikoagulation. Cumarinderivate interferieren mit der Lebersynthese der Vitamin-K-abhängigen Gerinnungsfaktoren (II, VII, IX, X). Die oralen Antikoagulanzien vom Cumarintyp (Marcumar) dienen im wesentlichen zur Durchführung einer Langzeitantikoagulation (z. B. Pat. mit KHK). Ein optimaler Thromboseschutz ist nur bei Einhaltung des therapeutischen Bereichs der TPZ (Quick-Wert) von 15-25% gewährleistet. Subkutane Blutungen, Schleimhautblutungen und Magen-Darm-Blutungen sind Zeichen einer Cumarinüberdosierung. Hohe Cumarindosen zeigen sich in einer verlängerten TPZ und PTT. Die schnelle Aufhebung dieser Veränderung ist durch FFP möglich; die parenterale Vitamin-K-Applikation benötigt 3-6 h.

Massivtransfusionen. Nach der Transfusion von > 10 Einh. Konservenblut kann eine Störung der Blutgerinnung auftreten, die entweder Folge einer Verdünnungsthrombozytopenie und/oder einer Verdünnung der Plasmakonzentration der Faktoren V und VIII ist. Verantwortlich dafür ist die kurze Halbwertszeit der genannten Gerinnungsfaktoren, die anderen Gerinnungsfaktoren bleiben in den Blutkonserven relativ stabil.

Medikamenteninduzierte Plättchendysfunktion. Neben Antihistaminika, trizyklischen Antidepressiva, Lokalanästhetika und α-Rezeptorenblockern sind es v. a. die nichtsteroidhaltigen entzündungshemmenden Medikamente (z. B. Azetylsalizylsäure, Phenylbutazon, Indomethacin), die die Plättchenfunktion reduzieren. Der Mechanismus dieser Funktionseinschränkung besteht in einer Hemmung der Prostaglandin-Endoperoxide und von Thromboxan A_2 in den Plättchen. Dadurch wird die Plättchenfreisetzungsreaktion gehemmt, so daß die sekundäre Plättchenaggregation und die Blutungszeit verlängert werden. Da die Plättchendysfunktion über den Zeitraum der Lebensdauer der Thrombozyten anhält, erfordert die Behandlung einer durch Plättchendysfunktion verursachten Blutung die Transfusion von Thrombozyten, die in der Lage sind, ADP freizusetzen.

Für die Auswahl des Anästhesieverfahrens sollte die Blutungszeit bekannt sein. Da Inhalationsnarkotika und N_2O einen dosisabhängigen Abfall der ADP-induzierten Plättchenaggregation verursachen können, erscheinen intravenöse Narkotika für Patienten mit Störungen der Plättchenfunktion besser geeignet.

10.7.2.4 Vorbereitungsmaßnahmen bei Patienten mit Störungen der Blutgerinnung

Bei der präoperativen Untersuchung jedes Patienten sollte danach gefragt werden, ob ungewöhnliche Blutungen bei früheren Operationen oder Zahnextraktionen beobachtet wurden und ob Transfusionen erforderlich waren. Frühere Haut- oder Schleimhautblutungen nach geringfügigen Traumen sind verdächtig auf Störungen der Thrombozytenfunktion, während Patienten mit länger anhaltenden Blutungen, ausgedehnten Hämatomen und Hämarthrosen zumeist Abnormitäten der Gerinnungsfaktoren zeigen. Die Erhebung einer Familienanamnese kann auf erbliche oder geschlechtsgebundene Blutgerinnungsstörungen (Hämophilie) hinweisen. Auch die längerwährende Einnahme bestimmter Medikamente (z. B. Azetylsalizylsäure, Chinidin, Sulfonamide, Goldsalze) kann Ursache von Blutgerinnungsstörungen sein. Besteht der Verdacht auf eine Störung der Blutgerinnung, sollte durch Screeningtests die Gerinnungsfunktion überprüft werden. Dafür eignen sich v. a.

Tabelle 10.9. Blutgerinnungsfaktoren, Normalwerte und bei operativen Eingriffen erforderliche Konzentration, sowie verfügbare Konzentrate mit Halbwertszeit und Stabilitätskriterien

Faktor	Bezeichnung	Normalwert (mg %)	Für operative Eingriffe erforderliche Konzentr. (mg %)	Halbwertszeit transf. Konzentrate	Stabilität (Tage) bei 4 °C	Stabilität (Jahr) bei −30 °C	Verfügbares Konzentrat
I	Fibrinogen	150–350	70	4 Tage	0	0	Cohn Fraktion I
II	Prothrombin	70–130	20	2–5 Tage	0	0	Frischplasma
V	Proaccelerin	70–130	5	12 h	7	0	nicht vorhanden
VII	Proconvertin	70–150	20	300 min	0	0	Frischplasma
VIII	Antihämophiler Faktor	50–200	30	17 h	7	0	Kryopräzipitat
IX	Christmas-Faktor	70–130	20	40 h	0	0	Frischplasma
X	Stuart-Faktor	70–130	10	40 h	0	0	Frischplasma
XI	PTA	70–130	20	60 h	7	0	nicht vorhanden
XII	Hagemann-Faktor	40–150	nicht		0	0	nicht vorhanden
XIII	Fibrinstabilisierender Faktor	50–200	1	12 Tage	0	0	nicht vorhanden

die Prothrombinzeit (PT), die Thromboplastinzeit (TPZ), die partielle Thromboplastinzeit (PTT) und die Blutungszeit. Allerdings muß das Defizit an Gerinnungsfaktoren 80% betragen, um die TPZ und die PTT zu verlängern. Infolgedessen können z. B. Patienten mit Lebererkrankungen eine normale TPZ und PTT haben und dennoch ein erhöhtes Risiko für chirurgische Blutungen zeigen. In jedem Falle sollte die Veränderung dieser Parameter Anlaß sein, einen Hämatologen in die Operationsvorbereitung einzubeziehen. Durch spezifische Faktorenanalyse können dann Erkrankungen, wie Hämophilie (Faktor-VIII-Defizit), Christmas-Krankheit (Faktor-IX-Defizit) und die seltenen und in der Regel leichter zu behandelnden Defizite der Faktoren V, VII und XI diagnostiziert werden.

Unter den verschiedenen therapeutischen Substanzen, die bei Störungen der Blutgerinnung zum Einsatz kommen, stehen gefrorenes Frischplasma, Thrombozytenkonserven, Kryopräzipitat, Fibrinogen, spezifische Gerinnungsfaktorenkonzentrate, Vitamin K und Protaminsulfat im Vordergrund (Tabelle 10.9).

Frischgefrorenes Plasma. Frischgefrorenes Plasma (fresh-frozen-plasma, FFP) wird aus Einzelspenderplasma hergestellt. Das Hepatitisrisiko entspricht deshalb dem der Bluttransfusion. FFP enthält alle Gerinnungsfaktoren mit Ausnahme von Thrombozyten in einer Konzentration von 1 IE/ml. Das Volumen jeder Einheit FFP beträgt 200-250 ml. FFP ist indiziert bei multifaktorieller Gerinnungsstörung oder zur Aufhebung einer Antikoagulation mit Cumarin.

Thrombozytentransfusion. Die schwere Thrombopenie (Thrombozytenzahl < 50000) erfordert in der Regel die Transfusion von Thrombozytenkonzentraten. Auch nach Massivbluttransfusion von > 8-10 Bluteinheiten ist in der Regel die Thrombozytentransfusion erforderlich.

Kryopräzipitat. Kryopräziptitat ist jene Fraktion des Plasmas, die entsteht, wenn FFP aufgetaut wird. Kryopräzipitat ist v. a. zur Behandlung der Hämophilie A geeignet, weil es große Mengen von Faktor VIII enthält. Jede Einheit enthält 80-120 IE Faktor VIII in einem Volumen von nur 10 ml. Das Präparat ist auch wirksam bei der Willebrand-Erkrankung und beim Faktor-XIII-Mangel.

Fibrinogen. Fibrinogen wird aus einem großen Pool von Spenderplasma gewonnen und beinhaltet damit die Gefahr der Virusübertragung. Es ist v. a. indiziert bei angeborener Afibrinogenämie oder Hypofibrinogenämie.

Spezifische Gerinnungsfaktoren. Konzentrate von Vitamin-K-abhängigen Gerinnungsfaktoren (Prothrombinkomplex) sind zur Behandlung von Blutungen infolge Mangel an Faktor II, VII, IX und X geeignet. Diese Präparate beinhalten ein hohes Risiko für das Auftreten einer Viruserkrankung.

Protaminsulfat. Die sofortige Aufhebung einer durch Heparin erzeugten Antikoagulation ist durch Protaminsulfat möglich. Protamin neutralisiert die Heparinwirkung titrimetrisch, wobei 1 mg Protamin für 1 mg Heparin erforderlich ist. Das Präparat sollte langsam verabreicht werden, um Hypotensionen auszuschließen. Wegen der kurzen Halbwertszeit des Heparins erübrigt sich die Gabe von Protamin, wenn Heparin 8 h vor dem operativen Eingriff abgesetzt wurde.

Vitamin K (Konakion). Nach Marcumar-Antikoagulation kann die Blutgerinnung durch Applikation von Vitamin K (1 Amp. = 10 mg) innerhalb von 8-12 h normalisiert werden. Die TPZ kehrt jedoch auch dann auf Normalwerte zurück, wenn die letzte Marcumargabe > 36-48 h zurückliegt. In akuten Notsituationen ist auch hier die Normalisierung der Blutgerinnung durch Transfusion von 2-4 E (500-1000 ml) Frischplasma kurzfristig möglich.

10.7.2.5 Anästhesieverfahren

Bei Patienten mit Störungen der Blutgerinnung sollten nach Möglichkeit keine rükkenmarksnahen Anästhesieverfahren durchgeführt werden. Auch der Einsatz von peripheren Regionalanästhesien sollte kritisch überdacht werden. Hinsichtlich der Anwendung allgemeiner Anästhesieverfahren bestehen keine Besonderheiten, wenn berücksichtigt wird, daß die nasotracheale Intubation wegen der Blutungsgefahr nach Möglichkeit nicht durchgeführt wird. Die intraoperative Volumensubstitution sollte zurückhaltend erfolgen, um eine stärkere Blutverdünnung auszuschließen. Dextraninfusionslösungen sollten nicht verwendet werden.

10.8 Neurologische, muskuläre und psychische Erkrankungen

10.8.1 Neurologische Erkrankungen

Patienten mit neurologischen Erkrankungen stehen häufig unter medikamentöser Dauertherapie. Die Auswahl der für die Durchführung einer Allgemeinnarkose erforderlichen Pharmaka muß deshalb mögliche Medikamenteninteraktionen berücksichtigen. Andererseits sollte die Indikation zur rückenmarksnahen Regionalanästhesie sehr streng gestellt werden, um evtl. auftretenden forensischen Auseinandersetzungen von vornherein zu begegnen. Für den Anästhesisten sind folgende Krankheitsbilder von besonderem Interesse: Rückenmarksverletzungen, das Guillain-Barré-Syndrom, die multiple Sklerose, die Epilepsie und der Parkinsonismus [91, 409].

10.8.1.1 Rückenmarksverletzungen

In Abhängigkeit von der Höhe der Rückenmarksverletzung kommt es zur Para- oder Quadriplegie. Rückenmarksdurchtrennungen oberhalb von C_2-C_4 gehen mit einer Atemlähmung einher, da die Innervation des Zwerchfells unterbrochen ist. Befindet sich die Verletzung in einem distaleren Bereich, so kann zwar die Zwerchfellfunktion intakt und das Atemvolumen ausreichend sein, die Patienten sind jedoch durch eine unzureichende Hustenfunktion gegenüber Infektionen stark gefährdet. Außerdem kommt es zu einer erheblichen hämodynamischen Störung, die in ausgeprägter Form als „spinaler Schock“ in Erscheinung tritt [94, 129, 548].

Pathophysiologie. Die Symptome der motorischen Lähmung zeigen sich anfangs als schlaffe Paresen jener Muskeln, deren spinale Wurzeln in Höhe und unterhalb der Läsion austreten. Die Sensibilität fällt unterhalb der Verletzung aus. Außerdem kommt es zum Verlust der Temperaturregulation, zum Abfall des Blutdrucks sowie zu Bradykardie und EKG-Veränderungen. Diese Phase wird auch als „spinaler Schock“ bezeichnet und dauert 1-3 Wochen. Danach kommt es zur Rückkehr der Spinalreflexe mit Überaktivität des sympathischen NS und damit zum Auftreten von unwillkürlichen Muskelspasmen. Die Häufigkeit des Auftretens einer Hyperreflexie hängt von der Lokalisation der Durchtrennung ab. 85% der Patienten mit Durchtrennung oberhalb Th_6 zeigen eine Hyperreflexie; liegt die Schädigung unterhalb Th_{10}, ist die Hyperreflexie weniger wahrscheinlich. Die Hyperreflexie wird in der Regel durch Hautreize oder viszerale Reize (Blase) ausgelöst. Sie entsteht, weil die dämpfenden Einflüsse aus dem ZNS auf den Reflexablauf fehlen. Der Reiz aktiviert die präganglionären sympathischen Nerven, so daß es zur Vasokonstriktion und Hypertension kommt. Hypertension und Bradykardie sind die wesentlichsten Zeichen der autonomen Hyperreflexie.

In den Gefäßgebieten, die kaudal der Rückenmarksläsion liegen, kommt es dagegen infolge Vasomotorenlähmung zur Vasodilatation; bei Lagewechsel und Druckänderungen in den Körperhöhlen können sich daraus lebensbedrohliche Kreislaufdysregulationen entwickeln.

Im weiteren Verlauf imponieren Blutdruckkrisen, Herzrhythmusstörungen sowie Wasser-, Elektrolyt- und Säure-Basen-Dysregulationen. Nach einigen Wochen kann es zur Ausbildung einer Anämie kommen. Außerdem ist die Temperaturregulation gestört; die Lähmung der viszeralen Motorik bewirkt Magenatonie, paralytischen Ileus, Meteorismus, Stuhl- und Harnverhaltung.

Operationsvorbereitung. Die Vorbereitung des Patienten auf Anästhesie und Operation orientiert sich an den bestehenden Symptomen und pathophysiologischen Veränderungen. Somit steht die Korrektur des Blutvolumens, des Säure-, Basen-, Wasser- und Elektrolythaushalts im Vordergrund. Des weiteren erfordern die hämodynamischen und gastrointestinalen Dysregulationen entsprechende Korrekturen (z. B. β-Blocker, Magensonde usw.).

Anästhesie. Die Durchführung der Anästhesie, besonders bei Verwendung von dMR, wird v. a. von der Dauer der Rückenmarksdurchtrennung bestimmt.

Akute Querschnittslähmung. Die Einleitung der Narkose und die endotracheale Intubation kann in üblicher Weise unter Verwendung von dMR erfolgen. Bei HWS-Verletzungen sind jedoch besondere Vorsichtsmaßnahmen zu treffen (z. B. evtl. Fiberoptikbronchoskop). Für eine ausreichende Volumenersatztherapie ist Sorge zu tragen, da das Fehlen einer sympathischen Gegenregulation eine erhebliche Hypotension auslösen kann. Die Aufrechterhaltung der Narkose kann mit Inhalationsnarkotika oder intravenösen Narkotika unter Verwendung von ndMR (insbesondere Pancuronium) erfolgen. Die künstliche Beatmung sollte mit einem erhöhten F_IO_2 erfolgen.

Chronische Querschnittslähmung. Bei diesen Patienten besteht die wesentlichste Aufgabe des Anästhesisten in der Verhinderung von Hyperreflexie und Hyperkaliämie. Auch wenn bis zum Zeitpunkt der Operation keine Hyperreflexie beobachtet worden ist, kann diese durch geringste Operationsreize ausgelöst werden. Allgemeinanästhesieverfahren sind in der Regel besser als Regionalanästhesieverfahren zur Vermeidung einer Hyperreflexie geeignet. Die Einleitung und Aufrechterhaltung der Narkose kann in üblicher Weise, jedoch ohne die Verwendung von dMR erfolgen, da diese ab dem 4. Tag nach der Verletzung einen erheblichen Kaliumefflux auslösen können. Die Vorgabe von ndMR verhindert die Kaliumfreisetzung nicht. Die Ursache der Hyperkaliämie besteht in der Denervierung der Muskelmembran, wodurch eine gesteigerte Empfindlichkeit gegenüber ACh eintritt. Damit steht ein größerer Anteil an Muskelmasse zur Verfügung, aus dem nach Depolarisation Kalium austreten kann. Als Faustregel sollte gelten, daß dMR bei Patienten mit Querschnittslähmungen von > 24 h Dauer nicht verwendet werden sollten. Das Risiko ist nach 3-6 Monaten reduziert. Zur Beherrschung akuter hypertensiver Reaktionen sollte ein Vasodilatator (z. B. NNP) bereitgehalten werden. Lageveränderungen unter Anästhesie können erhebliche Kreislaufdysregulationen bewirken, die u. U. zum Kreislaufstillstand führen.

10.8.1.2 Guillain-Barré-Syndrom

Bei diesem Krankheitsbild handelt es sich um eine akute entzündliche Polyneuritis, die wahrscheinlich auf eine Virusinfektion zurückgeführt werden muß [318, 507].

Untersuchungsbefunde. Typisch ist der plötzliche Beginn mit Sensibilitätsstörungen und Lähmungen, die meist distal und symmetrisch beginnen und rasch nach proximal aufsteigen. Bulbusbewegungen sind sehr häufig. Die gefährlichsten Komplikationen sind Atemlähmung durch Affektion des N. phrenicus und der Interkostalnerven sowie Schlucklähmungen durch Beteiligung der unteren Hirnnerven. Störungen des sympathischen und parasympathischen Nervensystems können Hypotensionen, hypertone Krisen, Herzrhythmusstörungen und vegetative Dysregulationen (z. B. Schwitzen) verursachen. Plötzliche Asystolien sind möglich, insbesondere bei gleichzeitig bestehender Myokarditis. In der Regel kündigt sich diese Komplikation durch hartnäckige Tachykardie, Arrhythmie und Veränderungen im ST- und T-Abschnitt des EKG an. Im Liquor findet sich eine erhöhte Eiweißkonzentration bei normaler Zellzahl.

Operationsvorbereitung. Wegen der Schwere der kardiovaskulären Nebenerkrankungen sollten bei Patienten mit Guillain-Barré-Syndrom nur absolut notwendige operative Eingriffe durchgeführt werden. In jedem Fall sollte zuvor eine Normalisierung des Blutvolumens sowie des Wasser-, Elektrolyt- und Säure-Basen-Haushalts erfolgen. Kardiovaskuläre Störungen müssen entsprechend behandelt werden.

Anästhesieverfahren. Wenngleich es kein spezifisches Anästhesieverfahren für Patienten mit Guillain-Barré-Syndrom gibt, sollten alle Medikamente mit myokarddepressiven Eigenschaften vermieden werden. Grundsätzlich sollten die Narkotika nur in geringer Dosis bei reduzierter Applikationsgeschwindigkeit eingesetzt werden. Unter den MR sollten nur jene Präparate Verwendung finden, die keine oder nur geringe Auswirkungen auf das kardiovaskuläre System haben.

10.8.1.3 Multiple Sklerose

Bei der multiplen Sklerose (MS) handelt es sich um eine erworbene Erkrankung des ZNS, die zu einem diskontinuierlichen, herdförmigen Markscheidenzerfall führt. Die Ursache der MS ist noch immer nicht restlos geklärt. Gegenwärtig wird als Entstehungsursache eine Virusinfektion in der frühen Kindheit diskutiert. 60% der Erkrankten besitzen das Antigen HLA-DW 2. Die Krankheit tritt mit vielfältigen neurologischen Bildern, wie Sehstörungen, motorischer Schwäche, Gefühlsstörungen und vegetativen Dysregulationen in Erscheinung [32, 41].

Untersuchungsbefunde. Als diagnostisch entscheidende Hauptsymptome gelten die Aufhebung der Bauchdeckenreflexe, der Nystagmus und subjektive Sensibilitätsstörungen (z. B. Parästhesien, Spannungs- und Taubheitsgefühl). Daneben können Intentionstremor, skandierende Sprache, Blasenstörungen, Schwindel, Augenmuskellähmungen und psychische Veränderungen (z. B. Euphorie, Depression) auftreten. Die Krankheit wird vorwiegend zwischen dem 20. und 50. Lebensjahr beobachtet. Typisch ist ein Verlauf in Remissionen.

Operationsvorbereitung. Da jede Art von Streß – also auch Anästhesie und Operation – das Allgemeinbefinden des Patienten beeinträchtigen kann, muß eine ausreichende Prämedikation erfolgen. Andere, die MS selbst betreffende Vorbereitungsmaßnahmen sind nicht erforderlich.

Anästhesieverfahren. Generell ist die Allgemeinanästhesie den Regionalanästhesieverfahren vorzuziehen. Unter den Hypnotika finden sich bei MS keine besonderen Einschränkungen. Wegen der bestehenden Muskeldystrophie sollten Muskelrelaxanzien nur in geringer Dosis verwendet werden. Da unter dMR Hyperpyrexien beobachtet wurden, sollten sie nach Möglichkeit nicht verwendet werden. Außerdem können Succinylcholin und Imbretil bei der MS einen starken Kaliumefflux bewirken. Andere in der Anästhesie verwendeten Medikamente können eingesetzt werden. Wenn Patienten mit MS unter Behandlung mit ACTH stehen, sollte die Substitutionstherapie weitergeführt werden. Postoperativ ist besondere Sorgfalt auf die Vermeidung von pulmonalen Komplikationen zu legen.

10.8.1.4 Epilepsie

Charakteristisch für das epileptische Neuron ist die abnorme Labilität des Membranpotentials mit einer Neigung zu Spontanentladungen. Als wichtigste auf das Neuron wirkende epileptogene Noxen gelten Störungen des intrazellulären Energiestoffwechsels, Störungen des extrazellulären Milieus, Entgleisungen der normalen synaptischen Funktion und das Fehlen der Bremsmechanismen. Man unterscheidet bei den generalisierten Krampfanfällen Grand-mal-Anfälle von Petit-mal-Anfällen. Die Fokalepilepsien sind im Hinblick auf das Anästhesierisiko ohne Bedeutung. Die Grand-mal-Anfälle stellen wegen der Gefahr der Aspiration, der

Wunddehiszenz, sowie Verschiebung reponierter Knochenfragmente ein echtes Risiko in der präoperativen Periode dar; die Petit-mal-Anfälle nur insofern, als eine Disposition zum Grand-mal-Anfall besteht [389].

Untersuchungsbefunde. Beim Grand-mal-Anfall kommt es zu tonisch-klonischen Krämpfen, verbunden mit Bewußtlosigkeit, Inkontinenz, Zungenbiß und anschließender Somnolenz. Die Pupillen sind weit und reaktionslos, am Ende des Anfalls findet sich oft ein positiver Babinski-Reflex. Die Behandlung eines Grand-mal-Anfalls erfordert die Freihaltung der Atemwege, Sauerstoffapplikation und die intravenöse Gabe von Diazepam (0,03 mg/kg KG/min, bis der Anfall nachläßt oder 0,3 mg/kg KG überschritten sind). Um Wiederholungen zu vermeiden, ist die intravenöse Infusion von Phenytoin (Epanutin 1 mg/kg KG/min bis zu einer Gesamtmenge von 20 mg/kg KG) angezeigt. Die Freihaltung der Atemwege ist u. U. nur durch Relaxation mit dMR und endotracheale Intubation möglich. Neben Diazepam und Phenytoin werden auch Thiobarbital (Trapanal 5 mg/kg KG) und Conazepam (Rivotril 0,02 mg/kg KG) zur Sedierung eingesetzt.

Operationsvorbereitung. Bei Patienten mit Grand-mal-Anfällen ist auf eine optimale präoperative antikonvulsive Therapie mit Phenytoin oder Luminal zu drängen; bei zweifelhaften Fällen sollte eine Serumspiegelbestimmung des Antikonvulsivums erfolgen. Die antikonvulsive Therapie (Tabelle 10.10) muß auch in der postoperativen Phase fortgesetzt werden, wobei die orale Phenytoindosis in gleicher Menge intravenös appliziert wird. Primidon (Mylepsinum) kann durch eine Gabe von Luminal (1-2 mg/kg KG i. v. oder i. m.) am Vorabend der Operation ersetzt werden. Andere Antiepileptika, die vorwiegend bei Fokal- und Petit-mal-Anfällen gegeben werden, können ohne Gefahr weggelassen werden. Bei nicht ausreichender präoperativer Einstellung sollte die Operation - wenn möglich - bis zur optimalen antikonvulsiven Therapie verschoben werden. Eine Ausnahme bieten Anfälle, die infolge Alkoholentzugs (s. 10.8.3.4) auftreten. Sie sind in der Regel einmalig und treten 12-36 h nach der letzten Alkoholeinnahme auf. Die Verschiebung einer elektiven Operation ist wünschenswert, eine spezielle Therapie ist in diesem Fall nicht erforderlich. Grundsätzlich sollte der Operationszeitpunkt so geplant werden, daß er in eine Phase des freien Intervalls fällt. Zur Prämedikation sind v. a. Phenobarbital (Luminal 2 mg/kg KG) und Diazepam (Valium 0,2 mg/kg KG) geeignet.

Anästhesieverfahren. Die Allgemeinanästhesie gilt als Methode der Wahl bei der Epilepsie. Thiopental (Trapanal 5 mg/kg KG) ist am besten zur Narkoseeinleitung geeignet. Der additive Effekt zu den Antianaleptika sollte jedoch bei der Applikation der Narkotika berücksichtigt werden. Propanidid, Althesin, Ketamin und Methohexital sollten nicht verwendet werden, da sie epileptische Anfälle provozieren können. Unter den Inhalationsnarkotika sollte auf Enfluran verzichtet werden, da es im EEG epileptiforme Muster auslösen kann. Lachgas ist in Kenntnis der Tatsache zu verwenden, da es als neurostimulatives Narkotikum bezeichnet werden muß. Bei der künstlichen Beatmung ist darauf zu achten, daß eine Hyperventilation (Hypokarbie = Erniedrigung der Krampfschwelle) vermieden wird. Beim Ausgleich einer evtl. bestehenden metabolischen Azidose muß

Tabelle 10.10. Dosierung, Anschlagzeit und Blutspiegel von Medikamenten zur Behandlung der Epilepsie

Substanz	Dosierung		Durchschnittliche Zeitdauer (Tage) bis zum Erreichen eines Steady state	Serumhalbwertszeit (h)	Wirksamer Blutspiegel (μg/ml)	Toxischer Blutspiegel (μg/ml)
	mg/kg KG	mg/Tag				
Hydantoin	1- 4	300	5-10	12-24	>10	> 20
Phenobarbital	1- 2	180	14-21	12-96	>15	> 40
Primidon	1-10	750	4- 7	6-12	> 5	> 12
Ethosuximid	1-12	1000	5- 8	6-30	>40	>100
Carbamazepin	1-15	1200	2- 4	3-12	> 4	> 8
Phenytoin	2- 5	300	2- 5	5- 8	>10	> 20

deshalb auch eine Überkorrektur vermieden werden. Die Dauermedikation mit Barbituraten führt zur Enzyminduktion in der Leber, so daß die Abbaurate der Narkotika ansteigt. Außerdem kann Halothan den Abbau von Phenytoin hemmen, so daß u. U. toxische Phenytoinspiegel auftreten können. Der Thiopentalabbau wird durch Primidon verzögert. Möglicherweise besteht eine gesteigerte Empfindlichkeit gegenüber ndMR bei Phenytointherapie.

10.8.1.5 Morbus Parkinson

Die Parkinson-Erkrankung ist eines der häufigsten Nervenleiden, von denen 5% der über 60jährigen Menschen betroffen sind. Pathologisch-anatomisch findet man bei allen Formen des Parkinson-Syndroms einen massiven Zelluntergang in der Pars compacta der Substantia nigra und biochemisch eine hochgradige Verarmung des Striatums an Dopamin. Der Dopaminmangel im Streifenkörper und das damit verbundene Überwiegen des cholinergischen Systems bilden den spezifischen biochemischen Defekt bei dieser Erkrankung. Eine direkte Substitution des Dopaminmangels ist nicht möglich, da Dopamin die Blut-Hirn-Schranke nicht passiert. Lediglich L-Dopa (Levodopa) durchdringt die Blut-Hirn-Schranke und wird dort zu Dopamin decarboxyliert. Der andere Weg, das cholinergische System mit Atropin, Scopolamin oder synthetischen Anticholinergika zu blockieren, entspricht der klassischen Parkinson-Therapie [58].

Untersuchungsbefunde. Die wichtigsten Symptome der Parkinson-Erkrankung umfassen Hypokinese, Rigor und Tremor, insbesondere die sog. Pillendreherbewegung der Finger. Hypokinese ist Folge des Dopaminmangels, Rigor und Tremor sind auf das Überwiegen cholinergischer Funktionsabläufe zurückzuführen. Außerdem bestehen vegetative Störungen, wie Sekretionssteigerung der Speichel-, Tränen- und Talgdrüsen, Blasenstörungen sowie Darmentleerungsstörungen.

Operationsvorbereitung. Die Therapie des M. Parkinson besteht einerseits in der Gabe anticholinergischer Substanzen [z. B. Trihexophenidyl (Artane) bzw. Biperidin (Akineton)] oder der Gabe von Levodopa (Tabelle 10.11). Am Vorabend des Operationstages sollte Levodopa abgesetzt werden, um Arrhythmien und Blutdruckdysregulationen nicht zu provozieren. Atropin sollte im Rahmen der Prämedikation bei einer Therapie mit anticholinergischen Substanzen nicht verabreicht werden.

Anästhesieverfahren. Spezielle anästhesiologische Probleme beim M. Parkinson gibt es nicht. Neuroleptika, insbesondere Phenothiazine und Butyrophenone (z. B. DHB, Haloperidol) sollten jedoch vermieden werden, da sie durch Besetzen zentraler Dopaminrezeptoren ein dem M. Parkinson ähnliches Syndrom hervorrufen können. Auch Halothan sollte nach Möglichkeit nicht verabreicht wer-

Tabelle 10.11. Medikamente und Dosierung zur Behandlung motorischer Störungen

Substanz	Dosierung (mg/kg KG)	Indikation
Amantadin	2 - 3	M. Parkinson
Benzatropin	0,0,25	M. Parkinson
Biperidenlaktat	0,1 - 0,15	M. Parkinson
Carbidopa	0,1 - 0,15	M. Parkinson
Dantrolene	10	Spastische Krankheitsbilder
Diazepam	0,1 - 0,4	Spastische Krankheitsbilder
Levodopa	3 -10	M. Parkinson
Propranolol	0,5 - 1,0	Tremor
Trihexyphenidyl	0,05- 0,07	M. Parkinson

den, da bei chronischer Levodopamedikation unter diesen Bedingungen eine erhöhte Arrhythmiegefahr besteht. Ketamin scheint für die Anästhesie des Patienten mit M. Parkinson nicht nachteilig zu sein. Die sorgfältige Kontrolle des Blutvolumens bildet eine wesentliche Voraussetzung des störungsfreien Anästhesieverlaufs. Das Risiko von Anästhesie und Operation ist erhöht, weil in der Regel nach operativen Eingriffen mit Hypoventilation, Hypotension, Harnblasen- und Darmatonie zu rechnen ist.

Über Fortsetzung oder Unterbrechung der Therapie mit anticholinergen und dopaminergen Substanzen in der perioperativen Phase bestehen unterschiedliche Ansichten. Man wird sich hier am zweckmäßigsten am weiteren Verlauf der Erkrankung orientieren.

10.8.2 Muskuläre Erkrankungen

Unter den Muskelerkrankungen können v. a. die Myasthenia gravis sowie Myopathien und Myotonien einen Einfluß auf den Anästhesieverlauf haben [128, 354].

10.8.2.1 Myasthenia gravis

Die Myasthenia gravis (MG) ist eine Autoimmunerkrankung, die auf unbekannte Weise mit einer abnormalen Funktion des Thymus und des Immunsystems insgesamt verbunden ist.

Die Rolle des Thymus ist nicht hinreichend geklärt. Eine Thymushyperplasie wird v. a. bei jüngeren Patienten, ein Thymon bei älteren gefunden. Zu Beginn der Erkrankung könnten im Thymus Muskelzellen bzw. myogene Partikel T-Lymphozyten gegen oberflächengebundene Azetylcholinrezeptoren sensibilisieren. Mit Hilfe von B-Lymphozyten bilden dann T-Lymphozyten außerhalb des Thymus die zirkulierenden Antikörper gegen Azetylcholinrezeptoren. Bei Myasthenia gravis sind die Azetylcholinrezeptoren teilweise durch Antikörper gegen ein Rezeptorprotein blockiert. Die Freisetzung der Transmittersubstanz soll normal, die Kopplung an den Rezeptor jedoch gestört sein. Ein sicherer Zusammenhang zwischen bestimmten HLA-Antigenen und der MG läßt sich bisher nicht darstellen. Durch Thymektomie kann das Krankheitsbild jedoch gebessert werden. Die primäre Störung besteht in einer Produktion von Antikörpern gegen die Azetylcholinrezeptoren an der neuromuskulären Endplatte; dadurch ist die Anzahl funktionsfähiger Rezeptoren reduziert und die Struktur der postsynaptischen Membran gestört. Die Erkrankung tritt häufiger bei Erwachsenen auf, kann aber auch bei Kindern vorkommen. Frauen erkranken häufiger als Männer.

Symptom der MG ist eine Muskelschwäche, die bei Belastung zunimmt. Bei der Myasthenia gravis sind die initialen motorischen Aktionspotentiale nach Willkürinnervation oder elektrischer Stimulation normal. Wird die Stimulation mit einer Frequenz von 3/s fortgeführt, nimmt die Amplitude der Potentiale zunächst ab und steigert sich dann etwas. Dieser Partialblock ist ähnlich dem von Curare und kann teilweise mit Neostigmin aufgehoben werden. Die Erkrankung kann auf einige wenige Muskelgruppen beschränkt sein (z. B. Augenmuskeln) oder die gesamte quergestreifte Muskulatur betreffen und dadurch zu einer schweren Lebensbeeinträchtigung führen. Die Muskelschwäche bei der MG kann durch eine Anzahl von Medikamenten verstärkt werden, die im Rahmen eines chirurgischen Eingriffs oder bei der Narkose verwendet werden. Dazu gehören Magnesium, Procainamid, Chinidin, Chlorpromazin, Aminoglykoside, Antibiotika, Diuretika und Antihypertensiva (z. B. Guanethidin).

Die meisten Myastheniker werden mit einem ChEI behandelt, in der Regel mit Pyridostigmin oder Neostigmin. Wahrscheinlich sind diese Medikamente wirksam, weil sie die ChE hemmen, die für die Hydrolyse des ACh verantwortlich ist. Damit wird die Menge des Neurotransmitters an den neuromuskulären Verbindungen erhöht. Orales Pyridostigmin wirkt länger und erzeugt weniger muskarinische Nebenwirkungen. Phospholinjodid ist eine extrem wirksame Anticholinesterase, die für Patienten mit schweren Verlaufsformen reserviert bleiben sollte. Die Thymektomie führt bei diesen Patienten häufig zur bleibenden Verbesserung der Symptomatik. Ein exzessiver Anticholinesteraseeffekt kann zu einer medikamenteninduzierten Schwäche führen, die als cholinerge Krise bekannt ist. Die wirksamste Therapie der cholinergen Krise besteht in der Plasmapherese. Das Auftreten von muskarinischen Nebenwirkungen (Salivation, Miosis, Bradykardie) und vermehrter Muskelschwäche nach intravenöser Applikation von Edrophonium (1–2 mg) bestätigt die Diagnose.

Untersuchungsbefunde. Die typische Symptomatik der Myasthenie besteht in Beschwerdefreiheit bei Ruhe und zunehmender muskulärer Schwäche bei wiederholten Bewegungen. Muskeln mit hoher Entladungsfrequenz sind früher betroffen als die großen Muskeln an Stamm und Extremitäten. Frühsymptome sind Augenmuskelparesen mit Doppelbildern, Schluckstörungen und Sprachschwierigkeiten. Paresen lassen sich meist durch intravenöse Injektion von 2–10 mg Edrophoniumchlorid kurzfristig aufheben oder bessern (Tensilon-Test).

Operationsvorbereitung. Die präoperative Untersuchung sollte neben den üblichen Maßnahmen die Durchführung von Lungenfunktionsprüfungen und Blutgasanalysen sowie die Überprüfung des Schluckakts umfassen. Der Patient sollte auch auf das Vorliegen einer Infektionskrankheit und seinen psychischen Status untersucht werden. Da der perioperative Verlauf bei diesen Patienten durch die verminderte Aktivität des respiratorischen Systems, den schlechten Ernährungszustand, die erhöhte Infektionsgefahr, emotionale Labilität und eine veränderte Reaktionslage gegenüber Medikamenten beeinflußt werden kann, konzentrieren sich die anästhesiologischen Überlegungen bei diesen Patienten v. a. auf die Fortsetzung der Anticholinesterasemedikation, die Kortikoidtherapie, die Azathiopringabe, die Durchführung einer Plasmapherese und die Verwendung von Muskelrelaxanzien.

Anticholinesterasemedikation. Die leichteren Formen der MG, v. a. solche mit rein okularer Symptomatik werden fast ausschließlich mit Pyridostigmin-Bromid in einer kurzwirkenden Form (Mestinon-Tabletten 0,15 mg/kg KG, Mestinon-Dragees 1 mg/kg KG oder mit längerwirkenden Präparaten (Mestinon retard 2,5 mg/kg KG) behandelt. Die Dosierung sollte langsam gesteigert und wegen der kurzen Halbwertszeit des einfachen Pyridostigmins auf mehrere Einzeldosen (z. B. initial 4 × 0,3 mg/kg KG) verteilt werden. Die Dosis wird erhöht bis zum Verschwinden der myastheni-

Tabelle 10.12. Äquivalenzdosen von Cholinesterasehemmern bei oraler und parenteraler Applikation

Substanz	Applikationsform	Dosierung (mg/kg KG)	Häufigkeit der Applikation
Neostigminbromid	p. o.	0,2	3–4stdl.
Neostigminmethylsulfat	i. m., i. v.	0,007[a]	2–3stdl.
Pyridostigminbromid	p. o.	1	2–3stdl.
	i. m., i. v.	0,028	2–3stdl.
Ambenoniumchlorid	p. o.	0,5	3–6stdl.

[a] Die parenterale Dosis beträgt üblicherweise 1/30 der oralen Dosis

schen Symptome bzw. bis zum Auftreten von Überdosierungserscheinungen (z.B. Speichelfluß, Durchfall, Bradykardie, Miosis). Das Retardpräparat muß höher dosiert werden (10 mg/kg KG/Tag). Für die in der perioperativen Phase erforderliche Umstellung von oraler auf parenterale Medikation sollten die Äquivalenzdosen dieser Pharmaka entsprechend berücksichtigt werden (Tabelle 10.12). Wenn eine künstliche Beatmung durchgeführt werden muß, sollten AChEI abgesetzt werden.

Kortikoidtherapie. In der Langzeitbehandlung der MG finden Kortikoide (z.B. Hydrokortison 5 mg/kg KG) eine breite Anwendung. Kortikosteroide eignen sich zur schnellen Einleitung einer immunsuppressiven Therapie bei gleichzeitiger Gabe von Azathioprin. Nach Eintritt der vollen immunsuppressiven Wirkung von Azathioprin kann die initiale Dosis der Kortikosteroide langsam reduziert und nach 10-14 Wochen häufig ganz abgesetzt werden.

Azathioprinmedikation. Azathioprin (Imurek 2-4 mg/kg KG) wird zur Immunsuppression in einer Dosierung von 2-3 mg/kg KG/Tag eingesetzt. Eine ausreichende immunsuppressive Wirkung tritt erst nach 10-14 Wochen ein und hält einige Wochen nach Absetzen des Medikaments an. Regelmäßige Blutbildkontrollen sind erforderlich. Nach einiger Zeit der Azathioprintherapie ist ein Abfall des Antikörpertiters gegen Azetylcholinrezeptoren feststellbar. Kortikosteroide und Azathioprin sollten frühestens nach 2-4 Jahren abgesetzt werden.

Plasmapherese. Die Plasmapherese fand erst vor wenigen Jahren Eingang in die Therapie der MG. Sie dient dem Ziel, die im Plasma zirkulierenden Antikörper gegen Azetylcholinrezeptoren zu eliminieren. Meist genügen 4-8 Behandlungen mit einem Austauschvolumen von 100% Plasma, um eine anhaltende Stabilisierung zu erzielen. Ein Plasmaaustausch sollte nur bei bestehender medikamentöser Immunsuppression vorgenommen werden. Die Plasmapherese ist die wirksamste Therapieform bei einer myasthenischen Krise. Diese Therapie hat jedoch nur Kurzzeiterfolge. In der Langzeitbehandlung der MG hat die Plasmapherese keinen festen Platz.

Myasthenische Krise. Dieses Krankheitsbild ist durch eine schnell zunehmende Störung der bulbären Muskulatur und der Skelettmuskulatur gekennzeichnet; es geht mit der Gefahr der Aspiration und der Atemlähmung einher. Neben der Sicherung vitaler Funktionen wird Pyridostigmin initial in einer Dosis von 0,03-0,05 mg/kg KG intravenös, anschließend per infusionem mit 0,4-0,8 mg/kg KG/24 h verabreicht. Zur Stabilisierung ist eine schnelle Induktion der Immunsuppression mit Azathioprin und gleichzeitiger Gabe von Kortikosteroiden (1-2 mg/kg KG/24 h) anzustreben. Zusätzlich werden 4-8 Plasmaaustauschbehandlungen durchgeführt. Unter dieser Therapie bessert sich in der Regel die Symptomatik; die muskuläre Funktion kehrt zurück.

Cholinerge Krise. Neben den schweren Lähmungen treten zusätzliche Symptome (z.B. Faszikulationen der Muskulatur, Unruhe, Schwitzen, Übelkeit, Erbrechen) auf. Diese Symptomatik erzwingt das Absetzen oder die drastische Reduktion der ChEI. Atropin neutralisiert lediglich die durch muskarinempfindliche Rezeptoren hervorgerufenen Symptome (z.B. Hypersalivation, Miosis, Bradykardie, Durchfälle). Die durch Nikotinrezeptoren vermittelten Symptome können durch einen Depolarisationsblock zu verstärkten Muskelfaszikulationen und Atemlähmung führen. ChEI können nach einigen Tagen in niedriger Dosierung wieder verabreicht werden.

Verwendung von Muskelrelaxanzien. Wenn möglich sollte bei Patienten mit MG ganz auf MR verzichtet werden. Sollte sich die Gabe von MR nicht vermeiden lassen, so können dMR in reduzierter Dosis verabreicht werden. Ist auch die Gabe von ndMR nicht zu umgehen, sind erheblich reduzierte Dosen in Abhängigkeit vom Schweregrad der Myasthenie unter Kontrolle eines Nervenstimulators zu titrieren, um die spätere Verwendung von AChEI zu vermeiden. Als Höchstdosen für Neostigmin werden 0,003 mg/kg KG (5-10% der Dosis gesunder Patienten) oder 0,07 mg/kg KG Edrophonium angegeben. Von den meisten Autoren wird der Einsatz von AChEI abgelehnt, da es sehr leicht zu einer Überdosierung und in der Folge zur Auslösung einer cholinergen Krise kommen kann.

Anästhesieverfahren. Die Narkoseeinleitung kann mit geringen Dosen von Thiopental (Trapanal 3 mg/kg KG) oder in Form einer Inhalationsnarkose (z.B. mit Halothan) erfolgen. Die endotracheale Intubation sollte nach Möglichkeit ohne MR nur unter Lidocainspray (4%) durchgeführt werden. Zur Aufrechterhaltung der Narkose ist Halothan (0,3-0,5 Vol.-%) oder Ethrane

Tabelle 10.13. Unterschiede zwischen myasthenischem Syndrom und Myasthenia gravis

	Myasthenisches Syndrom	Myasthenia Gravis
Prognose	schlecht	gut
Geschlecht	fast immer Männer	Frauen doppelt häufig betroffen
Durchschnittsalter bei Beginn	50-70 Jahre	20-40 Jahre
Bevorzugte Muskelschwäche	proximale Gliedmaßen	okulär und bulbär
Muskelschmerzen	häufig	kaum
Sehnenreflexe	abgeschwächt	normal
Wirkung von Neostigmin	mäßig	gut
Wirkung von d-Tubocurarin	Gesamtmuskulatur sehr sensitiv	betroffene Muskelgruppen sehr sensitiv
Wirkung von depolarisierenden Muskelrelaxanzien	gut	etwas vermindert
Begleiterkrankungen	kleinzelliges Bronchuskarzinom	Thymom oder unbekannt

(0,5-1,0 Vol.-%) zu bevorzugen, da hierbei gewisse muskelrelaxierende Wirkungen bestehen. Die Gabe von MR erfolgt nach den oben beschriebenen Empfehlungen. Die Indikation für regionale Anästhesieverfahren ist nur bei Verwendung von Lokalanästhetika des Amidtyps zu stellen. Mit aminoglykosidischen Antibiotika (Interferenz mit MR) und Diuretika (Kaliumverlust) ist Zurückhaltung zu üben. Auch Chinin und Chinidin, Procainamid und andere Lokalanästhetika können - v. a. bei systemischer Applikation - eine Hyperpolarisierung der Muskelmembran auslösen und damit den neuromuskulären Block verstärken.

Postoperativ ist eine sorgfältige Überwachung des Patienten mit Blutgasanalysen sowie Kontrollen auf Blutung und Pneumothorax (Thymektomie) durchzuführen. Intubierte Patienten sollten postoperativ grundsätzlich auf die Intensivstation übernommen werden und dort unter kontrollierten Bedingungen nach den üblichen Kriterien extubiert werden. Mitunter ist eine längere Nachbeatmung erforderlich.

Das myasthenische Syndrom (Eaton-Lambert-Syndrom). Dieses Krankheitsbild - auch als paraneoplastisches Syndrom bezeichnet - wird insbesondere bei kleinzelligem Bronchialneoplasma beobachtet. Die Symptome entsprechen denen der Myasthenia gravis, doch läßt sich durch Neostigmin keine wesentliche Besserung der Muskelkraft erreichen. Gegen dMR besteht eine mäßige, gegen ndMR eine ausgeprägte Überempfindlichkeit. Das myasthenische Syndrom wird häufig erst im Rahmen einer Anästhesie entdeckt, z. B. bei verlängerter Muskelrelaxierung nach Bronchoskopie. AChEI sind meistens wirkungslos; lediglich 4-Aminopyridin zeigt einen geringen Effekt. Die Faktoren, die das myasthenische Syndrom von der Myasthenia gravis unterscheiden, sind in Tabelle 10.13 zusammengefaßt.

10.8.2.2 Muskeldysthroyphien

Die Muskeldystrophien sind durch Muskeldestruktion und -atrophie charakterisiert. Es handelt sich um erbliche, degenerative Muskelerkrankungen, die durch zunehmende Ermüdbarkeit sowie Muskelschwäche in Erscheinung treten. Die nervale Innervation ist intakt. Infolge Ersatz der atrophischen Muskelmasse durch Fett kann es zu einer sog. „Pseudohypertrophie" kommen. Entsprechend den zuerst betroffenen Muskelgruppen werden unterschieden: pelvifemorale Form (Duchénne), skapulohumerale Form (Erb) und fazioskapulohumerale Form (Landouzy-Dejerine). Die gravierendste Form ist die Duchénne-Paralyse. Die Symptome der Muskelschwäche beginnen vor dem 5. Lebensjahr an den unteren Extremitäten und schreiten dann rasch fort. Der Tod tritt im Wachstumsalter oder im 3. Dezennium ein. Während des aktiven Stadiums der Erkrankung ist die Kreatinphosphokinase (CPK) extrem erhöht. Bei vielen dieser Patienten werden Narbenbildungen und Fibrosen auch im Bereich des Herzmuskels gefunden. Die Abnahme der Atemreserve, der Vitalkapazität und der dynamischen Ventrikelgrößen sind weitere Begleiterscheinungen des Krankheitsbilds.

Untersuchungsbefunde. Bei allen Formen sind im späteren Stadium neben der Schwäche der Skelettmuskulatur auch die Zwerchfellmuskulatur, die Schlundmuskulatur sowie die glatte Muskulatur des Magen-Darm-Trakts und das Myokard betroffen. Die CPK ist in der Regel erhöht.

Operationsvorbereitung. Präoperativ sind neben den üblichen Untersuchungen Lungenfunktionsprüfung und Blutgasanalyse durchzuführen. Im EKG finden sich häufig belastungsunabhängige Tachykardien und Arrhythmien, die entsprechend vorbehandelt werden sollten. Der Kaliumhaushalt bedarf besonderer Kontrolle und Therapie.

Anästhesieverfahren. Empfehlungen für ein bestimmtes Anästhesieverfahren sind nicht bekannt. In mehreren neueren Berichten wurde eine deutliche Erhöhung der CPK nach Verabreichung von Succinylcholin und Halothan beschrieben, wobei es auch zu einer Myoglobinurie und Verschlechterung der muskulären Symptome gekommen ist. Andere Probleme bei Verwendung von dMR bei diesen Patienten können eine Rigidität der Kaumuskulatur sein. Es liegen keine Berichte über ein gleichzeitiges Auftreten einer Hyperthermie bei diesen Patienten vor, jedoch werden paradoxe Reaktionen auf Succinylcholin mit gleichzeitigem leichten Temperaturanstieg beschrieben. Succinylcholin sollte deshalb bei der Duchénne-Paralyse nicht verwendet werden. Postoperative respiratorische Störungen sind mit einer intensiven Physiotherapie, u. U. mit einer Respiratortherapie zu behandeln.

10.8.2.3 Myotonien

Myotonien sind klinisch durch Kontraktur (nicht Kontraktion), nach willkürlichem Gebrauch oder mechanischer Stimulation des Muskels charakterisiert. Dabei handelt es sich um verlangsamte Muskelkontraktionen, bzw. um eine verlangsamte Lösung des kontrahierten Muskels, die mit elektrischer Stille einhergeht. Die myotonischen Kontrakturen lassen sich sowohl durch mechanischen (Schlag) als auch elektrischen (Thermokauter) Reiz auslösen. Dabei bilden sich Dellen und Wülste.

Die Kontrakturen sind nicht neuralen Ursprungs, da weder eine Nervenblockade noch eine neuromuskuläre Blockade dieses Phänomen verhindern kann. Durch Infiltration von Lokalanästhetika in die Muskulatur kann die Kontraktur gemindert werden. Die myotone Kontraktur entsteht durch eine Abnormalität der Muskelmembranaktivität. Ein erhöhter Serumkaliumgehalt, Neostigmin und Kälte können die myotonische Reaktionsbereitschaft erhöhen.

Die Myotonien lassen sich in die Myotonia dystrophicans (Steinert, Batten-Curshmann), die Myotonia congenita (Thomsen) und die Paramyotonia congenita unterteilen.

Myotonia dystrophicans. Die Myotonia dystrophicans ist eine Multisystemerkrankung. Obwohl ihr Beginn gewöhnlich erst in der Adoleszenz liegt, ist sie autosomal dominant erblich. Sie betrifft immer die Gesichts-, Hals- und Oberkörpermuskulatur; sie ist durch eine langsam fortschreitende

Atrophie und Muskelschwäche charakterisiert. Kardial manifestiert sich die Erkrankung durch Störungen des Reizleitungssystems des Herzens mit Arrhythmie, im Endstadium kommt es zum Herzversagen.

Myotonia congenita. Die Myotonia congenita ist eine autosomal dominante Erbkrankheit. Sie ist eine ungewöhnliche Erkrankung, bei der die Muskulatur nach der Kontraktur für längere Zeit kontrahiert bleibt, bei der jedoch weder eine Muskelatrophie noch die anderen Zeichen der Myasthenia dystrophicans gefunden werden. Ähnlich wie bei der selteneren Paramyotonie kann Kälte ebenfalls das myotone Phänomen auslösen. Die Lebenserwartung ist nicht beeinträchtigt.

Operationsvorbereitung. Eine präoperative Untersuchung der kardialen und pulmonalen Leistungsfähigkeit, der Schluckfunktion und der Blutgase ist dringend anzuraten. Bei allen Myotonien sollte auf dMR verzichtet werden; denn nach der Gabe von Succinylcholin ist eine Hyperkaliämie theoretisch möglich. Ein häufiges Problem nach Gabe von dMR ist jedoch die generalisierte Muskelrigidität, die eine Ventilation für 2-4 min unmöglich machen kann. Obwohl diese generalisierte Muskelsteifigkeit einen Vergleich mit der malignen Hyperthermie nahelegt, kommt es bei Patienten mit Myotonie nicht zum gehäuften Auftreten der malignen Hyperthermie.

Da die Muskelrelaxation bei der Myotonie ein Problem darstellt, ist zu überlegen, ob nicht die Injektion von Procain in die Muskulatur zur Muskelerschlaffung herangezogen werden sollte. Eine Muskelrelaxation durch Vertiefung der Allgemeinanästhesie herstellen zu wollen, muß wegen der zumeist bestehenden kardialen Schädigung sehr kritisch betrachtet werden. Theoretisch sollten Dantrolene und eine Allgemeinanästhesie eine ausreichende Muskelerschlaffung bewirken können.

Anästhesieverfahren. Die Einleitung der Anästhesie mit einem intravenösen Narkotikum erscheint problemlos. Die Verwendung von dMR sollte unter allen Umständen - auch zur endotrachealen Intubation - ausgeschlossen sein, da sie einen schweren Spasmus der Atemmuskulatur auslösen kann. Diese Reaktion ist auch bei Dosisreduktion nicht vorhersehbar, allenfalls ist ein Test mit 0,07 mg/kg KG Succinylcholin erlaubt. Die Reaktion auf ndMR ist normal. Der Operateur sollte davon unterrichtet werden, daß mit unzureichender Relaxation zu rechnen ist, da die mechanische Irritation der Muskulatur zu Kontraktionen führen kann. Gegen die Anwendung von Inhalationsnarkotika bestehen keine Bedenken. Da sich bei Myotonien häufig kardiale Nebenerkrankungen nachweisen lassen, ist ein gutes kardiovaskuläres Monitoring durchzuführen. Nach Möglichkeit ist ein Regionalanästhesieverfahren zu bevorzugen. Auch die intravenöse Lokalanästhesie hat sich bei dieser Erkrankung bewährt.

In der postoperativen Phase kann der Schüttelfrost nach Halothan- oder Enflurannarkose myotonische Reaktionen auslösen, so daß für ausreichende Raumtemperatur gesorgt werden sollte. Die Atemdepression ist bei Patienten mit dieser Erkrankung ein wesentliches Problem und muß deshalb vor und nach der Extubation genau beobachtet werden.

10.8.2.4 Myopathien

Unter den Myopathien werden verschiedene strukturelle und funktionelle Muskelerkrankungen unterschiedlicher Genese (z. B. genetisch, entzündlich, immunologisch, hormonell) zusammengefaßt.

Untersuchungsbefunde. Strukturelle Muskelerkrankungen zeichnen sich durch Schwund und Schwäche der Muskulatur aus, funktionelle Störungen durch Tonussteigerung einerseits und Schwäche (Myasthenie) andererseits. Generell ist bei diesen Erkrankungen zu beachten, daß im täglichen Leben die Muskelschwäche noch kompensierbar ist, daß jedoch die Belastung von Erkrankung, Narkose und Operation zur akuten Dekompensation führen kann. Familiäre paroxysmale Lähmungen treten als hypokaliämische Form mit Anfällen schlaffer Lähmung oder als normo- und hyperkaliämische Formen mit adynamen Phasen auf. Die episodische Adynamie kann mit myotonen Reaktionen der Gesichtsmuskulatur vergesellschaftet sein. Sie ist durch Kälte provozierbar (kaltes Wetter, Speiseeis, intraoperative Abkühlung).

Operationsvorbereitung. Präoperativ sind wenigstens grob die Atemreserven zu bestimmen und physiotherapeutische Maßnahmen einzuleiten. Die Physiotherapie muß bis in den postoperativen Verlauf weitergeführt werden.

Entsprechend den Kaliumwerten sollte entweder eine Substitution erfolgen oder aber eine restriktive Diät eingehalten werden. Zu beachten ist, daß präoperativ kohlenhydratreiche Mahlzeiten bei den normokaliämischen Lähmungen vermieden werden. Bei der hyperkaliämischen Form sollte prä- und intraoperativ eine glukosehaltige Infusionslösung ohne Kalium benutzt werden. Auch Streß vermag eine periodische Lähmung auszulösen, so daß eine gute Prämedikation erforderlich ist. Ein erweitertes intraoperatives Monitoring erscheint erforderlich.

Anästhesieverfahren. Die Reaktionen auf Pharmaka sind nicht immer vorherzusehen, so daß fixe Dosierungen - orientiert am Körpergewicht - zu vermeiden sind. Bei diesen Erkrankungen ist es vorteilhafter geringe Mengen - am Effekt orientiert - zu verabreichen. Auf MR sollte nach Möglichkeit verzichtet werden. dMR sind kontraindiziert, gegen ndMR besteht häufig eine Überempfindlichkeit. Der Einsatz von AChEI ist sehr problematisch, da sich ebenso wie bei der Muskeldystrophie eine weitgehende Resistenz gegenüber AChEI zeigt. Zum anderen findet sich oft eine Beteiligung auch anderer Organsysteme (z. B. Herz oder ZNS), so daß AChEI Herzrhythmusstörungen oder Kontrakturen auslösen können. Bei postoperativen Ventilationsstörungen sollte die Indikation zur Beibehaltung der endotrachealen Intubation und einer Respiratortherapie möglichst großzügig gestellt werden.

Entzündliche Myopathien (Dermatomyositis, Polymyositis, generalisierter Lupus erythematodes). Die wesentlichen Symptome dieser Erkrankungen bestehen in einer vermehrten Ermüdbarkeit und Muskelschwäche. Die Patienten reagieren aber gut auf Neostigmin, so daß von einem myasthenischen Syndrom gesprochen werden kann. Alle MR sind in reduzierter Dosis erlaubt.

Thyreotoxische Myopathie. Diese Erkrankung ist die häufigste der endokrinen Muskelerkrankungen. Die gesteigerte Cholinesteraseaktivität bedingt eine verminderte Reaktion auf dMR, so daß höhere Dosierungen erforderlich sind. Der Bedarf an ndMR ist normal.

10.8.3 Psychische Erkrankungen

Die Durchführung einer Anästhesie bei Patienten mit psychischen Erkrankungen verläuft in der Regel ohne wesentliche Probleme, wenn eine mögliche Wechselwirkung zwischen Psychopharmaka und Narkotika berücksichtigt wird. Nur wenige psychische Situationen erfordern bei nichtdringlichen Operationsindikationen eine Verschiebung des Operationstermins. Dies ist z. B. der Fall bei panischen Angstzuständen; denn der Versuch, den Patienten von der Notwendigkeit des Operationstermins zu überzeugen, würde nur seine ablehnende Haltung verstärken. Auch Patienten mit akuten unbehandelten Psychosen sollten von der Operation zurückgestellt werden, bis sie medikamentös entsprechend eingestellt sind (u. U. über 1-2 Monate). Die Zusammenarbeit mit einem Psychiater ist in diesen Situationen immer anzustreben. Die Durchführung des Aufklärungsgesprächs kann mitunter erschwert sein. Zwar sind die meisten Patienten mit psychischen Erkrankungen in der Lage, das Aufklärungsgespräch zu verarbeiten und die Einwilligung für Anästhesie und Operation zu erteilen, dennoch scheint es zweckmäßig, das Aufklärungsgespräch gemeinsam mit dem Operateur durchzuführen, damit alle anstehenden Fragen lückenlos beantwortet werden können, der Patient durch die Begegnung mit den verschiedenen medizinischen Spezialitäten nicht verunsichert wird und bei evtl. anstehenden juristischen Auseinandersetzungen die gegensätzlichen Standpunkte beweiskräftig dargestellt werden können. Das Hauptkontingent dieser Kranken leidet an Depression, Manie oder Schizophrenie, nur in wenigen Fällen besteht Suizidgefahr. In die Gruppe dieser Erkrankungen wird aus didaktischen Gründen auch der Alkohol- und Medikamentenabusus aufgenommen.

10.8.3.1 Depression

Für das Auftreten einer Depression wird der funktionelle Mangel an zwei Neurotransmittern des ZNS (Noradrenalin und Serotonin) verantwortlich gemacht. Die Behandlung der Depression erfordert deshalb die Erhöhung dieser Transmitter durch tri- und tetrazyklische Antidepressiva sowie durch Monoaminooxidasehemmer. Initial kann eine Elektroschocktherapie die beste Behandlungsform sein.

Antidepressiva. Trizyklische Antidepressiva verhindern die Wiederaufnahme des primär freigesetzten Noradrenalins in die postganglionären sympathischen Nervenendigungen. Der dadurch entstehende Anstieg von Noradrenalin im ZNS ist offensichtlich für den antidepressiven Effekt der Substanzen verantwortlich. Nebenwirkungen dieser Therapie umfassen sedierende Eigenschaften, anticholinerge und kardiale Effekte. Die wesentlichsten trizyklischen Antidepressiva sind in Tabelle 10.14 zusammengestellt.

Die anticholinergen Effekte zeigen sich in Tachykardie, trockenem Mund, Sehstörungen und Verzögerung der Magenentleerung. Die kardialen Effekte werden in einer verlangsamten Reizleitung (Verlängerung des PR-Intervalls, Erweiterung des QRS-Komplexes, atrioventrikuläre und ventrikuläre Blockbilder) sowie in Arrhythmien deutlich. Plötzliche Herztodesfälle infolge Kammerflimmerns wurden beschrieben.

Tetrazyklische Antidepressiva wirken im Gegensatz zu den trizyklischen Antidepressiva weniger stark am Reizleitungssystem des Herzens.

Bei der Anästhesie von Patienten, die unter einer Therapie mit trizyklischen Antidepressiva stehen, muß die antidepressive Medikation nicht unterbrochen werden, allerdings sollte die veränderte Reaktion auf Narkotika entsprechend berücksichtigt werden. So kann z. B. eine erhöhte Verfügbarkeit von Neurotransmittern im ZNS einen erhöhten Narkosemittelverbrauch zur Folge haben. Andererseits kann infolge der sedierenden Eigenschaften der Substanzen die Wirkung von Barbituraten oder Benzodiazepinen verstärkt werden. Die Applikation der Narkotika sollte deshalb stets wirkungsbezogen erfolgen. Ebenso kann die Atropinwirkung potenziert werden, da Antidepressiva in der Regel auch einen anticholinergen Effekt besitzen. Auch die Wirkung von Pancuronium kann verstärkt sein, insbesondere durch das Auftreten ausgeprägter Tachykardien. Da die Katecholaminspeicher im Herzen vermindert sind, ist mit einer Verstärkung des myokarddepressiven Effekts der Narkotika zu rechnen.

Die erhöhte Verfügbarkeit von Noradrenalin am postsynaptischen Rezeptor des peripheren ZNS kann eine ausgeprägte Blutdrucksteigerung bei Applikation eines indirekt wirkenden Vasopressors (z. B. Ephedrin) auslösen. Es ist deshalb anzuraten, im Bedarfsfall einen direkt wirkenden Vaso-

Tabelle 10.14. Dosierung und Eigenschaften trizyklischer Antidepressiva

Substanz	Dosis (mg/kg KG/Tag)	Sedierende Wirkung	Beeinflußter Neurotransmitter	Anticholinerge Wirkung
Amitriptylin	1-5	hoch	Serotonin	hoch
Nortriptylin	0,5-2	mittel	Noradrenalin, Serotonin	mittel
Imipramin	1-5	niedrig	Noradrenalin, Serotonin	mittel
Desipramin	1-5	niedrig	Noradrenalin	niedrig
Doxepin	1-5	hoch	unbekannt	mittel

pressor (z. B. Noradrenalin, Phenylephrin) zu verabreichen. Bei hypertonen Reaktionen ist eine α-blockierende Substanz (z. B. Phentolamin) oder ein peripherer Vasodilatator (z. B. NNP) angezeigt.

Die kontinuierliche Ableitung des EKG ist zur Erkennung von Herzrhythmusstörungen unbedingt erforderlich. Bei Bradykardien ist Atropin, bei ventrikulären Arrhythmien Lidocain einzusetzen. Da die Katecholaminspeicher des Myokards bei Patienten, die mit trizyklischen Antidepressiva behandelt werden, vermindert sind, sollten Inhalationsnarkotika zurückhaltend verwendet werden. Enfluran sollte wegen seiner spezifischen Wirkung am ZNS (Krampfpotentiale im EEG) nicht verwendet werden.

Monoaminooxidase (MAO)-Hemmer. Diese Substanzen werden bei Patienten eingesetzt, die keine Reaktion auf trizyklische Antidepressiva zeigen. MAO-Hemmer sind Tranylcyprominsulfat (Parnate) und Phenalzine (Nardal). Die Hemmung des Enzyms MAO verhindert den metabolischen Abbau der Neurotransmitter Noradrenalin, Dopamin und Serotonin und führt demzufolge zu einer Anhäufung dieser Substanzen im ZNS. Im Gegensatz zu den trizyklischen Antidepressiva haben die MAO-Hemmer nur unbedeutende anticholinerge und sedierende Eigenschaften. Ihre Nebenwirkungen erstrecken sich auf hepatotoxische Wirkungen und unerwünschte Reaktionen am peripheren sympathischen NS. Da sie eine erhöhte Verfügbarkeit von Noradrenalin am postsynaptischen Rezeptorende verursachen, kann ein Sympathomimetikum, das durch Stimulierung der Noradrenalinfreisetzung wirkt (z. B. Ephedrin), eine schwere Hypertension auslösen. Ebenso können Nahrungsmittel, die Tyramin enthalten (z. B. Käse, Wein) zu hypertensiven Krisen führen.

Lagerungsbedingte Hypotensionen wurden bei Patienten beobachtet, die unter einer Therapie mit MAO-Hemmern standen. Der Mechanismus dieser orthostatischen Hypotension ist nicht klar; er könnte Folge der Anhäufung eines falschen Neurotransmitters (z. B. Octopanum) sein.

Bei der Anästhesie von Patienten, die mit MAO-Hemmern behandelt werden, ist eine verminderte Biotransformation der Narkotika zu erwarten. Des weiteren gibt es Hinweise, daß MAO-Hemmer den Plasmaspiegel der Pseudocholinesterase unter den Normwert senken. So kann Succinylcholin eine verlängerte Wirkung haben. Aus allen diesen Gründen sollten MAO-Hemmer 14–21 Tage vor der Anästhesie abgesetzt werden. Da diese Substanzen die Leberfunktion beeinflussen können, sind präoperative Leberfunktionsprüfungen erforderlich. Dies gilt v. a. für die Funktionstüchtigkeit der SChE.

Bei akuten Eingriffen kann die Einleitung der Narkose mit Thiobarbituraten in geringer Dosierung erfolgen. Succinylcholin sollte in reduzierter Dosis verabreicht werden, da u. U. eine verminderte Konzentration von SChE vorliegt. Inhalationsnarkotika können in niedriger Konzentration gemessen mit N_2O verabreicht werden; jedoch ist auch hier ein möglicher Leberschaden zu berücksichtigen. Stimulationen des sympathischen NS (z. B. durch Hypoxämie, Hypotension und Katecholamine) sollten weitgehend vermieden werden. Wenn Vasopressoren erforderlich sind, sollten direkt wirkende Substanzen (z. B. Noradrenalin, Methoxamin) in niedriger Dosis verabreicht werden. Für die postoperative Schmerztherapie hat sich Morphin in reduzierter Dosierung bewährt.

Elektroschocktherapie. Diese Therapie kommt bei Patienten zur Anwendung, die akut suizidgefährdet sind und die nicht auf eine medikamentöse Behandlung ansprechen. Der Elektroschock sollte immer in Allgemeinanästhesie durchgeführt werden. In der Prämedikation sollte Atropin enthalten sein, um einer durch den Stromfluß ausgelösten möglichen Bradykardie zu begegnen. Der Patient muß auf dem Behandlungstisch gut gesichert sein. Eine EKG-Kontrolle ist unbedingt erforderlich. Die Einleitung der Narkose erfolgt am besten mit einer geringen Barbituratdosis. Die Muskulatur sollte vor dem Elektroschock durch Succinylcholin relaxiert sein, um gefährliche Skelettmuskelkontrakturen zu vermeiden. In der Regel ist dafür eine Dosis von 0,3–0,5 mg/kg KG ausreichend. Dem Patienten sollte eine erhöhte inspiratorische Sauerstoffkonzentration angeboten werden ($F_IO_2 > 0{,}5$). Bei Patienten mit Herzschrittmachern sollte eine Umwandlung der Stimulation in einen asynchronen Rhythmus erfolgen.

Untersuchungsbefunde. Bei der Prämedikationsvisite fällt der depressive Patient in der Regel durch Selbstkritik, Vorwürfe gegen die eigene Person, Hilflosigkeit sowie Klagen über Schlaflosigkeit und Gewichtsverluste auf. Während des Gesprächs zeigen diese Patienten eine mehr distanzierte Haltung, die bis zu einer völligen Isolation reichen kann. Andererseits berichten sie oft von häufigen Operationen, deren Indikationen nicht immer klar verständlich sind. Der ängstliche Patient versucht fast immer, die Angst zu verdecken. Dem sorgfältigen Untersucher bleiben jedoch Angstzustände durch einige psychische Begleiterscheinungen, z. B. Schwitzen, Tachykardie, Unruhe oder Konzentrationsschwäche nicht verborgen. Nur in seltenen Fällen erreicht die Angst pathologische Bereiche, z. B. in Form einer Panik.

Anästhesie. In der Regel ist bei Patienten mit Depression die Allgemeinanästhesie der Regionalanästhesie vorzuziehen. Dennoch kann auch die Regionalanästhesie eingesetzt werden, wenn der Patient medikamentös gut eingestellt ist und alle weiteren Kriterien eindeutig für die Durchführung eines Regionalanästhesieverfahrens sprechen.

10.8.3.2 Manie

Das klinische Bild der Manie ist Ausdruck des funktionellen Ausstoßes von Neurotransmittern im ZNS. Lithiumsalze gelten als Mittel der Wahl zur Prophylaxe des Krankheitszustands.

Lithiumsalze. Die Ursache für die beruhigende Wirkung der Lithiumsalze (Lithiumcarbonat, Lithiumazetat) ist nicht geklärt. Wahrscheinlich wirken Lithiumsalze durch Herabsetzung der Erregbarkeit der Zellen. Elektrophysiologisch nimmt das Lithium die Position des Natriums ein. Da es jedoch langsamer aus der Zelle geschleust wird, wird die Aktivität der Zelle verlangsamt. Außerdem scheinen Lithiumsalze mit verschiedenen Hormonen zu interferieren. So können Lithiumsalze z. B. eine Hypothyreose und einen vasopressinresistenten Diabetes insipidus verursachen. Überdosierungen von Lithiumsalzen verursachen Sedierung, Muskelschwäche und EKG-Veränderungen (Verbreiterung des QRS-Komplexes, AV-Block). Die Behandlung von Lithiumüberdosierungen (EKG-Veränderung, Tremor, Diabetes insipidus, Nausea, Erbrechen) erfolgt mit Na-haltigen Lösungen und einem osmotischen Diuretikum. Danach sollte eine längere Medikamentenpause eingehalten werden. 24 h vor operativen Eingriffen sollten Lithiumsalze abgesetzt werden.

Für die Anästhesie bei Patienten, die unter einer Therapie mit Lithiumsalzen stehen, sind keine wesentlichen Besonderheiten zu berücksichtigen. Die Lithiumtherapie kann bis 24 h vor dem Eingriff beibehalten werden. Im postoperativen Verlauf sollten bevorzugt Na-haltige Lösungen infundiert werden. Die Dauer der Muskelrelaxation durch dMR und ndMR kann durch Lithium verlängert sein.

10.8.3.3 Schizophrenie

Das Kennzeichen der Schizophrenie sind Psychosen, die durch Wahnvorstellungen und Halluzinationen charakterisiert sind. Diese Patienten stehen in der Regel unter einer antipsychotischen Behandlung, unter denen v. a. Phenothiazine, Thioxanthene und Butyrophenone eingesetzt werden (Tabelle 10.15). Der Mechanismus der

Tabelle 10.15. Antipsychotisch wirkende Pharmaka und ihre Dosierung

Klassifizierung	Substanz	Präparat	Dosierung (mg/kg KG/Tag)
Phenothiazine	Chlorpromazin	Megaphen	1-2
	Trifluorpromazin	Psyquil	0,5
	Thioridazine	Melleril	1-2
	Fluphenazin	Dapotum	0,03
	Perphenazin	Decentan	0,15
	Trifluoperazin	Jatroneural	0,07
Thioxanthene	Chlorprothixene	Taractan	1
	Tiotixen	Orbinamon	0,07
Butyrophenone	Haloperidol	Haldol	0,03

antipsychotischen Wirkung dieser Substanzen ist nicht restlos geklärt; er ist wahrscheinlich am besten mit einer Hemmung der Neurotransmitterwirkung zu erklären.

Die Nebenwirkungen der antipsychotischen Pharmaka erstrecken sich v.a. auf extrapyramidale Symptome. Akute Dystonien (Kontraktionen der Muskeln von Hals, Mund, Zunge, Rigidität, Tremor) und Dyskinesien (unwillkürliche choreatische Bewegungen) können auftreten. Kardiovaskuläre Wirkungen der antipsychotischen Medikation sind selten; hohe Dosen können zu einer Blokkade der α-Rezeptoren mit Abfall des peripheren Widerstands und des Blutdrucks führen. Diese Reaktion sollte bei der Anästhesie (z. B. bei Blutverlusten) und bei der Beatmungsform (z. B. PEEP-Beatmung) berücksichtigt werden. Bei chronischer Medikation dieser Substanzen ist eine sorgfältige Kontrolle der Leberfunktion erforderlich.

Patienten mit Verwirrungszuständen sind suizidgefährdet. Bei diesen Zuständen sollte unbedingt ein Psychiater in den Behandlungsprozeß einbezogen werden. Die Überwachung des Patienten muß jederzeit garantiert sein, damit es nicht zur Ausführung eines Suizids kommen kann.

Für die Auswahl von Medikamenten und Methoden zur Durchführung der Anästhesie sind keine Besonderheiten zu berücksichtigen.

10.8.3.4 Patienten mit chronischen Alkoholabusus

Der Alkoholiker kann neben einer möglichen Kardiomyopathie und Leberzirrhose vorwiegend drei Besonderheiten bieten: die Entzugssymptomatik, epileptiforme Anfälle und das Wernicke-Syndrom. In allen diesen Fällen sollten elektive Eingriffe nicht erfolgen.

Entzugssymptomatik. Der abrupte Entzug von Alkohol geht mit einer kompensatorischen neurologischen Erregbarkeit und einer ausgeprägten Katecholaminfreisetzung einher. Die Symptome treten 8-12 h nach dem Alkoholentzug auf. Neben Angst, Tremor, Schlaflosigkeit und Reizbarkeit können Hypertension, Tachykardie und Arrhythmie beobachtet werden. Diese Symptome verschwinden in der Regel nach 48 h oder sie entwickeln sich zu einem ausgeprägten Bild des Delirium tremens. Das Delirium tremens tritt bei 5% der Alkoholiker auf. Es ist als medizinische Notfallsituation einzustufen, zumal es eine Letalität von 15% besitzt. Der Beginn tritt etwa 48-72 h nach dem Entzug auf. Neben den oben erwähnten Symptomen kann es auch zum Grand-mal-Anfall kommen. Biochemisch findet sich oft eine Hypomagnesiämie, Hypokaliämie und eine respiratorische Alkalose.

Die Therapie besteht in einer ausreichenden Sedierung (Diazepam 0,2 mg/kg KG initial, gefolgt von 0,07 mg/kg KG/5 min bis zur Ruhigstellung), Vitamin-B_1-Applikation, Korrektur des Elektrolyt- und Wasserhaushalts, evtl. β-Blocker gegen sympathische Überaktivität, Substitution von Mg^{++} und K^{+}sowie Lidocain bei Arrhythmien. Anstelle von Diazepam kann zur Ruhigstellung auch Chlordiazepoxid (Librium 3 mg/kg KG) oder Butyrophenon (Haloperidol 0,2 mg/kg KG) verwendet werden. Die Gabe von Alkohol - intravenös oder peroral - ist zu vermeiden.

Epileptische Anfälle. Innerhalb von 12-36 h nach der letzten Alkoholaufnahme sind epileptische Anfälle möglich. Sie sollten am zweckmäßigsten durch Clonazepam (Rivotril 0,02 mg/kg KG) behandelt werden.

Wernicke-Krankheit. Bei dieser Erkrankung handelt es sich um eine Ernährungsstörung, die mit einem Defizit von Thiamin (Vitamin B_1) einhergeht. Durch den Verlust der Neuronen im ZNS kommt es zur Ataxie (Kleinhirnschaden) und zu Gedächtnisstörungen (Großhirnschaden). Außerdem ist das Krankheitsbild gekennzeichnet durch Blickstarre und Wahrnehmungsstörungen. Jeder Alkoholiker sollte deshalb Thiaminchlorid (z. B. Betabion 1-2 mg/kg KG) mit einer nachfolgenden Glukoseinfusion erhalten.

Anästhesie bei Alkoholikern. Bei der Anästhesie von Alkoholikern ist davon auszugehen, daß ein erheblicher Leberschaden besteht und die Albuminkonzentration des Plasmas vermindert ist. Die Wirkung der intravenösen Narkotika ist deshalb nur schwer einzuschätzen; in der Regel ist der

Narkosemittelverbrauch jedoch erhöht. Inhalationsnarkotika (z. B. Enfluran, Isofluran, N_2O) sind zur Aufrechterhaltung der Narkose geeignet. Unter den MR ist Succinylcholin entsprechend der wahrscheinlichen Verminderung der SChE zu dosieren. Bei Pancuronium ist infolge der stärkeren Verdünnung primär eine höhere Dosis erforderlich; die Wirkung ist infolge der verlangsamten Plasmaclearance verlängert. Elektive Eingriffe sollten beim Vorhandensein von Entzugssymptomen nicht durchgeführt werden. Muß eine Anästhesie bei Alkoholintoxikation durchgeführt werden, so kann man davon ausgehen, daß der Bedarf an Narkotika gering ist. Für ein ausreichendes Sauerstoffangebot ist zu sorgen, da Alkohol die Toleranz des Hirns gegen Hypoxie reduziert. Die Blutungsgefahr kann infolge Interferenz des Alkohols mit den Thrombozyten gesteigert sein. Außerdem verzögert Alkohol die Magenentleerung und reduziert den Tonus des unteren Ösophagussphinkters. Dadurch ist das Aspirationsrisiko erhöht. Schließlich steigert Alkohol die Katecholaminfreisetzung. Die Überwachung der Narkose erfordert neben den üblichen Kontrollverfahren die Messung von p_aO_2, pH, Harnvolumen und Glukose. Bei ausgedehnten Eingriffen sind invasive Meßverfahren zu empfehlen.

10.8.3.5 Patienten mit Medikamentenabusus

Der langdauernde Medikamentenabusus führt zur Gewöhnung, zur psychischen und/oder physischen Abhängigkeit und in manchen Fällen zu lebensbedrohlichen Entzugssymptomen, wenn die Substanz nicht kontinuierlich verfügbar ist. Unter Sucht versteht man die Kombination von Gewöhnung mit psychischer und physischer Abhängigkeit.

Gewöhnung. Als Gewöhnung bezeichnet man einen Zustand, in welchem die Gewebe an das Vorhandensein eines Medikaments gewöhnt sind, so daß erhöhte Mengen des Medikaments zur Erzielung einer gewünschten Wirkung erforderlich sind. Gewöhnung kann infolge Enzymstimulation in der Leber zu einer gesteigerten Biotransformation führen, wodurch eine geringe Menge pharmakologisch aktiver Substanz am Rezeptor verfügbar ist. Gewöhnung kann aber auch zu einer Abnahme der Ansprechbarkeit des Rezeptors auf das verabreichte Pharmakon führen.

Abhängigkeit. Eine Abhängigkeit ist eingetreten, wenn die pharmakologische Substanz für den normalen physiologischen Ablauf der Organfunktion notwendig ist. Wenn eine Abhängigkeit eingetreten ist, ist die Schwere des Entzugssyndroms von der Menge der entzogenen Substanz abhängig.

Medikamentenabusus erfolgt vorwiegend mit Barbituraten, Opioiden, Amphetaminen, Kokain, LSD und Marihuana. Für den Anästhesisten ist es wichtig, den bei Patienten mit derartigen Abhängigkeiten zu erwartenden Medikamenteninteraktionen und Entzugssyndromen entsprechend zu begegnen.

Barbiturate. Der Entzug von Barbituraten verursacht lebensbedrohliche Situationen, die 24–48 h nach dem Entzug mit Angst, Tremor und Halluzinationen beginnen und in Grand-mal-Anfällen und plötzlichem Tod gipfeln. Patienten mit Barbituratabhängigkeit sollten deshalb ihre Medikation bis zur Anästhesie weiter erhalten. Die Anästhesie selbst erfordert keine besonderen Maßnahmen.

Opioide. Der Entzug von Opioiden ist i. allg. nicht lebensbedrohlich, obwohl der abrupte Entzug mit kardiovaskulären Störungen einhergeht. Clonidin (Catapresan) ist beim Entzug vorteilhaft, weil es die durch Opioide verursachte Hemmung der Aktivität des sympathischen NS im Gehirn übernehmen kann. Opioidabhängige Patienten sollten neben der Prämedikation ihre übliche Opioiddosis erhalten. Die Narkose selbst kann in üblicher Weise, also auch mit einem Inhalationsnarkotikum, durchgeführt werden. Es sollte jedoch berücksichtigt werden, daß diese Patienten häufig Leberschäden haben. Ein entzogener Abhängiger sollte kein Opioid in der perioperativen Phase erhalten.

Amphetamin. Abkömmlinge des Amphetamins [z. B. Phentermin (Mirapront), Ephedrin (Ephetonin), Phenmetrazin (Preludrin)] lösen einen pharmakologischen Effekt durch Stimulation der Katecholaminfreisetzung an den terminalen peripheren Anteilen des sympathischen NS des ZNS aus. Die chronische Anwendung von Amphetamin entleert die Katecholaminspeicher des Organismus, so daß die Reaktion auf indirekte Vasopressoren vermindert ist.

Für die Anästhesie dieser Patienten ist zu berücksichtigen, daß der Bedarf an Narkotika erhöht sein kann. Außerdem sollten direkt wirkende Vasopressoren und Medikamente, die das Myokard gegen Katecholamine sensibilisieren (z. B. Halothan) mit Vorsicht verabreicht werden.

Kokain. Kokain wirkt durch Verhinderung der Noradrenalinaufnahme in das postganglionäre sympathische NS. Blutdruckanstieg, Herzfrequenzsteigerung sowie Temperaturerhöhung sind Ausdruck der gesteigerten Katecholaminkonzentration im ZNS. Der Entzug von Kokain ist nicht lebensbedrohlich. Bei der Anästhesie dieser Patienten muß ein erhöhter Narkosemittelverbrauch berücksichtigt werden.

Lysergsäurediäthylamid (LSD). LSD erzeugt eine Aktivierung des sympathischen NS, einschließlich Halluzinationen, Mydriasis, Hypertonie, Herzfrequenzanstieg und Steigerung der Körpertemperatur. Diese Wirkungen entstehen v. a. durch Stimulation des Hypothalamus und nicht so sehr durch Stimulation des peripheren sympathischen NS.

Bei der Anästhesie dieser Patienten kann der analgetische und atemdepressive Effekt der Narkotika verstärkt werden.

Marihuana. Die pharmakologisch aktive Komponente des Marihuana ist Tetrahydrocannabinol (THC). Sie verursacht eine erhöhte Aktivität des sympathischen NS und eine Hemmung des parasympathischen NS. Die am häufigsten beobachtete kardiovaskuläre Veränderung ist eine erhöhte Herzfrequenz. Blutdrucksteigerungen oder Mydriasis sind nicht immer vorhanden. Durch Dilatation der Blutgefäße an der Iris kann es zu konjunktivalen Blutungen kommen.

Für die Anästhesie dieser Patienten ist zu beachten, daß der Narkosemittelverbrauch häufig vermindert ist.

10.9 Erkrankungen der Zähne und Kiefer

Ein großer Teil der Bevölkerung leidet unter Erkrankungen der Zähne oder Kiefer, ohne sich einer entsprechenden Behandlung zu unterziehen. Daraus können potentielle Gefahren für die Anästhesie und Operation erwachsen (z. B. durch das Verlegen der Atemwege mit abgebrochenen Zähnen). Ein besonderes Problem bieten Patienten mit eingeschränkter Beweglichkeit des Mandibulargelenks. Die endotracheale Intubation kann hier zur absoluten Unmöglichkeit werden [50, 143].

Untersuchungsbefunde. Bei der präoperativen Visite sollten die Mund- und Gesichtsstrukturen sorgfältig inspiziert werden, wobei die Symmetrie des Gesichts, die Beweglichkeit des Temporomandibulargelenks sowie der Zustand der Schleimhäute und der Zähne besonders beachtet werden müssen. Insbesondere das Vorhandensein von Karies, lockeren Zähnen und Prothesen ist zu registrieren. Bestehen entzündliche Prozesse an den Zähnen, sollten prothetische Operationen (z. B. Herzklappenersatz, Hüftgelenksprothese usw.) nicht durchgeführt werden. Wenn die Operation trotz Bestehens einer odontogenen Infektion nicht aufgeschoben werden kann, ist eine sofortige Antibiotikabehandlung (z. B. Penicillin 500 000-1 000 000 E, 6stündlich i. v.) einzuleiten.

Zahnlose Patienten besitzen häufig atrophische maxillare oder mandibulare Zahnleisten und eine kompensatorische Hypertrophie der Zunge, die in Einzelfällen durchaus Ursache einer erschwerten endotrachealen Intubation sein kann.

Patienten mit ausgeprägten periodontalen Erkrankungen und lockeren Zähnen sind stets mit dem Risiko von Komplikationen während der Einleitung der Allgemeinanästhesie belastet.

Operationsvorbereitung. Der Patient muß über die anstehende Problematik aufgeklärt werden, wobei auch darauf hinzuweisen ist, daß die endotracheale Intubation u. U. im wachen Zustand oder mit Hilfe des Fiberbronchoskops durchgeführt werden muß. Schwere unbehandelte periodontale Erkrankungen sollten zum Anlaß genommen werden, elektive Eingriffe zu verschieben. In jedem Fall muß auf das Vorhandensein von Zahnprothesen (feste, herausnehmbare Teil- oder Totalprothesen) geachtet werden. Zahnkronen im vorderen Anteil des Mundes stellen das größte Problem dar. Sie können bei der endotrachealen Intubation oder im Verlaufe der Anästhesie durch den Druck des Tubus beschädigt werden. Der Patient muß stets auf einen möglichen Schaden hingewiesen werden.

Anästhesieverfahren. Bei allen Patienten mit nichtentzündlichen Erkrankungen oder Deformierungen im Bereich von Zähnen und Kiefer sind die Methoden der Regionalanästhesie den allgemeinen Anästhesieverfahren vorzuziehen. Wenn sich die Allgemeinanästhesie nicht umgehen läßt, ist insbesondere bei der endotrachealen Intubation die größtmögliche Sorgfalt einzuhalten. Dies betrifft nicht nur die Vermeidung von Beschädigungen oder das Ausbrechen von Zähnen, sondern v.a. auch die Sichtbarmachung des Kehlkopfeingangs. Die Bereitstellung eines Fiberbronchoskops sollte in allen Fällen erfolgen, in denen die Beweglichkeit der Kiefergelenke deutlich eingeschränkt ist, wenn eine „blinde Intubation" erfolglos geblieben ist (s. 5.5.4.4). Der Verzicht auf die endotracheale Intubation bei bestehenden Schwierigkeiten und die Durchführung einer Maskennarkose ist u. U. ein schlechter Kompromiß. In Extremsituationen muß evtl. eine präoperative Tracheotomie in Erwägung gezogen werden. Jeder während einer Anästhesie eingetretene Zahnschaden muß dem Patienten und der Versicherung zur Regelung von Schadensersatzansprüchen gemeldet werden.

10.10 Der alte Patient

Der normale ältere Patient ist ein Individuum über 65 Jahre ohne Symptome kardiovaskulärer Erkrankungen und zeichnet sich durch angemessene körperliche und geistige Aktivität aus. Er hat ein normales rotes und weißes Blutbild und eine normale Harnanalyse; Blutchemie, Thoraxröntgen und EKG sind ebenfalls normal. Hinweise auf Altersschwachsinn fehlen. Gesunde ältere Patienten sind durchaus in der Lage, ein normales physiologisches Zustandsbild selbst aufrechtzuerhalten.

Die Hälfte dieser Patienten wird während ihres Lebens mindestens einmal operativ behandelt. Die fünf häufigsten Operationen in dieser Altersgruppe sind Kataraktextraktionen, transurethrale Prostataresektionen (TUR), Herniotomien, Cholezystektomien und Hüftgelenksoperationen (TEP). Wenngleich Morbidität und Mortalität bei diesen Patienten erhöht sind, darf das erhöhte Lebensalter allein nicht als Kontraindikation für einen operativen Eingriff betrachtet werden. Dennoch sind einige pathophysiologischen Besonderheiten zu beachten.

Normale Werte bei präoperativen Routinescreeningtests reflektieren jedoch nicht die Tatsache, daß die Funktion menschlicher Organe ab dem 30. Lebensjahr abnimmt. Die jährliche Abnahme beträgt etwas weniger als 1%, ausgehend von der funktionellen Kapazität mit 30 Jahren. Ein 70jähriger Mann weist somit eine um (70-30) (1%) bzw. eine um 40% verringerte Funktion jeglicher spezifischer Organtätigkeit auf, die er als 30jähriger hatte. Glücklicherweise hat man mit 30 Jahren 4- bis 10mal mehr als die zur Aufrechterhaltung der Homöostase notwendige Organkapazität.

Ältere Patienten sollten daher niemals für jünger als ihr chronologisches Alter angesehen werden. Sie mögen zwar fähig sein, ihre Homöostase aufrechtzuerhalten, sind aber immer weniger in der Lage, diese wiederherzustellen, wenn sie durch Trauma, Krankheit oder ein Medikament aus dem Gleichgewicht geraten ist. Die meisten überstehen elektive Eingriffe und Anästhesie gut, 4-7% erliegen jedoch in der postoperativen Phase Komplikationen, die ihre Reserven überfordern.

Initiale Reaktion kann dabei die Auswirkung einer abdominellen Operation auf die respiratorische Funktion, die gleiche Morphindosis, die beispielsweise einem 40jährigen Patienten adäquat wäre, oder ein in der ersten postoperativen Nacht unbehandelter Hypertonus sein. Die Mortalität bei Notfallsoperationen liegt etwa bei 10%. Ursache dafür ist die bereits vor der Operation bestehende Überbeanspruchung von Organsystemen.

10.10.1 Kardiovaskuläre Veränderungen

33-38% aller Patienten zwischen 60-100 Jahren haben ein normales Ruhe-EKG. Es gibt keine altersabhängigen Veränderungen bei radioisotopengestützten Messungen der linksventrikulären Auswurffraktion oder des diastolischen Volumens in Ruhe. Ebenso gibt es keine altersabhängigen Veränderungen echokardiographischer Indizes der systolischen linksventrikulären Funktion in Ruhe. Auch wenn arteriosklerotische Gefäßveränderungen, Klappenverkalkungen oder eine Hochdruckerkrankung sich im Ruhe-EKG oder bei der physikalischen Untersuchung nicht manifestieren sollten, so ändert sich die kardiovaskuläre Funktion mit fortschreitendem Alter dennoch und beeinflußt daher auch die Anästhesieführung bei alten Menschen.

Die Kreislaufzeit steigt von 15-20 s beim 20jährigen auf 25-30 s beim 80jährigen. Bemißt man die Zeitspanne zwischen initialem Bolus und erwartetem Wirkungseintritt gleich lang, wie sie bei einem jüngeren Patienten zu erwarten wäre, so können daraus zweierlei Situationen entstehen: 1) eine zweite Dosis wird noch vor dem vollen Wirkungseintritt der ersten verabreicht - die Folge wäre eine Überdosis; 2) ein Eingriff wie etwa eine Laryngoskopie würde an einem noch nicht bewußtlosen und noch nicht relaxierten Patienten durchgeführt werden. Ist die erste Situation mit einem verringerten Bedarf an Anästhetika und einer kardiovaskulären Depression verbunden, so wird daraus i. allg. im Falle einer Einleitung mit Thiopental eine Hypotension resultieren. Eine langsamere Verabreichung einer kleineren Thiopentaldosis (3,5 mg/kg KG) kann den Blutdruckabfall verhindern, nicht jedoch den mit der Intubation verbundenen Blutdruckanstieg und die Tachykardie. Fentanyl (5 µg/kg KG), Diazepam (0,3 mg/kg KG), Thiopental (3 mg/kg KG), Lidocain (1 mg/kg KG) oder Ketamin (1 mg/kg KG) können alternativ zur Einleitung verwendet werden. Sie wurden mit wechselndem Erfolg eingesetzt, sowohl hinsichtlich der Vermeidung von hypotonen wie auch hypertonen Kreislaufreaktionen auf die Einleitung.

Die verlängerte Kreislaufzeit schiebt nicht nur den Wirkungseintritt von Succinylcholin hinaus, sondern vermindert auch die Tendenz, zu faszikulieren und verlängert die Zeit, in der die Pseudocholinesterase ihre Tätigkeit entfalten kann. Da die Vorgabe eines nicht-depolarisierenden Muskelrelaxans in der Absicht, Faszikulationen zu vermeiden, den Wirkungseintritt des Succinylcholins zusätzlich hinauszögert und eine Dosiserhöhung von ca. 70% nötig macht, verzichtet man bei geriatrischen Patienten häufig darauf.

Das Schlagvolumen des Herzens nimmt im Alter um 30-40% ab. Diese Reduktion geht mit einer Abnahme des Sauerstoffverbrauchs des älteren Gewebes einher. Das ältere Herz ist nur eingeschränkt fähig, sein Schlagvolumen zu steigern (z. B. auf Katecholamine); andererseits ist seine Empfindlichkeit auf eine medikamentenbedingte Kontraktilitätsminderung erhöht (z. B. durch Barbiturate). In der Regel kommt es im Alter durch den chronischen Anstieg der Nachlast zur Hypertrophie des linken Ventrikels. Die Herzfrequenz nimmt mit zunehmendem Alter ab. Außer-

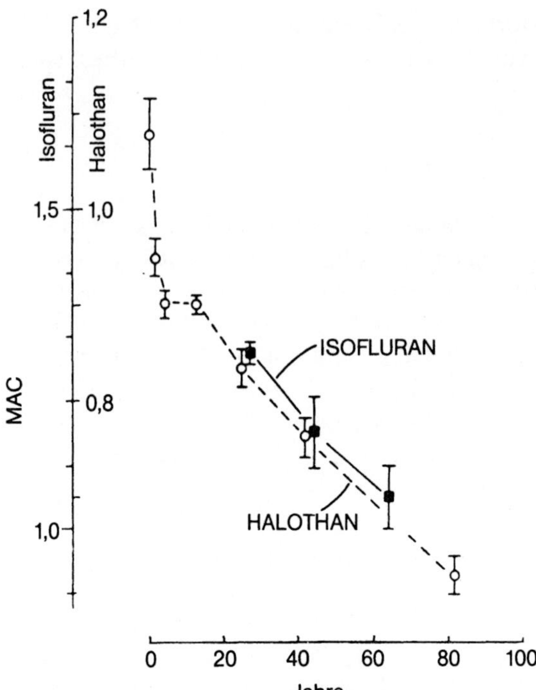

Abb. 10.13. Abfall der minimalen alveolären Konzentration *(MAC)* für Halothan und Isofluran bei zunehmendem Lebensalter. (Aus [500 a])

dem können degenerative Veränderungen des Reizleitungssystems eintreten, die eine erhöhte Häufigkeit von Bradykardien und AV-Überleitungsstörungen zur Folge haben. Die Steigerung der HF bei körperlicher Belastung, bei Medikamentengabe (z. B. Isoproterenol), arterieller Hypoxämie und Hyperkarbie erfolgt nur in geringem Maße. Der arterielle Blutdruck steigt durch Verdickung der Gefäßwände im Alter an.

Die altersbedingte Abnahme des Herzindex ermöglicht infolge des rascheren Anstiegs der alveolären Konzentration eine schnellere Einleitung mit Inhalationsanästhetika als bei jungen Patienten (Abb. 10.13). Ein niedrigerer Überdruck ist notwendig, und man beobachtet weniger Exzitationen als bei jungen. Allerdings kommt es auch schneller zu einem Blutdruckabfall. Bei jenen Patienten, bei denen man einen guten Sitz der Maske erreichen kann, schafft eine Narkoseeinleitung per inhalationem, gefolgt von Succinylcholin, ideale Intubationsbedingungen ohne signifikanten Blutdruckabfall und verhindert einen Blutdruckanstieg nach der Laryngoskopie.

Zur Behebung einer intraoperativ auftretenden Bradykardie ist Atropin dem Glykopyrrolat vorzuziehen, da seine Wirkung rascher einsetzt und das Wirkungsmaximum ebenfalls rascher erreicht wird. Die Zeit, die bis zum Wirkungsmaximum verstreicht, beträgt bei jungen Patienten mit normaler Herzfrequenz 2,6 min und für Glykopyrrolat 3,7 min. Bei niedrigem Herzminutenvolumen vergrößert sich dieser Unterschied noch.

Für gesunde Individuen ist körperliche Belastung die größte Kreislaufbelastung. Eine sorgfältig durchgeführte Anamnese wird die im täglichen Leben erreichten Leistungsgrenzen sichtbar machen. Sie dürfte in der Wertungsskala präoperativer Untersuchungsmethoden zur Feststellung der kardiovaskulären Reserve gleich nach der Belastungsergometrie einzureihen sein. Der jüngere Patient reagiert auf Belastung mit einer Erhöhung des Herzminutenvolumens und der Auswurffraktion. Bei gesunden, über 60 Jahre alten Patienten steigt bei Belastung das Herzminutenvolumen ebenfalls, die Auswurffraktion nimmt jedoch ab. Dadurch wird jede belastungsinduzierte Steigerung des Herzminutenvolumens unökonomischer und damit teurer erkauft als es bei einer vergleichbaren Steigerung bei jüngeren Patienten der Fall wäre. Ischämie oder ein kongestives Herzversagen können daraus resultieren.

Zittern, Anämie, Fieber und ventilatorische Insuffizienz sind in der postoperativen Phase häufig vorkommende Zustände, deren Auswirkungen auf das Herzkreislaufsystem einer körperlichen Belastung gleichzusetzen sind. Mit Wärme, Sauerstoff und Pethidin (15-20 mg i.v. über einige Minuten) gelingt es, das Zittern zu stoppen. Der intraoperative Blutersatz sollte nicht nur den Verlust während des Eingriffs, sondern auch den voraussichtlichen postoperativen Blutverlust berücksichtigen; der Hämatokritwert sollte über 30 bleiben.

Obgleich der Frank-Starling-Mechanismus auch beim älteren Menschen mit mäßiger Erhöhung des Afterloads und bei Belastung in halb liegender Position intakt bleibt, kann er bei narkosebedingter Myokarddepression versagen. Bei einem intraoperativen Blutdruckabfall ist in den meisten Fällen ein Volumenersatz indiziert - dennoch kann es vorkommen, daß trotz anscheinend ausreichendem Blutersatz Blutdruck und HZV nicht ansteigen. In diesem Fall ist eine milde inotrope Substanz, wie Ephedrin oder Kalzium indiziert, um den Ventrikel zu verkleinern und die Kontraktilität zu verbessern. Bessert sich die Situation auch dann nicht, so kann ein invasiveres Monitoring notwendig sein, um einen Überblick über die Volumenverhältnisse zu bekommen. Volumen, inotrope Substanzen und Vasodilatatoren können dann gezielt eingesetzt werden. Bei gesunden älteren Menschen kann eine routinemäßige prophylaktische Digitalisierung trotz des verringerten HZV nicht empfohlen werden - das Risiko von Rhythmusstörungen bei Hypokarbie, Hypo- und Hyperkaliämie, Muskelrelaxanzien, Anticholinergika und Anticholinesterasen würde größer als der mögliche Nutzen sein.

Mit fortschreitendem Alter wird das Myokard in Systole und Diastole dicker. Histopräparate zeigen eine Abnahme von Größe und Zahl der Herzmuskelfasern bei gleichzeitiger Zunahme von Fett- und Bindegewebe. Die Vorhofkontraktion, die normalerweise 20% des linksventrikulären enddiastolischen Volumens liefert, wird für die Füllung dieser steifen Ventrikel noch wichtiger. Der Verlust der Vorhofkontraktion („atrial kick") bei einem Knotenrhythmus in Allgemeinanästhesie kann zu einem Blutdruckabfall von 25-50 mm Hg führen. Zur Umwandlung eines Knotenrhythmus in einen Sinusrhythmus während einer Halothan- oder Ethrane-Anästhesie werden verschiedene Substanzen eingesetzt: Atropin 0,2-0,4 mg, Glykopyrrolat 0,1-0,2 mg, Ephedrin 2,5-10 mg oder Succinylcholin 10 mg. Diese Rhythmusstörungen scheinen bei einer „balancierten Anästhesie" und unter Isofluran weniger häufig vorzukommen. Würde in solch einem Falle Volumen als Mittel zur Erhöhung des Blutdrucks eingesetzt, könnte eine Stauung im kleinen Kreislauf die Folge sein.

Die Nachlast nimmt im Alter ebenfalls zu. In den Arterienwänden werden elastisches und Muskelgewebe durch Bindegewebe und Kalkeinlagerungen ersetzt. Der periphere Widerstand steigt mit zunehmendem Alter in stärkerem Maße als das

Herzminutenvolumen abfällt, wodurch der Blutdruck, insbesondere der systolische Druck, ansteigt. Diese dem linksventrikulären Auswurf entgegengerichteten Widerstände verringern die Auswurffraktion, die Effizienz der Kontraktion und erhöhen die Arbeit des Herzens. Ischämie oder Herzversagen drohen, falls der Blutdruck nicht unter Kontrolle gebracht wird.

Postoperative Blutdruckwerte von mehr als 25% über dem systolischen Ausgangswert oder über 190 mm Hg sind nicht akzeptabel. Eine Hypertension geringeren Ausmaßes ist normalerweise nicht therapiebedürftig, sofern sie nicht von Tachykardie, Extrasystolen oder einer ischämischen Herzerkrankung begleitet wird. Die Überwachung der Herztätigkeit über EKG-Monitor im Aufwachraum ist selbstverständlich. Ein geringer Blutdruckanstieg ist postoperativ zu erwarten. Bleibt er aus, sollte man an eine mögliche Hypovolämie denken.

Die via Barorezeptoren vermittelte Reaktion auf einen Blutdruckabfall sollte eine Steigerung der Herzfrequenz und eine Konstriktion der venösen und arteriellen Gefäße sein. Das Alter stumpft diese Reflexantworten ab: die vor einer Hypovolämie warnende Beschleunigung der Herzfrequenz fällt geringer aus, die Venokonstriktion, die Blut aus dem Splanchnikusgebiet mobilisieren soll, ebenfalls, und auch die Erhöhung des arteriellen Tonus zur Aufrechterhaltung des Perfusionsdrucks. Ein Blutdruck im Normbereich, z. B. 110/70 und eine Frequenz von 85 können als Zeichen einer Hypovolämie interpretiert werden, wenn die für diesen Patienten normalen Druck- und Herzfrequenzwerte 150/85 und 70 betragen.

Bei einer „relativen Hypovolämie", wie man sie vor dem Hautschnitt infolge einer anästhesiebedingten Tonusverminderung venöser Gefäße beobachten kann, wird eine langsam laufende Infusion mit Phenylephrin (10 mg in 500 ml Dextrose 5%ig) den venösen Tonus ausreichend anheben, um den Füllungsdruck wiederherzustellen. Dies ist natürlich kein Ersatz für eine Volumensubstitution, wenn ein diesbezügliches Defizit gegeben ist. Höhere Infusionsgeschwindigkeiten können ebenfalls den arteriellen Tonus und den Blutdruck anheben, jedoch auf Kosten des Herzminutenvolumens. Dies gilt besonders in Fällen anästhetika-induzierter Myokarddepression. Ephedrin wäre hier wirkungsvoller. Der geriatrische Patient toleriert eine Hypervolämie schlecht. Das Herz ist nicht ohne weiteres fähig, sein Minutenvolumen bei erhöhtem rechtsatrialem Druck zu steigern; auch die venösen Blutleiter sind eher tonisiert. Der Spielraum zwischen Hypovolämie auf der einen und Hypervolämie und nachfolgendem Lungenödem auf der anderen Seite ist somit eng begrenzt.

Das verminderte Ansprechen des Kreislaufs auf Barorezeptorimpulse bedeutet schließlich auch eine geringere reflektorische Frequenzerhöhung auf Hydralazin, Nitroglyzerin und Nitroprussidnatrium.

10.10.2 Respiratorische Veränderungen

Sowohl der mechanische Ablauf der Ventilation als auch der Gasaustausch sind im Alter vermindert. Diese Veränderungen können in Ruhe noch unbemerkt bleiben, aber bei körperlicher Belastung und im perioperativen Verlauf kann sich daraus relativ schnell eine Ateminsuffizienz entwickeln.

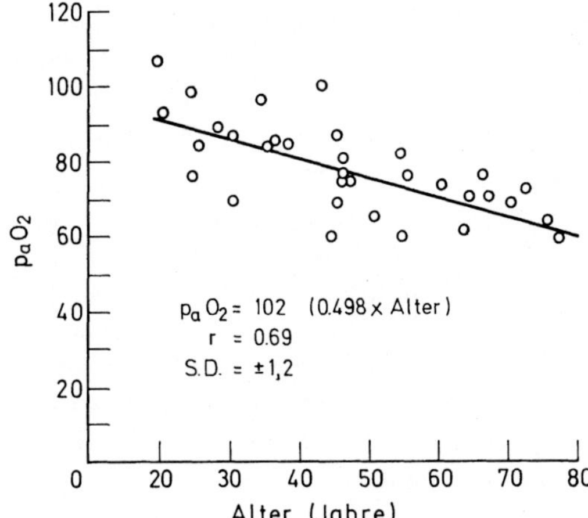

Abb. 10.14. Abfall des p_aO_2 mit zunehmendem Lebensalter. (Aus [500a])

Die mechanische Ventilation ist durch die verminderte Elastizität der Lungen und die eingeschränkte Beweglichkeit des Thorax herabgesetzt. Während sich die totale Lungenkapazität im Alter nicht wesentlich verändert, nehmen Residualvolumen und funktionelle Residualkapazität zu (~20%). Das Verhältnis Residualvolumen : totale Lungenkapazität steigt von 20% auf 35-40% an. Die Vitalkapazität, die Einsekundenkapazität und die forcierte Vitalkapazität nehmen im Alter ab. Diese Veränderungen sind v. a. auf einen Verlust des elastischen Gewebes und die Schwächung der Atemmuskulatur zurückzuführen. Die statische Lungencompliance und der Atemwegswiderstand steigen jedoch im Alter nicht wesentlich an. Der Gasaustausch ist im höheren Alter eingeschränkt; dies zeigt sich am deutlichsten in der kontinuierlichen Abnahme des p_aO_2. Diese Veränderung beginnt bereits im 20. Lebensjahr und erfolgt mit einem Abfall um 0,5 mm Hg/Lebensjahr (Abb. 10.14).

Ein normales Thoraxröntgen und altersgemäße arterielle Blutgaswerte bei Raumluftatmung sind bei routinemäßig vorgewählter O_2-Konzentration in keiner Weise eine Garantie für einen intraoperativen Verlauf ohne hypoxische Episoden. Ebensowenig garantieren sie einen postoperativen Verlauf ohne pulmonale Komplikationen.

Das pulmonalarterielle Gefäßsystem kann als Säule betrachtet werden, deren Gewicht den hydrostatischen Druckgradienten, gegen den das rechte Herz pumpen muß, darstellt. Da beim aufrecht stehenden Menschen der pulmonalarterielle Druck normalerweise 22/8 und der Gradient etwa 15 mm Hg beträgt, reicht der Druck aus, um die obersten Kapillaren zwar während der Systole, nicht aber während der Diastole zu perfundieren. Die Perfusion der Lungenkapillaren sieht also so aus:

abhängige Areale > mittlere Areale > obere Areale.

Dieses Modell gilt auch im Alter.

Auch die Schwerkraft beeinflußt die alveolare Ventilation, da die abhängig gelegenen Alveolarbezirke durch das Eigengewicht der Lunge selbst komprimiert werden. Am Ende einer normalen Exspiration (das dann in der Lunge verbleibende Volumen wird als funktionelle Residualkapazität = FRC bezeichnet) sind die Alveolen in den unteren Lungenbezirken weniger entfaltet als in den oberen. Da mehr Luft in eine kleinere Alveole strömen kann als in eine größere, verteilt sich das Atemzugvolumen (TV) bei einer Inspiration folgendermaßen:

abhängige Areale > mittlere Areale > obere Areale.

Vergleicht man nunmehr beide Gleichungen, so wird offenbar, daß Ventilation ($\dot{V}A$) und Perfusion ($\dot{Q}$) einander entsprechen, d.h. $\dot{V}A/\dot{Q}=1$.

Mit zunehmendem Alter kommt es zu einer Desintegration von Alveolarsepten. Infolge der dadurch verkleinerten Alveolarfläche wird die Oberflächenspannung verringert und somit auch die elastische Rückstellkraft. Die abhängig gelegenen Luftwege können nunmehr den Gravitationseffekten nicht mehr so gut widerstehen und kollabieren. Um Alveolen und Luftwege neuerlich auszudehnen, benötigt man bei geschlossenen Luftwegen einen höheren Druck als bei bereits offenen. Das Atemzugvolumen (TV) wird daher eher weg von abhängig gelegenen, kollabierten Alveoli hin zu den mittleren und oberen Lungenarealen verteilt werden:

mittlere Areale > obere Areale > abhängige Areale.

Es kommt demnach mit zunehmendem Alter zu einem Ungleichgewicht zwischen Ventilation und Perfusion. Deshalb fällt auch der p_aO_2 bei Raumluftatmung:

$$p_aO_2 = 102 - 0{,}33\,(\text{Alter})$$

Das Lungenvolumen, ab dem die kleinen Luftwege sich zu schließen beginnen, wird als „closing capacity“ bezeichnet (CC). Je mehr die CC die FRC übersteigt, um so mehr bewirkt der Kollaps kleiner Luftwege die Umverteilung des TV. Die CC nimmt mit dem Alter zu, bleibt jedoch von Körperposition und Narkoseeinleitung unbeeinflußt. Die FRC nimmt ebenfalls mit dem Alter zu, aber nicht in gleichem Maße wie die CC. Dazu kommt, daß die FRC um 10-30% bei Übergang von der aufrechten zur liegenden Position und um weitere 15-20% bei Einleitung der Narkose abfällt. Die CC ist daher beim anästhesierten alten Menschen weitaus größer als die FRC; man findet eine größere Anzahl kollabierter abhängiger Luftwege als bei jüngeren, und ein größerer Prozentsatz des TV wird zu mittleren und oberen Lungenbezirken (= Bezirke geringerer Perfusion) umverteilt. Der resultierende Rechts-links-Shunt ($\dot{V}A/\dot{Q}=0$) und die venöse Beimischung ($\dot{V}A/\dot{Q}>1$) senken den p_aO_2 zusätzlich. Die durch Hypoxie ausgelöste kompensatorische pulmonale Vasokonstriktion, welche normalerweise das Ventilation-Perfusions-Verhältnis verbessern würde, wird durch Inhalationsnarkotika gehemmt.

Ohne arterielle Blutgasanalyse sollte bei älteren Menschen die inspiratorische O_2-Konzentration des Gasgemisches daher nicht unter 40% liegen. Die Erhöhung der inspiratorischen O_2-Konzentration bringt aber auch nicht in jedem Falle den erwarteten p_aO_2-Anstieg, da in den Bezirken mit $\dot{V}A/\dot{Q}<0{,}05$, die ja gerade bei alten Menschen zahlreich sind, die Ventilation nicht ausreicht, um den vom Blut abtransportierten Sauerstoff adäquat zu ersetzen. Diese Alveolen kollabieren (Resorptionsatelektasen), der Shuntanteil steigt. Daraus folgt, daß auch nach Erhöhung der O_2-Konzentration eine weitere Blutgaskontrolle durchgeführt werden sollte.

Die folgende Gleichung beschreibt den im Aufwachraum zu erwartenden p_aO_2:

$$p_aO_2 = 94 - 0{,}46\,(\text{Alter})$$

Ein 70jähriger Patient wird einen p_aO_2 von 62 mm Hg aufweisen. Ebenso ist eine alveoläre Hypoventilation infolge Nachwirkung von Anästhesie, Opiaten oder Sedativa oder durch unvollständige Antagonisierung von Muskelrelaxanzien aufgrund des geringeren Bedarfs an diesen Substanzen und die altersbedingt höhere Recoveryrate und Ausscheidungszeiten wahrscheinlicher. Antwort auf einen p_aO_2-Abfall oder p_aCO_2-Anstieg sollte eine Steigerung der Ventilation und der Herzfrequenz sein. Diese Reaktion ist schon beim wachen geriatrischen Patienten abgeschwächt und stärker noch, wenn dieser unter der Restwirkung von Narkotika oder Operation steht. Bereits 0,1 MAC (MAC Wachzustand beträgt 0,5 MAC) reduziert die ventilatorische und kardiovaskuläre Antwort auf Hypoxämie und Azidose um über 50%.

Für ältere Patienten besteht somit in der postoperativen Phase nicht allein ein erhöhtes Hypoxie-, Hyperkarbie- und Azidoserisiko, ihr Organismus ist auch weniger fähig, diese Gefahren zu erkennen und darauf zu reagieren. Wenn ein geriatrischer Patient seine Augen auf Befehl öffnet und einen kräftigen Händedruck gibt, wenn sein Atemzugvolumen und seine Atemfrequenz ausreichend sind, er aber nicht mit Abwehrreaktionen auf den Tubus reagiert, sollte man erwägen, ihn im Aufwachraum noch einige Zeit intubiert zu lassen. Die Kerntemperatur sollte vor der Extubation über 35 °C liegen. Außerdem sollten diese Patienten die Aufwachphase in möglichst sitzender Position verbringen, um die FRC zu erhöhen und die CC anteilmäßig zu verringern.

Es ist zwar üblich, Weckmittel wie Doxapram (1 mg/kg KG), Physostigmin (0,03 mg/kg KG) oder Naloxon (0,0015 mg/kg KG) einzusetzen, wir ziehen es jedoch vor, den Patienten so lange Zeit zu lassen, bis sie von selbst aufwachen. Weckmittel dienen der Bequemlichkeit, sind aber keinesfalls eine Notwendigkeit. Sie sollten v.a. nicht eingesetzt werden, um eine Maskenbeatmung oder Reintubation bei einem hypoxischen Patienten zu vermeiden. Sämtliche in der Literatur angeführten Todesfälle in Zusammenhang mit der Anwendung dieser Substanzen ereigneten sich wahrscheinlich bei Hypoxie. Als erstes gilt es, immer für ausreichend Sauerstoff und eine ausreichende Ventilation zu sorgen (dies sind eigentlich Grundbegriffe der kardiopulmonalen Reanimation).

Bei ruhiger Atmung arbeitet in erster Linie das Zwerchfell. Soll die Ventilation gesteigert werden, so muß die thorakale Atmung (Interkostalmuskulatur) zusätzlich in Anspruch genommen werden. Mit zunehmendem Alter wird jedoch die Brustwand steifer und unelastischer, so daß für die thorakale Atmung ein höherer Kraftaufwand nötig ist. Die Anstrengung, die ein 20jähriger aufwenden muß, um eine bestimmte Menge Luft hin und her zu bewegen, kann bei einem 60jährigen um bis zu 30% größer sein.

Beim alten Menschen ist die Totraumventilation erhöht, d.h. TV wird mehr zu den oberen Bezirken hin verteilt; dort ist $\dot{V}A/\dot{Q} > 1$. Da der p_aCO_2 mit dem Alter nicht ansteigt, kann aus dem bisher Gesagten gefolgert werden, daß das AMV ansteigen muß, um die erhöhte Totraumventilation zu kompensieren.

Die FRC nimmt nach Eingriffen im Unter- und Oberbauch postoperativ um 10 bzw. 30% ab und verweilt mehrere Tage lang unter dem Normwert. Die CC nimmt auf Kosten der FRC weiter zu, und ein noch größerer Teil des TV wird zu den Oberfeldern hin umverteilt. Daraus folgt wiederum, daß auch die Totraumventilation zunimmt, da es nun mehr Lungenbezirke mit einem $\dot{V}/\dot{Q}$-Verhältnis < 1 gibt. Das Atemminutenvolumen muß daher kompensatorisch ansteigen.

Schließlich nimmt auch die VC mit zunehmendem Alter ab. Sie ist nach abdominellen Eingriffen um 50-60% vermindert. Dadurch werden nicht nur verstärkten ventilatorischen Anstrengungen Grenzen gesetzt, sondern auch tiefe Atemzüge, Seufzeratmung und Aushusten beeinträchtigt. Atelektasen und Pneumonien können daraus entstehen. Der operative Eingriff und die Erkrankung erhöhen zusätzlich die CO_2-Produktion und die ventilatorischen Anforderungen.

Die Atemarbeit kann beim alten Patienten schließlich so groß werden, daß das Herz-Kreislauf-System bis hin zur Ischämie oder einem Pumpversagen beansprucht wird oder das respiratorische System ist nicht in der Lage, das notwendige Plus an Atemarbeit zu leisten, woraus dann meist 12-72 h postoperativ eine respiratorische Insuffizienz entsteht. Zwischen postoperativer forcierter exspiratorischer 1-s-VC (FEV_1), Atemgrenzwert (AGW, MBC, MVV), der postoperativen Sputumclearance, Hypoxie und pulmonaler Komplikationsrate besteht eine enge Korrelation. Vor größeren Eingriffen sollte man bei allen älteren Patienten die Lungenfunktion überprüfen.

10.10.3 Zentralnervensystem

Der Alterungsprozeß des ZNS geht einher mit einem progressiven Verlust von Neuronen und einem Rückgang der sympathischen Aktivität. Es kommt zu einer Abnahme der Zahl von Axonen, die die peripheren Muskeln versorgen sowie zur Abnahme der Zahl von Muskeln, die von jedem Axon innerviert werden. Die Überleitungsgeschwindigkeit in den peripheren Nerven wird verlangsamt. Wenngleich man annehmen könnte, daß dadurch die Empfindlichkeit der älteren Patienten gegen Medikamente erhöht wird, nimmt der Bedarf an Narkotika und Lokalanästhetika mit dem Alter ab. Dies ist offensichtlich auf die veränderte Zelldichte im ZNS, den verminderten Sauerstoffverbrauch und die herabgesetzte Durchblutung zurückzuführen.

Die alveolo-arterielle Sauerstoffdifferenz steigt auf >20 mm Hg an. Die verminderte arterielle Oxygenation wird am besten mit einer Verschlechterung des Ventilations-Perfusions-Verhältnisses durch gesteigerten Atemwegsverschluß und vermindertes HZV erklärt. Hinzu kommt, daß degenerative Veränderungen der Alveolen die Oberfläche für den Gasaustausch reduzieren. Die arterio-alveoläre Differenz für CO_2 ist infolge Erhöhung des physiologischen Totraums gesteigert. Dennoch ist der p_aCO_2 im Alter nicht wesentlich verändert.

10.10.4 Nierenfunktion

Im Alter kommt es zum Abfall der Nierendurchblutung, der glomerulären Filtrationsrate und der Konzentrationsfähigkeit der Niere. Die Kombination von renaler und kardialer Funktionseinschränkung gefährdet den alten Patienten v. a. bei Flüssigkeitsüberladungen und bei Medikamentenkumulation. Die Nierendurchblutung nimmt zwischen 1-2% pro Lebensjahr ab. Dies bedeutet, daß sie bei einem 65jährigen Patienten im Vergleich zu einem 25jährigen um etwa 50% vermindert ist. Die glomeruläre Filtrationsrate geht parallel mit dem Abfall der Nierendurchblutung zurück. Durch die verminderte Muskelmasse und die reduzierte Kreatininproduktion steigt jedoch die Kreatininkonzentration im Alter nicht an. Deshalb ist der Anstieg der Serumkreatininkonzentration auch im Alter ein guter Indikator für eine Nierenfunktionsstörung.

Das Konzentrationsvermögen der Niere wird v.a. durch eine Degeneration der Rindengefäße reduziert. Als Folge dieser Veränderungen kommt es zur Störung der distalen Tubulusfunktion, während die Funktion des proximalen Tubulus im wesentlichen unverändert bleibt. Somit ist ein größeres Harnvolumen erforderlich, um eine bestimmte Lösungsmenge auszuscheiden. Des weiteren ist die Fähigkeit zur Natriumkonservierung vermindert. Die Reninaktivität und die Plasmakonzentration von Aldosteron nehmen im Alter ab, dies begünstigt die Entstehung einer Hyperkaliämie.

10.10.5 Gastrointestinales System

Die Leberdurchblutung wird im Alter parallel zur Abnahme des HZV vermindert. Dies verursacht eine herabgesetzte Plasmaclearance von Medikamenten. Ebenso nimmt die Produktion von Albumin ab. Die Serumkonzentrationen von Bilirubin und Transaminasen zeigen jedoch im Alter nur geringe Veränderungen. Die Magenentleerung ist im Alter verzögert, die Perfusion des Gastrointestinaltrakts reduziert. Oral zugeführte Medikamente werden damit wesentlich langsamer absorbiert.

10.10.6 Pharmakokinetik

Der beim geriatrischen Patienten zu beobachtende Anstieg der Eliminationshalbwertszeiten von Medikamenten kann durch eine Abnahme der Clearancerate oder durch einen Anstieg des Verteilungsvolumens verursacht sein. Durch diese Veränderungen kommt es zu kumulativen Medikamenteneffekten, die den älteren Patienten bei wiederholter Medikamentenapplikation gefährden.

Die Abnahme der Clearancewerte läßt sich beim alten Patienten gut mit der verminderten renalen Elimination und der reduzierten hepatischen Biotransformation erklären. Bei geriatrischen Patienten muß v.a. die verminderte renale Ausscheidung von ndMR berücksichtigt werden, während die erhöhte Plasmakonzentration von Propranolol oder Lidocain v.a. auf eine Abnahme der hepatischen Biotransformation zurückzuführen ist. Der Anstieg des Verteilungsvolumens eines Medikaments führt zu einer erhöhten Gewebeverteilung des Medikaments und damit zu einer verlängerten Eliminationshalbwertszeit. Das Verteilungsvolumen eines Medikaments wird beeinflußt durch den Gesamtfettgehalt des Organismus, das Gesamtkörperwasser und die Proteinbindung. Der alte Patient besitzt einen erhöhten Gesamtfettgehalt, einen verminderten Gesamtkörperwassergehalt und eine reduzierte Proteinbindung. Diazepam ist ein Beispiel für ein fettlösliches Medikament, das bei erhöhtem Gesamtkörperfettgehalt eine verlängerte Eliminationshalbwertszeit erfährt (z.B. 20 h bei 20jährigen, 90 h bei 80jährigen Patienten, Abb. 10.15) und somit bei älteren Patienten nur gering dosiert werden sollte.

Die Wirkung von ndMR z.B. wird neben der verminderten renalen Clearance im Alter auch deshalb verlängert, weil das Verteilungsvolumen der extrazellulären Flüssigkeit, in der ndMR gelöst sind, vermindert ist. Die Abnahme der Proteinbin-

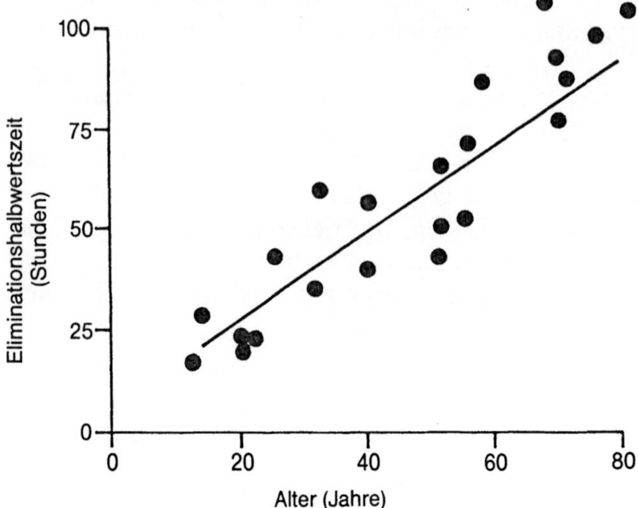

Abb. 10.15. Anstieg der Eliminationshalbwertszeit mit zunehmendem Lebensalter. (Aus [500 a])

dung verursacht nicht nur ein erhöhtes Verteilungsvolumen, sondern auch eine erhöhte Plasmakonzentration der pharmakologisch aktiven Substanz. So fällt z. B. die Proteinbindung von Meperidin im Alter von 75% auf 35% ab.

10.10.7 Pharmakodynamik

Mit zunehmendem Alter nimmt die Anzahl der Rezeptoren im Gewebe ab. So ist z. B. die verminderte Reaktion nach Stimulation des sympathischen NS auf den Abfall der β-adrenergen Rezeptoren im Gewebe zurückzuführen. Ebenso kommt es zum Abfall der durch biogene Amine erregten Rezeptoren im ZNS, womit sich der verminderte Bedarf an Inhalationsnarkotika erklären läßt. Lediglich der Bedarf an MR scheint im Alter nicht vermindert zu sein.

10.10.8 Präoperative Untersuchung

Die präoperative Untersuchung des geriatrischen Patienten muß darauf ausgerichtet sein, die beim älteren Patienten bestehenden Nebenerkrankungen oder Organfunktionsstörungen zu erfassen. Dabei muß v. a. die Funktion des ZNS, des Herzens, der Lunge, der Niere und der Leber beachtet werden. Häufige Nebenerkrankungen im Alter sind Hypertonie, KHK, chronische Lungenerkrankungen, Diabetes mellitus und rheumatische Gelenkerkrankungen. In der Regel ist die postoperative Mortalität bei älteren Patienten um den Faktor 4 bei elektiven Eingriffen und um den Faktor 20 bei Noteingriffen erhöht. Dennoch sollten operative Eingriffe allein wegen des erhöhten Risikos im Alter nicht abgelehnt werden, zumal oft nur durch die operative Intervention eine Lebensverlängerung möglich ist. Ein besonderes Problem bei der Anästhesie dieser Patienten ist die Interaktion der großen Zahl von Medikamenten, die im Alter eingenommen wird, mit Sedativa, Hypnoti-

Tabelle 10.16. Medikamente, die häufig im höheren Lebensalter verordnet werden und ihr Einfluß auf die Anästhesie

Medikamente	Nebenreaktion
Diuretika	Hypokaliämie Hypovolämie
Digitalis	Herzrhythmusstörungen Überleitungsstörungen
β-Blocker	Bradykardie Stauungsherzfehler Bronchospasmus Abschwächung der Aktivität des autonomen NS
Zentralwirksame Antihypertensiva	Abschwächung der Aktivität des autonomen NS Verminderter Anästhetikabedarf
Trizyklische Antidepressiva	Anticholinerger Effekt Reizleitungsstörungen Herzrhythmusstörungen mit Pancuronium und Halothan Erhöhter Anästhetikabedarf
Lithium	Herzrhythmusstörung Verlängerte MR-Wirkung
Antiarrhythmika	Verlängerte MR-Wirkung
Antibiotika	Verlängerte MR-Wirkung

ka, Narkotika und Muskelrelaxanzien. Dies trifft v. a. zu für Diuretika, Digitalispräparate, β-Blocker, Antihypertensiva und Antiarrhythmika (Tabelle 10.16).

Des weiteren muß berücksichtigt werden, daß im Alter ein vermindertes intravasales Flüssigkeitsvolumen und häufig auch eine Anämie besteht. Diese Defizite sollten präoperativ korrigiert werden, um unerwünschte Kreislaufreaktionen - v. a. bei der Narkoseeinleitung - zu vermeiden.

Neben der Überprüfung der Atemwege und der Zähne sollte auch eine Kontrolle der zerebralen Durchblutung bei Extensions- und Rotationsbewegungen des Kopfes erfolgen. So kann z. B. die Abnahme der Vigilanz bei dieser Untersuchung Hinweise auf eine arterielle Durchblutungsstörung geben.

Die präoperative Medikation kann sehr zurückhaltend erfolgen. Ängstliche Patienten werden in der Regel durch eine orale Diazepamgabe ruhiggestellt. Die Gabe eines Anticholinergikums ist wahrscheinlich nicht notwendig, zumal Atropin, und v. a. Scopolamin, unerwünschte Reaktionen des ZNS auslösen können. Wenn eine anticholinerge Wirkung gewünscht wird, erscheint Glykopyrrulat (Robinul 0,005 mg/kg KG), das die Blut-Hirn-Schranke nicht überschreitet, am besten geeignet.

10.10.9 Anästhesieverfahren

Die Auswahl von Medikamenten und Methoden bei der Anästhesie älterer Patienten muß sich an den bestehenden Organfunktionsänderungen orientieren. Die reduzierte Aktivität des sympathischen NS und das verminderte intravaskuläre Flüssigkeitsvolumen begünstigen z. B. die Entstehung einer medikamentös induzierten Hypotension, insbesondere bei der Einleitung der Narkose. Das herabgesetzte HZV, die verlängerte Kreislaufzeit und die verzögerte Ausscheidung der Medikamente verursachen einen langsameren Wirkungseintritt und einen verlängerten pharmakologischen Effekt des Medikaments. Die Einleitung der Narkose sollte deshalb stets mit einer reduzierten Dosis in langsamer Applikationsgeschwindigkeit erfolgen, damit der Wirkungseintritt registriert und eine evtl. Nachinjektion danach ausgerichtet werden kann. Neben der Allgemeinanästhesie werden gerade bei älteren Patienten oft die Techniken der Regionalanästhesie verwendet. Abgesehen von den peripheren Nervenblockaden, die bei Erwachsenen aller Altersstufen bevorzugt bei kleineren operativen Eingriffen eingesetzt werden, stehen hier v. a. die rückenmarksnahen Regionalanästhesieverfahren mit ihren Vor- und Nachteilen zur Diskussion.

10.10.9.1 Spinalanästhesie

Der ältere Patient reagiert empfindlicher auf Spinalanästhesie als der junge Patient. Eine verlängerte Dauer der Spinalanästhesie kann durch verminderte vaskuläre Absorption des Lokalanästhetikums erklärt werden. Die stärkere und oft abrupte Hypotension ist auf den schnellen Wirkungseintritt und auf das verminderte intravaskuläre Blutvolumen sowie auf die verminderte kompensatorische Reflexaktivität zurückzuführen. Es erscheint deshalb zumindest zweifelhaft, die Spinalanästhesie generell als geeignete Methode zur Schmerzausschaltung bei älteren Patienten zu empfehlen.

10.10.9.2 Periduralanästhesie

Gegenüber der Spinalanästhesie besitzt die Periduralanästhesie den Vorteil des langsameren Beginns einer Hypotension. Es sollten jedoch initial nur kleine Volumina verabreicht werden, um unerwünschte Reaktionen auszuschließen. Unter diesen Bedingungen stellt die PDA ein geeignetes Anästhesieverfahren für den älteren Patienten dar.

10.10.9.3 Allgemeinanästhesie

Die Allgemeinanästhesie ist ebenso wie die Regionalanästhesie zur Schmerzausschaltung bei älteren Patienten geeignet. Es gibt keine nachweisbaren Unterschiede in der Morbidität und Mortalität bei Patienten mit Hüftgelenksoperationen in Regional- oder Allgemeinanästhesie. Die Ausdehnung kollabierter Alveolen mit positivem Beatmungsdruck und die Absaugung von Bronchialsekreten kann ein geeigneter Beitrag zur Verhütung postoperativer Lungenkomplikationen sein. Die Einleitung der Narkose kann mit Barbituraten oder Benzodiazepinen erfolgen. Succinylcholin ist auch beim älteren Patienten zur Intubationserleichterung geeignet. Für die Aufrechterhaltung der Anästhesie eignen sich sowohl Inhalationsnarkotika als auch intravenöse Analgetika. Es gibt keinen Beweis, daß ein spezifisches Inhalationsnarkotikum oder indiziertes Analgetikum für die Aufrechterhaltung der Anästhesie vorteilhafter wäre, lediglich die verzögerte Biotransformation der verabreichten Pharmaka sollte entsprechend berücksichtigt werden. Somit scheint ein gewisser Vorteil bei den Inhalationsnarkotika zu liegen. Die Dosis der MR sollte reduziert werden. Pancuronium ist wegen seines sympathomimetischen Effekts von Vorteil, jedoch kann dies bei Patienten, die trizyklische Antidepressiva erhalten haben, unter Halothananästhesie zu Rhythmusstörungen des Herzens führen. Dies gilt bei diesen Patienten auch für den Einsatz von Neostigmin oder Pyridostigmin, die im übrigen unbedenklich verwendet werden können. In jedem Fall sollte ein gutes perioperatives Monitoring erfolgen. Allerdings kann die Komplikationsquote bei invasivem Monitoring infolge arteriosklerotischer Gefäßprozesse erhöht sein. Dennoch ist ein Pulmonalarterienkatheter indiziert, wenn größere Blutverluste erwartet werden müssen. Die Entdeckung einer myokardialen Ischämie wird durch Ableitung eines präkordialen EKG erleichtert. Messungen der Körpertemperatur sollten bei älteren Patienten großzügig erfolgen. In der postoperativen Phase ist die Funktion des kardiozirkulatorischen, respiratorischen, renalen und hepatischen Systems besonders sorgfältig zu überwachen. Die postoperative Respiratortherapie sollte großzügig eingesetzt werden. Analgetika sollten besser intravenös in kleinen Dosen als intramuskulär verabreicht werden. Zur Vermeidung pulmonaler Komplikationen ist eine intensive Atemtherapie mit früher Mobilisation notwendig. Dasselbe gilt auch für die Vermeidung thromboembolischer Komplikationen, wobei außerdem Beinbewegungen, elastische Strümpfe und Antikoagulanzien verabreicht werden sollten.

10.11 Spezielle Notfallsituationen

Operative Eingriffe in Notfallsituationen sind mit einem hohen Risiko belastet, weil kaum Zeit verfügbar ist, evtl. bestehende Vor- oder Nebenerkrankungen optimal zu behandeln, der Patient in der Regel nicht nüchtern ist und die Notfallsituation selbst häufig mit einer erheblichen Einschränkung der Leistungsfähigkeit des kardiovaskulären und bronchopulmonalen Systems einhergeht. Die Anästhesie bei Notfallsituationen sollte deshalb mit einer Methode durchgeführt werden, die der Anästhesist zuverlässig beherrscht und keineswegs mit einem nur aus der Literatur bekannten, aber bisher von ihm niemals praktizierten Verfahren [109, 417].

10.11.1 Voller Magen

Eine nahezu regelmäßige Begleiterscheinung beim Notfallpatienten ist der volle Magen. Dabei ist nicht nur der Zeitpunkt der letzten Nahrungsaufnahme zu berücksichtigen, sondern auch die Tatsache, daß Schmerz, Angst, Druck (Wehen!) oder schmerzstillende Medikamente die Magenentleerung stark verzögern können. Darüber hinaus begünstigt schmerzbedingte Hyperventilation die Aufnahme von Luft in den Magen (Luftschlucken) und damit das Erbrechen [281, 365, 476].

Anästhesieverfahren. Das ideale Anästhesieverfahren für Patienten mit vollem Magen ist die periphere Regionalanästhesie. Wenn diese Methode nicht angewendet werden kann, muß die Allgemeinanästhesie unter besonderen Sicherheitsvorkehrungen eingeleitet werden. Dafür bieten sich die Methode des Krikoiddrucks am flachliegenden Patienten oder die Einleitung in halbsitzender Position an, wenn nicht ohnehin die endotracheale Intubation am wachen Patienten bevorzugt wird. Stets sollte versucht werden, den Magen zuvor mittels Magensonde zu entleeren. Die negative Aspiration ist jedoch kein Beweis für einen leeren Magen. Vor Anwendung des Krikoiddrucks (s. 3.1.5) ist es zweckmäßig, den Ringknorpel des Patienten mit Filzstift zu markieren, so daß der mit dieser Aufgabe betraute Assistent die Kompression möglichst zuverlässig durchführen kann. Vor der Krikoidkompression sollte der Patient mindestens 3 min lang 100%igen Sauerstoff atmen. Die Krikoidkompression beginnt, wenn nach Succinylcholingabe die erste Veränderung des Ventilationsverhaltens deutlich wird. Sie wird erst dann aufgehoben, wenn der endotracheale Tubus zuverlässig abgedichtet ist. Da Morphin, Pethidin und Diazepam den Druck im unteren Ösophagusbereich senken, sollten sie zur Vermeidung eines Refluxes von Mageninhalt nicht angewendet werden. Die funktionsbereite Absaugung mit großlumigen Kathetern ist obligatorischer Bestandteil der apparativen Ausrüstung eines Vorbereitungsraums.

Sollte es trotz der beschriebenen Vorsichtsmaßnahmen zum Erbrechen und zur Aspiration kommen, so hat sich folgendes Vorgehen bewährt:

Op-Tisch oder Bett in steile Kopftieflage drehen, Patient in linke Seitenlage bringen (Intubation erleichtert), Absaugung (bei Kiefersperre: Succinylcholin 1 mg/kg KG), Sauerstoffgabe, bei Bedarf bronchoskopische Absaugung, Hydrokortisongabe (4stdl. 10 mg/kg KG i.v., bei Bronchospasmus Aminophyllin 5-6 mg/kg KG i.v.). Bei Aspiration sauren Magensafts ist eine mindestens 12stündige Überwachung erforderlich. Wenn der pH-Wert des Aspirates < 1,5 beträgt, ist die pulmonale Parenchymschädigung maximal; daher ist eine Steroidtherapie nicht wirksam. Wenn der pH-Wert des Aspirates > 2,5 liegt, entspricht die Wirkung der von Wasser; daher sind auch in diesen Fällen Steroide nicht notwendig. Eine Steroidtherapie kann bei einer Aspirationspneumonitis vorteilhaft sein, wenn der pH-Wert des aspirierten Materials in dem engen Bereich von 1,5-2,5 liegt. Eine Bronchialspülung ist nur bei einer Aspiration mit Obstruktion indiziert. Fünf bis zehn Milliliter einer normalen NaCl-Lösung werden in das Tracheobronchialsystem instilliert und sofort wieder abgesaugt.

10.11.2 Intrakranielle Drucksteigerung

Eine häufige Begleiterscheinung bei Patienten mit schweren Schädel-Hirn-Verletzungen ist die intrakranielle Drucksteigerung (s. 11.7). Jede therapeutische Maßnahme hat sich daran zu orientieren, zusätzliche Drucksteigerungen mit der Gefahr der bleibenden Hirnschädigung zu vermeiden [15, 286].

Anästhesieverfahren. Da Thiopental, Methohexital, Propanidid, Etomidate, Diazepam, Droperidol und Fentanyl keine Hirndrucksteigerung bewirken, sind sie zur Narkose bei Patienten mit erhöhtem Hirndruck geeignet. Demgegenüber können dMR (Faszikulation), Ketamin, Lachgas, Halothan, Enfluran und Opiatantagonisten eine Erhöhung des intrakraniellen Drucks bewirken. Außerdem verursachen Hyperkapnie, Hypoxie, Abflußstauung im Halsvenenbereich (Lagerung) sowie Husten und Pressen Steigerungen des Hirndrucks. Das Schicksal eines Patienten mit erhöhtem Hirndruck wird häufig von der Auswahl und Durchführung des primären Anästhesieverfahrens beeinflußt.

10.11.3 Schock

Unabhängig davon, ob der Schock durch Volumenverlust, Herzversagen oder Gefäßinsuffizienz verursacht ist, besteht in jedem Fall eine akute, generalisierte Minderung der nutritiven Gewebsdurchblutung. Der Organismus versucht, die bestehenden Störungen durch Autoregulation zu kompensieren, so daß in der Regel ein ausgeprägter Sympathikotonus (Herzfrequenzsteigerung, schmale Blutdruckamplitude, Kontraktilitätssteigerung des Herzens) resultiert.

Die Primärtherapie besteht mit Ausnahme des kardiogenen Schocks bei allen anderen Schockformen in sofortiger und adäquater Volumensubstitution über mehrere intravenöse Zugangswege, am zuverlässigsten unter Kontrolle des zentralen Venendrucks (Infusion bis ZVD = 15 cm H_2O). Längerbestehende Schocksituationen erfordern die zusätzliche Gabe von Natriumbikarbonat (2 mmol/kg KG) sowie fortlaufende Kontrollen und Korrekturen von Blutdruck, Puls, Hb, Hkt, arteriellen Blutgasen, Harnvolumina, ZVD, evtl. Pulmonalarteriendruck.

Anästhesieverfahren. Voraussetzung für die Durchführung einer Anästhesie sind zuverlässige Infusionswege, ein sicherer Luftweg und adäquate Überwachungsverfahren. Die Narkoseeinleitung kann sowohl durch Inhalations- als auch durch intravenöse Narkotika erfolgen. Infolge der Hyperventilation und des verminderten HZV sollten nur niedrige Konzentrationen von Inhalationsnarkotika (z. B. Halothan 0,3–0,5 Vol.-%) angeboten werden. Ebenso sollten wegen der verminderten Gewebsperfusion auch intravenöse Narkotika nur in geringer Dosis und langsam verabreicht werden. Ketamin (1 mg/kg KG) scheint für die Narkoseeinleitung jüngerer Patienten besonders geeignet zu sein. Daneben eignet sich auch Etomidate (0,2 mg/kg KG). Vorsicht ist bei Thiopental (1–2 mg/kg KG) und Methohexital (0,5 mg/kg KG) geboten, da ihr negativer Einfluß auf den Sympathikotonus einen abrupten Kreislaufzusammenbruch auslösen kann.

Die frühzeitige Mangeldurchblutung der Gewebe verzögert auch den Eintritt der Wirkung von MR. Gegen die Verwendung von dMR und ndMR bestehen keine Bedenken. Die reduzierte Organperfusion von Leber und Nieren verursacht einen verzögerten Abbau und eine verzögerte Ausscheidung aller im Rahmen der Anästhesie verwendeten Medikamente, so daß ihre Wirkungsdauer insgesamt verlängert ist. Spinal- oder Periduralanästhesie sind infolge ihrer sympathikusblockierenden Eigenschaft absolut kontraindiziert.

Die weitere Durchführung der Anästhesie orientiert sich am hämodynamischen Verhalten des Patienten. Die Beatmung sollte mit erhöhten inspiratorischen Sauerstoffkonzentrationen und erhöhten Atemminutenvolumina erfolgen. Nach Stabilisierung der hämodynamischen Situation erscheint eine Beatmung mit erhöhtem endexspiratorischen Druck unter engmaschiger arterieller Blutgasanalyse sinnvoll.

10.11.4 Herzbeuteltamponade

Bei der Herzbeuteltamponade wird durch Flüssigkeitsansammlung im Herzbeutel die diastolische Füllung des rechten und linken Herzens behindert. Die Füllung des Herzens ist nur so lange möglich, wie der Venendruck den rechtsventrikulären Füllungsdruck übersteigt. In Abhängigkeit von Menge und Geschwindigkeit des Flüssigkeitseinstroms in das Perikard nimmt das Schlagvolumen des Herzens ab. Es kommt zunächst zur kompensatorischen Tachykardie und zur Vasokonstriktion; sehr bald aber sinkt der Blutdruck ab, die Herztöne werden leiser und die Halsvenen gestaut. Die Patienten werden zunehmend zyanotisch. Als klassisches diagnostisches Zeichen gilt die Abnahme des systolischen Drucks bei der Inspiration (Pulsus paradoxus). Im EKG findet sich eine reduzierte Voltage des QRS-Komplexes und der T-Welle. Der ZVD ist erhöht. Bleibt Zeit für eine weitergehende Diagnostik (z. B. im Rahmen der Herzchirurgie), so zeigen ZVD, PAP und PCWP etwa gleiche Druckwerte. Die Röntgenaufnahme des Thorax im Stehen zeigt ein verbreitertes und verstrichenes Mediastinum, die Ultraschalluntersuchung lokalisiert den Befund eindeutig.

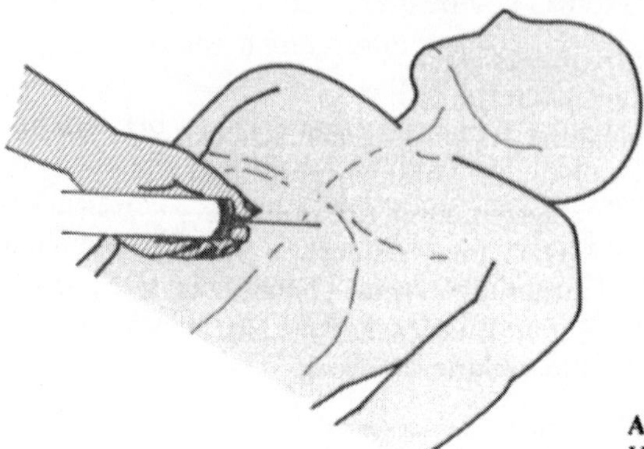

Abb. 10.16. Schematische Darstellung der Herzbeutelpunktion bei Perikardtamponade

Ursachen der Herzbeuteltamponade können Thoraxtraumen, Myokardperforationen, kardiochirurgische Eingriffe oder Perikardtumoren sein. Therapeutisch ist nur die sofortige Entlastung des Herzens durch Punktion des Perikards (lange Kanüle zwischen Xyphoidfortsatz und linkem Rippenbogen in Richtung linke Klavikula führen) lebensrettend (Abb. 10.16), weil die Anwesenheit von Flüssigkeit (Blut) im Perikard sowohl Füllung als auch Pumpleistung des Herzens behindert. Ist die Herzbeuteltamponade Folge einer Katheterperforation, sollte durch den liegenden Katheter eine Entlastung durch Absaugung versucht werden. In diesen Fällen kann die Diagnostik mittels Kontrastmittelgabe durch den liegenden Katheter unterstützt werden. Ist die Entlastung durch Punktion nicht ausreichend, muß thorakotomiert werden. Neben der Perikardiozentese sollte eine intravenöse Volumensubstitution, u. U. mit Katecholaminzusatz (z. B. Isoproterenol), erfolgen.

Anästhesieverfahren. Die ersten lebensrettenden Maßnahmen werden je nach Ausgangssituation entweder ohne oder mit regionaler Anästhesie durchgeführt. Auch eine Sedierung mit Ketamin (1 mg/kg KG) ist möglich, da diese Substanz Herzfrequenz, Kontraktilität und peripheren Widerstand steigert. Nach Besserung der hämodynamischen Situation kann eine Allgemeinanästhesie mit Diazepam (0,15 mg/kg KG), Fentanyl (0,005 mg/kg KG) oder Etomidate (0,5 mg/kg KG) sowie Pancuronium (0,1 mg/kg KG) durchgeführt werden. Die Aufrechterhaltung der Anästhesie kann mit Inhalationsnarkotika in niedriger Konzentration erfolgen. Invasives Monitoring ist anzuraten.

10.11.5 Mechanische Atemwegsverletzungen

Im Rahmen von Notfallsituationen können durch Fremdkörper (Zähne, Blut, Erbrochenes), Weichteilschwellung (Zunge, Hämatome), Larynxschäden oder Trachealeinrisse Verlegungen der Atemwege auftreten, die ein sofortiges therapeutisches Handeln erfordern [20, 148, 300].

Anästhesieverfahren. Vor Einleitung einer Narkose ist die Ursache der mechanischen Atemwegsverlegung abzuklären und nach Möglichkeit zu beseitigen (z. B. Fremdkörper). Bei Schädel- und Gesichtsverletzungen mit ausgeprägter Weichteilschwellung ist die endotracheale Intubation in Lokalanästhesie zu versuchen. Ist dies nicht möglich, sollte eine Tracheotomie durchgeführt werden. Bei Trachealeinrissen ist der endotracheale Tubus bis unterhalb des Defekts zu plazieren. Voraussichtlich schwierige Intubationen erfordern sorgfältige Vorbereitung (z. B. mehrere unterschiedliche Tubusgrößen), die Assistenz eines erfahrenen Kollegen und die Funktionsbereitschaft aller für eine evtl. erforderlich werdende Reanimation notwendigen Medikamente und Geräte.

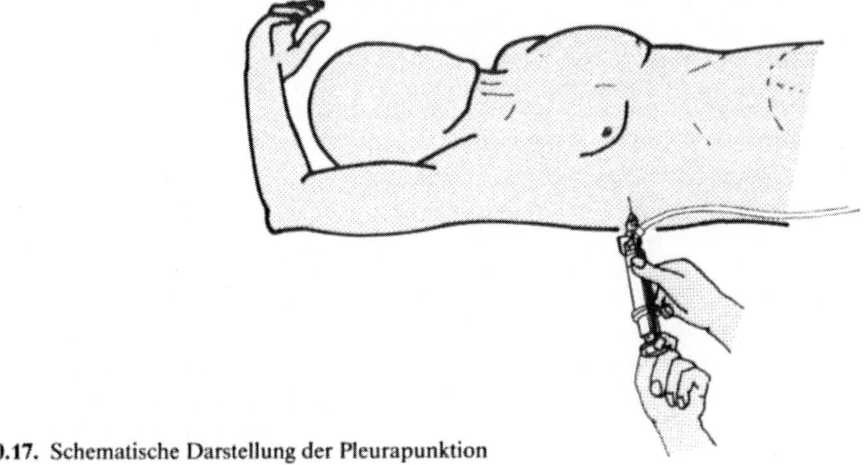

Abb. 10.17. Schematische Darstellung der Pleurapunktion

10.11.6 Pneumothorax, Hämatothorax oder Pleuraerguß

Nach Thoraxtraumen, gelegentlich iatrogen nach Subklaviapunktion und Interkostalblockade, infolge Spontanruptur von Lungenzysten, Tuberkulose und Emphysem, beim Lungeninfarkt, der Aneurysmaruptur, der Ruptur großer Venen und Arterien, bei Pleuratumoren (Hydrothorax) oder Infektionen sowie bei versehentlicher intrathorakaler Applikation intravenöser Infusionslösungen und Anwendung hoher Inspirationsdrücke kann es zur Ansammlung von Luft, Flüssigkeit oder Blut im Pleuraspalt kommen [198].

In der Regel verursachen geringe Mengen von Luft oder Flüssigkeit keine Symptome; größere Mengen hingegen bewirken eine Kompression der Lunge, des Herzens und der großen Gefäße und damit Herzinsuffizienz und Kreislaufversagen. Aus der Lungenkompression resultieren Atelektasen und eine Abnahme der Compliance. Die Auswirkungen auf den Gasaustausch sind in der Regel ausgeprägt, v. a. wenn die Perfusion der Lunge nicht entsprechend ihrer Ventilation abnimmt. Die Patienten leiden unter Atemnot und werden hypoxisch. Bei Patienten unter künstlicher Beatmung sind zunehmender Beatmungsdruck und die Verschlechterung des Gasaustausches oft die ersten Zeichen einer Lungenkompression. Abgeschwächte Atemgeräusche, hypersonorer Klopfschall, mangelnde Thoraxexkursionen, Verlagerung der Trachea im Jugulum, Pfeifen und als Spastik fehlgedeutete Auskultationsbefunde geben Hinweise auf einen Spannungspneumothorax. Für die Sofortdiagnostik hat sich die Überprüfung der Mittelständigkeit der Trachea unterhalb des Kehlkopfs bewährt.

In akuten Situationen ist das Einbringen einer großlumigen Nadel in der Mediaklavikularlinie im 2./3. ICR (oberhalb der Rippe) lebensrettend. Nach endotrachealer Intubation wird die erforderliche Saugdrainage in der mittleren Klavikularlinie im 2. ICR angelegt. Zur Ableitung von Flüssigkeiten ist die Einbringung der Drainage etwa im Bereich des 5./6. ICR an der hinteren Axillarlinie (jedoch nicht unterhalb der Mamillarlinie) besser geeignet (Abb. 10.17).

Anästhesieverfahren. Vor Einleitung einer Anästhesie bei Patienten mit Thoraxtrauma ist bei geringstem Verdacht auf Vorliegen eines Pneumothorax die prophylaktische Pleuradrainage durchzuführen. Die Anästhesie kann mit Ketamin (1 mg/kg KG), Etomidate (0,5 mg/kg KG) oder Diazepam (0,15 mg/kg KG) eingeleitet werden. Zur Aufrechterhaltung der Anästhesie eignen sich geringe Konzentrationen von Inhalationsnarkotika (z. B. Halothan 0,3 Vol.-%). Die Problematik der Verwendung von N_2O ist zu beachten (s. 5.3.4.1); dMR und ndMR können verwendet werden.

10.11.7 Rückenmarksverletzungen

Zur Verhütung weiterer schwerwiegender Nervenschäden ist bei Rückenmarksverletzung, insbesondere im Bereich der HWS, eine sorgfältige Lagerung des Patienten durchzuführen. Weitere Gefahren erwachsen dem Patienten aus einer Dysregulation des autonomen Nervensystems mit Kreislaufinstabilität, Störungen der Atemmechanik sowie dem möglichen K^+-Efflux nach Applikation von dMR.

Anästhesieverfahren. Vor der Narkoseeinleitung sollte der Hals des Patienten durch einen entsprechenden Polsterverband (nach Schanz) geschützt werden. Ist die Beweglichkeit der HWS nicht gegeben, sollte die Intubation in Lokalanästhesie versucht werden. Wenngleich dMR nach Rückenmarksverletzungen einen starken K^+-Efflux bewirken, ist ihre Verwendung zur Erleichterung der endotrachealen Intubation in der unmittelbaren posttraumatischen Erstversorgungsphase nicht kontraindiziert. Dennoch sollte stets eine geringe Dosis eines ndMR vorgegeben und das dMR in reduzierter Dosierung appliziert werden.

10.11.8 Verbrennungen

Verbrennungen im Gesichts- und Halsbereich erfordern die frühzeitige endotracheale Intubation in Lokalanästhesie, die Muskelrelaxierung mit dMR oder die Tracheotomie. Im späteren Krankheitsverlauf gelingt es infolge eines Glottisödems kaum noch, freie Atemwege zu garantieren. Verbrennungen anderer Körperpartien bieten in der Regel keine technischen anästhesiologischen Probleme.

Neben der Freihaltung der Atemwege steht die Flüssigkeitssubstitution im Vordergrund der Akutmaßnahmen. Die Probleme der Verbrennung erwachsen in den folgenden Behandlungstagen aus Körpertemperatursteigerung, Flüssigkeitsverlusten, möglichen Toxinfreisetzungen und Hyperkaliämie (s. 11.16). dMR können im unmittelbaren Anschluß an die Verbrennung während der ersten beiden Tage durchaus verwendet werden, da in dieser Zeit noch nicht mit einem ausgeprägten K^+-Efflux zu rechnen ist [19].

11 Anästhesie bei speziellen Operationen

11.1 Abdominalchirurgie

Das Ergebnis abdominalchirurgischer Eingriffe wird weitgehend von einer ausreichenden Splanchnikusdurchblutung bestimmt. Sie beansprucht etwa 25% des HZV und 25% des Blutvolumens. Einschränkungen der Splanchnikusdurchblutung können z. B. für Wundheilungsstörungen und Anastomoseinsuffizienzen verantwortlich sein. Als Ursachen einer Reduktion der Splanchnikusdurchblutung sind zu diskutieren: der Abfall des HZV infolge Blutverlust oder Herzinsuffizienz, die Stimulation der α-Rezeptoren oder die Blockade der β-Rezeptoren. Des weiteren ist der Einfluß der im Rahmen der Anästhesie verwendeten Medikamente auf die intestinale kontraktile Motilität zu berücksichtigen. Opioide sowie Spinal- und Periduralanästhesie steigern die kontraktile Motilität, während Inhalationsnarkotika die Motilität des Intestinums mindern. Bei allen abdominalchirurgischen Eingriffen bildet die optimale Muskelrelaxation eine wesentliche Voraussetzung des Operationserfolgs [52, 252, 341, 461].

11.1.1 Operationsvorbereitung

Neben den allgemein üblichen Vorbereitungsmaßnahmen (z. B. Bereitstellung von Transfusionsblut, Schaffung zuverlässiger Infusionswege, EKG-Monitoring, Ausgleich evtl. bestehender Volumendefizite) ist bei Abdominaloperationen in der Regel das Einbringen einer Magensonde und die präoperative Entleerung des Magen-Darm-Trakts erforderlich.

Die Prämedikation entspricht den allgemein gültigen Regeln. Bei Divertikulitis und bei Cholezystopathie sollten Opioide zurückhaltend verwendet werden [394].

11.1.2 Anästhesieverfahren

Wenngleich operative Eingriffe im Bereich des Abdomens sowohl in Allgemein- als auch in Regionalanästhesie durchgeführt werden können, sprechen viele Gründe für eine bevorzugte Anwendung der Allgemeinanästhesie mit endotrachealer Intubation. Bei Eingriffen mit einer voraussichtlichen Operationszeit von weniger als 30 min kann auch eine Maskennarkose eingesetzt werden; es sei denn, andere Gründe sprechen dagegen (z. B. fehlende Nahrungskarenz). Bei Maskennarkosen kann zur leichteren Durchführung des Peritoneal- und Faszienverschlusses oder zur optimalen Muskelentspannung eine geringe Dosis von dMR (0,3-0,5 mg/kg KG) appliziert werden. Für eine adäquate künstliche Beatmung mit dem Atembeutel über eine dichtsitzende Maske ist jedoch Sorge zu tragen. Zur Narkoseeinleitung sind die üblichen intravenösen Narkotika (z. B. Thiopental, Methohexital, Etomidate) geeignet. Bei vollem Magen ist die Methode der sog. „Sturzeinleitung" (s. 5.2.4.2) anzuwenden. Für die Aufrechterhaltung der Narkose können Inhalationsnarkotika (z. B. Halothan, Enfluran, Isofluran) oder intravenöse Narkotika (z. B. Fentanyl) eingesetzt werden. Beim Ileus mit ausgeprägter Gasansammlung im Intestinum sollte N_2O mit Zurückhaltung verwendet werden [317]. Beim Einsatz von Muskelrelaxanzien ist zu beachten, daß die Aufhebung ihrer Wirkung durch Neostigmin erst nach Vorgabe von Atropin (ausreichende Dosierung bei Anstieg der Herzfrequenz) erfolgen sollte. Der motilitätssteigernde Effekt des Neostigmins könnte u. U. die Suffizienz der Darmanastomose gefährden [47]. Grundsätzlich sollte Neostigmin erst nach erkennbarer Eigenmotilität der Muskulatur appliziert werden. Eine verlängerte Wirkung der MR kann nach intraperitonealer Gabe von Antibiotika eintreten [407]. Die Extubation sollte nach abdominalchirurgischen Eingriffen unter Bedingungen erfolgen, die eine Schädigung des Bauchwandverschlusses (z. B. durch Husten oder Pressen) ausschließen.

11.1.3 Operationsspezifische Besonderheiten

Im Rahmen der Abdominalchirurgie werden vorwiegend operative Eingriffe an Magen, Duodenum, den anderen Dünn- und Dickdarmabschnitten, Leber- und Gallenblase, Milz und Pankreas, sowie bei den verschiedenen Formen von Hernien durchgeführt. Mit Ausnahme von Herniotomien erfordern fast alle abdominalchirurgischen Eingriffe die Allgemeinanästhesie. Dabei bildet die kontinuierlich garantierte Muskelerschlaffung eine wesentliche Voraussetzung für den Operationserfolg.

11.1.3.1 Magen-Darm-Operationen

Resektionen nach Billroth (B I, B II), selektive proximale Vagotomien (SPV), Gastroenterostomien (GE), Gastrotomien, Übernähungen, Pyloroplastiken, Fundoplikationen, sowie Dünndarm-, Ileozökal- und Transversumresektionen bilden mit Operationszeiten von 1-2 h und relativ geringen Blutverlusten in der Regel Eingriffe mit geringem Risiko. Risikoreicher sind die längerdauernden und mit größeren Blutverlusten einhergehenden Gastrektomien, Hemikolektomien und Rektumamputationen. Auch die operative Behandlung eines Ileus kann - insbesondere im fortgeschrittenen Stadium - erhebliche anästhesiologische Probleme aufwerfen.

Anästhesieverfahren. Allgemeinanästhesie mit endotrachealer Intubation, Inhalationsnarkotika oder Analgetikasupplementierung sowie gute Muskelrelaxation ist zu empfehlen. Obwohl Anticholinesterasemedikation den intraluminalen Druck im Gastrointestinaltrakt erhöht, besteht keine Veranlassung, sie nicht zu geben, da auch stärkere Drucksteigerungen in der Regel keine Beschädigung der chirurgischen Nähte verursachen können.

Besonderheiten. Bei entzündlichen Darmerkrankungen ist eine präoperative Kontrolle des Elektrolyt- und Wasserhaushalts und der Ausschluß von Anämie, Leberschäden und anderen Homöostasestörungen erforderlich. Eine chronische Kortikoidtherapie (z. B. bei Morbus Crohn) muß berücksichtigt werden. Beim Karzinoidsyndrom (Bronchokonstriktion, Arrhythmie, Abdominalschmerz, Hautrötung, Diarrhö) ist eine Vorbehandlung mit H_1- und H_2-Rezeptorblockern anzuraten. In diesen Fällen sollte kein Morphin verwendet werden, weil dies die Freisetzung von Serotonin und Histamin begünstigt. Droperidol kann eine leichte Antiserotoninwirkung zeigen. Blutdruckabfälle sollten nach Möglichkeit nicht durch Katecholamine beseitigt werden, da dies eine Freisetzung von Kallikrein bewirken kann. Bei ausgedehnten Operationen sind mindestens zwei zuverlässige Infusionswege, erweitertes Monitoring (ZVD, evtl. PAP) und adäquate Volumensubstitution einzusetzen.

11.1.3.2 Leber- und Gallenblasenoperationen

Cholezystektomien und Choledochusrevisionen sind die häufigsten operativen Eingriffe im Bereich der Gallenblase und der Gallenwege, sie verlaufen in der Regel problemlos. Demgegenüber stellen Leberteilresektionen und häufig auch Leberübernähungen ausgedehnte Operationen dar, bei denen stets das Risiko des großen Blutverlustes besteht.

Anästhesieverfahren. Bei der Auswahl der Medikamente ist v.a. ihr Einfluß auf den Druck in den Gallenwegen zu beachten. Morphin und Pentazocin erzeugen eine Choledochushypertension, Fentanyl erhöht den Tonus des choledochoduodenalen Sphinkters. Somit sind Inhalationsnarkotika bei diesen Eingriffen bevorzugt geeignet. Die Anästhesie sollte als endotracheale Intubationsnarkose mit guter Muskelrelaxierung erfolgen. Ein durch Narkotika ausgelöster Spasmus des choledochoduodenalen Sphinkters kann durch Glukagon (1-2 mg) aufgehoben werden. Glukagon sollte jedoch nicht bei Patienten mit Insulinom oder Phäochromozytom verwendet werden.

Besonderheiten. Bei Operationen an der Leber mehrere zuverlässige Infusionswege, erweitertes Monitoring (ZVD, evtl. PAP), ausreichende Mengen vorgekreuzten Blutes. Bei Ikterus kein Halothan, Kontrolle des Gerinnungsstatus, evtl. Vitamin-K-Substitution. Der normale Pfortaderdruck beträgt <25 cm H_2O mit einem Mittelwert um 21,5 cm H_2O.

11.1.3.3 Milz- und Pankreasoperationen

Operative Eingriffe an der Milz (Exstirpation oder Klebung) gehen häufig mit dem Risiko des schweren Blutverlustes einher. Pankreatektomien (Duodenozephalopankreatektomie (Op. nach Whipple) und totale Duodenopankreatektomie) erfordern außergewöhnlich lange Operationszeiten (>5 h).

Anästhesieverfahren. Allgemeinanästhesie mit endotrachealer Intubation, Inhalationsnarkose oder Analgetikasupplementierung.

Besonderheiten. Erweitertes Monitoring (ZVD, evtl. PAP), bei Pankreatektomie zusätzlich Temperaturmessung), mehrere zuverlässige Infusionswege. Wiederholte Blutgasanalyse und Blutzuckerkontrolle. Bei Milzrupturen hoher Bedarf an Transfusionsblut. Chronische Pankreaserkrankungen entstehen oft auf dem Boden eines Alkoholabusus, so daß die Leberfunktion sorgfältig überprüft werden sollte.

11.1.3.4 Herniotomien, Appendektomie

Bauchdeckenhernien (Leisten-, Schenkel-, Nabel-, Narbenhernien) zählen ebenso wie die Appendektomien zu den kleineren operativen Eingriffen der Abdominalchirurgie. Lediglich Zwerchfellbrüche und paraösophageale Hernien sind als ausgedehnte Operationen zu betrachten, die hinsichtlich der anästhesiologischen Maßnahmen mit Magenoperationen verglichen werden können.

Anästhesieverfahren. Bauchdeckenhernien können sowohl in Regionalanästhesie (Infiltration durch Operateur), als auch in Allgemeinanästhesie durchgeführt werden. Die Appendektomie erfordert eine Allgemeinanästhesie. Die Allgemeinanästhesie kann in Maskennarkose oder mit endotrachealer Intubation erfolgen. Wegen der Kürze der Eingriffe sind Inhalationsnarkotika besser geeignet als die Analgetikasupplementierung. Gute Muskelrelaxierung ist für die Phase des Bruchpfortenverschlusses bzw. der Peritoneal- und Fasziennaht erforderlich. Die intermittierende Gabe eines dMR (0,4–0,5 mg/kg KG) ist in der Regel dafür ausreichend. Pressen oder Husten bei der Extubation muß ausgeschlossen sein.

11.1.3.5 Insulinomexstirpation

Die Behandlung des Hyperinsulinismus ist fast so problematisch wie die des Phäochromozytoms. Der Patient mit einem Insulinom muß sehr sorgfältig präoperativ abgeklärt werden. Typischerweise reagiert der Patient, der an einem Insulinom erkrankt ist, empfindlich auf Barbiturate und Morphinderivate. Aus diesem Grund sollte die Prämedikation auf Atropin oder andere Sekretionshemmer ohne zusätzliche Gabe von Morphinderivaten beschränkt bleiben. Kortikosteroide können wegen ihres glukoneogenetischen Effekts von Nutzen sein. Hypoglykämie ist ein starker Stimulus für eine Adrenalinfreisetzung, wobei diese dann eine Tachykardie, Blutdruckanstieg und alle anderen Symptome bewirken kann, die beim Phäochromozytom besprochen werden. Adrenalin bewirkt eine Glykogenolyse, und dies ist auch einer der Rückkoppelungsmechanismen, mit denen der Körper versucht, den Blutzuckerspiegel anzuheben, um damit die andauernde Hypoglykämie, die beim Hyperinsulinismus besteht, zu durchbrechen.

Präoperativ kann bei einem Patienten aufgrund der Bewußtseinslage auf einen entsprechenden Blutzuckerspiegel rückgeschlossen werden. Eine wesentlich schwierigere Situation besteht, wenn während einer Narkose ein Insulinschock zu beurteilen ist, wobei ja dann die Bewußtseinslage als Gradmesser wegfällt.

Ein Insulinschock während der Narkose wird durch seinen adrenalinstimulierenden Effekt erkannt.

Der Patient wird schweißig, blaß, feucht-kalt und reagiert außerdem mit Veränderungen im EKG. Eine Hypoglykämie kann durch sorgfältige Überwachung des Blutzuckers, z. B. durch den Glukoseoxidasetest, während des Verlaufs einer Narkose belegt werden. Außerdem kann durch eine kontinuierliche hochprozentige Glukoseinfusion ein Mindestmaß an Zuckerzufuhr aufrechterhalten werden. Wenn jedoch am Insulinom manipuliert wird, kann durch die Insulinausschüttung sogar dieser Blutzuckerüberschuß abnehmen.

Einige Autoren befürworten den Einsatz von speziellen Systemen (z. B. Biostator) zur kontinuierlichen BZ-Überwachung und bedarfsadaptierter Glukosezufuhr.

Dies mag übertrieben sein, und nicht alle Operationssäle sind damit ausgestattet. Einige dieser Servo-Einrichtungen infundieren auch Insulin, um einem Blutzuckerüberschuß entgegenzuwirken. Das Vertrauen auf ein solches System kann bedeuten, daß sich der Arzt bei der Behandlung eines Patienten allzusehr auf eine Maschine verläßt. Es ist noch immer Aufgabe des Anästhesisten, die Versorgung des ZNS mit dem einzigen Energiesubstrat, das es auch verwerten kann, nämlich Glukose, sicherzustellen.

Was die Anästhetika betrifft, haben sowohl Äther, als auch Cyclopropan hyperglykämische Effekte. Aus diesem Grund könnten beide Medikamente günstig sein. Jedoch verursacht eine Hypoglykämie die Ausschüttung von Katecholaminen, und die Verwendung von Cyclopropan kann zur Sensibilisierung des Myokards gegenüber Katecholaminen führen.

Wird das Adenom, welches für den Hyperinsulinismus verantwortlich ist, entfernt, kann der Blutzucker rasch ansteigen. Trotzdem ist ein vollkommenes Vertrauen auf die Blutzuckerüberwachung im Operationssaal nicht ratsam, da Fehler in diesem System vorkommen. Das Auftreten eines plötzlichen Blutzuckeranstiegs ist nur ein Faktor, der die Überzeugung des Chirurgen stützt, daß pathologisches β-Zellgewebe erfolgreich entfernt wurde.

Hyperglykämie kann ein Problem im Aufwachraum darstellen und nach Beendigung der erfolgreichen Operation die vorübergehende Verwendung von Insulin notwendig machen. Sowohl für den Anästhesisten als auch den Chirurgen ist es letztlich das Ziel, gestützt auf die Funktion der normalen β-Zellen des Pankreas, einen normalen Zuckerstoffwechsel wiederherzustellen. Dies kann oft durch ein behutsames und vorsichtiges Vorgehen erreicht werden, um präoperativ den Blutzuckerspiegel aufrechtzuerhalten und um postoperativ eine Wiederherstellung der Funktion des endokrinen Pankreas sicherzustellen.

11.1.3.6 Ileus

Operative Eingriffe bei Ileus werden in der Regel bei Patienten in schlechtem AZ erforderlich. Die Patienten sind meistens wegen der ausgeprägten Volumenverluste in den Darm hypovolämisch. Neben erheblichen Störungen des Elektrolyt-, Säure-Basen- und Wasserhaushalts können bereits mehr oder weniger deutlich ausgeprägte Störungen des hämodynamischen und pulmonalen Systems bestehen. Darüber hinaus wird der Anästhesist mit dem Problem des vollen Magens und häufig auch des Miserere konfrontiert.

Anästhesieverfahren. Allgemeinanästhesie mit endotrachealer Intubation, Inhalationsnarkose besser als Analgetikasupplementierung. Lachgas sollte mit Zurückhaltung verwendet werden.

Besonderheiten. Magenentleerung über Magensonde vor der Narkoseeinleitung. Vermeidung einer Aspiration durch Krikoiddruck und „Sturzeinleitung" (s. 5.2.4.2). Mehrere zuverlässige Infusionswege, ausreichende Volumensubstitution, wiederholte Kontrolle des SBH sowie der Elektrolyte Na^+ und K^+.

11.2 Chirurgie endokriner Organe

Jeder operative Eingriff an einem endokrinen Organ bewirkt eine verstärkte Ausschüttung von Hormonen (Katecholamine, Kortisole, Hypophysenvorderlappenhormone). Außerdem kann es zu einer mehr oder minder ausgeprägten Glukoseintoleranz kommen. Bei direkten Manipulationen an endokrinen Organen sind diese Hormonaktivitäten besonders ausgeprägt. Operative Eingriffe an endokrinen Organen erfordern deshalb die gesteigerte Aufmerksamkeit des Anästhesisten, um die durch Hormoneinfluß verursachten hämodynamischen und respiratorischen Dysregulationen entsprechend auszugleichen [401].

11.2.1 Operationsvorbereitung

Der Erfolg operativer Eingriffe an endokrinen Organen wird ganz entscheidend von einer sorgfältigen Vorbereitung auf die Operation beeinflußt. Nach Möglichkeit sollten die erforderlichen Vorbereitungsmaßnahmen in enger Zusammenarbeit mit einem Endokrinologen erfolgen. Das präoperative Untersuchungsprogramm muß in der Regel erweitert werden, z. B. durch die Röntgendarstellung der Trachea und die Bestimmung der Schilddrüsenhormone Trijodthyronin (T_3) und Thyroxin (T_4) bei Schilddrüsenerkrankungen, der Parathormon- und Kalziumkonzentration bei Nebenschilddrüsenerkrankungen, der Lungenfunktions- und Blutgasanalyse bei Thymushyperplasien, sowie der Plasmakortisol- und Aldosteronkonzentration bei Nebennierenrindenerkrankungen und der Plasmakatecholaminkonzentrationen beim Phäochromozytom. Darüber hinaus sind spezielle und mitunter langfristige medikamentöse Vorbehandlungsmaßnahmen, insbesondere bei der Hyperthyreose und dem Phäochromozytom, aber auch - wenngleich kurzfristiger - bei den verschiedenen Nebennierenrindenerkrankungen erforderlich (s. 10.6.3.1). Bei der Prämedikation ist zu beachten, daß eine gute vegetative Abschirmung zugleich als prophylaktische Maßnahme gegen streßbedingte Hormonaktivitäten wirksam ist. Patienten mit Hyperthyreose und Phäochromozytom sollten auch dann kein Atropin erhalten, wenn sie gut vorbehandelt sind. Als Alternative bietet sich Scopolamin (0,005 mg/kg KG) an.

11.2.2 Anästhesieverfahren

Die Allgemeinanästhesie mit endotrachealer Intubation ist bei operativen Eingriffen an endokrinen Organen das Verfahren der Wahl. Die besondere Problematik dieser Eingriffe besteht für den Anästhesisten in der vorwiegend hormonell induzierten Kreislaufdysregulation. Deshalb ist insbesondere bei Operationen an der Nebenniere ein erweitertes Monitoring und die Bereitstellung entsprechender Therapeutika (z. B. Hydrokortison, Nitroprussidnatrium, Phentolamin, Dibenzyran, Propranolol, Suprarenin, CaCl, Lidocain) angezeigt. Zur Narkoseeinleitung sind die üblichen intravenösen Narkotika geeignet. Für die Aufrechterhaltung der Narkose können Inhalationsnarkotika oder intravenöse Narkotika bzw. die Kombination beider Substanzen eingesetzt werden. Für Strumaresektionen und Thymektomien erscheinen Inhalationsnarkotika bevorzugt geeignet; bei Eingriffen an der Nebenniere erscheint die Neuroleptanästhesie das brauchbarere Verfahren zu sein. Für die Verwendung von MR ist lediglich bei der Thymektomie ein differenziertes Verhalten erforderlich. Nach Strumaresektionen und Thymektomien sollte die Extubation erst erfolgen, wenn sichergestellt ist, daß keine operationsbedingten Einschränkungen der Atmung erwartet werden müssen (z. B. Pneumothorax, Trachealkompression, Trachealkollaps). Die Indikation zur postoperativen Respiratortherapie ist bei allen Eingriffen an endokrinen Organen großzügig zu stellen.

11.2.3 Operationsspezifische Besonderheiten

Im Rahmen der endokrinen Chirurgie werden v.a. operative Eingriffe an Schilddrüse, Nebenschilddrüse, Thymus und Nebenniere erforderlich.

11.2.3.1 Schilddrüsen- und Nebenschilddrüsenoperationen

Das häufigste Operationsverfahren bei Schilddrüsenerkrankungen (s. 10.6.1) ist die subtotale Strumaresektion; weniger häufig werden Enukleationen sowie Hemi- und Totalhyreoidektomien bzw. Eingriffe an den Nebenschilddrüsen durchgeführt. Unabhängig vom geplanten Eingriff ist das anästhesiologische Vorgehen weitgehend standardisiert.

Anästhesieverfahren. Allgemeinanästhesie mit endotrachealer Intubation, Inhalationsnarkose.

Besonderheiten. Bei Patienten mit Schilddrüsenerkrankungen ist eine gute Prämedikation mit ausreichender Sedierung erforderlich. Das Einlegen einer Magensonde erleichtert dem Operateur die topographische Orientierung (insbesondere bei Nebenschilddrüsenoperationen). Bei ausgeprägter Trachealkompression ist die Intubation in Lokalanästhesie am wachen Patienten zu erwägen [152]. Eine ausreichende Zahl unterschiedlich dimensionierter Endotrachealkatheter ist bereitzuhalten. Auch intraoperativ kann es durch Manipulationen des Operateurs zu Verziehungen oder Kompressionen der Trachea kommen. Derartige Komplikationen lassen sich durch Verwendung eines Spiraltubus (Woodbridge) reduzieren. Der Tubus sollte stets durch einen Spezialverband sorgfältig an das Kreissystem fixiert sein (z.B. mit Heftpflasterstreifen), da er nach der Abdeckung des Operationsgebiets vom Anästhesisten nicht mehr optisch kontrolliert werden kann. Aus ähnlichen Gründen bedürfen die Augen des Patienten eines sorgfältigen Schutzes (z.B. Salbenverband), insbesondere wenn ein Exophthalmus besteht. Bei hochgelagertem Kopf besteht außerdem die Gefahr der Luftembolie, so daß negative Beatmungsphasen vermieden werden müssen. Bei Eröffnung größerer Venen ist eine Beatmung mit PEEP angezeigt.

Zur Narkoseeinleitung ist bei Schilddrüsenerkrankungen Thiopental besonders geeignet, da es ähnlich wie Thiouracil die Thyroxinproduktion hemmt. Postoperativ sind Behinderungen der Atmung durch Nachblutung, doppelseitige Rekurrensparese und Trachealkollaps möglich. Atemwege und Stimmbandfunktion müssen deshalb bei Patienten nach Strumaoperationen sorgfältig überprüft werden (Inspektion, Phonation). In unmittelbarer Nähe des Krankenbetts ist ein Intubationsbesteck bereitzuhalten. Nach Entfernung großer Tumoren kann es zur Pleuraverletzung kommen, so daß eine postoperative Röntgenkontrolle erforderlich ist. Nach dem Entfernen der Nebenschilddrüse ist auch mit dem Auftreten einer Tetanie zu rechnen.

Bei medullären Karzinomen der Schilddrüse kann es infolge erhöhter Plasmaspiegel von Kalzitonin, Prostaglandin und 5-Hydroxytryptamin zur Hypokalzämie, zu abdominellen Symptomen und zum Flush kommen. Solitäre kalte Knoten finden sich oft bei Patienten < 20 Jahren, v.a. wenn zuvor eine Bestrahlung des Halses durchgeführt wurde.

Hyperthyreosen sind präoperativ grundsätzlich entsprechend vorzubehandeln (s. 10.6.1), um die Entwicklung einer thyreotoxischen Krise auszuschließen. Da diese Patienten dennoch erhebliche hämodynamische Irregularitäten aufweisen können, ist ein erweitertes Monitoring (direkte arterielle Druckmessung, ZVD, evtl. PAP, Temperaturmessung) durchzuführen. Alle Medikamente zur Behandlung einer thyreotoxischen Krise (z.B. Thiamazol, Proloniumjodid, Reserpin, β-Blocker, Hydrokortison, Digitalis, Promethazin, Hydergin, Pethidin) sind bereitzuhalten (s. 10.6.1.3).

11.2.3.2 Thymektomie

Thymushyperplasie und Thymom sind die häufigsten Indikationen für eine Thymektomie. Vor allem bei Patienten mit Myasthenia gravis (s. 9.7.2.1) wird nach in der Regel langdauernder Neostigmin- und Pyridostigmin-, sowie Kortisol- und

Azathioprinmedikation schließlich die Thymektomie erforderlich. Der Eingriff erfordert eine mediane Sternotomie; deshalb sollte die präoperative Diagnostik um die Bestimmung der VK und eine Blutgasanalyse erweitert werden. Die spezifische Medikation mit ChEI sollte präoperativ reduziert und postoperativ in einschleichender Dosierung neu eingestellt werden. Bei der Prämedikation sind alle Medikamente mit ausgeprägtem atemdepressiven Effekt zu vermeiden.

Anästhesieverfahren. Die Allgemeinanästhesie mit endotrachealer Intubation und Inhalationsnarkotika ist zu empfehlen. MR sind zurückhaltend zu verwenden. Zur Erleichterung der endotrachealen Intubation ist auch eine Lokalanästhesie des Kehlkopfes (Lidocain 4%) zu erwägen.

Besonderheiten. Postoperativ ist der Patient auf eine Intensivtherapiestation zu verlegen. Ein Pneumothorax infolge Pleuraverletzung ist auszuschließen. Pneumonieprophylaxe durch Atemgymnastik und Inhalationstherapie sollte frühzeitig begonnen werden.

11.2.3.3 Nebennierenexstirpation

Die Entfernung der Nebenniere wird in der Regel bei M. Conn, M. Cushing, beim Aldosteronismus oder dem Phäochromozytom erforderlich (s. 10.6.3). Nach einer Exstirpation ist die medikamentöse Substitution der Nebennierenrindenhormone lebenswichtig, während die Funktion des Nebennierenmarks vom extrarenalen chromaffinen Gewebe (z. B. Paravertebralbereich, Plexus coeliacus) voll übernommen wird. Entscheidend für den Operationserfolg ist die sorgfältige Vorbereitung auf den operativen Eingriff, wobei die Normalisierung des Elektrolyt- und Wasserhaushalts, die Stabilisierung der hämodynamischen Funktion (z. B. durch α- und β-Rezeptorenblocker) und die Hormonsubstitution (z. B. mit Hydrokortison, Fluorokortison, Aldactone) im Vordergrund stehen (s. 10.6.3). Die Prämedikation sollte eine gute vegetative Abschirmung garantieren, beim Phäochromozytom erfolgt sie bei bestehender Tachykardie ohne Atropin.

Anästhesieverfahren. Allgemeinanästhesie mit endotrachealer Intubation unter Bevorzugung der Methoden der Analgetikasupplementierung (z. B. Neuroleptanästhesie). Erweitertes Monitoring (ZVD; bei Phäochromozytom evtl. auch direkte arterielle Druckmessung und PAP).

Besonderheiten. Die endotracheale Intubation kann aus anatomischen Gründen (z. B. Büffelnacken bei M. Cushing) erschwert sein, so daß ein Fiberbronchoskop bereitgehalten werden sollte. Beim Phäochromozytom ist daran zu denken, daß die durch dMR ausgelösten Faszikulationen im Bereich des M. psoas major eine druckpassive Entleerung der paraaortalen Adrenalinspeicher verursachen können. Intraoperative Komplikationen treten v. a. als Hypertensionen, Hypotensionen und Arrhythmien in Erscheinung. Deshalb sollten Phentolamin und NNP sowie Volumenersatzlösungen, Katecholamine und Lidocain bereitgehalten werden. Nach Adrenalektomie ist eine Hydrokortisonsubstitution einzuleiten [127].

11.2.3.4 Insulinom (s. 11.1.3.5)

11.3 Gefäßchirurgie

Operative Eingriffe an den verschiedenen Abschnitten des Gefäßsystems werden v.a. bei Patienten jenseits des 5. Lebensjahrzehnts erforderlich. Die Patienten sind in der Regel mit einer Reihe von Nebenerkrankungen belastet. Der Operationserfolg wird deshalb ganz entscheidend auch von einer sorgfältigen Vorbereitung auf den operativen Eingriff abhängen. In der überwiegenden Zahl der Fälle werden rekonstruktive Eingriffe an den peripheren Gefäßen (insbes. A. femoralis, A. carotis) erforderlich; weniger häufig sind die operativen Korrekturen von Aortenaneurysmen. Auch an den Venen können rekonstruktive Maßnahmen notwendig werden. Während der Operation muß u. U. mit dem Auftreten einer schweren Blutung gerechnet werden, die ihrerseits Ursache erheblicher kardiovaskulärer und anderer Folgereaktionen sein kann. Bei den Eingriffen an den extrakraniellen Hirngefäßen besteht das Risiko der Hirnischämie, bei der Resektion von Aortenaneurysmen die Gefahr einer ischämischen Rückenmarksschädigung. Die Anästhesie bei gefäßchirurgischen Eingriffen erfordert deshalb eine besondere Kontrolle der hämodynamischen Situation, um Folgeschäden beim Patienten auszuschließen.

11.3.1 Operationsvorbereitung

Die Mehrzahl der Patienten, die sich operativen Eingriffen am Gefäßsystem unterziehen müssen, befindet sich im höheren Lebensalter und leidet an Hypertonie, koronarer Herzkrankheit, Störungen der Leberfunktion, Diabetes mellitus und chronischer Nierenerkrankung. Insbesondere das Herz stellt bei verändertem Koronargefäßsystem ein Zielorgan für Komplikationen dar. Herz-Kreislauf-Versagen - v. a. durch Myokardinfarkt - ist die häufigste Todesursache nach Operationen am peripheren Gefäßsystem. Der kardiale Status muß deshalb sorgfältig bestimmt werden. Dies erfordert die Suche nach Zeichen einer koronaren Herzerkrankung, nach Stauungszeichen und Arrhythmien.

Die präoperative Durchführung eines Belastungs-EKG ist zu empfehlen, da Patienten mit Ischämiereaktionen im Belastungs-EKG eine deutliche Häufung postoperativer Myokardinfarkte zeigen. In Einzelfällen ist eine Koronarangiographie angezeigt, um u. U. eine myokardiale Revaskularisierung vor der peripheren Gefäßoperation vorzunehmen.

Infolge ausgeprägter Arteriosklerose ist die Autoregulation des Gefäßsystems auf ein höheres Druckniveau eingestellt, so daß die Durchblutung weitgehend druckpassiv erfolgt. Bei vielen dieser Patienten bestehen außerdem infolge eines verminderten Plasmavolumens und chronischer Diuretikamedikation eine relative Hypovolämie sowie eine Hypokaliämie. Bei geplanten operativen Eingriffen muß deshalb eine Normalisierung des Blutvolumens sowie des Elektrolyt- und Wasserhaushalts und eine sorgfältige Vorbehandlung der Nebenerkrankungen erfolgen. Dabei ist auch zu berücksichtigen, daß die bei der Angiographie verwendeten Kontrastmittel bei exsikkotischen Patienten zu Störungen des Wasser- und Elektrolythaushalts und zum akuten Nierenversagen führen können.

Nur der Noteingriff (z. B. die schwere Blutung oder Perforationsgefahr) läßt eine Kürzung der präoperativen Diagnose- und Therapieverfahren vertretbar erscheinen. Ausreichende Mengen vorgekreuzten Blutes, Blutfilter und Blutwärmegeräte sollten bereitgestellt werden. Ist die Eröffnung des Abdomens erforderlich, sollte der Patient mit einer Magensonde versehen werden.

Die Prämedikation erfolgt nach den allgemein gültigen Regeln. Da viele dieser Patienten älter sind und unterschiedliche Grade einer Beeinträchtigung des kardiovaskulären Systems zeigen, sind Medikamente, die diese Systeme beeinflussen, in reduzierter Dosis anzuwenden.

Der Grad des Monitoring hängt von der Art der Operation und dem Zustand des Patienten ab. Alle Patienten sollten einen großlumigen peripheren Venenzugang, EKG, Temperatursonde, Blutdruckmessung und Harnkatheter erhalten. Bei Operationen an größeren Gefäßen ist ein intraarterieller Katheter zur Blutdruckmessung und Kontrolle der Blutgase erforderlich. Zentralvenöse Katheter empfehlen sich grundsätzlich bei zu erwartenden Volumenverschiebungen sowie bei Patienten, die kardiotonische, vasodilatorische oder antiarrhythmische Medikamente benötigen. Ein Pulmonalarterienkatheter sollte bei Patienten mit kurz zurückliegendem Myokardinfarkt, Herzinsuffizienz, instabiler Angina pectoris und schlechter linksventrikulärer Funktion eingeführt werden.

11.3.2 Anästhesieverfahren

Für operative Eingriffe am Gefäßsystem sind sowohl regionale, als auch allgemeine Anästhesieverfahren geeignet. Die Regionalanästhesie bietet den Vorteil der intraoperativen Kontrolle der neurologischen Funktion (z. B. Karotischirurgie) oder der verbesserten Gewebedurchblutung infolge Blockade des sympathischen Nervensystems (z. B. Femoralisoperationen) [397, 451]. Nachteile der Regionalanästhesie bestehen in einer gesteigerten vegetativen Erregung mit konsekutiver Hypertension, sowie bei hohen rückenmarksnahen Regionalanästhesien (z. B. Th_4), im Auftreten einer möglichen Ateminsuffizienz. In der Regel sind bei Eröffnung von Bauchhöhle oder Thorax die Allgemeinanästhesieverfahren besser geeignet als regionale Techniken. Lediglich bei Operationen im Bereich der Extremitäten und des unteren Abdomens (z. B. Inguinalbereich) besitzen die rückenmarksnahen Regionalanästhesien, einschließlich der Kathetertechniken, gegenüber den Allgemeinanästhesien Vorteile. Allerdings gelten auch hier die Kontraindikationen bei Schock, Infektion im Bereich der Punktionsstelle, Sepsis und Störungen der Blutgerinnung.

Zur Narkoseeinleitung eignen sich die üblichen intravenösen Narkotika. Für die Aufrechterhaltung der Narkose können Inhalationsnarkotika oder intravenöse Narkotika eingesetzt werden. Dabei erscheinen intravenöse Narkotika bei Operationen mit einem zu erwartenden Wärmeverlust besser geeignet als Inhalationsnarkotika. Ein möglicher Analgetikaüberhang sollte stets durch Naloxon (0,0015 mg/kg KG) beseitigt werden. Bei ausgeprägten Volumenverlusten und -substitutionen ist die wiederholte Kontrolle der arteriellen Blutgase, des SBH, der Hämoglobin- und Hämatokritkonzentrationen, der Elektrolyte, sowie des Harnzeitvolumens erforderlich.

11.3.3 Operationsspezifische Besonderheiten

Gefäßchirurgische Eingriffe werden v. a. bei Aneurysmen (Aorta), arteriellen Verschlußkrankheiten (A. iliaca, A. femoralis, A. carotis), arteriellen Gefäßverletzungen und Varizen erforderlich. In der Regel wird auch die Sympathektomie als durchblutungsfördernde Maßnahme den gefäßchirurgischen Eingriffen zugeordnet.

11.3.3.1 Aneurysmaresektion

Aneurysmen treten bevorzugt an der Aorta auf; ihre häufigsten Ursachen sind Hypertonie und stumpfe Thoraxtraumen. In der Regel entwickelt sich das Aneurysma durch einen Einriß der Intima und Media der Gefäßwand, wodurch es zum Bluteinstrom in die Wandschichten des Gefäßes mit einer Ausbreitung in Richtung des Blutflusses kommt (Aneurysma dissecans). Das falsche Lumen befindet sich zumeist in der äußeren Hälfte der Media und ist daher nur von einer sehr dünnen Wand umgeben. Unbehandelt besitzen Aortenaneurysmen eine hohe Komplikationsrate mit einer Mortalität um 90%. Grundsätzlich müssen thorakale von abdominalen Aortenaneurysmen unterschieden werden.

Thorakale Aortenaneurysmen. 70% aller thorakalen Aortenaneurysmen befinden sich im aufsteigenden Aortenabschnitt und im Aortenbogen. Durch die enge Nachbarschaft zu Trachea, Ösophagus und laryngealen Nerven imponieren sie mit Stridor, Dysphagie und Heiserkeit. Die operative Korrektur dieser Aneurysmen erfordert eine mediale Sternotomie und den Einsatz der HLM (s. 11.5). Da die Dissektion der Aorta oft die A. innominata mitbetrifft, sollte stets die linke A. radialis zur Druckmessung verwendet werden. Des weiteren sind die Messung des PAP, der arteriellen Blutgase, die Registrierung von EKG und EEG, sowie die Bestimmung des Harnvolumens wesentliche Bestandteile des Monitorings. Die Anästhesie erfolgt nach den Prinzipien kardiochirurgischer Eingriffe (s. 11.5). Nach dem Bypass sollte der Blutdruck im unteren Normalbereich gehalten werden, um jede Belastung der Gefäßnähte zu vermeiden und den myokardialen Sauerstoffbedarf zu senken.

Die Aneurysmen der absteigenden thorakalen Aorta verlaufen meist asymptomatisch, sie zeigen auch eine geringere Tendenz zur Ruptur. Nach traumatischen Ereignissen sind sie häufig mit Myokardkontusionen kombiniert, wobei v. a. der rechte Ventrikel betroffen ist. Herzinsuffizienz und Arrhythmie sind häufige Begleitsymptome dieses Krankheitsbildes. Die Therapie kann konservativ mit Vasodilatanzien oder operativ durch Resektion des betroffenen Segments erfolgen. Der Einsatz einer HLM ist nicht unbedingt erforderlich; die Perfusion der Gefäße distal der Aortenklemme kann auch durch einen vorübergehenden Shunt erfolgen. Bei Verwendung der HLM wird entweder eine retrograde Perfusion (Femoralvene-HLM-Femoralarterie) oder ein partieller Linksherz-Bypass (linker Vorhof-HLM-Femoralarterie) durchgeführt. Der chirurgische Zugang erfolgt über eine linksseitige Thorakotomie, die u. U. bis unter das Zwerchfell ausgedehnt wird. Zur Erleichterung der chirurgischen Präparation ist die endobronchiale Intubation mit einem Doppellumentubus zu empfehlen. Allerdings kann ein großes Aneurysma den Tracheobronchialtrakt so stark einengen, daß die endotracheale Intubation schwierig oder sogar unmöglich ist. Der arterielle Druck sollte bei diesen Aneurysmen in der rechten A. radialis (oberhalb des Aneurysmas) und in der A. femoralis (unterhalb des Aneurysmas) gemessen werden, weil damit die Durchblutung von Hirn, Niere und Rückenmark am besten beurteilt werden kann. Oberhalb der Abklemmung sollte der Druck > 100 mm Hg, unterhalb > 50 mm Hg betragen. Da die Sauerstoffversorgung der Gebiete distal der Aortenabklemmung weitgehend von dem bestehenden Kollateralkreislauf und der Dauer der Abklemmzeit abhängt, sind ischämische Schäden an Rückenmark, Mesenterium oder Nieren nur bei Abklemmzeiten von < 20 min zu vermeiden. Es hat sich bewährt, während der Abklemmzeiten hypertone Blutdruckwerte von etwa 160 mm Hg anzustreben.

Abdominale Aortenaneurysmen. Aneurysmen im abdominalen Anteil der Aorta finden sich häufig nach arteriosklerotischen Prozessen bei Männern von > 60 Jahren. Bei den Patienten handelt es sich in der Regel um Kranke mit meist mehreren Nebenerkrankungen. Die Wahrscheinlichkeit einer Aneurysmaruptur steigt mit der Größe des Durchmessers des Aneurysmas. So rupturieren Aneurysmen von < 5 cm Durchmesser in etwa 5%, während dies bei Aneurysmen von > 7 cm in 70% eintritt. Die Resektion des Aneurysmas ist indiziert, wenn der Durchmesser des Aneurysmas > 5 cm beträgt. Schwerwiegende Probleme im perioperativen Verlauf sind nur zu erwarten, wenn das Aneurysma die Abgänge der Nierenarterien erfaßt hat. Sorgfältiges Monitoring mit invasiven Techniken (einschließlich ZVD, PAP) ist anzuraten, besonders wenn die Patienten an KHK leiden. In diesen Fällen sind extreme Blutdrucksteigerungen (z. B. nach „Clamping") durch Pharmakotherapie (NNP) zu vermeiden. Muß die Aorta oberhalb des Abgangs der Nierenarterien abgeklemmt werden, so sollte dies < 30 min erfolgen. Zur Nierenprophylaxe hat sich die Infusion von Mannitol vor der Abklemmung bewährt.

Bei jedem operativen Eingriff an der Aorta kommt es nach Öffnen der Aortenklemme zu einem plötzlichen Abfall des Gefäßwiderstands und zum Abstrom des Blutes in die arteriellen Gefäßgebiete. Dadurch erfolgt eine Hypotension, die der Organismus durch eine frequenzbedingte Steigerung des HZV zu kompensieren versucht. Bei sorgfältiger Kontrolle des PCWP kann durch Volumensubstitution oder Pharmaka dieser Phase entsprechend begegnet werden. Eine wesentliche Voraussetzung zur Beherrschung dieser Situation ist die langsame, schrittweise Eröffnung der Aortenklemme durch den Chirurgen, bei guter Kooperation mit dem Anästhesisten.

Rupturiertes Aortenaneurysma. Beim rupturierten Aortenaneurysma orientiert sich das anästhesiologische Vorgehen an der Lokalisation der Ruptur und an der Ausprägung des Schockzustands (s. 10.11.3 u. Kap. 13). Wenn nur die Abklemmung der Aorta lebensrettend ist, darf keine Zeit mit Vorbereitungsmaßnahmen verloren werden. Da retroperitoneale Hämatome nicht nur in den Darm perforieren können, sondern auch eine peritoneale Reizung verursachen, ist frühzeitig mit der Gefahr des Erbrechens und der konsekutiven Aspiration zu rechnen. Bereits während der Narkoseeinleitung sollte zur Prophylaxe eines postoperativen Nierenversagens die Infusion von Mannitol und/oder Furosemid im intravenösen Dauertropf erfolgen. In jedem Fall ist ein erweitertes Monitoring (ZVD, direkte arterielle Blutdruckmessung, evtl. PAP, Temperaturmessung, Blutgasanalyse) durchzuführen.

11.3.3.2 Arterienrekonstruktionen

Unter den operativen Eingriffen, die eine Wiederherstellung der arteriellen Strombahn ermöglichen, sind Ausschälplastiken, Bypassoperationen, Embolektomien und Gefäßnähte am häufigsten vertreten. Diese Eingriffe sind v. a. bei zerebrovaskulären Erkrankungen und bei arteriellen Verschlußkrankheiten der Extremitäten erforderlich. Patienten mit derartigen Erkrankungen leiden zumeist außerdem an KHK, Hypertonie, Diabetes mellitus und pulmonalen Erkrankungen. Nur durch Vorbehandlung dieser Nebenerkrankungen und sorgfältige Beachtung einiger operationsspezifischer Besonderheiten wird es möglich sein, das Operationsergebnis nicht zu gefährden.

Zerebrovaskuläre Erkrankungen. Unter diesen Erkrankungen finden sich im operativen Krankengut v. a. Durchblutungsbehinderungen in der A. carotis und der A. vertebrobasilaris, sowie das sog. „Subclavian-steal-Syndrom". Die normale Hirndurchblutung beträgt 50 ml/min; jedoch ist die Durchblutung der grauen Substanz ca. 4 mal höher als in der weißen Substanz, so daß die Durchblutung im einzelnen 80 ml bzw. 20 ml pro 100 Gramm pro Minute beträgt.

A.-carotis-Einengung. Der häufigste Sitz von atheromatösen Gefäßveränderungen findet sich im Bereich der Bifurkation der A. carotis communis. Dies führt zur zerebrovaskulären Insuffizienz, deren klinische Manifestationen die transitorische ischämische Attacke (TIA), der prolongierte ischämische Insult (PRIND) oder der Hirninfarkt sein können.

TIA führt zu vorübergehendem ipsilateralen einseitigen Sehverlust (Amaurosis fugax), kontralateralen Paresen und Gefühlsstörungen. Bei der Auskultation der A. carotis ist ein Geräusch wahrnehmbar, das allerdings bei starker Stenose fehlen kann. Sind auch die sympathischen Nervenfasern im Bereich der A. carotis communis in den Krankheitsprozeß einbezogen, kann ein Horner-Syndrom auftreten.

PRIND zeigt erst im Verlaufe von 2–3 Tagen eine Rückbildung der neurologischen Ausfälle; meist kommt es jedoch zu morphologischen Veränderungen des Gehirns. Der Hirninfarkt geht immer mit irreversiblen neurologischen Ausfällen einher.

A.-vertebrobasilaris-Einengung. Bei dieser Erkrankung weisen die Symptome auf die hinteren Hirnabschnitte hin, z. B. durch bilaterale Sehstörungen (Doppelbilder), Schwindelgefühl, Koordinationsstörungen, Übelkeit, Erbrechen, Sprachstörungen, Schluckbeschwerden, Schwäche und Parästhesie aller vier Extremitäten. Typisch für dieses Krankheitsbild ist der plötzliche Verlust der Haltungskraft in den Beinen bei erhaltenem Bewußtsein. Allerdings können diese Symptome auch durch eine Erkrankung der HWS bedingt sein.

Subclavian-steal-Syndrom. Dieses Krankheitsbild zeigt sich im „Hinken" eines benutzten Armes, begleitet von vertebrobasilarer Insuffizienz. Meist findet sich eine arbeitsbedingte Einschränkung der Armfunktion. Eine Seitendifferenz des arteriellen Blutdrucks von > 20 mm Hg weist auf eine Stenose der linken A. subclavia hin.

Alle chirurgischen Behandlungsverfahren bei zerebrovaskulären Erkrankungen dienen gegenwärtig der Prävention neurologischer Ausfälle. Sie haben zum Ziel, die Sauerstoffversorgung des ischämischen Hirngewebes zu verbessern. Am häufigsten werden hierzu Endarteriektomien der A. carotis durchgeführt, seltener extrakraniell-intrakranielle Bypassoperationen. Vor der operativen Korrektur gefäßverengender Prozesse bei zerebrovaskulärer Insuffizienz sollten schwerwiegende Nebenerkrankungen entsprechend behandelt sein. So ist z. B. zu überdenken, ob nicht die vorherige Durchführung eines koronaren Bypasses bei Patienten mit ausgeprägter KHK das Operationsergebnis entscheidend verbessern kann. Für den Anästhesisten ergeben sich bei diesen Eingriffen die wesentlichsten Probleme aus der Aufrechterhaltung einer ausreichenden Hirndurchblutung. Die kritischste Phase ist die chirurgische Abklemmung der gemeinsamen inneren und äußeren A. carotis. Die meisten Patienten tolerieren dies durch Kollateralen des Circulus Willisii. Bei einigen Patienten kann es jedoch zu einer ungenügenden Perfusion kommen.

Kollateralkreislauf. Während der Abklemmphase der A. carotis vor Anlegen des temporären Shunts kann der Blutstrom zur A. cerebri media über den Circulus Willisii (Abb. 11.1) erfolgen. Dies geschieht über eine oder beide Vertebralarterien oder über die A. carotis interna der Gegenseite. Allerdings liegt bei rd. 50% aller Patienten keine A. communicans posterior vor, so daß die Kompensationsvorgänge bei verminderter Karotisdurchblutung erheblich eingeschränkt werden.

Anästhesie. Als Anästhesieverfahren sind sowohl Regional- als auch Allgemeinanästhesien geeignet. Unter den Regionalanästhesien kann ein zervikaler Plexusblock eingesetzt werden, der mit lokaler Infiltration kombiniert wird. Bei dieser Methode sind die kardiovaskulären Reaktionen jedoch häufig stärker ausgeprägt, als bei Durchführung einer Allgemeinanästhesie. Nicht nur aus diesem Grunde, sondern auch wegen der besseren Möglichkeiten der Hirnprotektion werden von vielen Anästhesisten die Methoden der Allgemeinanästhesie bevorzugt. Diese erfolgt als endotracheale Intubationsnarkose mit Inhalationsnarkotika oder Analgetikasupplementierung. Die Narkose wird in der Regel mit Barbituraten oder Benzodiazepinen eingeleitet. Dabei sind stärkere Blutdruckschwankungen zu vermeiden. Als Richtlinie gilt, daß sich der mittlere arterielle Druck nicht mehr als 30–40 mm Hg nach unten oder oben verändern sollte.

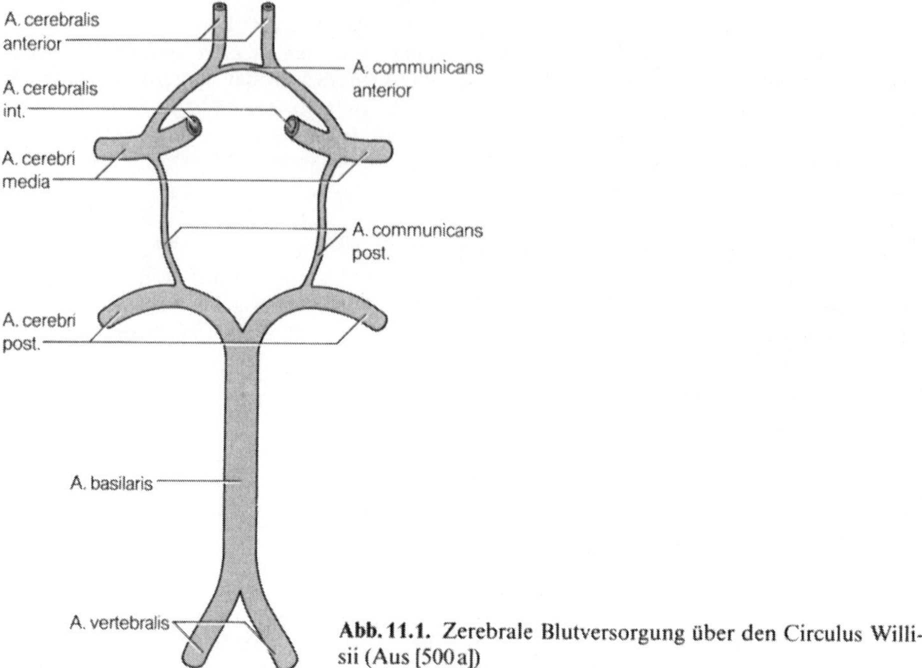

Abb. 11.1. Zerebrale Blutversorgung über den Circulus Willisii (Aus [500 a])

Monitoring. Das Monitoring bei diesen Eingriffen umfaßt die direkte arterielle Blutdruckmessung (A. radialis), die Ableitung eines EKG und die Messung des ZVD. Zur Überwachung der Hirnfunktion werden EEG, komprimierte Spektralanalyse, Zerebral-Funktions-Monitor und Okuloplethysmographie empfohlen, die jedoch sämtlich mit Vor- und Nachteilen belastet sind. Schon die Vielfalt der empfohlenen Methoden zeigt, daß das absolut zuverlässige Verfahren noch nicht gefunden ist.

EEG. Die Überwachung der Hirnfunktion durch das EEG ist theoretisch ein zuverlässiges Verfahren; denn die Schwere der EEG-Veränderungen korreliert mit der Abnahme der Hirndurchblutung. Die EEG-Überwachung ist jedoch sehr aufwendig und benötigt für eine einwandfreie Interpretation geschultes Personal, so daß sich diese Methode nicht durchsetzen konnte. Die kritische untere Grenze der Gehirndurchblutung ist bei EEG-Kontrollen etwa 20 ml/100 g/min.

Komprimierte Spektralanalyse. Die komprimierte Spektralanalyse liefert ein dreidimensionales Bild des EEG; der Verlauf einer einstündigen Ableitung kann auf einem Bild komprimiert werden. Das Verfahren eignet sich deshalb v. a. zur Erkennung von Trends. Der große Aufwand des Verfahrens schränkt jedoch seine Anwendung ein. Besser geeignet erscheint die density-modulierte Spektralanalyse.

Zerebral-Funktions-Monitor (CFM). Der CFM liefert ein komprimiertes EEG über einen Kanal. Auch dieses Verfahren ist nicht absolut zuverlässig zur Erkennung von Funktionsminderungen des EEG.

Okuloplethysmographie. Dieses Verfahren bestimmt die supraorbitale arterielle Durchblutung durch den intraluminaren Shunt. Eine Verzögerung des okularen Pulses zeigt den unzureichenden Fluß durch den Shunt.

Lagerung und operationsspezifische Besonderheiten. Die Endarteriektomie wird durch Drehung des Kopfes um 30-45° zur Gegenseite erleichtert. Nach Darstellung der Karotisbifurkation wird das Gefäß oberhalb und unterhalb der Einengung abgeklemmt, dann eröffnet und endarteriektomiert,

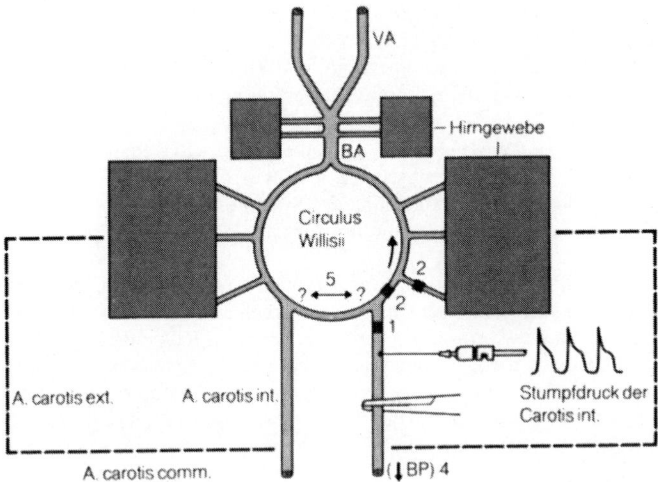

Abb. 11.2. Die Messung des Stumpfdrucks in der A. carotis interna erlaubt die relative Beurteilung der Qualität der Kollateraldurchblutung. Einige pathologische Zustände können zu Fehlbeurteilungen führen. 1 der Stumpfdruck ist niedriger als der arterielle Druck im Circulus Willisii, 2 Thrombosen oder Embolien stören den Stumpfdruck, 3 der Abfall des systemischen Blutdrucks kann den Stumpfdruck mindern, 4 die Durchblutung in der A. cerebri comm. ant. kann vermindert sein

sowie evtl. mit einem Patch erweitert. Die bei der Abklemmung möglichen Hypertensionen und Tachykardien können durch intravenöse Gabe von Atropin (0,015 mg/kg KG) oder durch lokale Applikation von Lidocain gemindert werden. Während der Abklemmphase der A. carotis wird die Qualität der Hirndurchblutung vom Zustand der Kollateraldurchblutung bestimmt. Voraussagen darüber sind jedoch nicht möglich. Die Messung des Stumpfdrucks (Druck in der A. carotis interna unmittelbar distal der Abklemmung) (Abb. 11.2) spiegelt die Kollateralzirkulation über den Circulus Willisii wider. Auch dieser Wert liefert jedoch keine zuverlässige Aussage. Die Wahrscheinlichkeit einer guten Kollateraldurchblutung über den Circulus Willisii ist jedoch hoch, wenn der Stumpfdruck > 50 mm Hg beträgt. Unter Umständen kann dieser Wert durch induzierte Hypertension (z. B. durch Katecholamingabe) angehoben werden.

Bei Operationen in Regionalanästhesie kann die neurologische Funktion mit einem geräuscherzeugenden Gummiball, den der Patient regelmäßig komprimiert, überprüft werden („turkey-leg").

Manche Chirurgen verwenden einen heparinimprägnierten Shunt, um eine ausreichende Hirndurchblutung aufrechtzuerhalten. Obwohl die Einführung eines Shunts theoretisch sinnvoll erscheint, erweist sich die Methode in der Praxis oft nicht durchführbar und auch nicht immer wirksam. Es sind deshalb eine Reihe weiterer Maßnahmen zur Hirnprotektion und zur Aufrechterhaltung einer ausreichenden Hirndurchblutung empfohlen worden, von denen die pharmakologische Hirnprotektion (z. B. durch Barbiturat), die p_aCO_2-Regulation und die induzierte Hypertension die weiteste Verbreitung gefunden haben.

Pharmakologische Hirnprotektion. Ebenso wie bei Hirnverletzungen kann auch bei der Karotischirurgie die hirnprotektive Wirkung der Barbiturate genutzt werden. Ähnliche Eigenschaften werden auch Althesin, Etomidate, γ-Hydroxybuttersäure und Midazolam zugeschrieben. Es wird deshalb empfohlen, vor der Karotisabklemmung eine Bolusinjektion von Thiopental (5 mg/kg KG) zu verabreichen. Die kreislaufdepressive Wirkung, v. a. bei Hypovolämie, muß jedoch beachtet werden.

p_aCO_2-Regulation. Eine Erhöhung der Kohlensäurespannung ist gefährlich, weil geschädigte Hirnbereiche ihre Empfindlichkeit auf CO_2 verloren haben. Damit erfolgt eine Durchblutungssteigerung nur in gesunden Hirnbezirken auf Kosten einer weiteren Durchblutungsminderung in den erkrankten Hirnbezirken („Steal-Phänomen"). Da die Verminderung der Kohlensäurespannung die Hirndurchblutung in den intakten Hirnbereichen reduziert, wäre eine Steigerung der Durchblutung in den geschädigten Hirnbezirken denkbar (inverses Steal-Phänomen = Robin-Hood-Phänomen);

die tatsächliche Reaktion des Gefäßsystems ist jedoch nicht vorhersehbar, so daß auch diese Methode keine zuverlässige Hirnprotektion bewirkt. Am zuverlässigsten ist deshalb eine Normoventilation, evtl. eine leichte Hyperventilation (p_aCO_2 30–35 mm Hg). Für jeden mm Hg Änderung des p_aCO_2 ändert sich die zerebrale Durchblutung um ca. 4%.

Induzierte Hypertension. Auch die Anhebung des Systemdrucks bleibt eine umstrittene Maßnahme, zumal die Erhöhung des Systemdrucks um 2 mm Hg den Stumpfdruck nur um 1 mm Hg ansteigen läßt. Dennoch ist die Anhebung des Systemdrucks um 10–20% unmittelbar vor und während der Abklemmung zu empfehlen, wenn der Druck nicht bereits primär > 170 mm Hg erreicht hat.

Postoperative Phase. In der postoperativen Phase ist mit dem Auftreten von Hypertension (Gefahr von Myokardinfarkt und Hirnödem) zu rechnen, deren Ursache wahrscheinlich auf eine veränderte Aktivität des Karotissinus zurückzuführen ist. Bei beidseitigem Ausfall der Karotissinusfunktion kann Hypoxie nicht zu einer entsprechenden Atemsteigerung führen. Bei Patienten, die zuvor mehrere TIA erlitten hatten, treten häufig zerebrale Thrombosen auf. Wenn der Liquor klar ist, sollten diese mit Heparin behandelt werden. Zerebrale Embolien treten plötzlich mit Kopfschmerzen an der Seite der Affektion auf. Sie gehen meist vom Herzen aus (insb. bei Mitralstenose, Vorhofflattern).

Arterielle Verschlußkrankheiten der Extremitäten. Patienten mit aortoiliakaler Verschlußkrankheit können in der Regel in zwei Gruppen unterteilt werden: jene mit segmentalen Erkrankungen und jene mit Mehrgefäßerkrankung.

Segmentale aortoiliakale Verschlußkrankheiten finden sich v.a. bei relativ jungen Patienten, die nur selten eine Hypertension oder einen Diabetes mellitus zeigen; sie haben jedoch häufig abnorm hohe Blutfette. Die arteriosklerotische Gefäßveränderung ist vorwiegend oberhalb des Leistenbandes lokalisiert, kann jedoch auch auf die A. iliaca externa oder die Femoralgefäße ausgedehnt sein. Viele dieser Patienten haben einen Kollateralkreislauf entwickelt, der die Versorgung der Extremität aufrechterhält.

Mehrgefäß-Verschlußkrankheiten finden sich v.a. bei älteren Patienten, wobei Männer etwa 7mal häufiger betroffen sind als Frauen. Die Erkrankung betrifft die Femoral- und Poplitealarterien, den Beginn der A. profunda femoris, seltener den Abflußbereich der A. tibialis. In der Regel leiden diese Patienten an einer Reihe von Nebenerkrankungen, von denen Hypertonie, Diabetes mellitus, koronare Herzkrankheit und zerebrovaskuläre Erkrankungen im Vordergrund stehen. In der Anamnese finden sich Angaben über Claudicatio intermittens, Ischämieschmerz in Ruhe, Ulcera cruris und Gangrän.

Anästhesieverfahren. Allgemeinanästhesie mit endotrachealer Intubation, Inhalationsnarkotika oder Analgetikasupplementierung. Regionalanästhesie in Form von Spinal- oder Periduralanästhesie.

Monitoring. Das Monitoring umfaßt EKG, ZVD, nach Möglichkeit direkte arterielle Blutdruckmessung (A. radialis), bei kardiovaskulären Nebenerkrankungen PCWP, und bei breiter Eröffnung der Bauchhöhle die kontinuierliche Messung der Körpertemperatur. Das Harnvolumen sollte über einen Blasenkatheter regelmäßig erfaßt werden.

Besonderheiten. Im Rahmen gefäßchirurgischer Eingriffe wird der Anästhesist mit einer Reihe hämodynamischer Probleme konfrontiert, die im wesentlichen auf größere Blutverluste, auf die Unterbrechung der Blutzirkulation, auf Volumenverschiebungen und Wärmeverluste zurückzuführen sind.

Hämorrhagie. Der schwere Blutverlust erfordert die sofortige Volumensubstitution mit Plasmaersatzmitteln, Plasma oder Blut. Dabei kann die Massivtransfusion (s. 6.7.2.4) selbst wieder Ursache für Wärmeverluste, metabolische Azidose oder Blutgerinnungsstörungen sein.

Clamping. Das Abklemmen der Aorta bewirkt eine akute Nachlasterhöhung des Myokards. Dies wird vom gesunden Herzen, das keine Zeichen einer Ischämie oder Insuffizienz zeigt, gut toleriert. Der systolische Druck steigt um 15–30% an, diastolischer und mittlerer arterieller Druck verändern sich entsprechend. Das Herzzeitvolumen nimmt v.a. durch eine Verminderung des Schlagvolumens um etwa 20% ab. Bei Patienten ohne Myokardinsuffizienz bleiben sowohl der pulmonalkapillare Verschlußdruck (PCWP) als auch der zentralvenöse Druck (ZVD) unverändert oder nehmen leicht ab. Der periphere Gesamtwiderstand nimmt um 30-35% zu. Das insuffiziente Herz reagiert jedoch u. U. ganz anders. Neben schwerer Hypertension, myokardialer Ischämie und Arrhythmie kann es auch zu einem Abfall des Blutdrucks kommen, der von Ischämiezeichen begleitet sein kann. Einer gefährlichen Linksherzbelastung muß sofort therapeutisch begegnet werden (z. B. durch NNP, NTG und/oder positiv inotrope Substanzen). Bei liegendem Pulmonalarterienkatheter gibt der dramatische Anstieg des PCWP einen guten Hinweis für den Beginn einer Therapie mit Vasodilatoren. Bei längerer Unterbrechung der peripheren Zirkulation ist die Entwicklung einer metabolischen Azidose in das therapeutische Konzept einzubeziehen: häufig verschwindet sie jedoch ohne therapeutische Maßnahme nach Freigabe der Zirkulation.

Weiterhin führt das Abklemmen der Aorta zu einer Abnahme der Nierendurchblutung, auch wenn die Klemmen infrarenal gesetzt sind. Dabei kommt es v. a. zu einer Redistribution des Blutflusses von der Nierenrinde zum äußeren Mark. Dieser Effekt kann durch Gabe von Mannitol behoben werden. Auch die der Abklemmung vorangehende Hydrierung mit Ringer-Laktat (500-1000 ml/h) reicht aus, um eine adäquate Harnausscheidung zu erzielen.

Declamping. Die Freigabe der Blutstörmung nach beendeter Gefäßnaht verursacht häufig eine deutliche Hypotension, die entweder auf eine relative Hypovolämie oder unzureichende Kontraktionsfähigkeit des Gefäßsystems infolge Azidose zurückgeführt werden muß. Neben ausreichender Volumensubstitution ist deshalb bei längerer Unterbrechung der Blutströmung die prophylaktische Gabe von Natriumbikarbonat (1 mmol/kg KG) zu erwägen. Andererseits müssen ausgeprägte Hypertensionen (z. B. > 200 mm Hg) vermieden werden, um das Risiko von Blutung, Herz- oder Hirninfarkt nicht zu erhöhen. Vor Abnahme der Klemme sollte deshalb der ZVD zwischen 10-15 cm H_2O und der PCWP bei 10-20 mm Hg liegen. Gute Kommunikation mit dem Operateur und u. U. langsames Öffnen der Klemme tragen wesentlich zur Stabilisierung der hämodynamischen Situation bei.

Volumenverschiebung. Durch Eviszeration des Darms, die zur Darstellung der Bauchaorta unumgänglich ist, kommt es häufig zum Blutdruckabfall. Ursache dieser Reaktion ist in der Regel eine Hypovolämie, die auf einer erheblichen Flüssigkeitssequestration in den Darm beruht. Verstärkte Volumensubstitution kann dieser Gefahr weitgehend begegnen.

Wärmeverluste. Die mitunter weite Eröffnung der Bauchhöhle und langen Operationszeiten verursachen erhebliche Wärmeverluste des Organismus. Deshalb ist die kontinuierliche Temperaturkontrolle ein obligatorischer Bestandteil der Überwachungsmaßnahmen bei gefäßchirurgischen Operationen an den Extremitäten. Der Wärmekonvektion sollte durch entsprechende Maßnahmen (z. B. warme Tücher und Infusionslösungen, adaptierte Raumtemperaturen) entsprechend begegnet werden.

Akuter arterieller Gefäßverschluß. Aus Herzthromben, die sich meist in der Bifurkation größerer Arterien anlegen, können akute arterielle Gefäßverschlüsse entstehen. Die Symptomatologie ist gekennzeichnet durch eine Ischämie unterhalb des Verschlusses mit scharf markierter Farbänderung sowie Wärme- und Pulsverlust im distalen Bereich der Extremität. Eine operative Embolektomie ist angezeigt, wenn eine konservative Therapie nicht innerhalb von 24 h wirksam war.

11.3.3.3 Venenrekonstruktion und Varizenoperationen

Gefäßchirurgische Eingriffe an den Venen bieten in der Regel keine wesentlichen anästhesiologischen Probleme. Als Anästhesieverfahren eignen sich Allgemein- und Regionalanästhesien. Lediglich bei der operativen Anlage einer portokavalen Anastomose sind einige Besonderheiten zu berücksichtigen, die sich aus der Grundkrankheit des Patienten (Leberzirrhose, s. 10.4) und der Operationstechnik (Laparotomie, Gefäßnaht) ergeben. Allgemeinanästhesien in endotrachealer Intubation mit Analgetikasupplementierung und guter Muskelrelaxation erscheinen für diese Eingriffe besonders geeignet.

11.4 Thoraxchirurgie

Thoraxchirurgische Eingriffe erfordern vom Anästhesisten ausreichende Kenntnisse über die Lungenfunktion und ihre Veränderungen bei Seitenlage und offenem Thorax. Darüber hinaus ist gerade bei diesen operativen Eingriffen die gute Zusammenarbeit zwischen Operateur und Anästhesist zwingend, weil sich bei Thoraxoperationen anfallende Probleme nur durch gegenseitige Information und Kooperation lösen lassen. Dies betrifft v. a. die Operationsphasen von Pleuraeröffnung und -naht, Pulmonalarterien- und Bronchusabklemmung sowie Bronchusnaht. Aber auch die vom Anästhesisten zu treffenden Maßnahmen, wie Bronchialtoilette, Blähung atelektatischer Lungenabschnitte usw. sollten nur unter Berücksichtigung des Operationsablaufs nach Information des Operateurs erfolgen [385, 420, 561].

11.4.1 Operationsvorbereitung

Neben den üblichen Voruntersuchungen erfordern thoraxchirurgische Eingriffe die Lungenfunktionsprüfung und Blutgasanalysen. 3 Tage präoperativ sollte eine Beatmungsinhalation begonnen werden. Blutkonserven sind bereitzustellen, zuverlässige intravenöse Zugangswege (davon ein Zugang zur Messung des ZVD) sollten bei Thorakotomien hergestellt werden. Bei ausgedehnten Eingriffen ist darüber hinaus ein arterieller Zugangsweg zur direkten Druckmessung und zur wiederholten Blutgasanalyse angezeigt. Bei kardiovaskulären Risikofaktoren sollte außerdem der PAP gemessen werden. Zur sorgfältigen Überwachung gehören EKG-Monitoring und die Überwachung des Beatmungsdrucks. Eine ausreichende Prämedikation mit Atropin mindert die Bronchialsekretion, auf atemdepressive Medikamente sollte verzichtet werden.

11.4.1.1 Präoperative Untersuchungen

Vor thoraxchirurgischen Eingriffen ist die Durchführung einer Lungenfunktionsprüfung obligatorischer Bestandteil der Vorbereitungsmaßnahmen. In der Regel besteht diese aus der Bestimmung von Totalkapazität (TLC), Residualvolumen (RV), Vitalkapazität (VC), funktioneller Residualkapazität (FRC) und den dynamischen Lungenvolumina, wie forcierte exspiratorische Vitalkapazität (FVC) und exspiratorische Einsekundenkapazität (FEV_1).

Totalkapazität (TLC). Die TLC bezeichnet das gesamte Luftvolumen, das sich nach einer maximalen Inspiration in den Lungen befindet. Die Menge beträgt etwa 6000 ml. Die TLC ist beim Lungenemphysem erhöht, bei Lungenfibrose oder Kyphoskoliose vermindert.

Residualvolumen (RV). Das RV ist jenes Luftvolumen, das nach maximaler Exspiration noch in der Lunge verbleibt. Seine Menge beträgt etwa 1200 ml und kann nicht spirometrisch bestimmt werden. Bei Patienten mit obstruktiven Lungenerkrankungen ist das RV erhöht, weil während der Exspiration ein Verschluß der kleinen Atemwege auftritt, so daß die Luft nicht vollständig ausgeatmet werden kann (air-trapping; trap = Falle).

Vitalkapazität (VC). Unter VC versteht man die Luftmenge, die nach einer maximalen Inspiration maximal ausgeatmet werden kann; sie ergibt sich aus der Differenz zwischen Totalkapazität und Residualvolumen. Die VC beträgt etwa 5000 ml. Nimmt die Totalkapazität ab oder das Residualvolumen zu (z. B. bei „air-trapping"), so wird die VC vermindert.

Funktionelle Residualkapazität (FRC). Die FRC bezeichnet das endexspiratorische Lungenvolumen in Ruhe, d.h. die Summe von Residualvolumen und exspiratorischem Reservevolumen (exspiratorisches Reservevolumen = Luftvolumen, das nach einer normalen Exspiration noch zusätzlich ausgeatmet werden kann). Die Menge beträgt etwa 2300 ml; sie hängt nicht von der Muskelaktivität ab, sondern vom Gleichgewicht zwischen elastischer Retraktionskraft der Lunge und der entgegengerichteten Retraktionskraft der Thoraxwand. Bei chronisch-obstruktiven Lungenerkrankungen ist die FRC erhöht.

Forcierte Vitalkapazität (FVC). Die FVC ist das aus maximaler Inspirationslage rasch und vollständig ausgeatmete Volumen. Beim Gesunden erreicht die FVC nach 4 s ein Plateau, bei Obstruktion mit „air-trapping" wird hingegen kein Plateau erreicht. Ein terminaler Anstieg der registrierten Kurve beweist eine Atemwegsobstruktion. Eine veränderte VC kann durch eine restriktive Lungenerkrankung bedingt sein. Liegt die VC präoperativ unter 50% des Normwerts, bzw. unter 1,75-2 l, so muß bei über 30% der Patienten mit einem postoperativen Atemversagen gerechnet werden.

Exspiratorische Einsekundenkapazität (VEF_1). Die FEV_1 ist das innerhalb der ersten Sekunde rasch ausgeatmete Volumen; es wird meist in % der FVC angegeben (FEV_1% = relative Einsekundenkapazität). Der Gesunde kann 70-80% seiner VK innerhalb der ersten Sekunde ausatmen. Patienten mit deutlicher Atemwegsobstruktion atmen wesentlich weniger Volumen in der ersten Sekunde aus.

Maximale exspiratorische Fluß-Volumen-Kurve. Bei diesem Verfahren wird das forcierte Exspirogramm als maximale Fluß-Volumen-Kurve aufgezeichnet. Aus der Kurve lassen sich bestimmte momentane Flußwerte ermitteln:

- Maximaler exspiratorischer Spitzenfluß („peak exspiratory flow-PEP"): Darunter versteht man die höchste Flußgeschwindigkeit, die für mindestens 10 s aufrechterhalten wird. Der Spitzenfluß hängt von zahlreichen Faktoren ab, v.a. jedoch vom Ausmaß der Atemwegsobstruktion und von der Mitarbeit des Patienten.
- Maximale exspiratorische Flüsse nach 25, 50 und 75% der ausgeatmeten forcierten VK (MEF 25, 50, 75): Bei diesem Wert ist v.a. die MEF 75 ein empfindlicher Indikator für einen Querschnittsverlust der peripheren Atemwege.

Weisen die spirometrischen Untersuchungen auf eine obstruktive Lungenerkrankung hin, so werden sie nach Gabe von Bronchodilatatoren wiederholt. Dafür sind vor allem die FEV_1 und die FVC geeignet.

Bei allen Patienten mit Einschränkungen der Lungenfunktion sollten außerdem Blutgasanalysen durchgeführt werden. Darüber hinaus sind bei schweren Einschränkungen der Lungenfunktion auch Messungen des PAP von großem Wert, weil sie Hinweise auf zu erwartende kardiale Funktionsstörungen geben. Steigt der PAP proximal der Okklusion auf > 40 mm Hg an oder tritt eine Hypoxämie auf, so wird eine Pneumonektomie voraussichtlich nicht toleriert.

11.4.1.2 Präoperative Überlegungen

Thoraxoperationen werden in der Regel in Seitenlage durchgeführt. Daraus ergeben sich Veränderungen der Atemmechanik und des Gasaustausches, die entsprechend berücksichtigt werden müssen.

Atemfunktion in Seitenlage und bei offenem Thorax. Allgemeinanästhesie, Muskelrelaxierung, Seitenlage und eröffneter Thorax beeinflussen die Durchblutung und Belüftung der Lunge, sowie das Belüftungs-Durchblutungs-Verhältnis. Bei der Durchführung einer Anästhesie für thoraxchirurgische Operationen sind diese Besonderheiten entsprechend zu berücksichtigen.

Aufrechte Position. Schon beim wachen Menschen in aufrechter Position sind Belüftung und Durchblutung der Lungen nicht homogen verteilt, sondern innerhalb dreier Zonen sehr unterschiedlich. Dabei unterscheidet man eine obere, mittlere und untere Zone.

Obere Zone. In dieser Zone überschreitet der Alveolardruck den hier negativen Pulmonalarteriendruck, so daß die Blutgefäße kollabieren und keine Durchblutung stattfindet. Diese Zone erhält auch einen geringeren Anteil des Atemzugvolumens, weil die Alveolen dieses Bereichs ohnehin mehr Luft enthalten als die abhängigen Alveolen. Sie befinden sich daher im oberen Anteil der Druck-Volumen-Kurve, bei dem die Dehnbarkeit geringer ist als im mittleren Kurvenabschnitt. In diesem Abschnitt besteht eine relative Überbelüftung und Minderdurchblutung mit relativer Hyperoxie und Hypokapnie.

Mittlere Zone. In dieser Zone ist der PAP positiv. Die Durchblutung beginnt, wenn der PAP den Alveolardruck überschreitet. Da in dieser Region der PAP linear von oben nach unten zunimmt, steigt auch die Durchblutung linear an. Die Belüftung nimmt ebenfalls zu; jedoch nicht so stark, wie die Durchblutung: das Belüftungs-Durchblutungs-Verhältnis nimmt ab.

Untere Zone. Im Bereich dieser Zone (Lungenbasis) sind PAP und Lungenvenendruck höher als der Alveolardruck. Das Kapillarbett ist offen, so daß kontinuierlich Blut fließen kann. Außerdem nimmt der Gefäßradius zu und der Gefäßwiderstand ab, so daß die Durchblutung weiter gesteigert wird. Die abhängigen Partien erhalten auch einen größeren Anteil des Atemzugvolumens als die oberen Partien, weil ihre Alveolen aufgrund des höheren (weniger negativen) intrapleuralen Drucks mehr komprimiert werden und kleiner sind, sich jedoch auf dem mittleren Abschnitt der Druck-Volumen-Kurve befinden und dadurch dehnbarer sind als die Alveolen der oberen Zone. Sie erweitern sich somit stärker pro Einheit Druckveränderung als die nichtabhängigen Alveolen. In der unteren Zone besteht eine relative Überperfusion der Lunge mit relativer Unterbelüftung, so daß diese Zone relativ hypoxisch und hyperkapnisch ist.

Rückenlage. Liegt ein wacher Patient auf dem Rücken, so wird das Zwerchfell durch Verlagerung der Baucheingeweide um etwa 4 cm nach kranial in den Thorax verschoben. Hierdurch nimmt die FRC um etwa 0,8 l ab. In Allgemeinanästhesie wird die FRC um weitere 0,4 l reduziert. In beiden Fällen bleibt jedoch das Verhältnis zwischen Belüftung und Durchblutung in beiden Lungen unverändert. In Seitenlage ist diese Situation jedoch völlig anders.

Seitenlage des wachen Patienten. Liegt ein wacher Patient spontan atmend auf der Seite, so wird die Kuppel des unteren Zwerchfells höher in den Thorax verschoben als die obere Zwerchfellkuppel. Die FRC der unteren Lunge nimmt somit stärker ab als die der oberen. Da sich aber das untere Zwerchfell wegen der stärkeren Wölbung besser kontrahieren kann, wird bei Spontanatmung die untere Lunge immer besser belüftet als die obere Lunge. Dies erfolgt unabhängig davon, auf welcher Seite der Patient liegt. Außerdem wird die untere Lunge wegen der Einwirkung der Schwerkraft stärker durchblutet als die obere, so daß sich das Belüftungs-Durchblutungs-Verhältnis beider Lungen im Wachzustand nicht wesentlich ändert.

Seitenlage des narkotisierten Patienten. Beim narkotisierten spontan atmenden Patienten ändert sich die Verteilung der Lungendurchblutung im Vergleich zum wachen Patienten nicht. Die untere Lunge wird immer stärker durchblutet als die obere. Der wesentliche Unterschied besteht darin, daß die obere Lunge stärker belüftet wird als die untere. Dies resultiert aus einer weiteren Abnahme der FRC durch die Allgemeinanästhesie. Hierbei befindet sich dann die untere Lunge, deren FRC bereits beim wachen Patienten in Seitenlage stärker vermindert ist, auf dem unteren Abschnitt der Volumen-Druck-Kurve, auf dem die Alveolen weniger dehnbar sind. Wird der Patient zusätzlich relaxiert und kontrolliert beatmet, so wird die ursprüngliche positive Auswirkung der höher stehenden Zwerchfellkuppe der unteren Lunge wieder aufgehoben, weil sie sich nicht mehr aktiv kontrahieren kann. Außerdem lastet jetzt das Mediastinum auf der unteren Lunge und behindert deren Ausdehnung. Durch die bevorzugte Ventilation der oberen Lunge in Verbindung mit der verstärkten Perfusion der unteren Lunge wird das Verhältnis von Belüftung zu Durchblutung in ungünstiger Weise verändert. Allerdings kann durch die Anwendung von PEEP auf beide Lungen die Belüftung der unteren Lunge weitgehend normalisiert werden.

Offener Thorax in Seitenlage. Wird der Thorax des narkotisierten und beatmeten Patienten in Seitenlage eröffnet, so verändert sich die Durchblutung nicht wesentlich; die untere Lunge wird weiterhin stärker durchblutet als die obere. Hingegen wird die Verteilung der Belüftung zwischen den beiden Lungen erheblich beeinflußt, so daß eine weitere Zunahme der Inhomogenität von Ventilation und Perfusion entsteht. Würde der Patient bei offenem Thorax spontan atmen, so käme es hierbei zu einer Mediastinalverschiebung und zur paradoxen Atmung.

Die Mediastinalverschiebung entsteht durch den Atmosphärendruck, der nach Eröffnung der oberen Pleurahöhle auf dem Mediastinum lastet; diese Verschiebung wird durch die spontane Inspiration noch weiter verstärkt. Bei der Exspiration wird das Mediastinum auf die Gegenseite verschoben. Die paradoxe Atmung entsteht dadurch, daß die Lunge aufgrund ihrer Retraktionskraft bei eröffnetem Thorax kollabiert. Dieser Kollaps wird durch die Inspirationsbewegung bei Spontanatmung verstärkt, weil durch das tiefertretende Zwerchfell mehr Luft aus der Umgebung in die Pleurahöhle eindringen kann. Außerdem tritt Atemgas aus der kollabierten Lunge in die untenliegende Lunge über, weil hier der negative Druck bei der Inspiration größer ist. Bei der Exspiration kehren sich die Verhältnisse wieder um, und die Luft aus der unteren Lunge strömt in die kollabierte Lunge ein. Die Luft in der Pleurahöhle wird durch die Thorakotomie nach außen gedrängt.

Durch die kontrollierte Beatmung werden Mediastinalverschiebung und paradoxe Atmung beseitigt. Dennoch muß auch bei kontrollierter Beatmung mit Störungen des Belüftungs-Durchblutungs-Verhältnisses gerechnet werden. Da sich bei eröffnetem Thorax die obere Lunge ungehindert ausdehnen kann, wird sie relativ überventiliert und gleichzeitig relativ unterperfundiert. Die untere Lunge hingegen wird relativ unterventiliert und stärker perfundiert. Hierdurch wird die Ausbildung von Atelektasen begünstigt. Außerdem besteht eine Tendenz zur Flüssigkeitstranssudation und Ödembildung in der unteren Lunge. Alle diese Faktoren tragen dazu bei, daß der Gasaustausch in der unteren Lunge beeinträchtigt werden kann.

Durch selektive Anwendung eines positiv endexspiratorischen Drucks (PEEP) auf die untere Lunge kann deren Belüftung gesteigert und das Belüftungs-Durchblutungs-Verhältnis sowie der pulmonale Gasaustausch verbessert werden.

Allerdings kann durch den selektiven PEEP der pulmonale Gefäßwiderstand zunehmen, so daß mehr Blut zur oberen Lunge fließt. Gegenwärtig kann der Nutzen dieses Verfahrens noch nicht abschließend beurteilt werden; es sollte daher nur mit Zurückhaltung eingesetzt werden.

Beim narkotisierten, relaxierten und kontrolliert beatmeten Patienten ist somit unter den Bedingungen des offenen Thorax die obere Lunge gut belüftet, jedoch schlecht durchblutet. Hingegen ist die untere Lunge gut durchblutet, jedoch schlecht belüftet. Hierdurch können erhebliche Störungen des Belüftungs-Durchblutungs-Verhältnisses der Lunge mit nachfolgender Beeinträchtigung des pulmonalen Gasaustausches auftreten.

11.4.1.3 Präoperative Maßnahmen

Da das Risiko postoperativer Komplikationen (v.a. des respiratorischen Systems) nach Thoraxoperationen erhöht ist, sind umfangreiche prophylaktische Maßnahmen vor derartigen Eingriffen angezeigt. Diese umfassen Rauchverbot, Infektionskontrolle, Broncholyse, Sekretolyse, Atemübungen und Atemtherapie.

Die Prämedikation sollte stets individuell erfolgen. Bei guter Lungenfunktion kann sie nach den üblichen Richtlinien verordnet werden; bei restriktiven Lungenerkrankungen ist jedoch die Gabe von atemdepressiven Medikamenten und bei chronisch-obstruktiven Lungenerkrankungen die Gabe von Anticholinergika (Sekreteindickung) zu vermeiden.

11.4.2 Anästhesieverfahren

Thoraxchirurgische Eingriffe werden ausschließlich in Allgemeinanästhesie mit endotrachealer Intubation durchgeführt. Zur Narkoseeinleitung eignen sich die üblichen intravenösen Narkotika. Die Aufrechterhaltung der Narkose erfolgt mit einem N_2O-O_2 (2:2)-Gemisch (kein Lachgas bei Lungenzysten, Hypoxie), unter Zusatz von Inhalationsnarkotika oder in Form der Neuroleptanästhesie. Inhalationsnarkotika erscheinen wegen ihres Einflusses auf den Bronchomotorentonus (Reduzierung), ihrer dämpfenden Wirkung auf die Atemwegsreflexe und wegen ihrer raschen Elimination besonders gut für die Anästhesie bei Thoraxoperationen geeignet. Zur Relaxierung sind sowohl dMR als auch ndMR mit Ausnahme von d-Tubocurarin gleichermaßen geeignet. Eine Besonderheit der Thoraxanästhesie ist die Ein-Lungen-Anästhesie.

11.4.2.1 Ein-Lungen-Anästhesie

Bei diesem Verfahren werden die beiden Lungen funktionell voneinander getrennt, so daß die zu operierende (obere) Lunge nicht beatmet wird und sich nicht bewegt, während die untere Lunge den gesamten Gasaustausch übernehmen muß. Die funktionelle Trennung erfolgt über einen doppellumigen Tubus, dessen eines oder anderes Lumen blockiert werden kann. Daraus ergeben sich einige pathophysiologische Veränderungen.

Pathophysiologie. Durch die Ein-Lungen-Beatmung entsteht ein intrapulmonaler Rechts-links-Shunt, da das Blut der nichtbelüfteten Lunge ungesättigt mit Sauerstoff zum linken Herzen zurückfließt. Daraus kann sich eine Hypoxämie entwickeln. Die Ausscheidung von CO_2 kann hingegen unverändert bleiben, weil dessen Abgabe von der anderen Lunge übernommen werden kann.

Hypoxie führt zur pulmonalen Vasokonstriktion. Hierdurch wird Blut aus den hypoxischen Bezirken der Lunge umgeleitet, so daß der intrapulmonale Rechts-links-Shunt abnimmt. In dieser Situation müssen alle Einflüsse vermieden werden, die den pulmonalen Gefäßwiderstand der belüfteten Lunge steigern (z. B. niedrige F_IO_2, PEEP, Hypothermie).

Grundsätzlich gilt, daß der pulmonale Gasaustausch bei konventioneller Beatmung beider Lungen während der Thorakotomie weniger beeinträchtigt ist, als bei der Ein-Lungen-Anästhesie.

Das Verfahren ist indiziert zur Infektionsverhinderung, bei Blutungen, bronchopulmonalen Fisteln und einseitigen Riesenzysten. Relative Indikationen bestehen bei thorakalen Aortenaneurysmen und bei der Pneumonektomie.

Die Durchführung der Ein-Lungen-Anästhesie kann mit Bronchusblockern oder Doppellumentubi erfolgen.

Bronchusblocker. Bronchusblocker werden v. a. bei Kindern eingesetzt, weil Doppellumentubi hierbei zu groß sind. Die genaue Plazierung der Endobronchialblocker kann nur mit Hilfe eines Bronchoskops erfolgen.

Doppellumentubi (s. 4.4.3.1). Diese Tubi werden blind in den entsprechenden Bronchus vorgeschoben. Die richtige Lage wird durch Blockierung und Entblockung in Kombination mit der Auskultation des Thorax überprüft. Alle Doppellumentubi besitzen eine proximale Blockmanschette für die Trachea und eine distale Blockmanschette für einen Hauptbronchus. Inzwischen sind eine Reihe verschiedener Doppellumentubi im Gebrauch.

Carlens-Tubus: Dieser Tubus dient zur Intubation des linken Hauptbronchus. Er liegt in den Größen Charr 35, 37, 39 und 41 F vor.

White-Tubus: Dieser Tubus ist eine Modifikation des Carlens-Tubus und dient zur Intubation des rechten Hauptbronchus. Der distale Cuff enthält eine Öffnung zur Belüftung des rechten Oberlappens.

Brice-Smith-Tubus: Dieser Tubus ist ebenfalls eine Modifikation des Carlens-Tubus. Er besitzt keinen Karinahaken. Er wird ebenfalls in zwei Modifikationen (für den rechten und linken Hauptbronchus) angeboten.

Robertshaw-Tubus: Dieser Tubus ist das am häufigsten verwendete Modell von Doppellumentubi. Die Lumina sind D-förmig, liegen seitlich nebeneinander und sind größer als bei anderen Modellen. Ein Karinahaken fehlt. Der Tubus besitzt zwei Krümmungen, mit denen die endobronchiale Intubation erleichtert wird. Auch dieser Tubus wird in zwei Ausführungen (rechter und linker Bronchus) und in drei Größen hergestellt.

In der Praxis hat es sich bewährt, den linksseitigen Doppellumentubus für alle Operationen mit Ein-Lungen-Anästhesie zu verwenden, weil damit am zweckmäßigsten allen Anforderungen entsprochen werden kann. Robertshaw-Tuben werden so eingeführt, daß die Konkavität der Tubusspitze vorn liegt. Sobald die Tubusspitze die Stimmbänder passiert hat, wird der Tubus um 90° gedreht. Wenn ein mäßiger Widerstand zu spüren ist, liegt die Tubusspitze im gewählten Hauptbronchus. Nach Blockierung der Bronchusmanschette darf nur die ausgewählte Lunge belüftet sein.

Beatmung bei Ein-Lungen-Anästhesie. Zu Beginn der Ein-Lungen-Anästhesie wird die untere Lunge mit einem Atemzugvolumen von etwa 8-10 ml/kg KG beatmet, die Atemfrequenz wird nicht verändert. Der Beatmungsdruck steigt in der Regel an, der p_aCO_2 bleibt jedoch etwa gleich. Für die Zeit der einseitigen Beatmung müssen hohe inspiratorische Sauerstoffkonzentrationen eingestellt werden; die arteriellen Blutgase sind wiederholt zu kontrollieren.

Monitoring. Grundsätzlich sollten bei Thoraxoperationen arterieller Blutdruck, EKG, Körpertemperatur, F_IO_2 und die Herztöne mit einem präkordialen oder Ösophagusstethoskop überwacht werden. Bei Risikopatienten ist die intraarterielle Blutdruckmessung, die Messung des ZVD, u. U. die Messung des PAP, die Blutgasanalyse, die endexspiratorische CO_2-Konzentration und die Messung des Harnvolumens zu empfehlen.

11.4.3 Operationsspezifische Besonderheiten

Thoraxchirurgische Operationen umfassen Eingriffe an der Lunge, der Pleura und dem Mediastinum. Topographisch gesehen müßten auch die Herzoperationen den Thoraxeingriffen zugeordnet werden. Da die Herzchirurgie jedoch eine Spezialdisziplin der operativen Medizin bildet, wird sie gesondert besprochen.

11.4.3.1 Operationen an Lunge und Pleura

Pneumonektomien, Lobektomien, Segmentresektionen und Tumorenukleationen sind die häufigsten operativen Eingriffe an Lunge und Pleura. Alle Thoraxoperationen beinhalten das Problem des offenen Thorax, der Seitenlagerung und konsekutiv der Störung des Ventilations-Perfusions-Verhältnisses, sowie das Problem der Sekretverschleppung und der schweren Hämorrhagie.

Anästhesieverfahren. Allgemeinanästhesie in endotrachealer Intubation; Inhalationsnarkotika eignen sich besser als die Analgetikasupplementierung. Postoperative Interkostalblockade zur Ausschaltung einer schmerzbedingten Hypoventilation ist anzuraten.

Besonderheiten. Durch die in der Regel erforderliche Seitenlagerung kommt es zur Störung des Ventilations-Perfusions-Verhältnisses (s. 11.4.1.2). Dabei wird die untere Lunge stärker durchblutet, die obere besser belüftet. Generell wird die frei bewegliche Lunge überventiliert. Unter operativen Bedingungen ist jedoch die obere Lunge durch Haken, Thoraxsperrer und chirurgische Manipulationen in ihrer Beweglichkeit behindert, so daß eine Überventilation nur selten möglich ist. Die Seitenlagerung behindert außerdem den venösen Rückfluß und kann u. U. für neurogene Komplikationen (z. B. Plexus-brachialis-, N.-radialis-, N.-ulnaris- und N.-peronaeus-Läsionen) verantwortlich sein. Jede Thorakotomie kann mit einem Abfall des arteriellen Sauerstoffpartialdrucks in hypoxische Bereiche verbunden sein, auch wenn die inspiratorische Sauerstoffkonzentration auf 50% oder mehr erhöht ist. Häufige Blutgasanalysen sind deshalb angezeigt.

Sekretverschleppungen innerhalb des Bronchialtrakts können zu einem weiteren - den postoperativen Verlauf erschwerenden - Problem werden. Vor allem bei infizierten, aber auch bei sekretreichen Lungen sollten spezielle Endotrachealkatheter und Bronchusblocker (z. B. Carlens, White, Bronchocath) verwendet werden, die eine optimale Bronchialtoilette ermöglichen. Grundsätzlich sind alle Sekrete aus dem Bronchialtrakt mehrfach und nachhaltig - unter Absprache mit dem Operateur - abzusaugen, um Atelektasen und spätere Infektionen von vornherein auszuschließen.

Blutungsprobleme können auftreten, wenn Interkostalarterien und Lungengefäße verletzt worden sind. Da diese Blutungen mitunter ein größeres Ausmaß annehmen können, sollten vor Thorakotomien mindestens 2-3 Blutkonserven ausgekreuzt werden.

Die künstliche Beatmung muß sich dem Operationsverlauf anpassen (kleinere Atemzugvolumina), um Lungenverletzungen - insbesondere bei Eröffnung des Thorax - auszuschließen. Unter Umständen ist die künstliche Beatmung manuell durchzuführen. Mitunter erfordern bestimmte Operationsperioden (Präparation an Gefäßen, am Bronchus, Bronchusnaht) die absolute Ruhigstellung des Operationsgebiets und damit Apnoe. Wenn nicht eine seitengetrennte Ventilation mittels Spezialtubus möglich ist, sollte vor diesen Operationsperioden eine Hyperventilation mit 100%igem O_2 durchgeführt werden. Der Beatmungseffekt sollte durch wiederholte Blutgasanalysen überprüft werden.

Vor Verschluß des Thorax müssen beide Lungen maximal gebläht werden.

Die postoperative Schmerzbekämpfung ist ein wesentlicher Beitrag zum Operationserfolg, weil sie eine ausreichende Lungenventilation ermöglicht und darüber hinaus als Bestandteil einer Pneumonieprophylaxe bezeichnet werden kann. Nach Möglichkeit sollten bereits bei Beendigung der Operation interkostale Nervenblokkaden mit Lokalanästhetika durchgeführt werden; diese Maßnahme trägt auch wesentlich zu einer Reduzierung des Analgetikabedarfs bei.

Die Extubation sollte beim ausreichend spontan atmenden Patienten nach maximaler Lungenblähung so früh wie möglich erfolgen, damit die Bronchusstumpfnähte durch die Überdruckbeatmung nicht belastet werden. Im postoperativen Verlauf ist die Indikation zur Nachbeatmung großzügig zu stellen. Nur nach Bronchusresektion muß die Indikation zur postoperativen Respirationstherapie sehr kritisch gestellt werden (Gefahr der Nahtinsuffizienz). Die Thoraxdrainage wird entweder noch am Op-Tisch angeschlossen oder durch Abklemmen während des Transports verschlossen. Besteht die Gefahr eines Spannungspneumothorax (z. B. Lobektomie), sollte der Patient sicherheitshalber unter künstlicher Beatmung mit geöffneten Thoraxdrainagen in den Aufwachraum transportiert werden, wobei die Prinzipien der Sterilität nicht vernachlässigt werden dürfen. Postoperativ ist die Saugdrainage des Thorax (3-5 cm H_2O bei Pneumektomie sowie 10-15 cm H_2O bei Lobektomie) erforderlich. Die postoperative Röntgenkontrolle des Thorax ist obligatorisch.

Massive Lungenblutung. Da die unbehandelte massive Lungenblutung zur Hypovolämie und zum Erstickungstod führt, ist ein sofortiges Handeln erforderlich. Dabei stehen die sofortige endotracheale Intubation und die Volumenersatztherapie im Vordergrund. Bei einseitiger Blutung sollte nach Möglichkeit ein Doppellumentubus eingeführt werden, um die blutende Lunge abzublocken. Solange größere Mengen Blut endobronchial abgesaugt werden können, ist der Patient mit 100%igem O_2 zu beatmen. Wiederholte Blutgasanalysen bestimmen das weitere Vorgehen.

Luftzysten, Luftblasen. Luftzysten entstehen meist auf der Basis eines Emphysems. Es ist davon auszugehen, daß es sich bei diesen Patienten um chronisch Lungenkranke handelt. Auf N_2O sollte verzichtet werden, damit die Blasen oder Zysten nicht weiter ausgedehnt werden. Ebenso ist besondere Vorsicht bei Überdruckbeatmung geboten, da jederzeit Rupturen möglich sind und damit die Gefahr des Spannungspneumothorax besteht.

Bronchopleurale Fisteln. Bronchopleurale Fisteln finden sich häufig bei Lungenabszessen und bei Zerreißung des Lungenparenchyms.

Wenn die Fistel klein ist, kann in der Regel mit einem konventionellen Tubus intubiert und kontrolliert beatmet werden. Bei größeren Fisteln sollte jedoch ein Doppellumentubus verwendet und eine einseitige Beatmung durchgeführt werden.

11.4.3.2 Operationen am Mediastinum

Zu den operativen Eingriffen am Mediastinum zählen die Thymektomie (s. 11.2.3.2), die Exzision von Ösophagusdivertikeln, die Ösophagusresektion und die Trachearesektion. Der Zugang zum Mediastinum erfolgt in der Regel nach Sternotomie oder nach rechtsseitiger Thorakotomie. Da in der postoperativen Phase mit Störungen der Atmung zu rechnen ist, sollten im Rahmen der Operationsvorbereitung auch Lungenfunktions- und Blutgasanalysen durchgeführt werden.

Anästhesieverfahren. Allgemeinanästhesie in endotrachealer Intubation; Inhalationsnarkotika geeigneter als intravenöse Narkotika.

Besonderheiten. Operationen im Mediastinum beinhalten die Problematik des offenen Thorax (s. 11.4.3.1). In der postoperativen Phase sind Maßnahmen erforderlich, mit denen Pneumothorax, Mediastinalemphysem oder pulmonale Komplikationen ausgeschlossen werden können.

Ösophagusdivertikel. Bei den Ösophagusdivertikeln handelt es sich am häufigsten um ein Zenker-Divertikel. Es entsteht im oberen Ösophagus und wird durch Regurgitation von zuvor aufgenommener Nahrung deutlich. Bei der Einleitung der Anästhesie ist besondere Vorsicht auf die Vermeidung einer Aspiration zu legen. Die Operation wird meist in zwei Phasen durchgeführt. Zunächst erfolgt eine Mobilisation des Divertikels. Nach Bildung von Granulationsgewebe wird das Divertikel exzidiert.

Ösophagusresektion. Ösophagusresektionen werden v.a. beim Ösophaguskarzinom durchgeführt. Die Tumorlänge ist ein gutes prognostisches Kriterium. Nur 10% der Tumoren betragen unter 5 cm in ihrer Längenausdehnung und weisen dennoch bereits in 50% der Fälle Lymphknotenmetastasierung auf. Als Operationsprinzipien werden die totale Ösophagektomie und die Segmentresektion eingesetzt. Die Rekonstruktion kann einzeitig oder zweizeitig durch Magenhochzug bzw. Koloninterposition erfolgen. Wenn immer es der Allgemeinzustand erlaubt, sollte der Eingriff einzeitig durchgeführt werden. Nach Segmentresektion kann der Defekt durch Hautschlauch oder freies Darmtransplantat (Jejunum, Sigma) überbrückt werden.

Neben der Laparotomie ist beim zervikalen Karzinom eine zervikale Freilegung, beim thorakalen eine rechtsseitige Thorakotomie erforderlich. Für den Magenhochzug ist in der Regel eine Splenektomie erforderlich. Die Lagerung des Patienten auf dem Operationstisch zur abdomino-rechtsthorakalen Resektion ist in Abb. 11.3 dargestellt.

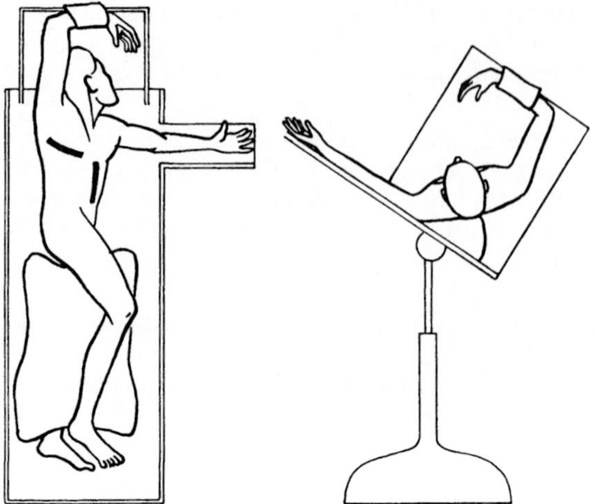

Abb. 11.3. Lagerung zur abdomino-rechtsthorakalen Resektion

Trachearesektion und -rekonstruktion. Diese Operationen sollten nur dann durchgeführt werden, wenn davon ausgegangen werden kann, daß der Patient nicht postoperativ nachbeatmet werden muß (endotracheale Intubation und Überdruckbeatmung erhöhen Gefahr der Nahtinsuffizienz). Das schwierigste anästhesiologische Problem besteht in der Atemwegsfreihaltung und der Aufrechterhaltung eines ausreichenden Gasaustausches. Zur Vermeidung einer postoperativen Ateminsuffizienz sind atemdepressive Pharmaka deshalb bei Prämedikation, Narkose und im postoperativen Verlauf auszuschließen. Alle Hilfsmittel zur Behebung einer Trachealobstruktion sind bereitzustellen (Spatel, Tubi, Fiberoptikbronchoskop, Tracheotomiebesteck). Für den Anästhesisten empfiehlt sich die orotracheale Standardintubation, wobei der Tubus bis unterhalb der Resektionsstelle reichen sollte. Die Aufrechterhaltung der Narkose sollte am besten mit einem Inhalationsnarkotikum erfolgen. Nach Möglichkeit sollte die Spontanatmung aufrechterhalten werden; ist dies nicht möglich, sollten zumindest MR äußerst sparsam verabreicht werden. Als Beatmungsmethode hat sich die Hochfrequenzbeatmung bewährt. In Abhängigkeit von der Lokalisation der Trachealäsion ist ein unterschiedliches Vorgehen zu empfehlen.

Trachearesektion. Orotracheale Intubation oberhalb der Läsion. Nach Eröffnung der Trachea zweiter Tubus distal der Läsion in die Trachea und diesen blocken.

Nach Anlegen der Nähte für die hintere Anastomose Entfernung des zweiten Tubus und Vorschieben des ersten Tubus über die Nahtstelle hinaus.

Karinaläsion. Zunächst Intubation oberhalb der Läsion. Danach linksseitige endobronchiale Intubation distal der Läsion nach Durchtrennung des linken Hauptstammbronchus. Danach Anastomosierung der Trachea mit dem rechten Hauptstammbronchus, dann Entfernen des linken Endotrachealtubus und Anastomosierung des linken Hauptstammbronchus mit der Trachea; hierbei Beatmung über den ersten Tubus.

Alle diese Maßnahmen werden erleichtert durch eine der Intubation vorausgehende Bronchoskopie, ausreichende Beugung des Kopfes (Entlastung der Trachealnaht) und kontinuierliche Kooperation mit dem Operateur.

Postoperative Probleme nach Thorakotomie. In der postoperativen Phase kann es zu massiven Blutungen (insbes. bei Lösung der Ligatur eines Pulmonalgefäßes), zum Spannungspneumothorax (insb. bei Ausriß des Bronchusstumpfes) und zur Herniation des Herzens (insb. bei unzureichendem Verschluß des Perikards) kommen. In allen Fällen ist nur die sofortige Rethorakotomie lebensrettend.

Weitere Gefahren der Thorakotomie liegen in einem zunehmenden Alveolarkollaps, in der Abnahme von TLC, RV, FRC, einer Störung des Ventilations-Perfusions-Verhältnisses, der Ausbildung eines intrapulmonalen Rechts-links-Shunts, der Zunahme der Atemarbeit und der Sekretretention. Deshalb sind prophylaktische Maßnahmen (Physiotherapie, Atemübungen, Lagerungsdrainagen, Sauerstoffapplikation und Schmerztherapie) von entscheidender Bedeutung für den postoperativen Verlauf.

11.5 Herzchirurgie

Operative Eingriffe am Herzen können bei angeborenen oder erworbenen Herzerkrankungen erforderlich werden. Herzklappenfehler (z. B. Mißbildungen, rheumatische Erkrankungen), Herzwanddefekte (z. B. Fehlbildungen) und Gefäßerkrankungen (z. B. Anomalien, Koronarsklerose) sind die häufigsten Ursachen für Herzerkrankungen. In den Aufgabenbereich der Herzchirurgie gehören auch die Korrekturoperationen bei angeborenen Gefäßanomalien (z. B. Aortenisthmusstenose, Ductus Botalli) [221, 431]. Wenngleich einige Herzerkrankungen ohne den Einsatz der Herz-Lungen-Maschine (HLM) operativ korrigiert werden können (z. B. Mitralstenose, Herzrhythmusstörungen), ist für die operative Behandlung des überwiegenden Anteils dieser Erkrankungen der Einsatz einer HLM erforderlich.

11.5.1 Operationsvorbereitung

Patienten, die am Herzen operiert werden müssen, sind in der Regel kardiologisch gut voruntersucht und entsprechend vorbehandelt. Der Anästhesist sollte sich ausreichende Informationen über Anamnese, Krankheitsverlauf, Pathophysiologie der zugrundeliegenden Erkrankung, bisherige Therapieverfahren und die aktuellen Untersuchungsbefunde verschaffen. Insbesondere die Ergebnisse der Herzkatheteruntersuchung, des Koronarangiogramms und der Laboruntersuchungen liefern wertvolle Informationen für das weitere Vorgehen. Neben den üblichen Untersuchungen sollten die Blutgase, der Gerinnungsstatus, die Lungenfunktion, die Nierenfunktion sowie spezielle kardiologische Untersuchungsbefunde (z. B. Hämodynamik, Kontraktilität, Koronarzustand) bekannt sein. Digitalispräparate sollten etwa 24 h vor einer Herzoperation abgesetzt werden, da insbesondere nach kardiopulmonalem Bypass eine erhöhte Empfindlichkeit des Myokards gegenüber den toxischen Wirkungen von Digitalis besteht. Lediglich bei Vorhofflimmern mit schneller Überleitung wird Digitalis belassen. Das Vorgehen bei Patienten mit β-Blocker-Therapie wird unterschiedlich diskutiert. Es erscheint ratsam, bei Patienten mit Zeichen der Herzinsuffizienz β-Blocker präoperativ abzusetzen, wenn keine Angina pectoris, Hypertonie oder Arrhythmie vorliegt. Nitrate, Antihypertensiva und Antiarrhythmika sollten nicht abgesetzt werden. Hingegen sollten Diuretika und Antikoagulanzien mindestens 2 Tage vor dem operativen Eingriff nicht mehr verabreicht werden. Der Patient sollte präoperativ der Physiotherapie und Beatmungsinhalation zugeführt werden. Etwa 10 Einheiten ausgekreuzten Blutes sind bereitzuhalten.

Die Prämedikation des herzchirurgischen Patienten ist individuell vorzunehmen, abhängig vom pathophysiologisch-kardialen und psychischen Zustand sowie vom Alter und Gewicht. Bei Patienten mit eingeschränkter Myokardfunktion oder Klappenfehlern ist in der Regel eine geringer dosierte Prämedikation ausreichend. Patienten mit koronarer Herzerkrankung benötigen häufiger eine höhere Dosierung der zur Prämedikation verwendeten Pharmaka (Angst steigert myokardialen O_2-Verbrauch). Die Wahl der Medikamente an sich scheint nur geringe Bedeutung zu besitzen. Es liegen gute Erfahrungen mit Benzodiazepinen (z. B. Diazepam, Flunitrazepam, Midazolam) vor. Bei Patienten mit Vorhofflimmern und ausgeprägter Koronarsklerose sollte Atropin durch Scopolamin ersetzt oder auf Anticholinergika ganz verzichtet werden.

Für Kinder hat sich eine Prämedikation mit Pentobarbital (1 mg/kg KG i. m.) am Abend vor der Operation sowie Morphin (0,11 mg/kg KG i.m.) oder Pethidin (1 mg/kg KG) und Scopolamin (0,007 mg/kg KG) am Operationsmorgen bewährt. Gute Erfahrungen liegen auch mit Flunitrazepam in Tropfenform vor.

Im Einleitungsraum sollten alle für die Reanimation erforderlichen medikamentösen und apparativen Hilfsmittel funktionsbereit vorhanden sein. Jede Operation am Herzen erfordert neben den üblichen Überwachungsverfahren durch EKG einen arteriellen Zugangsweg (A. radialis; bei Aortenchirurgie rechts wegen evtl. Durchblutungsminderung der A. subclavia bei Aortenklemmung; generell sollte die arterielle Kanülierung nicht auf der Seite erfolgen, die zur Herzkatheteruntersuchung verwendet wurde), einen zentralen Venenzugang (V. jugularis externa oder interna), u. U. bei besonders hohem Risiko einen Pulmonalarterienkatheter (insbes. bei Patienten mit ausgeprägter Myokardinsuffizienz, PCWP > 18-20 mm Hg oder bei denen postoperativ Komplikationen erwartet werden), wiederholte Blutgasanalysen, kontinuierliche Temperaturmessungen (Ösophagussonde) sowie Magensonde und Harnblasenkatheter.

11.5.2 Anästhesieverfahren

Operative Eingriffe am Herzen und den herznahen Gefäßen erfordern die Allgemeinanästhesie. Lediglich die Implantation von Herzschrittmachern kann auch in Regionalanästhesie durchgeführt werden. Eine Akupunkturanalgesie hat sich wegen der damit verbundenen Herzfrequenzsteigerung und den daraus folgenden Risiken *nicht* bewährt.

Es gibt kein absolut ideales Anästhesieverfahren für Herzoperationen, wenngleich eine Reihe von Anästhetika und Methoden bevorzugt für diese Eingriffe geeignet erscheinen. Entscheidend für die Auswahl des Anästhesieverfahrens ist die persönliche Erfahrung des mit der Durchführung der Anästhesie beauftragten Anästhesisten. Es liegen eine Vielzahl von Anweisungen über Einleitung und Aufrechterhaltung einer Narkose bei herzchirurgischen Patienten vor. Besonders empfohlen wird die Kombination von Opioiden mit Inhalationsnarkotika. Für den Erwachsenen scheinen Opioide und Hypnotika die am besten geeigneten Pharmaka zu sein, da sie sowohl am Myokard als auch am Gefäßsystem die geringsten Auswirkungen zeigen. Bei Kindern sind Inhalationsnarkotika als besser geeignet zu bezeichnen. Die intravenöse Einleitung erfolgt nach Vorgabe einer geringen Dosis ndMR entweder mit einem Analgetikum (Fentanyl 0,007 mg/kg KG) oder einem Hypnotikum (Thiopental 1,5-2,5 mg/kg KG, Etomidate 0,2 mg/kg KG in einer Geschwindigkeit von ⅓ der Gesamtdosis/min). Dabei eignet sich Thiopental v. a. für Patienten mit guter Myokardfunktion, während Etomidate bei Kranken mit eingeschränkter Myokardfunktion bevorzugt wird. Kinder werden in der Regel mit steigenden Dosen eines Inhalationsnarkotikums eingeleitet.

Tachykardie und Blutdruckanstieg bei der Intubation lassen sich durch keine Methode allein sicher vermeiden. Bei besonderer Gefährdung des Patienten (z. B. Mitralstenose) kann zusätzlich zur Vorgabe von Fentanyl die Ausssprühung des Larynx mit Lidocain erfolgen. Die Muskelrelaxierung erfolgt durch Succinylcholin oder Pancuronium. Gallamin sollte wegen seiner kardialen Nebenwirkungen (Tachykardie) nicht verwendet werden.

Bei der Gefahr eines Lungenödems wird der Oberkörper des Patienten vor der Narkoseeinleitung leicht aufgerichtet.

Die künstliche Beatmung mit einem N_2O-O_2-Gemisch (2:2 l/min) wird mit leichter Hyperventilation durchgeführt (p_aCO_2 ~35/min). Die Aufrechterhaltung der Narkose kann erfolgen durch fraktionierte Dosen von Fentanyl (0,0015 mg/kg KG) oder Hypnotika (Benzodiazepine, Inhalationsnarkotika). Die Muskelrelaxation erfolgt bevorzugt mit Pancuronium (0,01 mg/kg KG).

11.5.3 Operationsspezifische Besonderheiten

Viele Operationen am Herzen oder den großen Gefäßen können nur am nichtschlagenden Herzen durchgeführt werden. Die Sauerstoffversorgung des Organismus muß dann durch eine Herz-Lungen-Maschine (HLM) übernommen werden. Dieser Vorgang wird als extrakorporale Zirkulation oder kardiopulmonaler Bypass bezeichnet. Dabei fließt das gesamte systemische Venenblut aus den beiden Hohlvenen in ein Reservoir der HLM, von wo es nach Anreicherung mit Sauerstoff und Elimination von Kohlensäure in die Aorta oder die A. femoralis zurückgeführt wird. Aufbau und Funktion der HLM sowie physiologische und pathophysiologische Besonderheiten der extrakorporalen Zirkulation sind für die Durchführung von Anästhesien bei Eingriffen mit der HLM unbedingte Voraussetzung.

11.5.3.1 Aufbau der HLM

Die HLM besteht aus dem Oxygenator, dem Wärmeaustauscher, mehreren Pumpen, Filter und Schlauchsystemen (Abb. 11.4).

Oxygenator. Der Oxygenator funktioniert als künstliche Lunge; er ermöglicht die Abgabe von CO_2 aus dem Venenblut und die Anreicherung desselben mit O_2. In klinischer Verwendung sind Scheiben-, Membran- und Dispersionsoxygenatoren.

Beim Scheibenoxygenator erfolgt die Oxygenierung des Blutes nach Eintauchen der distalen Scheibenanteile in den venösen Blutvorrat; bei der Rotation wird ein dünner Blutfilm auf den Scheiben erzeugt, der mit Sauerstoff beladen wird. Zwar ist der Oxygenierungseffekt hoch und die Bluttraumatisierung gering, jedoch sind die Wartungsarbeiten sehr aufwendig. Der Membranoxygenator ahmt mit Hilfe einer Silikongummimembran die physiologischen Bedingungen der Lungenatmung nach, wobei die eine Seite den lufthaltigen Alveolen, die andere Seite dem Kapillarbett entspricht. Da die Traumatisierung des Blutes sehr gering ist, eignet sich diese Oxygenatortype besonders für Langzeitperfusionen.

Der Dispersionsoxygenator ist der am häufigsten verwendete Typ. Dabei werden vom Boden des Vorratsgefäßes her die beiden Atemgase O_2 und CO_2 eingeblasen und somit eine intensive Sauerstoffbeladung des Blutes erzeugt. Allerdings entsteht bei diesem Vorgang Schaum, der vor der Einleitung des Blutes in das arterielle System des Patienten wieder entfernt werden muß. Dies erfolgt im Filter. In der Regel werden etwa 6 l O_2/min in das Blut eingeblasen. Um einen zu starken Abfall des p_aCO_2 (Gefahr der zerebralen Vasokonstriktion) zu vermeiden, wird gleichzeitig 3-5%iges CO_2 in den Oxygenator geleitet.

Wärmeaustauscher. Da viele Oxygenatoren nur 150-250 ml O_2/min aufnehmen können, der Sauerstoffbedarf des Organismus in Normothermie und Ruhe jedoch bei 250-300 ml O_2/min liegt, muß der Sauerstoffbedarf des Patienten künstlich gesenkt werden. Dies ist möglich durch Reduzierung der Körpertemperatur (Hypothermie, s. 6.8.2), die mit dem Wärmeaustauscher erzeugt wird. Andererseits verursacht das relativ lange Schlauchsystem der extrakorporalen Zirkulation (> 2 m) einen

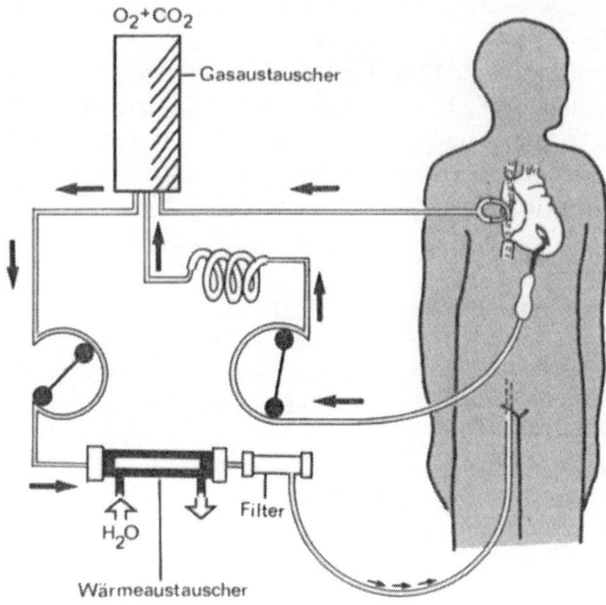

Abb. 11.4. Schematische Darstellung des Aufbaus und der Funktion einer HLM

nicht unerheblichen Wärmeverlust, der entsprechend ausgeglichen werden muß. Die Kühlung der Perfusionsflüssigkeit senkt in relativ kurzer Zeit die Körpertemperatur des Patienten; ebenso kann vor Beendigung der extrakorporalen Zirkulation die Körpertemperatur des Patienten wieder normalisiert werden. Abkühlung und Erwärmung der Perfusionsflüssigkeit erfolgen mit Wasser.

Pumpen. Der Rücktransport des Blutes in den arteriellen Kreislauf erfolgt in der Regel durch Rollenpumpen, die einen kontinuierlichen, nichtpulsatilen Blutfluß erzeugen. Dabei pressen die Rollen den mit Blut gefüllten Schlauch aus und bewirken somit den Vorwärtstransport der Blutsäule im Schlauchsystem. HLM besitzen Pumpen für den arteriellen Einstrom, für die Absaugung des Blutes aus der Herzkammer („Vent") und für die Absaugung von Blut aus dem Operationsgebiet („Koronarsauger"). Die Pumpvorgänge verursachen Schädigungen der Perfusionsflüssigkeit, die insbesondere als Hämolyse sichtbar werden.

Filter- und Schlauchsystem. Der überwiegende Teil der in der Perfusionsflüssigkeit enthaltenen Partikel (z. B. Erythrozytenfragmente, Thrombozyten- und Leukozytenaggregate, Luft usw.) wird durch Filter auf der arteriellen Seite der HLM vor einem möglichen Eintritt in das arterielle Gefäßsystem des Patienten zurückgehalten. Somit ist weitgehend sichergestellt, daß Fremdkörperembolien vermieden werden. Aus diesem Grunde müssen auch die Schlauchsysteme inert sein und den Kräften der Rollenpumpen widerstehen können, ohne zu zerreißen oder Partikel freizusetzen.

11.5.3.2 Physiologie und Pathophysiologie der extrakorporalen Zirkulation

Mit der Übernahme der Blutversorgung der Gewebe durch ein künstliches System muß sichergestellt sein, daß ein ausreichender Substrataustausch erfolgt und andere Störungen der Homöostase vermieden werden. Diese betreffen v. a. Probleme der Blutgerinnung und der Myokardprotektion.

Sauerstoffversorgung. Zur kontinuierlichen Versorgung des Gefäßsystems mit Blut während der extrakorporalen Zirkulation benötigt die HLM eine ausreichende Füllung mit Perfusionsflüssigkeit. In der Regel sind in Abhängigkeit von der Körperoberfläche des Patienten etwa 2-4 l Perfusionslösung zur primären Füllung der HLM ausreichend, um bei Unterbrechung des venösen Rückstroms keine Störung der Blutversorgung oder anderer Komplikationen (z. B. Luftembolie) beim perfundierten Organismus auszulösen. Als Perfusionslösungen werden in der Regel zellfreie Volumenersatzmittel (z. B. 5%ige Glukose-, 0,9%ige Kochsalz-, Ringerlaktat-, Albumin-, Dextran- oder Hydroxyäthylstärkelösung) verwendet, um die Vorteile der Hämodilution (Hkt <30%) zu nutzen. Unter den Bedingungen der Hämodilution ist eine ausreichende Sauerstoffversorgung des Organismus jedoch nur dann möglich, wenn das HZV entsprechend gesteigert werden kann. Dies ist mit der HLM nur eingeschränkt möglich; es müssen deshalb zusätzliche Sicherheitsvorkehrungen getroffen werden, um den Organismus nicht in ein Sauerstoffdefizit gelangen zu lassen. Auch dafür ist die kontinuierliche Hypothermie (s. 6.8.2) geeignet.

Gerinnungsprobleme. Die extrakorporale Zirkulation erfordert die vollständige Aufhebung der Blutgerinnung durch Heparin (2-3 mg/kg KG). Da die Halbwertszeit des Heparins etwa 90 min beträgt, muß bei längeren Bypasszeiten etwa ⅓-½ der Initialdosis von Heparin in die HLM verabreicht werden. Nach Beendigung des kardiopulmonalen Bypass und nach Entfernung der Kanülen wird die Blutgerinnung durch Protamin [1- bis 1,3fache Menge (mg) des verabreichten Heparins] wiederhergestellt. Ist die Protamindosis zu gering, bleiben PTT und TZ verlängert; ist die Protamindosis zu hoch, bleibt die PTT zwar verlängert, jedoch nicht die TZ. Protamin sollte langsam verabreicht werden, da es erhebliche kardiovaskuläre Depressionen bewirken kann.

Myokardprotektion. Da das Myokard während der extrakorporalen Zirkulation nicht perfundiert wird, die myokardialen Stoffwechselprozesse weiterlaufen und der operative Eingriff zusätzliche traumatische Schäden verursachen kann, sind entsprechende Schutzmaßnahmen für den Herzmuskel erforderlich. Eine Myokardprotektion ist durch direkte Hypothermie oder durch Ruhigstellung des Herzmuskels möglich. Insbesondere die Infusion sog. Kardioplegielösungen in das Koronarsystem verbessert die Ischämietoleranz des Herzmuskels, da diese Lösung eine sofortige und anhaltende Unterbrechung der elektrischen und mechanischen Aktivität des Herzens (Herzmuskel verbleibt in diastolischer Ruhestellung) bewirkt. Am häufigsten werden hyperkaliämische Lösungen (insbes. die Lösung nach Bretschneider) zur Kardioplegie verwendet.

11.5.3.3 Methoden der extrakorporalen Zirkulation

Mit der HLM können verschiedene Methoden der extrakorporalen Zirkulation durchgeführt werden, von denen totaler kardiopulmonaler Bypass, partieller Bypass, linker atriofemoraler Bypass, femorofemoraler Bypass, Linksherzbypass und Rechtsherzbypass klinisch eingesetzt werden.

Totaler kardiopulmonaler Bypass. Beim totalen kardiopulmonalen Bypass fließt das gesamte Blut aus den zentralen Venen in die HLM und wird von dort nach dem Gasaustausch in eine große Arterie des Körpers (Aorta, A. femoralis) zurückgeführt. Herz und Lunge sind in dieser Phase aus der normalen Zirkulation ausgeschaltet (Abb. 11.5). Die Lunge des Patienten wird in dieser Phase nicht ventiliert, allerdings durch einen geringen Gasfluß leicht gebläht.

Partieller Bypass. Beim partiellen Bypass kann ein Teil des venösen Blutes noch über das rechte Herz in den Lungenkreislauf sowie über den linken Ventrikel in den systemischen Kreislauf fließen. Die Pumpfunktion des Herzens besteht in dieser Phase weiter. Der restliche Anteil des Blutes fließt in die HLM und wird dort nach Oxygenierung in den Systemkreislauf geleitet (Abb. 11.6). Während dieser Phase wird in der Regel mit der Kühlung des Patienten begonnen und der „Vent" in den linken Ventrikel eingeführt. Der partielle Bypass ist sowohl eine Übergangsphase vor und nach dem totalen Bypass als auch eine Unterstützungsmaßnahme für das unzureichend fördernde Herz nach dem operativen Eingriff. Beim partiellen Bypass werden die Lungen des Patienten ventiliert.

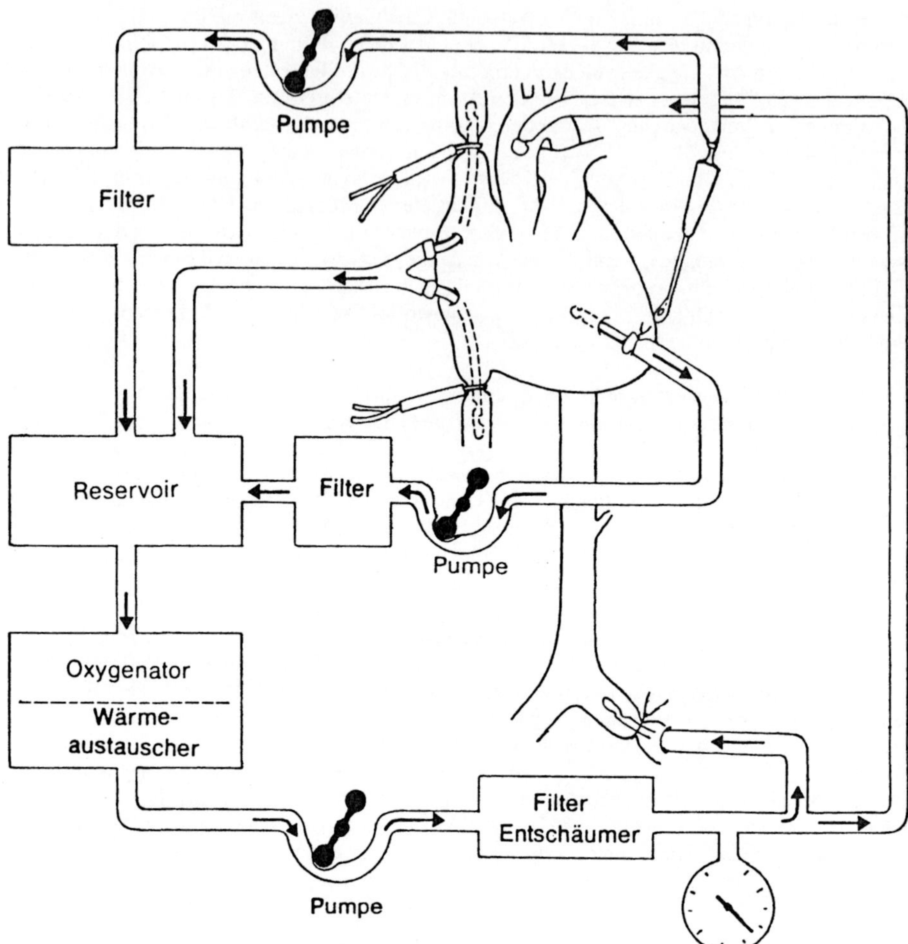

Abb. 11.5. Totaler Herz-Lungen-Bypass. Herz und Lunge sind aus der normalen Zirkulation ausgeschaltet. Die Pfeile geben die Richtung des Blutstroms an. Der arterielle Einstrom erfolgt entweder über die Aorta oder die A. femoralis

Linker atriofemoraler Bypass. Der linke atriofemorale Bypass wird bei Operationen an der Aorta descendens (z. B. Aortenaneurysma) verwendet, um nach Abklemmung der Aorta die Durchblutung von Nieren und Rückenmark zu ermöglichen. Das Prinzip dieser Methode beruht auf der Entnahme von atriellem Blut aus dem linken Vorhof, das über eine Kanüle in der A. femoralis dem distalen Aortenbereich zugeführt wird.

Femoro-femoraler Bypass. Der femorofemorale Bypass wird bei Operationen an der Aorta descendens (vorwiegend auch bei Aortenaneurysma) verwendet, um eine retrograde Perfusion der Aorta descendens zu ermöglichen. Das Prinzip dieser Methode beruht auf der Entnahme von Blut aus der V. femoralis, das über den Oxygenator in die A. femoralis zurückgeführt wird.

Linksherzbypass. Beim Linksherzbypass wird das in der Lunge des Patienten arterialisierte Blut am Einstrom in das linke Herz gehindert und in ein Reservoir geleitet. Von dort wird das Blut mit Hilfe eines Pumpsystems in den arteriellen Kreislauf (A. iliaca communis) geleitet, um die Blutversorgung der unteren Körperhälfte zu ermöglichen (z. B. thorakales Aortenaneurysma). Die Pumpfunktion des rechten Herzens bleibt erhalten.

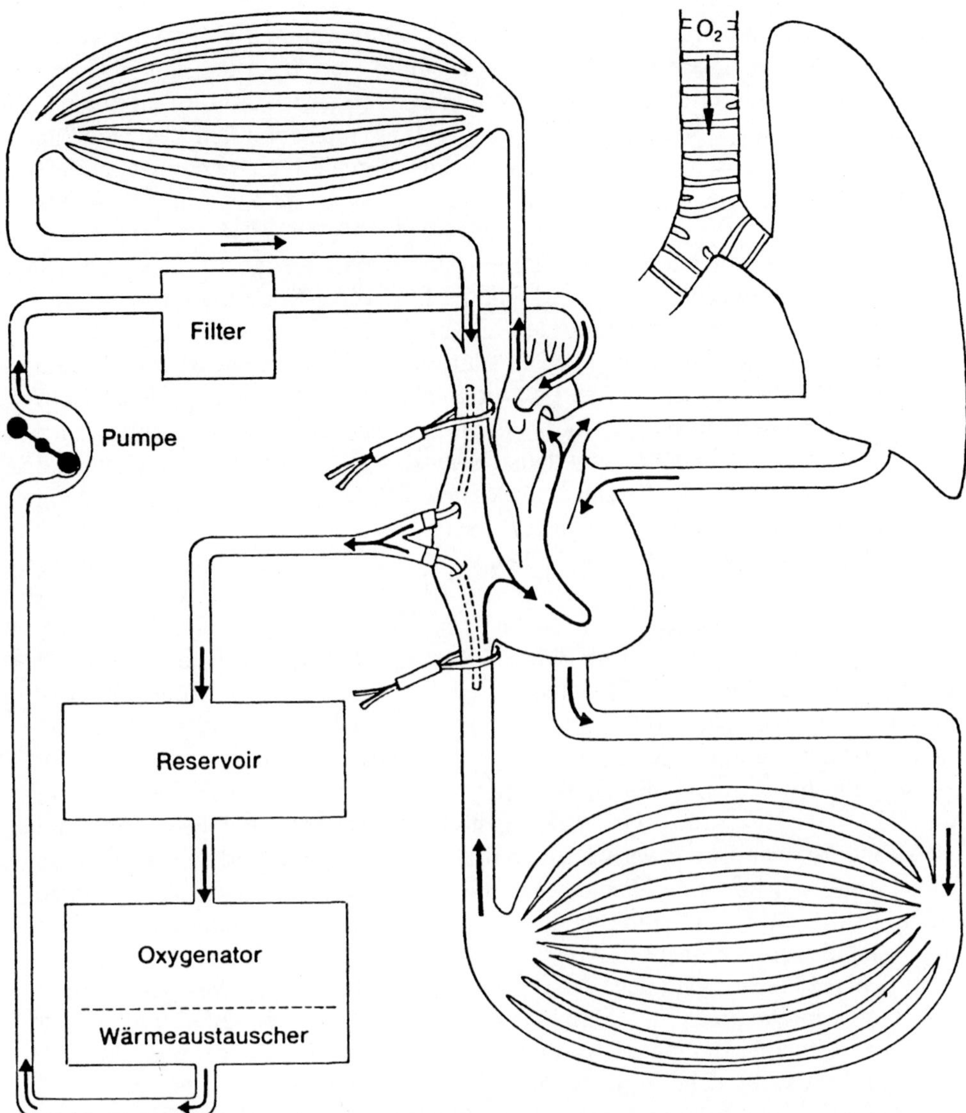

Abb. 11.6. Partieller Bypass. Ein Teil des Bluts wird noch vom Herzen selbst gepumpt, der andere Teil mit der HLM. Die Lungen des Patienten müssen beim partiellen Bypass beatmet werden

Rechtsherzbypass. Beim Rechtsherzbypass wird das Blut am Einstrom in das rechte Herz gehindert und mit einem Pumpsystem in die Pulmonalarterie geleitet. Von dort strömt es auf normalem Wege weiter, die Pumpfunktion des linken Herzens bleibt erhalten.

11.5.3.4 Praxis der extrakorporalen Zirkulation

In der Regel ist die Vorperfusionsperiode durch die mechanischen Manipulationen am Herzen einer der gefährlichsten Abschnitte der Operation. Insbesondere Blutdruckabfälle und Herzrhythmusstörungen sind als kritische Phasen einzustufen. Um die zerebrale Perfusion nicht zu gefährden, sind stärkere Blutdruckabfälle in dieser Phase sofort zu behandeln (Volumenzufuhr, u. U. Vasopressoren).

Da die stärksten chirurgischen Reize bei der Hautinzision, der Sternotomie und der Präparation der großen Gefäße erfolgen, ist in dieser Phase eine entsprechende Narkosetiefe zu garantieren. Nach Eröffnung des Perikards wird die Antikoagulation durch Injektion von Heparin (3 mg/kg KG) in einen zentralen Venenkatheter eingeleitet. Nach Abschluß aller Kanülierungen (obere und untere Hohlvene, A. femoralis) beginnt die extrakorporale Zirkulation mit dem partiellen Bypass (s. 11.5.3.3).

Während des partiellen Bypass wird der Patient mit 100%igem O_2 beatmet. Die Narkose wird entweder mit einem Fentanyl-Etomidate-Kombinationstropf oder durch Einleitung eines Inhalationsnarkotikums in den Oxygenator aufrechterhalten. Zu diesem Zeitpunkt sollte auch eine ausreichende Nachrelaxierung erfolgen, damit der Patient während der extrakorporalen Zirkulation nicht atmet. Der partielle Bypass sollte mindestens 3 min dauern. In dieser Phase wird der linke Ventrikel mit einem „Vent" kanüliert, mit dem das aus den Vv. thebesi und den Bronchialvenen einströmende Blut abgesaugt wird. Diese Maßnahme ist erforderlich, damit das kardioplegische Herz nicht überdehnt wird.

Mit Beginn des totalen Bypass (Abklemmung der oberen und unteren Hohlvene sowie der Aorta) dürfen Narkotika und MR sowie die anderen benötigten Pharmaka nur noch in den venösen Schenkel der HLM verabreicht werden (Abb. 11.3). Die Ventilation der Lungen wird unterbrochen; es erfolgt lediglich eine Blähung der Lungen mit 1 Liter O_2/min bei einem Druck von 10 cm H_2O. Die Infusionen werden so weit gedrosselt, daß nur noch die Durchgängigkeit des Infusionsweges garantiert ist. Die Verabreichung von ndMR ist wesentlich, um Atembewegungen und Muskelzittern (Steigerung des O_2-Verbrauchs) auszuschalten. Für die Perfusion mit der HLM werden etwa 2-3 l Perfusionsflüssigkeit benötigt. Bei Perfusionen mit Elektrolytlösungen ist der Verlust durch die Nieren entsprechend zu substituieren. Es wird in der Regel eine leichte Hämodilution zwischen 20 und 25% Hkt angestrebt, bei Abfall des Hämatokrits unter 20% ist jedoch Heparinblut zu geben. Als ausreichende Flowrate gelten 2,4 l/m^2 Körperoberfläche. Der Perfusionsdruck sollte zwischen 65-85 mm Hg liegen. Ein Anstieg über 100 mm Hg (Vasokonstriktion) erfordert vasodilatatorische Maßnahmen (z. B. Halothan). Der Abfall unter 60 mm Hg (unzureichende Flowrate, Vasodilatation) erfordert eine Steigerung des Flows oder Vasopressoren. Zur Vermeidung zerebraler Vasokonstriktionen wird in die HLM CO_2 (3% bei Normothermie, 5% bei Hypothermie) eingeleitet. Eine zentrale Bedeutung kommt der Myokardprotektion während der Myokardischämie zu. Um das Herz während der Operation stillzulegen, werden die Koronarien mit gekühlten kardioplegischen Lösungen perfundiert. Dadurch ist eine lange myokardiale Ischämieperiode möglich. Die weitere Gabe von Heparin richtet sich nach der exakten Messung des Gerinnungszustands (z. B. ACT = activated coagulation time, Aktivierte Celite Time) mit einem automatischen Hemochromsystem. Der ACT-Wert sollte während des Bypass zwischen 400-500 s liegen. Blutgasanalysen müssen wiederholt durchgeführt werden (metabolische Azidose regelmäßige Begleiterscheinungen der Perfusion). Bestehendes Basendefizit ist nach Bedarf zu korrigieren. Außerdem sind regelmäßige Hämatokritkontrollen, Serumkaliumkontrollen und Blutzuckerkontrollen erforderlich (Kaliumsubstitution initial 4 mg/kg KG/l Harnverlust, dann 1 mg/kg KG/l Harnverlust). Bei Abfall des Harnvolumens sind bei ausreichendem Flow und Perfusionsdruck Diuretika [Mannitol 20% (0,3 g/kg KG) und/oder Furosemid (1 mg/kg KG)] zu verabreichen.

Vor Abgang von der HLM ist die Zufuhr von Inhalationsnarkotika zu unterbrechen (etwa 15 min vorher). Evtl. ist die Defibrillation nach Lidocaingabe (1 mg/kg KG) erforderlich. Der Elektroschock erfolgt mit 100 Ws nach Öffnung der Aortenklemme. Danach wird ein langsamer Abgang von der HLM durchgeführt. Mit Aufnahme der Pumpfunktion des Herzens und Wiederherstellung der Lungenperfusion (partieller Bypass) wird die künstliche Ventilation (100%iger O_2) wieder aufgenommen. Der Kreislauf wird evtl. durch Volumensubstitution oder positiv inotrope Substanzen, z.B. $CaCl_2$ (5 mg/kg KG, wiederholt) oder Katecholamine stabilisiert. Tachykardien, Bradykardien, Arrhythmien, Hypertonie und Hypotension müssen entsprechend korrigiert werden. Hypertonie sollte in jedem Falle vermieden werden (erhöhter myokardialer Sauerstoffverbrauch, Blutungsgefahr, Gefahr der Nahtinsuffizienz). Oft ist die Ursache einer Hypertonie die Hypervolämie. Wenn die venösen Katheter der HLM noch liegen, kann durch Volumenentzug mit Hilfe der HLM korrigiert werden. Ist dies nicht möglich, müssen Vasodilatanzien (Phentolamin, NNP) verabreicht werden.

Zur Aufhebung der Heparinwirkung wird nach Abgang von der HLM Protaminsulfat verabreicht. Dabei reichen je nach Messung (ACT-Test) im Mittel 1,5 mg Protamin/1,0 mg Heparin aus. Der arterielle Blutdruck sollte bei 100 mm Hg gehalten werden. Ursachen einer Hypotension können verminderter venöser Rückfluß, niedriger Füllungsdruck (Volumengabe bis ZVD = 15 cm H_2O), Myokarddepression (100%iger O_2, Epinephrin 0,001 mg/kg KG; CaCl 5-10 mg/kg KG, insbesondere bei chronischer Propranololtherapie) und Vasodilatation (Noradrenalin 0,001 mg/kg KG), Arrhythmie (Lidocain 1 mg/kg KG; Propranolol 0,2 mg/kg KG) sein. Ursachen einer Hypertension können Hypervolämie (Volumenentzug), flache Anästhesie (Analgetika) oder Vasokonstriktion (NNP 15-10 µg/min; jedoch nur bei arterieller Druckmessung und bei ausreichendem ventrikulärem Füllungsdruck) sein. Bei Bradykardie kommen Atropin (0,01 mg/kg KG) oder Schrittmachertherapie, bei Tachykardie Vertiefung der Narkose (Fentanyl, Halothan) oder Propranolol (0,2 mg/kg KG); bei Arrhythmie Lidocain (1 mg/kg KG, Bolus und Dauertropf 1-4 mg/min), Kardioversion oder Propranolol (0,25 mg Bolus, wiederholt bis zu maximal 2 mg) zum Einsatz.

Bei unkomplizierten Eingriffen und wachem Patienten kann eine frühe Extubation erfolgen; sie hat den Vorteil, daß der Kranke früher mobilisiert werden kann. Eine Spätextubation hat sich dann empirisch bewährt, wenn der Patient einem größeren Eingriff unterzogen wurde, wenn er vor adrenerger Stimulation (Umlagerung) geschützt werden soll oder wenn sein Zustand (Bewußtlosigkeit) dies erfordert. Bei voraussichtlich länger andauernder Ateminsuffizienz sollte der Patient möglichst bald nasotracheal umintubiert werden. Der Transport auf die Intensivstation erfolgt unter Begleitung des Arztes mit sorgfältiger Kontrolle von Atmung und Kreislauf (Monitor). Im postoperativen Verlauf ist der Blutverlust sorgfältig zu registrieren. Blutverluste von > 200 ml/h sprechen für chirurgische Blutungen, so daß u.U. eine chirurgische Intervention erforderlich wird. Blutgerinnungsstörungen werden primär durch Frischblut oder Thrombozytenkonzentrat, sekundär auf der Basis von Gerinnungsanalysen mit Faktorenkonzentraten behandelt. Bei Fibrinolyse wird ε-Aminokapronsäure (0,05 g/kg KG i.v.) in 2- bis 4stündigen Abständen verabreicht.

11.5.3.5 Koronare Bypassoperation

Eine klinisch bedeutsame Obstruktion der Koronararterien liegt vor, wenn entweder eine mehr als 70%ige Verringerung des inneren Durchmessers der rechten Koronararterie, der linken A. descendens anterior oder der linken A. circumflexa vorliegt; oder aber der innere Durchmesser der linken Hauptstammarterie 50% oder mehr eingeengt ist. Je nach Ausdehnung unterscheidet man Ein-, Zwei- oder Dreigefäßerkrankungen.

Besonders gefährdet sind Patienten, bei denen eine hochgradige Stenose der linken Hauptstammarterie, verbunden mit einer proximalen Stenose der rechten Kranzarterie, besteht.

Die Patienten stehen in der Regel unter medikamentöser Therapie mit Nitroglyzerin und β-Blockern. Operationsindikationen sind Stenosen der linken Hauptstammarterie, Dreigefäßerkrankungen. sowie Zweigefäßerkrankungen mit Beteiligung der linken proximalen A. descendens anterior. Kontraindikationen für eine koronare Bypassoperation sind schlechte Ventrikelfunktion (Ejektionsfraktion $<0,35$), kürzlich vorausgegangener Herzinfarkt und eine diffuse Atherosklerose der Koronararterien.

Das Prinzip der koronaren Bypassoperation besteht in der autologen Transplantation eines Teils der V. saphena. Die Vene wird proximal an die Aorta und distal hinter den stenotischen Abschnitt der Koronararterie angeschlossen. Auch die A. mammaria interna wird verwendet, wobei nur eine Anastomose erforderlich ist.

Anästhesie. Alle Einflüsse, die den myokardialen Sauerstoffverbrauch steigern oder den koronaren Perfusionsdruck senken, sind für Patienten mit KHK ungeeignet. Dazu gehören Angst, Operationsreize und bestimmte Pharmaka (z.B. Katecholamine). Deshalb ist eine gute Prämedikation (z.B. Flunitrazepam 0,03 mg/kg KG p.o. 1-2 h vor Narkoseeinleitung) sowie eine gute Analgesie (z.B. Piritramid 0,15 mg/kg KG, 1 h präoperativ) von großer Bedeutung.

Für die Einleitung der Narkose sind Opioide (z.B. Fentanyl 7-10 µg/kg KG) oder Etomidate (0,2-0,3 mg/kg KG) zu empfehlen. Die Narkose kann aber auch mit einem Barbiturat in zurückhaltender Dosierung eingeleitet werden. Die Muskelrelaxierung erfolgt in der Regel mit Pancuronium (0,1 mg/kg KG), das auch zur endotrachealen Intubation verwendet werden kann. Der endotrachealen Intubation sollte nach Möglichkeit ein Xylocainspray des Rachens vorausgehen.

Zur Überwachung des Patienten ist neben einer kontinuierlichen EKG-Ableitung ein invasives Monitoring (arterieller Blutdruck, ZVD, PAP) erforderlich.

Für die Aufrechterhaltung der Narkose empfiehlt sich eine Kombination von Opioiden, N_2O, Sedativa und Inhalationsnarkotika. Intraoperative Störungen, insbes. Hypertonie, Tachykardie, Hypotension und Anstieg des PCWP müssen unmittelbar durch entsprechende Maßnahmen beseitigt werden. Während des kardiopulmonalen Bypass wird die Narkose in der unter 11.5.3.4 beschriebenen Weise aufrechterhalten.

11.5.3.6 Herzklappenersatz

Alle Erkrankungen der Herzklappen beeinträchtigen bei entsprechender Schwere das Schlagvolumen. Bei chronischem Verlauf versucht der Organismus, durch Kompensationsmechanismen dem Abfall des Schlagvolumens entgegenzuwirken. Dies erfolgt v.a. durch Steigerung des Sympathikotonus (HF-, Kontraktilitäts-, TPR-Anstieg), des Frank-Starling-Mechanismus und durch Ventrikelhypertrophie. Herzklappenfehler werden in 4 Schweregrade eingeteilt (NYHA = New York Heart Association).

Schweregrad I: Herzklappenerkrankung ohne Einschränkung der körperlichen Belastbarkeit und ohne Anstieg der PCWP.

Schweregrad II: Herzklappenerkrankung mit Dilatation und/oder Hypertrophie der Ventrikel sowie Anstieg von LVEDP, LAP, PCWP bei Belastung.

Schweregrad III: Herzklappenerkrankung mit erhöhtem Füllungsdruck des Herzens in Ruhe sowie Beschwerden bei körperlicher Belastung.

Schweregrad IV: Herzklappenerkrankung mit Beschwerden in Ruhe (Müdigkeit, Schwindel, Verwirrtheit) sowie Verstärkung der Beschwerden bei Belastung.

Die Diagnostik der Herzklappenerkrankungen beruht auf Auskultation, Echokardiographie, Angiographie und Herzkatheteruntersuchung. Als Herzklappenersatz werden mechanische Prothesen (Kugel-, Scheiben-, Doppelflügelklappen) und Bioprothesen (Gewebe von Schwein oder Mensch) verwendet. Während bei der mechanischen Klappe eine dauernde Antikoagulation erforderlich ist, wird diese bei den Bioprothesen nur für einige Monate benötigt. Künstliche Herzklappen werden v.a. bei Mitral-, Aorten- und Trikuspidalklappen eingesetzt.

Mitralklappenersatz. Während bei der Mitralstenose in frühen Stadien eine Erweiterung der Öffnungsfläche der Mitralklappe durch geschlossene Kommissurotomie (also ohne HLM) möglich ist, erfordern sowohl die schwere Mitralstenose als auch die ausgeprägte Mitralinsuffizienz den Ersatz der Mitralklappe unter Verwendung der HLM. Der operative Zugang zur Mitralklappe erfolgt nach Sternotomie über den linken Vorhof. Neben den Problemen, die sich durch die extrakorporale Zirkulation ergeben, sind bei Mitralklappenerkrankungen einige Besonderheiten zu beachten.

Mitralstenose. Bei der Mitralstenose wirken sich Steigerungen der HF hämodynamisch sehr ungünstig aus (s. 10.1.3.1), deshalb sind gute Prämedikation und die Verwendung von Medikamenten mit geringen hämodynamischen Nebenwirkungen (z.B. Etomidate, Fentanyl) von besonderem Wert für den ungestörten Verlauf der Operation. Die Überwachung der Volumenzufuhr sollte mit dem Pulmonaliskatheter erfolgen. Die HF sollte in einem Bereich von 60-65/min gehalten werden. Der erhöhte Gefäßwiderstand fällt nach dem Mitralklappenersatz in der Regel ab; wenn dies nicht erfolgt, sollten Vasodilatatoren verabreicht werden. In der postoperativen Phase ist eine Respiratortherapie zu empfehlen.

Mitralinsuffizienz. Bei der Mitralinsuffizienz entleert sich der linke Ventrikel während der Systole in zwei Richtungen: in den linken Vorhof (Regurgitationsvolumen) und in die Aorta (Schlagvolumen). Eine periphere Vasodilatation (z.B. durch NNP) ist deshalb für die Ventrikelentleerung günstiger als eine Vasokonstriktion. Als eindeutige Indikation für einen Klappenersatz gelten das Spätstadium II sowie die Stadien III und IV der NYHA-Gruppen. Tachykardien werden bei der Mitralinsuffizienz besser toleriert als bei der Mitralstenose. Steigerungen des TPR sollten vermieden werden; somit sollten Hypotensionen v.a. mit inotropen Substanzen behandelt werden, die den TPR nicht wesentlich steigern (z.B. Isoproterenol, Kalzium).

Aortenklappenersatz. Bei schwerer Aortenstenose und bei ausgeprägter Aorteninsuffizienz kann der Ersatz der Aortennklappe erforderlich werden. Für den Zugang zur Aortenklappe wird die Aorta schräg angeschnitten, so daß der Operateur von oben her die künstliche Klappe einsetzen kann. Die Aorta ascendens wird dabei abgeklemmt; der Koronarkreislauf ist unterbrochen.

Aortenstenose. Die normale Öffnungsfläche der Aortenklappe beträgt 2,5–3,6 cm^2. Wenn die Öffnungsfläche auf < 1 cm^2 verkleinert ist, kommt es zu einer deutlichen Behinderung des Blutstroms. Als Folge dieser Behinderung hypertrophiert der linke Ventrikel, und der Druckgradient zwischen Ventrikel und Aorta steigt auf > 100 mm Hg an (normal 2–4 mm Hg). Eine Tachykardie ist bei der Aortenstenose ungünstig, weil die diastolische Füllung des Ventrikels abnimmt und die subendokardiale Durchblutung vermindert wird. Ebenso sollten Bradykardien, Hypertensionen und Hypotensionen vermieden werden. Patienten mit Aortenstenose reagieren sehr empfindlich auf Narkotika. Opioide (z. B. Fentanyl) und Fentanyl werden i. allg. am besten vertragen. Das Einlegen eines Pulmonaliskatheters kann bei diesen Patienten zu schweren ventrikulären Arrhythmien führen, so daß die Indikation für diese Maßnahme sehr streng gestellt werden muß.

Aorteninsuffizienz. Das Regurgitationsvolumen kann bei der Aorteninsuffizienz bis zu 80% des Schlagvolumens erreichen. Es wird durch einen niedrigen TPR und durch Tachykardie vermindert. Deshalb sind Bradykardien und Hypertonien bei diesen Patienten streng zu vermeiden. Die HF sollte am besten zwischen 100–120/min betragen. Ein geeignetes Pharmakon für dieses Vorhaben ist Isoproterenol, das die HF steigert und den TPR senkt. Opioide und N_2O werden bei der Durchführung der Narkose gut vertragen, während Inhalationsnarkotika ungünstiger sind. Große Vorsicht ist mit der Anwendung von Vasodilatatoren bei der Aorteninsuffizienz zu wahren.

Trikuspidalklappenersatz. Ein Ersatz der Trikuspidalklappe erfolgt vorwiegend bei der Trikuspidalinsuffizienz. Dieser Klappenfehler entsteht v. a. durch die Dilatation des rechten Ventrikels. Bei der Trikuspidalinsuffizienz kommt es zum Rückstrom des Blutes aus dem rechten Ventrikel in den rechten Vorhof. Der Trikuspidalklappenersatz wird erforderlich, wenn sich eine pulmonale Hypertension entwickelt. Bei der Durchführung der Anästhesie müssen hohe Atemwegsdrücke und Venodilatation vermieden werden, damit der venöse Rückstrom nicht vermindert wird. Aus diesem Grunde sollten auch Blutvolumen und ZVD im oberen Bereich gehalten werden. Nur wenn das effektive Schlagvolumen des rechten Herzens aufrechterhalten wird, ist eine ausreichende Füllung des linken Ventrikels zu erwarten. Steigerungen des pulmonalen Widerstands (z. B. durch Hypoxie, Hyperkapnie, Azidose und α-Rezeptorenstimulation) sollten vermieden werden.

11.5.3.7 Korrektur angeborener Herzfehler

Angeborene Herzfehler werden vorwiegend im Kindesalter korrigiert. Neben den besonderen hämodynamischen Problemen, die sich aus der Fehlbildung des Herzens oder der herznahen Gefäße ergeben, muß der Anästhesist bei der Behandlung dieser Patienten auch die physiologischen und pathophysiologischen Besonderheiten dieser Altersgruppe berücksichtigen (s. 11.15). Die angeborenen Herzfehler lassen sich in Herzfehler mit Rechts-links-Shunt, Herzfehler mit Links-rechts-Shunt und Herzfehler ohne Shunt unterteilen. Andere Einteilungen unterscheiden in zyanotische und azyanotische Herzfehler.

Herzfehler mit Rechts-links-Shunt. Bei diesen Herzfehlern besteht in der Regel eine Zyanose. Die häufigsten Krankheitsformen sind Fallot-Tetralogie, Trikuspidalatresie und Pulmonalstenose. Bei den zyanotischen Herzfehlern bestehen häufig Herzinsuffizienz, pulmonale Hypertonie sowie Störung von SBH, Blutgerinnung und Wachstum.

Herzfehler mit Links-rechts-Shunt. Bei diesen Herzfehlern besteht zunächst keine Zyanose; die häufigsten Krankheitsformen sind Vorhofseptumdefekt (ASD) und Ventrikelseptumdefekt (VSD). Schwere Nebenerkrankungen entwickeln sich erst nach längerem Bestehen der Fehlbildung.

Herzfehler ohne Shunt. Auch diese Herzfehler verlaufen zunächst ohne Zyanose; die häufigsten Krankheitsformen sind Aortenstenose und Aortenisthmusstenose. Bei ausreichendem Kollateralkreislauf können diese Erkrankungen auch ohne den Einsatz einer HLM korrigiert werden.

Die operative Korrektur dieser Herzfehler erfordert meist den Einsatz einer HLM, einige Korrekturoperationen können jedoch auch ohne HLM durchgeführt werden. Als operative Maßnahmen kommen anatomische Korrekturen (z. B. Verschluß eines Defekts bei ASD oder VSD), physiologische Korrekturen (z. B. Schaffung von Umgehungskreisläufen oder Gefäßanastomosen) oder palliative Maßnahmen (z. B. „banding" der Pulmonalarterie) zur Ausführung.

Die Vorbereitung auf Anästhesie und Operation erfolgt in der Regel in enger Zusammenarbeit mit einem pädiatrischen Kardiologen, so daß hier nicht näher darauf eingegangen werden soll. Herzinsuffizienz und respiratorische Störungen sollten jedoch vor jeder Korrekturoperation am Herzen oder den herznahen Gefäßen weitgehend kontrolliert sein.

Bei der Narkoseeinleitung muß berücksichtigt werden, ob ein Links-rechts-Shunt oder ein Rechts-links-Shunt besteht.

Einleitung bei Links-rechts-Shunt. Bei Links-rechts-Shunt und gesteigerter Lungendurchblutung werden Inhalationsnarkotika rascher aufgenommen, so daß die narkotische Wirkung relativ schnell eintritt. Bei Verwendung von intravenösen Narkotika ist hingegen mit einem verspäteten Wirkungseintritt zu rechnen, da das Narkotikum in den Lungenkreislauf rezirkuliert.

Einleitung bei Rechts-links-Shunt. Bei Rechts-links-Shunt und verminderter Lungendurchblutung werden Inhalationsnarkotika verzögert aufgenommen, so daß die narkotische Wirkung relativ spät eintritt. Bei Verwendung von intravenösen Narkotika ist hingegen mit einem raschen Wirkungseintritt zu rechnen, da das Narkotikum in relativ hoher Konzentration zum ZNS gelangt. Bei Patienten mit Rechts-links-Shunt ist sicherzustellen, daß Abfälle des Blutdrucks und des peripheren Widerstands vermieden werden, damit die Lungendurchblutung nicht noch weiter vermindert wird. Andererseits müssen Exzitationen des Patienten vermieden werden, um Sauerstoffmangelzustände auszuschließen. Des weiteren muß berücksichtigt werden, daß bei Patienten mit Rechts-links-Shunt unter der intravenösen Applikation von Medikamenten oder Infusionen das erhöhte Risiko einer Luftembolie besteht.

Operationen ohne HLM. Unter den angeborenen Herzfehlern können Korrekturoperationen bei Ductus Botalli, Aortenisthmusstenose und einige Palliativoperationen (z. B. Rashkind-Ballonvorhofseptostomie, Gefäßanastomosen, „banding" der Pulmonalarterien) ohne HLM durchgeführt werden.

Ductus Botalli. Der Ductus Botalli ist eine normale fetale Gefäßverbindung, durch die das Blut aus der A. pulmonalis an der Lunge vorbei in die Aorta fließt. Funktionell schließt sich der Shunt gewöhnlich innerhalb weniger Stunden nach der Geburt; die Obliteration erfolgt in der 2.–9. Lebenswoche bei 90% aller Neugeborenen. Beim offenen Ductus Botalli fließt das Blut kontinuierlich während der Systole und der Diastole, wobei während der Systole ein normaler arterieller Blutdruck aufrechterhalten wird, während in der Diastole der Blutdruck abfällt. Bei längerem Bestehen eines offenen Ductus Botalli kommt es zu pulmonalen und kardialen Veränderungen. Die Lungendurchblutung kann bis auf das 3fache ansteigen, so daß der pulmonale Widerstand ansteigt und der linke Ventrikel stark belastet wird. Die Korrekturoperation erfolgt in rechter Seitenlage des Patienten; der Thorax wird im 3. ICR antero- oder posterolateral eröffnet und der Ductus durchtrennt. Die Korrekturoperation erfolgt vorwiegend im Vorschulalter.

Die Anästhesie unterliegt den Bedingungen der Thoraxanästhesie. Zur Überwachung des Patienten sind EKG, Thoraxstethoskop, unblutige Druckmessung und Temperaturkontrolle in der Regel ausreichend. Anästhesiologische Probleme können auftreten, wenn der offene Ductus eine pulmonale Hypertension und/oder ventrikuläre Hypertrophie verursacht hat. Bei der Blutdruckmessung fällt häufig ein niedriger diastolischer Blutdruck auf. Der im Rahmen der Präparation des Ductus Botalli eintretenden Lungenkompression sollte durch Erhöhung des F_IO_2 begegnet werden. Die Flüssigkeitssubstitution ist eher zurückhaltend durchzuführen.

Aortenisthmusstenose. Verengungen der Aorta descendens distal der A. subclavia werden als Aortenisthmusstenosen bezeichnet. Zunächst ist das Lumen der Aorta vollständig obliteriert, so daß die Blutversorgung der unteren Körperhälfte von einem ausreichenden Kollateralkreislauf (Aa. subclaviae - Aa. mammariae - Interkostalarterien) abhängt. Durch die Obstruktion der Aorta steigt die Belastung des Herzens an; es entwickelt sich in der Regel eine Hypertrophie, später eine Herzinsuffizenz. Der Defekt sollte deshalb möglichst vor dem Schulalter beseitigt werden. Die Korrektur erfolgt durch Resektion des stenotischen Aortenabschnitts und End-zu-End-Anastomose bzw. Patchplastik oder Gefäßprothese.

Blutdruckmessungen und Prüfungen der Pulsqualität an allen vier Extremitäten bilden wertvolle prognostische Kriterien. Bei vorhandenen Femoralispulsen muß davon ausgegangen werden, daß noch Blut durch die Aortenisthmusstenose fließt und der Kollateralkreislauf demzufolge nur gering ausgeprägt ist. Fehlende Pulse weisen auf eine gute Kollateralzirkulation hin, so daß die Abklemmung der Aorta nicht zu intrakraniellem Druckanstieg und poststenotischer Minderdurchblutung führen kann. Die Operation wird in rechter Seitenlage durchgeführt.

Die Durchführung der Anästhesie unterliegt keinen Besonderheiten, wenn zuverlässige Blutdruckkontrollen und adäquater Volumenersatz garantiert sind. Probleme können sich ergeben aus Blutungen erweiterter Kollateralgefäße, Hypertension während und nach der Anästhesie sowie das längere Abklemmen der Aorta ascendens (evtl. Bypass, um Rückenmarks- und Nierendurchblutung nicht zu gefährden). Aus diesem Grunde sollten auch längerdauernde ausgeprägte Blutdruckabfälle vermieden werden.

Palliativoperationen. Bei diesen Operationen wird durch künstlichen Links-rechts-Shunt (z. B. Rashkind-Ballonvorhofseptostomie, Blalock-Taussig-Anastomose, Cooley-Waterston-Anastomose, Brock-Operation) die Lungendurchblutung gesteigert bzw. durch Einengung des Lumens der Pulmonalarterie (z. B. „banding" der Pulmonalarterie) die Lungendurchblutung vermindert. Diese Operationen werden durchgeführt, wenn eine definitive Korrektur nicht oder noch nicht möglich ist.

Rashkind-Ballonvorhofseptostomie. Der Eingriff wird zumeist im Anschluß an eine Herzkatheteruntersuchung bei Kleinkindern mit Transposition der großen Gefäße oder Trikuspidalatresie durchgeführt, um eine ausreichende Shuntverbindung zwischen Pulmonal- und Systemkreislauf herzustellen. Dabei wird der durch das Foramen ovale geführte Ballonkatheter nach Füllung mit Kontrastmittel heftig durch das Vorhofseptum zurückgezogen, so daß ein artefizieller ASD entsteht.

Blalock-Taussig-Anastomose. Hierbei erfolgt eine Anastomosierung der A. subclavia mit der A. pulmonalis. Bei dieser Operation muß die Blutdruckmessung am Arm der Seite erfolgen, deren A. subclavia nicht für die Anastomosierung verwendet wird. Bei der Präparation und Abklemmung der A. subclavia kann es zu Bradykardien kommen, die sofort durch Hyoscyamin (0,02 mg/kg KG) behandelt werden müssen.

Cooley-Waterston-Anastomose. Hierbei erfolgt eine Anastomosierung der Aorta ascendens mit der rechten A. pulmonalis. Die dabei auftretenden anästhesiologischen Probleme entsprechen denen bei der Blalock-Taussig-Anastomose.

Brock-Operation. Hierbei handelt es sich um eine geschlossene Infundibulumresektion mit Valvotomie, die bei Fallot-Tetralogie, Pulmonalstenose, Pulmonalatresie oder Pulmonalhypoplasie durchgeführt wird. Das Ziel der Operation besteht in der Verbesserung des Blutflusses durch die A. pulmonalis.

„Banding" der Pulmonalarterie. Bei dieser Operation wird das Lumen der Pulmonalarterie durch Umschlingung eines Bandes um die A. pulmonalis eingeengt, so daß die Lungendurchblutung abnimmt. Die Operation wird bei Kindern mit gesteigerter Lungendurchblutung (z. B. Transposition der großen Gefäße, VSD oder „single ventricle") durchgeführt. Der operative Zugang erfolgt über eine linksanteriore Thorakotomie in Rückenlage des Patienten. Nach dem „banding" steigt der arterielle Blutdruck gewöhnlich an, während die HF leicht abfällt.

Operationen mit HLM. Die meisten Korrekturoperationen angeborener Herzfehler werden mit Hilfe der HLM durchgeführt; in vielen Fällen ist außerdem eine kontrollierte Hypothermie erforderlich. Die Besonderheiten der extrakorporalen Zirkulation (s. 11.5.3.2), der kontrollierten Hypothermie (s. 6.8.2) und des Kindesalters (s. 11.16) sind bei der Durchführung der Anästhesie entsprechend zu berücksichtigen. Bei kleinen Kindern wird der Herzfehler in der Regel in tiefer Hypothermie (16–20 °C) bei totalem Kreislaufstillstand korrigiert; unter diesen Bedingungen ist eine totale Kreislaufunterbrechung von etwa 60 min möglich. Bei der Besprechung der operativen Korrektur von Fehlbildungen des Herzens und der herznahen Gefäße wird nachfolgend zwischen Fehlbildungen mit Links-rechts-Shunt und solchen mit Rechts-links-Shunt unterschieden.

Korrekturoperationen bei Fehlbildungen mit Links-rechts-Shunt. Unter diesen angeborenen Herzfehlern finden sich am häufigsten ASD und VSD.

Vorhofseptumdefekt (ASD). Beim ASD besteht aufgrund der höheren Drücke im linken Vorhof ein Links-rechts-Shunt. Bei größeren Defekten kann sich eine progrediente Lungengefäßerkrankung entwickeln, so daß eine möglichst frühzeitige Korrekturoperation anzuraten ist. Der operative Zugang erfolgt nach medianer Sternotomie durch Eröffnung des rechten Vorhofs.. Der Defekt wird entweder durch direkte Naht oder durch Patch verschlossen. Anästhesiologische Besonderheiten außerhalb der Problematik der extrakorporalen Zirkulation (s. 11.5.3.2) sind nicht zu erwarten.

Ventrikelseptumdefekt (VSD). Beim VSD besteht ein Links-rechts-Shunt aufgrund der höheren Drücke im linken Ventrikel. Das Shuntvolumen kann zwischen 20% und 500% des HZV betragen. Früher noch als beim ASD wirkt sich das große Shuntvolumen auf den Lungenkreislauf aus. Mit steigendem Lungengefäßwiderstand fällt das Shuntvolumen, bis es zum Druckausgleich zwischen beiden Kammern oder sogar zur Shuntumkehr (sog. Eisenmenger-Reaktion) kommt. Der operative Zugang erfolgt nach medianer Sternotomie durch Ventrikulotomie. Kleinere Defekte können durch Naht, größere müssen mit einem Patch verschlossen werden. Dabei müssen die am oberen Defektrand gelegene Aortenklappe und das am unteren Rand entlanglaufende His-Bündel sorgfältig geschont werden.

Anästhesiologische Besonderheiten außerhalb der Problematik der extrakorporalen Zirkulation (s. 11.5.3.2) sind nicht zu erwarten.

Korrekturoperationen bei Fehlbildungen mit Rechts-links-Shunt. Unter diesen angeborenen Herzfehlern finden sich am häufigsten die Fallot-Tetralogie und die Transposition der großen Gefäße; Trikuspidalatresie und Pulmonalatresie treten seltener in Erscheinung.

Fallot-Tetralogie. Diese Mißbildung betrifft 65% aller angeborenen zyanotischen Herzfehler. Die vier Komponenten des Krankheitsbildes sind Pulmonalarterienstenose, Ventrikelseptumdefekt, Abweichung des Aortenursprungs nach rechts und Hypertrophie des rechten Ventrikels. Aufgrund der Pulmonalstenose und des großen VSD kommt es zu einem Druckausgleich zwischen beiden Herzkammern. Die über dem Defekt reitende Aorta erhält aus der rechten Kammer ungesättigtes Blut, woraus eine Mischungszyanose resultiert. Hinter der Stenose ist der Druck in der A. pulmonalis niedrig und die Lungendurchblutung entsprechend niedrig. Die Zyanose entwickelt sich in der Regel im Laufe des 1. Lebensjahres, das Wachstum der Kinder ist verlangsamt. Die bei kleinsten Anstrengungen auftretende Atemnot, die typische Hockstellung (Verbesserung der Lungendurchblutung), die Polyglobulie und Trommelschlegelfinger sind typische Zeichen des Krankheitsbildes.

Neben den Palliativoperationen (Blalock, Waterston) ist etwa vom 5. Lebensjahr an die Totalkorrektur mit der HLM indiziert. Diese besteht in der Ausschälung der hypertrophierten Muskulatur der rechten Kammerausflußbahn und Verschluß des VSD. Der postoperative Verlauf hängt v. a. davon ab, ob die Lungenstrombahn das plötzlich stark vermehrte Minutenvolumen ohne Lungenödem aufnimmt und ob der hypoplastische Ventrikel in der Lage ist, die gesteigerte Arbeitsleistung zu erbringen.

Transposition der großen Gefäße. Etwa 20% aller zyanotischen Herzfehler sind auf eine fehlende Drehung des Truncus arteriosus communis zurückzuführen. Dadurch sind Körper- und Lungenkreislauf nicht hinter-, sondern nebeneinandergeschaltet. Venöses Blut fließt über Hohlvenen, rechten Vorhof und rechte Kammer in die vorn gelegene Aorta und zurück in den Systemkreislauf. Das Lungenvenenblut gelangt über linken Vorhof, linke Kammer und die hinten gelegene A. pulmonalis zurück in die Lungen. Am günstigsten sind die Fälle, bei denen ein großer ASD eine ausreichende Durchmischung des Blutes zuläßt, ungünstig ist ein großer VSD mit Druckausgleich zwischen den Kammern. Damit kommt es sehr bald zur Ausbildung einer pulmonalen Hypertension. Das klinische Bild gleicht der Fallot-Tetralogie, allerdings besteht die Zyanose schon bei der Geburt.

Als Palliativoperationen kommen die Atrioseptostomie nach Rashkind und künstliche Schaffung eines ASD nach Blalock zur Durchführung. Die Korrekturverfahren haben eine Umkehr der venösen Schenkel unter Belassung der transponierten Arterien zum Ziel. In der Regel erfolgt heute die Korrekturoperation nach der Methode von Mustard bereits im 1. Lebensjahr.

11.6 Extremitätenchirurgie

Operative Eingriffe an den Extremitäten können in allen Altersklassen erforderlich werden. Zumeist besteht eine dringliche Operationsindikation. In der Regel handelt es sich um jüngere Patienten mit schweren Unfallverletzungen oder um Kranke höheren Lebensalters mit allen Problemen, die dieser Altersstufe anhaften (Leistungsminderung, Nebenerkrankungen, Dauertherapie) und die keiner ausreichenden Vorbehandlung unterzogen werden können. Bei einigen Patienten kommt das Problem des größeren Blutverlustes und der Verwendung von Akrylzement hinzu [111, 345, 359].

11.6.1 Operationsvorbereitung

Neben der Bereitstellung einer ausreichenden Menge von Konservenblut sind die Schaffung zuverlässiger intravenöser Zugänge, EKG-Monitoring, der Ausgleich evtl. bestehender Volumendefizite (insbesondere bei Oberschenkel- und Beckenfrakturen) und bei nichtnüchternen Patienten das Einführen einer Magensonde erforderlich. Ist die Verwendung von Akrylzement bei Patienten mit reduzierter kardiopulmonaler Leistungsfähigkeit vorgesehen, sollte zumindest die Messung des ZVD, in besonderen Situationen (Herzerkrankungen) zusätzlich die direkte arterielle Druckmessung, evtl. die Messung des Pulmonalarteriendrucks erfolgen. Bei der Lagerung des Patienten ist darauf zu achten, daß der intraabdominale Druck durch Polster, Stützen usw. nicht erhöht wird (Blutungsgefahr).

Operative Eingriffe an den Extremitäten müssen häufig als Akutoperationen durchgeführt werden. Dringliche Operationsindikationen sind z. B. arterielle Gefäßverletzungen oder Gefäßobstruktionen sowie offene Gelenk- und Knochenverletzungen. Viele Extremitätenoperationen können in Blutleere erfolgen. Dabei ist jedoch zu beachten, daß die zu starke oder zu lange Kompression einen Gefäß- und/oder Nervenschaden verursachen kann. Die Dauer der Blutleere sollte deshalb 2 h und die Kompression 300 mm Hg an den oberen Extremitäten bzw. 500 mm Hg an den unteren Extremitäten nicht überschreiten. Doppelseitige Blutleere sollte bei Kindern, Greisen und Patienten mit kardialer Dekompensation nicht durchgeführt werden (relative Hypervolämie).

11.6.2 Anästhesieverfahren

Zur Durchführung operativer Eingriffe an den oberen oder unteren Extremitäten sind Regionalanästhesieverfahren vorrangig geeignet. Allgemeinanästhesieverfahren sind erforderlich, wenn die Kooperation des Patienten fehlt oder wenn die Operation in einer für den Patienten unbequemen Lagerung durchgeführt werden muß, wenn die Anwendung einer rückenmarksnahen Regionalanästhesie kontraindiziert ist (z. B. Schock) oder wenn im Rahmen multipler Unfallverletzungen weitere Eingriffe notwendig sind.

Regionalanästhesie. Plexus-brachialis-Blockaden (cave: Pneumothorax), N.-radialis-Block, N.-ulnaris-Block, Fingeranästhesie nach Oberst oder intravenöse Infiltrationen sind zur Versorgung von Verletzungen an den oberen Extremitäten gut geeignet, solange keine primäre Nervenbeteiligung vorliegt.

Bei Verletzungen an den unteren Extremitäten können Spinal- und Periduralanästhesien, Femoralisblockaden oder intravenöse Infiltrationsanästhesien eingesetzt werden. Hypotensionen, insbesondere bei Koronarerkrankungen und Aorteninsuffizienz, sind zu vermeiden (s. 8.2).

Allgemeinanästhesien. Die Auswahl des bestgeeigneten Anästhesieverfahrens richtet sich nach den Nebenerkrankungen (s. 10.1-10.10) des Patienten. Dabei muß auch eine schockbedingte Verzögerung der Magen-Darm-Passage berücksichtigt werden, so daß in diesen Fällen die Allgemeinanästhesie auch unter dem Gesichtspunkt der Aspirationsprophylaxe erfolgen muß. Zur Einleitung der Allgemeinanästhesie eignen sich alle intravenösen Narkotika oder - insbesondere bei Kindern - auch die Inhalationsnarkotika. Die Muskelrelaxierung erfolgt nach den üblichen Regeln. Zur Aufrechterhaltung der Narkose sind Inhalationsnarkotika oder intravenöse Narkotika (Neuroleptanästhesie) geeignet.

11.6.3 Operationsspezifische Besonderheiten

Die operative Behandlung von Extremitätenverletzungen oder -erkrankungen läßt sich im wesentlichen unterteilen in die Knochenbruchbehandlung, die Gelenk- und die Sehnenrekonstruktion. Darüber hinaus kommen weitere operative Eingriffe an Knochen und Weichteilen sowie Amputationen zur Durchführung. In der Regel erwachsen bei allen diesen Eingriffen keine besonderen anästhesiologischen Probleme. Lediglich die Verwendung von Akrylzement bei der Implantation von Gelenkprothesen kann zu erheblichen kardiovaskulären Nebenreaktionen führen.

11.6.3.1 Knochenbruchbehandlung

AO-Plattenosteosynthesen, intramedulläre Fixationen und andere Osteosynthesen (z. B. durch Kirschner-Drähte) bilden die wesentlichsten Behandlungsverfahren zur Stabilisierung von Knochen. Bei Operationszeiten von 1-2 h und relativ geringen Blutverlusten ist das perioperative Risiko als gering einzuschätzen.

Anästhesieverfahren. Regionalanästhesien und Allgemeinanästhesien sind ohne Unterschiede verwendbar. Die Auswahl des Verfahrens sollte sich im wesentlichen nach der Nebenerkrankung richten. Bei Allgemeinanästhesien ist die endotracheale Intubation zu bevorzugen.

Besonderheiten sind bei diesen Operationen in der Regel nicht zu berücksichtigen; es sei denn, sie ergeben sich aus der Nebenerkrankung.

11.6.3.2 Gelenkrekonstruktion

Neben einer Vielzahl unproblematischer Eingriffe am Schultergelenk (z. B. Schultereckgelenksprengungen, Schulterluxation), am Kniegelenk (z. B. Kniebandzerreißungen, Patellaluxationen) und am Sprunggelenk (z. B. Bandverletzung), kommen in den letzten Jahren zunehmend die prothetischen Rekonstruktionen des Knie-

und Hüftgelenks zur Durchführung. Die Implantation von Gelenkprothesen kann v. a. deshalb anästhesiologische Probleme verursachen, weil die Verwendung von Akrylzement zu teilweise erheblichen hämodynamischen Nebenreaktionen führt.

Anästhesieverfahren. Regionalanästhesien und Allgemeinanästhesien sind als gleichwertig einzustufen. Die Indikation wird überwiegend von Nebenerkrankungen, weniger von der Topographie bestimmt. Bei operativen Eingriffen unter Verwendung von Akrylzement erscheinen Allgemeinanästhesien in endotrachealer Intubation unter Verwendung von Inhalationsnarkotika vorrangig geeignet, da sie besser steuerbar sind. Ein erweitertes Monitoring ist bei diesen Eingriffen angezeigt.

Akrylzementreaktionen. Hüft- und Kniegelenksendoprothesen werden mit Akrylzement an das Knochengewebe fixiert. Der Zement entsteht durch Polymerisation einer flüssigen und pulverförmigen Substanz unter starker Wärmeentwicklung (90 °C). Nach Einbringung in das Knochengewebe kann es zu Blutdruckabfall, Arrhythmie und Hypoxämie kommen.

Die Hypotension erfolgt in der Regel unmittelbar nach der Implantation des Zements in die Markhöhle. Als Ursache werden Hitzeentwicklung des Kunststoffs, Vasodilatation durch freie Monomere, Zementanaphylaxie, autonome Reaktionen durch die Femurkompression sowie Embolien durch Polymerpartikel, Fett oder Thrombozyten diskutiert. Die hypotensiven Reaktionen treten seltener auf, seitdem der Akrylzement erst 2 min nach seiner Aufbereitung implantiert wird.

Hypoxämie ist Folge eines gestörten Ventilations-Perfusions-Verhältnisses. Wahrscheinlich führt die embolische Verschleppung von Knochenzementpartikeln, Fett, Fibrin und Plättchenaggregaten zur Freisetzung entsprechender vasoaktiver Substanzen. Da die Schwere der Symptome wesentlich von der Ausgangslage des Patienten mitbestimmt wird, sind Normovolämie und gute Oxygenierung sicherzustellen. - Arrhythmien sind Folgen der Hypotension und Hypoxämie.

Nach operativen Eingriffen an den großen Röhrenknochen besteht die erhöhte Gefahr einer tiefen Venenthrombose, der Lungenembolie, v. a. bei Patienten höheren Alters und mit Adipositas und der Fettembolie. Eine Thromboseprophylaxe mit Heparin (3 × 5000 E s.c.) oder Dextran (250-500 ml Dextran 60/24 h) ist bei diesen Operationen besonders indiziert. Der klassische Befund einer Fettembolie sind petechiale Hämorrhagien der Haut sowie Tachykardie, Hypotension und Füllung oberflächlicher Venen. Die Hämorrhagien treten in charakteristischer Form an Schultern, Brust und in den Achselhöhlen auf. Selten kommen sie an der Bauchdecke, den Extremitäten, im Subkonjunktivalgewebe und am Gaumen vor. Eine Lipidurie ist in den ersten Tagen nach dem Trauma gewöhnlich Zeichen einer ernsten Fettembolie. Mit Sudan III tritt eine Orangefärbung ein. Beim Verbrennungstest (Sizzle-Test nach Scuderi) verbrennt Patientenblut auf einer Drahtöse über offener Flamme, sofern es Fett enthält.

11.7 Neurochirurgie

Neurochirurgische Operationen werden v. a. bei intrakraniellen Tumoren, Schädel-Hirn-Traumen, Hirnaneurysmen und Bandscheibenschäden der Wirbelsäule erforderlich. Bei intrakraniellen Eingriffen wird das Ergebnis neurochirurgischer Operationen ganz entscheidend von der Aufrechterhaltung einer normalen Hirndurchblutung bestimmt. Obwohl das Gehirn nur 2-3% des Körpergewichts ausmacht, erhält es etwa 15% des HZV und verbraucht etwa 20% des vom Körper aufgenommenen Sauerstoffs. Glukose ist das Hauptsubstrat des zerebralen Energiestoffwechsels: $\text{Glukose} + 6\,O_2 = 6\,CO_2 + 6\,H_2O + \text{Energie}$. Es wird demnach ebensoviel CO_2 produziert wie O_2 verbraucht wird, wobei die Glukose vollständig oxidiert wird. Somit ergibt sich in allen klinischen Situationen, die eine Reduktion des zerebralen Perfusionsdrucks beim Patienten erfordern, die Notwendigkeit der Normalisierung des arteriellen Glukosespiegels. Eine weitere spezielle Gefahr bei pathologischen Prozessen in der hinteren Schädelgrube gehört die Kompression der tiefen Hirnnerven am Hirnstamm und den sich ergebenden Schwierigkeiten für die Freihaltung der Atemwege aufgrund gestörter oder fehlender Schluck- oder Hustenreflexe. Zusätzlich kann die Kompression des Atemzentrums und des Vasomotorenzentrums in der Medulla zu einer schweren Beeinträchtigung der kardiorespiratorischen Funktion führen.

11.7.1 Regulation der Hirndurchblutung

Die Hirndurchblutung (CBF) wird im wesentlichen von der arteriellen Kohlensäurespannung (p_aCO_2), der arteriellen Sauerstoffspannung (p_aO_2), dem arteriellen Blutdruck (Pr. art.), dem zentralen Venendruck (ZVD), bestimmten autoregulatorischen Mechanismen des Zerebralkreislaufs sowie den Auswirkungen der bei der Anästhesie verwendeten Pharmaka und Methoden bestimmt. Die Hirndurchblutung beträgt etwa 15% des HZV (ca. 750-800 ml/min oder 50-55 ml/min/100 g).

11.7.1.1 Arterieller Kohlensäuredruck (p_aCO_2)

Die Hirndurchblutung wird weitgehend vom p_aCO_2 reguliert, wobei Hyperkarbie, Vasodilatation und Hypokarbie eine Vasokonstriktion induziert. In einem Bereich des p_aCO_2 von 20-50 mm Hg nimmt die Hirndurchblutung - auch unter den Bedingungen einer Allgemeinanästhesie - um 1 ml/min/100 g pro 1 mm Hg Anstieg des p_aCO_2 zu. Bei einem p_aCO_2 von 20 mm Hg ist die Hirndurchblutung somit um 50% reduziert. Diese Regelung der zerebralen Durchblutung erfolgt über die Änderung des intrazerebralen pH-Werts, da CO_2 zwischen Gefäßsystem und Hirnmasse frei diffundieren kann, Bikarbonat jedoch nicht. Azidose verursacht Vasodilatation und damit eine starke Zunahme der Durchblutung, was besonders in der Nähe der Tumoren beobachtet wird (sog. Luxusperfusion).

11.7.1.2 Arterieller Sauerstoffdruck (p_aO_2)

Die arterielle Sauerstoffspannung (p_aO_2) besitzt vergleichsweise einen untergeordneten Einfluß auf die Hirndurchblutung. Erst bei einem Abfall des p_aO_2 auf < 50 mm Hg steigt der CBF über Vasodilatation an, während das Überschreiten normaler Sauerstoffpartialdrücke über Vasokonstriktion nur eine geringe Minderung des CBF bewirkt. Hyperkarbie und Hypoxämie wirken synergistisch.

11.7.1.3 Arterieller Blutdruck (Pr. art.)

Durch Autoregulation wird die Hirndurchblutung auch bei unterschiedlichen Blutdruckwerten konstant gehalten; sie erzeugt Vasokonstriktion bei erhöhtem und Vasodilatation bei vermindertem Blutdruck. Bei gesunden Patienten erfolgt diese Regulation bis zu einem Blutdruckwert von 60 mm Hg; darunter wird die Hirndurchblutung druckabhängig vermindert. Die obere Grenze der Autoregulation liegt bei gesunden Patienten bei 160 mm Hg; danach wird die Durchblutung wiederum druckabhängig gesteigert. Die Autoregulation ist bei Hypertonie vermindert, indem erst wesentlich höhere Drücke als 160 mm Hg eine Steigerung des CBF bewirken. Der Mechanismus der Autoregulation ist noch nicht restlos geklärt; er kann durch den Einfluß von Hypoxie, Hyperkarbie, zentralnervöser Blockierung (z. B. Medikamente, tiefe Narkose) und chirurgische Traumatisierung gestört werden. In geschädigten Hirnbezirken (z. B. Schädel-Hirn-Trauma, Tumor) ist die Autoregulation weitgehend aufgehoben, so daß Hyperkarbie zwar die Durchblutung gesunder Hirnbezirke steigert, dies aber stets auf Kosten kranken Hirngewebes erfolgt (Steal-Phänomen. Akute Drucksteigerungen (z. B. Glomerulonephritis, Schwangerschaftstoxikose, Intubation) können ebenso wie akute Druckabfälle in geschädigten Bezirken schwere zerebrale Schäden verursachen [3, 164, 182, 199, 247, 279, 305, 306, 323, 343, 353, 553, 560].

11.7.1.4 Zentraler Venendruck (ZVD)

Ein Anstieg des ZVD wird direkt an die zentralen Venen übertragen. Die Einwirkungen des erhöhten ZVD müssen insbesondere bei der Verwendung von PEEP berücksichtigt werden.

11.7.1.5 Narkotika

Inhalationsnarkotika, intravenöse Narkotika und Muskelrelaxanzien beeinflussen den CBF entweder durch vasodilatatorische oder vasokonstriktorische Effekte.

Halothan. Halothan verursacht eine dosisabhängige Steigerung der zerebralen Durchblutung durch Vasodilatation. In Verbindung mit Hyperventilation wird dieser Effekt nicht beobachtet.

Enfluran. Enfluran verursacht ähnliche Wirkungen im Bereich der zerebralen Durchblutung wie Halothan, jedoch ist die Hypokarbieprotektion nicht so gut ausgebildet. Enfluran kann die Aktivität des ZNS steigern.

Isofluran. Isofluran verursacht ähnliche Wirkungen wie Halothan, jedoch keine Aktivitätssteigerung des ZNS wie Enfluran.

Lachgas. N_2O besitzt kaum Einfluß auf den CBF und die Autoregulation. Bei Patienten, denen bei der präoperativen Diagnostik Luft in die zerebralen Ventrikel verabreicht wurde, kann es infolge der größeren Löslichkeit des N_2O gegenüber dem Stickstoff der Atemluft zu einem abrupten Anstieg des ICP kommen.

Ketamin. Ketamin ist ein potenter zerebraler Vasodilatator (CBF wird um > 60% bei Normokarbie gesteigert). Die vorherige Gabe von Thiopental kann diesen Effekt jedoch mindern. Ebenso wie Enfluran stimuliert Ketamin das ZNS.

Barbiturate. Barbitursäurepräparate sind potente zerebrale Vasokonstriktoren, so daß CBF und ICP abnehmen. Die Wirkung ist dosisabhängig, insbesondere unter den Bedingungen der Hypoxie. Tiefe Thiopentalnarkosen bewirken bei Normokarbie eine Reduktion der CBF um 50% und damit eine Abnahme des zerebralen O_2-Verbrauchs.

Opioide. Opioide wirken als zerebrale Vasokonstriktoren, jedoch nicht so ausgeprägt wie Barbiturate.

11.7.1.6 Muskelrelaxanzien

Muskelrelaxanzien, die Histamin freisetzen, sind zerebrale Vasodilatatoren (z. B. d-Tubocurarin). Die anderen Präparate besitzen keinen Einfluß auf den CBF. Succinylcholin steigert den ICP durch Anstieg des Venendrucks infolge Erhöhung des intraabdominalen Drucks beim Wirkungseintritt.

11.7.2 Regulation des intrakraniellen Drucks (ICP)

Das Erwachsenengehirn besitzt ein Volumen von 1200-1400 ml, wovon sich 85% auf Hirngewebe und Wasser, 8-12% auf Liquor und 3-7% auf Blut verteilen. Da die intrakranielle Compliance infolge der knöchernen Schädeldecke sehr gering ist und die Beziehungen zwischen intrakraniellem Volumen und ICP nicht linear, sondern

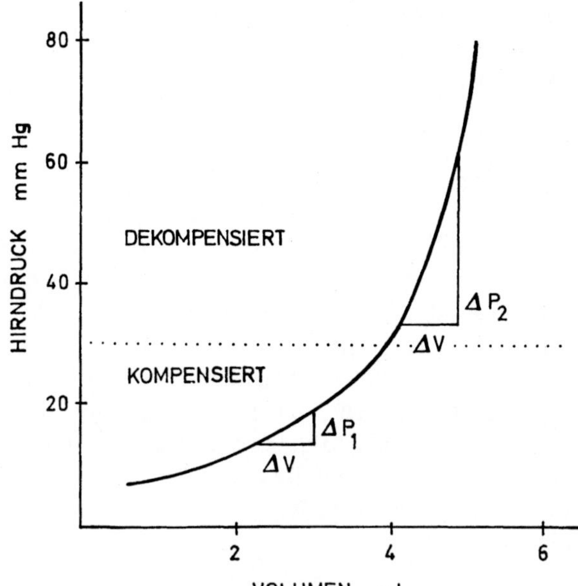

Abb. 11.7. Beziehungen zwischen intrakraniellem Volumen und intrakraniellem Druck. Der Kurvenverlauf zeigt deutlich, daß nach Überschreiten eines Grenzwerts schon eine relativ geringe Volumenzunahme einen erheblichen Druckanstieg bewirkt

exponentiell verlaufen (Abb. 11.7), können nach Ausschöpfung der geringen Kompensationsmöglichkeiten schon relativ geringe Volumenverschiebungen ausgeprägte Veränderungen des ICP bewirken. Bei Patienten mit zerebralen Erkrankungen ist in der Regel primär unbekannt, in welchem Bereich der Volumen-Druck-Kurve sich der Kranke befindet; deshalb müssen alle Faktoren vermieden werden, die zu einer Erhöhung des intrakraniellen Drucks führen. Das sind in erster Linie Steigerungen des Wassergehalts des Gehirns infolge Störungen der Blut-Hirn-Schranke (z. B. nach Schädel-Hirn-Trauma) bzw. forcierter Infusionstherapie, Erhöhung des intrazerebralen Blutvolumens infolge Vasodilatation durch Hyperkapnie oder durch unkritischen Einsatz der Inhalationsnarkotika (s. 5.3). Die Prophylaxe oder Therapie eines gesteigerten ICP besteht somit je nach pathophysiologischer Ursache in der Gabe von Osmotherapeutika (z. B. Mannitol oder Harnstoff), einer leichten Hyperventilation ($p_aCO_2 \sim 30$ mm Hg), der Verwendung von intravenösen Narkotika, in der Ausräumung eines Hämatoms, im Entzug von Liquor, sowie der Applikation von Kortikosteroiden (z. B. Dexamethason (0,1 mg/kg KG) i. v.).

11.7.3 Operationsvorbereitung

Vor der Durchführung einer Anästhesie für neurochirurgische Operationen sollte geprüft werden, ob beim Patienten ein erhöhter ICP besteht. Ist eine Hirndruckmessung bisher nicht erfolgt, so weisen einige klinische Zeichen (z. B. Übelkeit, Erbrechen, Bewußtseinstrübung, Pupillenerweiterung, Bradykardie, Hypertension, Atemstörungen) darauf hin. Neben den allgemein üblichen Vorbereitungsmaßnahmen (z. B. Bereitstellung von Transfusionsblut, Schaffung zuverlässiger Infusionswege, Ausgleich bestehender Volumendefizite) sind bei neurochirurgischen Operationen im Rahmen der Operationsvorbereitung einige Besonderheiten bei der Prämedikation, der Lagerung des Patienten und der intraoperativen Überwachung erforderlich.

11.7.3.1 Prämedikation

Die Prämedikation vor neurochirurgischen Operationen entspricht weitgehend den geltenden Regeln; nach Möglichkeit sollten jedoch nur geringe Dosen von Hypnotika und Analgetika verwendet werden, um ihre Wirkung nicht auf die postoperative Phase auszudehnen.

Bei Patienten mit Bewußtseinsstörungen und erhöhtem Hirndruck, sowie mit Läsionen in Hirnbereichen, die für die Steuerung der Atmung mitverantwortlich sind (z. B. Hypothalamus, Mittelhirn, Brücke, Medulla oblongata), sollten Opioide nicht appliziert werden, allenfalls wird Atropin verordnet. Diazepam (0,2 mg/kg KG) hat keinen Einfluß auf den ICP, so daß auch diese Substanz zur Prämedikation verwendet werden kann.

11.7.3.2 Lagerung

Die Lagerung des Patienten auf dem Operationstisch erfolgt in Abhängigkeit von der Art des vorgesehenen Eingriffs in unterschiedlicher Form. Die meisten neurochirurgischen Operationen werden in Rückenlage mit leicht erhöhtem Kopf (ca. 10–15°) durchgeführt. Seitenlagerung ist erforderlich, wenn in der hinteren Mittellinie operiert werden soll (z. B. temporoparietale Kraniotomie). Die sitzende Position eignet sich für operative Eingriffe in der hinteren Schädelgrube und an der oberen Halswirbelsäule. Da die sitzende Position mit den Risiken von Luftembolie und vasomotorischen Störungen verbunden ist, sind besondere Überwachungsmethoden (z. B. Kapnograph, Dopplergerät) und prophylaktische Maßnahmen (z. B. Auswikkeln der Beine) erforderlich. Zwar könnten Operationen in der hinteren Schädelgrube und an der Wirbelsäule auch in Bauchlage durchgeführt werden, doch erscheint diese Position unter allen Lagerungsmöglichkeiten am wenigsten für neurochirurgische Eingriffe geeignet, da sie die Compliance der Lunge vermindert, demzufolge erhöhte Beatmungsdrücke erfordert und somit den venösen Rückfluß reduziert.

11.7.3.3 Monitoring

Die intraoperative Überwachung erfordert eine kontinuierliche Ableitung des EKG, die Registrierung der Herzfrequenz, die direkte Messung des arteriellen Blutdrucks, sowie die Messung des ZVD, der Körpertemperatur und des Harnzeitvolumens. Wiederholte Kontrollen von Hb, Hkt und der arteriellen Blutgase, sowie nach Möglichkeit die kontinuierliche Messung der endexspiratorischen Kohlensäurespannung, sind wertvolle Orientierungshilfen. Bei Operationen in sitzender Position sollten entweder Kapnograph oder Dopplergerät eingesetzt werden.

Tabelle 11.1. Wirkung von Narkotika und Muskelrelaxanzien auf Hirndurchblutung (CBF), Hirndruck (ICP), zerebralen Perfusionsdruck (CPP) und arteriellen Blutdruck (MAP)

Substanz	CBF	ICP	CPP	MAP
Thiopental	↓↓	↓↓	±↑	↓
Fentanyl - DHB	↓	↓	±↑	↓
Ketamin	↑	↑	↓↓	↑
Lachgas	?	↑	±	±
Halothan	↑	↑	↓	↓
Enfluran	±↑	↑	±↓	↓
Isofluran	↑	↑	↓	↓
Succinylcholin	?	?	±	±
d-Tubocurarin	↑	↑	↓	↓
Pancuronium	±↓	±↓	↑	↑

11.7.4 Anästhesieverfahren

Das Anästhesieverfahren der Wahl bei neurochirurgischen Eingriffen ist die Allgemeinanästhesie mit endotrachealer Intubation. Die Auswahl der Narkotika orientiert sich an dem Einfluß der Substanzen auf die Hirndurchblutung (CBF), den intrakraniellen Druck (ICP), den zentralen Perfusionsdruck (CPP) und den Blutdruck (MAP) (Tabelle 11.1). Die Inhalationsnarkotika Halothan, Enfluran und Isofluran erhöhen über eine zerebrale Vasodilatation die Hirndurchblutung und konsekutiv den Hirndruck. Hyperventilation kann diese Effekte teilweise oder sogar ganz kompensieren. Da die Kompensationsfähigkeit des Gehirns im Einzelfall jedoch nicht bekannt ist, sollten insbesondere bei Patienten mit vorbestehender Hirndruckerhöhung Inhalationsnarkotika mit Zurückhaltung verwendet werden.

Die intravenösen Narkotika senken mit Ausnahme von Ketamin über eine zerebrale Vasokonstriktion den Hirndruck; sie erscheinen somit für den Einsatz in der Neurochirurgie bevorzugt geeignet.

Lachgas kann den ICP bei Patienten mit zerebralen Erkrankungen durch eine selektive Vasodilatation erhöhen.

Nach Möglichkeit sollten die verwendeten Substanzen so dosiert werden, daß nach dem Eingriff eine schnelle Wiederherstellung des Bewußtseins des Patienten erfolgt. Deshalb ist auch die vorausgehende Dauermedikation mit Sedativa, Psychopharmaka und Analgetika bei der Auswahl und Dosierung der verwendeten Substanzen zu berücksichtigen.

11.7.4.1 Narkoseeinleitung

Zur Einleitung der Narkose sind die üblichen intravenösen Narkotika (insbesondere Thiopental) geeignet. Es ist streng darauf zu achten, daß Blutdrucksteigerungen, Blutdruckabfälle, Husten und Pressen vermieden werden (insbesondere bei Zustand nach Subarachnoidalblutung, intrakraniellem Aneurysma). Die endotracheale Intubation sollte nur bei ausreichender Narkosestiefe, am besten erst nach Applikation von Lidocainspray, guter Präoxygenierung mit Hyperventilation und unter Vermeidung einer Reklination des Kopfes, erfolgen. Ein Spiraltubus (Woodbridge) ist zur Vermeidung evtl. Abknickung zu bevorzugen. Barbiturate vermindern die Hirndurchblutung und können eine selektive zerebrale Vasokonstriktion verursachen. Dieser Effekt, zusammen mit einer Reduzierung des $CMRO_2$, hat die Barbiturate für die neurochirurgische Anästhesie zum Einleitungsmittel der Wahl gemacht.

11.7.4.2 Aufrechterhaltung der Narkose

Die Aufrechterhaltung der Narkose erfolgt bevorzugt in Neuroleptanästhesie. Es sind jedoch auch Inhalationsnarkotika bei neurochirurgischen Eingriffen an Patienten mit normalem ICP geeignet, wenn einige Minuten vor ihrer Applikation der p_aCO_2 durch Hyperventilation auf einen Wert von ~30 mm Hg eingestellt wird. Ketamin steigert die zerebrale Durchblutung und erhöht den intrakraniellen Druck. Unter den MR sind dMR und ndMR geeignet; unter den ndMR sollten insbesondere Alcuronium und Pancuronium (0,1-0,15 mg/kg KG) wegen ihrer geringen hämodynamischen Nebenwirkungen bevorzugt werden. Die nach dMR beobachteten Hirndrucksteigerungen sind auf die initialen Muskelfaszikulationen zurückzuführen und nicht durch einen direkten hirndrucksteigernden Effekt bedingt. Die konsequente Einhaltung einer leichten Hyperventilation (p_aCO_2 ~30 mm Hg) ist eine wesentliche Maßnahme bei neurochirurgischen Anästhesien. Abrupte Änderungen des arteriellen Kohlensäuredrucks sind zu vermeiden. Eine ausreichende Oxygenierung ($F_IO_2 = 0{,}5$) ist sicherzustellen, um hypoxiebedingte Vasodilatationen des Zerebralkreislaufs auszuschließen. Zur Verbesserung der venösen Drainage ist eine Hochlagerung des Oberkörpers anzustreben.

Massive intraoperative Hirnschwellungen erfordern eine zurückhaltende Infusionstherapie, die Verbesserung der Drainagebedingungen (z. B. Oberkörperhochstellung, Vermeidung einer Reklination des Kopfes), Hyperventilation, Osmodiuretika, Steroide und/oder Hypnotika.

Als Osmodiuretika sind vorwiegend Harnstoff und Mannitol in Verwendung. Harnstoff wirkt zwar nur 2-3 h, die osmotische Kraft ist jedoch größer als beim Mannitol, das etwa 4-5 h wirksam ist. In der Regel wird 20%iges Mannitol (1,5 g/kg KG) i. v. verabreicht.

Die Steroidtherapie wird zur Stabilisierung der Blut-Hirn-Schranke eingesetzt. Das derzeit gebräuchlichste Steroid ist Dexamethason (z. B. Fortecortin 1,5 mg/kg KG initial; 0,1 mg/kg KG alle 3 h). Andere Glukokortikoide können ebenfalls entsprechend den Äquivalenzdosen eingesetzt werden (Tabelle 11.2).

Peripher vasodilatierende Substanzen (z. B. Trimetaphan, NNP, NTG) steigern die intrazerebrale Durchblutung und den ICP, obwohl sie den arteriellen Blutdruck mindern; sie müssen deshalb unter entsprechender Kritik verabreicht werden.

Tabelle 11.2. Äquivalenzdosen für die verschiedenen Kortikoide

Substanz	Dosierungsbeispiele (mg)			
Betamethason	1	3	6	15
Dexamethason	1,5	4	8	20
Paramethason	3	8	16	40
Prednisolon	7,5	20	40	100
6-Methyl-prednisolon	6	16	32	80
16-Methyl-prednisolon	9	24	48	120
Fluocortolon	7,5	20	40	100

Die intraoperative Infusionstherapie ist dem Blutverlust anzupassen; Hypervolämie muß strikt vermieden werden. Reine Glukoselösungen (freies Wasser) sollten nicht infundiert werden; hingegen sind Elektrolytlösungen (Ringerlaktat 1-3 ml/kg KG/h) gut geeignet, da sie schnell im gesamten extravaskulären Raum verteilt werden.

11.7.5 Operationsspezifische Besonderheiten

Im Rahmen der Neurochirurgie werden vorwiegend intrakranielle Eingriffe sowie Operationen an der Wirbelsäule und an peripheren Nerven durchgeführt. Besondere anästhesiologische Maßnahmen sind v.a. bei den intrakraniellen Eingriffen erforderlich.

11.7.5.1 Intrakranielle Operationen

Der überwiegende Anteil intrakranieller Operationen betrifft die Versorgung epiduraler und subduraler Blutungen sowie die Exstirpation von Tumoren (Gliome, Meningeome, Hypophysentumoren). Die Beseitigung intrakranieller Gefäßprozesse wird vergleichsweise seltener durchgeführt. Bei allen diesen Eingriffen besteht eine wesentliche Aufgabe des Anästhesisten darin, den intrakraniellen Druck im Normbereich zu halten, bzw. zu senken, sowie auf hämodynamische und respiratorische Störungen entsprechend zu reagieren. Bei einigen Eingriffen sind besondere technische Maßnahmen zu berücksichtigen. Nach Möglichkeit sollte bereits intraoperativ ein Druckaufnehmer zur Messung des ICP implantiert werden.

Schädel-Hirn-Trauma (SHT). Patienten mit SHT leiden zumeist auch an anderen Verletzungen. Erst nach Stabilisierung der Vitalfunktion sollte eine weitergehende Diagnostik (z.B. Röntgenuntersuchung, CT) erfolgen. Der neurologische Status sollte zuverlässig dokumentiert werden (z.B. Glasgow-Skala), um Verlaufsänderungen deutlich zu machen.

Epidurales Hämatom. Das epidurale Hämatom entsteht durch eine arterielle Blutung zwischen Schädeldecke und Dura. Typisch ist die kurze Periode der Bewußtlosigkeit, der Kopfschmerzen, neurologische Seitensymptomatik und Koma können folgen. Im Röntgenbild sind in der Regel Schädelfrakturen nachweisbar.

Subdurales Hämatom. Das subdurale Hämatom entsteht durch eine venöse Blutung zwischen Dura und Arachnoidea. Die zerebrospinale Flüssigkeit bleibt klar, da sie subarachnoidal liegt. Die Symptome entwickeln sich wegen des langsameren Verlaufs einer venösen Blutung über Tage. Am häufigsten klagen die Patienten über Kopfschmerz, Schläfrigkeit und Gefühlsstörungen. In Einzelfällen können Seitenzeichen auftreten. Die Diagnose läßt sich gut durch eine CT sichern.

Hirnprotektion bei SHT. Die Erfolge der Barbiturattherapie bei Patienten mit SHT sind gut. Als Richtlinie für die Therapie hat sich die Messung des ICP bewährt. Daneben kommen hyperosmolare Infusionen und Hyperventilation (p_aCO_2 ~30 mm Hg) zum Einsatz. Die Barbiturattherapie sollte eingesetzt werden, wenn der ICP trotz anderer Maßnahmen hoch bleibt. Das Ziel sollte sein, den ICP in einem Bereich von <20 mm Hg zu halten, ohne daß Plateauwellen auftreten.

Primär werden 3-5 mg/kg KG Pentobarbital, gefolgt von 3-6 mg/100 ml Infusionsflüssigkeit verabreicht. Die Gefahren dieser Therapie bestehen aus Hypotension und Myokarddepression. Wenn Barbiturate den ICP nicht reduzieren, ist dies als prognostisch schlechtes Zeichen zu werten.

Intrakranielle Tumoren. Bei diesen Tumoren handelt es sich entweder um Primärtumoren, die i. allg. zwischen dem 40.-60. Lebensjahr auftreten, oder um metastatische Tumoren. Intrakranielle Tumoren sind bei Erwachsenen vorwiegend supratentoriell, bei Kindern v.a. infratentoriell lokalisiert.

Wenn diese Tumoren zu einem Hirnödem geführt haben, kann bei supratentoriellen Prozessen das Hirngewebe durch das Tentorium in Form einer Hernie hindurchtreten. Es kommt dann zur Kompression des N. oculomotorius (homolaterale Pupillenerweiterung), bei Kompression des Mittelhirns kommt es zu Apnoe und Bewußtlosigkeit.

Die häufigsten intrakraniellen Tumoren sind Glioblastome, Meningeome, Astrozytome und Medulloblastome, seltener werden HVL-Tumoren und metastatische Hirntumoren operiert.

Glioblastome. Diese Tumoren sind hoch maligne und zeigen ein infiltratives Wachstum. Die Überlebenszeit der betroffenen Patienten nach Stellung der Diagnose beträgt <6 Monate.

Meningeome. Bei diesen Tumoren handelt es sich um langsam wachsende, gutartige Tumoren. Sie entstehen aus Durazellen und können in die venösen Sinus, die von Duraapplikationen gebildet werden, einbrechen oder sie komprimieren. Die speziellen Risiken sind Venenthrombose, Blutung und Luftembolie.

Astrozytome. Astrozytome zeigen ein langsames Wachstum mit Hirndrucksymptomatik; sie finden sich häufig bei Kindern.

Medulloblastome. Diese Tumoren wachsen bevorzugt im Zerebellum und finden sich häufig bei Kindern.

Hydrozephalus. Infolge degenerativer Erkrankungen des Nervensystems, v.a. bei Aquäduktusstenose und Arnold-Chiari-Mißbildung, kann es zum Hydrozephalus kommen, der durch Anlage eines Ventrikelshunts entlastet wird.

Stereotaktische Operationen. Bei stereotaktischen Operationen, die in der Regel bei Patienten mit M. Parkinson, choreoathetotischen Bewegungsstörungen, chronischen Schmerzzuständen, psychischen Erkrankungen und Epilepsie durchgeführt werden, ist mitunter die Mitarbeit des Kranken für den Operateur von Bedeutung. Da die Anästhesie nur für die schmerzhaften Operationsphasen erforderlich ist, bevorzugen manche Operateure die Regionalanästhesie mit oder ohne Sedierung, andere ein zweizeitiges Vorgehen. Dabei werden die schmerzhaften Manipulationen am Vortag des eigentlichen Eingriffs in Allgemeinanästhesie und die definitive stereotaktische Operation dann ohne Anästhesie durchgeführt.

Kryochirurgie des HVL. Die Operation verfolgt die totale oder subtotale Zerstörung des HVL durch radioaktive Substanzen oder durch Kryochirurgie. Die Hypophyse wird entweder auf transnasalem-transphenoidalem Wege oder durch transfrontale Kraniotomie erreicht. Beim transphenoidalen Zugang sollte der Rachen sorgfältig tamponiert werden, um einen Blutabfluß in den Tracheobronchialtrakt auszuschließen. Bei Akromegalie ist der Abstand von der Zahnreihe zum Kehlkopf erheblich verlängert, die Zunge ist vergrößert (erschwerte Intubation, langes Spatelblatt bereithalten). Häufig finden sich Kohlenhydratstoffwechselstörungen und Hypertonie.

11.7.5.2 Operationen an der Wirbelsäule und an peripheren Nerven

Operationsspezifische Besonderheiten sind bei diesen Eingriffen nicht zu berücksichtigen. Während bei den Wirbelsäulenoperationen die Allgemeinanästhesie mit endotrachealer Intubation unter Analgetikasupplementierung bevorzugt eingesetzt wird, kommen bei den peripheren Nervennähten sowohl Allgemeinanästhesien mit endotrachealer Intubation und Inhalationsnarkotika als auch Regionalanästhesieverfahren zum Einsatz. Die Auswahl des Anästhesieverfahrens wird von der Art der Nebenerkrankungen des Patienten und der zeitlichen Ausdehnung der Operation bestimmt.

Bei Wirbelsäulenoperationen ist darauf zu achten, daß durch die Bauch- oder Seitenlagerung der venöse Rückfluß nicht behindert und damit Ursache erhöhter Blutverluste wird. Stärkere Blutungen können im Bereich von Muskulatur und Epiduralgefäßen auftreten.

Bei den peripheren Nervennähten wird vom Operateur in der Regel ein Nervenstimulatur eingesetzt, dessen Funktion nur bei fehlender Muskelrelaxation einwandfrei ist. Für Nervennähte eignen sich deshalb v.a. die Methoden der Regionalanästhesie; doch sollten die Probleme einer möglichen längeren Operationszeit (z.B. Lagerungsunbequemlichkeit, Auskühlung) und evtl. forensische Probleme (Nervenläsion als Anästhesiefolge) in die Überlegungen zur Auswahl des Anästhesieverfahrens einbezogen werden.

11.7.5.3 Intraoperative Störungen

Im Verlaufe neurochirurgischer Operationen sind Störungen der Hämodynamik und der Ventilation keine Seltenheit. Dies erklärt sich aus der engen Nachbarschaft von Operationsgebiet und den Regulationszentren von Kreislauf und Atmung, den mitunter ausgeprägten Nervenstimulationen und der gerade bei neurochirurgischen Operationen gehäuft bestehenden Möglichkeit einer Luftembolie.

Nervenstimulation. Insbesondere bei Eingriffen im Bereich des V. (N. trigeminus) und X. (N. vagus) Hirnnerven (z.B. bei Exstirpation eines Akustikusneurinoms) sind hyper- und hypotensive Reaktionen häufig. In der Regel verursacht die Stimulation des N. trigeminus Tachykardie und Hypertension, die des N. vagus Bradykardie und Hypotension. Außerdem kann jede operative Maßnahme im Bereich des 3. und 4. Ventrikels sowie des Hypothalamus zu schweren Kreislaufdysregulationen führen. Auch orbitale Dekompression und Tonsillarhernien gehen mit plötzlichen Veränderungen der Hämodynamik einher. Die Behandlung dieser Störungen sollte deshalb auch darin bestehen, den Operateur um Unterbrechung des Eingriffs zu bitten.

Luftembolie. Venöse Luftembolien sind immer möglich, wenn das Operationsgebiet oberhalb des Herzens liegt. Durch Luftbeimischung wird die Durchblutung des Pulmonalkreislaufs gestört. Daraus können Bronchokonstriktion, Lungenödem, arterielle Hypoxämie und Herz-Kreislauf-Versagen resultieren. Die Luftembolie imponiert durch Herzfrequenzsteigerung bei Blutdruckabfall ohne nachzuweisenden Volumenverlust. Luftembolien sind v.a. bei Operationen an sitzenden Patienten (z.B. Eingriffe in der hinteren Schädelgrube, Wirbelsäulenoperationen) zu erwarten. Das erste Zeichen im Rahmen der Narkoseventilation ist der abrupte Abfall der endexspiratorischen Kohlensäurespannung (z.B. mit dem Kapnograph).

Andere diagnostische Zeichen ergeben sich aus der Untersuchung mit einem Dopplergerät sowie aus dem EKG (Depression des ST-Segments). Der Patient muß sofort in linke Seitenlage unter Tieflagerung des Kopfes gebracht werden. Bei liegendem Zentralvenenkatheter sollte versucht werden, Luft aus dem rechten Herzen abzusaugen (s. 6.9.1.4). Zur Vermeidung einer Luftembolie sollten Lageveränderungen des Patienten nur langsam durchgeführt werden. Darüber hinaus sollten vor der Lagerung in die sitzende Position mindestens 300–500 ml einer Elektrolytlösung intravenös infundiert werden. Bei blutiger Druckmessung erscheint es vorteilhaft, den Druckaufnehmer in Höhe der Schädelbasis anzubringen, so daß der zentrale arterielle Blutdruck direkt gemessen werden kann. Die richtige Lagerung der Dopplersonde ist entscheidend für die Diagnose einer Luftembolie. Es muß angestrebt werden, die vom rechten Herzen ausgehenden Herztöne zu hören. Obwohl noch nicht allgemein anerkannt, herrscht doch zunehmend die Meinung, daß sich die ideale Lage der Katheterspitze zur Entfernung von Luft unmittelbar über dem rechten Vorhof befindet. Eine Sofortmaßnahme stellt die beidseitige Jugularvenenkompression dar.

Die Zumischung von N_2O in das Inhalationsgas muß sofort unterbrochen werden, da N_2O in die Luft eintritt und die Gasblasen expandiert. Außerdem sollte PEEP eingeschaltet werden, um den Venendruck zu erhöhen (jedoch nicht prophylaktisch).

Störungen der Atmung. Infolge der kontrollierten Beatmung während der Operation bleiben Störungen der Atmung zumeist unerkannt. Grundsätzlich können Krankheitsprozesse im Bereich des Hypothalamus zur Apnoe führen (prognostisch ungünstig). Andererseits können Eingriffe im dorsalen Anteil der Medulla oblongata eine Hyperventilation auslösen. Nach Operationen im Bereich des Hirnstamms ist die Ausbildung apnoischer Pausen möglich.

11.7.5.4 Postoperative Phase

In der postoperativen Phase ist die Indikation zur Respiratortherapie großzügig zu stellen. Eine evtl. erforderliche Bronchialtoilette sollte unter Vermeidung von Husten und Pressen durchgeführt werden. Der neurochirurgische Patient benötigt mindestens 48 h postoperative Spezialpflege mit regelmäßiger Kontrolle von Blutdruck, Herzfrequenz, Atemfrequenz, Bewußtseinslage, Pupillenreaktion, Extremitätenbeweglichkeit, sowie u. U. des Hirndrucks. Der Patient sollte sich möglichst in Seitenlage befinden. Da nach Operationen in der hinteren Schädelgrube die Sensibilität von Larynx und Pharynx herabgesetzt sein kann, müssen besondere Maßnahmen zur Pneumonieprophylaxe durchgeführt werden (z. B. Absaugen, Atemgymnastik). Zur Vermeidung eines postoperativen Hirnödems und damit der Steigerung des ICP, sind Einschränkungen der Flüssigkeitszufuhr und antiödematöse Maßnahmen (z. B. Steroidtherapie, Osmodiurese) durchzuführen.

Methoden zur Senkung des Hirndrucks. Da die individuelle Grenze der Druck-Volumen-Kurve von Patient zu Patient verschieden ist, sollte man einen ICP > 20 mm Hg nicht zulassen. Als Methoden der ICP-Senkung werden Lagerungsmaßnahmen, Hyperventilation, hyperosmolare Stoffe, Diuretika, Kortikosteroide, Barbiturate und die Drainage der zerebrospinalen Flüssigkeit empfohlen.

Lagerung. Durch Hochlagerung des Kopfes sowie durch Vermeidung von Überstreckung und Rotation des Kopfes wird die venöse Drainage verbessert.

Hyperventilation. Der Abfall der $p_aCO_2 < 30$ mm Hg reduziert die zerebrale Durchblutung, ohne eine Ischämie zu verursachen. Bei Kindern kann die p_aCO_2-Minderung bis auf einen Wert von 20-25 mm Hg erfolgen.

Hyperosmolare Stoffe. Mannitol und Harnstoff reduzieren den Wassergehalt des Gewebes. Bei Verwendung dieser Substanzen muß jedoch berücksichtigt werden, daß die über den Harn erfolgenden Verluste an Wasser und Elektrolyten (K) entsprechend substituiert werden. Voraussetzung zur erfolgreichen Anwendung der Osmotherapeutika ist eine intakte Blut-Hirn-Schranke, damit die Osmotherapeutika nicht in das Hirngewebe diffundieren und dort das Ödem verstärken.

Mannitol (0,25-1,0 g/kg KG) wird in 15-30 min intravenös infundiert. Die Substanz entzieht dem Gewebe etwa 100 ml H_2O und wirkt 6 h. Als Nebenreaktion kann es zum Blutdruckanstieg und zur Vasodilatation kommen.

Harnstoff (1,0-1,5 g/kg KG) wird in 15-30 min intravenös infundiert. Durch Penetration der Substanz in das Hirngewebe ist nach etwa 3-7 h ein sog. Reboundeffekt möglich, der etwa 12 h anhält. Bei Verwendung von Harnstoff sind venöse Thrombosen relativ häufig.

Diuretika. Unter den Diuretika werden v. a. Furosemid und Ethacrynsäure verwendet. Furosemid (1 mg/kg KG i. v.) verändert die Serumosmolarität und die Kaliumkonzentration nicht. Die Substanz ist deshalb besonders bei Patienten mit gestörter Blut-Hirn-Schranke indiziert.

Kortikosteroide. Unter den Kortikosteroiden werden v. a. Dexamethason und Methylprednison eingesetzt. Der Mechanismus ihrer hirnprotektiven Wirkung ist noch nicht genau bekannt, diskutiert wird eine Stabilisierung der Kapillarmembran und/oder die Reduktion der Bildung von zerebrospinaler Flüssigkeit. Am besten reagieren Patienten mit metastatischen Tumoren und Glioblastomen. Besserungen des Allgemeinzustands sind frühestens nach 12-36 h zu erwarten.

Zerebrospinale Drainage. Eine Verminderung von Liquor cerebrospinalis kann entweder aus dem lateralen Ventrikel oder aus dem Spinalkanal erfolgen. Spinalpunktionen sollten nur bei Patienten mit Hypophysenoperationen oder intrazerebralen Aneurysmen erfolgen, ansonsten besteht die Gefahr der Einklemmung des Zerebellums in das Foramen magnum.

11.8 Hals-Nasen-Ohren-Chirurgie

Operative Eingriffe im Bereich von Hals, Nase oder Ohr beinhalten für den Anästhesisten mitunter erhebliche Erschwernisse. Insbesondere die Aufrechterhaltung freier Atemwege kann häufig mit den Interessen des Operateurs kollidieren. Der operative Eingriff darf deshalb grundsätzlich erst dann beginnen, wenn alle Sicherheitsmaßnahmen zur Freihaltung der Atemwege getroffen worden sind. Des weiteren kann die lokale Anwendung von katecholaminhaltigen Lösungen bei Inhalationsnarkosen Ursache erheblicher Herzrhythmusstörungen sein [101, 117, 400, 428].

11.8.1 Operationsvorbereitung

Neben den allgemein üblichen Vorbereitungsmaßnahmen (z. B. Behandlung evtl. bestehender Nebenerkrankungen, Bereitstellung von Transfusionsblut, Schaffung zuverlässiger Infusionswege usw.) erfordert insbesondere die Prämedikation, die Lagerung und die Überwachung des Patienten ein differenziertes Vorgehen.

Prämedikation. Bei der medikamentösen Operationsvorbereitung sollte berücksichtigt werden, daß Fentanyl und andere Opioidderivate einen negativen Einfluß auf das laryngeale Reflexgeschehen besitzen, v. a. bei Patienten im höheren Lebensalter. Derartige Präparate sollten deshalb bei Hals- und Nasenoperationen mit entsprechender Zurückhaltung verabreicht werden. Bei Operationen im Mittel- und Innenohrbereich können Opioide Übelkeit und Erbrechen auslösen, so daß auch in diesen Fällen weitgehend auf derartige Substanzen verzichtet werden sollte.

Zur Sedierung des Patienten ist Diazepam (0,2 mg/kg KG) gut geeignet. Atropin wird in üblicher Dosierung (0,01 mg/kg KG) verabreicht. Antiemetika (z. B. Psyquil) sind in vielen Situationen indiziert und tragen wesentlich zur Verbesserung des postoperativen Verlaufs bei.

Lagerung. Die Lagerung des Patienten kann bei nahezu allen operativen Eingriffen dieses Fachbereichs in Rückenlage erfolgen. Zur Verminderung einer Blutungsgefahr ist die Erhöhung des Operationsgebiets über das Gesamtkörperniveau (z. B. bei Ohrenoperationen) angezeigt. Andererseits bevorzugen viele Operateure bei Eingriffen im Bereich des Rachens eine Lagerung mit herabhängendem Kopf.

Überwachung. Neben der routinemäßigen Registrierung von Blutdruck und Pulsfrequenz, sowie der Ableitung des EKG, sollte vor jedem operativen Eingriff sichergestellt sein, daß ein freier und gut abgedichteter Atemweg garantiert ist. Dazu gehören die sorgfältige Auskultation der Lungen, die Überprüfung der Dichtigkeit der Tubusmanschette (Stethoskop), die zusätzliche Tamponade des Rachenraums bei Operationen mit Blutabfluß in diesen Bereich (z. B. Tonsillektomie, Nasenplastik), die Fixierung des Tubus am Patienten und an den Atemschläuchen mit Heftpflasterstreifen zum Schutz vor Diskonnektionen, sowie die kontinuierliche Kontrolle des Beatmungssystems (Druckmanometer, Diskonnektionsalarm) während des operativen Eingriffs.

11.8.2 Anästhesieverfahren

Bei operativen Eingriffen an Hals, Nase oder Ohren kommen vorrangig die Methoden der Allgemeinanästhesie zur Anwendung. Nur einige wenige Eingriffe (z. B. Tonsillektomie) werden bei kooperativen Patienten in Regionalanästhesie durchgeführt.

Zur Narkoseeinleitung sind die üblichen intravenösen Narkotika geeignet. Für die Aufrechterhaltung der Narkose eignet sich bei kürzeren Eingriffen Enfluran besser als Halothan, da es bei gleichzeitiger Applikation von Katecholaminen durch den Operateur das Auftreten von Arrhythmien weniger stark begünstigt. Bei längerdauernden Operationen ist die Neuroleptanästhesie zu empfehlen. Die Verwendung von Lachgas muß insbesondere bei Eingriffen am Innenohr unter Berücksichtigung der physikalischen Eigenschaften dieser Substanz erfolgen (s. 5.3.4.1). Der Einsatz von MR wird von den üblichen Kriterien bestimmt; bei voraussichtlich kurzen Operationszeiten (z. B. Tonsillektomie) ist die wiederholte Gabe eines dMR (0,3-0,5 mg/kg KG) zur Muskelrelaxation zu bevorzugen.

11.8.3 Operationsspezifische Besonderheiten

Operative Eingriffe im Bereich des Halses, der Nase oder Ohren stellen an den Anästhesisten hohe Anforderungen. Ein wesentliches Problem erwächst aus dem Interessenkonflikt zwischen Operateur und Anästhesist bei der optimalen Versorgung des Patienten. Der Anästhesist hat mit Beginn der Operation in der Regel keinen ungehinderten Zugang mehr zu den Atemwegen des Patienten; er kann darüber hinaus die visuelle Kontrolle der Narkosewirkung (z. B. Pupillenreaktion, Schleimhautdurchblutung) nicht mehr durchführen. Außerdem kann der operative Eingriff selbst die Narkoseführung erschweren, indem Atmung (z. B. durch Tubuskompression, Blut) und Kreislauf (z. B. durch katecholamininduzierte Arrhythmie) beeinträchtigt werden. Nur durch eine besonders gute Kooperation zwischen Operateur und Anästhesist können mögliche Komplikationen verhindert oder beseitigt werden. Dabei ist ein Problem - die Diskonnektionsgefahr - bei keiner operativen Disziplin größer als in der HNO-Chirurgie. Insbesondere die Verbindungsstücke zwischen Endotrachealkatheter und Atemschläuchen unterliegen infolge vielseitiger Manipulationen von Operateur oder Operationsassistenz einer starken Belastung; eine zusätzliche Fixierung mittels Heftpflasterstreifen und die ständige Kontrolle des Atemdruckmanometers sind deshalb dringend anzuraten, wenn nicht ohnehin ein Diskonnektionsalarmgeber eingesetzt wird.

11.8.3.1 Operationen im Bereich des Halses

Adenotomie, Tonsillektomie, Laryngektomie, Tracheotomie, „neck dissection“ und Parotistumorexstirpation sind die häufigsten operativen Eingriffe im Bereich des Halses. Sie erfordern in der Regel eine Allgemeinanästhesie mit Inhalationsnarkotika oder bei längerdauernden Eingriffen durch Analgetikasupplementierung; ebenso ist eine kurz- oder längerdauernde Muskelrelaxation angezeigt.

Besonderheiten. Die häufigsten Gefahren bei operativen Eingriffen im Halsbereich erwachsen aus Arrhythmien, der Aspiration und dem Problem der Atemwegsfreihaltung. Bei ausgedehnten Eingriffen (z. B. „neck dissection“) kommt das Problem der größeren Blutung hinzu.

Arrhythmie. Da nahezu alle Operateure dieses Fachbereichs die intraoperative Blutung durch die lokale Applikation einer verdünnten Epinephrinlösung zu mindern versuchen, muß bei Verwendung von Inhalationsnarkotika (insbesondere von Halothan) mit dem Auftreten von Arrhythmien gerechnet werden. Da bei Verwendung von Enfluran derartige Komplikationen seltener vorkommen, sollte dieses Narkotikum vorwiegend verwendet werden, es sei denn, der Operateur weicht auf Ornipressin (Por 8) aus. In keinem Fall sollte eine Dosis von 30 ml/h der 1:10000 verdünnten Epinephrinlösung überschritten werden. Darüber hinaus können Zug oder Druck am Karotissimus zu vagal ausgelösten Bradykardien oder zum Herzstillstand führen. Derartige Bradykardien sind in der Regel durch Atropin und eine Operationspause zu beheben.

Aspirationsrisiko. Die Gefahr einer Aspiration von Blut oder Sekret besteht bei allen Operationen im Hals- und Nasenbereich. Wenngleich ein geblockter Tubus die Aspiration von Blut verhindert, sammelt sich doch oberhalb der Blockermanschette Blut und Sekret. Bei beabsichtigter oder unbeabsichtigter Entlüftung der Manschette kann diese Flüssigkeit in die Trachea eindringen. Der Larynxbereich sollte deshalb bei derartigen Operationen tamponiert werden. Um den Hustenreflex nicht über die operative Phase hinaus zu unterdrücken, sollten Lidocainspray und tiefe Narkoseführung vermieden werden. Bei Tonsillarabszessen ist die endotracheale Intubation infolge perifokalen Ödems und Kiefersperre in der Regel erschwert. Es ist zu prüfen, ob der Operateur nicht auch eine Entlastung durch Punktion vornehmen kann. Postoperativ ist die Möglichkeit einer Aspiration reduziert, wenn der Patient in Kopftief- und Seitenlage gebettet wird.

Atemwegsfreihaltung. Probleme der Atemwegsfreihaltung sind v.a. bei Larynxoperationen und bei Tracheotomien zu erwarten. Vor der Operation ist deshalb mit dem Operateur zu besprechen, ob eine vorausgehende Tracheotomie die Gefahren der Atemwegsverlegung reduzieren oder verhindern kann. Andererseits ist eine ausreichende Anzahl unterschiedlich dimensionierter Endotrachealkatheter bereitzustellen, damit eine mögliche Intubation nicht an mangelnder technischer Ausrüstung scheitern muß. Bei Verlegung des oberen Respirationstraktes ist die Anwendung von MR erst nach Prüfung des Ventilationsvermögens gestattet. Ist das Atemzugvolumen unzureichend, wird die endotracheale Intubation in Lokalanästhesie am wachen Patienten durchgeführt. Gelingt dies nicht, ist eine Tracheotomie angezeigt. Generell empfiehlt sich für die Durchführung einer Tracheotomie die Allgemeinanästhesie mit endotrachealer Intubation. Nur bei unmöglicher Intubation infolge Tumorwachstum, Unfallfolgen oder aus anderen Ursachen, ist die Lokalanästhesie angezeigt. Als kritische Phase der Tracheotomie ist der Wechsel des Endotrachealtubus auf die Trachealkanüle zu werten. Der orotracheale Tubus sollte deshalb oberhalb des Tracheostomas verbleiben, bis sichergestellt werden kann, daß die Trachealkanüle zuverlässig plaziert ist. Da es nach operativen Eingriffen im Halsbereich zu ausgedehnten Weichteilschwellungen mit der Gefahr der Atemwegsverlegung kommen kann, ist auch die Durchführung einer prophylaktischen Tracheotomie in die präoperativen Überlegungen einzubeziehen.

Blutverluste. Durch die enge Nachbarschaft der Halsregion mit vielen zu- und abführenden Blutgefäßen gehen langdauernde Eingriffe in diesem Bereich häufig mit größeren Blutverlusten einher. Der Anästhesist sollte deshalb durch Bereitstellung ausreichender Mengen ausgekreuzten Konservenbluts und Schaffung zuverlässiger Infusionswege auf mögliche Blutungsprobleme vorbereitet sein. In besonderen Fällen (z.B. seltene Blutgruppen, Zeugen Jehovas) ist auch der Einsatz einer kontrollierten Hypotension (s. 5.8.1) zu diskutieren.

11.8.3.2 Operationen im Bereich der Nase

Nasenplastiken, Nasenbeinrepositionen, nasale Polypektomien und Kieferhöhlenfensterungen sind die häufigsten operativen Eingriffe, die in diesem Bereich durchgeführt werden. Für alle diese Operationen ist die Allgemeinanästhesie mit endotrachealer Intubation das am besten geeignete Anästhesieverfahren. Nach derartigen Eingriffen ist in der postoperativen Phase mit Ventilationsschwierigkeiten zu rechnen, da infolge Tamponade der Nasengänge eine Umstellung auf reine Mundatmung erfolgen muß. Sorgfältige postoperative Kontrolle der Ventilation ist deshalb angezeigt. Bei Patienten, die sich wegen längerbestehenden Nasenblutens einer operativen Intervention unterziehen müssen, ist mit einem vollen Magen zu rechnen.

11.8.3.3 Operationen im Bereich des Ohrs

Abgesehen von dem relativ kurzdauernden Eingriff der Stichinzision des Trommelfells (Parazentese) handelt es sich bei den Operationen am Ohr, z.B. radikale Ohroperation, Tympanoplastik, Epitympanotomie und Mastoidektomie in der Regel um längerdauernde Eingriffe. Die endotracheale Intubationsnarkose mit Inhalationsnarkotika oder Analgetikasupplementierung erscheint deshalb für diese Operationen besonders geeignet.

Operationen an den Ohrmuscheln oder an den Gehörgängen bieten von anästhesiologischer Seite keine Besonderheiten.

Besonderheiten. Bei Operationen am Mittelohr und am N. facialis können einige Besonderheiten auftreten, die vom Anästhesisten entsprechend berücksichtigt werden müssen.

Mittelohroperationen. Der Operationserfolg wird bei diesen Eingriffen vom Ausmaß der Blutungen im Operationsgebiet mitbestimmt. Zur Minderung der Blutungsgefahr sollte deshalb auch der Einsatz der kontrollierten Hypotension (s. 6.8.1) diskutiert werden. Außerdem sind die physikalischen Eigenschaften des Lachgases zu berücksichtigen. Die Diffusion von N_2O kann im Mittelohr einen Druckanstieg auf 450 cm H_2O verursachen, so daß N_2O bei Tympanoplastiken etwa 20 min vor und während der Implantation nicht verabreicht werden sollte.

Reizung des N. facialis. Operationen am oder in unmittelbarer Nähe des N. facialis werden in der Regel unter Einsatz eines Nervenreizgeräts durchgeführt. Die Verwendung von MR schränkt die Funktion eines derartigen Stimulators erheblich ein. MR dürfen deshalb in dieser Phase der Operation nicht wirksam sein.

11.9 Ophthalmochirurgie

Operative Eingriffe am Auge können in allen Lebensabschnitten erforderlich werden. Sie müssen unter absoluter Ruhigstellung des Patienten erfolgen, da jede Störung des Operationsverlaufs (z.B. Muskelaktivitäten, Husten, Pressen) zur Steigerung des Augeninnendrucks und damit zur Zerstörung des Operationsergebnisses führen kann. Der überwiegende Anteil ophthalmochirurgischer Eingriffe wird in Regionalanästhesie durchgeführt; in der Regel wird dabei die Anästhesie vom Operateur appliziert. Nur wenige Patienten, insbesondere Kinder, benötigen eine Allgemeinanästhesie.

Der Einsatz dMR muß die Wirkungen dieser Substanzen auf den intraokularen Druck berücksichtigen. Ein besonderes Problem während ophthalmochirurgischer Eingriffe kann mit der Ausbildung eines okulokardialen Reflexes entstehen [71, 80, 81, 160, 161, 350, 404, 530].

11.9.1 Operationsvorbereitung

Unabhängig davon, ob der operative Eingriff in Regional- oder Allgemeinanästhesie erfolgt, sollte jeder Patient mit mindestens einem zuverlässigen intravenösen Zugang versorgt sein; darüber hinaus ist neben der Blutdruck- und Herzfrequenzmessung zwingend die EKG-Ableitung durchzuführen. Neben dem präoperativen Routineuntersuchungsprogramm ist bei Glaukompatienten unter Dauertherapie mit Acetazolamid (Diamox) eine Blutgasanalyse zu empfehlen, da in diesen Fällen neben Hyponatriämie und Hyperkaliämie auch eine metabolische Azidose beobachtet werden kann.

Die Prämedikation sollte vor ophthalmochirurgischen Eingriffen etwas stärker sein als bei anderen Operationen, damit eine zuverlässige Ruhigstellung des Patienten garantiert werden kann. Dies gilt v. a. für Patienten, die in Regionalanästhesie operiert werden sollen. Die Gabe von Opioiden sollte zugunsten von Sedativa und Antiemetika zurückgestellt werden, damit Brechreiz und Erbrechen weitgehend ausgeschlossen sind. Zur Sedierung hat sich Diazepam (Valium 0,2 mg/kg KG) bewährt. Zusätzlich ist großzügig ein Antiemetikum, z. B. Triflupromazin (Psyquil 0,25 mg/kg KG) zu verabreichen, um die Gefahren einer Steigerung des Augeninnendrucks durch Erbrechen von vornherein auszuschließen. Atropin in einer Dosierung bis zu 0,01 mg/kg KG kann selbst beim Glaukom unbedenklich verabreicht werden.

11.9.2 Anästhesieverfahren

Für operative Eingriffe am Auge eignen sich sowohl Regionalanästhesietechniken als auch die Verfahren der Allgemeinanästhesie. Bei Kindern ist grundsätzlich die Allgemeinanästhesie mit endotrachealer Intubation zu bevorzugen.

Die Regionalanästhesie - in Form der Retrobulbäranästhesie vom Operateur mit 3-5 ml Lidocain (2%) und Epinephrinzusatz durchgeführt - wird häufig verwendet bei Katarakt, Hornhaut- und Skleraoperationen sowie bei Hornhauttransplantationen und Spülungen der Augenkammer. Dem Anästhesisten obliegt bei diesen Eingriffen die Aufgabe, in Form des „Stand-by", die Überwachung des Patienten sicherzustellen und bei evtl. auftretenden Komplikationen (z. B. Sinusbradykardie, Arrhythmie, Kreislaufstillstand) sofortige Therapiemaßnahmen einzuleiten. Die Inspirationsluft sollte mit Sauerstoff angereichert werden (z. B. über Maske); etwa auftretende Unruhezustände können mit Diazepam (Valium 0,1 mg/kg KG) behandelt werden. Der Patient sollte regelmäßig zum tiefen Atmen aufgefordert werden.

Die Allgemeinanästhesie erfolgt in der Regel als endotracheale Intubationsnarkose. Zur Narkoseeinleitung sind die üblichen intravenösen Narkotika geeignet. Für die Aufrechterhaltung der Narkose können Inhalationsnarkotika oder intravenöse Narkotika eingesetzt werden. Grundsätzlich kann davon ausgegangen werden, daß alle Narkotika mit Ausnahme von Ketamine zur Anästhesie bei ophthalmochirurgischen Operationen geeignet sind. Die Verwendung von MR muß die Besonderheiten des operativen Eingriffs berücksichtigen (z. B. perforierende Augenverletzung). Sie ist in der Vergangenheit häufig und kontrovers diskutiert worden. Grundsätzlich ist der Einsatz von MR zu befürworten und nicht als nachteilig zu betrachten. Wenngleich durch dMR der Augeninnendruck ansteigt (Dauerkontraktion der äußeren Augenmuskeln), können auch bei Augenverletzungen dMR zur Intubationserleichterung verwendet werden, insbesondere wenn zuvor ein ndMR (z.B. Alcuronium, Pancuronium) verabreicht worden ist. Die vordere Augenkammer sollte jedoch erst 5-6 min nach der Gabe von dMR eröffnet werden. Kontraindiziert sind dMR allerdings nach Eröffnung des Auges (z.B. bei Kataraktextraktion, penetrierenden Augenverletzungen) in fraktionierten Dosen, weil die damit einhergehende Drucksteigerung das Auge definitiv schädigen kann. Grundsätzlich sollte bei eröffnetem Auge der Augeninnendruck so niedrig wie möglich gehalten werden (ausreichende Narkosetiefe, Ausschluß von Husten und Pressen). Bei Patienten mit Glaukom, die über längere Zeit Phospholinjodidtropfen genommen haben, sollten dMR nach Möglichkeit nicht oder nur in geringer Dosis verabreicht werden, da Phospholinjodid die Pseudocholinesteraseaktivität sowohl des Plasmas als auch der Erythrozyten stark reduziert (etwa 4-6 Wochen).

11.9.3 Operationsspezifische Besonderheiten

Ebenso wie bei den operativen Eingriffen in der HNO-Chirurgie kollidieren auch bei ophthalmochirurgischen Operationen die Interessen von Operateur und Anästhesist, wenn der Eingriff in Allgemeinanästhesie durchgeführt wird. Der Anästhesist muß deshalb alle Vorkehrungen treffen, um respiratorische und hämodynamische Störungen rechtzeitig zu erkennen und adäquat zu behandeln. Weitere Aufgaben des Anästhesisten betreffen die Aufrechterhaltung eines normalen Augeninnendrucks, die Erkennung und Behandlung eines okulokardialen Reflexes, sowie aller Organreaktionen, die sich aus der Eintropfung bestimmter Pharmaka (z.B. Epinephrin, Atropin, Phenylephrin) in das Auge ergeben können. Darüber hinaus ist insbesondere bei ophthalmochirurgischer Korrektur des Strabismus mit dem Auftreten einer malignen Hyperthermie zu rechnen.

11.9.3.1 Intraokularer Druck

Der Augeninnendruck beträgt normalerweise etwa 10-22 mm Hg. Der determinierende Faktor des intraokularen Drucks ist das Gleichgewicht zwischen Produktion und Abfluß des Kammerwassers. Der Augeninnendruck kann so stark ansteigen, daß die Netzhautdurchblutung nicht mehr gewährleistet ist (z.B. beim Glaukom). Der intraokulare Druck kann durch Erhöhung des Venendrucks (z.B. Hypervolämie, Herzinsuffizienz), durch Druck auf den Bulbus, durch Husten, Pressen, erhöhten Atemwegswiderstand, Hypoxie und Hyperkarbie gesteigert werden (Tabelle 11.3). Auch nach Ketaminapplikation kann der intraokulare Druck ansteigen. Atropin erhöht nur dann den intraokularen Druck, wenn der Abfluß des Kammerwassers durch seine Medikation behindert wird. Zur Behandlung des erhöhten Augeninnendrucks sind Acetazolamid (Diamox 7 mg/kg KG im Dauertropf), Pilocarpin (Pilocartropfen) oder Physostigmin (Physostigminsalizylat 0,03 mg/kg KG) geeignet. Im akuten Anfall eignen sich dehydrierende Substanzen (z.B. Harnstoff, Mannitol) am wirkungsvollsten.

Tabelle 11.3. Faktoren, die im Rahmen von Anästhesie und Operation den intraokularen Druck beeinflussen

Steigerung des intraokularen Drucks	Abfall des intraokularen Drucks
Anstieg des arteriellen Drucks	Abfall des arteriellen Drucks
Erhöhter Venendruck (z. B. auch durch Husten, Pressen, Erbrechen)	Hyperventilation
Hypoxie	Hoher p_aO_2
Hyperkarbie	Retrobulbärer Block
Ketamin	Opioide als Prämedikation
Succinylcholin	Narkotika (außer N_2O und Ketamin)
Hyoscyamin bei Behinderung des Kammerwasserabflusses	Harnstoff, Mannitol

Glaukomoperation. Bei der Anästhesie von Patienten mit Glaukom ist sicherzustellen, daß eine Miosis durch kontinuierliche Gabe von Parasympathikomimetika aufrechterhalten wird. Steigerungen des intraokularen Drucks müssen vermieden werden. Die einmalige Gabe von dMR zur Durchführung der endotrachealen Intubation hat keinen nachteiligen Effekt am Auge. Während der Anästhesie ist auf gute Analgesie, leichte Hypokarbie und niedrigen ZVD zu achten. Als Anästhesieverfahren empfiehlt sich die Allgemeinanästhesie in endotrachealer Intubation. Patienten, die mit Ecothiopatiodid (Phospholinjodid) behandelt wurden, können infolge Hemmung der Cholinesterase eine verlängerte Wirkung der dMR verursachen.

Als operatives Therapieverfahren kommt die periphere Iridektomie zur Ausführung. Da Patienten mit Glaukom zumeist dehydriert sind, sollte der Volumensubstitution eine entsprechende Aufmerksamkeit gezollt werden. Ein Abfall des Augeninnendrucks kann auch erreicht werden durch Vertiefung der Allgemeinanästhesie (z. B. durch Thiopental, Pethidin und die volatilen Narkotika), durch Hyperventilation und durch Blockaden im Bereich der Augennerven. Auch ndMR mindern den Augeninnendruck, die verlängerte Wirkung von dMR ist zu beachten.

Fremdkörperverletzungen. Auch hierbei steht die Vermeidung einer Erhöhung des intraokularen Drucks im Vordergrund, da es sonst zum Austritt von Augeninhalt kommen kann (s. 11.9.2). Fremdkörperverletzungen erfordern die sofortige chirurgische Versorgung. Die Patienten sind häufig nicht nüchtern, so daß die Atemwege gut geschützt werden müssen. Anstelle von dMR sollten besser ndMR (z. B. Pancuronium, Vecuronium) zur Intubation verwendet werden.

Kataraktextraktion. Patienten mit Katarakt sind meist alt und leiden an mehreren Nebenerkrankungen. Die Anästhesie muß eine absolute Ruhigstellung des Patienten garantieren, insbesondere darf es nicht zum Husten oder Pressen kommen. dMR können zur endotrachealen Intubation verwendet werden. Wichtig ist auch die Vermeidung eines Druckanstiegs bei der Extubation, u. U. sollte Lidocain (0,5-1,5 mg/kg KG) einige Minuten vor der Extubation intravenös verabreicht werden. Gegen postoperatives Erbrechen sollte eine entsprechende Prophylaxe durch sorgfältige Magenentleerung und Gabe von Antiemetika erfolgen.

11.9.3.2 Okulokardialer Reflex

Druck auf den Bulbus oder Reizung bzw. Zug an den äußeren Augenmuskeln können Sinusbradykardie, Arrhythmie, Hypotonie und u. U. Kreislaufstillstand verursachen. Dieses Reflexgeschehen wird als okulokardialer Reflex bezeichnet. Es kann zu jeder Zeit und bei jeder Augenoperation auftreten und muß sofort behandelt werden, entweder durch retrobulbäre Blockade oder durch Atropin (0,02 mg/kg KG). Dabei ist auch zu erwägen, ob die Operation unterbrochen werden sollte. Auch aus diesem Grunde sollten alle Eingriffe am Auge unter kontinuierlichem

Tabelle 11.4. Wirkstoffmengen einiger intraokular eingetropfter Pharmaka

Substanz	Wirkstoffmenge/ Tropfen
Atropin 1%ige Lsg	1 mg
Epinephrin 1:1000	0,1 mg
Phenylephrin 1%ige Lsg	10 mg

EKG-Monitoring erfolgen und alle Geräte zur kardiopulmonalen Reanimation in Bereitschaft gehalten werden. Besonders bei Strabismus- und Amotiooperationen ist mit dem Auftreten eines okulokardialen Reflexes zu rechnen.

11.9.3.3 Intraokulare Pharmaapplikation

Die lokale Applikation von Pharmaka, insbesondere von Epinephrin, Phenylephrin oder Atropin, kann erhebliche systemische Reaktionen auslösen, die vom Anästhesisten erkannt und entsprechend behandelt werden müssen. Bei den in der Ophthalmologie verwendeten Tropflösungen sind in der Regel die in Tabelle 11.4 aufgetragenen Wirkstoffmengen zu erwarten.
Bei Patienten mit Hypertonie und/oder ischämischen Herzerkrankungen ist der Operateur darauf hinzuweisen, daß der unkontrollierte Gebrauch blutdrucksteigernder Tropfen den Patienten erheblich gefährden kann. Die Verwendung katecholaminhaltiger Lösungen bei Halothannarkose sollte bei kardiovaskulärer Funktionsminderung nach Möglichkeit eingeschränkt werden. Bei kardiovaskulär gesunden Patienten bestehen keine Bedenken gegenüber der Epinephrintropfung während einer Halothananästhesie, wenn die Konzentration des verabreichten Narkotikums gering ist und der Patient sorgfältig überwacht wird. Bei Glaukompatienten sollte die intravenöse Verabreichung von Atropin (z.B. bei Sinusbradykardie) nur unter strenger Indikationsstellung und in geringer Dosierung durchgeführt werden.

11.9.3.4 Maligne Hyperthermie (s. 6.9.1.1)

Bei der operativen Behandlung des Strabismus ist relativ häufig das Krankheitsbild einer malignen Hyperthermie (MH) beobachtet worden. Offensichtlich ist dies auf genetische Veränderungen zurückzuführen, die sowohl bei der MH als auch beim Strabismus vorliegen. Der Anästhesist sollte deshalb bei Strabismusoperationen auf das Auftreten einer MH vorbereitet sein, wozu auch ein erweitertes Monitoring (z.B. Körpertemperaturmessung) gehört. Wiederholte Gaben von dMR sollten ebenso wie die Applikation von Halothan vermieden werden.

11.10 Orthopädische Chirurgie

Operative Eingriffe in der Orthopädie unterliegen nur in seltenen Ausnahmen (z. B. schwere Hämorrhagie, Kompression von Arterie oder Nerv) einer besonderen Dringlichkeit. Es sollte deshalb ausreichend Zeit zur Verfügung stehen, den Patienten auf die Operation entsprechend vorzubereiten. Das Krankengut umfaßt alle Lebensabschnitte; allerdings findet sich eine Häufung von Patienten im höheren Lebensalter. Der Anästhesist muß deshalb über die Besonderheiten der extremen Altersgruppen ausreichend informiert sein. Darüber hinaus sollten gute Kenntnisse in der Behandlung schwerer Blutungen, akuter hämodynamischer Dysregulationen und möglicher neurologischer Komplikationen vorhanden sein. Im postoperativen Verlauf ist die Gefahr der Lungenembolie höher als nach anderen operativen Eingriffen. Ursachen dafür sind das hohe Patientenalter, eine evtl. vorhandene Adipositas, die Immobilisation, die Einschwemmung gefäßaktiver Substanzen in die Blutbahn und die Kreislaufunterbrechung bei evtl. erforderlicher Blutleere. Gerade nach orthopädischen Operationen sind deshalb frühzeitige präventive Maßnahmen (z. B. frühe Mobilisation, gute Hydratation, medikamentöse Thromboseprophylaxe) angezeigt [269, 274, 360, 413, 475].

11.10.1 Operationsvorbereitung

Voruntersuchung, Vorbehandlung, Prämedikation und Überwachungsmethoden entsprechen den anerkannten Regeln. Auf die kontinuierliche Ableitung eines EKG und die Schaffung zuverlässiger intravenöser Zugänge darf nicht verzichtet werden. Da operative Eingriffe an den Extremitäten häufig in Blutleere durchgeführt werden müssen, ist zu beachten, daß die druckbedingte Ischämie (obere Extremität: 300 mm Hg; untere Extremität: 500 mm Hg) nicht länger als 2 h aufrechterhalten wird. Dabei ist auch zu berücksichtigen, daß durch die Blutleere das zentrale Blutvolumen erhöht wird, so daß die doppelseitige Blutleere bei Patienten mit eingeschränkter kardiozirkulatorischer Leistungsreserve nicht indiziert ist. Bei Aufhebung der Blutleere kann es zu ausgeprägten Hypotensionen kommen, die entsprechend kontrolliert werden müssen.

11.10.2 Anästhesieverfahren

Bei orthopädischen Operationen sind sowohl die Techniken der Regionalanästhesie als auch die Verfahren der Allgemeinanästhesie geeignet. Bei Kindern sind Allgemeinanästhesieverfahren zu bevorzugen; auch bei Patienten mit kardiovaskulären Nebenerkrankungen sind Allgemeinanästhesien mit Inhalationsnarkotika besser geeignet als rückenmarksnahe Regionalanästhesien.

Die Regionalanästhesie ist für operative Eingriffe an den oberen und unteren Extremitäten geeignet. Für die obere Extremität empfehlen sich Plexus-brachialis-Block, intravenöse Regionalanästhesie oder isolierte Nervenblockaden; an den unteren Extremitäten stehen Peridural- und Spinalanästhesie im Vordergrund, wenngleich auch Femoralisblock oder die intravenöse Regionalanästhesie eingesetzt werden können.

Die Allgemeinanästhesie empfiehlt sich v.a. für operative Eingriffe im Bereich der Wirbelsäule und der Hüftgelenke. In der Regel muß sie als Intubationsnarkose durchgeführt werden. Kürzere Eingriffe können jedoch durchaus in Maskennarkose erfolgen. Zur Narkoseeinleitung eignen sich die üblichen intravenösen Narkotika. Für die Aufrechterhaltung der Narkose können Inhalationsnarkotika oder intravenöse Narkotika verwendet werden. Der Einsatz von dMR und ndMR kann nach den üblichen Kriterien erfolgen. Bei Wirbelsäulenveränderungen (insbesondere Skoliosen) mit begleitenden muskulären Erkrankungen ist bei Verwendung von dMR das Risiko einer malignen Hyperthermie zu bedenken. In seltenen Fällen (Schenkelhalsfrakturen) kann es erforderlich sein, die Anästhesie bereits am Bett des Patienten einzuleiten, wenn die Lagerung auf der Lafette des Operationstisches mit zu starken Schmerzen verbunden ist.

11.10.3 Operationsspezifische Besonderheiten

Unter den orthopädischen Operationen nehmen v.a. die Wirbelsäulenstabilisierungen (Spondylodesen) und die Implantationen künstlicher Gelenke [Totalendoprothesen (TEP)] eine Sonderstellung ein. Die weiteren - vorwiegend an den Extremitäten erfolgenden - Eingriffe und die operative Behandlung der Bandscheibenleiden werden nach den im Rahmen der Unfall- und Neurochirurgie beschriebenen Prinzipien durchgeführt.

11.10.3.1 Spondylodesen

Operative Eingriffe an der Wirbelsäule werden vorwiegend im Bereich der Brust- und Lendenwirbelsäule (z.B. Skoliose), weniger häufig an der Halswirbelsäule (z.B. nach Trauma, Neoplasma, Erkrankungen) durchgeführt.

HWS-Spondylodese. Patienten, die eine Stabilisierung der HWS benötigen, zeigen häufig neurologische Störungen, in schwersten Fällen eine Quadroplegie. Lageveränderungen und Kopfdrehungen müssen deshalb außerordentlich vorsichtig durchgeführt werden, weil sie Ursache weiterer neurologischer, respiratorischer und vaskulärer Funktionsstörungen werden können. Da die operative Stabilisierung der HWS sowohl auf anteriorem als auch auf posteriorem Wege notwendig sein kann, muß eine Lageänderung des Patienten in Rücken- oder Bauchlage in Betracht gezogen werden. Bei anteriorem Zugang sollte eine Magen-Darm-Sonde gelegt werden, da der Schluckakt postoperativ in der Regel erschwert ist.

Anästhesieverfahren. Nur die Allgemeinanästhesie mit endotrachealer Intubation wird den Anforderungen dieses Eingriffs gerecht. Die endotracheale Intubation kann sich u.U. außerordentlich schwierig gestalten (Abb. 11.8), so daß neben mehreren unterschiedlich dimensionierten Endotrachealkathetern zusätzliche Hilfsinstrumente und auch ein Fiberoptikbronchoskop bereitgehalten werden sollten. Die mitunter erheblichen Manipulationen im Bereich von Ösophagus und Trachea erfordern eine zuverlässige Sicherung des Tubus (Spiraltubus), der wiederholt zu kontrollieren ist. Die Anästhesie ist so zu steuern, daß der Patient möglichst frühzeitig wieder wach und ansprechbar ist. Dem postoperativen Erbrechen sollte durch Vorgabe eines Antiemetikums begegnet werden, da es außerordentlich schwierig sein kann, in der gegebenen Situation die Atemwege des Patienten freizuhalten (Schwierigkeiten bei der Seitenlagerung usw.). Außerdem ist bei hoher Lokalisation des Operationsgebiets mit der Möglichkeit einer respiratorischen Störung zu rechnen.

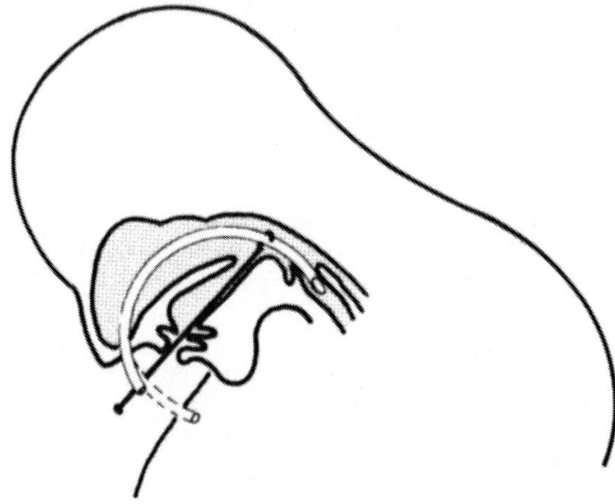

Abb. 11.8. Nasotracheale Intubation bei einem Patienten mit versteifter HWS unter Zuhilfenahme eines Plastikhäkchens

BWS-, LWS-Spondylodese. Die Stabilisierung der Brust- und Lendenwirbelsäule wird v.a. bei Skoliose durchgeführt. Die Patienten sind entweder gesunde Heranwachsende oder Kleinkinder mit schwerer Ateminsuffizienz.

Eine Krümmung der Wirbelsäule von > 100° ist als schwere Form zu werten, da sie in der Regel mit Störungen der pulmonalen und kardialen Funktion einhergeht. Bei diesen Patienten sind die Lungenvolumina und die Compliance fast stets vermindert und die D_{AaO_2} erhöht; der $_{Pa}CO_2$ ist gewöhnlich normal. Häufig findet sich auch ein erhöhter pulmonaler Gefäßwiderstand. Darüber hinaus leiden Patienten mit Skoliose häufig an anderen Erkrankungen (z. B. Herzfehler, Myopathien, Paraplegien). In der Regel erfolgt die operative Korrektur in der Pubertät. Zur Operationsvorbereitung gehören deshalb die Lungenfunktionsprüfung, Blutgasanalyse und Atemtherapie. Ausreichende Mengen vorgekreuzten Konservenbluts (ca. 35 ml/kg KG) sollten bereitgestellt werden. In der Prämedikation sind Sedativa mit Zurückhaltung zu verordnen.

Anästhesieverfahren. Nur die endotracheale Intubationsnarkose ist zur Durchführung operativer Korrekturen bei Skoliose geeignet. Die Auswahl von Pharmaka und deren Dosierung richtet sich v.a. nach den bestehenden Begleiterkrankungen. Aus diesem Grunde sollte auch N_2O wegen einer möglichen pulmonalen Hypertension zurückhaltend eingesetzt werden.

Besonderheiten. Mit Intubationsschwierigkeiten ist zu rechnen. Bei der Lagerung ist Druck auf das Abdomen zu vermeiden. Patienten mit Myopathien sollten keine dMR und Halothan erhalten. Das Monitoring sollte durch die Messung des ZVD erweitert werden, wiederholte intraoperative Kontrollen der Blutgase, der Hämoglobin- und Hämatokritkonzentrationen sind angezeigt. Postoperativ können weitere Blutverluste, paralytischer Ileus und Hämopneumothorax auftreten. Bei unbeabsichtigter Duraverletzung mit Liquorverlust kann es zu heftigen Kopfschmerzen kommen. Postoperativ ist frühzeitiger Beginn einer Physiotherapie angezeigt. Das Auftreten einer malignen Hyperthermie ist bei Skolioseoperation in Betracht zu ziehen.

11.10.3.2 Implantation von Totalendoprothesen (TEP)

Die Implantation künstlicher Knie- und Hüftgelenke bildet heute einen wesentlichen Anteil orthopädischer Operationen. Diese Eingriffe werden in der Regel bei älteren Patienten mit einer oder mehreren Nebenerkrankungen erforderlich, so daß sorgfältige Vorbereitungsmaßnahmen dringend angezeigt sind. Die Möglichkeit größerer Blutverluste, die zeitliche Ausdehnung der Operation und die Verwendung von Akrylzement sollten Anlaß für ein erweitertes Monitoring und die Bereitstellung aller im Rahmen von Notfällen erforderlichen Therapeutika sein.

Kniegelenk-TEP. Patienten für Kniegelenkoperationen sind mit einem Durchschnittsalter von 60 Jahren etwas jünger als Patienten für Hüftgelenkersatz. In der Mehrzahl der Fälle besteht ein rheumatisches oder arthrotisches Grundleiden, so daß die Dauermedikation von Kortisonpräparaten fast die Regel ist. Falls nicht eine präoperative Kortisolspiegelbestimmung erfolgt, sollte zumindest die Tagesdosis am Operationstag erhöht werden. Die Voruntersuchung sollte auf eine Analyse der Lungenfunktion und der Blutgase ausgedehnt werden; Patienten mit deutlicher Einschränkung der Lungenfunktion sind für diese Eingriffe nur bedingt geeignet. Infolge Einschwemmung vasoaktiver Substanzen aus Thrombozytenaggregaten, Fibrinmonomeren, Fettkügelchen, sowie Knochenfragmenten und Knochenzementpartikeln aus der traumatisierten Tibia sind Steigerungen des Pulmonalarteriendrucks, Störungen im Ventilations-Perfusions-Verhältnis und Hypoxämie häufig.

Anästhesieverfahren. Wenngleich rückenmarksnahe Regionalanästhesieverfahren ebenso wie Allgemeinanästhesieverfahren für die Durchführung dieser Operation geeignet sind, sollte die Allgemeinanästhesie mit endotrachealer Intubation und einem Inhalationsnarkotikum bevorzugt werden. Die bessere Steuerung der Anästhesie und die künstliche Beatmung sind als wesentliche Prophylaxe von Lungenkomplikationen zu betrachten.

Besonderheiten. Wenn die Operation in Blutleere durchgeführt wird, ist vor Freigabe der Zirkulation für ausreichenden Volumenersatz zu sorgen. Im postoperativen Verlauf ist an das Auftreten einer Fettembolie (Verwirrtheit, Hyperventilation, Hypoxämie, Hypokarbie) zu denken (s. 6.9.1). Auch wegen möglicher anderer pulmonaler Komplikationen sind wiederholte Blutgasanalysen angezeigt.

Hüftgelenk-TEP. Patienten, die sich Hüftgelenkoperationen unterziehen müssen, sind in der Regel alt, chronisch krank und häufig auch adipös. Zumeist stehen sie unter Dauermedikation (z. B. Kortikosteroide, Antihypertensiva, β-Blocker, Antidepressiva). Intra- und postoperative Komplikationen sind deshalb keine Seltenheit.

Anästhesieverfahren. Sowohl rückenmarksnahe Anästhesieverfahren als auch Allgemeinanästhesien sind für diese Operationen geeignet. Ebenso wie bei Kniegelenk-TEP erscheinen auch für Hüftgelenk-TEP die Allgemeinanästhesieverfahren mit endotrachealer Intubation und Inhalationsnarkotika wegen der besseren Steuerungsmöglichkeiten bevorzugt geeignet.

Besonderheiten. Ein erweitertes Monitoring (z. B. ZVD, evtl. PAP) ist wegen möglicher starker Blutverluste und hämodynamischer Reaktionen auf Akrylzement (s. 11.6.3.2) angezeigt. Da jede Hypovolämie im Falle einer systemischen Reaktion auf Akrylzement deletäre Folgen für den Patienten zeigen kann, ist jederzeit auf eine adäquate Volumensubstitution zu achten.

11.11 Urologische Chirurgie

Wenngleich operative Eingriffe in der Urologie in allen Lebensabschnitten notwendig werden können, wird der überwiegende Anteil der Operationen bei Patienten im höheren Lebensalter durchgeführt. Die dabei bestehenden Nebenerkrankungen lassen sich jedoch in der Regel ausreichend vorbehandeln, da viele der urologischen Eingriffe als geplante Operationen erfolgen. Nahezu alle Operationen in der Urologie werden in Steinschnitt- oder Seitenlagerung vorgenommen. Daraus können erhebliche Beeinträchtigungen von Atmung und Kreislauf erwachsen. Während die Steinschnittlagerung vorrangig die Ventilation beeinträchtigt, verursacht die Seitenlagerung sowohl Störungen der Ventilation als auch der Perfusion der Lunge. Eine nichtangepaßte Ventilation kann damit mehr oder weniger schnell zur Hypoxie führen. Muß die Operation außerdem mit extremer Abknickung im LWS-Bereich erfolgen, kann es zusätzlich zur Reduzierung des venösen Rückflusses und damit zum Abfall des HZV kommen.

Für urologische Operationen sind sowohl die Verfahren der rückenmarksnahen Regionalanästhesie als auch die Methoden der Allgemeinanästhesie geeignet. Besondere Probleme erwachsen v.a. beim sog. Einschwemmsyndrom im Rahmen einer transurethralen Prostataresektion (TUR), bei der chronischen Niereninsuffizienz und bei der Nierentransplantation [37, 380, 519, 521].

11.11.1 Operationsvorbereitung

Die Prämedikation hat die besondere Ausgangssituation des Patienten zu berücksichtigen; sie sollte beim älteren Patienten in geringer Dosierung erfolgen.

Die Überwachung des Patienten erfordert neben der routinemäßigen Messung des arteriellen Blutdrucks und der Herzfrequenz die kontinuierliche Ableitung des Elektrokardiogramms. Bei älteren, vorgeschädigten Patienten mit ausgedehnten Eingriffen ist die Messung des ZVD, evtl. sogar des PAP, zu erwägen. Da die Überwachung des Patienten bei abgedunkelten Operationsräumen erschwert sein kann, empfiehlt sich die Anbringung einer zusätzlichen Lichtquelle im Arbeitsbereich des Anästhesisten.

11.11.2 Anästhesieverfahren

Zur Schmerzausschaltung eignen sich in der Urologie lokalisationsbedingt für viele Eingriffe v.a. bei männlichen Patienten rückenmarksnahe Regionalanästhesietechniken (Abb. 11.9). Jedoch sind Allgemeinanästhesien bei langdauernden Eingriffen, bei extremen Lagerungen (z.B. Steinschnitt-, Seitenlagerung), bei Nebenerkrankungen, die eine Regionalanästhesie ausschließen (z.B. Wirbelsäulendeformierung, Blutgerinnungsstörung, Schock oder fehlender Kooperation), die besseren Anästhesiemethoden. Jede Anästhesie sollte einen Blutdruck garantieren, der eine ausreichende Durchblutung der Niere und damit eine gute glomeruläre Filtration gewährleistet. In der Regel bieten sich für urologische Eingriffe im Bereich von Blase, unterem Urogenitaltrakt und Prostata die Techniken der rückenmarksnahen Regionalanästhesie besonders an, während Operationen an der Niere bevorzugt in Allgemeinanästhesie durchgeführt werden. Die Regionalanästhesie sollte bis in einen Bereich von Th_{10} wirksam sein, um die sensorischen Fasern der Blase und Prostata auszuschalten. Diese Methode bietet den Vorteil, daß Komplikationen der Operation (z.B. Blasenperforation, Einschwemmsyndrom) frühzeitig erkannt werden.

Die Allgemeinanästhesie erfolgt in der Regel als endotracheale Intubationsnarkose. Zur Narkoseeinleitung sind die üblichen intravenösen Narkotika geeignet; jedoch muß eine evtl. notwendige Dosisreduktion bei Hypalbuminämie berücksichtigt werden. Für die Aufrechterhaltung der Narkose sind Inhalationsnarkotika besser geeignet als intravenöse Narkotika, da ihre Ausscheidung unabhängig von der Nierenfunktion erfolgt. Die Verwendung von MR muß die Besonderheiten einer gestörten Nierenfunktion (v.a. Hyperkaliämie, Hypoproteinämie) berücksichtigen; dMR sind z.B. bei Hyperkaliämie, ndMR bei Niereninsuffizienz mit Zurückhaltung einzusetzen. In der postoperativen Phase ist besondere Sorgfalt auf die Bilanzierung des Elektrolyt-, Wasser- und Säure-Basen-Haushalts zu legen.

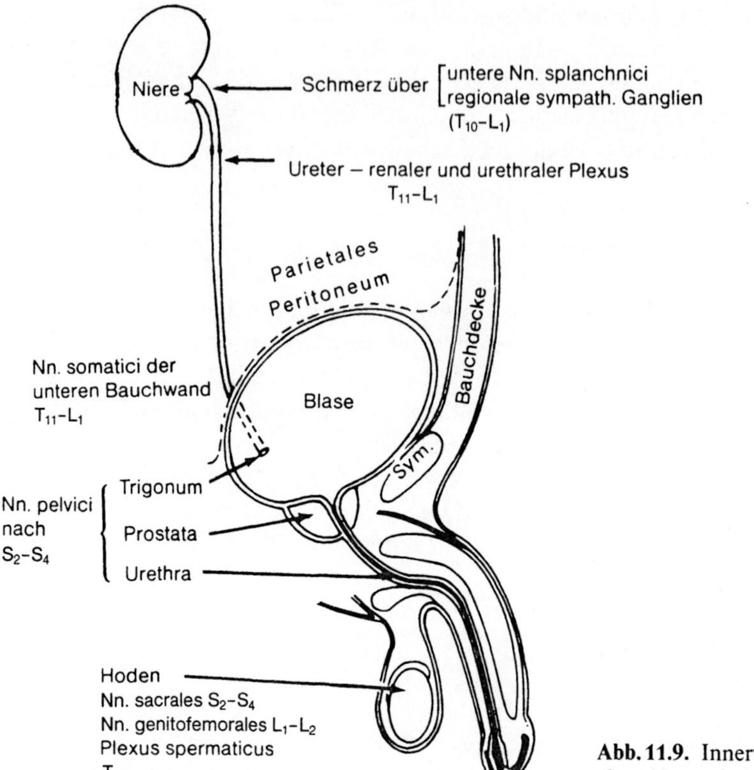

Abb. 11.9. Innervation des männlichen Urogenitaltrakts

11.11.3 Operationsspezifische Besonderheiten

Besondere Probleme können für den Anästhesisten aus dem sog. Einschwemmsyndrom, aus Blutgerinnungsstörungen, aus Reflexautomatismen bei Rückenmarksverletzungen, sowie bei Patienten mit chronischer Niereninsuffizienz und bei der Nierentransplantation erwachsen.

11.11.3.1 Einschwemmsyndrom

Da der Instillationsdruck der Spülflüssigkeit gegenüber dem Venendruck deutlich erhöht ist, kann es bei Venenwandverletzungen im Rahmen der transurethralen Resektion (TUR) zur Einschwemmung von Spülflüssigkeit in die Blutbahn des Patienten kommen. Das Einschwemmsymdrom wird begünstigt, wenn elektrolytfreie Lösungen (elektrolythaltige Lösungen leiten elektrischen Strom) verwendet werden. Das Einschwemmsyndrom beruht auf drei pathophysiologischen Veränderungen: Hypervolämie, Hämolyse und Hyponatriämie. Um dies zu verhindern, sollten alle dem Patienten verabreichten Infusionen Natrium enthalten; andererseits kann übermäßige Natriumzufuhr die Flüssigkeit im Intravasalraum zurückhalten und ein Herzversagen beschleunigen. Regelmäßige Kontrollen des Serumnatriumgehaltes kann als Anhalt für eine ausgewogene Zufuhr dienen.

Hypervolämie. Die Wasserüberladung des Gefäßsystems verursacht zunächst einen Anstieg des arteriellen und venösen Blutdrucks. Als Ausdruck zunehmender Volumenüberladung geht nach primärer Tachykardie die Herzfrequenz zurück. Des weiteren kommt es zu Tachypnoe, Dyspnoe und zum Lungenödem. Hypoxie und Hirnödem können Ursachen für Verwirrtheitszustände und Konvulsionen sein. Die zerebralen und pulmonalen Symptome können bei Regionalanästhesie besser erkannt werden, als bei Allgemeinanästhesie. Die Therapie der Hypervolämie erfordert die sofortige Unterbrechung des Zuflusses von Spülflüssigkeit und Infusionslösungen, die Aufrichtung des Oberkörpers, die Gabe von Diuretika und Digitalis und bei beginnendem Lungenödem die Durchführung des sog. „unblutigen" Aderlasses. Das ausgeprägte Lungenödem erfordert die endotracheale Intubation, Sauerstoffgabe und Überdruckbeatmung.

Hämolyse. Durch das Eindringen freien Wassers in die Erythrozyten kommt es zur osmotischen Zerstörung der Erythrozytenmembran. Das austretende Hämoglobin steht damit nicht mehr für den Sauerstofftransport zur Verfügung und kann darüber hinaus zur Verlegung der Tubuli mit konsekutivem Nierenversagen führen. Auch hier sind Unruhe und Verwirrtheitszustände, Brechreiz und Erbrechen frühe diagnostische Zeichen einer unzureichenden Sauerstoffversorgung des Gehirns. Therapeutisch sind hypertone Kochsalzlösungen (z. B. 3% NaCl 1 ml/kg KG) sowie Diuretika angezeigt. Die Sauerstoffversorgung des Organismus ist durch Transfusion von Erythrozytenkonzentrat und ein ausreichendes Sauerstoffangebot in der Inspirationsluft sicherzustellen. Zur Prophylaxe einer Hämolyse werden von den Urologen als Spülflüssigkeit zunehmend 3%ige Sorbitol- oder 1%ige Glyzerinlösungen eingesetzt, die gegenüber Erythrozyten isoton sind. Die optischen Eigenschaften derartiger Spülflüssigkeiten und ihre Nichtleitfähigkeit bleiben erhalten.

Hyponatriämie. Eine unabwendbare Folge der Blutverdünnung mit elektrolytfreien Lösungen ist der Abfall der Serumnatriumkonzentration. Frühe Symptome der Hyponatriämie sind Reizbarkeit, Verwirrungszustände, Unruhe; Hypotension, Tachykardie und EKG-Veränderungen (Verbreiterung des QRS-Komplexes, Anhebung des ST-Segmentes) treten bei stärkerem Abfall des Serumnatriums auf. Die Natriumkonzentration kann von 140 mmol/l auf 100 mmol/l abfallen. Ein Serumnatrium von 120 mmol/l scheint die Grenze zwischen leichten und schweren Reaktionen zu sein. Therapeutisch sind auch hier hypertone Kochsalzinfusionen (3% NaCl) und Diuretika indiziert.

11.11.3.2 Blutgerinnungsstörungen

Bei operativen Eingriffen an der Prostata (z. B. Prostatektomie) ist stets mit dem Eindringen von Gewebematerial in die Blutbahn zu rechnen. Dadurch kann der Blutgerinnungsmechanismus gestartet werden. Es kommt primär zur Thrombozytenaggregation und zur disseminierten intravaskulären Koagulation (DIC), die sekundär von einer Fibrinolyse abgelöst wird. Die Fibrinolyse verhindert jede weitere Blutgerinnung und erfordert die sofortige Gabe von ε-Aminokapronsäure (4–6 g initial, langsam i. v.). Der Gerinnungsstatus ist im perioperativen Verlauf wiederholt zu überprüfen und entsprechend zu korrigieren.

11.11.3.3 Blasenperforation

Die Perforation der Blase oder der Prostatakapsel, sowie die Blasentamponade mit Extravasation von Spülflüssigkeit und Harn sind als schwere Komplikationen der TUR und anderer urologischer Operationen zu betrachten. Der Anästhesist ist oft der erste, der diese Komplikation diagnostizieren kann; vorausgesetzt, er erkennt die Symptome während regionaler oder allgemeiner Anästhesieverfahren.

In Regionalanästhesie klagt der Patient über einen plötzlichen heftigen Schmerz im unteren Abdominalbereich. Das Abdomen wird bei Palpation zunehmend resistenter. Nach primärer Hypertension und Bradykardie folgen bald Hypotension und Schock.

In Allgemeinanästhesie ist die Perforation sehr viel schwerer zu diagnostizieren. Frühe Zeichen können Veränderungen der Atmung und Hypotension sein. Die Diagnose kann nur durch Zystoskopie und/oder Urethrographie gesichert werden. Auch im postoperativen Verlauf ist mit diesen Komplikationen zu rechnen.

Häufig erfolgt die Blasenperforation unbemerkt.

11.11.3.4 Reflexautomatismen bei Rückenmarksverletzungen

Patienten mit Verletzungen des Rückenmarks (z. B. Querschnittslähmung) leiden in der Regel unter einem Verlust der Harnblasenfunktion. Wiederholte urologische Kontrolluntersuchungen (z. B. Zystoskopie, Spülungen) sind deshalb keine Seltenheit. Erschwert werden diese Maßnahmen durch das Auftreten sog. Reflexautomatismen. Dabei folgt nach einem kompletten Querschnittssyndrom des Rückenmarks während 1-3 Wochen eine Phase mit schlaffer Lähmung unterhalb der Läsion und Hyperästhesie oberhalb der Läsion (sog. spinaler Schock). Danach setzt das Stadium der Reflexautomatismen ein, wobei periphere Nervenreize zu Reflexen innerhalb isolierter Rückenmarksanteile führen. Die Reflexe äußern sich in Form von Hyperreflexie, Muskelrigidität usw. Bei Patienten mit Läsionen oberhalb des 7. thorakalen Rückenmarksegments ist außerdem mit dem Auftreten einer autonomen Hyperreflexie zu rechnen, die v. a. dann auftritt, wenn die Rückenmarksegmente unterhalb der Läsion funktionsfähig bleiben. Bei der autonomen Hyperreflexie kann der normalerweise harmlose Reiz der Blasenspülung zu plötzlicher Hypertension, Bradykardie, Flush, Schwitzen und hämmernden Kopfschmerzen führen, da eine reflektorische Vasodilatation unterhalb des Versorgungsgebiets der Verletzung infolge Unterbrechung der sympathischen Überleitung nicht erfolgen kann. Hartnäckig bestehende Bradykardie, Vasokonstriktion und Hypertonie können zum Herzversagen sowie zu Netzhaut- und Hirngefäßblutungen führen und erfordern eine medikamentöse Druckregulation mit Vasodilatatoren. Bei Patienten mit Rükkenmarksverletzungen ist infolge verstärkter Kaliumfreisetzung die Applikation von dMR mit größter Zurückhaltung durchzuführen, um kardiovaskuläre Störungen oder eine evtl. Asystolie auszuschließen.

11.11.3.5 Chronische Niereninsuffizienz

Patienten mit chronischer Niereninsuffizienz bei noch kompensierter Retention zeigen Azotämie, metabolische Azidose, Hyponatriämie, Hyperkaliämie, Anämie, gastrointestinale Störungen und als Folgen Erbrechen, Singultus, neuromuskuläre Störungen, kardiovaskuläre Störungen, Digitalisintoxikation und verschiedene andere Nebenerkrankungen. Die Anästhesie muß in erster Linie sicherstellen, daß ein ausreichender Perfusionsdruck für die Niere (> 60 mm Hg) garantiert ist. Gelingt dies durch Volumensubstitution und entsprechende Narkosesteuerung nicht, müssen gefäßaktive Pharmaka eingesetzt werden. Dabei sollten jene Substanzen bevorzugt werden, die die Nierenperfusion nicht wesentlich einschränken (z. B. Dopamin 5 μg/kg KG/min; Dobutamin 5 μg/kg KG/min). Da Barbitursäurepräparate die Nierenperfusion vermindern, ist eine Dosisreduktion entsprechend dem verminderten Plasmaeiweißgehalt angezeigt. Als Anästhesieverfahren hat sich die Intubationsnarkose mit Halothan bewährt.

dMR sollten beim Vorliegen einer Hyperkaliämie (> 5,5 mmol/l) nicht verabreicht werden; ndMR (Alcuronium, Pancuronium) werden nach Wirkung dosiert, jedoch im Einzelfall so gering wie möglich. Rückenmarksnahe Anästhesieverfahren sind nicht indiziert, wenn Blutgerinnungsstörungen bestehen und der arterielle Blutdruck bereits präoperativ in kritischen Bereichen liegt. Patienten mit chronischer Niereninsuffizienz und unter Hämodialyse bieten darüber hinaus weitere Probleme, die entsprechend zu berücksichtigen sind: Anämie, Blutgerinnungsstörungen, arteriovenöse Fisteln und die Infektionsgefahr.

Anämie. Der verminderte Hämoglobingehalt ist v. a. auf die eingeschränkte Erythropoetinproduktion in der Niere, weniger auf stumme Blutverluste im Darm durch Heparinisierung, sowie in den Dialyseapparaturen zurückzuführen. Der Patient kompensiert das schlechtere Sauerstoffangebot durch Steigerung des HZV, sowohl durch Frequenz- als auch durch Schlagvolumenerhöhung. Die Anästhesie muß darauf ausgerichtet sein, das HZV nicht wesentlich zu reduzieren. Bluttransfusionen können bei diesen Erkrankungen dennoch zurückhaltender eingesetzt werden als bei anderen Patienten, da in der Regel eine Adaptation an die verminderte Hämoglobinkonzentration vorliegt. Der durchschnittliche Hämoglobinwert liegt bei 6–8 g%. Für größere operative Eingriffe ist ein Hämoglobinwert von 10 g% anzustreben. Bei der Narkoseführung ist ein ausreichendes Sauerstoffangebot ($F_IO_2 > 0{,}5$) sicherzustellen.

Blutgerinnungsstörungen. Da für die Dialysebehandlung die Heparinisierung erforderlich ist, folgt zwangsläufig eine latente Störung des Blutgerinnungsmechanismus. Außerdem ist bei Patienten mit chronischer Niereninsuffizienz die Thrombozytenfunktion häufig gestört. Rückenmarksnahe Regionalanästhesieverfahren sollten in diesen Situationen nur nach entsprechender Kontrolle der Hämostase kritisch eingesetzt werden.

Arteriovenöser Shunt. Da die Funktionsfähigkeit des Shunts mit allen Mitteln garantiert werden muß, sind Blutdruckmessungen, Blutentnahmen und Infusionen stets am Arm der Gegenseite durchzuführen. Die Durchgängigkeit des Shunts sollte intraoperativ mit dem Stethoskop oder einem Dopplergerät überprüft werden.

Infektionsgefahr. Chronisch nierenkranke Patienten weisen in der Regel eine erhöhte Infektionsgefährdung auf. Der Anästhesist sollte deshalb bei diesen Patienten ein möglichst aseptisches Vorgehen garantieren (z. B. Schutzhandschuhe, neue Schlauchsysteme usw.).

11.11.3.6 Nierentransplantation

Chronisch kranke Patienten mit terminaler Niereninsuffizienz können Kandidaten für eine Nierentransplantation werden. Da bei diesen Patienten viele andere Operationen vorausgegangen sind (z. B. Shuntoperation, Vagotomie, bilaterale Nephrektomie), kann die Schaffung eines zuverlässigen intravenösen Zugangs erhebliche Schwierigkeiten bereiten. Darüber hinaus sind die Venenverhältnisse bei diesen Kranken infolge wiederholter Hämodialyse und Blutentnahmen für Laboruntersuchungen außerordentlich schlecht.

Anästhesieverfahren. Für eine Nierentransplantation ist die Allgemeinanästhesie die Methode der Wahl. Im Prinzip wird ebenso verfahren, wie bei Patienten, die dialyseabhängig sind (z. B. präoperative Hämodialyse, Optimierung von Elektrolyt- und Wasserhaushalt, Kontrolle der Blutgerinnungsfunktion, Kontrolle des SB-Haushalts, strenge Asepsis). Zur Narkoseeinleitung eignen sich reduzierte Dosen intravenöser Narkotika. Die Aufrechterhaltung der Narkose sollte bevorzugt mit einem Inhalationsnarkotikum erfolgen. Enfluran sollte jedoch nicht, Halothan mit Zurückhaltung (Dialysepatienten sind oft lebergeschädigt) eingesetzt werden. Zur Muskelrelaxierung sind dMR und ndMR geeignet, wobei die Auswirkungen der dMR auf den Kaliumgehalt des Serums berücksichtigt werden müssen. Gut geeignet sind d-Tubocurarin, Vecuronium und Atracurium. Eine ausreichende Oxygenierung sollte durch kontrollierte Ventilation sichergestellt werden.

Nach der Transplantation ist für eine gute Diurese zu sorgen (Volumensubstitution, Mannitol 20%ig 30 Tropfen/min, maximal 7 ml/kg KG, Furosemid 0,5 mg/kg KG). Da stündliche Harnmengen von 800-1000 ml keine Seltenheit sind, muß auch im weiteren postoperativen Verlauf für eine entsprechende Flüssigkeitssubstitution gesorgt werden. Des weiteren ist der Patient vor Infektionen zu schützen, da die immunsuppressive Therapie die Infektabwehrmöglichkeiten des Patienten herabsetzt.

11.12 Zahn-Mund-Kiefer-Chirurgie

Kieferchirurgische Operationen werden vorwiegend in Regionalanästhesie durchgeführt; der Anästhesist wird in diesen Fällen nur zur Überwachung des Patienten in Form des „stand by" tätig. Wenn eine Allgemeinanästhesie erforderlich ist (z. B. infizierte Prozesse, Operationen bei Kindern), so besteht ebenso wie bei den Eingriffen in der HNO-Chirurgie das Problem der ungestörten Atemwegsfreihaltung wegen des Interessenkonflikts zwischen Anästhesist und Operateur. Für operative Eingriffe, die durchaus in Regionalanästhesie durchführbar wären, wegen mangelnder Kooperation des Patienten aber ein anderes Anästhesieverfahren erfordern, bietet die „kontrollierte Sedierungsbehandlung" eine mögliche Alternative. Bei jeder Verabreichung von Sedativa, Hypnotika oder Narkotika sollte auch berücksichtigt werden, daß der Patient in der Regel ambulant behandelt wird, u. U. nicht ausreichend voruntersucht worden ist und einer postoperativen Nachsorge (z. B. Aufwachraum, Begleitperson) bedarf (s. auch 11.19 und 12.1) [69, 70, 259].

11.12.1 Operationsvorbereitung

Da die Mehrzahl der kieferchirurgischen Eingriffe ambulant durchgeführt wird, ist die Einhaltung einer ausreichenden Nahrungskarenz (mindestens 6 h) streng zu überprüfen. Die wesentlichsten klinischen und laborchemischen Untersuchungen müssen durchgeführt werden. Zur Prämedikation sollten ausschließlich Präparate mit kurzer Halbwertzeit verwendet werden, auf Atropin sollte man nicht verzichten. Die Lagerung des Patienten erfolgt in der Regel auf einem zahnärztlichen Behandlungsstuhl. Dieser Behandlungsstuhl ist nur für Eingriffe in Regionalanästhesie geeignet. Bei Erfordernis einer Allgemeinanästhesie oder einer „kontrollierten Sedierungsbehandlung" muß der Behandlungsstuhl entweder in eine waagrechte Position gestellt werden können oder der operative Eingriff muß auf einem Operationstisch erfolgen. In jedem Fall darf der venöse Rückfluß nicht behindert sein. Die Kreislaufüberwachung erfordert neben Blutdruck- und Pulskontrolle auch die Ableitung eines EKG.

11.12.2 Anästhesieverfahren

Neben den Methoden der Regionalanästhesie, die in der Regel vom Operateur durchgeführt werden, kommen bei kieferchirurgischen Eingriffen die Allgemeinanästhesie und die „kontrollierte Sedierungsbehandlung" zum Einsatz.

11.12.2.1 Allgemeinanästhesie

Die Allgemeinanästhesie erfolgt in der Regel als endotracheale Intubationsnarkose. Zur Narkoseeinleitung sind die üblichen intravenösen Narkotika, v.a. aber Methohexital und Etomidate, geeignet. Für die Aufrechterhaltung der Narkose sollten bevorzugt Inhalationsnarkotika verwendet werden. Soweit MR überhaupt erforderlich sind (z.B. Intubation), sollten dMR eingesetzt werden. Die endotracheale Intubation sollte nach vorheriger Gabe von Nasentropfen zur Abschwellung der Nasenschleimhaut auf nasalem Wege erfolgen, v.a. wenn die orale Position des Tubus die Arbeit des Operateurs erheblich behindert. Wenn eine stärkere Okklusion der Zahnreihe erfolgen muß, ist die orale Intubation in jedem Fall ungeeignet. Eine nasale Intubation darf jedoch nicht durchgeführt werden, wenn beim Patienten klinisch der Verdacht einer Schädelbasisfraktur besteht, eine schwere Mittelgesichtsverletzung oder eine Blutgerinnungsstörung vorliegt. Bei schweren Gesichts- und Kopfverletzungen ist auch die primäre Tracheotomie zu diskutieren. Die mit der ambulanten Durchführung einer Anästhesie im Zusammenhang stehenden Besonderheiten (z.B. Entlassungszeitpunkt, Fahrtüchtigkeit, Begleitperson, s. 11.19) sind zu beachten.

11.12.2.2 Kontrollierte Sedierungsbehandlung

Durch Minidosen von Thiopental und anschließender Gabe eines Gemisches aus Pethidin-Scopolamin kann der Patient in ein Stadium der Somnolenz versetzt werden [259]. Im einzelnen wird folgendes Vorgehen praktiziert: Nach intravenöser Gabe von Thiopental (0,2 mg/kg KG) erneute und wiederholte Applikation der gleichen Thiopentaldosis im Abstand von einigen Minuten, bis zum Eintritt von Somnolenz oder Erreichen einer Gesamtdosis von 1,5 mg/kg KG. Danach wird eine Mischung aus Pethidin (0,3 mg/kg KG) und Scopolamin (0,005 mg/kg KG) langsam intravenös injiziert. Der Patient muß während der gesamten Operation erweckbar bleiben und zuverlässig überwacht werden.

11.13 Gynäkologische Chirurgie

Gynäkologische Operationen zeigen aus anästhesiologischer Sicht keine wesentlichen Unterschiede zu abdominalchirurgischen Eingriffen. Das Spektrum dieser Operationen reicht von kurzdauernden vaginalen Eingriffen (z.B. Abrasio) bis zu mehrstündigen Unterbauchlaparotomien (z.B. Radikaloperation). Dabei wird entweder der vaginale Zugang mit oder ohne Peritonealeröffnung oder der abdominale Zugang bevorzugt. Eine gute Muskelerschlaffung ist für den Operationserfolg eine wesentliche Voraussetzung. Wenngleich Regionalanästhesieverfahren prinzipiell geeignet sind, werden sie von der überwiegenden Zahl der Patientinnen nicht gewünscht. Die Allgemeinanästhesie ist somit das bevorzugte Anästhesieverfahren bei gynäkologischen Operationen.

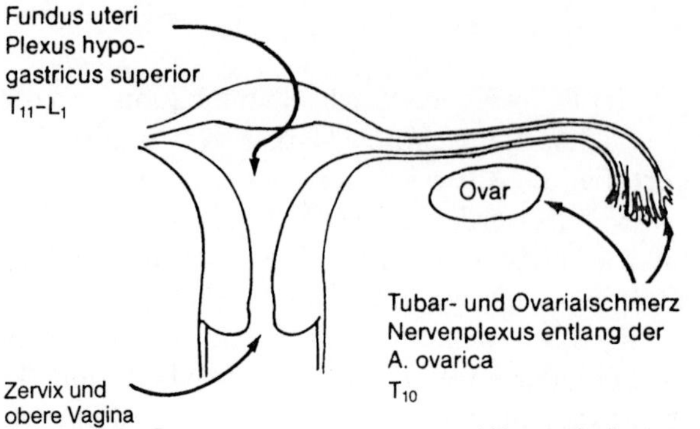

Abb. 11.10. Innervation des weiblichen Urogenitaltrakts

11.13.1 Operationsvorbereitung

Die allgemein gültigen Regeln der Voruntersuchung, Vorbehandlung und Prämedikation sind zu beachten. Da insbesondere ausgedehnte operative Eingriffe (z. B. Operation nach Wertheim) mit erheblichen Blutverlusten einhergehen können, ist in diesen Fällen ein zuverlässiger intravenöser Infusionsweg zu sichern. Dabei sollten drei oder mehr ausgekreuzte Blutkonserven bereitgestellt werden. Für die intraoperative Überwachung der Patienten sind in der Regel Blutdruck- und Pulsfrequenzmessungen sowie die Ableitung des EKG ausreichend. Die durch die Lagerung (z. B. Steinschnitt- oder Trendelenburg-Position) möglichen Störungen der Ventilation sind zu beachten.

11.13.2 Anästhesieverfahren

Die Allgemeinanästhesie mit endotrachealer Intubation ist für gynäkologische Operationen das geeignetste Schmerzausschaltungsverfahren, weil durch den Einsatz der kontrollierten Ventilation die lagerungsbedingten Ventilationseinschränkungen am wirkungsvollsten ausgeglichen werden können [439]. Nur bei den kurzdauernden Eingriffen (z. B. Abrasio, Radiumeinlage) kann auf die endotracheale Intubation und auf die kontrollierte Ventilation verzichtet werden.

Die Allgemeinanästhesie wird mit den üblichen intravenösen Narkotika eingeleitet. Für die Aufrechterhaltung der Narkose eignen sich sowohl Inhalationsnarkotika als auch intravenöse Narkotika (z. B. Fentanyl). Bei der Verwendung von dMR und ndMR sind keine operationsspezifischen Besonderheiten zu beachten.

Prinzipiell sind auch regionale Anästhesieverfahren, v. a. rückenmarksnahe Techniken (Abb. 11.10), zur Durchführung gynäkologischer Operationen geeignet; jedoch lehnt ein Großteil der Patientinnen diese Methoden der Schmerzausschaltung ab.

11.13.3 Operationsspezifische Besonderheiten

Mit Ausnahme der Laparoskopien sind operationsspezifische Besonderheiten bei den anderen gynäkologischen Eingriffen (z. B. Uterus- und Ovarialexstirpation, Operation nach Wertheim, Scheidenplastik, Vulvektomie, Abrasio, Radiumeinlage, Mammaoperation) nicht zu erwarten.

11.13.3.1 Laparoskopie

Die Aufblähung der Bauchhöhle mit Luft, Lachgas oder CO_2 erleichtert die endoskopische Betrachtung der intraabdominalen Genitalorgane. CO_2 hat sich als Füllgas zunehmend durchgesetzt. Da CO_2 leicht in das Gefäßsystem diffundiert, ist durch künstliche Ventilation eine Normokapnie sicherzustellen [34].

Anästhesieverfahren. Nur die Allgemeinanästhesie mit endotrachealer Intubation ist für die Durchführung von Laparoskopien geeignet. Zur Aufrechterhaltung der Narkose können sowohl Inhalations- als auch intravenöse Narkotika verwendet werden. Inhalationsnarkotika, die eine Irritabilität des Myokards begünstigen (z. B. Halothan) sollten nicht eingesetzt werden, da eine evtl. bestehende Hyperkarbie die Sensibilisierung des Myokards potenziert. Die kontrollierte Ventilation ist sowohl lagerungsbedingt als auch durch die intraabdominelle Druckerhöhung (u. U. bis 30 cm H_2O) erforderlich. Beide Maßnahmen reduzieren Compliance und Lungenvolumina.

Besonderheiten. Die künstliche Beatmung sollte bis zur Entlüftung des Abdomens aufrechterhalten werden. Der intraabdominelle Druckanstieg kann erhebliche hämodynamische Störungen bewirken, wobei Drücke von 20–25 cm H_2O den ZVD und das HZV steigern, Drücke von > 30–40 cm H_2O den ZVD und das HZV senken können.

11.14 Anästhesie in der Schwangerschaft und zur Geburtshilfe

Im Verlaufe einer Schwangerschaft kann sich die Notwendigkeit eines operativen Eingriffs ergeben. Dies ist überwiegend erforderlich bei akuten Erkrankungen (z. B. Appendizitis), seltener bei subakuten oder chronischen Leiden (z. B. Ovarialzysten, Tumoren oder endokrinen Erkrankungen). Auch die Behandlung einer inkompletten Zervix (Operation nach Shirodkar) ist ein Operationsverfahren der frühen Schwangerschaft. Die wesentlichste Aufmerksamkeit bei der Durchführung einer Anästhesie bei schwangeren Patientinnen für nichtgeburtshilfliche Eingriffe gilt der Vermeidung von teratogenen Medikamenten, der Vermeidung von fetaler Hypoxie und Azidose, sowie der Vermeidung vorzeitiger Wehen. Andererseits benötigen Schwangere in vielen Fällen bei der Entbindung eine Anästhesie oder zumindest eine weitgehende Schmerzausschaltung beim Geburtsablauf. In jedem Fall können Anästhesie und Operation durch die bestehenden physiologischen Besonderheiten bei der Mutter und die Einwirkungen der bei der Anästhesie verwendeten Medikamente und Techniken auf das Kind den Schwangerschaftsverlauf entscheidend beeinflussen [6, 16, 28, 134, 181, 226, 249, 250, 303, 315, 427].

11.14.1 Physiologie der Schwangerschaft

Die wesentlichsten physiologischen Besonderheiten der Schwangerschaft umfassen Veränderungen von Blutvolumen und Blutzusammensetzung sowie die Funktion des kardiovaskulären, respiratorischen, zentralnervösen und gastrointestinalen Systems.

11.14.1.1 Blutvolumen

Plasmavolumen und Erythrozytenvolumen nehmen im Verlauf einer Schwangerschaft um 30-50% zu. Da der Plasmavolumenzuwachs stärker ist als der des Erythrozytenvolumens, resultiert die sog. „physiologische Anämie" der Schwangeren. Der Hämoglobingehalt beträgt in der Regel 11-12 g%, der Hkt liegt bei 33%. Des weiteren kommt es zu einer Umverteilung des Blutvolumens, die auf die Behinderung des venösen Rückstroms durch den vergrößerten Uterus und die Mehrdurchblutung des Uterus zurückzuführen ist. Das erhöhte Blutvolumen ist in der Lage, den normalen Blutverlust bei vaginalen Entbindungen (ca. 400-600 ml) und den Blutverlust bei der Sectio caesarea (ca. 1000 ml) zu kompensieren. In der Regel sind Bluttransfusionen bei Entbindungen nicht erforderlich; es sei denn, der mütterliche Blutverlust überschreitet > 1500 ml. Das normale Blutvolumen ist etwa 7 Tage nach der Entbindung wieder hergestellt. Die totale Plasmaproteinkonzentration ist am Geburtstermin auf 6 g% reduziert (Verdünnungseffekt). Daraus resultiert eine Abnahme des kolloidosmotischen Drucks. Die Proteinbindung der Medikamente wird durch den Abfall der Serumalbuminkonzentration nicht beeinflußt. Die Gerinnungsfähigkeit des Blutes ändert sich insofern, als Thrombozyten, Fibrinogen und Gerinnungsfaktoren ansteigen, so daß eine Hyperkoagulabilität mit Disposition zur Thromboembolie besteht. Da die Aktivität der Serumcholinesterase abnimmt, kann die Wirkung der dMR verlängert sein.

11.14.1.2 Kardiovaskuläres System

Von der 14. Schwangerschaftswoche an kommt es infolge Zunahme des Schlagvolumens und der Herzfrequenz zu einem Anstieg des HZV um etwa 40%; der Höhepunkt dieser Veränderungen wird in der 32. Schwangerschaftswoche erreicht. Der Beginn der Wehen ist mit einer weiteren Steigerung des HZV verbunden, wobei unmittelbar nach der Entbindung der höchste Wert erreicht ist. Etwa 2 Wochen nach der Entbindung hat das HZV den Ausgangswert wieder erreicht.

Da der Blutdruck bei einem unkomplizierten Schwangerschaftsverlauf niemals über Normwerte steigt, muß der periphere Widerstand vermindert sein. Der diastolische Blutdruck ist während der Schwangerschaft um etwa 15% erniedrigt. Veränderungen des ZVD treten während der Schwangerschaft nicht auf. Im Gegensatz dazu ist der Druck in der V. femoralis erhöht, wahrscheinlich durch eine Kompression der V. cava inferior infolge des vergrößerten Uterus. Durch eine Erweiterung des venösen Gefäßgebiets kommt es zu einer Abnahme des venösen Blutflusses; dies ist neben einer verzögerten Resorption parenteral verabreichter Medikamente

Tabelle 11.5. Veränderungen (%) des kardiovaskulären Systems bei der Schwangeren

Parameter	% Abweichung von Nichtschwangeren
Intravaskuläres Flüssigkeitsvolumen	+35
Plasmavolumen	+45
Erythrozytenvolumen	+20
Herzzeitvolumen	+40
Schlagvolumen	+30
Herzfrequenz	+10
Periphere Zirkulation	
Systolischer Blutdruck	– –
Diastolischer Blutdruck	–15
Peripherer Widerstand	–15
Zentraler Venendruck	– –
Femoraler Venendruck	+15

auch die Ursache für ein erhöhtes Thromboserisiko. Die Gefahr einer Kompression der V. cava durch den Uterus in Rückenlage ist am größten in der 36.-38. Schwangerschaftswoche. Der verminderte venöse Rückfluß führt zur Abnahme des Schlagvolumens des linken Ventrikels und zum Abfall des arteriellen Blutdrucks. Die Schwangere kann durch Umleitung des Bluts über den paravertebralen Plexus zu den Azygosvenen den verminderten Rückstrom des Bluts teilweise kompensieren. Dieser Mechanismus kann jedoch dazu führen, daß bei einer Periduralanästhesie eine Bolusinjektion von Lokalanästhetika schnell in das Herz gelangen kann. Ein anderer Kompensationsmechanismus beruht auf einer Steigerung des Sympathikustonus, der über den Anstieg des peripheren Widerstands den Blutdruck im Normbereich hält. Dieser Kompensationsmechanismus kann jedoch bei Regionalanästhesie ausgeschaltet sein. Außerdem kann es durch den vergrößerten Uterus zu einer Kompression der Aorta kommen, die eine uteroplazentare Insuffizienz und eine fetale Asphyxie auslösen kann (Tabelle 11.5).

11.14.1.3 Respiratorisches System

Infolge kapillärer Überfüllung der Schleimhaut der oberen Atemwege ist die Blutungsgefahr im Bronchialsystem erhöht; durch Schwellung von Stimmbändern und Aryknorpeln erfordert die Intubation besondere Sorgfalt. Die Ventilation der Schwangeren wird wahrscheinlich durch die atemstimulierende Wirkung des Progesterons erheblich gesteigert, wobei das Atemzugvolumen um 40% und die Atemfrequenz um 15% zunehmen. Die alveoläre Ventilation ist in der Regel um 70% erhöht (Abb. 11.11). Mit der zunehmenden Vergrößerung des Uterus wird das Zwerchfell nach kranial verdrängt, wodurch es zur Abnahme der FRK kommt. Die Kombination von erhöhtem AMV und verminderter FRK beschleunigt den Konzentrationsanstieg von Inhalationsnarkotika in den Alveolen, so daß Einleitung und Vertiefung der Narkose relativ schnell erfolgen.

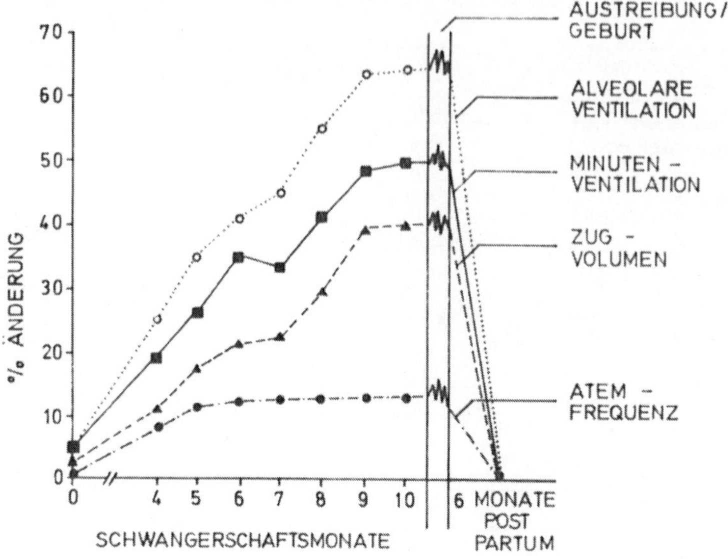

Abb. 11.11. Prozentuale Änderung von Atemfrequenz, Atemzugvolumen, Atemminutenvolumen und alveolärer Ventilation in den verschiedenen Schwangerschaftsmonaten und während der Geburt

Tabelle 11.6. Veränderungen (%) des respiratorischen Systems bei der Schwangeren

Parameter	% Abweichung von Nichtschwangeren
Atemminutenvolumen	+50
Atemzugvolumen	+40
Atemfrequenz	+10
Totale Lungenkapazität	– –
Vitalkapazität	– –
Forcierte Residualkapazität	–20
Exspiratorisches Residualvolumen	–20
Residualvolumen	–20
Atemwegswiderstand	–35
Arterieller Sauerstoffdruck	+10 mm Hg
Arterieller Kohlensäuredruck	–10 mm Hg
Arterieller pH-Wert	– –
Sauerstoffverbrauch	+20

Infolge der adaptativen Hyperventilation ist die Sauerstoffversorgung der Schwangeren bei Obstruktion und Hypoventilation relativ schnell gefährdet. Der mütterliche $_{Pa}CO_2$ in Ruhe fällt von 40 auf 30 mm Hg. Der Sauerstoffverbrauch der Schwangeren nimmt kontinuierlich bis um 15% zu. Während des Geburtsvorgangs kann dieser Zuwachs noch höhere Werte erreichen (Tabelle 11.6).

11.14.1.4 Veränderungen des ZNS

Der Bedarf an Narkotika ist bei Schwangeren vermindert. Es wird angenommen, daß dies auch für N_2O zutrifft. Als Ursache der veränderten Reaktion auf Narkotika wird der sedative Effekt des Progesterons diskutiert.

11.14.1.5 Veränderungen im Gastrointestinaltrakt

Die Schwangere neigt leicht zum Erbrechen und ist hinsichtlich einer Aspiration von Mageninhalt gefährdet. Diese Veränderung kann mit der Verlagerung des vergrößerten Uterus nach kranial und dorsal erklärt werden, wodurch die Motilität des Magens reduziert wird. Dies verursacht eine Ansammlung von Magensaft, der zudem eine höhere Azidität besitzt. Schließlich verändert der vergrößerte Uterus den gastroösophagealen Winkel, so daß der Sphinktertonus des Ösophagus vermindert wird. Ein Reflux von Magensaft in den Ösophagus und Ösophagitis sind deshalb bei Schwangeren relativ häufig. Diese Veränderungen sind mit Eintritt der Wehen besonders ausgeprägt. Daraus wird verständlich, daß das Aspirationsrisiko bei der Einleitung einer geburtshilflichen Anästhesie besonders hoch ist. Tatsächlich ist die Aspirationspneumonie eine der häufigsten mütterlichen Todesursachen nach Entbindungen. Wenngleich orale Antazida den pH-Wert des Magensafts erhöhen können, ist der Beweis für den protektiven Effekt dieser Therapie nur schwer zu erbringen. Darüber hinaus muß berücksichtigt werden, daß eine Wartezeit von 30 min für den Anstieg des pH-Werts auf $>2{,}5$ nach Applikation des Antazidums eingehalten werden muß. Als weitere prophylaktische Maßnahme werden Metoclopramid (Paspertin 0,2 mg/kg KG), das den Tonus des unteren Ösophagussphinkters steigert und der H_2-Rezeptorantagonist Cimetidin (5 mg/kg KG), der den pH-Wert des Magensafts auf $>5{,}0$ steigert, verwendet. Auch diese Pharmaka bieten jedoch keinen absoluten Schutz vor dem Risiko einer Aspirationspneumonie.

11.14.1.6 Uterusdurchblutung

Am Geburtstermin umfaßt die Uterusdurchblutung etwa 10% des mütterlichen HZV. Da für die Uterusdurchblutung keine Autoregulation besteht, entspricht sie weitgehend dem mittleren Perfusionsdruck. Die Uterusdurchblutung wird beeinflußt durch Medikamente oder Ereignisse, die den Perfusionsdruck oder den Gefäßwiderstand verändern. Dabei besitzt die mütterliche Hypotension eine besondere Bedeutung, wenngleich die Uterusdurchblutung um mindestens 50% abnehmen muß, bevor eine fetale Schädigung erfolgt.

Hypotension. Die Uterusdurchblutung kann durch Hypotension infolge aortokavaler Kompression oder durch periphere sympathische Nervenblockade reduziert werden. Uteruskontraktionen reduzieren die Uterusdurchblutung infolge Steigerung des venösen Drucks sekundär. Schließlich kann die Stimulation der α-Rezeptoren die Uterusdurchblutung mindern, denn die Uterusgefäße sind reichlich vom sympathischen Nervensystem versorgt.

Steigerung des peripheren Widerstands. Eine Steigerung des Widerstands der Uterusgefäße kann infolge Streß oder Schmerz durch Freisetzung von Katecholaminen erfolgen. Dies zeigt, daß eine gute Allgemein- oder Regionalanästhesie als Schutzwirkung für den Feten zu betrachten ist.

Tabelle 11.7. Determinanten der Diffusion von Pharmaka durch die Plazenta

Kriterium	Rasche Diffusion	Langsame Diffusion
Mütterliche Proteinbindung	niedrig	hoch
Molekulargewicht	< 500	> 1000
Fettlöslichkeit	hoch	niedrig
Ionisation	minimal	maximal

Anästhesieverfahren. Die Wirkungen der Medikamente und Methoden auf die Uterusdurchblutung sind zumeist Folgen ihres Einflusses auf den mütterlichen Blutdruck. So können Barbiturate oder Inhalationsnarkotika infolge Blutdruckabfalls zu einer Reduzierung der Uterusdurchblutung führen. Ketamin vermindert in Dosierungen bis 1 mg/kg KG die Uterusdurchblutung wahrscheinlich nicht, höhere Dosierungen erzeugen jedoch einen Anstieg des Uterustonus und damit eine Verminderung der Uterusdurchblutung, obwohl ein normaler mütterlicher Blutdruck besteht. Periduralanästhesie verändert die Uterusdurchblutung nicht, wenn eine mütterliche Hypotension vermieden wird. Auch die Zugabe von Adrenalin zum Lokalanästhetikum beeinflußt die Uterusdurchblutung nicht.

11.14.2 Plazentapassage der Medikamente

Die diaplazentare Passage von Pharmaka ist abhängig von der mütterlichen Plazentaperfusion, der fetalen Plazentadurchströmung, vom Metabolismus der Plazenta und ihrem Alter sowie von der Lipoidlöslichkeit, dem Ionisationsgrad, dem Molekulargewicht und der Proteinbindung der passierenden Pharmaka. Die Plazenta verhält sich hinsichtlich der Pharmaka wie eine Lipoidmembran. Somit wird die Plazentapassage durch hohe Lipoidlöslichkeit, niedrige Ionisation und geringes Molekulargewicht erleichtert, während niedrige Lipoidlöslichkeit, hohe Ionisation und hohes Molekulargewicht die Plazentapassage erschweren (Tabelle 11.7).

11.4.2.1 Narkotika

Wegen ihrer guten Fettlöslichkeit diffundieren alle intravenösen Narkotika etwa gleich rasch durch die Plazenta. Die maternofetale Zeitverzögerung liegt in der Größenordnung von einer bis mehreren Minuten, wobei die Art der Applikation eine erhebliche Bedeutung besitzt. Auch das niedrige Molekulargewicht der Narkotika begünstigt die Plazentapassage.

11.14.2.2 Muskelrelaxanzien

ndMR besitzen ein hohes Molekulargewicht und eine geringe Fettlöslichkeit, so daß ihre Plazentapassage sehr schlecht ist. dMR besitzen zwar ein niedriges Molekulargewicht, jedoch sind sie hoch ionisiert, so daß auch diese Substanzen die Plazenta schlecht passieren. Grundsätzlich kann festgestellt werden, daß MR mit Ausnahme von Gallamin in der für die Anästhesie üblichen Dosierung die Plazenta in klinisch relevanten Mengen nicht passieren. Ein weiterer Sicherheitsfaktor ist ne-

Tabelle 11.8. Plazentapassage der im Rahmen der Anästhesie verwendeten Medikamente, sowie die daraus entstehenden fetalen und neonatalen Probleme

Substanz	Plazentapassage	Problem
Barbitursäurepräparate	Vollkommen, nach 2–3 min Äquilibrium	Unbedeutend, wenn <3,5 mg/kg KG verabreicht wurden und 4–8 min zwischen Applikation und Entbindung verstrichen sind
Propanidid	Rasch	–
Diazepam, Tranquilizer	Rasch	Hypothermie und Apnoe, lange Halbwertszeit
Opioide	Abhängig vom Ionisationsgrad, Molekulargewicht und Fettlöslichkeit	Atemdepression, verzögerter Metabolismus, verminderte renale Ausscheidung
Lachgas	Rasch	U. U. Diffusionsanoxie
Halothan	Rasch	Veränderung der Herzfrequenz, Hypoglykämie
Muskelrelaxanzien	Sämtliche dMR und ndMR mit Ausnahme von Gallamin schlecht	Nur bei hohen Dosen von Succinylcholin (>200 mg)
Lokalanästhetika	Rasch	Bradykardie bei Überdosierung oder versehentlicher intravasaler Applikation

ben der Plazentabarriere die Verdünnung der MR im mütterlichen Kreislauf. Deshalb ist der Durchtritt von MR durch die Plazenta bei langsamer Injektionsgeschwindigkeit außerordentlich gering.

11.14.2.3 Lokalanästhetika

Die Proteinbindung eines Medikaments behindert in der Regel die Passage der Substanz durch die Plazenta. Lidocain ist z. B. nur zu 50–70%, Bupivacain jedoch zu 95% an Protein gebunden. Allerdings verläuft die Dissoziation der Lokalanästhetika vom Protein sehr rasch, so daß es fraglich ist, ob die Proteinbildung der Lokalanästhetika tatsächlich eine größere klinische Bedeutung besitzt. Da Lokalanästhetika zudem fettlöslich und hoch ionisiert sind, ist eine rasche Plazentapassage zu erwarten (Tabelle 11.8). Generell passieren Substanzen mit einem Molekulargewicht < 600 g/mol die Plazenta leicht, Substanzen mit einem Molekulargewicht > 1000 g/mol hingegen schwer [173].

11.14.3 Fetale Aufnahme der Medikamente

Für die Aufnahme eines Medikaments im Feten muß berücksichtigt werden, daß das fetale Blut saurer als das der Mutter ist (~0,1 pH niedriger). Schwach basische Medikamente, wie Narkotika und Lokalanästhetika, werden somit im fetalen

Kreislauf stärker ionisiert. Da ein stärkerer Ionisationsgrad die Plazentapassage erschwert, bedeutet dies, daß diese Substanzen länger im fetalen Kreislauf zirkulieren. Da andererseits 75% des umbilikalen venösen Bluts durch die Leber fließt, ist die Metabolisierungsrate der Medikamente erhöht. Dies erklärt, daß z. B. eine mütterliche Depression des ZNS durch Thiobarbiturat beim Feten nicht in gleicher Weise erfolgt.

11.14.4 Anästhesie während der Schwangerschaft

Grundsätzlich gilt, daß Anästhesie und Operation bei schwangeren Patientinnen im ersten Trimenon nur bei vitaler Indikation durchgeführt werden sollten, in den folgenden Schwangerschaftsphasen kann die Anästhesie nach den üblichen Regeln erfolgen. Dabei gelten für Regional- und Allgemeinanästhesien die gleichen Indikationen, wie bei nichtschwangeren Patienten. Im Vordergrund aller Bemühungen muß die Vermeidung teratogener Medikamente, die Vermeidung fetaler Hypoxie und Azidose und die Verhinderung vorzeitiger Wehen stehen.

11.14.4.1 Vermeidung teratogener Medikamente

Alle Medikamente, einschließlich jener Substanzen, die für die Anästhesie verwendet werden, besitzen in mindestens einer Spezies teratogene Eigenschaften. Dennoch darf davon ausgegangen werden, daß die kurzfristige Applikation eines Pharmakons den Schwangerschaftsverlauf nicht entscheidend beeinflußt. Der Fetus befindet sich zwischen dem 15. und 56. Tag nach der Empfängnis in seiner empfindlichsten Entwicklungsphase, so daß während dieses Zeitraums Indikation und Durchführung von Anästhesie und Operation besonders strengen Kriterien unterliegen sollte.

Innerhalb von drei Entwicklungsperioden der Leibesfrucht sind unterschiedliche Einwirkungen von Medikamenten und Methoden zu unterscheiden. Die größte Gefahr besteht im ersten Trimenon der Schwangerschaft [6, 134].

Erstes Trimenon. Jede Anästhesie im ersten Entwicklungsabschnitt kann zu einer Keimschädigung des Embryos durch die dabei verwendeten Medikamente führen. Im Tierversuch unter extremen Bedingungen sind praktisch durch alle Substanzen Reduzierungen in Zellwachstum und Zelltei-

Tabelle 11.9. Einwirkung der im Rahmen der Anästhesie verwendeten Medikamente auf den Embryo (1. Trimenon)

Substanz	Wirkung
Barbiturate	Hämorrhagische Diathesen
Opioide	Mißbildungen des ZNS
Tranquilizer	Teratogene Eigenschaften
Lachgas	Hinderung der Hämatopoese; Leukopenie
Halothan	Steigerung der Abortrate, Reduzierung des Geburtsgewichts
Lokalanästhetika	Bei direkter Applikation: epileptiforme Anfälle
Hypoxie u. Hyperkarbie	Signifikante Verstärkung aller Effekte

lung sowie Erhöhungen der Bildung abnormer Zellen nachweisbar (Tabelle 11.9). Es gibt jedoch bis heute keine zuverlässigen Daten, die belegen, daß die limitierte Einwirkung von Narkotika auf den menschlichen Embryo alleinschädigende Effekte besitzt. Bei den bisher beschriebenen Beobachtungen handelt es sich offensichtlich um multifaktorielle Ereignisse, bei denen auch die Disposition einen erheblichen Einfluß ausüben könnte. Von entscheidender Bedeutung für eine mögliche Schädigung des Embryos ist die Uterusdurchblutung. Jede Substanz und jede Maßnahme, die die Durchblutung des Uterus herabsetzt, ist für die Entwicklung des Embryos nachteilig. In diesem Zusammenhang muß auch die Einwirkung der Narkotika auf schwangere Mitarbeiterinnen des Anästhesie- und Operationspersonals berücksichtigt werden. Infolge der chronischen Narkotikaexposition ist in diesem Personenkreis eine relativ hohe Abortrate zu beobachten, v. a. bei Anästhesistinnen. Das Geburtsgewicht der Kinder ist signifikant niedriger als bei Frauen anderer Berufsgruppen.

Zweites Trimenon. Der mittlere Entwicklungsabschnitt des Feten kann als relativ stabile Phase in der Schwangerschaft bezeichnet werden. Die Anästhesie kann nach den allgemein gültigen Richtlinien erfolgen. Allerdings muß nach dem 4. Schwangerschaftsmonat mit dem Auftreten einer V.-cava-Kompression gerechnet werden. Dieses Ereignis beinhaltet zwei Gefahren: den Blutdruckabfall und eine mögliche vorzeitige Plazentalösung. Selbst Hypothermie und kontrollierte Hypotension können unter entsprechender Indikation eingesetzt werden; zumindest hat ihre Anwendung bisher keine negativen Folgen auf die Entwicklung der Leibesfrucht gezeigt.

Drittes Trimenon. Ebenso wie der mittlere bildet auch der letzte Abschnitt der Entwicklung des Feten eine relativ stabile Phase, so daß direkte Störungen durch die im Rahmen der Anästhesie verwendeten Medikamente und Methoden nicht zu befürchten sind. Voraussetzung dafür sind jedoch die Aufrechterhaltung normaler Blutdruckverhältnisse und eine ausreichende Sauerstoffversorgung der Schwangeren und des Feten.

11.14.4.2 Vermeidung fetaler Hypoxie und Azidose

Hypoxie und Azidose werden beim Feten am zuverlässigsten durch Vermeidung von Hypotension und arterieller Hypoxämie sowie durch Veränderungen des p_aCO_2 bei der Mutter verhindert. Während Hypoxie bei der Mutter sehr schnell zur fetalen Hypoxie führt, verursacht eine mütterliche Hyperoxie keine uterine arterielle Vasokonstriktion. Darüber hinaus steigt der arterielle Sauerstoff des Feten unter diesen Bedingungen nur selten auf >45 mm Hg an, da der Sauerstoffverbrauch der Plazenta sehr hoch ist. Hyperventilation und positive Atemwegsdrücke sollten bei schwangeren Frauen nach Möglichkeit vermieden werden, weil diese die Uterusdurchblutung reduzieren. Außerdem verschlechtert Alkalose die Sauerstoffabgabe an den Feten.

11.14.4.3 Verhinderung vorzeitiger Wehen

Es gibt keinen Hinweis, daß bestimmte anästhesiologische Techniken oder für die Anästhesie verwendete Pharmaka mit einer vorzeitigen Auslösung von Wehen einhergehen. Vielmehr ist es die bestehende pathophysiologische Situation, die den Beginn der Wehentätigkeit einleitet. Vorzeitige Wehen können medikamentös mit selektiven β_2-Agonisten (z. B. Terbutalinsulfat 0,007 mg/kg KG) behandelt werden, wodurch eine Relaxation der Uterusmuskulatur erfolgt. Die Relaxation der Uterusmuskulatur bewirkt zugleich eine Verbesserung der uteroplazentaren Durchblutung.

11.14.4.4 Anästhesieverfahren

Grundsätzlich sollten elektive operative Eingriffe immer aufgeschoben werden, bis die Entbindung erfolgt ist. In dringenden Fällen sollte versucht werden, den Eingriff in das 2. bis 3. Trimenon zu legen. Notfalloperationen im 1. Trimenon sollten nach Möglichkeit in Regionalanästhesie erfolgen. Ein kontinuierliches intraoperatives Monitoring der fetalen Herzfrequenz (normal 120–160/min) ist anzuraten. Bei Erfordernis einer Allgemeinanästhesie sind nur niedrige Konzentrationen von Inhalationsnarkotika zu verwenden, die F_IO_2 sollte 0,5 betragen.

11.14.5 Anästhesie zur Entbindung

Neben der Durchführung des präoperativen Routineuntersuchungsprogramms, der Schaffung zuverlässiger Infusionswege und der Überwachung der kardiovaskulären Funktion durch entsprechende Techniken (z.B. Blutdruck-, Pulsmessung, EKG-Ableitung), sind einige Besonderheiten bei der Prämedikation und vor der Narkoseeinleitung zu beachten.

11.14.5.1 Prämedikation

Die medikamentöse Narkosevorbereitung sollte v.a. die Angst der Schwangeren vor dem operativen Eingriff oder dem Geburtsablauf auf ein Mindestmaß reduzieren. Auch die psychische Führung ist in die Operationsvorbereitung einzubeziehen, insbesondere wenn Regionalanästhesieverfahren eingesetzt werden sollen. Barbiturate (Luminal 2 mg/kg KG) sind den Benzodiazepinen (Valium 0,15 mg/kg KG) vorzuziehen, obwohl beide Stoffklassen die Plazenta passieren. Die Benzodiazepine erscheinen jedoch wegen ihrer wesentlich längeren Halbwertzeit weniger gut geeignet. Opioide sollten nicht verwendet werden. Gegen die Applikation von Belladonnaalkaloiden (Atropin 0,01 mg/kg KG) bestehen keine Bedenken.

11.14.5.2 Technische Vorbereitungsmaßnahmen

Um auf das Eintreten eines V.-cava-Kompressionssyndroms vorbereitet zu sein, muß der Operationstisch, auf dem die Schwangere gelagert werden soll, auf einwandfreie Funktion der Seitwärtsdrehung überprüft werden. Die Gefahr von Erbrechen und Aspiration ist bei Schwangeren erhöht, weil durch den graviden Uterus Magen und Darm hochgedrängt werden und somit die Entleerung dieser Organe verzögert wird (Abb. 11.12). Die verzögerte Entleerung wird verstärkt durch Schmerz, Angst, Medikamentenwirkung und Wehentätigkeit. Die Ausheberung des Magens ist für die Patientin außerordentlich unangenehm; sie ist auch nicht immer erfolgreich, verursacht Verzögerungen im Anästhesie- und Operationsbeginn und kann sogar kontraindiziert sein (z. B. Placenta praevia, schwere Hypovolämie, Nabelschnurvorfall, drohende Uterusruptur). Bei elektiven Eingriffen ist deshalb mindestens 6 h, besser noch 12 h vor der Narkoseeinleitung die Nahrungszufuhr zu unterbrechen. Flüssigkeit sollte peroral nur in Form von Eiswürfeln, ansonsten auf intravenösem Wege zugeführt werden. Um der hohen Letalität der Aspiration zu begegnen, werden folgende Sicherheitsvorkehrungen empfohlen: die prophylakti-

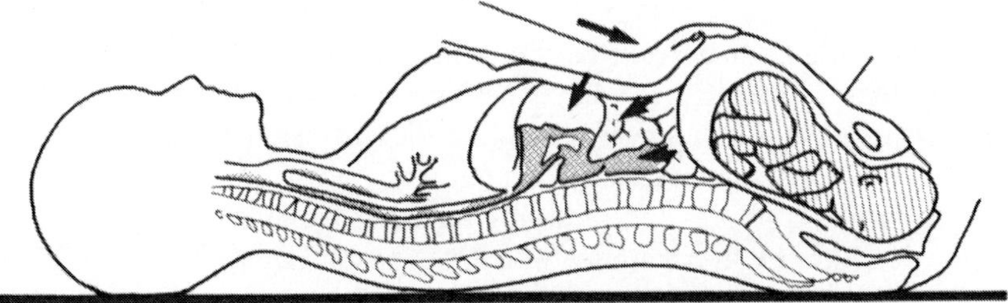

Abb. 11.12. Erhöhtes Aspirationsrisiko durch gesteigerten intraabdominalen Druck bei der Schwangeren

sche Gabe von Antazida, in akuten Notfällen die Magenentleerung, v. a. aber der Krikoiddruck (s. 6.9.4.1). Ob der Empfehlung auf Vorgabe eines Antazidums vorbehaltlos zugestimmt werden kann, unterliegt vorerst noch der Diskussion. Als Mittel der Wahl gilt 0,3 molares Natriumzitrat, das in einer Menge von 10–20 ml wenige Minuten vor Narkoseeinleitung verabreicht werden soll. In jedem Fall sind Absaugevorrichtungen auf Funktionstüchtigkeit zu überprüfen und eine Assistenz zur Durchführung des Krikoiddrucks bereitzustellen. Da der Uterus vor allem α-Rezeptoren besitzt, sollten als kardiozirkulatorische Stimulanzien vor allem Vasopressoren mit überwiegend stimulierender Wirkung auf die β-Rezeptoren bereitgestellt werden (z. B. Epinephrin) [66, 239, 347, 438]. Die Anwendung anderer Vasopressoren führt zwar zur Anhebung des mütterlichen Blutdrucks, jedoch ebenfalls zur Minderung der Uterusdurchblutung. Die fetale Herzfrequenz sollte zwischen 120–160 Schlägen/min betragen. Herzfrequenzen von >160 Schlägen/min werden als Tachykardien, Herzfrequenzen von <120 Schlägen/min als Bradykardien bezeichnet.

11.14.5.3 Anästhesieverfahren

Der Wehenschmerz und der zervikale Dilatationsschmerz werden vorwiegend über die Thorakalsegmente $Th_{11/12}$ geleitet. Der Dehnungsschmerz des Geburtskanals und des Beckenbodens verläuft über die Sakralsegmente $S_{3/4}$ (Abb. 11.13). Somit

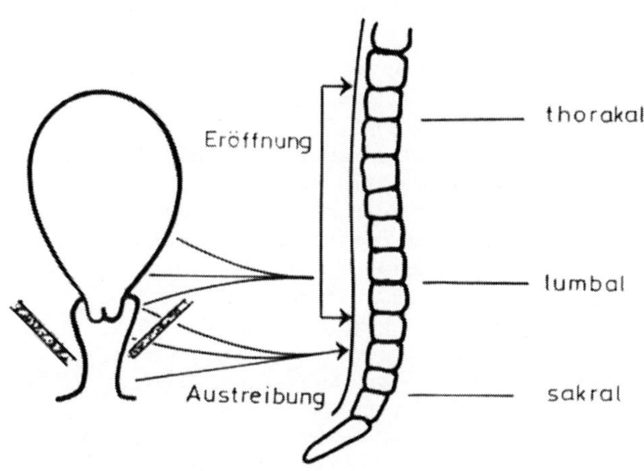

Abb. 11.13. Schematische Darstellung der Schmerzleitung während der Eröffnungs- und Austreibungsperiode des Geburtsablaufs

sind zur Schmerzausschaltung während des Geburtsvorgangs Regionalanästhesieverfahren, die Sedierungsbehandlung und die Allgemeinanästhesie geeignet. Am häufigsten werden Regionalanästhesieverfahren eingesetzt. Andererseits haben auch Allgemeinanästhesieverfahren und die Schmerzbehandlung ihren Platz in der geburtshilflichen Schmerzausschaltung.

Im Vordergrund der anästhesiologischen Aufgaben steht die Aufrechterhaltung normaler Blutdruckverhältnisse und eines ausreichenden Sauerstoffangebots. Insbesondere ausgeprägte Hypotensionen sind zur Vermeidung von Sauerstoffmangelschäden des Kindes auszuschließen. Besonders bei der Wehentätigkeit kann eine Hypotension die intrauterine Zirkulation total unterbrechen, wenn die Wehen höhere intrauterine Druckwerte erzeugen, als der Systemdruck aufweist. Bei der geburtshilflichen Anästhesie ist davon auszugehen, daß die schmerzhaftesten Phasen der Geburt bei der Dilatation der Zervix sowie bei der Dehnung von Vagina und Damm auftreten.

Regionalanästhesie. Als Methoden der Regionalanästhesie werden vom Anästhesisten v.a. die Verfahren der Peridural- und Spinalanästhesie eingesetzt. Die transvaginalen Leitungsanästhesien (Parazervikalblockade, Pudendusanästhesie) werden fast ausnahmslos vom Geburtshelfer appliziert. Dabei wird man sich nach der Dilatation des Muttermunds richten, der bei der Erstgebärenden auf 5-6 cm, bei der Mehrgebärenden auf 4-5 cm erweitert sein sollte. Wird die Anästhesie zu einem früheren Zeitpunkt appliziert, kann es zum Stillstand der Wehen kommen.

Periduralanästhesie. Die PDA kann im Rahmen der Geburtshilfe als Einmalinjektion oder als Kathetertechnik eingesetzt werden. Die Kathetermethode, bei der in jeder Phase der Geburt eine selektive Blockade der gewünschten Segmente durch entsprechende Dosierung des Anästhetikums und Lagerung der Patienten möglich ist, hat die Einmalinjektion weitgehend verdrängt. Da die PDA eine signifikante Steigerung der uteroplazentaren Durchblutung bewirkt, wird sie bevorzugt bei Risikogeburten [z.B. EPH-Gestosen (*Ö*dem, *P*roteinurie, *H*ypertension), Frühgeburten, Zwillingsgeburten, Beckenendlagen usw.] eingesetzt. Die PDA ist abgesehen von den allgemein geltenden Kontraindikationen bei vaginalen Blutungen nicht indiziert. Verglichen mit der Spinalanästhesie ist die sensorische Ausbreitung bei der PDA besser zu kontrollieren. Außerdem erfolgt eine geringere Beteiligung des sympathischen Nervensystems. Die Dosismengen sind höher, so daß ein Plazentadurchtritt möglich ist. Dennoch unterscheiden sich Kinder, deren Mütter PDA erhalten haben, nicht von jenen, deren Mütter unter Spinalanästhesie entbunden haben.

Vor Durchführung einer PDA sollte man daran denken, daß bei der Schwangeren die paravertebralen Venenplexus gestaut sind. Diese Stauung vermindert die Größe des Periduralraums und erhöht die Gefahr der versehentlichen intravasalen Applikation von Lokalanästhetikum.

Technik. Vor Anlegen der PDA wird der Schwangeren eine ausreichende Menge eines Volumenersatzmittels (10-15 ml/kg KG) intravenös infundiert. Die Anästhesie wird am zweckmäßigsten in linker Seitenlage im Bereich des 1., 2. oder 3. lumbalen Interspinalraums durchgeführt. Nach Auffinden des Periduralraums wird der Katheter 3-4 cm durch die Punktionskanäle kranialwärts vorgeschoben und eine Testdosis (2 ml Bupivacain 0,25%) injiziert, um eine totale Spinalanästhesie oder die versehentliche intravasale Injektion des Lokalanästhetikums (Venen im Periduralraum der Schwangeren stark gestaut) mit toxischen Komplikationen auszuschließen. Nach sorgfältiger Überwachung der Schwangeren während der folgenden 4-5 min wird dann wie folgt verfahren:

In der Eröffnungsperiode erzielt man mit Einzeldosen von 10 ml Bupivacain 0,25% eine durchschnittliche Analgesie von 1½-2 h. Die Anästhesie dehnt sich in der Regel bis etwa Th_{10} aus. Nachinjektionen sollten nur nach Wirkung mit ½-⅓ der Primärdosis erfolgen. Während aktiver Wehentätigkeit sollte jedoch nicht injiziert werden.

In der Austreibungsperiode sind 10 ml Bupivacain 0,125% ausreichend, um bei erhaltener Bein- und Bauchdeckenmotorik eine ausreichende Analgesie zu erreichen.

Die Versagerquote liegt bei etwa 2%, wobei häufig eine unilaterale Anästhesie vorliegt. Bei versehentlicher Duraperforation werden Nadel und Katheter entfernt und ein neuer Zugang eine Etage höher versucht. Zur Vermeidung postspinaler Kopfschmerzen ist ein Blutpatch zu setzen; die

Patientin sollte mindestens 24 h Bettruhe einhalten. Sollte es zum Blutdruckabfall kommen, ist neben der Volumensubstitution auch die Gabe eines Vasopressors (z.B. Epinephrin 0,002 mg/kg KG = 1-2 ml der 1:10 verdünnten Ampulle) indiziert.

Auch bei der Sectio caesarea kann prinzipiell eine PDA oder Spinalanästhesie eingesetzt werden; es muß jedoch berücksichtigt werden, daß hierbei eine Ausdehnung der Anästhesie mindestens bis zum 8., am besten bis zum 5. Thorakalsegment erfolgt. Erreicht die Anästhesie höhere Thorakalsegmente, muß mit schweren kardiovaskulären Nebenwirkungen gerechnet werden. Die lumbale PDA ist bei abdominellen Eingriffen aufgrund physiologischer Überlegungen eindeutig überfordert. Andererseits ist es fraglich, ob das höhere Risiko der thorakalen PDA ihren Einsatz bei der Sectio caesarea rechtfertigt. Die Konzentration des Bupivacains muß mindestens 0,5-0,7% betragen. Für einen schnellen Eintritt der Anästhesie wird Prilocain (1-3%) empfohlen, allerdings sollten 600 mg nicht überschritten werden (Methämoglobinämie). Die endotracheale Intubationsnarkose wird deshalb als das besser geeignete Anästhesieverfahren bei der Sectio caesarea angesehen.

Sakralanästhesie. Der kaudale Zugang zum Periduralraum erfolgt über den Hiatus sacralis. Diese Anästhesiemethode kann ebenfalls als Einmalinjektion oder als Kathetertechnik angewandt werden. Der Nachteil der Methode besteht im langsameren Wirkungseintritt, der höheren Versagerquote (~5%) und der höheren Rate toxischer Reaktionen infolge der größeren Anästhetikamenge. Nach der Plazierung eines Katheters in den sakralen Periduralraum wird die Analgesie durch Injektion von 10-12 ml einer 0,25%igen Bupivacainlösung erzeugt. Vorteile dieses Verfahrens bestehen in der geringeren Häufigkeit von unerwünschten Durapunktionen und einer ausgeprägten perinealen Analgesie. Nachteile der Technik umfassen Schwierigkeiten bei der Reinhaltung der Sakralregion, technische Schwierigkeiten bei etwa 10% der Patienten, ausgedehnte periphere sympathische Blockade während der ersten Phase der Wehen, die Möglichkeit einer toxischen Reaktion infolge vaskulärer Absorption des Lokalanästhetikums und die versehentliche Injektion des Lokalanästhetikums in den fetalen Kopf.

Peridurale Opioidapplikation. In den letzten Jahren wurde die peridurale Injektion von Opioidderivaten im Rahmen der Geburtshilfe eingesetzt. Der Vorteil der Methode wurde in einer selektiven Analgesie gesehen, wobei eine direkte Beeinflussung der spezifischen Opioidrezeptoren in der Substantia gelatinosa im Hinterhorn des Rückenmarks erwartet wurde. Die inzwischen berichteten Ergebnisse waren nicht immer positiv. Offensichtlich war die analgetische Wirkung durch die gesteigerte Durchblutung des Periduralraums in der Schwangerschaft herabgesetzt. In der üblichen Dosierung werden jeweils 2 mg Morphinum hydrochloricum in 10 ml 0,9%iger NaCl-Lösung als Einzeldosis eingesetzt. Der Wirkungseintritt erfolgt erst nach etwa 2-5 min, die Wirkungsdauer beträgt bis 15 h. Die Methode ist derzeit noch Gegenstand von Diskussionen.

Spinalanästhesie. Die kaudale Spinalanästhesie in Form des Sattelblocks ist nur zur Geburtsbeendigung geeignet. Sie wird v.a. in den USA angewandt. Die Instillation von hyperbaren Lösungen in den Subarachnoidalraum blockiert nur die Sakralwurzeln 2-4. Nach Injektion bei $L_{3/4}$ oder $L_{4/5}$ muß die Patientin 1 min in sitzender Position verbleiben. Die Wirkung tritt rasch mit guter Entspannung der Beckenbodenmuskulatur ein (Abb. 11.14).

Ein Sattelblock wird unmittelbar vor der vaginalen Entbindung durch Injektion einer kleinen Dosis hyperbaren Tetracains (3-5 mg) oder Lidocains (25-30 mg) in den lumbalen Subarachnoidalraum gesetzt, wobei sich die Gebärende in sitzender Position befindet. Die sitzende Position muß 60-90 s aufrechterhalten werden, um sicherzustellen, daß nur eine perineale Analgesie erfolgt ist (das Gebiet, das mit einem Sattel in Kontakt kommt). Ein wirklicher Sattelblock wird nur selten erzeugt, am häufigsten erfolgt ein sensorischer Block bis Th_{10}, womit Schmerz durch Uteruskontraktionen ausgeschaltet wird. Technisch ist der Sattelblock leicht durchzuführen. Der wesentlichste Nachteil des Sattelblocks ist das relativ häufige Auftreten von Kopfschmerz (wahrscheinlich infolge Liquorverlusts) und Rückenschmerzen (wahrscheinlich durch Bänderspannung).

Die hohe Spinalanästhesie bis $Th_{6/7}$ ermöglicht die Schnittentbindung. Die Wirksamkeit bei geringem Anästhesierisiko ist gut. Sie erfordert jedoch einen relativ großen Aufwand und ein langes Intervall von Anästhesie- bis Operationsbeginn (mindestens 20 min). In der Regel kommt es zum Abfall des arteriellen Blutdrucks.

Die hohe Spinalanästhesie hat den Vorteil der technischen Leichtigkeit und der hohen Erfolgsquote. Fetale Depressionen erfolgen nicht, wenn geringe Dosen verwendet werden. Nachteilig sind

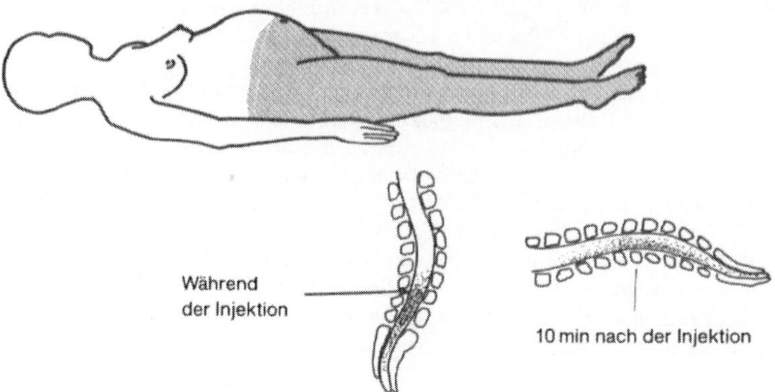

Abb. 11.14. Schematische Darstellung der Ausbreitung einer kaudalen Spinalanästhesie in Form des Sattelblocks

Tabelle 11.10. Erforderliche Mengen (mg) an Lokalanästhetikum für subarachnoidale Blockade beim Kaiserschnitt

Körpergröße (cm)	Tetracain (mg)	Lidocain (mg)
<155	7	50
155-170	8	60
>170	9	70

Schwierigkeiten bei der sensorischen Ausbreitung, Hypotension, Übelkeit und Erbrechen, sowie Kopfschmerz. Eine evtl. auftretende Hypotension kann wegen ihres Einflusses auf die Uterusdurchblutung gefährlich sein. Ein erstes Zeichen der Hypotension kann Übelkeit sein.

Technik: 25-g-Nadel, Tetracain oder Lidocain in Abhängigkeit von der Körpergröße der Schwangeren (Tabelle 11.10). Eine sensorische Ausbreitung bis T_{4-6} ist für eine Sectio notwendig.

Transvaginale Leitungsanästhesien. Unter diesen Techniken finden der Parazervikalblock und die Pudendusanästhesie im Rahmen der geburtshilflichen Anästhesie breitere Anwendung. Diese Verfahren zeichnen sich durch ihre einfache Anwendung und ihre gute analgetische Wirkung aus. Die Kombination des Parazervikalblocks mit der Pudendusanästhesie ermöglicht eine weitgehend schmerzfreie Leitung aller Geburtsphasen.

Parazervikalblockade. Die Parazervikalblockade dient der Geburtserleichterung in der Eröffnungsperiode. Mit Hilfe einer Spezialkanüle (Iowa-Trompete) wird das Lokalanästhetikum beiderseits bei 4 und 8 h lateral der Zervix appliziert. Der Plexus pelvinus mit seinen Verbindungen zum N. praesacralis wird blockiert, zervikaler Dilatationsschmerz und Wehenschmerz werden ausgeschaltet. Mütterliche Hypotension tritt nicht auf, weil eine Blockade des sympathischen Nervensystems nicht erfolgt. Um toxische Reaktionen durch Bolusgabe in eine Vene zu vermeiden, muß ein Aspirationsversuch vor der Injektion erfolgen. Der Parazervikalblock stellt eine Alternative zur Periduralanästhesie dar, wenn diese kontraindiziert oder nicht durchführbar ist. Motorik und Sensorik der Beine bleiben erhalten. Beim Feten kann es 5-10 min nach Anlegen eines Blocks zu Bradykardie kommen, deren Ausdehnung in direktem Zusammenhang mit der Gesamtdosis des Lokalanästhetikums steht. Die Ursache liegt wahrscheinlich in einer herabgesetzten Uterusdurchblutung infolge Vasokonstriktion der Uterusgefäße sowie in einer direkten kardiotoxischen Wirkung des Lokalanästhetikums (Parazervikalgebiet ist hoch vaskularisiert, so daß schnelle systemische Absorption des Lokalanästhetikums möglich ist). In der Regel werden 10 ml 0,25%iges Bupivacain mit Adrenalinzusatz appliziert. Die Anästhesie wird in der Regel vom Geburtshelfer durchgeführt.

Pudendusanästhesie. Die Pudendusanästhesie eignet sich in der Austreibungsperiode für eine Episiotomie und deren Naht sowie für eine Forceps- und Vakuumextraktion. Gegenüber dem transkutanen ist der transvaginale Weg technisch einfacher, die Versagerquote ist geringer. Dabei wird mit einer Spezialkanüle (Iowa-Trompete) das Lig. sacrospinale 0,5 cm kaudal der Spina ossis ischii durchstoßen. Nach Aspirationsversuch werden jeweils 10 ml 1%iges Mepivacain (Scandicain) injiziert. Die Wirkung beginnt nach wenigen Minuten und hält etwa 1 h an. Die Pudendusanästhesie ist jedoch nur für die Austreibungsperiode anwendbar. Schmerzausschaltung erfolgt nur im unteren Drittel der Vagina und im Damm; gegen Wehenschmerzen ist diese Methode unwirksam. Der Block verursacht keine Blockade des sympathischen Nervensystems und verzögert die Wehen nicht. Die Versagerquote liegt auch in der Hand des Geübten ziemlich hoch. Auch diese Anästhesieform wird in der Regel vom Geburtshelfer durchgeführt.

Allgemeinanästhesie. Bei den geburtshilflichen Notfallsituationen (z. B. Plazenta-praevia-Blutung, Nabelschnurvorfall, Sectio caesarea) ist v. a. die endotracheale Intubationsnarkose in der Lage, die für Mutter und Kind erforderliche Sicherheit zu garantieren.

Obwohl der plazentare Durchtritt der Inhalationsnarkotika schnell erfolgt, weil diese Substanzen fettlöslich sind und ein niedriges Molekulargewicht haben, sind die für die Narkoseeinleitung verwendeten Konzentrationen frei von ausgeprägten Effekten auf den Fetus, sogar bei längerer Applikation.

Präoperative Medikation. Antazida müssen mindestens 3 h vor der Narkoseeinleitung verabreicht werden; es ist daran zu denken, daß diese Substanzen im Magen ein Sediment bilden. Im Notfall kann ein flüssiges Antazidum (Natriumzitrat) gegeben werden, das nach 5-10 min wirksam wird. Außerdem steht Cimetidin zur intravenösen Applikation zur Verfügung. Zur Erleichterung der Magenentleerung ist Metoclopramid geeignet. Als Anticholinergikum ist Glykopyrrolat ideal, weil es kaum durch die Plazenta tritt. Diazepam kann zur Sedierung verwendet werden.

Präoxygenierung. Da bei der Schwangeren der arterielle Sauerstoffpartialdruck infolge herabgesetzter Sauerstoffreserve vermindert ist, sinkt der P_aO_2 bei Apnoe rasch ab. Die Situation wird verschlechtert durch den um 20% gesteigerten Sauerstoffbedarf unmittelbar vor der Entbindung. Deshalb sollte eine mindestens 5 min dauernde Präoxygenierung erfolgen, um ein Äquilibrium zwischen Mutter und Fetus herzustellen.

Narkoseeinleitung. Die Einleitung der Narkose erfolgt gewöhnlich mit Thiopental (3-4 mg/kg KG) plus Succinylcholin (1 mg/kg KG) nach Vorgabe eines ndMR. Obwohl Barbiturate nach etwa 5 min zwischen fetalem Blut und venösem Blut der Mutter gleich verteilt sind, hat die Einzelgabe keinen Einfluß auf den Zustand des Neugeborenen. Die wiederholte Applikation von Barbituraten sollte jedoch vermieden werden, da sie zu einer Depression des Neugeborenen führen kann. In gleicher Weise sind Methohexital und Etomidate zur Narkoseeinleitung geeignet. Propanidid kann prinzipiell zwar verwendet werden, hat jedoch wegen des bei der Schwangeren bestehenden Mangels an Cholinesterase u. U. eine verlängerte Wirkungsdauer. Opioide sollten wegen ihrer langen Wirkungszeit nicht verabreicht werden. Auch Ketamin ist weniger gut geeignet, da es die Plazenta durchdringt und die Uterusmotilität steigert, so daß es insbesondere bei drohender Uterusruptur und bei Nabelschnurvorfall entsprechende Komplikationen verursachen kann. Lediglich in akuten Notsituationen (z. B. schwerer hämorrhagischer Schock) ist die Verwendung der Substanz in geringer Dosierung (z. B. 0,5-0,7 mg/kg KG) vertretbar, zumal in dieser Konzentration kein Einfluß auf die Uterusmotilität nachgewiesen ist.

Die endotracheale Intubation kann unter Relaxierung mit dMR (1 mg/kg KG) bei Krikoiddruck erfolgen. Auch die Vorgabe eines ndMR (d-Tubocurarin 0,5 mg/kg KG; Alcuronium 0,025 mg/kg KG; Pancuronium 0,01 mg/kg KG) ist gestattet. Zur weiteren Relaxierung sind dMR bis zur Entbindung die Mittel der Wahl. Der vagotrope Effekt des dMR sollte jedoch berücksichtigt werden, um stärkere Verminderungen des HZV infolge Bradykardie auszuschließen. Mit Ausnahme von Gallamin haben die ndMR (Imbretil, Alcuronium, Pancuronium) in klinischer Dosierung keine signifikante Wirkung auf das Neugeborene, wenngleich nach einer Bolusinjektion mit dem Übertritt geringer Mengen auch auf den Feten zu rechnen ist. Deshalb erscheint es zweckmäßig, ndMR erst nach der Abnabelung des Kindes zu applizieren.

Aufrechterhaltung der Narkose. Die Aufrechterhaltung der Narkose erfolgt vorwiegend mit N_2O und dMR bis zur Entbindung. Infolge der reduzierten FRK erreicht die N_2O-Konzentration rasch die Alveolen. N_2O wird rasch über die Plazenta transportiert. Dennoch ist die Aufnahme von N_2O im fetalen Gehirn infolge Verdünnung des Bluts aus der unteren Körperregion nur gering. N_2O erzeugt keine signifikante Uterusrelaxation. Der Nachteil der ausschließlichen N_2O-Gabe besteht in der relativen Wachheit der Schwangeren. Deshalb sollte eine geringe Dosis von Inhalationsnarkotika zugegeben werden (z. B. Halothan 0,3-0,5 Vol.-%). Diese niedrigen Konzentrationen von Inhalationsnarkotika erhöhen nicht den mittleren Blutverlust und verändern nicht die Reaktion des Uterus auf Oxytocin; sie verursachen auch keine neonatale Depression. Außerdem ist von Vorteil, daß die schmerzbedingte Sympathikusaktivität und damit die Einschränkung der Uterusdurchblutung gemindert wird. Halothan ist besonders zu empfehlen, wenn während der Entbindung eine Uterusrelaxation erforderlich ist, z. B. bei Steißlage, bei notwendiger innerer oder äußerer Wendung oder manueller Ausräumung der Plazenta. Die früher gegebene Empfehlung, Halothan nach der Entbindung wegen der Gefahr einer postpartalen Blutung nicht zu geben, kann heute nicht mehr voll aufrechterhalten werden. Bis zu einer Konzentration von 0,5 Vol.-% Halothan bzw. 1 Vol.-% Enfluran sind keine stärkeren Blutungen beobachtet worden. Selbstverständlich kann nach der Abnabelung des Kindes auch jedes andere Narkotikum, z. B. auch Fentanyl, verabreicht werden.

Die Narkoseventilation sollte die besondere Stoffwechselsituation der Schwangeren berücksichtigen, Hyperventilation sollte jedoch vermieden werden. Nach der Entbindung kann die Anästhesie mit zusätzlichen Inhalationsnarkotika oder intravenösen Narkotika weitergeführt werden. Vor Beendigung der Narkose sollte eine Magensonde gelegt werden, um Magensaft abzusaugen. Die Extubation erfolgt erst beim Vorhandensein von Larynxreflexen.

Sedierungsbehandlung. Die Verabreichung von Analgetika, Spasmolytika, Psychopharmaka oder einer Inhalationsanalgesie muß sich am aktuellen und prospektiven Geburtsvorgang orientieren. Wegen der möglichen Atemdepression beim Neugeborenen sollten diese Substanzen nicht innerhalb von 2 h vor dem erwarteten Geburtstermin appliziert werden.

Opioide. Unter den Opioiden kommt Pethidin (0,5 mg/kg KG) noch zeitweilig zum Einsatz. Eine Gesamtdosis von 1,5-2 mg/kg KG sollte jedoch nicht überschritten werden. Opioide passieren die Plazenta schnell, sie können die fetale Herzfrequenz reduzieren. Restmengen von Opioiden können die neonatale Ventilation und das Verhalten des Neugeborenen beeinflussen. Die negativen Eigenschaften der Opioide beim Neugeborenen sind am auffälligsten, wenn die Substanzen 2-4 h vor der Entbindung an die Mutter verabreicht wurden, am geringsten innerhalb von 1 h oder > 4 h vorher. Wenn eine opioidbedingte Depression des Neugeborenen erwartet werden muß, sollte die Mutter 10-15 min vor der Entbindung einen Opioidantagonisten (z. B. Naloxon) erhalten.

Spasmolytika. Spasmolytika mit direktem Angriff an der glatten Muskulatur oder in Kombination mit Analgetika (z. B. N-Butylscopolaminbromid (Buscopan compositum) oder Propyphenazon (Spasmo-Cibalgin» besitzen in der Geburtshilfe heute nur noch eine geringe Bedeutung.

Psychopharmaka. Tranquilizer (z. B. Diazepam) und Neuroleptika (z. B. Triflupromazin) sind in der Geburtshilfe weit verbreitet. Auch diese Substanzen können jedoch mit Risiken für das Kind verbunden sein, v. a. wegen ihrer relativ langen Halbwertzeit.

Diazepam passiert die Plazenta schnell. Wenn die mütterliche Dosis 0,4 mg/kg KG überschreitet, kommt es zur fetalen Hypotonie, Hypothermie und zur verminderten Nahrungsaufnahme. Kleine Dosen von Diazepam (0,1-0,15 mg/kg KG) intravenös verabreicht sind zur Sedierung jedoch gut geeignet.

Ketamin. Ketamin passiert die Plazenta vollkommen; aber es verursacht in geringer Dosierung keine neonatale Depression. Die intermittierende intravenöse Gabe von Ketamin (0,5 mg/kg KG) ist zur Erzielung von Analgesie ohne Bewußtseinsverlust möglich. Die Gesamtmenge sollte 3 mg/kg KG nicht überschreiten, mehr als 1,5 mg/kg KG sollte in 30 min nicht verabreicht werden. Es muß berücksichtigt werden, daß unerwünschte psychische Reaktionen auch nach niedrigen Dosierungen auftreten können.

Inhalationsanalgesie. Während des Geburtsvorgangs ist auch die Lachgas-Sauerstoff-Inhalation als eine bewährte Methode zu bezeichnen.

11.14.6 *Spezielle Probleme bei Entbindungen*

Im Rahmen der geburtshilflichen Anästhesie obliegt dem Anästhesisten die Aufgabe, präoperativ die Ausbildung eines Mendelson-Syndroms zu verhüten und nach Abnabelung des Kindes den Uterustonus medikamentös zu steigern. Weitere Besonderheiten ergeben sich bei Mehrlingsschwangerschaften, bei Steißlage, der Neugeborenenreanimation, bei der sog. Schwangerschaftstoxikose und bei Schwangeren mit Herzkrankheiten.

11.14.6.1 Mendelson-Syndrom

Die Aspiration sauren Magensafts ist infolge der verzögerten Magen-Darm-Entleerung und der häufig akuten Notfallsituation in der Schwangerschaft eine oft beobachtete Komplikation der Narkoseeinleitung im Rahmen der Geburtshilfe. Sobald die Wehen eingesetzt haben, kann es bis zu 16 h dauern, ehe sich der Magen entleert. Die als Mendelson-Syndrom bezeichnete Folge der Aspiration von Magensaft ist die häufigste Ursache der Müttersterblichkeit nach Entbindung. Dabei können feste Nahrungsbestandteile zur totalen oder partiellen Atemwegsobstruktion führen oder flüssiger Mageninhalt mit einem pH-Wert < 2,5 eine zunehmende Destruktion des Alveolargewebes verursachen. Die progrediente Ateminsuffizienz als Folge einer Aspiration im Rahmen der Geburtshilfe wurde von dem Gynäkologen Mendelson [347] erstmals beschrieben. Zur Prophylaxe des Mendelson-Syndroms empfiehlt sich neben der Gabe von Antazida die Magenausheberung und der Krikoiddruck (s. 6.9.5.1).

11.14.6.2 Uterustonisierung

Das Hypophysenhinterlappenhormon (HHL) bewirkt eine Kontraktion der glatten Muskulatur des Uterus.

Die Oxytocinmedikation ist in der Geburtshilfe zur Wehensteigerung vor der Entbindung und zur Uteruskontraktion bei Blutungen nach der Geburt eine klinische Routinemaßnahme. In der Regel werden Uterotonika nach Abnabelung des Kindes in einer Dosierung von 3 E i. v., gefolgt von einer Dauertropfinfusion von 30 E appliziert. Geeignete HHL-Präparate sind Orasthin, Oxytocin und Syntocinon. Die Dosierung ist für alle Präparate gleich (z. B. Wehensteigerung = 1 E i. m., Uteruskontraktion = 3 E i. v.). Neben der Wirkung am Myometrium besitzen diese Substanzen auch einen Effekt am kardiovaskulären System, wobei systemische Vasopressoren in ihrer Wirkung verstärkt werden, so daß ausgeprägte Hypertensionen und Tachykardien auftreten können. In Einzelfällen kann es nach Oxytocingabe zu schweren Hypotensionen kommen. Bei Hypertonie ist die Oxytocinapplikation kontraindiziert [77, 545].

11.14.6.3 Mehrlingsschwangerschaft

Die Häufigkeit von Zwillingsschwangerschaften beträgt etwa 1:90. Präeklampsie, Eklampsie, Anämie, Frühgeburt, Steißlage und Blutungen treten bei Mehrlingsschwangerschaften häufiger auf als bei einfachem Geburtsverlauf. Ungefähr 60% der Zwillinge sind Frühgeburten. Die Häufigkeit aortokavaler Kompression ist durch den größeren Uterus erhöht. Ebenso sind die Blutverluste bei der Entbindung gesteigert. In der Regel ist der zweite Zwilling durch fetale Hypoxämie und Azidose stärker deprimiert. Der Wehenverlauf ist deutlich verlängert.

Es gibt kein bevorzugtes Anästhesieverfahren für Mehrlingsschwangerschaften. Sowohl Regional- als auch Allgemeinanästhesieverfahren können verwendet werden. Die Pudendusanästhesie bewirkt zwar nur eine minimale Depression des Feten, die mütterliche Analgesie ist jedoch inkomplett; außerdem fehlt die perineale Relaxation. Die lumbale PDA sichert eine gute Analgesie und vermeidet die Depression durch Narkotika. Bei erforderlicher innerer Wendung wird in der Regel eine Allgemeinanästhesie notwendig, so daß bei bekannter Mehrlingsschwangerschaft schon primär dieses Verfahren eingesetzt werden sollte [303].

Ausreichende Volumensubstitution und linke Uterusposition sind wichtig zur Vermeidung einer aortokavalen Kompression. Die Mortalitätsraten sollen bei Regionalanästhesien geringer sein als bei Allgemeinanästhesien.

11.14.6.4 Steißlage

Eine Steißlage findet sich bei 3,5% der Schwangerschaften. Die Ursachen der Steißlage sind nicht bekannt, jedoch scheint es gewisse Bedingungen für ihre Entstehung zu geben (z.B. Placenta praevia, Uterusanomalie, Mehrfachschwangerschaften). Steißlagenentbindungen haben eine erhöhte Rate von Zervixverletzungen, Plazentaretentionen, Blutungskomplikationen und mütterlicher Sterblichkeit. Die Neugeborenen erleiden häufig Hypoxieschäden.

Die Steißlage des Kindes erfordert eine gute Muskelentspannung der Schwangeren. Sowohl Regionalanästhesieverfahren als auch die Methoden der Allgemeinanästhesie können diese Voraussetzungen erfüllen. Ist eine Allgemeinanästhesie vorgesehen, sollte die Narkoseeinleitung erst beginnen, wenn das Gesäß des Kindes sichtbar wird. Die verspätete Einleitung ist erforderlich, um Risiken, die sich aus einer Nabelschnureinklemmung ergeben könnten, so gering wie möglich zu halten. Der muskelrelaxierende Effekt des Halothans wird bei dieser kindlichen Lage besonders hervorgehoben. In der Regel erfolgt die Entbindung durch Kaiserschnitt. Bei vaginaler Entbindung muß die Schwangere fähig sein, den Feten auszutreiben, bis der Nabel sichtbar ist. Analgesie durch intravenöse Medikation, Pudendusblock sowie lumbale PDA mit 0,25%igem Bupivacain (maximale perineale Relaxation, Pressen durch Schwangere bleibt erhalten) können verwendet werden.

11.14.6.5 Schwangerschaft bei Frauen mit Herzerkrankungen

Etwa 1-2% der schwangeren Frauen leiden an Herzerkrankungen. Unter den Krankheitszeichen sind während der Schwangerschaft jedoch nur Hepatomegalie und Jugularvenenstauung typisch für Herzerkrankungen, andere Symptome (z.B. Dyspnoe, Unterschenkelödem) finden sich fast bei jeder Schwangerschaft.

Schwangerschaft und Wehen führen zu Veränderungen des kardiovaskulären Systems, die bei bestehenden Einschränkungen der Hämodynamik deletäre Folgen haben können. Die Erkennung und Behandlung dieser Nebenerkrankungen hat deshalb eine große Bedeutung für den Schwangerschaftsverlauf und die störungsfreie Durchführung von Anästhesien. Insbesondere Schwangere mit pulmonaler Hypertension, Rechts-links-Shunt und Coarctatio der Aorta erfordern besondere Aufmerksamkeit.

Mitralstenose. Die Mitralstenose ist die häufigste Herzerkrankung in der Schwangerschaft. Sie gefährdet die Schwangere v.a. durch Lungenödem, Vorhofflimmern und paroxysmale Vorhoftachykardie. Als Anästhesieverfahren ist eine kontinuierliche PDA gut geeignet, weil sie die schmerzbedingten Wirkungen auf die HF und das HZV im wesentlichen ausschließt. Bei Durchführung einer Allgemeinanästhesie ist darauf zu achten, daß Tachykardie und pulmonale Hypertension (Hypoxie, Hypoventilation) vermieden werden.

Mitralinsuffizienz. Die Mitralinsuffizienz ist die zweithäufigste Herzerkrankung in der Schwangerschaft. Im Gegensatz zur Mitralstenose tolerieren diese Patienten die Schwangerschaft gut. Als Schmerzausschaltungsverfahren bei der Entbindung ist die kontinuierliche PDA gut geeignet, weil sie eine durch Schmerz verursachte periphere Vasokonstriktion weitgehend vermeidet und damit die Herzarbeit nicht erhöht. Das Füllungsvolumen des linken Ventrikels muß jedoch durch eine ausreichende Volumentherapie gesichert sein.

Aorteninsuffizienz. Komplikationen der Aorteninsuffizienz entstehen ebenso wie bei der Mitralinsuffizienz gewöhnlich erst nach der Entbindung. Der Abfall des peripheren Widerstands und der Anstieg der HF kann den venösen Rückfluß reduzieren. Schmerzbedingte Vasokonstriktion kann zudem das Auswurfvolumen aus dem linken Ventrikel vermindern. Auch bei dieser Herzerkrankung ist die kontinuierliche PDA zur Schmerzausschaltung bei der vaginalen Entbindung zu empfehlen; beim Kaiserschnitt ist die Allgemeinanästhesie ein geeignetes Anästhesieverfahren.

Aortenstenose. Die Aortenstenose wird bei Schwangeren außerordentlich selten beobachtet. Gefahren entstehen, wenn bei dem geringen Schlagvolumen der periphere Widerstand stärker vermindert wird und die Steigerung der HF nicht ausreicht, ein adäquates HZV zu garantieren. Bei der vaginalen Entbindung sind Sedierungsbehandlung und Pudendusblock, beim Kaiserschnitt die Allgemeinanästhesie zu empfehlen.

Fallot-Tetralogie. Die Schwangerschaft erhöht bei dieser Herzerkrankung die Komplikationsrate und die Mortalität. Schmerz kann den pulmonalen Widerstand erhöhen und zu einem Anstieg des Rechts-links-Shunts führen. Auch der bei Schwangeren übliche Abfall des TPR erhöht den Rechts-links-Shunt. Die größere Gefahr besteht unmittelbar nach der Entbindung, wenn der TPR am geringsten ist. Für vaginale Entbindungen sind Sedierungsbehandlung und Pudendusblock zu empfehlen, für Kaiserschnitt die Allgemeinanästhesie. Invasives Monitoring sollte durchgeführt werden.

Primäre pulmonale Hypertension. Bei der pulmonalen Hypertension beträgt die mütterliche Sterblichkeit > 50%. Vor allem während der Wehen und unmittelbar nach der Entbindung sind die Schwangeren gefährdet. Wesentlich für die Durchführung einer Anästhesie ist eine gute Analgesie; invasives Monitoring ist anzuraten.

Einwirkung herzwirksamer Pharmaka auf den Feten. Lidocain, Propranolol und Digoxin überqueren die Plazenta rasch. Mütterliche Lidocainspiegel > 5 μg/ml sind verbunden mit neonataler Depression. Propranolol kann fetale Bradykardie und Hypoglykämie bewirken. Die Halbwertzeit von Digoxin ist im Feten wahrscheinlich verlängert. Die Kardioversion, z.B. bei paroxysmaler Vorhoftachykardie, hat keine Nebenwirkungen auf den Feten.

11.14.6.6 Schwangerschaft bei Frauen mit Diabetes

Etwa 3% aller Schwangerschaften werden durch einen Diabetes mellitus kompliziert. Dabei handelt es sich um eine chronisch metabolische Störung, gekennzeichnet durch Hyperglykämie, Glukosurie, verstärkten Eiweißabbau und Ketoazidose. Die langfristigen degenerativen vaskulären Veränderungen manifestieren sich als proliferative Retinopathie und glomeruläre Nephropathie. In der ersten Schwangerschaftshälfte kann die Glukosetoleranz sogar erhöht sein (wahrscheinlich infolge einer vermehrten fetalen Glukoseutilisation und eines veränderten Insulinbedarfs). Klinisch zeigt sich dies in einer erhöhten Neigung zu hypoglykämischen Reaktionen.

Später nimmt die Glukosetoleranz ab, es entwickelt sich ein erhöhter Insulinbedarf und eine Neigung zu Ketoazidose. Ursache für diese Veränderungen ist der diabetogene Effekt bestimmter Plazentahormone wie Human-Placental-Lactogen (HPL), Östrogenen und Progesteron. Dieser hormonelle Einfluß überwiegt die dem maternofetalen Glukosetransfer anzulastenden Effekte. Nach der Geburt nehmen HPL, Östrogen und Progesteronspiegel rasch ab. Daraus resultiert ein verminderter Insulinbedarf. Oft liegt er sogar unter dem der Vorschwangerschaftszeit. Die Führung einer diabetischen Gravidität sollte immer in den Händen eines Teams liegen, dem Internist, Geburtshelfer, Pädiater und Anästhesist angehören. Die diabetische Schwangere hat eine erhöhte Frühgeburtenrate. Das Ziel der Behandlung besteht darin, die Schwangerschaft bis in die Nähe des errechneten Geburtstermins aufrechtzuerhalten, damit eine ausreichende Lungenreife des Feten erzielt wird.

Sowohl die vaginale Entbindung wie auch der Kaiserschnitt sollten vorzugsweise in Regionalanästhesie durchgeführt werden; die Sectiofrequenz bei diabetischen Schwangeren liegt zwischen 40–50%. Wird eine Allgemeinanästhesie durchgeführt, so sollte die Einleitungsdosis auf 4 mg/kg KG Thiopental beschränkt und Lachgas nicht länger als 20 min in einer Konzentration bis zu 50% verwendet werden. Die Zeit zwischen Einleitung und Entbindung (induction-delivery interval) und die Zeit zwischen uteriner Inzision und Entbindung (uterine incision-delivery interval) sollte möglichst kurz sein.

Eine aortokavale Kompression ist unter allen Umständen durch Linksverlagerung des Uterus zu vermeiden. Jeder Blutdruckabfall der Mutter muß unverzüglich durch Volumensubstitution, Sauerstoffzufuhr und 10–20 mg Ephedrin i.v. korrigiert werden. Außer bei einer mütterlichen Hypoglykämie sollten keine Glukoseinfusionen verwendet werden. All diesen Maßnahmen muß eine engmaschige Kontrolle des mütterlichen Blutzuckerspiegels vorangehen, um das Risiko einer fetalen Azidose, die Häufigkeit eines ARDS, einer Makrosomie, eines intrauterinen Fruchttodes, eines Hydramnions und postpartaler Hypoglykämien möglichst niedrig zu halten.

11.14.6.7 Schwangerschaft und Myasthenia gravis

Der Verlauf der Myasthenia gravis ist während einer Schwangerschaft nicht voraussehbar. Während des 1. Trimenons und unmittelbar nach der Entbindung ist mit einer Verschlechterung der Myasthenia gravis zu rechnen. Die Anticholinesterasetherapie sollte auch während der Schwangerschaft weitergeführt werden. Theoretisch können diese Medikamente zwar die Uteruskontraktionen steigern, eine erhöhte Häufigkeit von Spontanaborten ist jedoch nicht beobachtet worden. Nach Möglichkeit sollten Regionalanästhesieverfahren zur Schmerzausschaltung bei der Entbindung verwendet werden.

11.14.6.8 Blutungen in der Schwangerschaft

Placenta praevia und Plazentaablösungen sind die häufigsten Ursachen für Blutungen in der Schwangerschaft. Darüber hinaus kann es in seltenen Fällen zu Blutungen infolge Uterusruptur und zu postpartalen Blutungen kommen.

Placenta praevia. Das Leitsymptom der Placenta praevia ist die schmerzlose vaginale Blutung, die gewöhnlich in der 32. Woche auftritt. Wenn die Blutung anhält, ist eine sorgfältige Untersuchung in Op-Bereitschaft erforderlich. Muß wegen stärkerer Blutung ein Kaiserschnitt erfolgen, eignet sich Ketamin zur Narkoseeinleitung.

Plazentaablösung. Nach der 20. Schwangerschaftswoche kann es zu mehr oder weniger starken Blutverlusten infolge Plazentaablösung kommen. Wenn ein Kaiserschnitt notwendig wird, erscheint auch hier die Durchführung einer Allgemeinanästhesie unter Verwendung von Ketamin geeignet.

Uterusruptur. Infolge Einriß einer vorbestehenden Uterusnarbe oder starker Oxytocinstimulierung kann es zur Uterusruptur kommen. Allgemeinanästhesie ist das geeignete Schmerzausschaltungsverfahren zur Durchführung der operativen Maßnahmen.

Plazentaretention. In 1% aller vaginalen Entbindungen kann die Plazenta im Uterus verbleiben. Die Ausräumung der Plazenta sollte in Allgemeinanästhesie erfolgen, wenn nicht eine für die Entbindung bereits bestehende Regionalanästhesie noch wirksam ist. Wenn eine Uterusrelaxation erforderlich ist, sollte eine endotracheale Intubation durchgeführt werden. Ketamin ist in diesen Fällen nicht zur Durchführung der Narkose geeignet.

Uterusatonie. Die Uterusatonie ist eine häufige Ursache schwerer postpartaler Blutungen (Blutverluste von > 200 ml in 5 min sind möglich). Die Therapie besteht in der intravenösen Gabe von Oxytocin, u. U. ist eine Hysterektomie erforderlich.

11.14.6.9 Fruchtwasserembolie

Der Eintritt von Fruchtwasser in die pulmonale Zirkulation führt zur pulmonalen Gefäßobstruktion mit konsekutiver Reduzierung des HZV, pulmonaler Hypertension und schwerer arterieller Hypoxämie. Es gibt keine spezifische Therapie der Fruchtwasserembolie mit Ausnahme der kardiopulmonalen Reanimation und Infusionstherapie. Die Mortalität liegt bei > 80%. Die Diagnose wird bestätigt durch Aspiration von Fruchtwasser aus einem zentralvenösen Katheter. Differentialdiagnostisch sind Aspiration von Mageninhalt (Bronchospasmus), Lungenembolie (Thoraxschmerz), Luftembolie und Reaktionen auf Lokalanästhetika auszuschließen.

11.14.6.10 Eklampsie

Bei der Eklampsie handelt es sich um ein Syndrom, das nach der 20. Schwangerschaftswoche auftritt und mit Hypertonie, Ödem und Proteinurie einhergeht. Man unterscheidet das Stadium der Präeklampsie vom Stadium der Eklampsie. Die Symptome der Präeklampsie lassen gewöhnlich innerhalb von 48 h nach der Entbindung nach. Blutdruckwerte von > 140/90 mit Harnstickstoffverlusten von > 2 g/Tag gelten als ausreichende diagnostische Zeichen, bei schweren Verlaufsformen finden sich Blutdruckwerte von > 160/110 und Harnstickstoffverluste von > 5 g/Tag. Von einer Eklampsie spricht man, wenn sich neben den Symptomen der Präeklampsie zusätzlich Krampfzustände ausbilden.

Die auslösende Ursache ist nicht restlos geklärt. Ein möglicher Mechanismus könnte auf einer Antigen-Antikörper-Reaktion zwischen fetalem und mütterlichem Gewebe beruhen, wodurch eine Vaskulitis ausgelöst wird. Die Vaskulitis bewirkt Gewebshypoxie und verursacht die Freisetzung vasoaktiver Substanzen. Nahezu alle Organe werden von diesen Veränderungen betroffen. Das Herz-Kreislauf-System zeigt eine besondere Empfindlichkeit gegen Katecholamine, die v. a. zu schweren Vasokonstriktionen führt. Der erhöhte Afterload kann zum Linksherzversagen und zum Lungenödem führen.

Die Atmung wird durch Ansammlung von Lungenwasser durch den verminderten KOD gestört; ein Abfall des p_aO_2 ist nachweisbar.

Das ZNS ist durch den erhöhten intrazerebralen Flüssigkeitsgehalt hyperirritabel. Dies erklärt das Auftreten von Anfällen in Form von Grand-mal-Anfällen, die zum Koma führen können.

Leber- und Nierenfunktion sind deutlich gestört, das intravaskuläre Flüssigkeitsvolumen ist vermindert, der Hkt erhöht. Die Blutgerinnung zeigt Störungen in Form von DIC, Fibrinspaltprodukten und Thrombozytopenie. Die uteroplazentare Durchblutung ist gestört, so daß es zu einer hohen Frühgeburtenrate kommt. Die Neugeborenen sind überwiegend Frühgeborene und untergewichtige Kinder, die empfindlich auf Medikamente reagieren und häufig Mekoniumaspirationen zeigen. Der Anästhesist wird mit dem Krankheitsbild im Rahmen der drohenden oder manifesten Eklampsie konfrontiert. Im Vordergrund aller therapeutischen Maßnahmen muß die Verhinderung einer manifesten Eklampsie stehen. Deshalb sind Hospitalisierung, Bettruhe, antihypertensive Therapie, Ödemausschwemmung und Normalisierung des Wasser-, Elektrolyt- und Säure-Basen-Haushalts besonders angezeigt. Bei der manifesten Eklampsie müssen die Konvulsionen medikamentös durchbrochen werden (z. B. Diazepam, Thiopental, Mg-Lösungen, Muskelrelaxanzien). Die definitive Therapie erfordert die Entbindung von Fetus und Plazenta. Bis dahin sind Diuretika, Digitalis, osmotische Diuretika, Bettruhe in linker Seitenlage und Antihypertensiva indiziert. Unter den Antihypertensiva werden v. a. Hydralazin (schnellwirkend, erhöht HZV und Nierendurchblutung) und α-Methyldopa (langsamere Wirkung, Leberfunktionsstörung beachten) verwendet. Auch Trimetaphan kommt beim akuten Anfall zum Einsatz; NNP sollte wegen möglicher Zyanidintoxikation des Feten nicht verwendet werden.

Bei vaginaler Entbindung ist die kontinuierliche PDA eine geeignete Anästhesiemethode. Adäquate Infusionstherapie unter Kontrolle des ZVD ist anzuraten. Des weiteren sollte eine Kontrolle der Blutgerinnung erfolgen. Nach Möglichkeit ist auf

Tabelle 11.11. Apgar-Schema zur Beurteilung von Neugeborenen

Definition	Kriterium	Punkte
A (Aussehen)	Rosiges Kind	2
	Kind mit Akrozyanose	1
	Zyanotisches Kind	0
P (Puls)	> 100/min	2
	< 100/min	1
	Pulslosigkeit	0
G (Grimmassieren)	Ausgeprägte Reaktion	2
	Schwache Reaktion	1
	Keine Reaktion	0
A (Aktivität)	Guter Muskeltonus	2
	Schwacher Muskeltonus	1
	Fehlender Muskeltonus	0
R (Respiration)	Normale Atmung	2
	Irreguläre Atmung	1
	Fehlende Atmung	0

die Applikation von Katecholaminen zu verzichten. Beim Kaiserschnitt ist die Allgemeinanästhesie das geeignetere Verfahren. Auch hierbei ist auf adäquate Infusionstherapie zu achten. Das Monitoring sollte invasiv erfolgen. Die Einleitung der Narkose entspricht den üblichen Regeln (Thiopental, dMR, Krikoiddruck, Intubation). Blutdruckspitzen sollten vermieden werden. Zur Aufrechterhaltung der Narkose sind Inhalationsnarkotika gut geeignet, zumal sie eine entsprechende Steuerung der Narkose erlauben.

11.14.6.11 Neugeborenenreanimation

Moderne Überwachungsverfahren (z. B. Registrierung der kindlichen Herztöne) geben heute oft schon vor dem Beginn der Entbindung Hinweise, ob Reanimationsmaßnahmen erforderlich werden. Jeder Hinweis auf eine sog. Risikogeburt sollte Anlaß zur Anforderung zusätzlicher Hilfspersonen sein. Der Zustand des Neugeborenen wird 1 min und 5 min nach der Entbindung anhand der Apgar-Skala (Virginia Apgar = amerik. Anästhesistin) beurteilt (Tabelle 11.11) [23]. Kinder mit mehr als 7 Punkten nach 1 min (guter Allgemeinzustand) benötigen keine spezifische Therapie. Bei Kindern mit 4–6 Punkten (reduzierter Allgemeinzustand) ist sorgfältige Überwachung erforderlich. Kinder mit 3 oder weniger Punkten (stark reduzierter Allgemeinzustand) benötigen intensive Wiederbelebungsmaßnahmen [502, 555].

Von den 5 Kriterien sind die HF und die Qualität der Atmung die wichtigsten; die Hautfarbe ist am wenigsten aussagekräftig.

Der Apgar-Score korreliert gut mit Messungen des SBH, die unmittelbar nach der Geburt durchgeführt werden. Apgar > 7 zeigt entweder normale Kinder oder solche mit leichter respiratorischer Azidose, Apgar von < 3 zeigt in der Regel Kinder mit kombinierter metabolisch-respiratorischer Azidose. Bei diesen Kindern sind fast immer Intubation, Beatmung und Herzmassage erforderlich.

Neben dem Apgar-Score werden auch das Zeitintervall von der Entbindung bis zum Einsetzen ausreichender Atmung und die Überprüfung der Funktion des ZNS zur Beurteilung des Neugeborenen verwendet.

Ein Zeitintervall von > 90 s zeigt ein deprimiertes Neugeborenes; dieser Wert korreliert mit einem Apgar von < 6.

Funktionsprüfungen des ZNS umfassen Kontrolle von Wachzustand, Reflexantwort, Muskeltonus, Geräuschantwort. Verzögerte Antworten sind geeignet, medikamentöse Depressionen beim Neugeborenen zu erkennen. Die Tests sollten wiederholt durchgeführt werden.

Eine Anzahl von Laboruntersuchungen kann durchgeführt werden, um die Reife des Feten festzustellen. Diese Untersuchungen umfassen Messungen der mütterlichen Oestriol-Ausscheidung im Harn (Abnahme = Störung des Reifeprozesses), die Analyse der Amnionflüssigkeit auf Sphingomyelin und Lezithin (Verhältnis Lezithin = Sphingomyelin von 2:3,5 = normale Lungenreife) und durch Bestimmung der Serumkonzentration von Laktogen. Darüber hinaus kann durch Ultraschalluntersuchungen der fetale biparietale Durchmesser bestimmt werden.

Mekoniumaspiration. Mekonium ist das Abbauprodukt verschluckter Amnionflüssigkeit, gastrointestinaler Zellen und anderer Sekrete. Die Mekoniumaspiration tritt selten vor der 34. Schwangerschaftswoche auf; wenn die Geburt innerhalb von 24 h nach der Aspiration erfolgt, befindet sich das Mekonium noch in den Atemwegen der Lunge. Die Behandlung der Mekoniumaspiration besteht in Intubation und Absaugung (am besten mit dem Mund des Helfers). Danach ist der Tubus durch einen neuen zu ersetzen und das Vorgehen solange zu wiederholen, bis der Tubus kein Mekonium mehr enthält.

Choanalatresie, Choanalstenose. Choanalobstruktionen müssen bei allen Neugeborenen erwartet werden, die gute Atembewegungen zeigen, aber nur bei Mundatmung ausreichend ventilieren. Bei geschlossenem Mund kommt es zur Zyanose. Die Diagnose wird gesichert durch den vergeblichen Versuch, einen Katheter durch den Nasengang zu führen. Bis zur Korrekturoperation ist eine endotracheale Intubation erforderlich.

Praxis der Neugeborenenreanimation. Zur Neugeborenenreanimation müssen alle Geräte für die kardiopulmonale Wiederbelebung, insbesondere Absaugapparaturen, Sauerstoff, Masken, Laryngoskop und Endotrachealkatheter funktionsbereit verfügbar sein. Darüber hinaus sind alle im Rahmen der Reanimation erforderlichen Pharmaka, insbesondere Atropin, Narcanti-Neonatal, Epinephrin, Ca-Glukonat 10% und $NaHCO_3$ 4,2%, vorrätig zu halten. Empfehlenswert ist die Bereithaltung von zwei vollständigen Wiederbelebungssets, da stets mit der Möglichkeit einer Zwillingsgeburt zu rechnen ist.

Die Neugeborenenreanimation beginnt mit dem Freimachen der Atemwege. Dazu eignen sich v. a. sterile Einmalmundabsauggeräte, die einen traumatisierenden Sog in der Regel nicht zulassen. Da Neugeborene vorwiegend Nasenatmer sind, ist die Absaugung der Nase besonders wichtig. Stellt sich keine ausreichende Spontanatmung ein, ist die unmittelbare künstliche Beatmung mit Hilfe eines Atembeutels und einer Maske angezeigt. Benutzt werden vorwiegend der Ambubeutel für Babies und Masken nach Rendell-Baker mit geringem Totraum. Dabei werden Masken der Größe 0 für Terminkinder und Frühgeborene und solche der Größe 1 für größere Kinder verwendet. Als Kriterium einer ausreichenden künstlichen Beatmung dient die Hebung des Thorax. Das Atemluftgemisch sollte über den Anschlußstutzen des Beatmungsbeutels ausreichend mit Sauerstoff angereichert werden. Die endotracheale Intubation ist erforderlich, wenn das Neugeborene über längere Zeit künstlich beatmet werden muß oder wenn wiederholte endotracheale Absaugungen erforderlich sind. Unter den Endotrachealtuben sind jene mit einem Innendurchmesser von 2,5-3,5 mm am besten geeignet. Auf atraumatische Intubation ist besonderer Wert zu legen (Ödemgefahr).

Bei der Beatmung sollte beachtet werden, daß für eine optimale Entfaltung der Neugeborenenlunge ein Druck von 25 cm H_2O über 10-15 s gehalten werden muß. Dabei sollte sich der Thorax leicht heben. Vorteil dieser Beatmungsform ist, daß die Lunge mit dem ersten Atemzug gedehnt

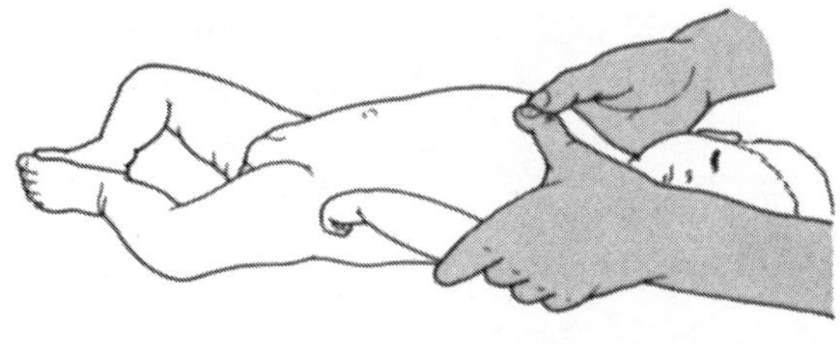

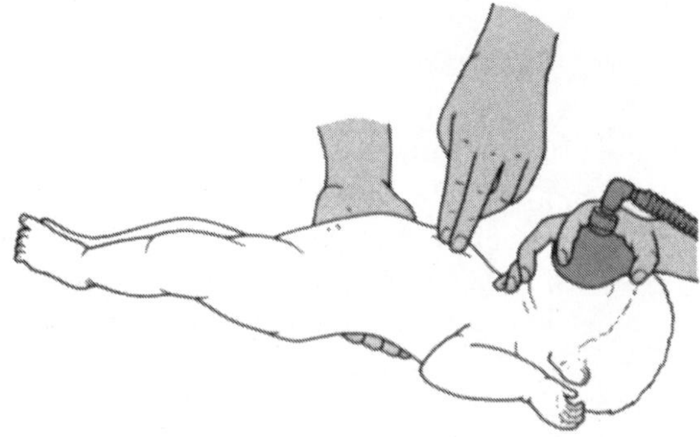

Abb. 11.15. Unterschiedliche Möglichkeiten der Durchführung einer Herzmassage bei Neugeborenen, z. B. mit beiden Daumen *(oben)* oder mit zwei Fingern *(unten)*

wird, so daß eine pulmonale Mehrdurchblutung einsetzt. Ist die Entfaltung der Lunge erfolgt, wird mit kleineren Beatmungsvolumina und einer Frequenz von etwa 60/min beatmet. Als Druckgrenze sind etwa 20 cm H_2O anzustreben. Der Beatmungseffekt kann bei dieser Notfallmaßnahme letztendlich nur optisch an den Exkursionen des Thorax kontrolliert werden. Nach längerdauernder Beatmung über Maske muß anschließend unbedingt der Magen entlüftet werden. Eine evtl. Atemdepression durch Opioide erfordert die Gabe entsprechender Antagonisten (z. B. Narcanti-Neonatal 0,01 mg/kg KG). Bradykardien werden mit Atropin (0,02 mg/kg KG) behandelt, Asystolien erfordern den sofortigen Beginn der Herzmassage (Abb. 11.15) und die Gabe von Epinephrin (0,1 ml der 1:10000-Lösung). Zur Infusionstherapie eignen sich 5%ige Albumin-, Ringerlaktat- oder 10%ige Glukoselösung (ca. 10 ml/kg KG). Die Reanimation sollte unter Wärmeeinstrahlung erfolgen.

Azidosetherapie. Jedes Neugeborene wird mit einer leichten metabolischen und respiratorischen Azidose geboren. Die Azidose hat ihren Tiefpunkt nach etwa 4 min erreicht und wird bei gesunden Kindern nach etwa 1 h ohne Therapie kompensiert.

Bei Frühgeborenen und Kindern mit niedrigen Apgar-Werten wird durch die Azidose die Lungendurchblutung und die Bildung von Surfactant erheblich reduziert, so daß eine sofortige Azidosebehandlung notwendig wird. Bis zum Vorliegen der ersten Blutgasanalyse kann eine sog. Blindpufferung nach einem wahrscheinlichen Basendefizit von 5–10 mmol/l durch die Nabelvene erfolgen. Der Katheter darf nicht mehr als 2 cm tief in die Umbilikalvene eingeführt werden, um die Kanülierung eines größeren Lebergefäßes zu vermeiden.

11.15 Kinderchirurgie

Ebenso wie in anderen Fachbereichen nimmt auch die Anästhesie im kindlichen Lebensalter eine Sonderstellung ein. Dies ergibt sich aus den speziellen anatomischen und physiologischen Verhältnissen des Kindesalters sowie aus der veränderten Reaktion auf Medikamente. Das kindliche Lebensalter wird in 4 Abschnitte gegliedert: Neugeborene (1. Lebensmonat), Säuglinge (1. Lebensjahr), Kleinkinder (Vorschulalter) und Kindesalter (Schulalter bis zum 12. Lebensjahr). Jede dieser Entwicklungsstufen zeigt ihre Besonderheiten, die dem Anästhesisten bekannt sein müssen. Deshalb erfordert die Anästhesie bei Kindern besonders gute Grundlagenkenntnisse in der Physiologie und Pharmakologie sowie ausreichende praktische Erfahrungen in der Technik der Anästhesiologie. Nur Ärzte in fortgeschrittenem Ausbildungsstand sollten mit der Anästhesie von Kleinkindern und Säuglingen betraut werden [83, 97, 105, 210, 226, 381, 408, 484].

11.15.1 Operationsvorbereitung

Für die Vorbereitung eines Kindes auf Anästhesie und Operation müssen die anatomischen und physiologischen Besonderheiten dieser Altersgruppe ebenso berücksichtigt werden, wie die veränderte Reaktion des kindlichen Organismus auf Pharmaka. Im übrigen unterliegen Voruntersuchung und medikamentöse Vorbereitung den gleichen Kriterien wie bei Erwachsenen.

11.15.1.1 Anatomische Voraussetzungen

Der Kopf des Neugeborenen ist im Verhältnis zu seiner Körperlänge relativ groß, während die Halsmuskulatur noch schwach entwickelt ist. Daraus wächst die Notwendigkeit, den kindlichen Kopf sorgfältig zu lagern und zu stützen. Da Zunge und Epiglottis relativ groß sind und der Kehlkopf kranial liegt, sind Intubationsschwierigkeiten häufiger als beim Erwachsenen. Die oberen Luftwege des Kindes (Nase, Glottis, Trachea) sind für Atemwegsobstruktionen besonders disponiert. Das Krikoid bildet die engste Stelle der Trachea. Da die motorischen Nervenbahnen noch nicht voll ausgereift sind, ist der Muskeltonus des Kindes reduziert. Im Verhältnis zum Körpergewicht ist die Körperoberfläche größer als beim Erwachsenen. Diese Tatsache ist Ursache relativ rasch einsetzender Wärmeverluste bei Kindern. Zusätzliche Belastungen der Temperaturregulation, z. B. durch kalte Operationssäle, Dehydratation oder Atropinmedikation, sowie Hyperthermie, sollten deshalb nach Möglichkeit vermieden werden. Insbesondere bei der Flüssigkeitssubstitution sind diese Besonderheiten entsprechend zu berücksichtigen.

11.15.1.2 Physiologische Voraussetzungen

Der Allgemeinzustand des Neugeborenen wird ganz entscheidend auch davon bestimmt, welche Medikamente von der Mutter über die Plazenta auf das Kind übertragen worden sind. Dabei besitzen Molekulargewicht, Proteinbindung und Metabolismus der Substanzen (s. 10.14), sowie die Durchblutung der Plazenta eine erhebliche Bedeutung. Bei Entbindungen in Allgemeinanästhesie ist eine Beeinträchtigung des Neugeborenen v. a. durch Medikamente aus der Reihe der Sedativa, Analgetika und Narkotika zu erwarten.

Tabelle 11.12. Lungenphysiologische Daten von Neugeborenen im Vergleich mit Erwachsenen

	2,5 kg Neugeborenes	70 kg Erwachsener
Atemfrequenz	34/min	12/min
Atemhubvolumen	15 ml	500 ml
Atemminutenvolumen	510 ml	3000 ml
Vitalkapazität	90 ml	5000 ml
Trachealänge	5 cm	12 cm
funktioneller Totraum	5 ml	150 ml
alveoläre Ventilation	340 ml	4200 ml
funktionelle Residualkapazität	70 ml	2400 ml
Compliance	5 ml/cm H_2O	100 ml/cm H_2O
p_aCO_2	32 mm Hg	40 mm Hg
O_2-Verbrauch	12–20 ml/min	250 ml/min
CO_2-Elimination	14 ml/min	200 ml/min

Atmung. Innerhalb von 6–20 s nach der Geburt nimmt das Neugeborene seine Spontanatmung auf; rhythmische Atemzüge setzen nach 30–90 s ein. Die Atemfrequenz beträgt zunächst 40–50/min, sie geht aber bald auf 30 Atemzüge/min zurück. Das Neugeborene benötigt die hohe Atemfrequenz, um bei dem geringen Atemzugvolumen von etwa 15 ml ein ausreichendes AMV herzustellen. Bei dem geringen Atemzugvolumen wirken sich absolute Vergrößerung des Totraums (z. B. durch ungeeignete Narkosesysteme) sehr ungünstig aus. Der Sauerstoffverbrauch des Neugeborenen beträgt unter normalen Stoffwechselbedingungen etwa 8 ml/kg KG/min. Er ist somit gegenüber dem Sauerstoffverbrauch des Erwachsenen (5 ml/kg KG/min) deutlich erhöht. Die CO_2-Produktion des Neugeborenen ist ebenfalls erhöht, aber die gesteigerte Ventilation führt zu einem normalen p_aCO_2. Da die Atemregulation bei Frühgeborenen noch nicht voll ausgereift ist, reagieren diese Kinder oft mit einem Atemstillstand. Auch die alveoläre Reife ist erst zwischen dem 8. und 10. Lebenstag beendet. Die Lungencompliance ist gering, der Atemwegswiderstand relativ hoch (Tabelle 11.12). Da die Thoraxmuskulatur noch relativ schwach entwickelt ist, erfolgt die Atmung überwiegend abdominal. Daraus erklärt sich das häufige Auftreten einer Ateminsuffizienz bei und nach intraabdominellen Eingriffen. Ebenso vermögen Neugeborene pathologischen Belastungen (z. B. hyaline Membranen, angeborene Herzfehler, Sekretverlegungen der Atemwege) nur geringe Reservekräfte entgegenzustellen.

Kreislauf. Nach der Geburt finden im Kreislauf des Neugeborenen abrupte Veränderungen statt. Charakteristisch für den fetalen Kreislauf ist der hohe pulmonale Gefäßwiderstand, der geringe Systemwiderstand (Plazenta) und der Rechts-links-Shunt über das Foramen ovale und den Ductus Botalli. Mit dem Abklemmen der Nabelschnur steigt der systemische Gefäßwiderstand des Neugeborenen an, der linke Vorhofdruck wird erhöht, und der Durchfluß durch das Foramen ovale hört auf. Mit dem Einsetzen der Spontanatmung nimmt der Gefäßwiderstand der Lungen ab, und die Lungendurchblutung steigt an. Bei normalen Neugeborenen verursacht der Anstieg des arteriellen Sauerstoffdrucks über 60 mm Hg eine Vasokonstriktion und den funktionellen Verschluß des Ductus arteriosus. Dieser Verschluß erfolgt innerhalb von Stunden, der anatomische Verschluß benötigt jedoch Wochen. Die Diagnose einer persistierenden fetalen Zirkulation kann gesichert werden durch die Messung des arteriellen Sauerstoffdrucks des Blutes der rechten und linken A. radialis. Die Differenz beträgt in diesen Fällen > 20 mm Hg. Das Myokard des Neugeborenen hat eine niedrige Compliance; das HZV wird daher in erster Linie von der Herzfrequenz bestimmt. Die sympathische Innervation des Herzens ist noch unvollständig, so daß es unterschiedlich auf Katecholamine anspricht. Es ist z. B. stärker empfindlich auf Noradrenalin, gleich empfindlich auf Isoproterenol und weniger empfindlich auf Dopamin. Die Herzfrequenz beträgt etwa 120 Schläge/min (Abb. 11.16). Der arterielle Blutdruck (Abb. 11.17) liegt in den ersten Lebenstagen bei 70/45 mm Hg und in den ersten Lebenswochen bei 90/75 mm Hg. Spätestens nach 6 Monaten ist ein systolischer Blutdruck von 90 mm Hg erreicht. Genaue Blutdruckmessungen sind nur mit entsprechend dimensionierten Blutdruckmanschetten möglich.

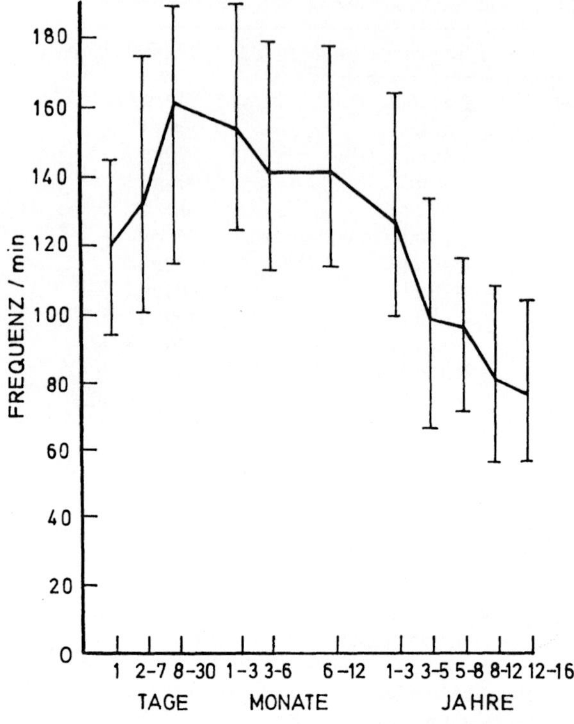

Abb. 11.16. Veränderung der Herzfrequenz bei Kindern in Abhängigkeit vom Lebensalter

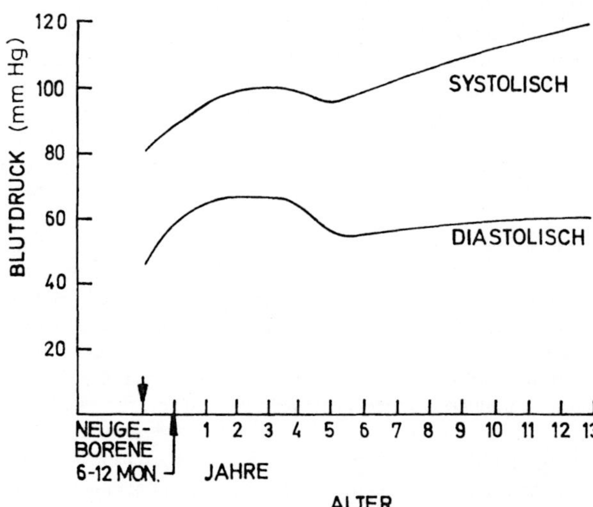

Abb. 11.17. Veränderung des Blutdrucks bei Kindern in Abhängigkeit vom Lebensalter

Homöostase. Gegenüber Wasser- und Elektrolytverschiebungen sowie auf Blutverluste reagiert der kindliche Organismus außerordentlich empfindlich. Die vermehrte Reaktion des Gefäßsystems kann Folge einer Unreife der α-adrenergen Rezeptoren oder einer verminderten Empfindlichkeit der Barorezeptoren sein. Im Gegensatz zum Erwachsenen können schon Verluste von 10% des Blutvolumens einen hämorrhagischen Schock auslösen. Das Blutvolumen beträgt bei Neugeborenen und Säuglingen 100 ml/kg KG, bei Kleinkindern 80 ml/kg KG und bei Schulkindern 75 ml/kg KG. Frühzeitige und adäquate Volumensubstitution bildet somit eine wesentliche Voraussetzung

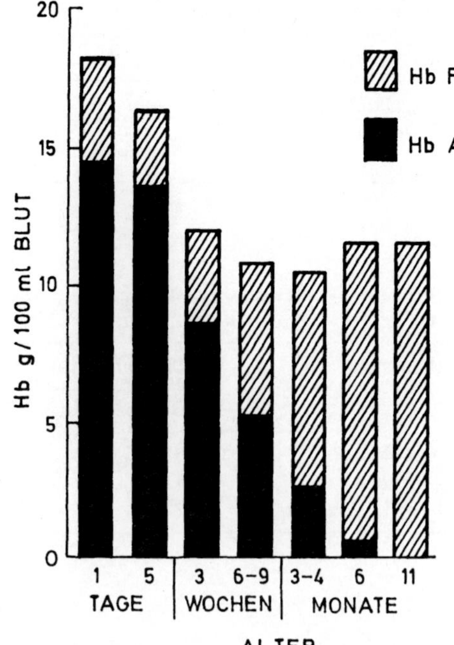

Abb. 11.18. Veränderung von Art und Konzentration des Hämoglobins bei Kindern in Abhängigkeit vom Lebensalter

Tabelle 11.13. Normale hämatologische Werte in unterschiedlichen Lebensabschnitten des Kindes

Alter	Hb (g/100 ml)	Hkt (%)	Leukozyten (mm^3)
1 Tag	19	61	18000
2 Wochen	17,3	54	12000
1 Monat	14,2	43	
2 Monate	10,7	31	
6 Monate	12,3	36	10000
1 Jahr	11,6	35	
6 Jahre	12,7	38	
10-12 Jahre	13	39	8000

zur Stabilisierung der hämodynamischen Situation. Die Hämoglobinkonzentration des Neugeborenen ist hoch; sie unterliegt in der weiteren Entwicklungsperiode altersabhängigen Veränderungen (Abb. 11.18).

Durch eine Linksverschiebung der Sauerstoffdissoziationskurve von fetalem Hämoglobin besteht jedoch eine erhöhte Sauerstoffaffinität und damit eine verminderte Sauerstoffabgabe im Gewebe. Der Hämatokritwert des Neugeborenen sollte daher postoperativ nicht unter 40% sinken. Im Alter von 2-3 Monaten besteht eine physiologische Anämie, nach 3 Monaten erfolgt ein progressiver Anstieg. Mit 4-6 Monaten entspricht die Oxyhämoglobin-Dissoziationskurve der des Erwachsenen (Tabelle 11.13).

Die Blutgerinnungstests sind mit Ausnahme der Blutungszeit beim Neugeborenen abnormal. Die Konzentration der Vitamin-K-abhängigen Faktoren (II, VII, IX, X) sind vermindert und führen zu einer verlängerten Prothrombinzeit. Trotz dieser Veränderungen gerinnt das Blut des Terminkindes normal. Der KOD ist bei Neugeborenen geringer als bei Erwachsenen (16-19 mm Hg bei Neugeborenen, 25 mm Hg bei Erwachsenen).

Tabelle 11.14. Neutrale und kritische Temperatur verschiedener Altersstufen

Altersstufe	Neutrale Temp.	Kritische Temp.
Frühgeborenes	34	28
Terminkind	32	23
Erwachsener	28	1

Tabelle 11.15. Basis- und Ersatzbedarf an intravenöser Flüssigkeit in verschiedenen Altersklassen bei mittleren operativen Eingriffen

Lebensalter	5%ige Dextrose in Ringer-Laktat (ml/kg/h)		
	Basisbedarf	Ersatzbedarf	Totalbedarf
1.-5. Lebensjahr	6-10	2-4	8-14
6.-9. Lebensjahr	4- 8	2-4	6-12
10.-14. Lebensjahr	2- 6	2-4	4-10

Wärmeregulation. Da Neugeborene im Verhältnis zum Körpergewicht eine relativ große Körperoberfläche mit einer dünnen subkutanen Fettschicht besitzen, wird die Wärmeabgabe (durch Strahlung, Verdunstung und Leitung) im Vergleich zum Erwachsenen wesentlich erleichtert. Der Hauptmechanismus zur Anhebung der Körpertemperatur ist die Bereitstellung von Wärme aus dem braunen Fettgewebe, das beim Neugeborenen nur unzureichend vorhanden ist. Das braune Fettgewebe ist reich an sympathischen Nervenfasern und Noradrenalinvesikeln. Noradrenalin induziert den Abbau von Triglyzeriden in nichtveresterte Fettsäuren, deren Metabolisierung Wärme freisetzt. Sinkt die Umgebungstemperatur ab, steigt die Metabolisierung und damit der Sauerstoffverbrauch an. Beim Neugeborenen wird die kritische Temperatur im Operationssaal fast immer unterschritten. Unter kritischer Temperatur versteht man jene Temperatur, unter der ein unbekleideter Mensch seine normale Temperatur nicht mehr aufrechterhalten kann (Tabelle 11.14).

Durch Aufheizung des Operationssaals, Verwendung von Heizmatten und Wärmestrahlern, Erwärmen und Anfeuchten des Atemgases, durch erwärmte Infusionslösungen und durch Einwickeln der Extremitäten muß der Wärmeverlust verhindert werden.

Stoffwechsel. Der Extrazellulärraum des Neugeborenen ist im Verhältnis zu dem des Erwachsenen relativ vergrößert. Er beansprucht 40% des Körpergewichts (kg) (Erwachsene: 20%). Absolut ist jedoch das Flüssigkeitsvolumen des Extrazellulärraums ziemlich klein.

Die erhöhte metabolische Rate des Neugeborenen führt zu einem erhöhten Umsatz von extrazellulärer Flüssigkeit und erfordert deshalb eine peinliche Kontrolle der Flüssigkeitstherapie. Der Gesamtstoffwechsel des Neugeborenen liegt etwa 3- bis 4mal höher als der des Erwachsenen. Die Flüssigkeitstherapie ist zu unterteilen in den Basisbedarf und den Ersatzbedarf (Tabelle 11.15).

Der Basisbedarf korreliert mit der metabolischen Rate, der Ersatzbedarf mit pathologischen Prozessen, z. B. Ausdehnung der Operation, Flüssigkeitsverlagerungen, Verluste durch Perspiratio insensibilis. Infolge der höheren Umsatzrate für Glykogen neigen Neugeborene und Säuglinge zur Hypoglykämie. In diesem Lebensabschnitt besteht auch eine Neigung zur Hypokalzämie. Da das Gehirn einen hohen Glukosebedarf hat, erklären sich viele zerebrale Symptome aus dem Glukosemangel. Zur Infusionstherapie sollte deshalb stets 5%ige Glukoselösung verwendet werden, bei Frühgeburten sogar 10%ige Glukoselösung. Der Blutzuckerspiegel sollte bei größeren Infusionsvolumina engmaschig kontrolliert werden.

Die Nierenfunktion ist in den ersten Lebensmonaten noch nicht voll ausgereift. Volumenüberladungen werden daher schlecht toleriert.

Die glomeruläre Filtrationsrate (ml/m^2/min) steigt z. B. mit zunehmendem Lebensalter kontinuierlich an (Tabelle 11.16).

Tabelle 11.16. Mittlere glomeruläre Filtrationsrate (GFR) in unterschiedlichen Lebensabschnitten.

Lebensalter	GFR ($ml/1{,}7\,m^2/min$)
Frühgeborene	16
Terminkinder	20
Säuglinge zwischen 3-5 Wochen	60
Kleinkinder von 1 Jahr	80
Erwachsene	120

Tabelle 11.17. Richtwerte für Körpergewicht und Körperoberfläche bei Kindern verschiedenen Lebensalters

Lebensalter	Körpergewicht (kg)	Körperoberfläche (m^2)
Neugeborene	3	0,2
12 Monate	10	0,5
7 Jahre	25	0,8
10 Jahre	30	1,0
12 Jahre	40	1,2
15 Jahre	60	1,5

11.15.1.3 Pharmakologische Besonderheiten

Für die Berechnung der erforderlichen Medikamentendosis ist das Körpergewicht des Kindes nicht vorbehaltlos geeignet; die Körperoberfläche liefert die brauchbareren Werte. Eine Umrechnung der bei Erwachsenen geltenden Dosierung in die für Kinder zutreffende Dosis ist nach folgender Formel möglich:

$$\text{Dosis Kind} = \frac{\text{Körperoberfläche des Kindes}}{\text{Körperoberfläche des Erwachsenen}} \cdot \text{Dosis für Erwachsene}$$

Richtwerte für Körpergewicht und Körperoberfläche in den verschiedenen Lebensabschnitten sind in Tabelle 11.17 aufgeführt.

Darüber hinaus ist die Reaktion des kindlichen Organismus auf die Applikation von Medikamenten verändert. Dies trifft insbesondere für Narkotika und MR zu. Ursachen dafür sind Veränderungen des Verhältnisses von EZR zu IZR, die geringere Bindung lipidlöslicher Substanzen, die noch unvollständig entwickelte Blut-Hirn-Schranke und die verminderte Entgiftungsfunktion (z. B. enzymatischer Abbau in der Leber, Kopplung der Substanzen, Elimination über die Niere), sowie die unterschiedlichen Reaktionen des Gehirns auf die Pharmaka.

Kleinkinder nehmen Inhalationsnarkotika rascher auf und neigen eher zu Blutdruckabfällen und Bradykardie. Der intraoperativen Überwachung der Herz-Kreislauf-Funktion ist daher besondere Aufmerksamkeit zu widmen. Wegen der Abhängigkeit des HZV von der Herzfrequenz ist jede Bradykardie ($<120/min$) sofort zu beheben (Atropin 0,007 mg/kg KG). Auch auf MR sprechen Kleinkinder anders als Erwachsene an. Bedingt durch das relativ große Volumen des Extrazellulärraums sind initial höhere Dosen von dMR (z. B. Succinylcholin 2 mg/kg KG) erforderlich. Andererseits reagieren Neugeborene auf ndMR empfindlich, so daß niedrigere Dosierungen (z. B. Pancuronium 0,02 mg/kg KG) erforderlich sind. Da die Blut-Hirn-Schranke und die Stoffwechselleistung der Leber noch nicht voll ausgereift sind, besteht eine erhöhte Empfindlichkeit gegenüber intravenösen Narkotika und Analgetika.

Die Pharmakokinetik unterscheidet sich bei Neugeborenen und Kleinkindern von der des Erwachsenen. Die herabgesetzte hepatische und renale Clearance, die charakteristisch ist für Neugeborene, kann eine verlängerte Medikamentenwirkung erzeugen. Die Clearancerate erreicht erst mit etwa 5-6 Monaten die des Erwachsenen, im späteren Kindesalter kann sie diese sogar überschreiten.

11.15.1.4 Besonderheiten des unreifen Neugeborenen

Beim unreifen Neugeborenen ist mit dem Vorhandensein eines idiopathischen Atemnotsyndroms (Surfactantmangel) mit Atelektasen, gestörtem Ventilations-Perfusions-Verhältnis, Hypoxämie und Azidose zu rechnen. Diese Kinder benötigen höhere Sauerstoffkonzentrationen und künstliche Beatmung mit positivem endexspiratorischen Druck. Darüber hinaus findet sich bei diesen Kindern häufig eine Ventrikelblutung, insbesondere bei Gerinnungsstörung, Azidose, Hypervolämie und nach Infusion hypertonischer Lösungen. Große Ventrikelseptumdefekte, ein persistierender Ductus Botalli und Defekte der Endokardkissen verursachen einen Links-rechts-Shunt, gesteigerte Lungendurchblutung und Stauungsinsuffizienz. Rechts-links-Shunts mit Zyanose treten meist bei der Transposition der großen Arterien und bei der Fallot-Tetralogie auf. Aortenstenose, Pulmonalstenose und Aortenisthmusstenose werden als kardial obstruierende Erkrankungen relativ häufig in der Neugeborenenperiode beobachtet.

11.15.1.5 Voruntersuchung

In der Regel sind Kinder, bei denen operative Eingriffe durchgeführt werden müssen, von einem Pädiater klinisch voruntersucht. Eine erste Information über den Allgemeinzustand des Kindes liefern Hautfarbe und Aktivität. Das Körpergewicht sollte für die Berechnung einer angemessenen Dosierung zuverlässig bestimmt sein. Die laborchemischen Untersuchungen beschränken sich auf Hämoglobin- und Hämatokritkontrolle, Elektrolytbestimmungen (Na^+, K^+) und eine Harnanalyse. Röntgenaufnahmen des Thorax und Temperaturmessungen sollten vorliegen. In besonderen Fällen sind Analysen des Säure-Basen-Haushalts und der Blutgase sowie weiterführende diagnostische Verfahren (EKG, Herzkatheter, Lungenfunktion) erforderlich. Die Nahrungs- und Flüssigkeitskarenz wird im Kindesalter zur Vermeidung einer azidotischen Stoffwechsellage flexibler gestaltet, wobei Säuglinge ihre normale Kost bis zu 4 h vor der Operation erhalten können. Über 2 Jahre alte Kleinkinder dürfen bis zu 4 h vor der Operation trinken. Neugeborene, insbesondere aber Frühgeborene, erhalten wegen der Unreife der Leber und dem dadurch bedingten Mangel an Prothrombin Vitamin K (1 mg i. m.).

Tabelle 11.18. Dosierungsschema für die Prämedikation bei Kindern

Alter	Gewicht (kg)	Hyoscyamin	Pethidin
Neugeb. bis 4 Wochen	3	0,05 mg = 0,1 ml	–
6/8 Wochen	4	0,1 mg = 0,2 ml	–
3 Monate	6	0,1 mg = 0,2 ml	–
6 Monate	8	0,15 mg = 0,3 ml	–
1 Jahr	10	0,15 mg = 0,3 ml	5 mg = 0,1 ml
2 Jahre	13	0,15 mg = 0,3 ml	5 mg = 0,1 ml
3 Jahre	15	0,2 mg = 0,4 ml	5 mg = 0,1 ml
4 Jahre	17	0,2 mg = 0,4 ml	10 mg = 0,2 ml
5 Jahre	20	0,25 mg = 0,5 ml	10 mg = 0,2 ml
6 Jahre	22	0,25 mg = 0,5 ml	15 mg = 0,3 ml
7 Jahre	25	0,3 mg = 0,6 ml	20 mg = 0,4 ml
8 Jahre	27	0,35 mg = 0,7 ml	20 mg = 0,4 ml
9 Jahre	30	0,35 mg = 0,7 ml	25 mg = 0,5 ml
10 Jahre	32	0,35 mg = 0,7 ml	30 mg = 0,6 ml
12 Jahre	40	0,4 mg = 0,8 ml	40 mg = 0,8 ml
14 Jahre	50	0,5 mg = 1,0 ml	50 mg = 1,0 ml

11.15.1.6 Prämedikation

Bei der Prämedikationsvisite ist die besondere psychische Situation des Kindes durch angepaßtes Verhalten zu berücksichtigen. In Abhängigkeit von der psychischen Ausgangslage erhalten Kinder am Vorabend des Operationstags ein Sedativum (z. B. Chlorprothixen: Truxal 0,5 mg/kg KG) oder ein Hypnotikum (z. B. Phenobarbital: Luminaletten 1,5-3,0 mg/kg KG). Am Operationstag wird eine Mischinjektion aus Pethidin und Atropin (s. Tabelle 11.18) intramuskulär appliziert. Bei Neugeborenen kann auf Atropin verzichtet werden, da der Vagustonus in diesem Lebensabschnitt nur gering ausgebildet ist. Darüber hinaus wird die unerwünschte Nebenwirkung der Eindickung von Bronchialsekret und der Temperatursteigerung vermieden. Bei Kindern aller Altersgruppen mit Fieber sollte Atropin nicht verabreicht werden.

11.15.1.7 Monitoring

Die Überwachung von Neugeborenen, Säuglingen und Kleinkindern bei operativen Eingriffen ist von großer Bedeutung, weil v. a. das Neugeborene und der Säugling herabgesetzte physiologische Reserven besitzen. Sie erfordert präkordiales Stethoskop oder Ösophagusstethoskop, EKG-Monitoring, Blutdruckmessung, Temperaturmessung (z. B. in Ösophagus, Gehörgang, Rektum oder Haut) und die Registrierung der Harnausscheidung (Neugeborene 0,5 ml/kg KG/h; ab 1. Monat 1 ml/kg KG/h). Die sorgfältige Kontrolle von Blutverlusten (z. B. durch Wiegen der Tupfer) ist bei größeren Eingriffen erforderlich, da schon Verluste von 10% des BV zur Vermeidung eines hämorrhagischen Schocks die Bluttransfusion erfordern.

EKG. Der Vorteil der kontinuierlichen Ableitung des EKG liegt in der schnellen Identifizierung von Herzrhythmusstörungen. Da Veränderungen des EKG beim Kinde eher auf Reizleitungsstörungen zurückzuführen sind als auf myokardiale Ischämie, ist die Ableitung II besser als die präkordiale Ableitung.

Blutdruck. Die verminderte kardiovaskuläre Reserve und die mitunter ausgeprägte hypotensive Reaktion auf Inhalationsnarkotika machen die regelmäßige Messung des Blutdrucks beim Kinde zur Pflicht. Bei Verwendung nichtinvasiver Methoden muß die Manschettenbreite der Größe des kindlichen Arms angepaßt sein. Zu kleine Manschetten liefern zu hohe, zu große Manschetten liefern zu geringe Druckwerte. Neben der Erfassung der Korotkow-Töne (nur bei älteren Kindern) sind v. a. die Dopplermethoden und die oszillometrischen Methoden als Meßprinzipien geeignet (s. 4.1.1).

Bei direkter Messung über arterielle Katheter ist zugleich die Möglichkeit zur Messung der Blutgasanalyse gegeben. Dabei kann die Wahl der Arterie von Bedeutung sein. Die linke A. radialis und die Umbilikalarterie führen Blut von Arterien distal des Ductus arteriosus. Sie können bei offenem Ductus arteriosus nicht den exakten arteriellen Sauerstoffdruck des Gehirns und der Retina anzeigen. Die Erfassung der exakten Werte dieser Bereiche gelingt durch Verwendung einer präduktalen Arterie (z. B. der rechten A. radialis).

Temperaturmessung. Messungen der Körpertemperatur sind bei Kindern während der perioperativen Phase wichtig, weil Hypothermie den Sauerstoffverbrauch in einem bestimmten Temperaturbereich erhöht, sowie Atemdepression, Bradykardie, metabolische Azidose und Hypoglykämie bewirkt. Als Meßpunkte eigenen sich Rektum, Ösophagus und Nasopharynx; die nasopharyngeale Sonde eignet sich für intubierte Kinder am besten zur Messung der Körpertemperatur.

Transkutane Messung der Sauerstoffspannung. Der transkutane Sauerstoffdruck korreliert bei Kindern gut mit dem arteriellen Sauerstoffpartialdruck, wenn eine gute Hautdurchblutung besteht. Bei reduzierter Hautdurchblutung kann der transkutane Sauerstoffdruck geringer sein als der arterielle Sauerstoffpartialdruck. In jedem Fall ist die Messung des transkutanen Sauerstoffdrucks zur Erfassung einer Hypoxie geeignet. Da Neugeborene mit einem Gestationsalter unter 44 Wochen bei hohen Sauerstoffkonzentrationen durch die Entwicklung einer retrolentalen Fibroplasie gefährdet sind, empfiehlt sich die Kontrolle der Sauerstoffspannung bei diesen Kindern besonders. Die optimale Sauerstoffkonzentration sollte zwischen 60–90 mm Hg betragen.

Präkordiales Stethoskop. Ein präkordiales Stethoskop oder ein Ösophagusstethoskop ist zur Kontrolle der Ventilation, der Herzfrequenz und des Herzrhythmus geeignet. Das Ösophagusstethoskop ist zwar die zuverlässigere Methode, doch ist es nicht immer einsetzbar (z. B. bei hämorrhagischer Diathese, intraoralem Eingriff, Ösophagusatresie).

ZVD. Der ZVD kann bei Kindern ebenso wie bei Erwachsenen gemessen werden (z. B. V. subclavia, V. jugularis). Die Komplikationsraten der ZVD-Messung sind bei Kindern jedoch höher als im Erwachsenenalter.

11.15.2 Anästhesieverfahren

Bei Kindern aller Altersgruppen ist die Allgemeinanästhesie das Anästhesieverfahren der Wahl. Regionale Anästhesietechniken sind ungeeignet, weil Kinder in der Regel nicht kooperativ und die anatomischen Voraussetzungen ungünstiger als im Erwachsenenalter sind.

11.15.2.1 Narkoseeinleitung

Neben den im Erwachsenenalter praktizierten Verfahren der intravenösen Applikation und der Inhalation von Narkotika können im Kindesalter Narkotika auch rektal und intramuskulär verabreicht werden. In Abhängigkeit von der psychischen

Ausgangslage des Kindes und seinem Alter sollte das bestgeeignete Verfahren ausgewählt werden. Ebenso wie der Operationssaal muß auch der Raum, in dem die Narkose eingeleitet wird, über zusätzliche Wärmequellen verfügen, um größere Wärmeverluste des Kindes auszuschließen.

Einleitung durch Inhalation. Die Inhalation eines Atemgasgemisches (z.B. O_2-N_2O = 2:2) mit einem Inhalationsnarkotikum über Maske ist bei Neugeborenen, Säuglingen und Kleinkindern das am häufigsten verwendete Verfahren. Auch die Inhalation von Cyclopropan (Explosionsgefahr!) wird wegen seines schnellen Wirkungseintritts von einigen Anästhesisten bevorzugt. Die Einleitung einer Narkose durch Inhalation bei älteren Kindern erfordert vom Anästhesisten ein besonderes psychologisches Geschick, um die Mitarbeit des Kindes zu gewinnen (z.B. durch Aufforderung zum Aufblasen des Reservoirbeutels). Grundsätzlich ist davon auszugehen, daß Kinder zwischen dem 2. und 5. Lebensjahr besonders empfindlich und furchtsam sind und deshalb vermehrte psychische Führung benötigen. Bei der Narkoseeinleitung durch Inhalation ist abhängig von der Mitarbeit des Patienten und der persönlichen Erfahrung des Anästhesisten ein differenziertes Vorgehen möglich. Dabei kann primär eine geringe Konzentration angeboten werden, die kontinuierlich gesteigert wird oder man beginnt sofort mit hohen Konzentrationen und reduziert diese im weiteren Verlauf. Das Mitbringen des Lieblingsspielzeugs in den Einleitungsraum sollte dem Kind erlaubt werden. In Ausnahmefällen kann die Einleitung der Narkose auf dem Arm der Schwester oder der Mutter erfolgen.

Einleitung durch intramuskuläre Applikation. Die intramuskuläre Injektion von Narkotika (z.B. Ketamin 5-10 mg/kg KG einer 10%igen Lsg. oder Methohexital 3-6 mg/kg KG einer 5%igen Lsg.) ist besonders bei nichtkooperativen oder retardierten Kindern geeignet. In der Regel schlafen die Kinder innerhalb von 3-5 min nach der Injektion ein, so daß die Narkose dann als Inhalationsnarkose weitergeführt werden kann.

Einleitung durch rektale Instillation. Die rektale Applikation intravenöser Narkotika (z.B. Methohexital 20-25 mg/kg KG einer 10%igen Lösung) hat sich v.a. bei unzureichend prämedizierten oder ängstlichen Kindern bewährt. Die Instillation erfolgt über einen in die Ampulla recti eingeführten Katheter, der unmittelbar nach der Verabreichung der Substanz gezogen werden muß. Durch Zusammenpressen beider Gesäßhälften wird ein unerwünschtes Zurückfließen der Lösung weitgehend verhindert. Nach etwa 7-10 min tritt Schlaf ein, nach 15-20 min werden chirurgische Manipulationen toleriert. Die Narkose wird als Inhalationsnarkose weitergeführt.

Einleitung durch intravenöse Injektion. Die intravenöse Applikation eines Narkotikums (z.B. Thiopental 3-5 mg/kg KG, Methohexital 1 mg/kg KG, Ketamin 1-2 mg/kg KG) sollte nur bei kooperativen Kindern oder bei Kindern mit bereits vorhandenen intravenösen Zugangswegen durchgeführt werden. Auch nach dieser Form der Einleitung empfiehlt es sich, die Narkose als Inhalationsnarkose weiterzuführen.

11.15.2.2 Schaffung venöser Zugänge

Bei Kindern wird in der Regel erst nach dem Erlöschen des Bewußtseins ein venöser Zugang hergestellt. Im Säuglingsalter eignen sich dafür neben den Nabelvenen (nur kurzfristig) v.a. die Venen der Kopfhaut. In den späteren Lebensabschnitten sind auch die Venen des Handrückens, des Fußrückens, des Innenknöchelbereichs und des Halses (z.B. V. jugularis interna) geeignet. Nur in seltenen Fällen ist eine Venae sectio erforderlich.

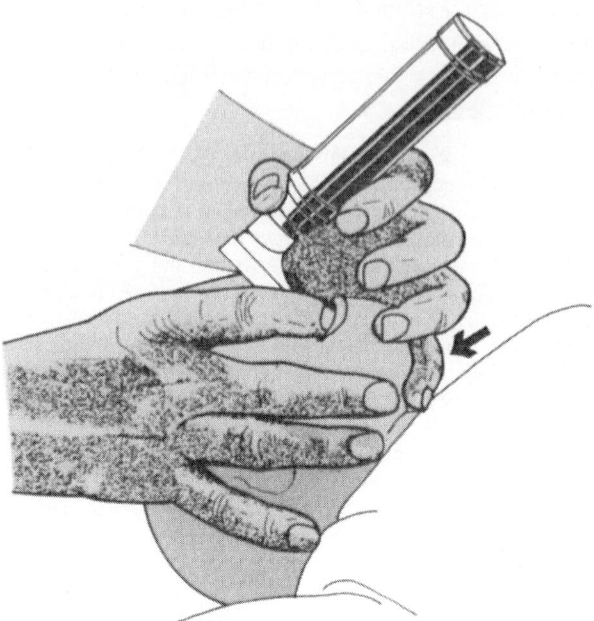

Abb. 11.19. Schematische Darstellung der endotrachealen Intubation beim Kleinkind

Tabelle 11.19. Innendurchmesser (mm) und Außendurchmesser (Charr) von Endotrachealtuben für Säuglinge und Kleinkinder

Alter	Gewicht kg	Innendurchmesser mm	Außendurchmesser (Charr.)
Frühgeborenes	1,5–2,5	3–3,5	12–14
Neugeborenes	2,5–3,5	4,0	16
1 Monat	3,5–5,0	4,5	18
6 Monate	7,0	4,5	18
1 Jahr	10,5	5,0	20
2 Jahre	13,5	5,5	22
3 Jahre	15,5	5,5	22
4 Jahre	17,5	6,0	24
5 Jahre	20,0	6,0	24
6 Jahre	25,0	6,5	26
8 Jahre	32,5	6,5	26
10 Jahre	40,0	7,0	28
12 Jahre	50,0	7,0	28
14 Jahre	55,0	7,5	30

11.15.2.3 Endotracheale Intubation

Die endotracheale Intubation (Abb. 11.19) erfolgt entweder in ausreichend tiefer Halothannarkose oder nach Muskelrelaxation mit dMR (1 mg/kg KG, auf 0,4% mit NaCl verdünnt). Da die Intubation im frühen Kindesalter in der Regel mit manschettenlosen Tubi durchgeführt wird (Krikoid = engste Stelle der Trachea), muß der Tubusdurchmesser aus Gründen einer sorgfältigen Abdichtung des respiratorischen Systems entsprechend ausgewählt werden. Als Richtwert für den geeigneten

Tubusdurchmesser dient der Quotient aus $\frac{4{,}5 + \text{Lebensalter}}{4}$. Daneben wird als Maß der Tubusgröße in Charriere die Summe aus 18 + Alter empfohlen. Auch die Tubuslänge sollte für Kinder entsprechend vorbereitet werden. Als brauchbares Maß für die zulässige Länge (cm) eignet sich die Summe aus halbem Lebensalter + 12 oder die Summe aus 14 + halbem Lebensalter. Ein anderer Vorschlag empfiehlt als Länge für die Entfernung von den Lippen bis zur Bifurkation bei einem 1 kg schweren Frühgeborenen ein Maß von 7 cm und je 1 cm mehr für jedes zusätzliche Kilogramm Körpergewicht bis zu einer Länge von 10 cm.

Man sollte sich jedoch nicht scheuen, einen unpassenden Tubus gegen einen besser geeigneten auszuwechseln. Der bestgeeignete Tubus ist jener, der das Lumen des Ringknorpels leicht passiert und innerhalb kurzer Zeit einen luftdichten Sitz garantiert (Tabelle 11.19). Nach sorgfältiger Überprüfung der korrekten Tubuslage (Stethoskop) ist die Fixation des Tubus mit Heftpflasterstreifen an der Wange des Kindes erforderlich.

11.15.2.4 Aufrechterhaltung der Narkose

In der Regel wird die Allgemeinanästhesie mit einem Lachgas-Sauerstoff-Gemisch (1:1) unter Zusatz eines Inhalationsnarkotikums (v.a. Halothan) aufrechterhalten. Die Narkose kann auch durch intravenöse Gabe von Ketamin (1 mg/kg KG) fortgeführt werden.

Muskelrelaxation. Die Muskelerschlaffung erfolgt entweder mit Repetitionsdosen eines dMR (0,2 mg/kg KG) oder mit ndMR (z.B. Alcuronium 0,15 mg/kg KG, Pancuronium 0,05 mg/kg KG). Bei wiederholter Gabe von dMR ist das mögliche Auftreten von Bradykardien oder Arrhythmien zu berücksichtigen; u.U. ist Atropin (0,01 mg/kg KG) zu applizieren. Das Neugeborene reagiert infolge seiner erniedrigten Compliance und seines erhöhten Atemwegswiderstands sehr empfindlich auf einen möglichen Überhang an ndMR, so daß in diesem Lebensabschnitt bevorzugt dMR verabreicht werden sollten. Allerdings besteht auch hier bei langen Operationszeiten die Gefahr des Phase-II-Blocks. Unterkühlungen verlängern die Wirkung der Muskelrelaxanzien. Bei Verbrennungen, Atemwegsobstruktionen, vollem Magen und offenen Augenverletzungen sind dMR nur unter entsprechender Kritik zu verwenden.

Narkoseventilation. Bei Kindern mit einem Körpergewicht von > 20 kg können wie bei Erwachsenen Kreissysteme verwendet werden. Kinder mit einem Körpergewicht von < 20 kg sollten mit halboffenem System beatmet werden. Als Beatmungsfrequenz empfehlen sich 30–40 Atemzüge/min. Die Menge des Ventilationsvolumens wird nach dem Körpergewicht des Kindes berechnet. Dabei hat sich folgende Formel bewährt:

AMV = Hubvolumen · Atemfrequenz
Hubvolumen = 3 · Totraumvolumen
Totraumvolumen = 2 ml/kg KG.

In der Regel beträgt das AMV 150 ml/kg KG. Bei den üblichen halboffenen Systemen (Digbey-Leigh, Jackson-Reed) sollte der Frischgasflow etwa das 2,5- bis 3fache des AMV betragen, um eine Rückatmung zu vermeiden.

Infusionstherapie. Es hat sich bewährt, die Kreislaufsituation durch großzügige Vorgabe von 5%igem Albumin (10 ml/kg KG) zu stabilisieren. Der normale Flüssigkeitsbedarf des Kindes beträgt 60 ml/kg/24 h und wird mit einer speziellen Glukoseelektrolytlösung (⅔ Ringer-Lösung + ⅓ 5%ige Dextrose) gedeckt (Tabelle 11.20).

Während der Operation sollten innerhalb der verschiedenen Gewichtsstufen folgende Mengen infundiert werden.

Tabelle 11.20. Flüssigkeitsbedarf bei Säuglingen, Kleinkindern und Kindern während 24 h unter Normalbedingungen

Lebensalter	Durchschnittliches Körpergewicht (kg)	Flüssigkeitsbedarf (ml/kg KG/24 h)
2. bis 9. Tag	3,3	60–120
ab 10. Tag	3,5	140–160
3 Monate	5,7	140–160
6 Monate	7,0	130–155
9 Monate	8,6	125–145
1 Jahr	9,5	120–135
2 Jahre	12,5	115–125
4 Jahre	16,2	100–115
6 Jahre	20,0	90–100
8 Jahre	25,0	80– 90
10 Jahre	28,7	70– 85
14 Jahre	45,0	50– 60

1-10 kg KG = 4 ml/kg KG/h Speziallösung
11-20 kg KG = 6 ml/kg KG/h Speziallösung
21-50 kg KG = 7 ml/kg KG/h Speziallösung.

Die Primärbehandlung der Hypovolämie erfolgt durch 5%iges Humanalbumin (10 ml/kg KG i. v.), der Hypoglykämie durch 10%ige Glukoselösung (5 ml/kg KG i. v.), der Azidose durch 4,2%ige Natriumkarbonatlösung (1 ml/kg KG i. v.).

Dem Wärmeverlust des kindlichen Organismus ist durch entsprechend temperierte Operationsräume, Wärmelampen oder Heizmatten zu begegnen.

11.15.2.5 Narkoseausleitung, Extubation, postoperative Überwachung

Da die Reflexbereitschaft des Kindes generell erhöht ist, kann die Extubation des wachen Kindes zur spastischen Atemwegsobstruktion führen. Andererseits ist die Extubation in tiefer Allgemeinanästhesie mit der Gefahr einer zunehmenden Ateminsuffizienz verbunden. Im Idealfall sollte die Extubation des Kindes nur bei ausreichender Ventilation und nachweisbarer Motilität unter noch bestehender leichter Sedierung erfolgen.

Die endotracheale Absaugung ist steril und atraumatisch durchzuführen. Sie sollte nur kurzfristig mit dünnen Kathetern erfolgen, wobei sowohl vor, als auch nach dem Absaugevorgang eine ausreichende Blähung der Lunge und Oxygenierung durchgeführt werden muß. Postoperative Schmerzbekämpfung ist bei Säuglingen und Kleinkindern nur selten erforderlich. Häufig wird nur Unruhe beobachtet. Ehe eine Sedierung verordnet wird, sollte sichergestellt sein, daß die Unruhe nicht durch Hypoxie, Atemwegsverlegung oder Blutverlust verursacht ist. Als Analgetika oder Sedativa werden bei Kindern in der Regel Diazepam (Valium 0,2 mg/kg KG), Promethazin (Atosil 1 mg/kg KG) und Pethidin (Dolantin 1 mg/kg KG) verwendet. Ebenso können aber auch andere Präparate, z. B. Suppositorien von Pentacozin (Fortral 0,5 mg/kg KG) oder Aprobarbital (Allional 2 mg/kg KG) eingesetzt werden.

11.15.3 Nebenerkrankungen des Neugeborenen

Bei Neugeborenen werden v. a. das Atemnotsyndrom, bronchopulmonale Fehlbildungen, intrakranielle Blutungen, Retinopathie, Kernikterus, Hypoglykämie und Sepsis beobachtet.

11.15.3.1 Atemnotsyndrom

50–70% der Todesfälle bei Frühgeburten sind auf ein Atemnotsyndrom zurückzuführen. Dieses Syndrom wird durch den Mangel an Surfactant (Phospholipide) in den Alveolen verursacht. Die Funktion des Surfactants besteht darin, die alveoläre Stabilität zu garantieren. Ohne Surfactant kommt es zum Kollaps der Alveolen und nachfolgend zum intrapulmonalen Rechts-links-Shunt, zur arteriellen Hypoxämie und zur metabolischen Azidose.

Surfactant wird in den Alveolarzellen, Typ II, produziert. Diese Zellen finden sich erst nach der 35. Schwangerschaftswoche in einer Zahl, die imstande ist, ausreichende Mengen von Surfactant zu produzieren.

Die arterielle Oxygenation muß deshalb bei solchen Kindern durch zusätzliche Zufuhr von Sauerstoff mit oder ohne mechanische Ventilation sichergestellt werden. Wenngleich die Anwendung von PEEP mitunter unausweichlich ist, sollte in diesem Lebensalter an die Entstehung eines Pneumothorax bei Anwendung der Methode gedacht werden. Zur Sicherstellung einer optimalen Oxygenation sollte auch die hämodynamische Situation entsprechend kontrolliert werden, z. B. durch eine gute Infusionstherapie.

11.15.3.2 Bronchopulmonale Fehlentwicklung

Kinder mit Atemnotsyndrom zeigen oft eine bronchopulmonale Fehlentwicklung, die charakterisiert ist durch erhöhten Atemwegswiderstand, verminderte Lungencompliance, Störung des Ventilations-Perfusions-Verhältnisses, verminderte arterielle Oxygenation und Tachypnoe. Der Sauerstoffverbrauch dieser Kinder ist in der Regel um 25% erhöht. Die Kinder zeigen außerdem eine erhöhte Häufigkeit von Lungeninfektionen, v. a. während des ersten Lebensjahres. Nach dieser Zeit bessert sich die Prognose dieser Kinder. Eine Anästhesie sollte bei diesen Kindern immer in endotrachealer Intubation mit erhöhten Sauerstoffkonzentrationen und künstlicher Beatmung erfolgen.

11.15.3.3 Intrakranielle Blutung

Unter den verschiedenen Formen der intrakraniellen Blutung wird die periventrikuläre-intraventrikuläre Blutung am häufigsten (45%) bei Neugeborenen (Frühgeborenen) beobachtet. Faktoren, die das Frühgeborene zu einer solchen Blutung disponieren, sind unzureichende Autoregulation der zerebralen Durchblutung, erhöhter zerebraler Venendruck und Unreife des Kapillarbetts. Ultraschalluntersuchung und Computertomographie sind zur Diagnostik derartiger Blutungen gut geeignet. Bei der Anästhesie dieser Kinder sollte arterielle Hypoxämie und Hyperkapnie vermieden werden. Der Blutdruck sollte im Normbereich verbleiben, so daß ein sorgfältiges Monitoring erforderlich ist.

11.15.3.4 Retrolentale Fibroplasie

Der wichtigste Risikofaktor für das Auftreten dieser Krankheit ist die arterielle Hyperoxie, unter der es zur retinalen Vasokonstriktion und damit zur Störung der Retinaentwicklung kommt. Dabei muß man davon ausgehen, daß die Veränderungen an der Retina um so schwerer werden, je unreifer die Retina ist. Nach der 44. Woche kann das Risiko einer Retinopathie vernachlässigt werden. Bei der Anästhesie von Neugeborenen, insbesondere von Frühgeborenen, ist die Kontrolle des arteriellen Sauerstoffdrucks nachhaltig zu empfehlen, um sowohl Hyperoxie als auch Hypoxie zu vermeiden.

11.15.3.5. Kernikterus

Als Kernikterus wird ein Syndrom bezeichnet, das durch die toxische Wirkung von Bilirubin am ZNS entsteht. Die wesentlichen klinischen Zeichen des Kernikterus umfassen Hypertonizität, Opisthotonus und Spastik. Da Bilirubin nicht lipophil ist, überschreitet es die Blut-Hirn-Schranke nicht. Beim Neugeborenen, insbesondere beim Frühgeborenen, sind für den Durchtritt offensichtlich die Unreife der Blut-Hirn-Schranke sowie Hypoxie und Medikamente verantwortlich. Die Behandlung der Hyperbilirubinämie erfolgt durch Phototherapie und Austauschtransfusion.

11.15.3.6 Hypoglykämie

Das Neugeborene besitzt ein schlecht entwickeltes System für die Aufrechterhaltung einer adäquaten Blutglukosekonzentration und ist sehr empfindlich gegen Veränderungen des KH-Stoffwechsels. Die Glukosekonzentration sollte bei Kindern >45 mg/100 ml betragen. Zeichen der Hypoglykämie umfassen erhöhte Reizbarkeit, Anfälle, Bradykardie, Hypotension und Apnoe. Die Aufrechterhaltung einer adäquaten Blutzuckerkonzentration beim Neugeborenen erfordert bei operativen Eingriffen die intravenöse Infusion glukosehaltiger Lösungen. Die sofortige Behandlung einer Hypoglykämie erfolgt mit 0,5-1,0 g/kg KG Glukose i. v. oder der kontinuierlichen Infusion von 8 mg/kg KG/min. Blutzuckerkonzentrationen von >125 mg/100 ml sollten nicht überschritten werden, weil unter diesen Bedingungen eine osmotische Diurese mit nachfolgender Dehydratation eintreten kann.

11.15.3.7 Sepsis

Die Sepsis geht bei Neugeborenen mit einer Mortalität von 50% einher. Wahrscheinlich spiegelt dies die Unreife des Immunsystems des Neugeborenen wider. Die auffälligsten Zeichen der Sepsis beim Neugeborenen sind Lethargie, Hypotonie, Hypoglykämie und Atemnot. Der Anstieg der Körpertemperatur oder der Leukozytenzahl kann im Gegensatz zum Erwachsenen fehlen. Komplikationen der Sepsis sind häufig Meningitis und disseminierte intravaskuläre Gerinnungsprozesse.

11.15.4 Spezielle kinderchirurgische Operationen

Die größte Zahl kinderchirurgischer Eingriffe wird bei den verschiedenen Formen von Bauchwandhernien (u.a. Leisten- und Nabelhernien) durchgeführt. Daneben stellt die operative Korrektur unterschiedlichster Mißbildungen (z.B. Kiefer-, Gaumen-, Lippenspalten) einen hohen Anteil der Operationen kinderchirurgischer Kliniken. Spezielle anästhesiologische Probleme erwachsen v.a. bei den akuten operativen Eingriffen der ersten Lebenstage, z.B. bei den operativen Korrekturen von Zwerchfellhernien, Ösophagusatresien und intraabdominellen Mißbildungen.

11.15.4.1 Zwerchfellhernie

Eine Zwerchfellhernie entsteht durch unvollständigen embryonalen Verschluß des Diaphragmas. Die häufigste Lokalisation bildet das Trigonum lumbocostale (Bochdalek), wobei die linke Seite häufiger als die rechte betroffen ist. Durch den Eintritt der Baucheingeweide in den Thoraxraum kommt es zur Lungenkompression mit den daraus folgenden Konsequenzen für den Gasaustausch. Die fetale Zirkulation bleibt meist erhalten, so daß es zu einem erheblichen Rechts-links-Shunt durch den Ductus arteriosus kommen kann.

Wenn zusätzlich die großen Gefäße und das Herz komprimiert werden, kann eine lebensbedrohliche Situation eintreten, die der sofortigen operativen Intervention bedarf.

Schwere Atemnot bei der Geburt, verbunden mit Zyanose, einem kahnförmigen Abdomen und faßförmigen Thorax lassen den Verdacht auf eine Zwerchfellhernie aufkommen. Die Röntgenaufnahme zeigt intraabdominellen Inhalt im Thorax und Verschiebung des Mediastinums zur Gegenseite.

Vordringliche Maßnahmen bei Zwerchfellhernien sind Dekompression des Magens mit einer Magensonde sowie endotracheale Intubation und künstliche Beatmung. Die Beatmung muß der bestehenden Situation unter Vermeidung starker Druckspitzen (max. 25–30 cm H_2O) angepaßt werden, um einen Pneumothorax zu vermeiden. Man sollte nicht versuchen, die meist hypoplastische Lunge der betroffenen Seite durch hohe Beatmungsdrücke auszudehnen. Da nur die Lunge der Gegenseite einen effektiven Gasaustausch ermöglicht, müßte ein Pneumothorax in diesem Bereich katastrophale Folgen auslösen. Jeder Abfall des p_aO_2 muß an das Bestehen eines Pneumothorax denken lassen, bis das Gegenteil bewiesen ist. Der operative Eingriff kann meist über einen abdominalen Zugang erfolgen, in Einzelfällen kann aber auch eine Thorakotomie notwendig sein.

Anästhesie. Die Anästhesie bei Neugeborenen mit Zwerchfellhernie beginnt mit der endotrachealen Intubation nach Oxygenierung im wachen Zustand des Kindes. Zusätzlich zum Routinemonitoring sollte die rechte A. radialis oder eine Temporalarterie (präduktale Arterie) zur Messung von p_aO_2, pH und Blutdruck kanüliert werden; N_2O ist wegen der möglichen Diffusion in die Darmschlingen zu vermeiden. Bei der künstlichen Ventilation sollten Druckspitzen von >30 cm H_2O nicht überschritten werden. In der postoperativen Phase ist eine besondere Kontrolle der Atemwege erforderlich, die durch Hochdrängung des Zwerchfells infolge Kompression des Bauchinhalts wahrscheinlich ist. Plötzliche Verschlechterungen des Allgemeinbefindens gehen oft auf eine Rückkehr zur fetalen Zirkulation zurück (Sauerstoffdifferenz zwischen prä- und postduktaler Arterie >20 mm Hg). Die Prognose des Neugeborenen mit Zwerchfellhernie ist im wesentlichen abhängig vom Grad der pulmonalen Hypoplasie.

11.15.4.2 Ösophagusatresie, Ösophagotrachealfistel

Es gibt 5 Typen einer Ösophagusatresie in Verbindung mit einer Ösophagotrachealfistel.

- Typ A: Ösophagusatresie ohne Fistel
- Typ B: Ösophagusatresie, Verbindung zwischen oberem Ösophagussegment und Trachea.
- Typ C: Ösophagusatresie mit blind endendem oberen Ösophagussegment und Verbindung zwischen unterem Ösophagussegment und Trachea.
- Typ D: Ösophagusatresie mit Verbindung zwischen oberem und unterem Ösophagussegment und Trachea.
- Typ E: Es besteht keine Atresie; aber eine Verbindung zwischen Ösophagus und Trachea.

Schaumiger Speichel in Mund und Nase läßt eine ösophagotracheale Mißbildung vermuten. Entscheidend ist, ob sich ein Katheter in den Magen vorschieben läßt oder nicht. In 30–50% der Kinder kommen Begleitanomalien vor.

Am häufigsten kommen ein blind endender oberer Ösophagus und eine Fistel zwischen Trachea und distalem Ösophagus vor. Neugeborene mit dieser Mißbildung weisen regelmäßig respiratorische Störungen - zumeist eine Pneumonie - auf, weil entweder Magensaft in die Lunge eingedrungen oder der Magen durch Atemluft überbläht ist. Primär sollte eine Drainage des Magens durch Gastrostomie erfolgen. Die definitive Korrektur der Mißbildung wird 48–72 h danach durchgeführt und erfordert eine rechtsseitige Thorakotomie zur Fistelligatur und Reanastomosierung des Ösophagus, evtl. durch Interposition von Kolon. Die anästhesiologischen Probleme entsprechen dem Vorgehen bei thoraxchirurgischen Eingriffen (s. 10.14) [450]. Schwierigkeiten können bei der zuverlässigen Plazierung des endotrachealen Tubus auftreten, da der Tubus möglichst unterhalb der Fistel, aber oberhalb der Karina plaziert werden sollte. In der Regel befindet sich die Fistel 1–2 cm oberhalb der Karina. Da ein Ösophagusstethoskop nicht verwendet werden kann, sollte das Stethoskop an der linken Thoraxwand befestigt werden.

Anästhesie. In der Regel wird die Anästhesie bei Ösophagotrachealfistel mit einem Inhalationsnarkotikum durchgeführt, wobei die Verwendung von N_2O wegen seiner Diffusion in den Intestinaltrakt kritisch betrachtet werden muß. Die ausschließliche Verwendung von Sauerstoff als Trägergas muß jedoch die Möglichkeit einer Retinaschädigung berücksichtigen, so daß sich die Zumischung von Luft empfiehlt. Das Monitoring sollte um direkte Blutdruckmessung und gleichzeitige Gewinnung arterieller Blutproben erweitert werden.

Die bei Neugeborenen mit Ösophagotrachealfistel fast regelmäßig zu beobachtende Minderentwicklung der Trachealknorpel kann im postoperativen Verlauf zum Trachealkollaps führen, so daß eine besondere Kontrolle der Ventilation erforderlich ist. Als erster Schritt der operativen Korrektur wird eine Gastrostomie durchgeführt. Die endgültige Versorgung erfolgt in linker Seitenlagerung mit Zugang im 4. oder 5. ICR unter dem rechten Schulterblatt.

11.15.4.3 Intraabdominale Mißbildungen

Alle Mißbildungen im Abdominalbereich (z. B. Malrotationssyndrom, Invagination, Volvulus, Omphalozele, Gastroschisis) bringen das Problem des vollen Magens, der Dehydratation, des Temperaturabfalls und einer Alkalose mit sich. Die

Narkose sollte deshalb erst dann eingeleitet werden, wenn eine ausreichende Infusionstherapie und die Korrektur der homöostatischen Störungen erfolgt ist. Wärmeverluste durch den ausgelagerten Bauchinhalt sollten durch Abdecken mit warmen Tüchern verhindert werden. Lachgas sollte mit entsprechender Zurückhaltung verwendet werden, um eine übermäßige Blähung der Darmschlingen auszuschließen. Große Mengen an Elektrolytlösungen (8-10 ml/kg KG/h) und Humanalbumin (5-10 ml/kg KG/h) müssen in der Regel infundiert werden. Da die Bauchhöhle unterentwickelt ist, kann der primäre Verschluß des Defekts die Zwerchfellbewegung und die Compliance der Lunge deutlich einschränken.

Anästhesie. Die Anästhesie beginnt in der Regel mit der Intubation des wachen Kindes. Zur Durchführung der Anästhesie werden Inhalationsnarkotika bevorzugt. Hinsichtlich der Sauerstoffapplikation gelten die gleichen Empfehlungen wie bei der Zwerchfellhernie. MR sollten möglichst zurückhaltend eingesetzt werden, auch um zu prüfen, ob die zurückgelagerten Darmschlingen die Atmung zu stark einschränken. Wenn ein primärer Bauchwandverschluß nicht möglich ist, muß ein temporärer Verschluß mit Dacrongewebe erfolgen. Postoperative Respiratortherapie oder CPAP sind in der Regel erforderlich. Intensives inrtra- und postoperatives Monitoring unter Einschluß invasiver Maßnahmen zur Blutdruck- und Blutgaskontrolle sind zu empfehlen.

11.15.4.4 Pylorusstenose

Das Kind mit typischer Pylorusstenose ist ein 3-6 Wochen alter männlicher Säugling mit zunehmendem Erbrechen in der Anamnese. Das Erbrechen verursacht Dehydratation, metabolische Alkalose und u. U. Hypokaliämie. Diese Dysregulationen sollten präoperativ korrigiert werden. Vor der Narkoseeinleitung sollte der Magen mit einer dicklumigen Magensonde entleert werden (Aspirationsgefahr hoch). Da der operative Eingriff nur kurz ist, werden nur geringe Dosen dMR benötigt.

Anästhesie. Da die Aspirationspneumonie eine häufige Komplikation der Pylorusstenose ist, sollte der Magen vor der Narkoseeinleitung entleert werden. Die Intubation erfolgt bei wenig lebhaften Kindern am zweckmäßigsten im Wachzustand des Kindes, bei lebhafteren durch intravenöse Narkotika oder Inhalationsnarkotika. Zur Aufrechterhaltung der Narkose sind Inhalationsnarkotika geeignet. Da postoperativ häufig Atemdepressionen beobachtet werden, sollten die Kinder vor der Extubation wach und im Vollbesitz ihrer Reflexe sein.

11.15.4.5 Lobäres Emphysem

Eine Ursache für die Ateminsuffizienz des Neugeborenen kann das lobäre Emphysem sein. Das Krankheitsbild entsteht durch Knorpelhypoplasie mit Bronchialkollaps, sowie Bronchialstenose durch Schleim, obstruierende Zysten oder komprimierende Gefäße. Am häufigsten sind die Oberlappen und der rechte Mittellappen betroffen. Der überdehnte Lungenlappen komprimiert das normale Lungengewebe und behindert den venösen Rückstrom. Infolge des Ventilmechanismus des Bronchus kommt es zum „air-trapping“. Unter „Air-trapping“ versteht man die Bildung von Luftkissen in den Lungenalveolen nach tiefer Einatmung.

Anästhesie. Bei der Durchführung einer Anästhesie bei lobärem Emphysem müssen die kardiovaskulären und pulmonalen Veränderungen berücksichtigt werden, die bei der mechanischen Ventilation auftreten können. Lachgas ist weitgehend zu vermeiden, weil seine Diffusion in den erkrankten Lungenlappen eine weitere Ausdehnung verursachen kann. Im postoperativen Verlauf ist in der Regel eine Respiratortherapie angezeigt.

11.15.4.6 Hydrozephalus

Ein Hydrozephalus entsteht durch Erweiterung zerebraler Ventrikel und Anstieg des intrakraniellen Drucks infolge Vermehrung zerebrospinaler Flüssigkeit. Nach dem Vorhandensein eines Abflußmechanismus unterscheidet man den kommunizierenden vom obstruktiven Hydrozephalus. Die klinischen Zeichen des Hydrozephalus sind abhängig vom Alter des Kindes und der Geschwindigkeit, mit der sich der Hydrozephalus entwickelt hat. Der angeborene Hydrozephalus zeigt eine abnormale Vergrößerung des Kopfes, v.a. im frontalen Bereich, Erweiterung der Kopfschwartenvenen und dünne durchscheinende Haut. Später einsetzender Hydrozephalus kann in der Regel nicht mit einer Schädelvergrößerung einhergehen und zeigt demzufolge einen signifikanten Anstieg des ICP. Die Therapie beider Formen des Hydrozephalus erfordert die operative Anlage eines ventrikuloatrialen Shunts. Dabei wird das distale Ende des Katheters in den rechten Vorhof eingebracht.

Anästhesie. Die Auswahl der für die Anästhesie verwendeten Medikamente und Methoden richtet sich nach dem Vorhandensein einer intrakraniellen Drucksteigerung. Bei Kindern mit normalem ICP ist die Einleitung der Narkose mit Thiopental und Succinylcholin zur Intubation sowie die Aufrechterhaltung der Narkose mit Inhalationsnarkotika und N_2O geeignet. Es muß beachtet werden, daß die Entlastung eines Ventrikels häufig zu einem plötzlichen Blutdruckabfall führt. Darüber hinaus können Luftembolie und erhöhter Blutverlust bei Eröffnung einer großen Halsvene auftreten. Die Patienten sollten postoperativ mit erhöhtem Kopf gelagert werden, um eine freie Drainage der Zerebrospinalflüssigkeit zu ermöglichen.

11.15.4.7 Myelomeningozele

Kinder mit Myelomeningozele haben in der Regel motorische und sensorische Ausfälle. Oft bestehen zusätzliche angeborene Anomalien, wie Klumpfuß, Hydrozephalus, Hüftgelenksluxation und Herzfehler. Diese Kinder können schwere Störungen im Bereich des Harntrakts entwickeln, die harnableitende Maßnahmen (z.B. Vesikotomie, Ureterotomie) erfordern. Wenn die Kinder älter werden, kommen orthopädische Eingriffe hinzu. Das Fehlen von Haut, die eine Myelomeningozele bedeckt, führt zum Infektionsrisiko und macht die operative Intervention innerhalb weniger Stunden nach der Geburt erforderlich.

Anästhesie. Wenn die Operation nicht in Regionalanästhesie erfolgen kann, wird sie als Allgemeinanästhesie nach endotrachealer Intubation im Wachzustand mit Inhalationsnarkotika durchgeführt. MR sollten nur in geringer Dosis verabreicht werden. Postoperativ sollte das Kind in der aufrechten Position gehalten werden; besondere Aufmerksamkeit ist der Vermeidung eines Anstiegs des ICP zu widmen.

11.15.4.8 Lippen- und Gaumenspalte

Lippen- und Gaumenspalten gehören zu den häufigsten angeborenen Anomalien, die im frühen Kindesalter einer operativen Korrektur bedürfen. Ungefähr 50% der Kinder haben sowohl Lippen- als auch Gaumenspalten. Vordere Gaumenspalten beruhen auf einer ungenügenden Einwanderung mesodermaler Anteile. Hintere

Gaumenspalten entstehen, wenn die Gaumenwülste medial nicht in Kontakt treten und verschmelzen. Die höchste Inzidenz findet man bei Orientalen (1,61/1000), während die geringste Inzidenz bei der schwarzen amerikanischen Bevölkerung (0,3/1000) beobachtet wird. Außerdem zeigen diese Kinder häufig weitere angeborene Anomalien, insbesondere Herzfehler. Kinder mit Lippen- und Gaumenspalten leiden an erheblichen Ernährungsproblemen mit Schluckbeschwerden, die oft Ursachen von Aspiration und bronchopulmonalen Infektionen sind. Die mit der Erkrankung einhergehende Störung der Nahrungsaufnahme kann zu Anämie und anderen durch Mangelernährung verursachten Folgezuständen führen. Außerdem bestehen erhebliche Sprachprobleme, die u.a. zu psychologischen Veränderung führen können. Die operative Therapie der Lippenspalten beruht auf der Durchführung der Z-Plastik, die Therapie der Gaumenspalten auf den verschiedenen Methoden der Gaumenplastik nach entsprechender Gewebsmobilisation. Während Lippenplastiken bei Kindern im Alter von 3 Monaten durchgeführt werden (Zehnerregel: Hb mindestens 10g%, Lebensalter 10 Wochen, Körpergewicht 10 Pfund), werden Gaumenspalten erst im 2.-4. Lebensjahr korrigiert.

Anästhesie. Die Einleitung der Narkose bei Kindern mit Lippen- oder Gaumenspalten hängt im wesentlichen vom Zustand der Atemfunktion ab. So kann z.B. die Narkoseeinleitung bei Kindern, die keine zusätzlichen Beeinträchtigungen der Atmung zeigen, durchaus mit intravenösen Barbitursäurepräparaten und Succinylcholin erfolgen. Im Gegensatz dazu sollte bei Kindern mit Begleitanomalien, z.B. Pierre-Robin-Syndrom, die Narkoseeinleitung mit einem Inhalationsnarkotikum erfolgen. Bei Kindern mit Spaltbildungen im Lippen- und Gaumenbereich kann die Intubation schwierig sein, wenn das Blatt des Laryngoskops in den Gewebespalt eindringt und dann nicht mehr einwandfrei benutzt werden kann. Dieses Problem läßt sich jedoch durch Tamponade des Gewebedefekts mit Verbandsmull oder anderen Geweben lösen. Wenn eine nasotracheale Intubation nicht möglich ist, sollte der orotracheale Tubus in der Mittellinie der Unterlippe befestigt werden, um Verziehungen der Gesichtsanatomie zu vermeiden. Die Aufrechterhaltung der Narkose erfolgt am zweckmäßigsten mit Inhalationsnarkotika und N_2O. Es muß berücksichtigt werden, daß der Operateur in der Regel adrenalinhaltige Lösungen von Lokalanästhetika in das Operationsgebiet injiziert. Die Freihaltung der Atemwege ist wegen der Möglichkeit einer häufigen Dislokation des Tubus erschwert. Deshalb ist eine ständige Kontrolle des Atemgeräusches am Thorax durchzuführen. Ebenso ist ein guter Schutz der Hornhaut des Auges erforderlich. Da postoperative Störungen der Atmung nach Gaumenplastiken relativ häufig sind, empfiehlt sich die Einbringung eines Fadens in die Zunge. Bei postoperativer Atemwegsverlegung kann die Atemwegsobstruktion durch Hervorziehen der Zunge schnell beseitigt werden.

11.15.4.9 Pierre-Robin-Syndrom

Das Pierre-Robin-Syndrom besteht aus Mikrognathie, Glossoptosis und Gaumenspalte. Die Hypoplasie der Mandibula führt zu einer Verlagerung der Zunge in den Pharynx, die häufig eine Verlegung der Atemwege verursacht. Die Kinder sind durch Ernährungsprobleme und Störungen des Gasaustausches besonders gefährdet. Die endotracheale Intubation ist häufig sehr erschwert, manchmal sogar unmöglich.

Anästhesie. Die Durchführung einer Anästhesie bei Kindern mit Pierre-Robin-Syndrom erfordert eine sorgfältige Vorbereitung, um den möglichen Problemen der Atemwegsfreihaltung zu begegnen. Die Gabe eines Anticholinergikums empfiehlt sich, um die Sekretion im Bereich der oberen Atemwege zu reduzieren. Atemdepressive Medikamente sollten in der Prämedikation nicht verwendet werden. Zur Prophylaxe einer Aspirationspneumonie erscheint die orale Cimetidingabe (7,5 mg/kg KG) sinnvoll. Die Intubationsversuche sollten nach Möglichkeit im Wachzustand des

Kindes durchgeführt werden. Wenn dies nicht gelingt, kann eine Inhalationsnarkose vorausgehen. Die endotracheale Intubation kann durch Vorwärtsziehen der Zunge mit einer Tuchklemme erleichtert werden. Wenn alle Intubationsversuche fehlschlagen, wird eine Tracheotomie erforderlich. Es muß jedoch darauf hingewiesen werden, daß die Durchführung einer Tracheotomie bei Kindern schwierig ist und vielerlei Komplikationsmöglichkeiten beinhaltet. Auch im postoperativen Verlauf bedarf die Atemwegsfreihaltung besonderer Aufmerksamkeit.

Das Treacher-Collins-Syndrom ist eine kongenitale Genanomalie, die autosomal dominant bei unterschiedlicher Dominanz und Expressivität vererbt wird. Häufige Symptome des Syndroms sind Einziehungen der Augenlider und eine Hypoplasie der Backenknochen. Das vollständige Syndrom manifestiert sich in Form einer antimongoloiden Stellung der Augenlider, einer Hypoplasie des Gesichtsschädels, der Backenknochen und der Kieferknochen, einer Einziehung der äußeren Anteile der Unterlider (Kolobom), einer Mißbildung des äußeren Ohres, die gelegentlich auch das Mittelohr und Innenohr betrifft, einer Makrostomie mit hohem Gaumen, einem abnormen präaurikulösen Haaransatz, blind endendem Grübchen oder Fisteln im Bereich der Mundwinkel und Defektbildungen des Skelettsystems. Anästhesie wie oben.

11.15. 4.10 Störungen der oberen Atemwege

Zahlreiche pathologische Prozesse können die oberen Atemwege und das bronchopulmonale System des Kindes betreffen. Dazu zählen Epiglottitis, Laryngotracheobronchitis, Fremdkörperaspiration, laryngeale Papillomatose und das Postintubationsödem.

Epiglottitis. Die Epiglottitis tritt gewöhnlich mit charakteristischen Symptomen auf (Tab. 11.21). Allerdings können diese Zeichen zeitweise fehlen, so daß es schwierig ist, die Epiglottitis von der Laryngotracheobronchitis zu differenzieren. In der Regel ist ein Kind mit Epiglottitis 2–6 Jahre alt und zeigt nach akutem Beginn Schwierigkeiten beim Schlucken, hohes Fieber und inspiratorischen Stridor. Diese Symptome entwickeln sich innerhalb von 24 h. Die Stimme ist dumpf, die Kinder sitzen nach vorn geneigt im Bett und zeigen Atemnot. Die auslösende Ursache der Epiglottitis ist häufig der Haemophilus influenza.

Die Therapie der Epiglottitis besteht in endotrachealer Intubation oder Notfalltracheotomie. Dabei muß berücksichtigt werden, daß es jederzeit zu einer kompletten Atemwegsobstruktion durch Ödem oder Laryngospasmus bzw. zu einer Erschöpfung der Atemmuskulatur kommen kann. Die endotracheale Intubation sollte nach Applikation von Inhalationsnarkotika mit hohen Sauerstoffkonzentrationen durchgeführt werden. Die Narkoseeinleitung beginnt in der Regel am sitzenden Kind. Nach Eintritt der Bewußtlosigkeit wird das Kind in Rückenlage gebracht. Nach Möglichkeit sollte eine nasotracheale Intubation erfolgen. Die definitive Behandlung der Epiglottitis erfordert Antibiotika (Ampicillin, Chloramphenicol). In der Regel kann der endotracheale Tubus nach 2–3 Tagen wieder entfernt werden. Kriterien für die Extubation sind Rückgang der Körpertemperatur, Abfall der Leukozytenzahl und Leckage um den Tubus. Die Extubation sollte an einem Ort erfolgen, an dem eine erneute Intubation mit allen Sicherheitsvorkehrungen erfolgen kann.

Laryngotracheobronchitis (Croup). Bei der Laryngotracheobronchitis handelt es sich um eine Virusinfektion des oberen Respirationstrakts, die v. a. Kleinkinder unter 2 Jahren betrifft. Die Laryngotracheobronchitis hat einen langsam zunehmenden Beginn über 2–3 Tage. Sie beginnt mit Rhinitis und mittlerem Fieber. Die Leukozytenzahl ist normal oder nur leicht erhöht; es besteht jedoch eine Lymphozytose. Der Husten ist bellend oder klingt metallisch. Die Therapie der Laryngotracheobronchitis umfaßt die Applikation von Sauerstoff, die Befeuchtung der Inspirationsluft und aerolisierte Broncholytika. Die endotracheale Intubation wird erforderlich, wenn die Atmung des Patienten unzureichend wird und/oder der p_aCO_2 ansteigt.

Tabelle 11.21. Differentialdiagnostische Kriterien bei Epiglottitis und Laryngotracheobronchitis

Kriterium	Epiglottitis	Laryngotracheobronchitis
Altersgruppe	2-6 Jahre	< 2 Jahre
Häufigkeit	< 5% der Kinder mit Stridor	80% der Kinder mit Stridor
Ätiologie	Bakteriell	Viral
Einsatz der Symptome	Schnell in < 24 h	Langsam über 24-72 h
Zeichen und Symptome	Inspiratorischer Stridor, Pharyngitis, Geifern, Fieber (> 39 °C), Lethargie, Unruhe, Aufwärtssitzen und Nachvornbeugen, Tachypnoe, Zyanose	Inspiratorischer Stridor, Krupp-Husten, Rhinorrhö, Fieber selten über 39 °C
Labor	Neutrophilie	Lymphozytose
Laterale Radiographie	Geschwollene Epiglottis	Verengung des subglottischen Areals
Therapie	O_2, sofort Intubation, Flüssigkeit, Antibiotika, Kortikosteroide	O_2, Aerosol mit razemischem Epinephrin, Flüssigkeit, Kortikosteroide, Intubation bei schwerer Atemwegsobstruktion

Fremdkörperaspiration. Fremdkörperaspiration kann die unterschiedlichsten Symptome zeigen. So kann z. B. bei kompletter Obstruktion zwischen Larynx und Trachea der Tod durch Asphyxie erfolgen. Andererseits kann die Passage eines Fremdkörpers in die distalen Atemwege völlig asymptomatisch verlaufen. Kinder zwischen 1-3 Jahren erleiden am häufigsten Fremdkörperaspirationen.

Die allgemeinen klinischen Zeichen der Fremdkörperaspiration sind Husten, pfeifender Atem und Mangelbelüftung betroffener Lungenabschnitte. Am häufigsten wird der rechte Bronchus von einer Fremdkörperaspiration betroffen. Kontrastgebende Fremdkörper können radiographisch nachgewiesen werden, bei nichtkontrastgebenden Fremdkörpern kann ein indirekter Nachweis durch Überblähung der betroffenen Lunge mit Atelektase distal des Fremdkörpers erbracht werden.

Die Therapie der Fremdkörperaspiration erfolgt durch endoskopische Entfernung, die innerhalb 24 h erfolgen sollte.

Anästhesie. Die Narkoseeinleitung sollte am zweckmäßigsten mit einem Inhalationsnarkotikum erfolgen. Die Einführung des Bronchoskops sollte erst nach Behandlung der Atemwege mit Lidocainspray durchgeführt werden, um Laryngospasmen zu vermeiden. Die intravenöse Gabe von Atropin ist angezeigt, wenn Bradykardie durch Vagusstimulation auftritt. MR sollten nach Möglichkeit nicht verabreicht werden, damit durch den positiven Beatmungsdruck der Fremdkörper nicht in die Peripherie gedrängt wird. Des weiteren kann bei Vorliegen eines Ventilmechanismus die positive Druckbeatmung eine Überblähung der Lunge mit der Gefahr eines Pneumothorax verursachen. Die Gabe eines dMR kann erforderlich werden zur Entfernung des Bronchoskops oder des Fremdkörpers, v. a. wenn dieser im Verhältnis zur Stimmritze zu groß ist. Nach der Fremdkörperentfernung sollte eine Röntgenkontrolle des Thorax erfolgen.

Larynxpapillome. Papillome des Larynx sind die häufigsten gutartigen Tumoren des Kindesalters. Sie entstehen in der Regel nach Virusinfektionen des Respirationstrakts und werden durch Sprachveränderungen entdeckt. In der Pubertät bilden sich die Papillome i. allg. zurück. Größere Papillome müssen jedoch durch kryochirurgische Maßnahmen oder Laserkoagulation entfernt werden.

Anästhesie. Die Wahl des Anästhesieverfahrens für die Entfernung von Larynxpapillomen hängt von der Schwere der Atemwegsobstruktion ab. Bei schwerer Atemwegsobstruktion sollte die endotracheale Intubation im Wachzustand oder nach Applikation von Inhalationsnarkotika unter hohen Sauerstoffkonzentrationen erfolgen. Der endotracheale Tubus sollte so dimensioniert sein, daß ausreichend Platz für die chirurgische Manipulation bleibt. Bei Anwendung mikrolaryngoskopischer Maßnahmen müssen die Stimmbänder durch MR ruhiggestellt werden. Die vorherige intravenöse Procaingabe (1 mg/kg KG/min) ist zur Verbesserung der Operationsbedingungen geeignet. Bei Verwendung der Laserkoagulation sollte das distale Ende des Tubus mit einem metallischen Pflaster geschützt sein, um die Zerstörung des Tubus durch Laserstrahlen zu verhindern. Der Tubus sollte erst entfernt werden, wenn das Kind voll erwacht ist und die Larynxblutung aufgehört hat.

Postintubationsödem (s. 12.3.1)

11.15.4.11 Tumoren

Solide Tumoren, die in der Kindheit auftreten, haben ihren Ursprung vorwiegend im intraabdominalen oder retroperitonealen Bereich. Dabei handelt es sich v.a. um Neuroblastome und Nephroblastome.

Neuroblastome. Neuroblastome stammen von malignen Proliferationen sympathischer Ganglienzellen ab. Sie zeigen sich am häufigsten bei Kindern mit einem Lebensalter von <1 Jahr. Die Kinder fallen durch eine zunehmende Auftreibung des Abdomens auf, die von den Eltern bemerkt wird. Bei der klinischen Untersuchung tastet man einen großen, festen, knotigen, manchmal schmerzhaften Tumor, der gewöhnlich an die umgebende Struktur fixiert ist. Im intravenösen Pyelogramm zeigt sich eine extrarenale Masse, die die Niere nach unten und zur Seite verdrängt. Eine Arteriographie erlaubt die Feststellung der Lokalisation, der Verwachsung mit Blutgefäßen und der Operabilität. Die Harnausscheidung von Vanillinmandelsäure ist bei der Mehrzahl der Kinder mit Neuroblastom erhöht. Die Therapie des Neuroblastoms besteht in der operativen Entfernung des Tumors einschließlich der Metastasen und betroffener Lymphknoten. Außerdem reagieren Neuroblastome auf Strahlen und Chemotherapie.

Das anästhesiologische Vorgehen entspricht den Maßnahmen, die bei Nephroblastom dargestellt sind (s. dort).

Nephroblastom (Wilms-Tumor). Nephroblastome finden sich in einer Häufigkeit von 10% der soliden Tumoren im Kindesalter; sie werden v.a. im 3. und 4. Lebensjahr beobachtet. Nephroblastome zeigen eine asymptomatische Flankenverdickung bei einem sonst gesunden Kind. Die Verdickung wird zufällig von den Eltern oder einem Arzt entdeckt. Der Tumor ist gewöhnlich fest, nicht an der Umgebung fixiert und nicht druckempfindlich. In seltenen Fällen kommt es zum Anstieg des Blutzuckers. Die Röntgenaufnahme des Abdomens zeigt die Vergrößerung der Niere; die intravenöse Pyelographie die Verlagerung des Nierenbeckens und gelegentlich eine stumme Niere. Mit Hilfe von Arteriographie und Venographie kann die Größe des Tumors und seine Verbindung mit größeren Blutgefäßen identifiziert werden. Die Therapie besteht in der Nephrektomie mit oder ohne nachfolgende Bestrahlung oder Chemotherapie. Große Tumoren erfordern manchmal eine radikale En-bloc-Resektion unter Mitnahme eines Teils der V. cava inferior, des Pankreas, der Milz und des Zwerchfells.

Anästhesie. Kinder mit Nephroblastom oder Neuroblastom befinden sich in Abhängigkeit von der Dauer der Erkrankung in unterschiedlichem Allgemeinzustand. Kinder mit großen Tumoren weisen meist eine Anämie auf, die vor dem operativen Eingriff ausgeglichen sein sollte. Ebenso sollten die Gerinnungsfunktion des Bluts sowie der Wasser-, Elektrolyt- und Säure-Basen-Haushalt überprüft und korrigiert sein. Da bei der Operation mit größeren Blutverlusten zu rechnen ist, sollte ein erweitertes und invasives Monitoring (ZVD, arterieller Katheter, Harnkatheter) durchgeführt werden. Darüber hinaus sollten mehrere intravenöse Zugangswege verfügbar sein, die bevorzugt an den oberen Extremitäten und der V. jugularis lokalisiert sein sollten, weil während der Operation u.U. die V. cava inferior ligiert oder reseziert werden muß.

Die Einleitung der Anästhesie muß die Möglichkeit einer Aspiration von Mageninhalt infolge gastrointestinaler Kompression durch den Tumor berücksichtigen. Neben akuter Hypotension kann es infolge Katecholaminsekretion zur Hypertension kommen, denen entsprechend begegnet werden muß. Zur Narkoseeinleitung sind intravenöse Narkotika und Succinylcholin sowie Inhalationsnarkotika gleichermaßen geeignet. Die Aufrechterhaltung der Narkose wird am besten mit Inhalationsnarkotika und N_2O erfolgen. Gute Muskelrelaxation ist zur Optimierung der chirurgischen Maßnahmen erforderlich. Der Magen sollte über eine Magensonde ständig entleert werden.

11.15.4.12 Siamesische Zwillinge

Siamesische Zwillinge werden so behandelt, als handele es sich um zwei selbständige Individuen (zwei Anästhesisten!). Wegen der außergewöhnlichen anatomischen und operativen Situation bei diesem Eingriff ist es ratsam, die Trennung erst im späteren Säuglingsalter vorzunehmen. Die sofortige Trennung siamesischer Zwillinge ist allerdings angezeigt, wenn ein Partner bereits verstorben oder wenn das Leben eines der Zwillinge durch den anderen bedroht ist. Spezielle Empfehlungen für die Durchführung von Anästhesien bei siamesischen Zwillingen müssen Lehrbüchern der Kinderanästhesie entnommen werden [85, 106, 226].

Angeborene Herzfehler (s. 10.1.3.1).

11.16 Verbrennungen

Die Verbrennung ist eine durch Einwirkung unphysiologischer Hitzegrade hervorgerufene Verletzung. Sowohl der Akt der Hitzeeinwirkung als auch ihre Folgen werden als Verbrennung bezeichnet. Arten der Hitzeeinwirkung können sein: heißes Wasser, Wasserdampf, Explosionen, heiße Gegenstände, elektrothermische und thermonukleare Einwirkungen. Zur Verbrennung kommt es, wenn die physiologische Wärmeregulation der Haut innerhalb eines relativ engbegrenzten Temperaturbereichs erschöpft ist. Neben der Art der Hitzeeinwirkung wird die Intensität einer thermischen Schädigung von der in der Zeiteinheit zugeführten Wärmemenge, also von der Höhe der Temperatur und ihrer Einwirkungsdauer bestimmt. Die Schmerzrezeptoren der Haut werden bei einer Temperatur von 47 °C erregt, die Haut reagiert mit einem Erythem. Blasen treten bei einer Temperatur von 55 °C auf. Das Protein lebender Zellen wird bei Temperaturen zwischen 50–55 °C irreversibel geschädigt. Höhere Temperaturen führen zur vollständigen Zerstörung organischer Strukturen bis zur Verkohlung.

Der Patient mit schweren Verbrennungen befindet sich in einem hyperkatabolen Zustand, dessen Intensität zur Ausdehnung der Verbrennung in direkter Beziehung steht. Die ausgeprägten Wasser-, Plasma- und Blutverluste führen zu hämodynamischen Dysregulationen und Störungen im Elektrolyt- und Wasserhaushalt. Infektionen sind regelmäßige Begleiterscheinungen der Verbrennung.

Die Überlebenschancen dieser Kranken sind weitgehend vom Lebensalter des Patienten, der Schwere der Verbrennungen und den Begleitverletzungen abhängig. Ein günstiger Ausgang ist nur dann zu erwarten, wenn die Summe aus Lebensalter und prozentualer Ausdehnung der Verbrennung 2. und 3. Grades nicht höher als 100 ist. Patienten mit frischen Verbrennungen benötigen vorrangig Infusionstherapie, Sauerstoff und Analgetika. Die Lokalisation der Verbrennung kann die Durchführung therapeutischer Maßnahmen (Venenpunktion, Narkoseeinleitung, Intubation) erheblich erschweren [40, 46, 107, 320, 377, 378, 414, 490, 536].

11.16.1 Pathophysiologie der Verbrennung

Die Hauptaufgaben der Haut bestehen in der Aufrechterhaltung des normalen Elektrolyt- und Wasserhaushalts, in einer Schutzfunktion gegen bakterielle Invasion und in der Thermoregulation. Bei Verlust dieser Eigenschaften erleidet der Organismus zusätzliche Störungen der Nierenfunktion sowie gastrointestinale, endokrine, rheologische und immunologische Veränderungen.

11.16.1.1 Störungen der Thermoregulation

Ohne den Schutz der intakten Haut verliert der Organismus große Mengen an Wärme und Flüssigkeit. Der Verbrannte steigert seine Haut- und Kerntemperatur über den Normalbereich, unabhängig von der Umgebungstemperatur. Die thermoregulatorische Funktion der Haut (Vasoaktivität, Schwitzen) ist durch die thermische Verletzung aufgehoben. Die Gefäßpermeabilität nimmt sowohl am Ort der Verbrennung als auch in entfernteren Gebieten zu. Dafür verantwortlich sind die Aktivierung des Komplementsystems, der Thrombozyten, des Fibronektins und anderer zirkulierender Faktoren. Protein und elektrolythaltige Flüssigkeit werden über die verbrannte Haut und in das Interstitium verloren, da die Haut nicht mehr als wirksame Barriere funktioniert (Wasserverlust ca. 3000 ml/Tag/m^2 KOF, Albuminverlust = doppelter Albumingehalt des Plasmas). Das Defizit an extrazellulärem Volumen wird weiter vergrößert durch die Aufnahme von Wasser und Natrium in das hitzegeschädigte Kollagen. Oberhalb einer kritischen Verbrennungsfläche, die beim Erwachsenen etwa bei 15% und beim Kind etwa bei 10% liegt, kann der Wasserverlust nicht mehr kompensiert werden, so daß eine zusätzliche Infusionstherapie erforderlich ist. Aufgrund des Wasserverlustes ergeben sich Hypovolämie, Hämokonzentration und interstitielles Ödem (gefährlich v.a. in der Lunge). Die ADH-Sekretion steigt an und verstärkt die Abnahme der Urinausscheidung, Natrium- und Albuminverluste erreichen beträchtliche Ausmaße. Erst etwa 36 h nach der Verbrennung ist die Kapillarintegrität wieder hergestellt, so daß Flüssigkeit aus dem Interstitium rückresorbiert werden kann. Proportional zur Ausdehnung der Verbrennung kommt es zur Steigerung des Stoffwechsels. Der Hypermetabolismus hält Wochen bis Monate nach der Verbrennung an. Dieser Anstieg erfolgt durch hohe Katecholamin- und Kortisolausscheidung. Der starke Wärmeverlust durch die Haut (bis zu 2500 kcal/m^2 KOF) verursacht eine hohe Wärmeproduktion, die über den Hypothalamus und die Katecholamine gesteuert wird. Die Erhöhung der Umgebungstemperatur von 22 auf 32 °C kann z. B. zu einer 25%igen Zunahme der Stoffwechselrate führen. Die Stoffwechselrate kann sich verdoppeln oder sogar verdreifachen. Die Versorgung mit Glukose und Glykogen kann nach 12 h unzureichend werden, so daß eine Neosynthese über Aminosäuren erfolgt. Die Syntheserate ist höher als der Verbrauch, so daß es zur Hyperglykämie kommt. Die Glukoseutilisation ist um 50% vermindert, wahrscheinlich durch nichtoxidative Prozesse bedingt. Dieser Weg schließt den Abbau zu Laktat oder zu Pyruvaten ein. Der Abbau von Muskelprotein erfolgt dabei sehr schnell. Die Fettutilisation ist ebenfalls höher als beim Normalen; die Plasmatriglyzeridspiegel sind bei schwerer Verbrennung extrem erhöht. Jedoch sind die Spiegel der nichtveresterten Fettsäuren niedrig oder normal, was einen hohen Umsatz anzeigt. Außerdem wurde nachgewiesen, daß es sowohl beim Menschen als auch beim Tier zur Bildung eines myokardialen Depressor-Faktor (MDF) kommt.

Gastrointestinale Störungen. Bei Verbrennungen um > 20% kommt es häufig zum paralytischen Ileus. Deshalb ist eine frühzeitige Magenentleerung über eine Magensonde angezeigt. Ebenso kommt es häufig zu Ulzerationen von Magen und Duodenum, so daß Antazida und Histaminantagonisten gegeben werden sollten. Nach der 2.-3. Woche kann es zum Auftreten einer Cholezystitis kommen.

Störungen der Nierenfunktion. Unmittelbar nach der Verbrennung nehmen HZV und intravasales Volumen ab und die Plasmakatecholamine steigen an. Dies verursacht eine Abnahme der Nierendurchblutung und der glomerulären Filtration, eine Aktivierung des Renin-Angiotensin-Aldosteron-Systems und eine gesteigerte Freisetzung von ADH. Dadurch kommt es zur Natrium- und Wasserretention und zum Verlust von Kalium, Kalzium und Magnesium. Das Harnvolumen sollte durch adäquate Infusionstherapie bei mindestens 1 ml/kg KG/h gehalten werden.

Elektrolytstörungen. Infolge von Gewebsnekrose und Hämolyse kommt es während der ersten beiden Tage nach der Verbrennung zum Kaliumanstieg im Serum. Durch starke Kaliumverluste über die Niere tritt aber bald eine Hypokaliämie auf. Diarrhö und Absaugung von Magensaft verstärken die Kaliumverluste. Die Plasmakonzentration von ionisiertem Kalzium kann im weiteren Verlauf der Verbrennung vermindert sein, wodurch insbesondere bei Bluttransfusionen eine Ca-Substitution erforderlich wird.

Endokrine Störungen. Die endokrine Antwort auf thermische Verletzungen ist eine massive Ausschüttung von adrenokortikotropem Hormon (ACTH), ADH, Renin, Angiotensin, Aldosteron, Glukagon und Katecholaminen. Die Plasmakonzentration von Insulin kann erhöht oder vermindert sein. Sowohl Adrenalin als auch Noradrenalin steigen innerhalb von 8 h nach der Verbrennung auf Höchstraten an und bleiben dort etwa 4-5 Tage. Noradrenalin erfährt z. B. eine 26fache Erhöhung. Diese Konzentrationen verursachen eine intensive Vasokonstriktion der Haut- und Abdominalgefäße. Gelegentlich wird die Infusion von Vasodilatatoren erforderlich, um die Gewebsperfusion zu verbessern. Kortisol bleibt etwa 3 Wochen erhöht. Bei den Schilddrüsenhormonen findet sich oft ein niedrig metabolisch aktives T_3. Die Gastrinspiegel sind hoch, besonders bei Schwerverbrannten. Dies wird z. B. durch den hohen Anteil von Magenblutungen dokumentiert. Die Insulinspiegel sind anfangs niedrig. Bei mittlerer Verbrennung steigen sie stark an, bei schweren können sie unverändert bleiben. Wahrscheinlich hindern die hohen Katecholaminspiegel die Insulinfreisetzung oder der Insulinabbau ist erhöht. Eine „Insulinresistenz" mit Hyperglykämie trotz hoher Insulinspiegel ist normal. Verantwortliche Faktoren dafür können die erhöhten Katecholamin- und Kortisolspiegel sein sowie Veränderungen der Zellmembran und der nichtveresterten Fettsäuren.

Rheologische Veränderungen. Die Blutviskosität steigt unmittelbar nach der thermischen Schädigung an und bleibt mehrere Tage erhöht, sogar wenn der Hkt zur Norm zurückgekehrt ist. Die Plasmakonzentration von Fibrinogen, Faktor V und VIII sind mehrere Wochen lang erhöht. Dieser hyperkoagulabile Status kann zur DIC führen. Nach termischen Verletzungen erfolgt eine Suppression der Erythrozytenproduktion und eine Reduktion der Erythrozytenüberlebenszeit. Deshalb sind häufige Transfusionen von Erythrozyten erforderlich. Als Folge der Verbrennung - insbesondere bei Schäden durch elektrischen Strom - kann es zur Erythrozytendestruktion mit Hämoglobinämie oder -urie kommen, die eine Gabe von Bikarbonat, Diuretika und Frischplasma erforderlich machen. Der Gehalt an funktionsfähigen Erhythrozyten nimmt vom Tage der Verbrennung an um etwa 8%/Tag ab [140, 180].

Immunologische Veränderungen. Nach Verbrennungen kommt es zu einer Depression des immunologischen Abwehrsystems. Monozytenfunktion, Lymphozytenaktivität sowie die neutrophile Abtötung von Bakterien sind vermindert, obwohl die Phagozytose wahrscheinlich normal ist. Komplement- und Immunglobulinspiegel sind initial vermindert, aber sie kehren bald zur Norm zurück. Ein Plasmahemmstoff ist wahrscheinlich verantwortlich für die Depression der Chemotaxis bei diesen Patienten. Septische Prozesse sind deshalb häufige Ursachen tödlicher Verläufe. Alle Personen, die bei der Behandlung verbrannter Patienten eingesetzt sind, müssen deshalb zu aseptischem

Arbeiten angehalten werden. Noch immer verursacht die Sepsis etwa 50% der Todesfälle. Die Hauptursachen sind die Verbrennungswunde, die Lunge und Katheter. Die Wirksamkeit der verschiedenen Maßnahmen zur Infektionsbehandlung (Antibiotika, künstliche Haut, Laminar-flow-Einheiten, Wundexzision usw.) ist nicht geklärt.

11.16.1.2 Lungenverletzungen durch Inhalation

Bei Patienten, die in geschlossenen Räumen Verbrennungen erlitten haben, besteht ein hohes Risiko von Lungenschäden. Diese betreffen v.a. die oberen Atemwege, die kleinen Atemwege und das Parenchym mit oder ohne Asphyxie oder CO-Intoxikation. Direkte thermische Schädigungen der Atemwege erfolgen jedoch mit Ausnahme von Dampfinhalation nicht unterhalb der Stimmbänder. Die Inhalation von schwebenden Teilen (Rauch) und von toxischen Verbrennungsprodukten kann zur Pneumonie führen, die ähnlich wie die Aspirationspneumonie verläuft und ein beschwerdefreies Intervall von etwa 24 h zeigt. Restriktive Einschränkungen der Atmung können durch Thoraxwandverbrennungen entstehen. Dabei können Heiserkeit, Stridor, Salivation, Aphonie oder Ödem auftreten. Die Expektoration von Rußpartikeln kann den Parenchymschaden anzeigen. Deshalb können auch schon geringe Symptome eine frühe elektive Intubation notwendig machen. Die Tracheotomie beinhaltet ein höheres Risiko von pulmonalen Infektionen, besonders wenn der Hals verbrannt ist. Mit „low-pressure-cuffs" gibt es nur noch wenige Indikationen für die Tracheotomie. Im Gegensatz dazu kann sich der Parenchymschaden sehr langsam entwickeln. Röntgen-Thorax und Blutgasanalysen sind wenig aussagekräftig; Xenon-Lungen-Scans sind geeigneter, mögliche pulmonale Veränderungen frühzeitig zu erkennen. Die Pathophysiologie des Parenchymschadens ist noch nicht restlos geklärt. Wahrscheinlich ist eine direkte Hitzeeinwirkung unterhalb der Atemwege nicht möglich (Reflexverschluß der Glottis, hohe Wärmekapazität der Lunge). Der Schaden kann direkt durch chemische Substanzen entstehen, er wird aber in den meisten Fällen Folge einer Kaskade systemischer Folgen sein, die durch die Inhalation gestartet werden. Diese umfassen die Aktivierung des Komplementsystems, die direkt die pulmonale Kapillarpermeabilität beeinflußt und indirekt durch Sequestration von Leukozyten in den Pulmonalkapillaren verursacht wird. Sequestrierte Leukozyten setzen Sauerstoff mit freien Radikalen frei, die lungentoxisch sind. Außerdem kann das Knochensystem an der gesteigerten Kapillarpermeabilität beteiligt sein. Die Surfactant-Aktivität ist geschädigt, entweder durch Schäden an den Typ-2-Pneumozyten, durch Interaktion mit schon sezerniertem Surfactant oder es ist verdünnt und weggespült durch Ödemflüssigkeit. Die Resistenz der geschädigten Lunge gegen Infektionen ist vermindert, sowohl durch lokale Schäden als auch durch die systemischen immunologischen Veränderungen. Die alveolären Makrophagen sind geschädigt, und die bronchiale ziliare Aktivität ist unzureichend. Dies alles führt zum klassischen ARDS. Hinzu kommt ein möglicher Schaden durch Flüssigkeitsüberladung in den Lungen, v.a. bei Myokardschäden infolge eines „myocardial depressant factor". Die Behandlung mit künstlicher Beatmung unterscheidet sich nicht von anderen Formen des ARDS.

11.16.1.3 CO- und Zyanidintoxikation

Bei Bränden in geschlossenen Räumen besteht die Gefahr der Inhalation von CO und Zyanid. Je höher die COHb-Spiegel sind, um so niedriger ist die O_2-Transportkapazität des Hb. Symptome treten auf bei einem COHb-Spiegel von 15% (Kopfschmerz, Übelkeit, Angina pectoris), bei 25% können EKG-Veränderungen (ST-Senkung) auftreten, das Bewußtsein ist dann getrübt. Höhere Konzentrationen von COHb sind tödlich. Die oft beschriebene charakteristische rote Farbe von Schleimhäuten wird nur selten und gewöhnlich in extrem seltenen Fällen beobachtet. Nur die sofortige Gabe von 100%igem O_2 ist in der Lage, den COHb-Gehalt zu reduzieren. Die Halbwertszeit des COHb wird von 4 h auf 80 min reduziert. Bei 3 atü gelingt dies in 17-23 min.

Zyanid ist ein anderes hochtoxisches Material, das von brennenden Plastikgegenständen freigesetzt wird. Es ist schwer zu entdecken und sehr gefährlich. Zyanid bindet sich mit Zytochromoxidase a_3 und blockiert die Gewebsatmung. Natriumnitrat und Natriumthiosulfat sind oft therapeutisch verwendet worden. Hydroxycobalamine kann eine bessere und sicherere Alternative sein.

11.16.1.4 Elektrische Verbrennungen

Stromunfälle entstehen entweder durch direkte Berührung spannungsführender Teile mit Stromdurchtritt durch den Körper oder durch Lichtbogeneinwirkung. Elektrische Ströme können durch Umwandlung der elektrischen in thermische Energie schwere Verbrennungsschäden des Gewebes erzeugen. Die Menge der thermischen Energie, die an das Gewebe gelangt, hängt von der Stromspannung, dem Hautwiderstand und der Einwirkungsdauer ab. Die Mindestspannung, die notwendig ist, damit es zu einer Körperdurchströmung kommt, hängt vom Körperwiderstand ab. Sie beträgt etwa 70-100 V bei normalem Hautwiderstand (trockene Haut). Unter dieser Spannung können kleine Ströme mit Schädigungswirkungen fließen. Nach Erreichen des sog. Hautdurchbruchs bei 70-100 V kommt es zu einer Abnahme des Hautwiderstands. Der Hautwiderstand hängt ab von der Dicke der Verhornung und Feuchtigkeit der Haut. Die Bandbreite reicht von etwa 10^2 bis $10^6\ \Omega$. Der Gesamtkörperwiderstand setzt sich zusammen aus Haut- und Körperinnenwiderstand. Dieser Innenwiderstand ist relativ konstant, er hängt ab vom Stromweg und beträgt etwa 1200 Ω von Hand zu Hand.

Die Stromflußdauer ist v.a. bedeutsam für die thermischen Schäden im durchströmten Gewebe. Im Bereich niedriger Ströme (40-500 mA) sind Stromflußdauer und Stromeintrittszeit für die Herzwirkungen mit entscheidend.

Der Körper reagiert sehr unterschiedlich auf elektrischen Strom. Mit der Zunge kann man Stromstärken von 0,05 mA wahrnehmen. An der übrigen Haut liegt die Wahrnehmungsgrenze bei 0,5-1,0 mA. Die „Loslaßgrenze" wird im Bereich von 10-20 mA erreicht. Darüber kommt es durch Krämpfe der durchströmten Muskulatur zu einem „Klebenbleiben" am stromführenden Leiter. Unter 10 mA sind auch bei längerfristiger Stromeinwirkung keine Schäden zu erwarten. In den höheren Bereichen werden durch Muskelkontraktion die Atmung und der Blutdruck beeinflußt. Im Bereich von 10-500 mA sind die Folgen von der Dauer und der Stromart abhängig. Hier kommt es bei kurzer Stromeinwirkdauer und niedrigen Stromstärken in Abhängigkeit vom Einschaltzeitpunkt des Stroms zu unterschiedlichen Wirkungen. So können Ströme bis zu 100 ms nur in der vulnerablen Phase der Herzaktion ein Flimmern erzeugen. Ströme zwischen 300-400 ms Dauer können über die Auslösung einer Extrasystole und deren vulnerablen Phase zum Kammerflimmern führen. Hierzu sind bereits niedrigere Ströme ausreichend. Bei Strömen über 600 ms Dauer spielt der Zeitpunkt des Strombeginns keine Rolle mehr. Der Gewebeschaden ist am Ort des Stromeintritts am größten. Die Gewebszerstörungen, die durch elektrischen Strom erzeugt werden, sind oft stärker als äußerlich sichtbar, so daß erst eingehendere Untersuchungen (z. B. Arteriogramm) das Ausmaß des Schadens erkennen lassen. Zum Zeitpunkt der initialen elektrischen Schädigung kann es zum Kreislaufstillstand kommen. Da das Herz insgesamt vom elektrischen Strom betroffen sein kann, sollte in jedem Fall eine EKG-Kontrolle erfolgen.

Ein Nierenversagen kann die elektrische Verbrennung begleiten, weil das aus den verletzten Muskelzellen ausgetretene Myoglobin die renalen Tubuli verlegen kann, insbesondere wenn die Infusionstherapie unzureichend war.

Neurologische Schäden werden nach elektrischen Verbrennungen häufig beobachtet. So können z. B. periphere Nervendefekte oder Spinalmarkdefekte durch direkte thermische Verletzung oder indirekt durch perineurale Vernarbung auftreten.

Die Verletzung durch Blitzschlag bildet eine spezielle Form der elektrischen Verbrennung. Da der Blitz dazu neigt, rund um das Äußere des Opfers zu fließen, sind Oberflächenverbrennungen häufig. Selten kommt es zu tiefen Gewebeschäden. Vorübergehende neurologische Defekte und Herzrhythmusstörungen treten häufig nach Blitzschlagverletzungen auf. Die meisten Todesfälle nach Blitzschlägen ereignen sich infolge Kreislaufstillstand zum Zeitpunkt der initialen Verletzung.

11.16.2 Beurteilung einer Verbrennung

Schweregrad und Ausdehnung bestimmen im wesentlichen das Ausmaß der pathophysiologischen Veränderungen.

11.16.2.1 Schweregrad der Verbrennung

Der Schweregrad der Verbrennung ist im wesentlichen abhängig von Art und Intensität der Wärmequelle; Verbrühungen mit Wasserdampf sind in der Regel lokalisiert, Inhalationsschäden sind selten. Verbrennungen durch direkte Flammeneinwirkung sind i. allg. schwer. Sie zeigen außerdem häufig Inhalationsschäden durch Rauch und Inhalation giftiger Gase. Außerdem finden sich oft Frakturen. Elektrische Gewebeschäden gehen in die Tiefe; sie breiten sich entlang von Blutgefäßen und Nerven aus, weil diese geringere elektrische Widerstände besitzen als andere Gewebe. Explosionen verursachen nur oberflächliche Verletzungen, es sei denn, die Kleidung gerät in Flammen. Inhalationsschäden können jedoch Probleme verursachen. Chemische Substanzen verursachen lokalisierte, mitunter schwere Schäden. Gewisse Faktoren, wie Alkoholismus, Medikamentenmißbrauch, organisch-geistige Schäden und psychische Erkrankungen erhöhen das Risiko einer Verbrennung.

Die Verbrennung wird in drei Schweregrade eingeteilt. Die pathophysiologischen Veränderungen der verschiedenen Schweregrade sind in Tabelle 11.22 aufgeführt.

Tabelle 11.22. Schweregrade der Verbrennung

Schweregrad	Pathophysiologisches Korrelat
I.	Epidermale Verbrennung; nur der oberflächliche Teil der Haut wird von der Verbrennung erfaßt. Das Korium und seine Blutversorgung sind erhalten, so daß die Reepithelisierung wieder möglich ist.
II.	Dermale Verbrennung; es wird zwar nicht die volle Dicke der Haut erfaßt; allerdings bleiben nur die tiefsten Partien des Koriums intakt. Auch in diesem Stadium ist eine Reepithelisierung möglich, jedoch zu einem wesentlich späteren Zeitpunkt.
III.	Subdermale Verbrennung; alle Hautschichten werden von der Verbrennung erfaßt und gehen zugrunde. Es kommt zunächst zur Bildung von Entzündungen und Ödemen, später wird die nekrotisierende Haut trocken und lederartig. Die Sensibilität geht völlig verloren.

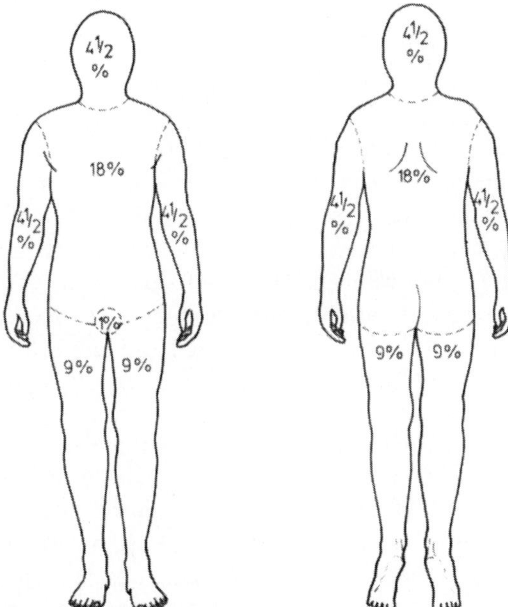

Abb. 11.20. Prozentuale Bewertung der Hautoberfläche zur Ermittlung der Ausdehnung einer Verbrennung nach der Neuner-Regel bei Erwachsenen

Tabelle 11.23. Neunerregel zur Berechnung der verbrannten Körperoberfläche bei Erwachsenen und Kindern

Körperpartie	Erwachsene (%)	Kind (%)
Kopf	9	18
Obere Extremitäten (1)	9	9
Stamm Vorderseite	18	18
Stamm Hinterseite	18	18
Untere Extremitäten (1)	18	14
Perineum	1	0

Die Ausdehnung der Verbrennung bestimmt im wesentlichen die Menge des Flüssigkeitsverlustes. Auch die anderen Stoffwechselstörungen sind von der Ausdehnung der verbrannten Körperoberfläche abhängig. Die Ausdehnung der Verbrennung wird nach der Neunerregel (Abb. 11.20) berechnet, wobei Unterschiede zwischen Erwachsenen und Kindern berücksichtigt werden müssen (Tabelle 11.23).

11.16.3 Behandlung der Verbrennung

Die Behandlung verbrannter Patienten orientiert sich an der Pathophysiologie der Verbrennungskrankheit, dem Schweregrad und der Ausdehnung der Verbrennung, sowie an der Dringlichkeit mit der die therapeutischen Maßnahmen durchgeführt werden müssen. Im Vordergrund aller Handlungen stehen Erste-Hilfe-Maßnahmen und die Flüssigkeitssubstitution. Erst danach kommen weitere Therapieverfahren zur Anwendung.

11.16.3.1 Erste-Hilfe-Maßnahmen

Da die Flammen den verfügbaren Sauerstoff verbrennen und darüber hinaus Kohlenmonoxid sowie Kohlendioxid erzeugen, sind Patient und Retter gefährdet. Der Einsatz von Atemmasken und anderen Rettungsgeräten ist deshalb zu erwägen.

Nach der Rettung sollte dem Patienten ein Atemgasgemisch mit hohem Sauerstoffanteil verabreicht werden. Die sofortige Abkühlung der verbrannten Körperpartie (z. B. durch Eiswasser über 5–10 min) wirkt der Ödembildung entgegen und lindert den akuten Schmerz. Die weitere Schmerzbekämpfung erfolgt mit der intravenösen Gabe von Analgetika. Wenn Verbrennungszeichen im Gesicht oder Hals sichtbar sind, ist auch eine Schädigung der Atemwege zu erwarten. Bei Bränden in geschlossenen Räumen ist an toxische Schäden zu denken. Bei Verdacht auf Schäden an den oberen Atemwegen ist die frühzeitige endotracheale Intubation indiziert, wobei der nasale Weg zu bevorzugen ist. Störungen der Atmung sind v. a. durch Inhalation toxischer Substanzen (Aldehyde, Nitrogase, Schwefelverbindungen) mit nachfolgender Bronchialobstruktion und Lungenödem zu erwarten; andererseits ist eine gestörte Sauerstoffabgabe durch CO-Intoxikation eine häufige Todesursache. Zu den Sofortmaßnahmen gehören weiterhin die Schaffung guter venöser Infusionswege, das Einlegen eines Blasenkatheters und u. U. eine Blutprobe zur Bestimmung von COHb.

11.16.3.2 Flüssigkeitssubstitution

Im Vordergrund der Sofortmaßnahmen bei der Verbrennung steht die Infusionstherapie. Die Diskussion um den Einsatz kristalloider und kolloidaler Lösungen ist noch immer nicht beendet. Nach neueren Empfehlungen sollten während der ersten 24 h ausschließlich Elektrolytlösungen infundiert werden, da anfangs die Kapillaren für Proteine sehr durchlässig sind. Bei allen nachfolgend aufgeführten Formeln zur Berechnung des erforderlichen Infusionsvolumens gilt, daß Verbrennungen von > 50% wie 50%ige Verbrennungen behandelt werden, um Übertransfusionen zu vermeiden. Für klinisch-praktische Zwecke haben sich die nachfolgend genannten Formeln bewährt.

Evans-Formel. Dieses Infusionskonzept verwendet 3 ml/kg KG · % verbrannte Hautfläche. Das errechnete Volumen besteht zu 50% aus einer kolloidalen und 50% aus einer kristalloiden Infusionslösung. Von der Gesamtmenge werden ⅔ während der ersten 24 h infundiert.

Brook-Army-Hospital-Formel. Bei diesem Infusionskonzept werden Ringer-Laktat, 5%iges Albumin und 5%ige Glukose verwendet. Die Infusionsmenge errechnet sich wie folgt:

Ringer-Laktat (ml = 1,5 · kg KG · verbrannte Körperoberfläche) + Albumin 5% (ml = 0,5 · kg KG · verbrannte Körperoberfläche). Zusätzlich wird als Erhaltungsbedarf ein Volumen von 30 ml/kg KG 5%ige Glukoselösung bis zu einer Gesamtmenge von 2 l infundiert. Die Hälfte des Gesamtvolumens wird innerhalb der ersten 8 h, je ein Viertel in den zweiten 8 h und in den letzten 8 h infundiert.

Im Prinzip unterscheidet sich die Brook-Formel von dem Evans-Konzept v. a. dadurch, daß das Verhältnis kolloidaler zu kristalloider Lösung auf 1:3 verändert ist.

Parkland-Formel. Dieser Infusionsvorschlag stützt sich ausschließlich auf die Verwendung kristalloider Lösungen, die während der ersten 24 h appliziert werden. Das Infusionsvolumen errechnet sich aus 4,0 ml/kg KG · % verbrannte Körperoberfläche. Nach diesem Infusionskonzept wird die Hälfte der Gesamtmenge in den ersten 8 h, je ein Viertel in den zweiten und in den letzten 8 h infundiert.

Monafo-Konzept. Bei diesem Konzept werden hypertone Salzlösungen verwendet, um die Flüssigkeitsmengen zu begrenzen. Die empfohlene Lösung enthält 250 mmol/l Na, 150 mmol/l Cl und 100 mmol/l Laktat. Sie ist auch unter der Bezeichnung HLS-Lösung (hypertone laktierte Saline) bekannt.

Muir-Barkley-Formel, modifiziert nach Zellner. Die Primärbehandlung nach diesem Infusionskonzept erfolgt vorwiegend mit kolloidalen Lösungen in folgender Gesamtmenge: 0,5 · % verbrannte Körperoberfläche · kg KG. Die errechnete Menge wird in folgenden Perioden infundiert: 1. Periode 4 h, 2. Periode 4 h, 3. Periode 4 h, 4. Periode 6 h, 5. Periode 6 h (= 1. Tag), 6. Periode 6 h, 7. Periode 6 h, 8. Periode 12 h (= 2. Tag), 9. Periode 24 h (= 3. Tag).

Zusätzlich werden 2 ml/kg KG/h einer kristalloiden Lösung (5%ige Glukose) als Erhaltungsbedarf infundiert [563].

Alle Formeln sind nur geeignet für die Primär- oder Basistherapie. Der tatsächliche Bedarf muß sich nach dem Zustand des Patienten und der Durchführung einer sorgfältigen Bilanz unter Einbeziehung der Überprüfung des Körpergewichts und der Harnausscheidung des Patienten orientieren.

11.16.3.3 Weitere Therapiemaßnahmen

Nach Schaffung venöser Zugänge (v. a. Zentralvenenkatheter) und Einlegen eines Blasenkatheters wird eine erste Bilanzierung durchgeführt. Dazu gehört auch die Feststellung des Körpergewichts des Patienten. Die verbrannte Haut wird mit weitmaschiger Gaze bedeckt, die mit antibakteriellen Substanzen (z. B. Silbernitratlösung 0,5%, Mafenid-Silber-Sulfadiazin, Polyridon-Jodsalbe) benetzt ist. Antibiotika werden nach den Ergebnissen des Antibiogramms und von Blutspiegelbestimmungen verordnet. Zur Prophylaxe einer Sepsis kann im weiteren Verlauf die Exzision der Haut und die Behandlung mit Allotransplantaten (synthetische Substanzen), Heterotransplantaten (z. B. Schweinehaut), Homöotransplantaten (Leichenhaut,

Amnion) oder Autotransplantaten (Eigenhaut) erforderlich werden. Frühe Exzisionen und Transplantationen sind bei tiefen Verbrennungen angezeigt. Diese Maßnahmen sollten jedoch erst nach ausreichender Flüssigkeitssubstitution erfolgen (24–36 h) und sollten aufgeschoben werden, wenn der Zustand des Patienten nicht stabil ist. Die Exzisionen müssen als große Eingriffe mit hohen Risiken eingestuft werden. Andererseits mindern sie die Infektion und begünstigen die Wundheilung. Die Infektionsgefahr muß durch entsprechende Maßnahmen (z. B. Isolierräume, Laminar-air-flow-Einheiten, Personalhygiene) so niedrig wie möglich gehalten werden. Neben den üblichen Diagnose- und Therapiemaßnahmen (z. B. physikalische und laborchemische Untersuchung, Wasser- und Elektrolytkorrektur, Antibiotikatherapie) ist eine Tetanusimmunisierung durchzuführen. Bei Hämoglobinurie ist zusätzlich ein Osmodiuretikum (z. B. Mannitol 0,5 mg/kg KG) oder Furosemid (1–2 mg/kg KG) zu verabreichen. Zur Bindung freien Hämoglobins ist Frischplasma indiziert, da Frischplasma hämoglobinbildendes Haptoglobin enthält. Die Abnahme der myokardialen Kontraktilität erfordert die Gabe von Digitalispräparaten (Lanitop 0,003 mg/kg KG), Katecholaminen (Dobutrex 2–5 µg/kg KG/min; Epinephrin 0,1 µg/kg KG/min) und $CaCl_2$ (25 mg/kg KG).

Wegen der ausgeprägten Katabolie sollte die Indikation zur parenteralen Ernährung möglichst frühzeitig gestellt werden; andererseits sollte wegen der hohen Infektionsgefahr so bald wie möglich eine Umstellung auf enterale Ernährung erfolgen [209, 369]. Der verbrannte Patient verliert den Appetit und muß ernährt werden. Energieangereicherte Getränke auf Milchbasis und Nahrungsmittel auf Eibasis sind hilfreich. Parenterale Ernährung wird aber in der Regel notwendig, um den hohen Energie- und Proteinbedarf des Verbrannten zu decken (20 kcal/kg + 70 kcal/% Verbrennung/Tag bei Erwachsenen bzw. 60 kcal + 35 kcal/% Verbrennung/Tag bei Kindern). Die Nahrung sollte 1 g Protein/kg KG + 3 g/% Verbrennung bei Erwachsenen und 3 g Protein/kg KG + 1 g/% Verbrennung bei Kindern enthalten. Allerdings haben manche Untersucher keine direkte Beziehung zwischen verbrannter Körperoberfläche und Kalorienbedarf gefunden. Um eine übermäßige CO_2- und H_2O-Produktion zu vermeiden, sollten Kohlenhydrate nicht übermäßig zugeführt werden. Etwa 50% des Kalorienbedarfs sollten deshalb aus Fett bestehen. Verzweigtkettige Aminosäuren sind zu bevorzugen.

11.16.4 Anästhesie bei der Verbrennung

Für die Primärversorgungen des Verbrannten ist in der Regel nur die Allgemeinanästhesie geeignet. Dabei werden infolge der ausgeprägten Schmerzzustände relativ hohe Dosierungen von Analgetika und Narkotika benötigt. Im weiteren Verlauf werden Anästhesien v. a. bei tiefen Exzisionen (Nekrotomie) und Transplantationen erforderlich. Sie sollten jedoch erst durchgeführt werden, wenn die hämodynamische Situation stabilisiert ist, allerdings auch bevor das Infektionsrisiko ansteigt. Der Preis einer frühen Exzision ist häufig die erneute hämodynamische Instabilität durch erhebliche Blutverluste (bis zum 1- bis 1,5fachen des Blutvolumens). Bei allen Überlegungen zur Anästhesie eines verbrannten Patienten müssen der Zeitpunkt der Verbrennung (Infusionstherapie, Elektrolytstörung) und die Beteiligung der Atemwege besonders berücksichigt werden.

11.16.4.1 Vorbereitungsmaßnahmen

Die Prämedikation folgt den üblichen Regeln. Auf ein Anticholinergikum sollte v. a. dann nicht verzichtet werden, wenn die Anästhesie mit Ketamin durchgeführt werden soll. Unter Umständen ist wegen der chronischen Analgetikagabe eine höhere Medikation erforderlich. Die Schaffung zuverlässiger intravenöser Zugänge, die Messung des ZVD, u. U. die arterielle Kanülierung zur direkten Blutdruckmessung und zur Blutentnahme für Blutgasanalysen, EKG-Kontrolle, Temperaturmessung und Blasenkatheter mit Harnvolumenmessung (Harnmenge mindestens 0,5 ml/kg KG/h) bilden die wesentlichsten Vorbereitungsmaßnahmen bei Verbrannten.

Die Verhältnisse im Operationssaal müssen den Bedürfnissen des Verbrannten angepaßt werden (Raumtemperatur ~32 °C, Wärmedecken, Wärmelampen, gewärmte Infusionen).

11.16.4.2 Auswahl der Medikamente und Verfahren

Die Einleitung der Narkose kann mit intravenösen Narkotika oder mit Inhalationsnarkotika erfolgen. In der Regel sind die erforderlichen Narkotikamengen beim Verbrannten höher als bei Patienten mit anderen Erkrankungen. Die Auswahl des Einleitungsverfahrens richtet sich vornehmlich nach den Möglichkeiten der Atemwegsfreihaltung (z. B. Intubationsschwierigkeiten durch Narbenstränge bei Gesichts- und Halsverbrennungen). dMR sollte in den ersten 3 Monaten der Verbrennungskrankheit nicht verwendet werden, auch nicht nach Vorgabe eines ndMR (Hyperkaliämie). Die postsynaptische Membran der Skelettmuskulatur entwickelt wenige Tage nach der Verbrennung eine erhöhte Chemosensivität für Succinylcholin, die den Kaliumaustritt steigert. Allerdings ist im Rahmen der Primärversorgung eines Verbrannten nach Applikation von dMR noch nicht mit einer ausgeprägten Hyperkaliämie zu rechnen. ndMR (Alcuronium, Pancuronium) können prinzipiell verwendet werden. Wegen der Störungen des Albumin-Globulin-Verhältnisses bei Verbrannten ist die Wirkung der ndMR unterschiedlich, in der Regel verlängert.

Die Aufrechterhaltung der Anästhesie kann als Inhalationsnarkose mit Lachgas - Sauerstoff (2:2) unter Zusatz von Halothan oder Enfluran bzw. als Neuroleptanästhesie erfolgen. Auch die fraktionierte Gabe von Ketamin ist geeignet. Um die nach Ketaminapplikation möglichen Traumerlebnisse zu reduzieren, empfiehlt sich die zusätzliche Gabe von Diazepam (0,2 mg/kg KG i. v.). Insbesondere für häufige Verbandswechsel eignet sich Ketamin.

11.17 Plastische Chirurgie

Operative Eingriffe in der plastischen Chirurgie müssen häufig bei Patienten mit Nebenerkrankungen (Mißbildungen, Verbrennungen), aber auch bei organisch völlig gesunden Patienten (kosmetische Operation) durchgeführt werden. Insbesondere bei den kosmetischen Operationen lastet eine besondere Verantwortung auf dem Anästhesisten, da der Patient von dieser Operation eine ganz entscheidende Änderung, u. U. das Glück seines Lebens, erwartet. Das Narkoserisiko sollte daher nach menschlichem Ermessen gleich Null sein. Deshalb sind Kompromisse bei der Indikation und der Durchführung der Anästhesie nicht zulässig [223, 327, 527].

11.17.1 Operationsvorbereitung

Der Operationstermin für plastische Operationen richtet sich - abgesehen von vital erforderlichen Eingriffen - unter Berücksichtigung des Allgemeinzustands, sozialer und psychischer Faktoren bei Kindern weitgehend nach den Wachstumsperioden, bei Erwachsenen nach dem Ausschluß evtl. bestehender Nebenerkrankungen. Da der Erfolg einer kosmetischen Operation ganz wesentlich von einem intakten Blutgerinnungssystem abhängig ist, sollte eine Kontrolle des Gerinnungssystems obligatorischer Bestandteil der präoperativen Diagnostik sein. Im übrigen gelten die üblichen Prinzipien der Voruntersuchung und medikamentösen Vorbereitung vor anästhesiologischen Maßnahmen.

11.17.2 Anästhesieverfahren

Bei allen diesen Eingriffen haben Allgemeinanästhesieverfahren vor den Regionalanästhesiemethoden dann den Vorzug, wenn durch die örtliche Applikation des Lokalanästhetikums die Konturen sowie die Form- und Größenverhältnisse infolge der Gewebeaufquellung verwischt werden und somit die symmetrische Abstimmung, insbesondere bei einseitigen Operationen, behindert ist. Allerdings muß die Allgemeinanästhesie garantieren, daß keine Einengung des Operationsfelds und keine Behinderung des Operateurs erfolgt. Außerdem muß sichergestellt sein, daß z. B. bei Operationen im Gesicht keine Verziehung des Gesichts eintritt und die Fixierung des endotrachealen Tubus einschließlich der Verbindungsstücke zum Narkosegerät garantiert ist.

Die Narkoseeinleitung erfolgt auf intravenösem Wege, die Aufrechterhaltung der Narkose wird bei kurzdauernden Eingriffen überwiegend mit Inhalationsnarkotika, bei längerdauernden Operationen mit intravenösen Analgetika, insbesondere mit Fentanyl, durchgeführt; dMR und ndMR können nach den allgemein gültigen Grundsätzen verwendet werden. Bei Intubationsschwierigkeiten infolge Kieferklemme, Mikrogenie, Makroglossie oder Prognathie sollte entweder die blinde nasale Intubation versucht werden (Spontanatmung mit Halothan, Lidocainspray) oder die Trachea wird mit der Fiberoptik bei aufgeschobenem Endotrachealkatheter aufgesucht (s. 5.5.4.4). Wenn der Operateur bei Allgemeinanästhesien mit Halothan zusätzlich Lokalanästhetika mit Epinephrinzusatz verwendet, sollten höhere Halothankonzentrationen zur Vermeidung von Herzirregularitäten nicht appliziert werden. Besser geeignet zur Erzeugung einer lokalen Ischämie ist in diesen Fällen Ornipressin (POR 8 Sandoz).

Die Methoden der künstlichen Hypotension können die Blutungsgefahr erheblich reduzieren und sind u. U. bei kosmetischen Operationen indiziert (s. 6.8.1).

Unter den Regionalanästhesiemethoden sind abhängig von der Lokalisation des operativen Eingriffs v. a. der Plexus-brachialis-Block und die rückenmarksnahen Regionalanästhesien unter Berücksichtigung ihrer Indikationen und Kontraindikationen geeignet.

11.17.3 Operationsspezifische Besonderheiten

Im Rahmen der plastischen Chirurgie sind anästhesiologische Probleme bei der konstruktiven, der rekonstruktiven und der ästhetischen Chirurgie zu unterscheiden.

11.17.3.1 Konstruktive Chirurgie

Die Beseitigung von Mißbildungen (z. B. Lippen-, Gaumen-Kiefer-Spalten, Meningomyelozelen, Ösophagusatresien, Duodenalstenosen usw.) wird in der Regel im Kindesalter vorgenommen. Die anästhesiologischen Probleme sind dort (s. 11.15) beschrieben. Hier soll nur ergänzt werden, daß Weichteilkorrekturen - soweit sie keine wachstumshemmenden Narben bilden - so früh wie möglich erfolgen müssen. Eingriffe an Knochen und Knorpel dagegen werden nur dann vor Ende des Wachstums ausgeführt, wenn mit Hilfe von orthopädischen und prothetischen Mitteln das Wachstum des Stützgerüstes nicht beeinträchtigt wird. So wird von den meisten Operateuren als günstigster Operationstermin für die ein- und doppelseitigen Lippenspalten das Alter von 3-4 Monaten, für die Gaumenplastik das Alter von 4-6 Jahren und für die Pharyngoplastik sowie die Sekundärplastik das spätere Schulalter angesehen. Alle diese Eingriffe erfordern eine Allgemeinanästhesie mit endotrachealer Intubation.

11.17.3.2 Rekonstruktive Chirurgie

Die rekonstruktive Chirurgie umfaßt die Nachbehandlung von Verbrennungen, die Osteosynthese und die Transplantation. (Anästhesiologische Probleme bei Verbrennungen s. 11.16, bei Osteosynthesen s. 11.6 und 11.10.) Hier soll nur auf die Hauttransplantation und Replantation (z. B. von Fingern usw.) eingegangen werden.

Hauttransplantation. Übertragungen von Haut werden entweder als Lappenplastiken oder als freie Transplantationen durchgeführt. Die Anästhesie bietet außer möglichen technischen Besonderheiten (Intubationsschwierigkeiten infolge narbiger Verziehung) keine besonderen Probleme. Nach Lappenplastiken ist darauf zu achten, daß der Patient so lange ruhiggestellt wird, bis durch Fixierung des Operationsgebiets der Operationserfolg nicht gefährdet werden kann.

Als Anästhesieverfahren empfiehlt sich die Allgemeinanästhesie mit endotrachealer Intubation.

Replantation. Die Replantation abgetrennter Gliedmaßen (z. B. Finger, Arm, Bein) muß als einer der zeitaufwendigsten operativen Eingriffe bezeichnet werden. Die Operationen dauern oft > 12 h.

Regionale Anästhesieverfahren (Plexus-brachialis-Block, kontinuierliche Periduralanästhesie) sind ideal, weil sie die Schmerzausschaltung mit einer Sympathikusblockade kombinieren. Allgemeinanästhesie wird jedoch wegen der langdauernden Lagerung auf dem Operationstisch von vielen Patienten bevorzugt. Es ist jedoch durchaus möglich, die Regionalanästhesie mit Adjuvanzien (Diazepam, Flunitrazepam) zu kombinieren, um damit auch längere Operationszeiten für den Patienten erträglich zu machen. Mit erheblichen Blutverlusten ist auch wegen der erforderlichen Heparinisierung zu rechnen. Für die Entleerung der Blase ist durch Einlegen eines Blasenkatheters Sorge zu tragen. Die Lagerung des Patienten auf dem Operationstisch sollte auf speziellen Schaumstoffmatratzen erfolgen. Bei Verwendung von Halothan ist der Auskühlung des Patienten entsprechend zu begegnen (Wärmematten, Klimatisierung).

11.17.3.3 Ästhetische Chirurgie

Die sog. kosmetischen Operationen werden im Bereich von Kopf (Facelifting, Nasenplastik, Ohrenkorrektur, Augenlidstraffung), Hals (Hautraffung), Brust (Mammaplastik) und Stamm (Fettschürze, Kugelbauch, Reithosenplastik) durchgeführt. Spezielle anästhesiologische Probleme können bei Nasenplastiken, Hautraffungen und Mammaplastiken auftreten.

Nasenplastik. Eine der häufigsten kosmetischen Operationen ist die Nasenplastik. Wenngleich dieser Eingriff durchaus in Regionalanästhesie (Infiltrationsanästhesie durch den Operateur) durchgeführt werden kann, bevorzugt doch die Mehrzahl der Patienten die Allgemeinanästhesie in orotrachealer Intubation. Dabei sollte ein Spiraltubus verwendet werden, der über die Kinnspitze nach kaudal geführt wird. Da nach dem Eingriff die Nasengänge zur Erhaltung der Form austamponiert werden, kann es im postoperativen Verlauf zu Atemschwierigkeiten kommen, bis sich der Patient an eine ausschließliche Mundatmung adaptiert hat. Sorgfältige postoperative Überwachung ist in diesen Fällen erforderlich.

Hautraffung. Neben der Nasenplastik gehört auch die Hautraffung (im Gesichtsbereich = Facelifting) zu den am häufigsten durchgeführten kosmetischen Operationen. Die Hautraffung im Gesichts- und Halsbereich muß als größerer chirurgischer Eingriff betrachtet werden, da sie nicht nur zeitaufwendig ist, sondern oft auch mit einem größeren Blutverlust einhergeht. Bei erhöhtem Kopf besteht darüber hinaus die Gefahr einer Luftembolie, weil bei der Präparation die Venen des Halsbereichs leicht verletzt werden können.

Als Anästhesieverfahren ist nur die Allgemeinanästhesie mit endotrachealer Intubation zu empfehlen. Das Risiko der Luftembolie sollte durch Anwendung einer Beatmung mit positiv endexspiratorischem Druck reduziert werden. Als Kontrollverfahren ist der zusätzliche Einsatz eines Dopplergeräts oder des Kapnographen zu empfehlen. Die Schaffung eines zentralen Venenzugangs ist anzuraten.

Mamma- und Bauchplastiken. Unter den kosmetischen Operationen beanspruchen diese Eingriffe den längsten Zeitaufwand. Sie gehen außerdem mit größeren Blutverlusten einher, so daß etwa 2-3 E Vollblut oder Erythrozytenkonzentrat bereitgestellt werden sollten. Das intraoperative Monitoring sollte durch die Messung des ZVD erweitert werden.

Als Anästhesieverfahren ist nur die Allgemeinanästhesie mit endotrachealer Intubation geeignet. Offensichtlich als Folge der ausgedehnten Weichteilzerstörung kommt es gerade bei diesen Operationen häufig zu postoperativem Erbrechen, so daß schon bei der Prämedikation ein Antimetikum verabreicht werden sollte.

11.18 Diagnostische Maßnahmen

Unter den diagnostischen Maßnahmen erfordern v. a. die Endoskopien und die radiologische Darstellung von Blutgefäßen und Organen die Mitarbeit des Anästhesisten. Obwohl einige Untersuchungen ohne Anästhesie durchgeführt werden können, besteht doch in vielen Fällen der Patient auf der Anwendung einer Sedierung oder eines Schmerzausschaltungsverfahrens. In manchen Fällen macht der Untersuchungsgang die Erweiterung der diagnostischen Maßnahme und damit auch des Anästhesieverfahrens notwendig. Somit sind Kompromisse hinsichtlich Voruntersuchung, Vorbereitung, Nahrungskarenz, Applikation von Medikamenten und postoperativer Nachsorge nur unter dem Gebot besonderer Dringlichkeit erlaubt. Ebenso sollte man die ambulante Durchführung der diagnostischen Maßnahme nur auf wenige Untersuchungen (z. B. Ösophagoskopie, Bronchoskopie, Probeexzision) beschränken. In der Regel wird eine diagnostische Untersuchung in Allgemeinanästhesie unter stationären Bedingungen durchgeführt werden müssen.

11.18.1 Vorbereitungsmaßnahmen

Die Vorbereitung des Patienten auf diagnostische Untersuchungen unterscheidet sich nicht von der Vorbereitung auf operative Eingriffe. Der Anästhesist muß über die Nebenerkrankungen und die Risikofaktoren unterrichtet sein, um auf der Grundlage des aktuellen klinischen Untersuchungsbefunds und der vorliegenden Laborparameter die Auswahl des in der gegebenen Situation bestgeeigneten Anästhesieverfahrens zu treffen. Vor der Verwendung von Röntgenkontrastmitteln sollte nach Möglichkeit eine Vortestung durch intrakutane oder konjunktivale Applikation der zu verwendenden Substanz erfolgen. Der Test ist jedoch nicht immer aussagekräftig, so daß seine Unterlassung nicht als Kunstfehler zu werten ist. Als Röntgenkontrastmittel finden v.a. jodhaltige Lösungen breite Verwendung. Patienten mit schwerer Herzinsuffizienz, Diabetes mellitus, Thyreotoxikose, Atherosklerose, Nierenfunktionsstörungen, Myelom, Heuschnupfen, Asthma bronchiale und Nahrungsmittelallergien sind durch Kontrastmittel besonders gefährdet [22].

Als prophylaktische Maßnahmen gegen Kontrastmittelzwischenfälle sind gute Sedierung (Diazepam: 0,2 mg/kg KG) und die Gabe von Kortisonderivaten (Prednisolon 1-2 mg/kg KG) 30-60 min vor Untersuchungsbeginn geeignet. Die prophylaktische Wirksamkeit von Antihistaminika gegen Kontrastmittelzwischenfälle ist zwar noch nicht restlos geklärt, ihre Verabreichung bei Patienten mit entsprechenden Nebenerkrankungen sollte jedoch erwogen werden. Dabei hat sich die Vorgabe von H_1- und H_2-Rezeptorenblockern (z.B. Dimetindenmaleat [Fenistil 0,1 mg/kg KG] und Cimetidin [5 mg/kg KG]) bewährt. Die Substanzen müssen mindestens 10 min vor Applikation des Kontrastmittels mit langsamer Injektionsgeschwindigkeit (~1-2 min) verabreicht werden.

Die Prämedikation erfolgt ebenso wie bei operativen Eingriffen. Lediglich bei ambulanten Untersuchungen ist ein differenziertes Vorgehen möglich (s. 11.19). In jedem Fall ist auch bei diagnostischen Maßnahmen ein intravenöser Zugang herzustellen, sowie eine Überwachung von Blutdruck, Puls und Herzaktion durchzuführen.

11.18.2 Anästhesieverfahren

Diagnostische Maßnahmen können sowohl in Allgemein-, als auch in Regionalanästhesie durchgeführt werden. Einige Untersuchungen können - bei kooperativen Patienten - ohne jede Anästhesie, ausschließlich in allgemeiner Sedierung erfolgen. Die Eigenart der Untersuchung, ihre voraussichtliche Dauer, sowie die Problematik der Grunderkrankung schränken in den meisten Fällen die Auswahlmöglichkeiten beträchtlich ein.

Die Allgemeinanästhesie erfordert in der Regel eine endotracheale Intubation. Zur Narkoseeinleitung eignen sich die üblichen intravenösen Narkotika. Die Aufrechterhaltung erfolgt am zweckmäßigsten mit einem Inhalationsnarkotikum, weil die Dauer des Untersuchungsgangs oft nicht vorhersehbar ist und somit die Inhalationsnarkose die beste Steuerungsmöglichkeit bietet. Zur Relaxierung sind sowohl dMR, als auch ndMR geeignet; ihre Auswahl wird im wesentlichen von der Dauer der diagnostischen Maßnahme bestimmt.

11.18.3 Untersuchungsspezifische Besonderheiten

Endoskopien des Gastrointestinaltrakts und der Atemwege, sowie Röntgenkontrastdarstellungen von Gefäßen und Körperhohlräume, bilden den überwiegenden Anteil diagnostischer Maßnahmen, die eine Mitarbeit des Anästhesisten erfordern. Dabei ist zu berücksichtigen, daß die Untersuchung in der Regel bei einem vorerkrankten Patienten (z. B. Gefäß-, Herz-, Lungenerkrankung) und in abgedunkelten Räumen erfolgen muß. Darüber hinaus können sich besondere Probleme aus der Verwendung von Röntgenkontrastmitteln und aus einem Interessenkonflikt bei der Freihaltung der Atemwege (z. B. Bronchoskopie) ergeben. Der mit der Durchführung einer Anästhesie bei diagnostischen Maßnahmen betraute Anäesthesist sollte sich deshalb in einem fortgeschrittenen Stadium seiner Ausbildung befinden.

11.18.3.1 Gastroenterologische Untersuchung

Ösophagoskopie, Gastroskopie, endoskopische retrograde Cholangiopankreatikographie (ERCP), Rektoskopie, Koloskopie und Laparoskopie können die Mitarbeit des Anäesthesisten erfordern, obwohl diese Untersuchungen in vielen Fällen auch mit sedierenden Maßnahmen oder in örtlicher Betäubung - vom Untersucher verabreicht - möglich sind.

Ösophagoskopie, Gastroskopie. Der zeitliche Aufwand dieser Untersuchungen ist oft nicht im voraus abschätzbar, insbesondere wenn es sich um die Lokalisation einer Blutungsquelle und ihre nachfolgende Beseitigung handelt.

Gastrointestinale Blutung. Die wesentlichsten Ursachen einer gastrointestinalen Blutung sind Ulcus duodeni, Magenkarzinom, Divertikulitis und Ösophagusvarizen. Da die dabei eintretenden Blutverluste oft sehr hoch sind, ist immer von einer Hypovolämie auszugehen, die entsprechend korrigiert werden muß. Dabei kann der Hämatokritwert normal sein, wenn es zur Hämokonzentration gekommen ist. Infolge Resorption des Blutstickstoffs kann der Harnstoffwert des Serums 40% erreichen. 80-90% der Blutungen des Gastrointestinaltrakts können auf konservativem Wege durch endoskopische Verfahren zum Stehen gebracht werden. Bei Ösophagusvarizenblutung kann auch die intravenöse Injektion von Vasopressin (Pitressin 1 ml = 20 IE) wirksam sein. Die Wirkung der Substanz auf die Koronargefäße ist zu beachten.

Anästhesieverfahren. Für Ösophagoskopie und Gastroskopie empfiehlt sich die Allgemeinanästhesie mit Inhalationsnarkotika, zumal die Dauer des Untersuchungsvorgangs nicht vorhersehbar ist. Die Allgemeinanästhesie in endotrachealer Intubation ist unumgänglich, wenn infolge der Grunderkrankung eine gesteigerte Reflexbereitschaft besteht (z. B. Zwerchfellhernie, Achalasie, Ösophagusdivertikel) oder wenn ein Anhalt für eine vermehrte Flüssigkeitsansammlung im Magen (z. B. blutendes Ulcus ventriculi, Magenausgangsstenose) besteht. In diesen Fällen muß die Einleitung der Narkose ebenso wie beim Ileuspatienten erfolgen (s. 5.5). Besonderer Wert sollte auf eine zuverlässige Fixation des endotrachealen Tubus gelegt werden, damit die Manipulationen mit dem Endoskop nicht zur Tubusdislokation führen. Dabei bieten starre Tubi (z. B. Magill, ONK) einen besseren Halt und einen zuverlässigeren Schutz vor Dislokationen als elastische Tubi, wie der Woodbridge-Tubus. Andererseits besitzen diese Tubi den Nachteil, daß sie den Untersuchungsgang manchmal behindern. Wenn infolge Muskelrelaxierung nicht ohnehin eine kontrollierte Beatmung erfolgen muß, sollte die Atmung nur kurzfristig spontan erfolgen und in regelmäßigen Abständen assistiert werden. Im Kindesalter ist ebenfalls eine Allgemeinanästhesie mit Inhalationsnarkotika zu empfehlen, weil die Irritation des Larynx durch das Endoskop bei der erhöhten Reflexbereitschaft des Kindes die Gefahr des Laryngospasmus mit sich bringt. Beim Erwachsenen können Endoskopien allerdings auch in Lokalanästhesie (Lidocain 4%) mit oder ohne Sedierung (Diazepam 0,2 mg/kg KG) durchgeführt werden.

Endoskopische retrograde Cholangiopankreatikographie (ERCP). Prinzipiell kann diese Untersuchung nach Lokalanästhesie des Oropharynx mit Lidocain (4%) unter Sedierung (z. B. Diazepam 0,2 mg/kg KG; Flunitrazepam 0,02 mg/kg KG) durchgeführt werden. Längerdauernde Untersuchungen sollten jedoch in Allgemeinanästhesie mit endotrachealer Intubation erfolgen.

Rektoskopie. In der Regel erfordern die Untersuchungen des Rektums keine Anästhesie, insbesondere wenn der Patient über den Untersuchungsgang gut aufgeklärt ist. Bei fehlender Kooperation des Patienten oder bei entzündlichen Analerkrankungen ist jedoch eine Anästhesie zu bevorzugen, weil Unruhe und Abwehrhaltung (Schmerz) des Patienten die Einführung des Rektoskops u. U. unmöglich machen. Sowohl Allgemein- als auch Regionalanästhesieverfahren (z. B. Spinalanästhesie als Sattelblock, Sakralanästhesie) sind für Rektoskopien geeignet. Relativ häufig wird bei Rektoskopien ein reflektorischer Bronchospasmus beobachtet.

Koloskopie. Prinzipiell sind diese Untersuchungen ebenfalls ohne Anästhesie möglich; allerdings verursacht die hohe Koloskopie schon wegen der langen Untersuchungsdauer eine erhebliche Belastung des Patienten. Als Anästhesieverfahren ist für die Koloskopie die Allgemeinanästhesie geeignet, wobei sich insbesondere die Maskennarkose mit einem volatilen Narkotikum anbietet. Sind häufige Umlagerungen erforderlich, bietet sich auch die Ketamin-Diazepam-Kombinationsnarkose an. Die endotracheale Intubation ist immer dann indiziert, wenn im Anschluß an die diagnostische Maßnahme ein längerdauernder therapeutischer Eingriff (z. B. Polypabtragung, Hämorrhoidektomie) durchgeführt werden soll. Reflexbedingte Laryngospasmen und Bradykardien sollten durch eine ausreichende Narkosetiefe ausgeschlossen sein. Unter den Regionalanästhesietechniken bietet sich die Spinalanästhesie an. Sie garantiert darüber hinaus in der schmerzhaften frühen postoperativen Phase eine ausreichende Analgesie.

Laparoskopie. Für diagnostische Zwecke werden Laparoskopien in der Regel in Allgemeinanästhesie durchgeführt. Die Allgemeinanästhesie sollte in diesen Situationen in endotrachealer Intubationsnarkose erfolgen, weil die im Rahmen des Untersuchungsgangs erforderliche CO_2-Insufflation einen Überdruck im Abdomen mit Zwerchfellhochstand verursacht, der einerseits zur Ateminsuffizienz, andererseits zur Gefahr des Refluxes und der Aspiration führen kann. Diese Gefahren bestehen um so mehr, als gynäkologische Explorationen vorwiegend in Kopftieflage erfolgen.

11.18.3.2 Untersuchungen der Atemwege

Bronchoskopien, Bronchographien und Mediastinoskopien werden zur Diagnostik von Atemwegserkrankungen eingesetzt. Darüber hinaus findet die Bronchoskopie auch für therapeutische Zwecke (z. B. gezielte Absaugung bei Atelektasen, Fremdkörperentfernung) Verwendung. Diese Techniken stellen an den Anästhesisten erhöhte Anforderungen, da es gelegentlich zu einer Interessenkollision zwischen Anästhesist und Untersucher kommen kann. Das Hauptproblem erwächst aus der Sicherstellung einer ausreichenden Ventilation, zumal die zur Untersuchung kommenden Patienten an Erkrankungen der Atmungsorgane leiden. Die Untersuchungen selbst und das Anästhesieverfahren bilden in jedem Fall zusätzliche Belastungsfaktoren für den Patienten. Für die Untersuchung werden starre oder flexible Bronchoskope eingesetzt. Die starren Instrumente haben einen Durchmesser von 3-8,5 mm, fiberoptische Modelle beginnen bei 4 mm Durchmesser. Besitzt das fiberoptische Bronchoskop einen Arbeitskanal, so beträgt sein Durchmesser 6 mm. Während die starren Modelle nur orotracheal eingeführt werden können, sind die flexiblen Fiberoptikbronchoskope auch für einen nasotrachealen Zugang geeignet.

Bronchoskopie. Als Anästhesiemethoden für Bronchoskopien eignen sich sowohl Regional- als auch Allgemeinanästhesien. Welches Verfahren im Einzelfall angewendet wird, hängt sowohl von den Erfahrungen des mit der Untersuchung beauftragten Arztes (Regionalanästhesie) als auch vom Wunsch des Patienten (Allgemeinanästhesie) ab [554].

Es gibt fünf Narkosetechniken für Bronchoskopien:

- Lokalanästhesie mit intravenöser Sedierung,
- Allgemeinanästhesie mit einem Inhalationsnarkotikum,
- Balanzierte Allgemeinanästhesie,
- Apnoische Oxygenation und
- Allgemeinanästhesie mit High-Frequency-Positive-Pressure-Ventilation (HFPPV),

Regionalanästhesie. Diese Anästhesiemethode bietet den Vorteil der größtmöglichen Schonung des Patienten bei dessen voller Kooperation; allerdings ist sie für den Patienten nicht komfortabel. Für den Untersucher besteht der Nachteil, daß längerdauernde Apnoe in der Regel nicht möglich ist. Regionalanästhesie wird deshalb vorwiegend bei nicht narkosefähigen Patienten und bei Kranken mit bekannter oder vermuteter hochgradiger Stenose der oberen Atemwege verwendet.

Auch vor einer Untersuchung in Lokalanästhesie sollte der Patient ausreichend sediert werden. Vor der Einführung des Bronchoskops werden Rachenhinterwand, Epiglottis und Hypopharynx mit einem Lokalanästhetikum (Lidocain 4%) betupft oder besprüht. Danach werden 2-4 ml des Lokalanästhetikums mit Hilfe eines dünnen Katheters oder einer Kehlkopfnadel in die Trachea instilliert, wobei eine Hälfte in rechter, die andere Hälfte in linker Seitenlage appliziert wird. In letzter Zeit wird das Lokalanästhetikum bevorzugt mit Hilfe eines Mikroverneblers inhaliert. Trachea und obere Luftwege können auch durch direkte Injektion des Anästhetikums durch die Membrana cricothyreoidea anästhesiert werden; ein Verfahren, das jedoch kaum noch praktiziert wird. Zwischen der Applikation des Lokalanästhetikums und dem Einführen des Bronchoskops sollten wenigstens 10 min vergehen, damit ausreichende Analgesie gewährleistet ist. Die unerwünschten Nebeneffekte der Lokalanästhetika können auch hier auftreten, wobei die hohen Blutspiegel entweder Folge einer Überdosierung oder einer zu schnellen Resorption sind. In diesem Zusammenhang muß erneut betont werden, daß die intratracheale Applikation von Medikamenten einer intravenösen Gabe gleichgesetzt werden kann. Exakte Dosierung ist deshalb unbedingte Voraussetzung, um toxische Reaktionen (z. B. Unruhe, Muskelzittern, Hyperventilation, Tachykardie, Hypertonie, Krämpfe, Bewußtlosigkeit, Arrhythmie, Atem- und Kreislaufstillstand) zu vermeiden (s. auch 8.3).

Allgemeinanästhesie. Diese Anästhesiemethode ist für den Patienten das angenehmere Verfahren. Für den Untersucher bietet es darüber hinaus den Vorteil, daß apnoische Pausen nach vorheriger Ventilation mit 100%igem Sauerstoff jederzeit möglich sind. Die Aufgaben des Anästhesisten bei diesen Untersuchungen umfassen die Sicherstellung einer ausreichenden Oxygenation und die Muskelrelaxation. Die Sicherstellung einer ausreichenden Oxygenierung und die Vermeidung von Hyperkapnie vermindern die bei Bronchoskopien gesteigerte Bereitschaft zu Arrhythmien, die u. U. ein ernstes Problem darstellen können. Alle z. Zt. gebräuchlichen Allgemeinanästhesieverfahren besitzen im Rahmen der Bronchoskopie Vor- und Nachteile. Bevorzugt eingesetzt werden Inhalationsnarkotika (z. B. Halothan, Enfluran), die Neuroleptanästhesie und die Ketaminanästhesie. Die EKG-Überwachung ist angezeigt. Inhalationsnarkotika sind am besten steuerbar und begünstigen infolge ihrer raschen Abflutung die schnelle Rückkehr des Hustenreflexes, wodurch Blut oder Sekrete zuverlässig aus den Atemwegen entfernt werden.

Die klassische Neuroleptanästhesie erscheint wegen der oft nicht abschätzbaren Dauer des Eingriffs weniger gut geeignet. Wenn das Verfahren dennoch in Erwägung gezogen wird, sollte die Einleitung mit einem Barbiturat und einer anschließenden Bolusinjektion von Fentanyl (0,005 mg/kg KG) erfolgen. Die Narkose wird dann mit einem Lachgas-Sauerstoff-Gemisch (2:2) aufrechterhalten. Der relativ hohe Sauerstoffanteil im Beatmungsgemisch kann u. U. dafür verantwortlich sein, daß das Bewußtsein des Patienten nicht immer voll ausgeschaltet ist. Ein Nachteil des Verfahrens ist auch darin zu sehen, daß das Hustenzentrum durch Fentanyl im postoperativen Verlauf erheblich gedämpft bleibt.

Die Ketaminanästhesie (evtl. im Tropfverfahren und in Verbindung mit Diazepam) bietet die Möglichkeit, den Sauerstoffanteil im Beatmungsgemisch auf 100% zu erhöhen, so daß sich hieraus Vorteile bei Patienten mit erheblich eingeschränkter Lungenfunktion ergeben.

Vor der Narkoseeinleitung sollte der Patient grundsätzlich 3-5 min lang 100%igen Sauerstoff über die Maske einatmen, damit für die Einführung des Instruments in Apnoe eine ausreichende Oxygenierung des Bluts garantiert ist. Es sei in diesem Zusammenhang darauf hingewiesen, daß durch Diffusion auch in völliger Apnoe ein Gasaustausch stattfinden kann. Voraussetzung dafür sind normale Lungenperfusion, freie Atemwege und ein ausreichender Sauerstoffvorrat in den Alveolen [38].

Dieses unter dem Begriff „apnoische Oxygenation" beschriebene Verfahren gestattet eine ausreichende Oxygenierung durch kontinuierlichen Zufluß reinen Sauerstoffs bei Apnoe während eines Zeitraums von 20 min. Allerdings steigt der p_aCO_2 um 3-4 mm Hg/min. Die apnoische Oxygenation sollte deshalb nicht länger als 10 min durchgeführt werden.

Folgendes Verfahren hat sich bewährt: Nach 3-5 min dauernder Voratmung von 100%igem Sauerstoff und nach Gabe eines ndMR (Alcuronium 0,025 mg/kg KG) wird mit den üblichen intravenösen Narkotika eingeleitet. Die Muskelrelaxierung erfolgt mit dMR (1 mg/kg KG), danach wird der Patient erneut mit 100%igem O_2 ventiliert. Nach Einführung des Bronchoskops wird über einen Verbindungsstutzen des Instruments das Atemgasgemisch (O_2:N_2O = 2:2) in die Lunge geleitet. Die Narkose wird entweder mit fraktionierten Dosen eines intravenösen Narkotikums oder durch kontinuierliche Zufuhr eines Inhalationsnarkotimums aufrechterhalten. Die Beatmung wird bei intermittierender Applikation von dMR (0,5 mg/kg KG) vorwiegend manuell durchgeführt; sie kann aber auch durch Jetventilation erfolgen. Bei der primär gesunden Lunge werden apnoische Pausen gut toleriert. Der limitierende Faktor der Apnoe ist der Anstieg des p_aCO_2. Der arterielle Kohlensäuredruck steigt in Apnoe pro min um etwa 3 mm Hg an. Durch höhere Flowrate (10 l O_2/min) kann die Apnoe auf maximal 10 min verlängert werden. Sind längere apnoische Pausen aus operativen Gründen erforderlich, sollten andere Methoden (z. B. Injektortechnik mit transtrachealer Ventilation) eingesetzt werden. Bei primär geschädigten Lungen sind apnoische Pausen nach Möglichkeit zu vermeiden [64, 282].

Bronchographie. Obwohl die Bronchographie unter Verwendung von Röntgenkontrastmitteln durchgeführt wird, soll die Methode an dieser Stelle besprochen werden, v. a. weil sie die Problematik der Bronchoskopie beinhaltet.

Beim Erwachsenen werden Bronchographien in der Regel in Lokalanästhesie durchgeführt. Die Mitarbeit des Patienten ermöglicht eine optimale Aufnahmetechnik.

Bei Kindern bietet jedoch die Allgemeinanästhesie die besseren Bedingungen. Unter Relaxation wird das Kontrastmittel über einen dünnen Katheter durch den Tubus instilliert; anschließend wird der Patient in die zur Darstellung des gesamten oder selektiven Teils des Bronchialbaums notwendigen Positionen gebracht. Für jede Aufnahme wird die Lunge manuell gebläht. Nach Rückkehr der Spontanatmung und des Hustenreflexes werden die Kontrastmittelreste aus der Trachea abgesaugt und der Patient extubiert.

Jetventilation. Normalfrequente oder hochfrequente positive Druckbeatmung kann sowohl durch einen Seitenarm des starren Bronchoskops als auch durch den Arbeitskanal des Fiberoptikbronchoskops erfolgen. Mit einem speziellen Ventilator gelingt es, p_aCO_2 und p_aO_2 über lange Zeit normal zu halten.

In der Regel führt die Bronchoskopie nur in seltenen Fällen zu schweren Komplikationen. Die gefährlichsten Zwischenfälle entstehen nach endobronchialen Blutungen (z. B. Läsionen von Pulmonalvenen, eingewachsene Aneurysmen). Blockaden der Blutungsquellen mit dem Carlens- oder Robertshaw-Tubus können versucht werden; sie sind jedoch meist erfolglos.

Mediastinoskopie. Bei der Mediastinoskopie wird ein Endoskop über das Jugulum in das Mediastinum eingeführt. Hierfür ist eine tiefe Narkose erforderlich. Im Rahmen der Untersuchung kann es zu Blutungen, Pneumothorax, N.-recurrens-Schäden, Infektionen, Tumorverschleppung, N.-phrenicus-Schäden, Ösophagusschäden, Chylothorax, Luftembolie und vorübergehenden Hemiparesen kommen.

Die endotracheale Intubation sollte mit einem Spiraltubus erfolgen, da der Hals des Patienten bei der Untersuchung stark überstreckt werden muß. Gut geeignet ist eine Inhalationsnarkose in kontrollierter Beatmung. Besonders sorgfältig sollten die Durchblutungsverhältnisse des rechten Arms (Fingerpuls) kontrolliert werden, da durch das Mediastinoskop die A. anonyma komprimiert werden kann. Dadurch kann es zur Minderperfusion der rechten A. carotis und A. subclavia kommen.

11.18.3.3 Untersuchungen des Gefäßsystems

Die Röntgendarstellung der Hirngefäße, der großen Körpergefäße und des Herzens erfolgt unter Zuhilfenahme von Kontrastmitteln und einer geeigneten Röntgenapparatur. Die Anwendung dieser Techniken, v. a. die intravaskuläre Applikation des Kontrastmittels, ist nicht frei von Nebenwirkungen. Das Risiko bei diesen Untersuchungen wird weiter erhöht, weil die zur Diagnostik kommenden Patienten in der Regel an krankhaften Gefäßprozessen mit einer eingeschränkten kardiovaskulären Leistungsreserve leiden und weil die Untersuchung selbst in einem dunklen Untersuchungsraum stattfinden muß. Als Anästhesieverfahren für Röntgenkontrastdarstellungen des Gefäßsystems kommen Sedierung (z. B. mit Diazepam oder Flunitrapezam), Regionalanästhesien und Allgemeinanästhesien zur Anwendung.

Karotisangiographie. Die Darstellung der Hirngefäße erfolgt entweder in Regionalanästhesie mit zusätzlicher Sedierung oder in Allgemeinanästhesie. Das bevorzugte Verfahren ist die Allgemeinanästhesie mit endotrachealer Intubation; denn es ist für den Patienten nicht nur angenehmer (Injektion des Kontrastmittels verursacht mitunter brennendes Gefühl im Kopf und schwere retrobulbäre Schmerzen), sondern v. a. auch sicherer. Bewährt hat sich die Einleitung mit einem kurzwirkenden Barbiturat, die Relaxation mit einem dMR und die Beatmung mit einem N_2O-O_2-Gemisch in leichter Hyperventilation. Zur Supplementierung der Analgesie genügt bei den wenig schmerzhaften Eingriffen die einmalige Gabe von Fentanyl (0,002 mg/kg KG); bei komatösen Patienten kann auf die zusätzliche Fentanylapplikation verzichtet werden. Auch die fraktionierte Gabe geringer Dosen von Thiopental (1-2 mg/kg KG) oder Methohexital (0,3 mg/kg KG) ist zur Aufrechterhaltung der Anästhesie geeignet. Müssen halogenierte Kohlenwasserstoffe verabreicht werden (z. B. bei Patienten mit Asthma bronchiale), sollte dies erst nach einer Phase der Hyperventilation erfolgen. Die Hyperventilation hat jedoch dort eine Grenze, wo die arterielle Kohlendioxidspannung unter 25 mm Hg sinkt, weil dann mit einer Hirnmangeldurchblutung gerechnet werden muß [276].

Der arterielle Blutdruck sollte innerhalb der bekannten Grenzen der zerebralen Autoregulation gehalten werden. Eine induzierte Hypotension wird nur in den seltensten Fällen nötig sein. Schonende Intubation und Extubation unter Vermeidung von Husten und Pressen sowie kleine Atemzugvolumina bei höherer Frequenz helfen eine Behinderung des venösen Rückflusses zu vermeiden.

Eine mäßige Hyperventilation kann auch dazu beitragen, die Qualität der Röntgenbilder zu verbessern, da die zerebrale Vasokonstriktion eine längere Verweildauer des injizierten Kontrastmittels im zerebralen Gefäßsystem bewirkt. So kommen z. B. kleine Angiome, die sich nur kurzfristig mit Kontrastmittel füllen, mit größerer Wahrscheinlichkeit zur Darstellung.

Bei der Karotisangiographie kann es neben den Unverträglichkeitsreaktionen auf Kontrastmittel zu vagalen Reaktionen durch die Manipulationen an der A. carotis sowie zu lokalisierten oder auf das zerebrale Gefäßsystem ausgedehnten Gefäßspasmen kommen. In Einzelfällen verursacht das hyperosmolare Kontrastmittel eine Hypervolämie sowie eine Veränderung der Kapillarpermeabilität mit nachfolgendem Hirnödem (Abb. 11.21). Postoperativ wird mitunter eine verlängerte Apnoe beobachtet [522, 558].

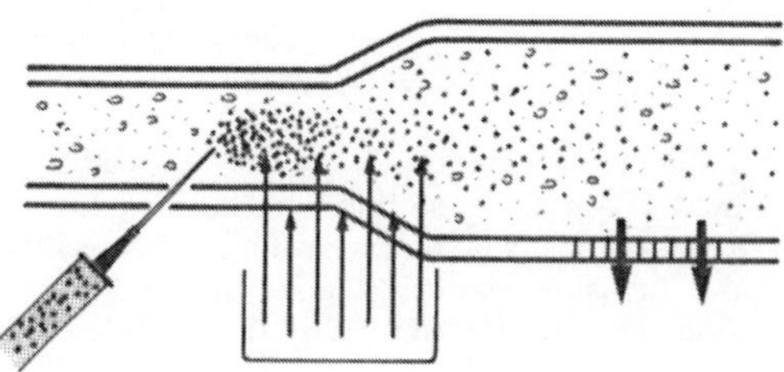

Abb. 11.21. Veränderung des intravasalen Volumens und der Kapillarpermeabilität nach Applikation hyperosmolarer Kontrastmittel

Aortographie. Die Darstellung der Aorta und abzweigender großer Körperarterien kann sowohl in Allgemein- als auch in Regionalanästhesie erfolgen. Bei der Allgemeinanästhesie ist die endotracheale Intubation zwingende Notwendigkeit, insbesondere wenn die Gefäßpunktion translumbal in Bauchlage erfolgt. Unter den Regionalanästhesieverfahren eignen sich sowohl Spinal- als auch Periduralanästhesien. Eine regionale Anästhesie mit zusätzlicher Sedierung (z. B. Diazepam 0,2 mg/kg KG) kann für die femorale Seldinger-Technik eingesetzt werden. Die schmerzvollste Phase der Untersuchung ist der Moment der Injektion des Kontrastmittels. Abhängig von der Injektionsgeschwindigkeit und dem verwendeten Präparat wird ein brennendes Gefühl in den Beinen erzeugt, dem Wärmeempfindungen im Kopf und Geschmackssensationen folgen [24, 523].

Kardiopulmonale Angiographie. Die Röntgenkontrastdarstellung der herznahen Gefäße und des Herzens wird bei Erwachsenen in der Regel in Regionalanästhesie mit zusätzlicher Sedierung (z. B. Diazepam 0,2 mg/kg KG) durchgeführt. Während der Untersuchung ist mit dem Auftreten von Arrhythmien und Bradykardien zu rechnen. Bei schneller Injektion des Kontrastmittels kann es u. U. zum Linksherzversagen oder zum Herzinfarkt kommen. Die angiographische Untersuchung bei Verdacht auf Lungenembolie sollte - soweit dies zeitlich vertretbar ist - erst nach Durchführung von Blutgasanalysen erfolgen. Bei der akuten Lungenembolie muß das Risiko des Herzversagens in Betracht gezogen werden.

Bei Kindern werden kardiopulmonale Angiographien bevorzugt in Allgemeinanästhesie durchgeführt. Vor der Untersuchung sollten Digitalis- und Diuretikatherapie optimiert und Störungen des Wasser-, Elektrolyt- und Säure-Basen-Haushalts beseitigt sein.

Risiken der Gefäßdarstellung. Die Verwendung von Kontrastmitteln und die Dunkelheit des Untersuchungsraums können, abgesehen von den häufig eingeschränkten kardiovaskulären Leistungsreserven der Patienten, Ursachen von Zwischenfällen sein.

Kontrastmittelzwischenfälle. In einer Häufigkeit von 5% sind Unverträglichkeitsreaktionen nach Kontrastmittelgabe zu erwarten. Eine Reaktion auf die Kontrastmittelgabe äußert sich innerhalb von 15 min in Form von Bronchokonstriktion, Urtikaria, Herzrhythmusstörungen, Hypervolämie, Hypotension oder Lungenödem. Die Pathogenese der Kontrastmittelunverträglichkeitsreaktionen ist noch nicht restlos geklärt. Beteiligt sind immunologische Reaktionen (z. B. Komplementaktivierung), Histaminliberation (aus Mastzellen und basophilen Leukozyten), sowie pharmakologische und toxische Reaktionen. Jodkontrastmittel können darüber hinaus eine Reihe von Enzymen hemmen (z. B. Azetylcholinesterase). Außerdem sind Kontrastmittel hyperosmolare Lösungen, wodurch eine Hypervolämie mit entsprechenden Elektrolytverschiebungen (Hypokaliämie) eintreten kann (Abb. 11.20). Am Herz-Kreislauf-System können EKG-Veränderungen (Sinusbradykardie, ST-Senkung), Kontraktilitätsminderung und pulmonaler Hochdruck ausgelöst werden. Nach Jodkontrastmitteluntersuchungen kann infolge freier Jodmoleküle bei bisher unbekannter Hyperthyreose eine jodinduzierte thyreotoxische Krise auftreten [22]. Bei den ersten Anzeichen von Kontrastmittelreaktionen muß jede weitere Injektion des Kontrastmittels unterbrochen werden. Therapeutisch stehen Volumenersatzmittel- und Sympathomimetikagabe (Epinephrin 0,01 mg/kg KG) sowie Kortisonapplikation (Prednisolon 5 mg/kg KG) und Sedativa (z. B. Diazepam 0,1 mg/kg KG) im Vordergrund.

Schlechte Sichtverhältnisse. Der abgedunkelte Röntgenraum erschwert die Überwachung von Patient und Kontrollinstrumenten des Narkoseapparats. Viele der bei Röntgenkontrastdarstellungen eingetretenen Komplikationen sind auf unbemerkte Diskonnektion, Überdosierungen, Gasdruckabfälle usw. zurückzuführen. Die Überwachung von Patient und Gerät muß deshalb gerade unter diesen erschwerten Bedingungen mit besonderer Sorgfalt erfolgen. Deshalb sollte jederzeit eine punktförmige Lichtquelle verfügbar sein, mit der in regelmäßigen Abständen visuelle Kontrollen durchgeführt werden können.

11.18.3.4 Untersuchungen der Schädelhohlräume

Bestandteil der neuroradiologischen Diagnostik ist auch die Luftfüllung der Schädelhohlräume. Diese Untersuchung muß vorwiegend bei Patienten mit krankhaften Hirnprozessen durchgeführt werden, so daß das Problem der Hirndrucksteigerung in den Vordergrund treten kann. Eine Steigerung des intrakraniellen Drucks während der Untersuchung kann Einklemmungen des Gehirns durch den Tentoriumspalt bzw. das Foramen magnum sowie hypoxische Hirnschäden verursachen. Der Anästhesist hat viele Möglichkeiten (z. B. Hyperventilation, Wahl des Narkotikums, Osmotherapie), auf den Hirndruck einzuwirken (s. 11.7) [48, 155].

Pneumenzephalographie, Ventrikulographie. Aus anästhesiologischer Sicht werden diese Untersuchungen nach den gleichen Prinzipien wie die Karotisangiographie durchgeführt. Außer bei Kindern sollten Luftfüllungen der Schädelhohlräume jedoch bevorzugt in Regionalanästhesie mit zusätzlicher Sedierung (Diazepam 0,2 mg/kg KG i. v.) durchgeführt werden. Wenn Allgemeinanästhesie nicht zu umgehen ist, muß sichergestellt sein, daß Diskonnektion, Lagerungsschäden usw. bei den Rotationsbewegungen während des Untersuchungsablaufs ausgeschlossen sind. Die Registrierung des EKG ist zu empfehlen. Während der Untersuchung können plötzliche Atem- und Kreislaufdepressionen auftreten. Erfolgen sie nach der Punktion, aber vor der Luftfüllung, liegt mit großer Wahrscheinlichkeit eine Hirnstammeinklemmung vor. Tritt das Ereignis nach der Luftfüllung auf, hat sich wahrscheinlich eine Luftembolie ereignet. Die Verwendung von Luft oder Stickstoff als Kontrastmittel zusammen mit einer N_2-O-O_2-Basisnarkose kann allerdings problematisch sein. Wegen der höheren Löslichkeit von N_2O im Blut kann während einer Pneumenzephalographie mit Stickstoff mehr Lachgas in das Ventrikelsystem diffundieren, als Stickstoff aus dem Ventrikelsystem in das Blut zurückkehrt. Dies führt zu einem hochsignifikanten Anstieg des intrakraniellen Drucks. Beim vorgeschädigten Patienten sollte dieses nicht risikofreie Diffusionsphänomen vermieden werden, indem die Gasfüllung mit N_2O oder O_2 erfolgt.

Bei Hirndrucksymptomatik ist die lumbale Pneumenzephalographie wegen der Gefahr der Einklemmung kontraindiziert. In diesen Fällen bietet jedoch die Ventrikulographie eine Alternative. Durch ein Entlastungsbohrloch wird ein Katheter in einen der beiden Seitenventrikel geführt und das Kontrastmittel direkt in das „offene“ Ventrikelsystem injiziert.

Beide Untersuchungsverfahren verlangen zur korrekten Darstellung des gesamten Ventrikelsystems extreme Stellungen des Patienten. Die Gefahr des orthostatischen Blutdruckabfalls besteht um so stärker, als die Patienten mit derartigen Erkrankungen durch vorausgehende entwässernde Therapie zur Bekämpfung des Hirndrucks zumeist dehydriert sind. Das präoperative Wickeln der Beine, das Vermeiden stark vasoplegisch wirkender Pharmaka (z. B. DHB) und die prophylaktische Infusion eines Plasmaersatzmittels sind bewährte prophylaktische Maßnahmen gegen derartige Komplikationen.

11.19 Ambulante Operationen

Operative Eingriffe sollten nur dann ambulant durchgeführt werden, wenn die Möglichkeit besteht, den Patienten nach der Operation in einem vertretbaren Zeitraum zuverlässig zu überwachen. Der Patient sollte frei von schwerwiegenden Nebenerkrankungen sein (Risikogruppe I–II). Außerdem sollten Art und Ausdehnung des operativen Eingriffs keine wesentlichen postoperativen Komplikationen erwarten lassen. Im Zweifelsfalle ist die stationäre Aufnahme des Patienten zu veranlassen [388, 456].

11.19.1 Operationsvorbereitung

Da hinsichtlich Voruntersuchung und Vorbereitung bei ambulanten Patienten die gleichen Kriterien wie bei stationären Kranken gelten, ist durch organisatorische Maßnahmen sicherzustellen, daß bis zum Operationszeitpunkt alle erforderlichen Befunde vorliegen. Der Patient muß sich, mindestens 6 h nüchtern, 1 h vor dem geplanten Operationszeitpunkt in der Klinik einfinden. Vor der Verabreichung der Prämedikation ist nach Aufklärung die schriftliche Einverständniserklärung einzuholen. Jeder Patient ist mit einem zuverlässigen intravenösen Zugang zu versehen.

Grundsätzlich ist auch bei ambulanten Operationen eine zuverlässige Dokumentation auf einem Anästhesieprotokol durchzuführen. Als Standard-Überwachungsverfahren gilt bei ambulanten Anästhesien das EKG, die unblutige Messung des Systemdrucks, sowie die Registrierung der Herzfrequenz. Untersuchungsbefunde, Einwilligungserklärung und Aufklärungsbestätigung sollten mit dem Narkoseprotokoll in den Krankenunterlagen archiviert werden [388, 456].

11.19.1.1 Prämedikation

Die üblicherweise geringe Dosis von Atropin (0,01 mg/kg KG) vor der Durchführung einer Allgemeinanästhesie verursacht in der Regel keine psychomotorischen Veränderungen. Diazepam (0,15 mg/kg KG) bzw. Pethidin (1 mg/kg KG) können hingegen bis zu 12 h die Psychomotorik beeinflussen. Diese Medikamente sollten deshalb vor ambulanten Eingriffen nicht verabreicht werden. Ihre Gabe ist ohnehin nicht erforderlich, wenn schmerzfreie Leiden - wie dies bei ambulanten Eingriffen häufig der Fall ist - zur Operation kommen. Auch Sedativa erübrigen sich, da der ambulante Patient dem bevorstehenden Eingriff mit einer positiven Motivation entgegentritt.

11.19.2 Anästhesieverfahren

Bei ambulanten Patienten sind unter den Regionalanästhesietechniken v.a. Infiltrationsanästhesien, periphere Nervenblockaden und intravenöse Regionalanästhesien geeignet. Spinal- und Periduralanästhesie sowie die supraklavikuläre Plexusblockade sollten bei ambulanten Operationen nicht eingesetzt werden, da evtl. nachfolgende Komplikationen (z.B. Hypotension, Kopfschmerz, Pneumothorax) eine längerdauernde Überwachung und Behandlung erfordern [301].

Nach den regionalen Anästhesieverfahren sind unter den Methoden der Allgemeinanästhesie die Inhalationsnarkosen besser geeignet als die intravenösen Verfahren. Die klassische Neuroleptanästhesie mit Droperidol als langwirkendem Butyrophenon sollte für ambulante Operationen nicht verwendet werden [299].

Die Anwendung von MR ist erlaubt, jedoch sollten Substanzen mit kurzer Wirkungsdauer, z.B. dMR (1 mg/kg KG) bevorzugt werden. Die endotracheale Intubation sollte - insbesondere bei Kindern - so zurückhaltend wie möglich eingesetzt werden, damit evtl. später auftretende Atemwegsverlegungen, z.B. durch Schwellungen, ausgeschlossen sind.

11.19.2.1 Regionalanästhesie

Die periphere Regionalanästhesie wird v.a. deshalb als Methode der Wahl für ambulante Eingriffe bezeichnet, weil sie die Psychomotorik der Patienten unberührt läßt. In höherer Dosierung allerdings, z.B. nach 3 mg/kg KG Lidocain, Mepivacain oder Prilocain, kann man eine Beeinflussung der Psychomotorik feststellen. Die langwirkenden Lokalanästhetika, z. B. Bupivacain (1,3 mg/kg KG) und Etidocain (2,6 mg/kg KG) können bei Überdosierung bis zu 2 h nach der Applikation psychomotorische Veränderungen hervorrufen. Plexus-brachialis-Blockaden sollten bei ambulanten Patienten nicht kritiklos, rückenmarksnahe Regionalanästhesien überhaupt nicht eingesetzt werden [301].

11.19.2.2 Allgemeinanästhesie

Jede Narkose verursacht noch bis zu 12 h nach ihrer Applikation Veränderungen im EEG (insbesondere nach Injektion von Barbitursäurederivaten). Daraus ergibt sich, daß vor der Durchführung einer Allgemeinanästhesie die postoperative Nachsorge sichergestellt sein muß [208].

Intravenöse Narkotika. Allgemein gilt zwar, daß die Patienten nach Methohexital schneller erwachen als nach Thiopental; die psychomotorische Normalisierung erfolgt jedoch sowohl bei Methohexital als auch bei Thiopental in äquianästhetischer Dosis bei beiden Substanzen gleichartig. Das Erwachen nach einer Ketaminanästhesie geschieht ebenfalls nicht schneller, als nach der intravenösen Gabe von Thiopental. Lediglich Etomidate und Propanidid sind gegenüber den Barbituraten und Ketaminen aufgrund ihrer schnelleren Metabolisierung günstiger einzuordnen. Allerdings muß bedacht werden, daß Etomidate durch seine fehlende analgetische Wirkung nicht als alleiniges Narkotikum bzw. nicht ohne ein zusätzliches Analgetikum (z. B. in der Prämedikation) verabreicht werden kann, wodurch dann wiederum ähnliche psychomotorische Alterationen erwartet werden müssen, wie nach den anderen Substanzen.

Inhalationsnarkotika. Gegenüber den intravenösen Narkotika besitzen die Inhalationsnarkotika den Vorteil der besseren Steuerbarkeit und der kürzeren Wirksamkeit. Dennoch sind psychomotorische Veränderungen auch nach Applikation von Inhalationsnarkotika bis zu 4 h nachweisbar. Lachgas ist infolge des schnellen Abklingens seiner Wirkung eine ideale Ergänzung bei der Anästhesie des ambulanten Patienten.

Muskelrelaxanzien. Nach Möglichkeit sollte bei ambulanten Narkosen auf die Gabe von MR verzichtet werden. Wird ihre Anwendung unumgänglich (z. B. Frakturreposition), so ist allenfalls die intermittierende Applikation eines dMR in geringer Dosierung (z. B. 0,3 mg/kg KG) anzuraten. In derartigen Situationen ist die sorgfältige postoperative Überwachung des Patienten eine zwingende Notwendigkeit.

11.19.3 Postoperative Maßnahmen

Nach dem Eingriff verbleibt der Patient im Aufwachraum, bis er koordiniert und im Besitz aller Schutzreflexe ist. Die Mindestanforderung für eine risikofreie Entlassung sollte stabile Vitalfunktionen und die Fähigkeit der zeitlichen und örtlichen Orientierung beinhalten. Der Patient sollte z. B. fähig sein, sich selbst anzukleiden und ohne fremde Hilfe zu gehen. Der Zeitraum der postoperativen Überwachung sollte nach Regionalanästhesien 0,5-2 h, nach reinen Inhalationsnarkosen 2 h, nach Kombinationsnarkosen mit Barbituraten und Inhalationsnarkotika 2-4 h, nach Kombinationsnarkosen mit Benzodiazepinen und Opioiden 4-6 h betragen. Der Patient darf jedoch die Klinik nur mit einer Begleitperson verlassen und danach weder Fahrzeuge noch komplizierte Maschinen bedienen. Generell sollten Patien-

Tabelle 11.24. Merkblatt für Patienten nach ambulanter Anästhesie

Nach Beendigung der Anästhesie ist Ihre körperliche und geistige Leistungsfähigkeit weiterhin eingeschränkt. Beachten Sie deshalb die folgenden Anweisungen:

1. Sorgen Sie für eine verantwortliche Begleitperson und den Heimtransport.
2. Benutzen Sie nur in Begleitung eines anderen Erwachsenen ein öffentliches Verkehrsmittel.
3. Nehmen Sie während 24 Stunden nicht aktiv am Straßenverkehr teil und bedienen Sie keine komplizierten Maschinen.
4. Nehmen Sie während dieser Zeit keinen Alkohol und keine Schmerzmittel ohne Wissen Ihres behandelnden Arztes ein.
5. Verschieben Sie wichtige Entscheidungen bis zu Ihrer vollständigen Erholung.

ten nach ambulanten Eingriffen in Allgemeinanästhesie mindestens 24 h nicht aktiv am Straßenverkehr teilnehmen und während dieser Zeit weder Alkohol noch Medikamente einnehmen - mit Ausnahme ärztlich verordneter Pharmaka. Ebenso sollten sie davon unterrichtet sein, daß sie in dieser Zeit keine Vereinbarungen und Verträge abschließen. Auch über den Beginn der Flüssigkeits- und Nahrungsaufnahme sollten eindeutige Anweisungen gegeben werden. Nicht nur aus forensischen Gründen wird es zweckmäßig sein, dem Patienten ein Merkblatt über das postoperative Verhalten auszuhändigen, auf dem auch die Telefonnummer der Behandlungseinheit vermerkt ist, damit bei späteren Zwischenfällen sofortiger Rat oder Hilfe angefordert werden kann (Tabelle 11.24) [167].

Interessant ist in diesem Zusammenhang, daß auch das Operationspersonal, das ständig den Inhalationsnarkotika ausgesetzt ist, nach Verlassen des Operationstrakts noch unter dem Einfluß dieser Substanzen stehen kann. So existieren eine Reihe von Untersuchungen, die zeigen, daß die Aufnahmefähigkeit und Reaktionsfähigkeit 4 h nach Exposition mit Lachgas und Halothan bzw. Enfluran bei diesem Personenkreis vermindert ist.

12 Postoperative Überwachung

12.1 Aufwachraum

In der unmittelbaren postoperativen Phase ist der Patient durch eine Reihe von Komplikationsmöglichkeiten bedroht, die bei Fehleinschätzung oder unzureichender Behandlung sein Leben gefährden können. Dies betrifft v. a. die Störungen der Atmung und des Kreislaufs infolge unzureichenden Medikamentenabbaus nach der Anästhesie sowie Nachblutungen aus dem Operationsgebiet. Es hat sich deshalb als sinnvoll erwiesen, Patienten nach Anästhesie mit oder ohne Operation auf einer speziellen Überwachungseinheit zusammenzufassen, in der eine lückenlose Kontrolle des postoperativen Verlaufs garantiert werden kann. Seit Einrichtung dieser Spezialbehandlungseinheit, für die sich die Bezeichnung Aufwachraum (AWR) eingebürgert hat, sind vermeidbare postoperative Frühtodesfälle kaum noch beobachtet worden.

Die Funktion eines Aufwachraums besteht in der kontinuierlichen Überwachung der vitalen Funktion von Patienten in den ersten Stunden nach einer Anästhesie oder Operation [125, 169, 284].

12.1.1 Voraussetzungen zum Betrieb eines AWR

Der Aufwachraum sollte nach Möglichkeit in unmittelbarer Nähe und auf der gleichen Etage wie die Operationssäle liegen, damit bei Komplikationen die schnellstmögliche Intervention erfolgen kann. Da diese Behandlungseinheit in ihrer Funktion mit einer Wach- oder Intensivstation vergleichbar ist, sollte sie eine großzügige räumliche, apparative und personelle Ausstattung besitzen.

12.1.1.1 Organisatorische Voraussetzungen

Der Aufwachraum erfüllt als Bindeglied zwischen Operationsabteilung und allgemeinem Pflegebereich eine Stellwerkfunktion in der operativen Behandlung eines Patienten. Wenn nicht besondere Räumlichkeiten dazu zwingen, sollte er dem geschleusten Teil der operativen Einheit räumlich angebunden sein. Damit ist der jederzeitige Kontakt mit dem Anästhesisten und dem Operateur garantiert. Eine evtl. Rückführung des Patienten in den Operationstrakt ist rasch möglich und vermeidet gefährliche Transporte über Krankenhausgänge und Aufzüge. Prinzipiell sollten alle Patienten nach einer Anästhesie - unabhängig von Methode oder Dauer der Anästhesie - zunächst im Aufwachraum betreut werden. Allerdings müssen Art und Umfang der Überwachung dem Einzelfall angepaßt werden. Die Leitung des Aufwachraums sollte dem Anästhesisten übertagen werden, weil er und das ihm unterstellte Personal in der Erkennung und Behandlung postoperativer Komplikationen die größere Erfahrung besitzt.

12.1.1.2 Bauliche Voraussetzungen

Die Stellfläche muß groß genug sein, damit jedes Bett von allen Seiten gut zugänglich ist. Deshalb sollte der Raumbedarf allein für die Betten mit 12–15 m^2/Bett bemessen werden. Hinzu kommen Raumbedarf für Vorratsräume sowie Abstellflächen für Geräte. Die Größe des Aufwachraums orientiert sich an der Zahl der vorhandenen Operationstische, wobei mindestens 2 Stellplätze für 1 Operationstisch erforderlich sind. In der Planung ist jedoch zu berücksichtigen, ob der AWR auch von Patienten aus anderen diagnostischen und therapeutischen Einrichtungen außerhalb des Operationstrakts in Anspruch genommen werden muß. Grundsätzlich sollte aus ökonomischen Gründen der Aufwachraum mindestens 5 Stellplätze aufweisen.

Für jedes Bett sind Anschlüsse für Sauerstoff, Druckluft und Elektrizität vorzusehen.

12.1.1.3 Technische Voraussetzungen und Medikamente

Im Aufwachraum müssen EKG-Monitore, Geräte zur direkten und indirekten Blutdruckmessung, Temperaturmeßgeräte, Absaugevorrichtungen, Respiratoren, Atemluftbefeuchter, ein mobiles Anästhesiegerät, sowie alle für die kardiopulmonale Wiederbelebung erforderlichen Apparaturen funktionsbereit vorhanden sein.

Festinstallierte Ausstattungen sollten aus 2 Sauerstoffanschlüssen, 1 Druckluftanschluß, 2 Vakuumanschlüssen für Sekretabsaugung und Thoraxdrainagen, 4–6 elektrischen Anschlüssen 220 V, 2–3 Normschienen in entsprechenden Arbeitshöhen, Deckeninfusionsampel und Vorhangschienen bestehen. Die mobile Einrichtung pro Bettplatz sollte 1 Überwachungseinheit mit entsprechenden Modulen (EKG, Puls, Temperatur, bei Bedarf Atemfrequenz, Blutdruck, CO_2-Messung), Blutdruckmeßgerät, Beatmungsbeutel, Sauerstoffsprudler, Bronchusabsaugung, Ablagefläche für Geräte und Dokumentationsbogen, Drahtkörbe für Einmalartikel, Monitortrage und Abfallbehälter umfassen.

Die für die Behandlung postoperativer Störungen erforderlichen Medikamente, insbesondere Infusionslösungen, Kardiaka, Sympatholytika und Sympathomimetika, Antihistaminika, Analgetika, Antiemetika müssen in ausreichender Zahl vorrätig sein.

An zentraler Stelle des Aufwachraums sollte sich ein Arbeitsplatz befinden, von dem aus jedes Bett gut eingesehen werden kann. Wenn nicht ohnehin ein dem Aufwachraum zugeordnetes Labor vorhanden ist, sollte die kontinuierliche Versorgung mit labormedizinischen Leistungen sichergestellt sein. Eine enge Kooperation zwischen Intensivtherapiestation und Aufwachraum ist wünschenswert.

12.1.1.4 Personelle Voraussetzungen

Im Idealfall sollten während des Ablaufs der Operationsprogramme (8.00-16.00 Uhr) ein erfahrener Arzt und mehrere gut ausgebildete Schwestern und Pfleger (1 Schwester: 2 Betten nach der Definition einer Intensivüberwachungseinheit) im Aufwachraum tätig sein. Der Aufwachraum sollte Tag und Nacht geöffnet und im Schichtdienst ausreichend personell besetzt sein. Bei der Bemessung der Schichtstärke ist davon auszugehen, daß die höchste Belegungsrate zwischen 10.00-16.00 Uhr, eine etwas geringere zwischen 16.00-20.00 Uhr, die geringste zwischen 20.00 und 8.00 Uhr vorliegt. Im Hinblick auf die ausreichende Überwachung und Pflege der Patienten, sowie auf die Behandlung evtl. auftretender Komplikationen, sollten stets mehrere Pflegepersonen zu jedem Zeitpunkt anwesend sein.

Als Richtzahl zur ausreichenden Versorgung mit Pflegepersonal wird ein Schwestern/Patienten-Quotient von 1:3 (4) bzw. 1:2 (auch 1:1) angegeben, wobei ein Drittel bis die Hälfte der anfallenden Arbeiten patientennahe vor sich geht. Berechnet man den Zeitaufwand aller Tätigkeiten, so ergeben sich etwa 30 Schwesternminuten pro Patientenstunde, was dem Verhältnis 1:2 entspricht.

Bis zu 30% der Aufwachraumschwestern können ähnlich wie bei Intensivstationen durch Pflegehilfskräfte ersetzt werden, wobei ein Umrechnungsfaktor von 3 Pflegehilfskräften = 2 Fachschwestern angebracht erscheint.

12.2 Postoperative Kontroll- und Therapieverfahren

12.2.1 Aufnahme des Patienten

In der Regel wird der Patient durch denjenigen Anästhesisten an das Pflegepersonal des Aufwachraums übergeben, der die Anästhesie durchgeführt hat. Die Übergabe wird sowohl im Protokoll als auch im Hauptbuch des Aufwachraums regi-

Tabelle 12.1. Checkliste zur Beurteilung des postoperativen Zustands. Bis zur Verlegung aus dem AWR sollten >8 Punkte erreicht worden sein

Kriterium				Beurteilungszeitpunkt		
Funktion	2 Punkte	1 Punkt	0 Punkte	Ankunft AWR	1 h postop.	2 h postop.
Aktivität	4 Extremitäten beweglich	2 Extremitäten beweglich	Keine Extremität beweglich			
Atmung	Normal mit vorh. Hustenreflex	Dyspnoe	Apnoe			
Kreislauf	Blutdruck ± 20% des Ausgangswerts	Blutdruck ± 20-50% des Ausgangswerts	Blutdruck > ± 50% des Ausgangswerts			
Bewußtsein	Wach, ansprechbar	Erweckbar	Bewußtlos			
Hautfarbe	Rosig	Blaß, grau, fleckig, gelb	Zyanotisch			
Punktzahl						

striert. Dabei sind dem Pflegepersonal oder dem im Aufwachraum tätigen Arzt alle wesentlichen Informationen über den Patienten mitzuteilen (z. B. Art der Operation und der Anästhesie, Vorerkrankungen, intraoperative Komplikationen, besondere Probleme). Ähnlich dem Apgar-Schema für Neugeborene kann ein Punktsystem zur Bewertung des postoperativen Zustands verwendet werden (Tabelle 12.1), das sich auf die Kriterien Muskelaktivität (Händedruck), Qualität der Atmung (Hustenstoß), arterieller Blutdruck, Bewußtseinszustand und Hautfarbe stützt. Jedes Kriterium wird einer Punktbewertung (0, 1, 2) unterzogen und 3mal (sofort nach Beendigung der Anästhesie, nach 1 h, nach 2 h) geprüft. Zur annähernden Objektivierung des postoperativen Zustands erscheint eine derartige Bewertung sinnvoll [126].

12.2.2 *Überwachung und Therapie*

Der Patient wird einem der Stellplätze zugeordnet und mit einer Sauerstoffmaske (4 l/O_2/min) versorgt, da jeder Frischoperierte in der frühen postoperativen Phase durch Hypoxie gefährdet ist (Hypoventilation durch Medikamentennachwirkung oder Schmerz; insbesondere bei höherem Lebensalter und nach Oberbauch- und Thoraxeingriffen, s. 12.2.2.1). Im Aufwachraum muß die Möglichkeit bestehen, sowohl eine assistierte als auch eine kontrollierte Beatmung durchzuführen. Zur Entwöhnung vom Respirator sollte die Möglichkeit der Einschaltung von Spezialbeatmungsverfahren (IMV, CPAP) vorhanden sein. Spontanatmende Patienten erhalten eine Sauerstoffmaske über ein suffizientes Atemluftbefeuchtungssystem [73].

Das EKG wird über Brustwandelektroden kontinuierlich abgeleitet. Der arterielle Blutdruck wird mit seinem systolischen und diastolischen Wert über Blutdruckmanschette und Stethoskop in Abhängigkeit von der kardiovaskulären Situation (alle 10–20 min) erfaßt und auf dem Verlaufsprotokoll des Aufwachraums (Rückseite des Anästhesieprotokolls) registriert (Abb. 12.1). Ebenso werden Herzfrequenz, Atemfrequenz sowie aktuell jede durchgeführte diagnostische (z. B. Röntgenkontrolle, Laboruntersuchung) und therapeutische Maßnahme registriert. Drainagen und Saugungen werden zuverlässig angeschlossen, Verbände überprüft, Infusionen angeschlossen, erforderliche Kontrolluntersuchungen veranlaßt.

12.2.2.1 *Postoperative Hypoxie*

Eine respiratorische Partialinsuffizienz, gekennzeichnet durch Hypoxie ohne Hyperkapnie, ist nahezu regelmäßig bis zu 2 h nach einer Allgemeinanästhesie nachweisbar. Eine Zyanose muß sich nicht zwangsläufig entwickeln, da verminderter Hämoglobingehalt und Vasokonstriktion die Sauerstoffuntersättigung maskieren können. Die Ursachen für diese frühe postoperative Hypoxie liegen in den bereits während der Anästhesie initiierten Veränderungen der Atemmechanik, die mit einer Abnahme der funktionellen Residualkapazität (FRK) und einem gestörten Ventilations-Perfusions-Verhältnis mit vermehrtem Rechts-links-Shunt einhergehen. Unmittelbar postoperativ können diese Effekte durch ein vermindertes HZV bei gleichzeitig erhöhtem Sauerstoffverbrauch infolge von Muskelzittern und Frierreaktionen erheblich verstärkt werden. Eine Anästhetikarestwirkung kann die hypo-

Postoperativer Verlauf

Name, Vorname des Patienten	Übernahme durch Schwester / Pfleger	Ankunft Uhrzeit

Postop. Kommentar des Anästhesisten

Postop. Zustand	Ank	1 Std	2 Std
Aktivität			
Atmung			
Kreislauf			
Bewußtseinslage			
Hautfarbe			
Punktzahl			

Postoperative Laborbefunde		
Hb	PO_2	Quick
HKt	PCO_2	PTT
Na	SO_2	PTZ
K	BE	Fibr
BZ	SBE	Thromboc
Harnstoff	pH	
Kreatinin		

Postop. Unters.-bef. (EKG, Rö. usw.)

Raumluft (L / min)
O_2 (L / min)
Krist. Lsg.
Kolloid. Lsg.
Plasma
Blut / Ery. Konz.
Zusatz
Zusatz

Ges. menge

40° 38° 36° 34° 32° 30°

220 200 180 160 140 120 100 80 60 40 20

Drain
Harn
Magen Darm Sonde
CVP

Aufenthalt im AWR (von - bis)

10 20 30 40 50 10 20 30 40 50 10 20 30 40 50

Bilanz
Krist. / Koll.
Blut

Medikamente im AWR	Maßnahmen im AWR	Komplikationen im AWR
Analgetika	Rachentubus	Motor. Unruhe
Kardiaka	Reintubation	Frierreaktion
Kreislaufmittel	Respiratortheraphie	Allerg. Reaktion
Antiemetika	Venenkatheter	Brechreiz / Erbrechen
Antiallergika	Subclaviakatheter	Ateminsuffizienz
Antibiotika	Reanimation	Kreislaufinsuffizienz
Infusionen		Kreislaufstillstand
		Nachblutung

Verlegungsbefund aus dem AWR
Nicht im AWR
Kooperativ
Somnolenz
Sopor
Stabiler Kreislauf
Instabiler Kreislauf
Suffiziente Atmung
Insuffiziente Atmung
Extubiert
Intubiert
Exitus im AWR

Kommentare:

(Arzt AWR)

Verlegt nach				
Amb.	Allg. Station	Wach. Station	Intensiv Station	And.

Abb. 12.1. Verlaufsprotokoll des Aufwachraums

xiebedingte pulmonale Vasokonstriktion abschwächen oder aufheben, so daß es zu einer vermehrten Durchblutung minderbelüfteter Alveolarabschnitte und somit zu einer Zunahme der venösen Beimischung kommt.

12.2.2.2 Postoperative Hyperkarbie

Die respiratorische Globalinsuffizienz mit erniedrigtem p_aO_2 und erhöhtem p_aCO_2 hat unmittelbar postoperativ ihre Ursachen v.a. in einem verminderten zentralen Atemantrieb infolge Narkotikarestwirkung sowie in einer unzureichenden Funktion der Atemmuskulatur infolge einer Relaxanzienrestwirkung. Weitere Faktoren können die Lagerung des Patienten, Schmerzen, Verbände, Adipositas u.a. sein. Eine besondere Bedeutung kommt der Restwirkung von Narkotika zu. Diese können in noch sehr geringer Konzentration eine erhebliche Verminderung des Atemantriebs auf einen Sauerstoffmangelreiz oder einen CO_2-Anstieg unterdrücken. Auch Opioide führen bereits in üblicher analgetischer Dosierung zu einer nachweisbaren Reduktion sowohl des hypoxischen als auch des hyperkapnischen Atemantriebs. Eine Nachwirkung von Muskelrelaxanzien ist wahrscheinlich, wenn der bereits wache, ansprechbare Patient subjektiv über Luftnot klagt und/oder angestrengte frustrane Atemexkursionen macht. In der klinischen Praxis gilt noch immer der Kopfhebetest als ein empfindlicher Parameter zur Erkennung dieser Störungen. Die objektive Beurteilung der neuromuskulären Blockade kann durch Stimulation peripherer Nerven (z.B. N. ulnaris) und der dadurch ausgelösten Kontraktion der Fingermuskeln erfolgen (z.B. Myotestgerät). Bei Patienten mit eingeschränkter Muskelaktivität sollte ständig eine Pflegeperson in unmittelbarer Nähe bleiben. Eine Überwachungsdauer von mindestens 2 h ist in diesen Fällen einzuhalten; u. U. sind Kontrollen der Blutgase und des SBH erforderlich. Andere Ursachen der verlängerten Museklrelaxanswirkung können Elektrolytstörungen (Ca-Mangel), Bluteiweißveränderungen, Antibiotikagaben, Niereninsuffizienz oder neurologische Erkrankungen (z.B. Myasthenia gravis, Eaton-Lambert-Syndrom, Myotonie) sein. Patienten nach Neuroleptanästhesie von längerer Dauer als 4 h benötigen eine 4stündige Überwachung im Aufwachraum, da ein biphasischer Effekt des Fentanyls etwa 2–3 h postoperativ möglich ist [500]. Bei Kindern ist Unterkühlung eine häufige Ursache der Hypoventilation. Nach Thorakotomie oder ausgedehnter Oberbauchlaparotomie können der Wundschmerz oder ein Pneumothorax für die Hypoventilation verantwortlich sein [73].

Atemwegsverlegungen (z.B. durch Zunge, Kiefer, Fremdkörper, Sekret) werden mit manuellen Maßnahmen beseitigt. Atelektasen erfordern endobronchiale Absaugung und Lungenblähung. Der Pneumothorax, insbesondere nach Thoraxoperation, Halsoperation, Mastektomie, Tracheotomie, Oberbauchoperation, Retroperitonealoperation und bei hohen Inspirationsdrücken während der künstlichen Beatmung, wird durch Pleuradrainage und Saugung entlastet. Zyanose (> 5 g% reduziertes Hb) kann nicht zuverlässig nach der Verfärbung des Nagelbetts (häufig durch kältebedingte Minderdurchblutung bedingt), und bei anämischen Patienten auch nicht nach dem Hautkolorit diagnostiziert werden. Mundschleimhaut, Skleren und v.a. die Kontrolle der Blutgase liefern wesentlich zuverlässigere Kriterien.

Postoperative Ventilationsstörungen können auch nach Strumaresektion infolge beidseitiger Verletzung des N. recurrens (Atemwegsobstruktion bei Inspiration) sowie durch Trachealkompression (Hämatom, Tracheomalazie) auftreten.

Die klinischen Zeichen der Hypoventilation, insbesondere der Hypoxie, werden durch die Narkoserestwirkung maskiert. Normalerweise äußert sich die Hypoxie in Desorientiertheit und Agitation oder zentraler Depression, Hypertension oder Hypotension, Tachykardie oder Bradykardie mit Herzrhythmusstörungen, Tachypnoe oder Bradypnoe u. U. mit einer Dyspnoe, sowie Schwitzen. Zu diesen Reaktionen ist der Patient unmittelbar postoperativ oft nicht fähig, so daß die Ateminsuffizienz sich letztlich durch eine plötzliche kardiorespiratorische Katastrophe manifestiert.

Auf der Basis blutgasanalytischer Untersuchungen kann die Ursache der Ateminsuffizienz ($p_aO_2 < 50$ mm Hg, $p_aCO_2 > 50$ mm Hg) relativ gut ermittelt werden.

Normokarbie bei Hypoxämie und normaler Lunge findet sich häufig beim ARDS, wobei im Vordergrund eine Störung der alveolokapillären Membran steht, wahrscheinlich durch Freisetzung vasoaktiver Substanzen, Aktivierung des Komplements und Freisetzung von Prostaglandinen bedingt.

Hyperkarbie bei Hypoxämie und normaler Lunge resultiert aus alveolärer Hypoventilation infolge Depression des ZNS, Störungen der neuromuskulären Übertragung und Verlust der Thoraxwandintegrität.

Hyperkarbie bei Hypoxämie und abnormaler Lunge ist in der Regel Ausdruck einer obstruktiven Lungenerkrankung. Es besteht ein Abfall der alveolären Ventilation infolge einer Störung des Ventilations-Perfusions-Verhältnisses.

Neben unmittelbar postoperativer Sauerstofftherapie (4 l O_2/min), der Gabe von Opioidantagonisten (Naloxon 0,0015 mg/kg KG) und/oder Cholinesteraseinhibitoren (Neostigmin 0,1 mg/kg KG), ist auch die erneute endotracheale Intubation mit kontrollierter Beatmung in das therapeutische Konzept einzubeziehen.

Die Sauerstofftherapie erfolgt über Nasensonde, Venturi-Maske oder andere Maskensysteme. Die F_IO_2 sollte 0,5 nicht überschreiten. Ist dies über einen Zeitraum von > 24 h nicht zu vermeiden, besteht die Gefahr der alveolären Schädigung infolge O_2-Toxizität. In diesen Fällen sollte PEEP eingesetzt werden. Das Ausmaß der Sauerstofftoxizität ist abhängig vom Partialdruck in der Alveole, aber nicht vom Prozentsatz der respiratorischen Sauerstoffkonzentration. Die Sauerstofftoxizität erfolgt durch verschiedene hoch reaktive und potentiell zytotoxische freie O_2-Radikale, die metabolisch in der Zelle erzeugt werden. Diese kurzlebigen O_2-Metaboliten, darunter Superoxyd-Anion (O_2), Hydroxyl-Radikal (OH), Wasserstoffsuperoxyd (H_2O_2) und „Singulett-O_2" sind in der Lage, eine Inaktivierung der Schwefelwasserstoffenzyme, eine Interaktion mit der DNS bzw. eine Spaltung der DNS und eine völlige Oxydierung von ungesättigten Membranlipiden mit daraus resultierendem Verlust der Membranintegrität zu bewirken. Man glaubt, daß unter Hyperoxie die intrazelluläre Entstehung und der Einstrom von freien Radikalen deutlich erhöht ist, die Entgiftungskapazität des normalen oxydationshemmenden Abwehrsystems überlastet sein kann und daraus die zytotoxische Wirkung resultiert.

Indikationen zur erneuten endotrachealen Intubation bestehen bei $p_aO_2 < 60$ mm Hg trotz $F_IO_2 > 0{,}5$ und $p_aCO_2 > 60$ mm Hg bei abfallendem pH, bei Ermüdung der Atemmuskulatur, Fehlen der Atemschutzreflexe und Unwirksamkeit des Hustenmechanismus. In der postoperativen Phase liefert die nasotracheale Intubation die bessere Stabilität; sie wird auch besser toleriert.

Allerdings erweist sich die orale Intubation bei starker Bronchialsekretion als besser geeignet, da infolge des größeren Durchmessers des Tubus die Absaugung erleichtert wird.

12.2.2.3 Schmerztherapie

Zur postoperativen Schmerzbekämpfung ist in Abhängigkeit von der Schmerzintensität und dem Allgemeinzustand des Patienten ein Analgetikum (z. B. Piritramid, Pentazocin, Buprenorphin oder Pethidin) zu applizieren. Bei manchen Patienten kann durch diese Präparate Erbrechen ausgelöst werden. Der Einfluß von Morphin und anderen Opioiden auf den Tonus der Magen-, Darm- und Gallenwegsmuskulatur muß berücksichtigt werden. Alternative Schmerzbehandlungsmöglichkeiten sind Katheterperiduralanästhesien (s. 8.2.4.3) oder Interkostalblockaden. Diese Methoden sind v. a. bei Patienten mit eingeschränkter Lungenfunktion indiziert.

12.2.3 Verlegung aus dem Aufwachraum

Bei komplikationslosem Verlauf wird der Patient in der Regel nach 2 h auf die operative Pflegestation verlegt. Die Verlegung wird durch einen Arzt veranlaßt und im Protokoll abgezeichnet. Der Anästhesist legt in Zweifelsfällen nach Rücksprache mit dem Operateur den Verlegungsort fest und gibt schriftliche Anweisungen für noch zu treffende diagnostische oder therapeutische Maßnahmen. Patienten mit komplikationslosem Verlauf werden dem Stationspersonal direkt übergeben. Patienten mit instabilen Kreislaufverhältnissen oder eingeschränkter Atemfunktion, die auf die Intensivstation verlegt werden müssen, dürfen nur unter Begleitung eines Arztes transportiert werden.

12.3 Postoperative Komplikationen

Komplikationen im Aufwachraum können ihren Ursprung haben in Störungen der Atmung, des Herz-Kreislauf-Systems, des Sauerstofftransports, des Flüssigkeits- und Elektrolythaushalts, der Blutgerinnung, des Stoffwechsels, der Nierenfunktion, der Gastrointestinalfunktion, sowie des zentralen und peripheren Nervensystems. Viele der im Aufwachraum beobachteten Komplikationen sind Folgen intraoperativer Störungen (z. B. Nervenschäden, Augenschäden usw.); sie können jedoch erst nach Wiedereintritt des Bewußtseins vom Arzt oder dem Patienten objektiviert werden [398].

12.3.1 Respiratorische Komplikationen

Derartige Komplikationen sind zumeist auf Atelektasen mit nachfolgender Pneumonie zurückzuführen. Am häufigsten treten sie nach Oberbauchlaparotomien auf, besonders bei Patienten mit vorbestehenden Lungenfunktionsstörungen (s. 10.2), mit Adipositas (s. 10.5.2), in hohem Lebensalter (s. 10.10), sowie bei Zigarettenrauchern ($>$10 Zigaretten/Tag = verdoppeltes Risiko).

Der Einfluß der Anästhesiemethode (Regional-, Allgemeinanästhesie) wird nur bei jenen Patienten deutlich, die bereits präoperativ eine Lungenfunktionsstörung zeigen. Bei den besonders gefährdeten Patienten sind unbedingt prophylaktische Maßnahmen (s. 10.2) einzuleiten. Ansonsten sind atemtherapeutische Verfahren und Antibiotika indiziert.

Die für die Aufwachphase nahezu typischen diskreten Ventilationsstörungen normalisieren sich in der Regel innerhalb von 2 h. Sie können aber auch in eine zweite Phase mit pulmonalen Störungen und Komplikationen unterschiedlichen Schweregrads überleiten. Faktoren für das Fortbestehen respiratorischer Störungen sind neben präexistenten Lungenerkrankungen Lebensalter, Körpergewicht, Immobilisation, Analgetika, Schmerzen und die Lokalisation des operativen Eingriffs. Auch diese Störungen des Gasaustauschs zeigen sich zunächst als Partialinsuffizienz auf dem Boden eines gestörten Ventilations-Perfusions-Verhältnisses mit vermehrtem Rechts-links-Shunt. Bei unzureichender Behandlung bzw. Prophylaxe können diese Veränderungen in das Vollbild einer akuten respiratorischen Insuffizienz (ARDS) übergehen.

Die postoperative Ventilationsstörung ist vornehmlich restriktiver Natur. Inspiratorische Reservekapazität, Vitalkapazität und funktionelle Residualkapazität sind erheblich reduziert. Der Patient ist aufgrund der mangelnden Inspiration zu einem effektiven Hustenstoß nicht mehr in der Lage. Entgegen früheren Meinungen kommt der Obstruktion durch Schleim und nachfolgender Atelektase nicht die entscheidende primäre Rolle zu. Die Bronchialobstruktion ist vielmehr ein sekundäres Phänomen aufgrund der unzureichenden Hustenaktivität.

Die im Mittelpunkt des pathologischen Geschehens stehende Verminderung der FRK (30-35 ml/kg KG) ist sowohl Folge der gestörten Atemmechanik als auch Ursache ventilatorischer Störungen. Die durch Anästhesie, Operation, Rückenlage und Immobilisation reduzierte FRK bedeutet Verlust an belüftungsfähigem Lungenparenchym und korrespondiert mit einer Abnahme der Lungencompliance. Daraus resultiert eine vermehrte Atemarbeit. Die Folge ist eine gleichförmige, oberflächliche Atmung bei verminderter inspiratorischer Reservekapazität mit nachfolgendem Bronchiolar- und Alveolarkollaps, Mikroatelektasenbildung und weiterer Abnahme der FRK. Bei der normalen Spontanatmung verhindern intermittierende tiefe Inspirationen (8-10 sog. Seufzer/h) eine konsekutive Mikroatelektasenbildung und sichern somit eine normale Compliance und FRK. Zentralwirkende Analgetika schalten nicht nur diesen wichtigen „Seufzermechanismus" aus, sondern sie können auch insbesondere in den ersten 4 h nach einer Anästhesie bei einigen Patienten zu wiederholten Apnoephasen bis zu 40 s Dauer führen.

12.3.1.1 Atemwegsobstruktionen

Neben den typischen Gasaustauschstörungen sind es v. a. Luftwegsobstruktionen, die unmittelbar postoperativ Probleme bieten. Mit einer Verlegung der oberen Luftwege muß nach einer Narkose immer gerechnet werden, auch wenn der Patient zuvor bereits ausreichend spontan atmete. Der Wegfall stimulierender Schmerzreize kann den Patienten wieder in einen Tiefschlaf mit Verlust des Muskeltonus fallen lassen. die häufigste Ursache der Obstruktion liegt im Tonusverlust der Unterkiefermuskulatur und der Zunge. Weitaus seltener sind Verlegungen durch Ödem oder Hämatom nach intraoralen oder zervikalen Operationen. Husten ist ebenfalls kein verläßliches Zeichen, daß der Patient auch nach der Extubation in der Lage ist, zufriedenstellend zu atmen, seine Atemwege offenzuhalten und eine hinreichende Muskelkraft besitzt. So reagieren die Muskeln des Larynx, insbesondere der M. cricoarytaenoideus posterior („Posticus"), besonders empfindlich auf Muskelrelaxanzien, und eine bereits klinisch nicht mehr feststellbare Restwirkung vermag an diesem Muskel noch eine deutliche Lähmung zu bewirken. Die Folge ist analog einer beidseitigen Rekurrensparese eine Mittelstellung der Stimmbänder, so daß eine komplette Obstruktion mit schwerstem Stridor besteht.

Patienten mit einer subtotalen und totalen Strumektomie bedürfen unmittelbar postoperativ der besonderen Aufmerksamkeit. Eine komplette oder inkomplette Atemwegsverlegung kann durch ein Hämatom, eine Tracheomalazie, ein Larynxödem oder eine Verletzung der Trachea hervorgerufen sein. Spätestens im Aufwachraum sollte eine laryngoskopische Inspektion der Stimmbänder vorgenommen werden.

Bei einer beidseitigen Rekurrensparese ist zunächst der Tubus zu belassen und evtl. später eine Tracheotomie anzuschließen. Da die Muskeln des Larynx außerordentlich empfindlich auf einen Kalziummangel reagieren, kann der Stridor noch vor Auftreten einer Tetanie erstes Manifestationszeichen eines Hypoparathyreoidismus nach versehentlicher Entfernung der Nebenschilddrüsenkörperchen sein.

Bei Kleinkindern muß aufgrund der geringen anatomischen Dimensionen an das Auftreten eines evtl. sehr rasch progredienten Larynxödems gedacht werden.

Ein Laryngospasmus hat seine Ursache häufig in Manipulationen im Bereich des Meso- und Hypopharynx beim Absaugen oder durch künstliche Luftbrücken, wie Nasopharyngeal- oder Oropharyngealtuben.

12.3.1.2 Syndrom der untenliegenden Lunge (lung down syndrome)

Nach längerdauernden thorakalen wie extrathorakalen Eingriffen in Seitenlage findet sich gelegentlich bei der ersten Röntgenaufnahme im Aufwachraum eine diffuse Verschattung der untenliegenden Lunge. Gleichzeitig kann eine nicht erwartete ausgeprägte Hypoxämie überraschen. Eine vermehrte Blutfülle sowie ein vermindertes Lungenvolumen infolge Kompression durch Mediastinum und Zwerchfell haben in der untenliegenden Lunge zu einer verstärkten Atelektasenbildung und v.a. zu einem interstitiellen Lungenödem geführt. Durch die Lagerung des Patienten auf die kontralaterale Seite, u.U. verbunden mit physiotherapeutischen Maßnahmen, läßt sich diese pulmonale Störung in der Regel innerhalb weniger Stunden problemlos beseitigen.

12.3.1.3 Prophylaxe und Therapie respiratorischer Komplikationen

Obstruktionen der oberen Luftwege werden im einfachsten Fall durch Reklination des Kopfes und Halten des Unterkiefers behoben. Nasopharyngeale oder oropharyngeale Luftbrücken können diese Maßnahmen unterstützen oder ersetzen. Der nasale Weg ist zu bevorzugen, da er besser toleriert wird. Oropharyngeale Luftbrükken können zu Würgen und Erbrechen sowie zu einem Laryngospasmus Anlaß geben. Vernachlässigt wird im Aufwachraum nur allzu sehr die stabile Seitenlage, die nicht nur die Atemwege freihält, sondern auch vor einer Aspiration schützen kann.

Ein Larnygospasmus wird zunächst mit 100%iger Sauerstoffbeatmung über eine Maske behandelt. Bei drohender Hypoxie ist die Injektion von 10-20 ml Succinylcholin indiziert, um den Spasmus zu durchbrechen. Die Beatmung - wenigstens mit Hilfe eines Beutels - ist sicherzustellen. Ein Postintubationsödem des Larnyx sollte mit maximaler Anfeuchtung der Inspirationsluft angegangen werden, ergänzt durch die Inhalation von Mikronephrin, einem Razemat von Adrenalin und Applikation eines Kortikosteroids.

Eine Restwirkung von Muskelrelaxanzien erfordert u. U. die nochmalige Gabe eines Cholinesteraseblockers (Mestinon 0,1 mg/kg KG oder Prostigmin 0,01 mg/kg KG).

Die Restwirkung von Narkotika (Fentanyl, Morphin) ist zu vermuten, wenn stecknadelgroße Pupillen vorhanden sind, der Patient nicht über Schmerzen klagt und er in der Lage ist, auf Kommando ausreichend zu atmen. Die vorsichtig titrierte intravenöse Gabe von Naloxon hat eine längere Wirkung und schützt vor einem Reboundeffekt. Gefährdete Patienten sollten daher 3-4 h lang überwacht werden, zumal nach hohen Fentanylgaben ein biphasischer Verlauf der atemdepressiven Wirkung beobachtet wurde. Die Wirkdauer von Naloxon ist hingegen nur mit 45 min anzusetzen.

Hat die Atemdepression ihre Ursache in einer Restwirkung von Inhalationsnarkotika, dann muß im Einzelfall entschieden werden, ob ein Zuwarten mit spontaner Erholung bereits möglich ist oder ob über eine kontrolliert-assistierte Beatmung eine Elimination des Narkotikums erfolgen muß. Zu beachten ist, daß eine Azidose, sei sie metabolisch oder respiratorisch, eine Relaxanzienrestwirkung potenziert, so daß die postoperative Hypoventilation verstärkt wird.

12.3.1.4 Sauerstofftherapie

Die sofortige Sauerstoffapplikation an einen frisch Operierten im Aufwachraum ist stets indiziert, da unmittelbar postoperativ immer mit einer behandlungsbedürftigen Hypoxämie gerechnet werden muß. Bei der großzügigen Anwendung des Medikaments „Sauerstoff“ handelt es sich jedoch meistens um eine symptomatische Therapie. Bei der Hypoventilation leichten Grades ist daher Sauerstoff auch nur als zeitlich begrenzter Notbehelf gerechtfertigt. Parallel muß die Suche nach den Ursachen der Atemstörung sowie die Behandlung möglicher Ursachen ablaufen.

Die häufigste Indikation für eine O_2-Applikation sind Verteilungsstörungen, so daß mit Ausnahme von schweren Fällen zur Korrektur inspiratorische Sauerstoffkonzentrationen von 30 bis maximal 50 Vol.-% genügen. Bei einem echten Rechts-links-Shunt ist hingegen der Wert einer Sauerstofftherapie sehr begrenzt, da dieser das Blut nicht erreicht und eine Verbesserung nur über das nichtkurzgeschlossene Blut möglich ist. Darüber hinaus vermag die Atmung reinen Sauerstoffs zu einer vermehrten Bildung von Resorptionsatelektasen zu führen.

Zur Sauerstoffapplikation stehen verschiedene Verfahren mit Vor- und Nachteilen gegenüber. Bei der Auswahl sind im wesentlichen 4 Punkte zu beachten:

- Patientenkomfort,
- benötigter O_2-Anteil in der Inspirationsluft,
- Zuverlässigkeit der Kontrolle über diesen inspiratorischen O_2-Anteil und
- Ausmaß und Effektivität der Sauerstoffanfeuchtung.

Selbst bei exakt einstellbarer Atemgasmischung durch Rotameter, Venturi-Systeme oder andere Apparaturen wird die endgültige inspiratorische O_2-Konzentration bei jedem offenen System durch die mitgeatmete Luft bestimmt. Ihre Menge variiert in Abhängigkeit vom korrekten Sitz der Maske oder der Sonde sowie von der Art der Atmung. Besondere Aufmerksamkeit erfordern Patienten, die trotz einer Sauerstoffmaske (F_IO_2 0,4–0,6) arterielle Sauerstoffdrücke von 70 mm Hg oder weniger aufweisen. Sie bewegen sich an der Grenze zum steilen Teil der O_2-Dissoziationskurve. Bereits das versehentliche Weggleiten oder das Abnehmen der Maske, wie es oft im Aufwachraum bei unruhigen Patienten geschieht, kann zu einer bedrohlichen Minderung des arteriellen O_2-Gehalts führen.

12.3.1.5 Atemtherapeutische Maßnahmen

Die verminderte funktionelle Residualkapazität nimmt eine Schlüsselstellung in den postoperativen Atemstörungen ein, so daß auch Prophylaxe und Therapie auf ihre Normalisierung ausgerichtet sein müssen. Bei Oberbauch- und Thoraxeingriffen gibt es bisher keine Methode, die dies zuverlässig garantiert. Die wesentlichste Maßnahme, eine weitere Abnahme der FRK zu verhindern, ist die tiefe maximale Inspiration. Das Ziel ist, einen großen und anhaltenden Anstieg des transpulmonalen, die Lunge dehnenden Drucks zu erreichen. Ist dieser Druck über einen längeren Zeitraum groß genug, dann können kollabierte Alveolarabschnitte reexpandiert werden. Der Patient muß dabei in seinem ruhigen oberflächlichen Atemmuster immer wieder gestört und zum tiefen Atmen (Gähnen, Seufzen) aufgefordert werden. Besonders das Anhalten der Luft nach maximaler Inspiration vermag eine Alveolarblähung zu unterstützen. Wahrscheinlich bleiben die Alveolen nach einer Wiedereröffnung nur für 1 h offen. Dieses Wachrüttelmanöver muß unmittelbar postoperativ einsetzen und fortwährend wiederholt werden. Es hat sich als effektiv erwiesen und ist durch keine andere, auch nicht apparative Methode zu ersetzen. Der Effekt der maximalen Inspiration kann streng genommen nur beurteilt werden, wenn das inspiratorische Atemzugvolumen gemessen wird. Es sollte wenigstens 20 ml/kg KG betragen. Die häufig in der postoperativen Phase eingesetzte Beatmungsinhalation (IPPB) scheint nur selten effektiv, da dem Beatmungsdruck in der Regel mehr Aufmerksamkeit als dem Inspirationsvolumen geschenkt wird.

Der Vorteil des spontanen Tiefatmens ist, daß es ohne zusätzliche Geräte einfach und häufig durchgeführt werden kann. Voraussetzung ist, daß der Patient motiviert und kooperativ ist und daß eine hinreichende Schmerzfreiheit besteht. Bei zentral wirkenden Analgetika wird beobachtet, daß sie das Atemmuster ändern und insbesondere zu einer Unterdrückung der spontanen intermittierenden Seufzer führen. Die Analgetikaapplikation muß daher stets mit Aufweckmanövern und einer intensiven Physiotherapie ergänzt werden. Als Alternative bieten sich in vielen Fällen periphere Leitungsblockaden, insbesondere die Epiduralanästhesie oder Interkostalblockade an. Um jedoch auch hier optimale Ergebnisse zu erzielen, muß versucht werden, nur den sensorischen Anteil bei noch weitgehend erhaltener motorischer Funktion auszuschalten.

Das Atmen gegen einen Widerstand, z. B. in Form von Ballonaufblasen, ist in den meisten Fällen eher schädlich und führt zu einem vermehrten Alveolarkollaps.

Nachteil des Ballonaufblasens ist, daß eine Tendenz zum Anstieg des intrapulmonalen Drucks besteht und daß auf ein sehr niedriges intrapulmonales Gasvolumen ausgeatmet und somit gerade ein Alveolarkollaps begünstigt wird.

Änderungen der Körperlage haben einen erheblichen Einfluß auf den Gasaustausch, indem ein deutlicher Anstieg der funktionellen Residualkapazität beim Wechsel aus der liegenden in die sitzende Position zu beobachten ist. Bereits im Aufwachraum sollte daher ein regelmäßiger Lagewechsel erfolgen, sobald der Patient wach ist und einer stabilen Seitenlage nicht mehr bedarf.

Patienten, bei denen eine verstärkte Abnahme der funktionellen Residualkapazität droht, bei denen aber eine maschinelle Beatmung noch nicht gerechtfertigt erscheint, können durch eine Atmung mit „continuous positive airway-pressure" (CPAP) ihr Ventilations-Perfusions-Verhältnis verbessern. Ziel ist, durch die kontinuierliche Erhöhung des Drucks um 10–20 cm H_2O über den Atmosphärendruck in den Luftwegen bei Spontanatmung eine FRK-Zunahme und damit eine verbesserte Oxygenation zu erreichen. Diese Methode läßt sich nicht nur über einen Tubus, sondern auch intermittierend über eine dichtsitzende Maske stundenweise anwenden. Nach Eingriffen am oberen Verdauungstrakt ist jedoch besondere Vorsicht mit diesem Verfahren geboten.

12.3.1.6 Bronchialtoilette

Patienten mit einer vermehrten bronchialen Schleimsekretion bedürfen postoperativ häufig der Hilfe bei der Expektoration. Auch hier ist die tiefe Inspiration die wesentliche Voraussetzung für einen effektiven Hustenstoß. Ein häufiger Lagewechsel zur Sekretdrainage ist gleichfalls eine wenig aufwendige, aber wirkungsvolle Maßnahme. Bei Risikopatienten ist eine konsequente Physiotherapie mit Lagerungsdrainage, Klopf- und Vibrationsmassage des Thorax zur Sekretmobilisierung erforderlich. Nur in seltenen Fällen wird dann die nicht ungefährliche endotracheale bzw. endobronchiale Absaugung notwendig werden.

Liegt ein isolierter Bronchusverschluß mit einer größeren Atelektase vor, dann ist die fiberbronchoskopische Absaugung unter Sicht indiziert. Zur Wiederbelüftung derartiger atelektatischer Bezirke wird in der Regel Intubation und kräftige Blähung, u. U. sogar eine längere Beatmung erforderlich sein. Immerhin kann der notwendige Druck zur Entfaltung kollabierter Alveolen mehr als 80 cm H_2O betragen.

12.3.1.7 Respiratortherapie

Oblgeich die meisten Patienten unmittelbar postoperativ noch im Operationssaal zu einer befriedigenden Spontanatmung zurückkehren und extubiert werden können, wird es immer eine kleine Anzahl von Patienten geben, bei denen im Aufwachraum zunächst eine Fortsetzung der maschinellen Beatmung und eine verzögerte Extubation sinnvoll sind. Neben Patienten nach neurochirurgischen und kardiochirurgischen Eingriffen sind es v. a. Risikopatienten, bei denen mit hoher Wahrscheinlichkeit mit respiratorischen Störungen zu rechnen ist: Patienten mit vorbestehenden schweren Lungenerkrankungen, alte und erheblich übergewichtige Patienten, Patienten nach ausgedehnten chirurgischen Eingriffen mit noch bestehenden Elektrolytstörungen und instabilen Kreislaufverhältnissen, Patienten mit schwerer Hypothermie. Solche Kranken sollten so lange beatmet werden, bis die gestörten Organfunktionen sich wieder normalisiert haben. Die Entwöhnung vom Respirator und die Extubation erfolgen nach den in der Intensivmedizin üblichen Methoden und Regeln.

Volumengesteuerte Verfahren sind besser als druckgesteuerte zur Behandlung der Ateminsuffizienz geeignet. Die Primäreinstellung des Respirators sollte bei 6-12 AZ/min, 10-15 ml/kg KG AZV und einem $F_IO_2 \sim 0{,}5$ liegen. Bei Patienten mit chronisch-obstruktiven Lungenerkrankungen sollte eine möglichst langsame Beatmungsfrequenz gewählt werden. Ein großes AZV verbessert die Gasverteilung. Ziel der Respiratortherapie sollte ein p_aO_2 zwischen 60-100 mm Hg, ein p_aCO_2 zwischen 36-44 mm Hg und ein pH-Wert zwischen 7,36-7,44 sein. PEEP ist indiziert, wenn der $p_aO_2 < 60$ mm Hg bleibt, obwohl die $F_IO_2 > 0{,}5$ beträgt. PEEP erhöht die arterielle Oxygenation, die Lungencompliance und die FRK infolge Aufdehnung kollabierter aber perfundierter Alveolen. PEEP ist gut zur Verhütung von Absorptionsatelektasen geeignet, insbesondere nach Verwendung gut löslicher Gase (z. B. N_2O, O_2). PEEP wird in Stufen von 2-5 cm H_2O gesteigert, bis jener Wert erreicht ist, bei dem unter minimaler Sauerstoffgabe ohne Minderung des HZV ein optimaler p_aO_2 erreicht ist. In der Regel kann PEEP < 15 cm H_2O bleiben. Stärkere PEEP-Anwendung reduziert das HZV und verursacht ein Barotrauma der Lunge. Die Überwachung des Patienten mit einem Pulmonaliskatheter ist hilfreich.

Sonderformen der Beatmung, die sich v. a. für Patienten mit bronchopulmonalen Fisteln eignen, sind HFPPV (60-100 AZ/min) und HFJV (900 Oszillationen/min). Die damit verbundenen niedrigen intrapulmonalen Drücke reduzieren das pulmonale Barotrauma und beeinflussen das HZV nur wenig.

12.3.1.8 Infektionskontrolle

Die Antibiotikagabe sollte stets auf der Basis von bakteriologischen Sputumkontrollen erfolgen.

12.3.1.9 Beendigung der Respiratortherapie

Der Übergang von der Respiratortherapie zur Spontanatmung („weaning") erfolgt in drei Schritten: Unterbrechung der Respiratortherapie, Extubation, Raumluftatmung.

Die Respiratortherapie kann unterbrochen werden, wenn VK > 15 ml/kg KG, $D_{Aa}O_2 < 350$ mm Hg bei 100% O_2, $p_aO_2 > 60$ mm Hg bei $F_IO_2 < 0{,}5$, inspiratorischer Sog > 20 cm H_2O und VD/VT $< 0{,}6$ betragen.

Diese Richtwerte müssen jedoch individuell unter Berücksichtigung von Bewußtseinslage, Herzfunktion, O_2-Kapazität, Elektrolyt- und Wasserhaushalt betrachtet werden.

Nach Übergang auf Spontanatmung wird der Endobronchialtubus des Patienten mit einem T-Stück verbunden, das dem Patienten angefeuchteten Sauerstoff mit einem positiven Atemwegsdruck von 2,5-5 cm H_2O liefert. Anfangs sollte der Patient nicht mehr als 5-10 min/h spontan atmen. Tachykardie und Tachypnoe (> 35/min) oder Veränderungen der Bewußtseinslage zeigen, daß der Versuch zu früh erfolgte.

Durch Anwendung von IMV wird dem Patienten erlaubt, spontan zu atmen, während zusätzlich eine mechanische Atemunterstützung durch den Respirator erfolgt. Durch schrittweisen Abbau der mechanischen Unterstützung wird der Patient infolge Stärkung seiner Atemmuskulatur störungsfrei an die Spontanatmung herangeführt.

Die Entfernung des endotrachealen Tubus kann erfolgen, wenn der Patient >2 h mit dem T-Stück ohne wesentliche Verschlechterung seines Allgemeinzustands geatmet hat. Folgende Kriterien sollten erfüllt sein: AZ <30/min, VK >15 ml/kg KG, aktive Larnyxreflexe und ausreichende Hustenreflexe.

Nach gradueller Reduktion der Sauerstoffzufuhr erfolgt der Übergang auf Raumluftatmung. Bei Patienten mit chronisch-obstruktiven Atemwegserkrankungen sollte die Sauerstoffzufuhr sehr vorsichtig reduziert werden, da Hypoxie schnell einen Bronchospasmus auslösen kann.

12.3.2 Kardiovaskuläre Komplikationen

Störungen des Herz-Kreislauf-Systems resultieren zumeist aus Hypovolämie (z. B. Blut-, Wasserverluste), aus Anästhetikaeinwirkung auf Herz oder Gefäßsystem oder aus Zellzerfallsprodukten infolge operativer Traumatisierung. Ebenso kann aber auch eine Hypoxie Ursache myokardialer Funktionsminderung sein.

12.3.2.1 Hypotension

Primär sollte stets der Verdacht auf Hypovolämie ausgeschlossen werden, v. a. wenn der Blutdruckabfall mit Tachykardie einhergeht. Überprüfungen der Kreislaufkurve und der intraoperativen Bilanz, der Verbände und Drainagen, der operierten Körperpartien, sowie der Venenfüllung (z. B. an Hals und Arm) und der Harnproduktion stehen am Beginn der diagnostischen Maßnahmen. Messungen des zentralen Venendrucks und einiger Laborparameter (z. B. Hb, Hkt, Na) geben nahezu sichere Hinweise auf das Volumendefizit. Therapeutisch steht die Volumensubstitution im Vordergrund: der Operateur ist unverzüglich zu benachrichtigen.

Kann die Blutung ausgeschlossen werden, ist an eine myokardiale Ischämie, einen Herzinfarkt, eine Herzrhythmusstörung oder in seltenen Fällen an Pneumothorax, Pleuraerguß oder Herzbeuteltamponade (s. auch 6.9) zu denken. Diagnostisch sind Auskultation, EKG und Messungen des zentralen Venendrucks angezeigt. Therapeutisch kommen Kardiaka oder die Drainagen der entsprechenden Körperhöhlen zur Anwendung.

Hypotensionen können auch Folge einer Nebennierenrindeninsuffizienz sein; Hydrokortison (5 mg/kg KG) und Katecholamine (Noradrenalin 0,01 mg/kg KG) sind in der Regel wirksam.

Die sofortige Therapie bei einer schweren Hypotension besteht in der Kopftieflagerung und der Gabe eines Volumenersatzmittels. Gleichzeitig erhält der Patient Sauerstoff, und nach einer möglichst raschen Bestimmung der Blutgase und des Säurebasenstatus werden entsprehende Korrekturen vorgenommen. Parallel muß die Suche nach einer möglichen Nachblutung, der häufigsten Ursache einer Hypovolämie, erfolgen. Hämoglobin- und Hämatokritbestimmungen haben als einzelne, isolierte Werte bei einer akuten Blutung wenig Aussagekraft, sie sollten jedoch zur Beurteilung des weiteren Verlaufs unbedingt bestimmt werden.

Die Therapie eines anaphylaktoiden Geschehens hat sich nach den bekannten Regeln zu richten. Bei einem Volumenersatzmittel hat der sofortige Wechsel auf ein anderes Präparat zu erfolgen, Adrenalin 0,05-0,1 mg i.v. evtl. wiederholt in Abständen von 1-2 min in Abhängigkeit von der Wirkung und dem Zustand des Patienten, Kortikosteroide z.B. 250-1000 mg Methylprednisolon i.v. sind angezeigt.

Die Therapie des Herzversagens umfaßt die Gabe von inotropen Substanzen (Dobutamin, Dopamin), von Vasodilatatoren und u.U. von Diuretika. In der Regel ist die Behandlung der Intensivstation vorbehalten.

Ist die Hypotension durch den Mangel an intravaskulärer Flüssigkeit bedingt, so sollten eine adäquate Volumensubstitution auf der Grundlage bewährter Meßverfahren erfolgen. Als Kontrollgröße ist der PAP besser geeignet als der ZVD. Der PAP sollte 12-15 mm Hg betragen. Ein Harnvolumen von 0,5-1,0 ml/kg/h darf als Zeichen einer adäquaten Volumentherapie und guter Herzfunktion betrachtet werden. Normalerweise muß ein Gewichtsverlust von 0,2-0,4 kg/Tag angenommen werden. Fehlender Gewichtsverlust bzw. Gewichtszunahme sprechen für Wassereinlagerung in das Gewebe. In diesen Fällen sind Diuretika (Furosemid) indiziert. Kolloide sollten erst gegeben werden, wenn die Serumalbuminkonzentration <3 g% beträgt.

12.3.2.2 Hypertensionen

Blutdrucksteigerungen können im Aufwachraum als Folge von Schmerz, Hypoxie, Hyperkarbie, Hypervolämie oder erhöhtem Hirndruck auftreten. Ein hoher Blutdruck ist stets destruktiv. Die Zunahme des peripheren Widerstands führt zu einem Anstieg der Nachlast für das Herz und erhöht damit den myokardialen Sauerstoffverbrauch. Damit werden Grundlagen für die myokardiale und koronare Insuffizienz gelegt. In gleicher Weise droht durch eine unkontrollierte Hypertension ein zerebraler Insult.

Wenn keine Störung der Atmung vorliegt, sollte zunächst an unzureichende Analgesie gedacht werden. Längerbestehende Hypertensionen erfordern den Einsatz von Antihypertensiva (z.B. NNP 50 mg in 500 ml i.v., NTG 1 µg/kg KG/min, Nepresol 0,07 mg/kg KG evtl. wiederholt).

Da die postoperative Hypertonie in der Regel nach 4 h abklingt, ist der Einsatz von langwirkenden Antihypertensiva nicht angezeigt.

12.3.2.3 Herzrhythmusstörungen

Insbesondere bei Patienten mit vorbestehenden kardialen Erkrankungen, nach größeren Blutverlusten, ausgedehnten operativen Eingriffen, Veränderungen des Säure-Basen-Haushalts, Hypoxie, Medikamentenapplikation usw. kann es im postoperativen Verlauf zu Herzrhythmusstörungen kommen, die diagnostiziert und entsprechend behandelt werden müssen (s. 6.9.1.3).

Die Behandlung von Arrhythmien hat zu erfolgen, wenn sie zu einer Verminderung des Herzzeitvolumens und damit der peripheren Blutversorgung führen, wenn das Verhältnis zwischen Sauerstoffangebot und myokardialem Sauerstoffbedarf gestört wird sowie bei der Gefahr von Kammerflattern oder -flimmern.

12.3.3 Gastrointestinale Störungen

In der unmittelbaren postoperativen Phase kann es bei psychisch labilen Patienten oder nach Operationen mit ausgedehnter Gewebstraumatisierung zu Brechreiz und Erbrechen kommen. Andere gastrointestinale Störungen, z. B. Ileus, werden erst im weiteren postoperativen Verlauf beobachtet.

12.3.3.1 Übelkeit und Erbrechen

Übelkeit und Erbrechen in der postoperativen Phase sind nicht selten die einzigen bleibenden unangenehmen Erinnerungen an eine sonst angenehme und komplikationslose Narkose. Darüber hinaus beinhaltet das Erbrechen aber auch die Gefahr einer Aspiration sowie die Gefährdung des Operationserfolgs. Würgen, Erbrechen und ganz allgemein ein unruhiger postoperativer Verlauf können zur Hypertension mit möglichen Nachblutungen führen, die bei Eingriffen am Ohr, am Auge, im Zentralnervensystem oder bei kosmetischen Operationen schwerwiegende Folgen haben können.

Postoperativ muß auch heute noch bei 30% der Patienten mit Übelkeit und Erbrechen gerechnet werden, wobei dem Anästhetikum als prädisponierendem Faktor nur eine geringe Bedeutung beizumessen ist. Die Inzidenz postoperativer Übelkeit ist höher bei jüngeren, weiblichen und adipösen Patienten; bei Menschen, die unter einer Kinetose leiden, die mit Morphin oder Pethidin prämediziert worden sind und die sich einem intraabdominellen Eingriff bzw. einer Operation mit ausgedehnter Gewebstraumatisierung (z. B. Mammaoperation, Knochenoperation) unterziehen mußten.

In der unmittelbar postoperativen Phase kommen verschiedene auslösende Ursachen in Frage, die z. T. direkt therapeutisch angehbar sind. Allgemeine Reize sind Schmerz, Hypotension, Hypoxie und Azidose, direkte Stimulation des Gastrointestinaltrakts durch Überdehnung von Organen, insbesondere des Magens, Medikamente und anderes.

Eine generelle Prophylaxe der postoperativen Übelkeit in Form einer antiemtischen Prämedikation ist bei entsprechender Disposition angezeigt. Sedativa und Tranquilizer, insbesondere Psyquil (0,15 mg/kg KG, langsam i. v.), besitzen gute antiemetische Eigenschaften. Häufig sind die Symptome nur diskret und von kurzer Dauer, so daß sich auch eine Therapie erübrigt. Bei deutlichen Beschwerden sollte zunächst versucht werden, mögliche Ursachen zu beseitigen, z. B. durch Einlegen einer Magensonde, durch Korrektur einer Hypotension, einer Hypoxie oder Azidose. Nach einer Spinal- oder Epiduralanästhesie kann das Erbrechen u. U. durch die Gabe von Atropin 0,5–1 mg i. v. unterbrochen werden. Als Antiemetika, die jedoch in unterschiedlichem Maße alle Nebenwirkungen aufweisen, stehen zur Verfügung: Phenothiazine (Clorpromazin, Triflupromazin), Butyrophenone (Haloperidol, Dehydrobenzperidol), Benzquinamid (Promecon) oder Metoclopramid (Paspertin).

Tabelle 12.2. Differenzierung verschiedener Formen postoperativer Leberfunktionsstörungen

Art der Leberstörung	Serum-Bilirubin	Serum-Transaminasen	Alkal. Phosphatase
Prähepatisch	+ (indirekt)	normal	normal
Intrahepatisch	+ (direkt)	erhöht	normal
Posthepatisch	+ (direkt)	normal	erhöht

12.3.3.2 Postoperativer Leberschaden

Eine Leberfunktionsstörung im postoperativen Verlauf kann auf einer Vielzahl von Ursachen beruhen. Sie kann Folge einer simultan verlaufenden Lebererkrankung (z.B. Hepatitis), einer Medikamenteneinwirkung, Bluttransfusion, Hämatomresorption, Sepsis, Hämolyse oder einer Störung des intraoperativen Verlaufs (z.B. Hypotension, Hypovolämie, Hypoxämie) sein. Der postoperative Leberschaden kann somit auf einer prä-, intra- und postoperativen Störung beruhen. Die Differentialdiagnose ist in der Regel möglich durch Bestimmung von Bilirubin, der Transaminasen und der alkalischen Phosphatase im Serum (Tabelle 12.2).

Prähepatische Leberfunktionsstörung. Hämolyse, Hämatomresorptionsstörungen oder Bilirubinüberladungen von Blutkonserven sind die häufigsten Ursachen dieser Störung. Sie sind gekennzeichnet durch erhöhte Serumbilirubinkonzentration (v.a. unkonjugierte), normalen Transaminasewert und normale alkalische Phosphatase.

Intrahepatische Leberfunktionsstörung. Virushepatitis, Medikamentenintoxikation, Sepsis, arterielle Hypoxämie und Leberzirrhose sind die häufigsten Ursachen dieser Störung. Sie sind gekennzeichnet durch erhöhte Serumbilirubinkonzentration (v.a. konjugierte), erhöhten Transaminasewert und normale bis leicht erhöhte alkalische Phosphatase.

Posthepatische Leberfunktionsstörung. Gallengangsverschlüsse durch Steine oder Tumor sind die häufigsten Ursachen dieser Störung. Die Störungen sind gekennzeichnet durch erhöhte Serumbilirubinkonzentration (v.a. konjugierte), normalen bis leicht erhöhten Transaminasewert und erhöhte alkalische Phosphatase.

Die Gelbsucht durch extrahepatische Einflüsse ist in der Regel 2-3 Tage postoperativ nachweisbar und hält etwa 2-4 Wochen an. Der Beginn der Virushepatitis kann schrittweise oder plötzlich eintreten. Die Serumtransaminasewerte sind 7-14 Tage vor dem Eintritt der Gelbsucht erhöht und fallen kurz nach dem Eintritt wieder ab.

Medikamenteninduzierte Hepatitis. Isoniazid, Phenytoin, Sulfonamide, Chlorpromazin, Alphamethyldopa und Halothan können eine Hepatitis erzeugen, die histologisch nicht von einer Virushepatitis zu unterscheiden ist. Dabei handelt es sich um eine idiosynkratische Medikamentenreaktion, die unabhängig von der Dosis ist. Die klinischen Zeichen der Leberzelldysfunktion treten gewöhnlich 2-6 Wochen nach Applikation der genannten Substanzen auf.

Halothanabhängige Leberfunktionsstörungen können erst diskutiert werden, wenn alle anderen Möglichkeiten ausgeschlossen worden sind. In der Regel findet sich eine leichte Transaminaseerhöhung bei 20% der Patienten, die wiederholt Halothan erhalten haben. Schwere Leberschäden sind extrem selten (1:22000-1:35000). Auslösende Ursachen sind entweder toxische Stoffwechselprodukte oder zellschädigende immunologisch vermittelte Hypersensivitäten. Möglicherweise spielt eine genetische Disposition eine Rolle. Sauerstoffmangel führt zum unvollständigen Abbau des Halothans mit der Bildung von Fluoriden, die eine Zerstörung der Zellstruktur bewirken können. In Hepatozyten entsteht eine zentrilobuläre Nekrose. Die Möglichkeit einer immunologischen

Leberentzündung nach Halothan wird durch den Nachweis von Eosinophilen im Blut gestützt, außerdem durch das Auftreten nach wiederholter Applikation. Möglicherweise führt ein Metabolit zu einer Veränderung der Leberzellempfindlichkeit und begünstigt damit die immungesteuerte Hepatitis. Gefährdet sind v. a. adipöse Patientinnen mittleren Alters. Auch die gleichzeitige Bestrahlung mit radioaktiven Substanzen soll zur Ausbildung der Hepatitis beitragen. Jugendliche Patienten sind gegenüber wiederholter Halothanapplikation weniger gefährdet als Erwachsene. Die klinischen Symptome bestehen aus geringem Fieber, Übelkeit, Muskelschmerzen, Hautausschlägen und Gelenkschmerzen. Im Blutbild findet sich eine Eosinophilie, die Leberfunktionstests zeigen eine deutliche Erhöhung des Bilirubins (5–20 mg%). Die Verlängerung der Prothrombinzeit oder das Auftreten einer hepatischen Enzephalopathie sind Hinweise für schwere Leberzellnekrosen mit ungünstiger Prognose.

Da es keine spezifische Laboratoriumsuntersuchung oder spezielle histologische Befunde bei Halothanhepatitis gibt, beruht die Diagnose auf den klinischen Zeichen und dem Ausschluß anderer Einflüsse. Da die Inkubationszeit einer Transfusionshepatitis in der Regel weit über 1 Monat beträgt (epidemische Hepatitis <3 Wochen), sollte diese Erkrankung nicht in die Differentialdiagnose der Halothanhepatitis einbezogen werden. Der klinische Verlauf der Halothanhepatitis entspricht dem des fulminanten Leberversagens anderer Ursache. Schwere Formen gehen einher mit Koma, Nierenversagen, Blutung und Sepsis. Ihre Mortalität beträgt bis zu 50%. Es treten jedoch auch leichte Verlaufsformen ohne Ikterus auf. Gerade diese Formen können aber bei erneuter Halothanapplikation in eine fulminante Hepatitis übergehen. Eine spezifische Therapie der Halothanhepatitis existiert nicht.

Die Ätiologie der Halothanhepatitis ist bis heute nicht restlos geklärt. Sicher ist, daß eine toxische Reaktion ausgeschlossen werden kann, da die meisten Patienten Halothan auch in hoher Dosierung ohne Hepatitis tolerieren. Außerdem besitzt das Halothan unter allen heute verwendeten Inhalationsnarkotika die geringste Metabolisierungsrate. Wahrscheinlich handelt es sich um eine idiosynkratische Reaktion gegenüber Halothan oder einem seiner auf anaerobem Wege entstandenen Metabolite. Kreuzempfindlichkeiten scheinen bei einigen Patienten zu bestehen, die zuvor mit Methoxyfluran sensibilisiert worden sind. Aus diesem Grunde wird die Empfehlung gegeben, daß keiner dieser Patienten jemals wieder Halothan oder Methoxyfluran erhalten sollte.

Blutgerinnungsstörungen. Da viele Gerinnungsfaktoren in der Leber gebildet werden (z. B. die Faktoren II, V, VII, IX, X und wahrscheinlich XI und XII), besitzen Patienten mit Lebererkrankungen ein erhöhtes Risiko für Blutungen. Vier Gerinnungsfaktoren (II, VII, IX, X) benötigen für ihre Synthese Vitamin K, so daß die Substitution dieses Vitamins auf jeden Fall berücksichtigt werden muß. Bei einem infolge Lebererkrankung verursachten Gallensäuremangel kann die Resorption von Vitamin K allerdings reduziert sein. Des weiteren kann sich bei Patienten mit Lebererkrankungen ein Pfortaderhochdruck entwickeln, der zur Splenomegalie und konsekutiv zur Thrombozytopenie führt. Patienten mit Lebererkrankungen sind auch stärker durch die Entwicklung einer disseminierten intravaskulären Koagulopathie (DIC) gefährdet, da die Leber nicht in der Lage ist, die aktivierten Gerinnungsproteine ausreichend zu eliminieren. Außerdem ist auch die Synthese bestimmter Inhibitoren der Gerinnungsreaktion, z. B. des α_2-Makroglobulins, gestört, so daß auch aus dieser Sicht Blutungsprobleme erklärt werden können. Therapeutisch sind Frischplasmapräparate den Prothrombinkomplexpräparaten vorzuziehen, weil letztere u. U. eine DIC auslösen können.

12.3.4 Störungen der Nierenfunktion

Eine postoperative Störung der Nierenfunktion mit Oligurie (<0,5 ml/kg KG/h Harn) beruht im wesentlichen auf prärenalen oder postrenalen Ursachen.

12.3.4.1 Prärenale Funktionsstörungen

Die hier bestehende Oligurie ist als Versuch der Niere zu betrachten, intravaskuläres Volumen und Natrium zurückzuhalten. Als Ergebnis dieser Bemühungen geht die Natriumausscheidung auf <40 mmol/l zurück und die Harnkonzentration

Tabelle 12.3. Differenzierung verschiedener Formen des Nierenversagens

Meßwert	Prärenales Nierenversagen	Renales Nierenversagen
Harnvolumen (ml/kg KG/h)	<0,5	<05
Harn-Natrium-Gehalt (mmol/l)	<40	>40
Harn-Osmolalität (mosmol/l)	>400	250-300
Verhältnis $\frac{\text{Harn-Osmolalität}}{\text{Plasma-Osmolalität}}$	>1,8	<1,1

steigt auf >400 mosmol/l an. Die Ausscheidung eines natriumarmen und hochkonzentrierten Harns spricht dafür, daß die Tubulusfunktion intakt ist, so daß nach rascher Infusion von 500 ml NaCl-Lösung eine Diurese einsetzen muß. Wenn dies nicht erfolgt, ist an eine Herzinsuffizienz mit eingeschränkter Nierendurchblutung zu denken. In diesen Situationen hilft die Messung des PAP, eine Herzinsuffizienz von einer Hypovolämie zu differenzieren. Bei Herzinsuffizienz ist Dopamin (1-5 μg/kg KG/min) indiziert.

12.3.4.2 Renale Funktionsstörungen

Die in diesen Fällen bestehende Oligurie ist in der Regel auf eine reduzierte Nierendurchblutung mit verminderter Glomerulumfiltration zurückzuführen. Ein Mechanismus für diese Störung kann die akute tubuläre Nekrose mit Vasokonstriktion im Bereich der Nierenrinde sein. Der Tubulusschaden wird deutlich durch eine Natriumausscheidung von >40 mmol/l, während die Harnosmolarität auf < 250-300 mosmol/l absinkt (Tabelle 12.3).

12.3.4.3 Diuretikatherapie

Vor der Gabe eines Diuretikums (z. B. Furosemid) muß unbedingt eine ausreichende Flüssigkeitszufuhr erfolgt sein. Furosemid sollte in Form einer Dauertropfinfusion erfolgen. Die prä- und intraoperative Gabe von Mannitol (1-2 ml/kg/h) erscheint günstig für Patienten mit Ikterus, ebenso bei Patienten mit Operationen an den großen Gefäßen.

12.3.5 Störungen des Säure-Basen-Haushalts

Störungen des SBH haben Auswirkungen auf alle Organfunktionen. So ist ein normaler SBH wichtig für eine optimale Enzymfunktion, die Erhaltung der myokardialen Kontraktilität, die Vermeidung intrapulmonaler Widerstandsveränderungen der Gefäße und die Aufrechterhaltung der optimalen Sauerstoffsättigung. Die Störungen des SBH werden in Abhängigkeit von der direkten Messung des arteriellen pH-Werts und des pCO_2 sowie unter Berücksichtigung der Bikarbonationen in respiratorische und metabolische Dysregulationen unterteilt.

Respiratorische Azidose. Diese Störung beruht entweder auf einer erhöhten metabolischen CO_2-Produktion (selten) oder einer reduzierten alveolären Ventilation (häufig). Die alveoläre Ventilation kann durch herabgesetzte Stimulation des ZNS, durch Störungen der neuromuskulären Funktion oder durch Lungenerkrankungen vermindert sein.

Die Therapie der respiratorischen Azidose erfolgt mit mechanischer Ventilation, wobei chronische Erhöhungen des p_aCO_2 eine langsame Normalisierung erfordern.

Respiratorische Azidose mit begleitender metabolischer Azidose. Zu diesem Krankheitsbild kann es kommen, wenn neben der Lungenfunktion auch die Nierenfunktion gestört ist, z. B. bei Patienten mit chronisch-obstruktiver Bronchitis und starker Minderung von HZV und Nierendurchblutung (Schock).

Respiratorische Azidose mit begleitender Alkalose. Diese Symptomatik tritt bei verminderter Serumkonzentration von Chlor und einem reduzierten Gesamtkörpergehalt von Kalium auf.

Respiratorische Alkalose. Diese Störung tritt immer bei alveolärer Hyperventilation auf. Sie kann kompensiert werden durch Korrektur der künstlichen Beatmung oder Vorschalten eines Totraumrohrs.

Metabolische Azidose. Ursachen dieser Störung sind anaerobe Glykolyse, Leberzirrhose mit einem verminderten Abbau von Laktat, die diabetische Ketoazidose oder Niereninsuffizienz. Therapeutisch kommt Natriumbikarbonat zum Einsatz, wobei primär die Hälfte der errechneten Menge infundiert werden sollte.

Metabolische Alkalose. Diese Störung beruht auf dem Verlust von Salzsäure nach Erbrechen oder Magenfisteln bzw. auf dem chronischen Gebrauch von Diuretika. Sie kann aber auch Folge einer Überkorrektur von metabolischer Azidose durch $NaHCO_3$ sein. Therapeutisch ist Ammoniumhydrochlorid oder 0,1 n HCl-Lösung indiziert.

12.3.6 Vegetative Störungen

Insbesondere nach längerdauernden Eingriffen können im postoperativen Verlauf erhebliche Temperaturveränderungen auftreten. Nach Spinalanästhesien ist mit dem Auftreten von Kopfschmerzen zu rechnen.

12.3.6.1 Postoperativer Schüttelfrost

Durch die Wirkung von Narkotika und Anästhetika auf thermosensitive Strukturen im ZNS wird der Mensch während einer Allgemeinnarkose poikilotherm, er verliert seine normale Thermoregulation und gleicht sich der umgebenden Temperatur an. Die erheblich unter der normalen Körpertemperatur liegende Operationssaaltemperatur, die kühlen Infusions- und Spülflüssigkeiten sowie die Verdunstung von Wasser über Atemtrakt (insbesondere bei halboffenem Narkosesystem), Peritoneum und Pleura führen rasch zu einem deutlichen Wärmeverlust. Diese intraoperative Hypothermie tritt am Ende der Operation mit nachlassender Anästhesiewirkung schlagartig zutage, wenn über die einsetzende Gegenregulation wieder eine normale Körperkerntemperatur erreicht werden soll. Eine maximale Vasokonstriktion versucht einem weiteren Wärmeverlust entgegenzuwirken. Zur Wärmegewinnung setzt ein extremes Muskelzittern mit einer 4- bis 5fachen Steigerung von Sauerstoffverbrauch und CO_2-Produktion ein. Die Unterkühlung kann gleichzeitig mit einer geschwächten Muskelfunktion, mit einer verlängerten Wirkung der Muskelrelaxanzien sowie mit einer prolongiertenBewußtlosigkeit einhergehen. Die erhebliche Steigerung des myokardialen Sauerstoffverbrauchs kann gerade beim Risikopatienten zu einer akuten Dekompensation (Myokardinfarkt, Myokardinsuffizienz) führen. Die schwere Vasokonstriktion mit peripherer Mangelperfusion führt zur metabolischen Azidose und u.U. zur Maskierung einer schweren Hypovolämie. Neben der physikalischen Aufwärmung mit warmen Bettüchern ist es sinnvoll, die periphere Vasokonstriktion vorsichtig zu durchbrechen und auf die zentrale Temperaturregulation wirkende Pharmaka einzusetzen. Bewährt haben sich Pethidin (25-50 mg i.v.) und Chlorpromazin (Megaphen). Hydergin (0,3-0,9 mg i.v.) kann zwar nicht die Frierreaktion unterdrücken, führt aber zu einer schnelleren Aufwärmung des Patienten.

12.3.6.2 Temperatursteigerungen

In der frühen postoperativen Phase kann es durch beginnende Lungenaffektionen (z.B. Atelektasen) oder bei Kleinkindern durch relative Atropinüberdosierung zum Anstieg der Körpertemperatur kommen. Diagnostisch sind Auskultation und Röntgenkontrolle, therapeutisch feuchte Umschläge und Antipyretika erforderlich. Bei kurzfristigen und ausgeprägten Temperatursteigerungen ist auch an eine maligne Hyperthermie zu denken.

12.3.6.3 Postoperative Psychosen

Die postoperative Psychose stellt eine Untergruppe der „symptomatischen Psychose“ dar. Es handelt sich dabei um psychotische Zustände, die infolge erkennbarer pathologisch-anatomischer und/oder pathophysiologischer Ursachen bei mittelbarer oder unmittelbarer Hirnerkrankung entstehen. Die zugehörige, vielgestaltige Psychopathologie wird v.a. bestimmt durch die Schwere der somatischen Schädigung, das Tempo der Einwirkung der pathogenen Noxe, den Ort der Grundkrankheit, das Alter, sowie u.U. auch durch die Qualität der aktuellen Lebenssituation und die ableitbare psychische Verfassung des Patienten. Anhand des psychopathologischen Bildes der postoperativen Psychose kann diagnostisch niemals auf den auslösenden Krankheitszustand geschlossen werden.

Akute symptomatische Psychose. Die akute symptomatische Psychose beinhaltet einerseits Zustände verminderten Bewußtseins, welche von Somnolenz (Trübung, Benommenheit, dösige Schläfrigkeit) und Sopor (Unfähigkeit des Patienten zu spontaner Aktion, jedoch auf Anruf orientierungsfähig und auf Schmerzreize koordiniert reagierend) bis hin zum Koma (tiefe Bewußtlosigkeit) reichen; andernteils treten Symptome veränderten Bewußtseins hinzu, die als Delir bezeichnet werden. Charakteristische Vorboten des Delirs sind nächtliche Unruhe, Berichte über schreckhafte Träume, Schlaflosigkeit, Schweißausbruch, Herzklopfen, Schwächezustände und feinschlägiger Tremor der Hände. Das voll ausgebildete Delir, das eine Dauer von 2-5 Tage aufweist, zeigt Bewußtseinstrübungen und Orientierungsverlust über Raum und Zeit, illusionäre Verkennung der Umgebung und optische Trugwahrnehmungen, starke Suggestibilität, Bewegungsdrang, Tremor, Schwitzen sowie Kreislaufstörungen. Die Häufigkeit postoperativer Psychosen wird mit 1:400-1:1600 Operationen angegeben.

Prädisponierend sind ein Alter über 60 Jahre; Alkohol- oder Tablettenabhängigkeit; chronisch-zerebrale, -kardiale, -renale und -hepatische Erkrankungen sowie anamnestisch faßbare Episoden symptomatischer Psychosen oder analoge familiäre Vorbelastung. Fördernde Faktoren der postoperativen Psychose stellen eine ungewohnte, subjektiv traumatisch erlebte Hospitalumgebung mit Zeichen sensorischer Deprivation, teilweisem Schlafentzug, erheblicher Geräuschbelastung, ausgeprägter Immobilisierung und stärkerer reaktiver Angst infolge Krankheitswahrnehmung - besonders charakteristisch für Intensivbehandlungseinheiten - dar. Ferner sind fördernde Faktoren unbewußt und vorbewußt angesiedelte neurotische Ängste sowie paranoide Züge, die inadäquate Verarbeitung der prä- wie postoperativen Situation, länger hingezogene präoperative Wartezeiten, sekundärer Krankheitsgewinn angesichts einer vorbestehenden organischen Erkrankung und defizitäre berufliche Situationen

Bezüglich des Manifestationszeitpunkts der postoperativen Psychose ist zwischen dem sog. „emergence delirium" - postoperativ innerhalb der ersten 24 h - und dem sog. „interval delirium" postoperativ nach 24 h bis zu 1 Woche - zu unterscheiden. Die relative Spätmanifestation des „interval delirium" schließt jedoch nicht aus, daß diesem unmittelbar postoperativ eine diskrete Psychopathologie vorausgehen kann: z. B. angedeutete Benommenheit oder ganz inzipient anlaufendes Prädelir. Dabei wird darauf aufmerksam gemacht, daß derart diskrete Psychopathologien von Chirurgen und Pflegepersonal viel zu häufig nicht rechtzeitig erkannt werden, so daß sich rechtzeitige und damit prophylaktische therapeutische Maßnahmen nicht mehr ermöglichen lassen. Die ungenügende Erfassung gerade der Frühsymptome einer postoperativen Psychose wird noch dadurch begünstigt, daß diese nicht selten stark verwoben sind mit psychoreaktiven Zügen als Folge der traumatisierten Krankheitswahrnehmungen oder von aktuell existenten Problemen, die dann erst nach vollem Ausbruch der Psychose weitgehende Überformungen erfahren.

Postoperative Agitation. Wie bei der Narkoseeinleitung, so wird auch beim Erwachen eine Exzitationsphase durchlaufen, und Unruhezustände sind somit nicht zwangsläufig als Komplikation einzuordnen. Dennoch können diese Unruhezustände zu Schwierigkeiten führen und eine Gefahr für Patient und Pflegepersonal darstellen. Wesentlich ist, daß von der natürlichen Exzitationsphase andere, behandlungsbedürftige Ursachen abgegrenzt werden. Als solche kommen in Frage: Hypoxie, Hyperkapnie, Schmerzen, Angst, Organüberdehnungen (Harnblase, Magen). Bestimmte Medikamente weisen eine größere postoperative Unruheinzidenz auf. So sollen Scopolamin, Phenothiazine und Barbiturate ein unruhiges Erwachen fördern. Der Scopolamineffekt kann relativ einfach mit 3-4 mg Physostigmin (Antilirium) koupiert werden. Da psychische Faktoren, insbesondere Angst, eine wesentliche Rolle bei postoperativen Unruhezuständen spielen, sollte bereits vor der Operation eine eingehende Aufklärung über die Situation und die Maßnahmen nach der Operation erfolgen.

12.3.6.4 Postoperativer Kopfschmerz

Offensichtlich treten Kopfschmerzen nach kleineren Eingriffen häufiger auf als nach größeren Operationen. Vor allem jene Patienten klagen über Kopfschmerzen, die auch präoperativ schon unter wiederholten Kopfschmerzen litten. Optalidonsuppositorien (Erwachsene bis zu 6/Tag, Kinder bis zu 3/Tag) sind in der Regel wirksam. Nach Spinalanästhesien werden Kopfschmerzen (Stirn und Hinterhaupt) relativ häufig beobachtet, v. a. bei frühzeitiger Aufrichtung des Oberkörpers. Strenge Bettruhe und ausreichende Infusionstherapie gelten als vordringliche Therapiemaßnahmen.

12.3.7 Traumatische Läsionen

Gefäßpunktionen, paravaskuläre Infiltrationen, endotracheale Intubationen, unzweckmäßige Lagerung, Muskelrelaxierung und direkte Traumatisierung (z. B. durch elektrischen Strom) können während des operativen Eingriffs Gewebeschäden verursachen, die erst nach dem Erwachen aus der Narkose oder nach dem Abklingen der Sedierungsmaßnahmen vom Patienten bemerkt werden. Alle diese Schäden müssen sorgfältig registriert und entsprechend behandelt werden, weil sie in der Regel Anlaß für Regreßforderungen der Patienten sind.

12.3.7.1 Gefäßschäden

Hämatome nach Gefäßpunktionen, Venenwandentzündungen nach Verabreichung gefäßreizender Medikamente (z. B. Propanidid, Diazepam) oder Thrombosen verursachen mitunter heftige Schmerzen und beeinträchtigen damit das Befinden des Patienten erheblich. Die Häufigkeit ihres Auftretens steigt mit der Dauer der Liegezeit der Kanüle an. Therapeutisch sollten möglichst frühzeitig Verbände mit Heparinsalbe angelegt werden.

Nach Subklaviapunktionen kann es zum Pneumothorax, Hämatothorax, Hydrothorax oder zum Abriß der Katheterspitze kommen (Auskultation und Röntgenaufnahme). Therapeutisch ist die sofortige Pleuradrainage angezeigt. Bei Abrissen von Katheterspitzen kann eine chirurgische Intervention erforderlich werden.

Die arterielle Kanülierung kann zu Gefäßverschlüssen führen, die bei positivem Allen-Test in den meisten Fällen keine Symptome zeigen und von selbst verschwinden. Die Häufigkeit der Komplikationen steigt an, wenn die Kanüle länger als 6 h in der Arterie verbleibt.

12.3.7.2 Zahnschäden

Im Zusammenhang mit einer endotrachealen Intubation kann es, entweder durch den Tubus selbst oder durch Manipulationen mit dem Laryngoskop, mit Mundsperrer oder Stützen, zur Beschädigung oder zum Ausbrechen von Zähnen kommen. Das Risiko der Zahnschädigung ist erhöht bei lockeren Zähnen und bei unerfahrenen Anästhesisten. Patienten mit lockeren Zähnen sollten präoperativ unter Zeugen über das Risiko einer möglichen Zahnschädigung aufgeklärt werden. Unter bestimmten Umständen sollte die Operation bis zur Sanierung der Zähne verschoben werden. In seltenen Fällen wird man die Durchführung einer nasotrachealen Intubation erwägen.

12.3.7.3 Halsentzündungen

Infolge mechanischer Irritation durch den Tubus oder durch Traumatisierung der Larynxschleimhaut mit dem Laryngoskop kann es zu entzündlichen Gewebeveränderungen im Halsbereich kommen. Derartige Störungen können aber auch nach Maskennarkosen infolge zu trockener Atemgase oder durch Druck des Guedel-Tubus sowie durch Verletzungen beim Einlegen einer Magen-Darm-Sonde auftreten. In der Regel geht die Halsentzündung innerhalb von 24 h zurück.

Postintubations-Larynxödem. Ein Postintubations-Larynxödem ist eine potentielle Komplikation der Intubation der Trachea bei jedem Kind, jedoch ist die Häufigkeit am größten bei Kindern zwischen dem 1.–4. Lebensjahr. Obwohl ausgedehnte Studien, die die Ätiologie beschreiben, fehlen, scheinen einige prädisponierende Faktoren voraussehbar zu sein. So sind z. B. das mechanische Trauma der Atemwege bei der Intubation und die Plazierung eines Tubus, der fest an der Schleimhaut des Larynx anliegt, mögliche Gründe. Signifikante Postintubations-Larynxödeme sind gewöhnlich vermeidbar, wenn die Größe des Tubus so gewählt ist, daß ein hörbares Luftleck während eines positiven Atemwegsdrucks von 25 cm H_2O besteht.

Die Behandlung des Postintubations-Larynxödems erfolgt mit Befeuchtung der Atemluft und aerolisiertem razemischen Epinephrin. Dies sollte stündlich verabreicht werden, bis die Symptome verschwinden. Die Reintubation der Trachea oder Tracheobronchien sollte nur selten erforderlich werden. Obwohl die intravenöse Gabe von Dexamethason (0,1-0,2 mg/kg KG) als Einzeldosis zur Prophylaxe und Therapie dieses Ödems verwendet wird, ist die Wirksamkeit dieser Therapiemaßnahme nicht bewiesen.

12.3.7.4 Heiserkeit

Eine seltene Folge der Halsentzündung oder der endotrachealen Intubation ist die Heiserkeit oder der Stimmverlust des Patienten. Durch Druck des Tubus auf den hinteren Teil des Processus vocalis kann es zur Schädigung des Mukoperichondriums kommen, aus der sich Narben oder Granulome entwickeln. Wenn konservative Maßnahmen [z. B. Inhalationen, Kortikosteroide (2 mg/kg KG), Antiphlogistika (Tanderil 3 × 1,5 kg/kg KG)] innerhalb von 3-4 Tagen nicht zum Erfolg führen, ist die Behandlung einem HNO-Arzt zu übertragen.

Die Heiserkeit kann jedoch auch Folge von Verletzungen der Abduktor- und Adduktorfasern des N. recurrens bei der Strumaresektion sein. Das Stimmband nimmt eine Mittelstellung ein. Bilaterale Schädigungen verursachen Aphonie, evtl. eine inspiratorische Atemwegsobstruktion.

Nach unbeabsichtigter Entfernung der Nebenschilddrüsen kommt es zur Hypokalzämie. Dies geschieht relativ selten nach subtotaler Thyreoidektomie. Die Symptome entsprechen der Hypokalzämie. Da die Kehlkopfmuskulatur sehr empfindlich auf Hyperkalzämie reagieren, kann sich schnell ein inspiratorischer Stridor bis zum Laryngospasmus entwickeln. Die sofortige Injektion von Ca^{++} beseitigt Stridor und Laryngospasmus.

12.3.7.5 Trachealeinrisse

Infolge Drucksteigerung im Cuff des Endotrachealkatheters oder durch direkte Traumatisierung der Trachea bei der Intubation oder Extubation (z. B. Extubation mit geblockter Tubusmanschette) kann es zu Tracheawandschäden kommen, die bei Ausbildung eines Mediastinalemphysems eine akut lebensbedrohliche Notfallsituation auslösen. Die Therapie erfordert eine sofortige Entlastung des Mediastinalemphysems und die Trachealnaht.

12.3.7.6 Neurologische Schäden

Falsche Lagerung, ungenügende Polsterung oder Anomalien sind die häufigsten Ursachen von Nervenschäden. Patienten mit Diabetes mellitus, Alkoholmißbrauch und Arthritis sind besonders gefährdet. Ulnarislähmungen entstehen am häufigsten durch Kompression im Ellenbeugengelenk und sind zahlreicher als Radialislähmungen. Diese entstehen durch Druck im Bereich des Humerus. Plexus-brachialis-Lähmungen können bei Überstreckung des Arms um mehr als 90° unter gleichzeitiger Supinationsstellung des Unterarms entstehen.

Fazialislähmungen sind durch langdauernden Druck auf die Unterkieferwinkel bei Maskennarkosen möglich. Peronäuslähmungen können bei Druck auf das Tibiaköpfchen entstehen.

Medianuslähmungen oder Schädigungen des N. cutaneus lateralis entstehen v. a. als Folgen einer paravenösen Injektion oder durch direkte Nervenverletzungen bei der Punktion. Ischiadikusläsionen sind bei intramuskulären Injektionen in das Gesäß möglich.

Bei jedem Nervenschaden ist die sofortige Konsiliaruntersuchung durch einen Neurologen angezeigt.

Die Häufigkeit wesentlicher neurologischer Schäden durch die extrakorporale Zirkulation beträgt bei Koronarbypassoperationen etwa 1,8%, bei intrakardialen Eingriffen hingegen zwischen 7-13%. Die Störungen manifestieren sich als irreversibles Koma, Hirnischämien, fokale neurologische Ausfälle, Verwirrtheit, Desorientiertheit, verzögertes Erwachen, vorübergehende Persönlichkeitsveränderungen. Besonders gefährdet sind Patienten mit präoperativen Erkrankungen der Hirngefäße oder zuführender großer extrakranieller Arterien (z. B. Karotisstenose).

Zu den häufigsten Ursachen neurologischer Störungen gehören Embolisierungen der Hirngefäße, v. a. die Luftembolie. Sie ist i. a. vermeidbar, wenn alle Luftansammlungen in Herzkammern, Blutgefäßen und in der Herz-Lungen-Maschine sorgfältig beseitigt werden. Die Embolisierung von Fett, Mikroaggregaten, Fibrin und Kalk kann durch Verwendung von Filtern ebenfalls erheblich vermindert werden.

Eine ungenügende Hirndurchblutung während des kardiopulmonalen Bypasses scheint hingegen bei normalen Hirngefäßen keine wesentliche Rolle zu spielen, solange der Perfusionsdruck ausreichend hoch ist, der p_aCO_2 im Normbereich liegt und eine extreme Hämodilution vermieden wird.

12.3.7.7 Muskelschmerzen

Nach Applikation von dMR werden Myalgien v. a. dann beobachtet, wenn kein ndMR vorgegeben wurde. Der Muskelschmerz wird bevorzugt am Thorax, dem oberen Abdomen, der Schulter und dem Hals bemerkt. Er findet sich häufiger bei ambulanten als bei stationären Patienten und tritt nicht so sehr bei einmaliger als vielmehr bei wiederholter Gabe von dMR auf. In der Regel ist der Muskelschmerz nach 24 h abgeklungen, in Einzelfällen kann er jedoch auch bis 1 Woche anhalten.

12.3.7.8 Augenschäden

Durch Aufstützen der Operationsassistenz auf den Augenbulbus oder durch chronische Reizung der Hornhaut (z. B. durch Abdecktücher) kann es zu mitunter sehr langwierigen Augenschäden kommen. Durch die Nachwirkung von MR können

Doppelbilder auftreten (v.a. bei Verwendung von ndMR). Die Doppelbilder verschwinden mit dem Abbau der Relaxanzien innerhalb weniger Stunden. Nach kardiopulmonalem Bypass kann es zum teilweisen oder sogar kompletten Sehverlust kommen. Jede Augenschädigung erfordert die sofortige Hinzuziehung eines Ophthalmologen.

12.3.7.9 Hörschäden

Vorübergehende oder dauernde Hörstörungen können nach Verwendung hoher Lachgaskonzentrationen bei chronischen Mittelohrerkrankungen auftreten. Der HNO-Arzt ist in die Behandlung der Hörstörung einzubeziehen.

12.3.7.10 Wahrnehmung von Operationsereignissen

Durch Unterdosierung von Anästhetika oder Leckstellen im Narkosesystem lassen sich Wahrnehmungen von Operationsereignissen durch den Patienten erklären. Oft handelt es sich jedoch nur um Traumerlebnisse oder Phantasmen der frühen postoperativen Phase, die keinen Einfluß auf die Erinnerung des Patienten besitzen.

Andere mögliche postoperative Komplikationen, wie Herzstillstand, Herzbeuteltamponade, Pneumothorax, Pleuraerguß, Transfusionsreaktionen, Luftembolien, Laryngospasmus, Herzrhythmusstörungen, anaphylaktoide Reaktionen, sind an anderer Stelle beschrieben (s. 6.9).

13 Schock

Im Verlaufe operativer Eingriffe, nach traumatischen Ereignissen oder bei verschiedenen anderen Erkrankungen kann durch akute Blutverluste, plötzlich eintretende Herzinsuffizienz oder bei Widerstandsänderungen im Gefäßsystem jene Form der schweren Kreislaufdysregulation eintreten, die als Schock bezeichnet wird. Die akute generalisierte Minderdurchblutung im stoffwechselaktiven Teil des Gefäßsystems bildet dabei die wesentlichste primäre pathophysiologische Reaktion des Organismus, aus der eine Verminderung des Sauerstoffangebots, eine Störung der Sauerstoffabgabe oder eine Beeinträchtigung der Sauerstoffverwertung erwachsen kann. Als Folgereaktion entsteht eine Gewebshypoxie mit zunächst reversiblen funktionellen, später irreversiblen und morphologisch nachweisbaren Organschäden. Die ungenügende Sauerstoffversorgung ist in den meisten Fällen Folge einer verminderten Gewebedurchblutung infolge Abnahme des Herzminutenvolumens (hypodynamer Schock). Sie kann aber auch Ausdruck einer gesteigerten arteriovenösen Kurzschlußdurchblutung bei normalem oder erhöhtem Herzminutenvolumen sein (hyperdynamer Schock). Die Symptomatologie des Schocks ist durch das Versagen vieler Organe in graduell unterschiedlicher Ausprägung charakterisiert [331, 532].

13.1 Pathophysiologie

Die Ursachen des Schocks lassen sich nahezu regelmäßig auf das Versagen mindestens einer der drei Regelgrößen Herzleistung, Gefäßtonus und Blutvolumen zurückführen. So ist z. B. der Schock nach Blutung, Trauma und Verbrennung in erster Linie ein Schock durch Volumenmangel; allergische, anaphylaktoide, bakterielle und neurogene Faktoren sind verantwortlich für Gefäßinsuffizienz, während Herzversagen, z. B. nach Myokardinfarkt, zumeist unmittelbare Ursache des kardiogenen Schocks ist. Unabhängig von der auslösenden Ursache kommt es bei jedem Schocksyndrom zu Veränderungen im Bereich der Makro- und Mikrohämodynamik. Die Veränderungen der Makrohämodynamik sind gekennzeichnet durch eine disproportionale Verteilung des Herzminutenvolumens, die sowohl beim hypodynamen als auch beim hyperdynamen Schocksyndrom nachweisbar ist und überwiegend auf vasomotorische Einflüsse zurückgeführt werden kann. Die Veränderungen der Mikrohämodynamik treten v. a. in Form von rheologischen und hämostatischen Störungen in Erscheinung. Neben den Veränderungen im Bereich des großen Kreislaufs finden sich besonders in der Lungenstrombahn Störungen, die in vielen Fällen Ursache schwerer Lungenkomplikationen durch den Schock sind [62].

13.1.1 Makrohämodynamik

Beim Schockgeschehen sind zwei Grundsituationen zu unterscheiden, die am Verhalten von Herzminutenvolumen und peripherem Widerstand differenziert werden können: das hypo- und das hyperdyname Schocksyndrom [480, 482].

13.1.1.1 Hypodynames Schocksyndrom

Infolge Abfall des Herzminutenvolumens durch Verminderung des venösen Rückstroms (absolute oder relative Hypovolämie) wird über die Barorezeptoren des Aortenbogens und des Karotissinus eine Gegenregulation ausgelöst. Die Standardantwort besteht in einer Aktivierung des sympathikoadrenergen Systems sowohl auf nervalem als auch auf humoralem Wege. Folgen der sympathikoadrenergen Reaktion sind Tachykardie und Drosselung der Organdurchblutung. In der Regel wird mit der Steigerung des peripheren Strömungswiderstands zwar eine Stabilisierung des arteriellen Blutdrucks erreicht, dies jedoch nur durch Umverteilung des Herzminutenvolumens sowie auf Kosten der Gewebsdurchblutung. In jedem Fall nimmt die Sauerstoffgesamtaufnahme des Organismus ab, und die Laktatbildung steigt an.

13.1.1.2 Hyperdynames Schocksyndrom

Bei dieser Form imponiert ein erhöhtes Herzminutenvolumen und oft auch ein herabgesetzter peripherer Widerstand. Allerdings besteht auch in diesen Situationen eine disproportionale Verteilung des Herzminutenvolumens. Die Erhöhung des Herzminutenvolumens beruht z.T. auf dem erhöhten Sauerstoffbedarf (Fieber, erhöhte Herzarbeit), im wesentlichen jedoch auf der Durchströmung funktioneller arteriovenöser Shunts, v.a. im Bereich eines infektiösen Prozesses, der Haut und der Skelettmuskulatur. Funktionell verursacht die erhöhte Shuntperfusion eine der präkapillaren Vasokonstriktion entsprechende Verminderung der nutritiven Durchblutung und der kapillaren Austauschfläche. Auch beim hyperdynamen Schocksyndrom entwickelt sich ein Sauerstoffdefizit mit konsekutivem Laktatanstieg.

13.1.2 Mikrohämodynamik

Die Gewebsdurchblutung wird nicht allein von der Höhe des strömungswirksamen Druckgradienten und vom Funktionszustand der sympathisch innervierten Sphinkteren beeinflußt. Auch die Fließeigenschaften und die hämostatischen Verhältnisse des Blutes sind erheblichen Veränderungen unterworfen [509].

13.1.2.1 Präkapillare Sphinkterfunktion

Das Prinzip dieser Autoregulation beruht auf der Tatsache, daß bei Sphinkterkontraktion der verminderte Kapillardruck die Strömungsgeschwindigkeit herabsetzt und damit die Kontaktzeit des Blutes verlängert. Dadurch kann der kolloidosmoti-

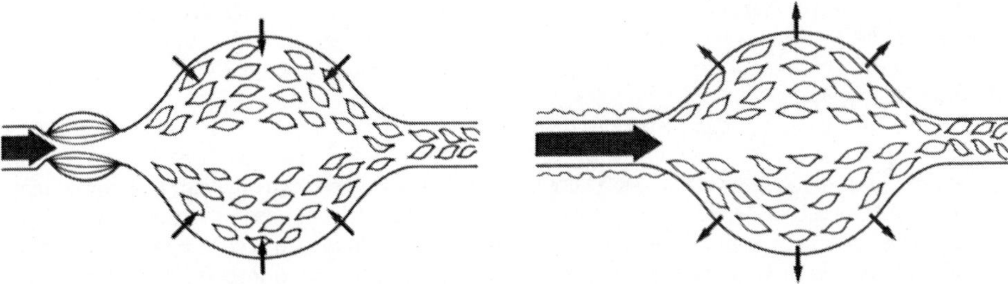

Abb. 13.1. Änderungen der Blutströmung im Mikrozirkulationsgebiet. Bei Kontraktion der praekapillären Sphinkteren *(links)* kommt es zum Abfall des hydrostatischen Drucks im Kapillargebiet. Das Überwiegen des onkotischen Drucks der Plasmaeiweiße führt zum Wassereinstrom in das Kapillargefäßgebiet. Durch Tonusverlust der praekapillären Sphinkteren und weiterbestehender Ausstrombehinderung *(rechts)* kommt es infolge Überwiegens des hydrostatischen Drucks über den onkotischen Druck zur Auswärtsfiltration von Wasser und Albumin

sche Druck der Plasmaproteine voll zur Geltung kommen und aus einem ausreichend hydrierten Extravasalraum durch Einstrom von Gewebewasser in die Blutbahn eine spontane Auffüllung des Blutvolumens innerhalb weniger Stunden (kompensierter Schock) bewirken (Abb. 13.1 links).

Hält die Vasokonstriktion jedoch an, weil der Blutverlust weiterbesteht, die Spontanheilung nicht eintritt oder die Therapie unzureichend ist, so kommt es infolge zunehmender Hypoxie und nachfolgender Azidose zum Tonusverlust der präkapillaren Sphinkteren. Da die Ausflußbahn im Bereich der postkapillaren Venolen durch hämostatische Störungen bereits weitgehend verschlossen ist, stauen sich die Restblutmengen in diesem Bereich des Kapillarbetts auf, wodurch es zur Filtrationsumkehr (transkapillarer Plasmaverlust) kommt (Abb. 13.1 rechts). Dabei gehen v. a. kleinmolekulare Blutbestandsteile (Albumin, Wasser) verloren, während hochmolekulare Anteile (Fibrinogen) in der Blutbahn zurückbleiben. Dies wiederum erhöht die Viskosität des Blutes, so daß die Blutströmung schließlich zum Stillstand kommt (dekompensierter Schock).

13.1.2.2 Rheologische Faktoren

Die Kapillardurchblutung wird im wesentlichen vom Zustand der präkapillaren Drosselgefäße, dem Druckgradienten zwischen Kapillareinstrom und Kapillarausstrom und dem Strömungswiderstand bestimmt. Der Strömungswiderstand erhält insofern eine besondere Bedeutung, weil er von der Viskosität abhängig ist, die wiederum von der Strömungsgeschwindigkeit beeinflußt wird. So steigt die Viskosität schon unter normalen Bedingungen bei abnehmender Fließgeschwindigkeit an und fällt bei steigender Fließgeschwindigkeit ab. Da in den postkapillaren Venolen stets eine außerordentlich geringe Fließgeschwindigkeit vorliegt, besteht hier eine hohe Viskosität. Unter den Bedingungen des Schocks kann diese so stark ansteigen, daß komplette Stase resultiert. Da die mikrorheologischen Veränderungen im wesentlichen an die zellulären und hochmolekularen Elemente des Blutes gebunden sind, kommen dem Hämatokritwert, dem Fibrinogen und dem Globulin besondere Bedeutung zu [509, 559].

Disseminierte intravaskuläre Gerinnung (DIC). Bei der DIC handelt es sich um eine unkontrollierte Aktivierung des Gerinnungssystems mit Verbrauch von Thrombozyten und Gerinnungsfaktoren. Als Resultat dieser Veränderungen kommt es zur Thrombenbildung in der Mikrozirkulation und zu schweren Blutungen.

Unter normalen Bedingungen wird der deletäre Effekt der DIC durch den Verdünnungseffekt des Blutflusses, durch zirkulierendes Antithrombin und durch Aufspaltung der aktivierten Gerinnungsfaktoren in der Leber verhindert. Dieser sorgfältig kontrollierte Mechanismus kann entgleisen, wenn die Durchblutung der Peripherie und der Leber deutlich vermindert ist und wenn ausgeprägte Gewebsschäden große Mengen von thromboplastischem Material in die Zirkulation abgeben. Unter diesen Bedingungen wird eine Aktivierung des Gerinnungssystems erzeugt. Der Verbrauch von Thrombozyten und Gerinnungsfaktoren (I, II, V, VIII, XIII) ist Ausdruck dieser Veränderung.

Die Diagnose DIC beruht auf dem klinischen Bild und der Analyse der Blutgerinnung. Das klinische Bild zeigt Blutungen aus Wunden und der Umgebung von Kathetern. Die Thrombozytenzahl beträgt $<100000/mm^3$, Prothrombinzeit und aktivierte partielle Thromboplastinzeit sind verlängert, der Gehalt an Fibrinogen ist vermindert (<150 mg/100 ml). Erhöhte Mengen von Fibrinspaltprodukten in der Zirkulation sind charakteristisch für eine DIC.

13.1.2.3 Hämostatische Faktoren

Bereits in der Frühphase des Schocks kommt es zur hämodynamisch reversiblen Thrombozytenaggregation. Das saure, hochvisköse und träge strömende Blut in der terminalen Strombahn ist durch eine erhöhte Gerinnungstendenz, die Hyperkoagulabilität, gekennzeichnet. Darüber hinaus wird die Tendenz zur Gerinnung durch eine unzureichende Clearance gerinnungsaktiver Substanzen gefördert, wobei einerseits der Abtransport, andererseits auch die Clearancekapazität des retikuloendothelialen Systems behindert ist. Über den gesteigerten Umsatz plasmatischer und thrombozytärer Gerinnungsfaktoren resultiert schließlich ein Aufbrauch des Hämostasepotentials (Verbrauchskoagulopathie), das beim Überschreiten einer kritischen Grenze zur schweren hämorrhagischen Diathese führt [307, 491].

13.1.2.4 Kolloidosmotischer Druck (KOD)

Der KOD ist die osmotische Kraft, die von hochmolekularen Stoffen an semipermeablen Membranen (Kapillare) aufgebaut wird und das intravasale Flüssigkeitsvolumen mitbestimmt. Da beim Menschen der KOD zu 85% vom Serumalbumin abhängig ist, wird bei großen Albuminverlusten im Schock die Rückresorptionskraft im venösen Schenkel der Kapillare entscheidend vermindert. Da sich jedoch die pulmonale und die periphere systemische Mirkozirkulation in ihrer Ödemkinetik nach akuter Hypoproteinämie unterscheiden, wird die Lunge infolge größerer Sicherheitsreserven (z. B. durch einen höheren Lymphfluß) vor einer Ödembildung besser geschützt. Der Normalwert des KOD beträgt zwischen 15-18 mm Hg.

13.1.2.5 Lungenveränderungen

Vor allem bei traumatischen und septischen Schockformen bilden sich nach einer Latenzphase von wenigen Stunden bis zu einigen Tagen im Bereich des Endothels der Alveolarwand eine Vielzahl pathophysiologischer Veränderungen aus, die mit einer Störung des Gasaustauschs (insbesondere des O_2) und der Lungenventilation einhergehen. Im Vordergrund aller dieser Veränderungen steht das interstitielle Lungenödem, das den Übergang in das typische Bild des Lungenversagens (Schocklunge) einleitet [358, 432].

13.1.2.6 Nierenveränderungen

Beim Absinken des mittleren Blutdrucks auf <60 mm Hg besteht keine Urinsekretion mehr. Die ischämische Schädigung der Niere führt zu Oligurie oder Anurie, auch wenn der Schock in der Zwischenzeit behoben wurde. Die Schädigung erfolgt v. a. im kortikalen und subkapsulären Bereich, während das Mark keine Einbuße der Durchblutung erleidet. Da die kortikale Minderdurchblutung durch α-Rezeptorenblocker reduziert werden kann, ist sie in erster Linie durch Katecholamineinfluß zu erklären.

13.2 Spezielle Schockformen

In Abhängigkeit von der auslösenden Ursache werden folgende Schockformen unterschieden: hämorrhagischer, traumatischer, kardiogener, septischer, anaphylaktischer, neurogener Schock sowie Schock durch Gefäßverschluß.

13.2.1 Hämorrhagischer Schock

Bei einer Blutung versucht der Organismus, in Abhängigkeit von der Stärke des Blutverlusts, das HZV durch Kompensationsmechanismen im Normbereich zu halten. In der Regel erfolgt dies durch Tachykardie und Steigerung des systemischen und pulmonalvaskulären Gefäßwiderstands. Der arterielle Blutdruck kann deshalb infolge ausgeprägter Sympathikotonie und Katecholaminfreisetzung bei Blutverlusten von $<20\%$ konstant gehalten werden. Infolge transkapillaren Flüssigkeitseinstroms können auch größere Blutverluste ohne Blutdruckabfall toleriert werden, wenn sie über längere Zeiträume ablaufen. Der gesteigerte Sympathikotonus verursacht eine Umverteilung des Blutvolumens, wobei v. a. die Perfusion lebenwichtiger Organe (Herz, Hirn) gesichert wird, während Niere (Abnahme des Harnzeitvolumens), Darm und Haut (kalte, blasse Haut) nur unzureichend perfundiert werden. Die trotz verstärkter Sauerstoffverwertung (Zunahme der $D_{AV}O_2$) eintretende Gewebshypoxie führt zur Ausbildung einer metabolischen Azidose. Der Organismus versucht, durch Hyperventilation und respiratorische Alkalose die eingetretene Stoffwechselstörung zu kompensieren. Wenn es allerdings nicht gelingt, durch ausreichende Volumensubstitution die Durchblutung der minderperfundierten Gewebspartien wieder herzustellen, erreicht die metabolische Azidose ein Ausmaß, in dem der gesteigerte Sympathikotonus die Kompensationsmechanismen nicht mehr aufrechterhalten werden kann. Der Schock geht dann in das Stadium der Dekompensation über [480, 488].

13.2.2 Traumatischer und Verbrennungsschock

Der traumatische Schock entsteht nach Gewalteinwirkung auf Körperregionen mit reversibler oder irreversibler Schädigung ausgedehnter Gewebebereiche. Auslösende Ursachen für den Schock sind Volumenmangel, Gewebsdefekte und Schmerz. Die initiale Antwort auf das Trauma ist gesteuert durch einen Anstieg der autonomen neuralen Aktivität, die das zentrale Kreislauf- und Atemzentrum stimuliert. Dies wiederum bewirkt den Anstieg von Herzfrequenz, myokardialer Kontraktilität und alveolärer Ventilation. Störungen des Gleichgewichts zwischen sympathischer Vasokonstriktion und metabolischer Vasodilatation führen zur Fehlverteilung der Durchblutung im Mikrozirkulationsgebiet. Gewebe, die unmittelbar an das Arteriolen-Kapillarnetz angrenzen, werden stärker durchblutet, jedoch wird der Sauerstoff weniger vollkommen aus dem Blut extrahiert ($D_{Av}O_2$ vermindert). Es resultiert ein niedriger oder unzureichender Sauerstoffverbrauch in Gegenwart normaler oder gesteigerter Durchblutung bei normalem oder erhöhtem Sauerstoffangebot. Der Verlauf des traumatischen Schocks wird aggraviert durch die Freisetzung großer Mengen gerinnungsaktiver Substanzen aus den zerstörten Gewebspartien. Dadurch treten die Veränderungen im Gerinnungsmechanismus und im Kapillarstrombereich besonders hervor. Die periphere Gewebsperfusion und der Sauerstofftransport werden weiter reduziert durch herabgesetzen arteriellen Sauerstoffdruck, z. B. durch frühzeitige Lungeninsuffizienz, Anämie oder rheologische Störungen. Dieser Perfusionsdefekt kann dann schnell infolge vermindertem Sauerstofftransport zum Herzen zur Abnahme der myokardialen Funktion führen. Als schwerwiegende Folgereaktion des traumatischen Schocks ist die Ausbildung von Lungen- und Nierenveränderungen zu werten.

Der Verbrennungsschock kann als exzessive Form eines traumatischen Schocks betrachtet werden. Beide Schockformen sind mit ausgeprägten Volumenmangelzuständen verbunden. Die pathophysiologischen Veränderungen sind deshalb weitgehend mit denen des hämorrhagischen und traumatischen Schocks identisch. Im Gegensatz zu diesen Schockformen halten die Volumenverluste bei der Verbrennung jedoch sehr viel länger an. Sie bestehen weiter, bis alle Wundflächen verheilt oder durch Transplantate verschlossen sind. Tägliche Flüssigkeitsverluste von mehr als 10 l bei ausgedehnten thermischen Schäden sind keine Seltenheit.

13.2.3 Kardiogener Schock

An erster Stelle der ätiologischen Faktoren des kardiogenen Schocks steht der Herzinfarkt. Nichtinfarktbedingte Herzrhythmusstörungen, myogene Herzinsuffizienz verschiedener Genese, Zustand nach Herzoperation, sowie das akute Cor pulmonale sind als weitere Ursachen zu nennen [61].

Infolge der akuten hochgradigen Leistungsminderung des linken Ventrikels ist das Schlagvolumen deutlich, teilweise sogar extrem herabgesetzt. Das HZV fällt in der Regel ab; nur in Fällen mit einer kompensatorisch gesteigerten Herzfrequenz kann es innerhalb normaler Grenzen liegen. Der enddiastolische Füllungsdruck im linken Ventrikel (PLVED) und der linke Vorhofdruck (LAP) sind erhöht. Dieses Verhalten kann einerseits als Kompensationsmechanismus zur Erhöhung des HZV verstanden werden, andererseits ist es als Zeichen der akuten Linksinsuffizienz aufzufassen. Der periphere Gefäßwiderstand (TPR) zeigt kein einheitliches Verhalten. Bei prognostisch ungünstigen Fällen kommt es zu einem Anstieg des TPR, bei prognostisch günstiger verlaufenden Fällen bleibt der TPR entweder unverändert oder er sinkt leicht ab. Der Blutdruck kann je nach Ausgangslage erniedrigt, unverändert oder leicht erhöht sein, ZVD und PAP sind erhöht. Obwohl die schwere Störung der kontraktilen Funktion des Herzens mit ihren Auswirkungen auf die Hämodynamik Voraussetzung zur Ausbildung eines kardiogenen Schocks ist, bildet sich das Schocksyndrom erst durch die Beeinträchtigung der peripheren Strombahn und deren Folgen aus. Infolge vermindertem venösen Rückstrom kann eine relative oder absolute Hypovolämie den Schockverlauf beeinflussen [405, 511].

13.2.4 Septischer Schock

Der septische Schock (Endotoxinschock) wird überwiegend durch Einschwemmung der aus der Zellwand gramnegativer Bakterien (z. B. E. coli, Proteus, Pseudomonas, Salmonellen, Brucellen, Shigellen, Meningokokken) freigesetzten Endotoxine (Liposaccharide) in die Blutbahn ausgelöst. Auch aus grampositiven Bakterien, z. B. aus hämolytischen Streptokokken, können Substanzen mit Endotoxincharakter frei werden. Ebenso können Ektotoxine grampositiver Bakterien einen Schockzustand hervorrufen. Bei Bakteriämien mit gramnegativen Bakterien ist in 20–25% der Fälle mit dem Auftreten eines Schocks zu rechnen, während dies bei grampositiven Bakterien in weniger als 5% zu erwarten ist. Obwohl der Schock bei bakteriellen Infektionen, insbesondere mit gramnegativen Bakterien, mit größter Wahrscheinlichkeit durch Endotoxine hervorgerufen wird, sollte die Bezeichnung Endotoxinschock nur dann verwendet werden, wenn direkt Endotoxin in der Blutbahn nachgewiesen werden kann. Bis dahin ist für das Krankheitsbild die Bezeichnung „septischer Schock" zutreffender.

Beim septischen Schock besteht primär kein Blutvolumenmangel, sondern eine Störung der Durchblutung. Dabei lassen sich klinisch zwei Phasen unterscheiden:

1. Die frühe Phase des sog. „warmen Schocks", die mit Fieber, Hyperventilation, Tachykardie, hohem ZVD, erhöhtem HZV, Hypotonie, vermindertem TPR und warmen, rosigen Extremitäten einhergeht, und
2. die späte Phase des sog. „kalten Schocks", die eine verminderte kapilläre Durchblutung, eine gesteigerte arteriovenöse Shuntdurchblutung, eine Verminderung des HZV, Erhöhung des TPR und direkte negative Einwirkung auf alle lebenswichtigen Organe mit einem zunehmenden Sauerstoffdefizit erkennen läßt.

Alle diese Reaktionen werden durch den Zerfall der Bakterien innerhalb oder außerhalb der Blutbahn gestartet, wobei Endotoxine freigesetzt werden, die sowohl direkt, v. a. aber indirekt toxische Effekte auf die Organsysteme ausüben.

Das toxische Prinzip der Endotoxine besteht in deren bakterienwandnaher Molekülregion, dem Lipidanteil der Lipopolysaccharide (Lipoid A). Beim Übertritt von Endotoxin in die systemische Zirkulation wird die pyrogene Reaktion ausgelöst und die humorale Immunantwort gestartet.

In der Frühphase kommt es zur konsekutiven Freisetzung von Histamin, β-Endorphin, sowie zur Komplementaktivierung mit Bildung vasoaktiver Substanzen (z. B. Anaphylatoxin C5a). Daraus folgt eine Abnahme des TPR und eine Steigerung des HZV (hyperdyname Phase). Klinisch imponiert außerdem eine ausgeprägte Hyperventilation mit respiratorischer Alkalose. Trotz schon nachweisbarer Lungenveränderungen steigt der Sauerstoffgesamttransport aufgrund der massiven Erhöhung des HZV zunächst deutlich über den Normalwert an. Dennoch entwickelt sich im weiteren Verlauf eine konsekutive Einschränkung der Gewebeversorgung und Energiegewinnung. In der pulmonalen Strombahn lassen sich schon zu einem frühen Zeitpunkt große Mengen von Thrombozytenaggregaten nachweisen. Außerdem findet man eine verminderte arteriovenöse Sauerstoffdifferenz ($D_{Av}O_2$) bei meist normalem Sauerstoffverbrauch und normalem oder reduziertem p_aO_2. Diese Befunde lassen sich mit der Eröffnung multipler arteriovenöser Anastomosen erklären; es muß jedoch auch diskutiert werden, daß nicht AV-Shunts sondern ein gestörter Sauerstofftransport von den Kapillaren zu den Zellen für das O_2-Defizit verantwortlich sind. Dafür sprechen extrem tiefe Werte für das intrazelluläre 2,3-DPG der Erythrozyten, das die Lage der Hämoglobin-Sauerstoff-Dissoziationskurve und die Sauerstoffabgabe an die Gewebe bestimmt. Andererseits ist es denkbar, daß Bakterien oder deren Produkte die Zellen primär schädigen, wodurch die Sauerstoffausschöpfung reduziert wird, weil Endotoxin die oxidative Phosphorylierung hemmt. Dies bedeutet, daß der Energiegewinn durch Glykolyse reduziert ist, während gleichzeitig aus dem anaeroben Stoffwechsel Laktat anfällt. So ist bereits im hyperdynamen Stadium eine deutliche Laktazidämie nachweisbar. Des weiteren sind die Serumspiegel von Adrenalin und Glukagon erhöht; beide Hormone stimulieren bei gleichzeitig reduziertem Insulinspiegel die Glukoneogenese aus körpereigenem Protein. β-Blocker werden deshalb beim septischen Schock therapeutisch empfohlen. Als weiteres therapeutisches Prinzip wird die Gabe von Methylprednisolon (30 mg/kg KG) zur Stabilisierung der Lyosomen-Mitochondrienmembran diskutiert.

Die Aktivierung des Gerinnungssystems und des Komplementsystems durch Freisetzungsreaktionen aus polymorphkernigen Granulozyten, Thrombozyten und Endothelzellen verstärken das Schockgeschehen, besonders auch in der hypodynamen Phase. Des weiteren haben die Prostanoide, v. a. Prostaglandin, Prostazyklin und Thromboxan A, einen wesentlichen Anteil an der Umstellung des Kreislaufs.

Die klinisch meßbaren Kreislaufgrößen (z. B. MAP, ZVD, PAP, TPR usw.) verhalten sich jedoch in der hyperdynamen Schockphase sehr unterschiedlich.

In der Spätphase des Endotoxinschocks kommt es zu einem zwar langsamen aber kontinuierlichen Abfall des HZV und des arteriellen Blutdrucks sowie zum Anstieg des TPR und PAP. Diese Veränderungen sind durch ein ausgeprägtes Pooling im Splanchnikusbereich ausgelöst, das durch Histamin gestartet wird. Der verminderte venöse Rückfluß führt zum Abfall des HZV und über die Barorezeptoren zur Vasokonstriktion. Da eine α-Rezeptorenblockade die Vasokonstriktion nicht beseitigen kann, muß angenommen werden, daß der Gefäßtonus nicht durch Katecholamineinfluß, sondern vorwiegend durch Angiotensinwirkung gesteigert wird. Die pulmonale Hypertension führt zur Ruptur der sog. „leakage-junctions" zwischen den Epithelzellen des Lungengewebes, wodurch ein Flüssigkeitseinstrom in das Interstitium erfolgt. Unabhängig vom Druckanstieg in der pulmonalen Strombahn wird die Ruptur der Gefäßwände durch Leukozytenproteinasen, die aus den am Endothel haftenden polymorphkernigen Granulozyten freigesetzt werden, erklärt. Des weiteren besteht eine deutlich verminderte Inaktivierung vasopressorisch wirksamer Prostaglandine (PGF_{2a}). Deutlich wird eine disseminierte intravaskuläre Koagulation (DIC). Regelmäßig sind starker Thrombozytenabfall und schwere Hämostasedefekte nachweisbar. Die Abwehr bakterieller Infektionen erfolgt v. a. durch Phagozytose, unterstützt durch Chemotaxis. Potente Chemotaxine sind der aktivierte Hagemann-Faktor (Faktor XIIa) und die Komplementfaktoren C3a und C5a. Die Opsonierung geschieht über IgGFc-Rezeptoren. Da es zu einem dramatischen Verbrauch von Antithrombin III und α_2-Makroglobulin kommt, wird das endogene Inhibitorsystem des Organismus offensichtlich durch eine massive Freisetzung lysosomaler Proteinasen überfordert. Unter zunehmender Sauerstoffschuld bilden sich schwere Organschäden aus, die den deletären Ausgang des Schocks anzeigen. Die Symptome des septischen Schocks stimmen dann mit denen anderer schwerer Schockformen überein. Wegen der ausgeprägten Gerinnungsveränderungen sind häufig schwere hämorrhagische Diathesen nachweisbar [119, 559].

13.2.5. Anaphylaktischer Schock

Bei der Anaphylaxie handelt es sich um eine Form der Überempfindlichkeitsreaktion vom Soforttyp, die durch eine Zweitapplikation eines Antigens bei einem sensibilisierten Organismus hervorgerufen wird. Dabei muß aber der Antikörper bereits gebildet sein. Man unterscheidet im Ablauf der Reaktionen drei Phasen:

In der ersten spezifischen Phase entstehen die Antigen-Antikörper-Komplexe, die Immunaggregate. Nach der klassischen humoralen Therapie läuft diese Reaktion im Blut bzw. im Extravasalraum ab.

In der zweiten Phase lösen die Immunaggregate eine Reihe biochemisch faßbarer Reaktionen aus, wobei Histamin, Serotonin und Bradykinin aus Gewebs- und Blutmastzellen, aber auch aus Thrombozyten freigesetzt werden. Unter Verbrauch von Komplement kommt es zur Ausbildung von Thrombozytenaggregaten, zur Aktivierung des Hagemann-Faktors und zum Anstoß der intravaskulären Gerinnung, also zu einer Verbrauchsreaktion im Gerinnungssystem. Gleichzeitig wird eine reaktive Fibrinolysesteigerung beobachtet. Die „slow reacting substances" entstehen ebenfalls in der zweiten Phase des anaphylaktischen Schocks. Sie sind dadurch gekennzeichnet, daß sie in Gegenwart von Antihistaminika zu einer Kontraktion der glatten Muskulatur führen, beim Menschen z.B. eine Verengung der Bronchiolen verursachen können. Außerdem können in dieser Phase Anaphylatoxine und proteolytische Enzyme nachgewiesen werden.

Die dritte Phase des anaphylaktischen Schocks ist gekennzeichnet durch eine Beeinflussung der Funktionseinheiten des Organismus und durch eine Schädigung der Zellen bzw. ganzer Organbezirke. Dabei besitzt der Grad der Histaminfreisetzung die wesentlichste Bedeutung (Kontraktion der glatten Muskulatur, Steigerung der Kapillarpermeabilität, Steigerung der Funktion exokriner Drüsen, Erweiterung der Arteriolen und Venen). Im weiteren Verlauf kommt es zur Neutropenie, Thrombopenie und zur verlängerten Gerinnungszeit. Der Abfall des HZV findet seine Erklärung in der Sequestration des Blutvolumens im Splanchnikusbereich. Das Verhalten des TPR ist nicht einheitlich.

13.2.6 Schock infolge Durchblutungsbehinderung

Die direkte Verlegung des Gefäßsystems durch thrombotisches Material oder die Kompression der Gefäße von außen durch Tourniquet, Blut, Luft oder Organvergrößerungen können unter bestimmten Bedingungen ebenfalls Ursache eines Schockzustands sein.

13.2.6.1 Lungenembolie

Da das Venensystem die besten Voraussetzungen für die Thrombusentstehung bietet, wird die Lunge als primärer Filter am häufigsten von Embolien betroffen. Vor allem aus den tiefen Beinvenen, den Beckenvenen und dem rechten Vorhof kommt es zur Einschwemmung von Thromben in das arterielle Lungengefäßsystem. Außerdem kann eine Lungenembolie durch Fett, Luft (s. 11.7.5.3), Amnionflüssigkeit und Tumorzellen ausgelöst werden. In 10-15% kann sich daraus ein Lungeninfarkt entwickeln. Durch den embolischen Verschluß einer Lungenarterie wird der alveoläre Totraum erhöht. Um das Ventilations-Perfusions-Verhältnis wieder zu normalisieren, reagiert der Organismus mit einer kompensatorischen Bronchokonstriktion. Da unperfundierte Alveolen nach 12-24 h ein Surfactantdefizit entwickeln, kommt es zum Alveolarkollaps. Infolge arterieller Hypoxämie und Anstieg des pulmonalarteriellen Widerstands kann es relativ schnell zum Rechtsherzversagen kommen. Klinisch imponieren Dyspnoe mit Atemfrequenzen von 30-50 AZ/min, substernaler Thoraxschmerz, Tachykardie, Hypotension und hoher ZVD. Die Blutgasanalyse zeigt Hypoxämie und Hypokapnie; im EKG findet sich in der Regel eine erhöhte T-Welle. In unklaren Fällen können radiologische Verfahren (Perfusionsscan, Ventilationsscan und Radioisotopen) hilfreich sein.

Therapeutisch bilden Antikoagulation und Embolektomie in Abhängigkeit von der Schwere des Krankheitsbilds konkurrierende Verfahren. Daneben muß immer die kardiorespiratorische Funktion entsprechend gestützt werden (z.B. durch Arrhythmiebehandlung, Blutdruckstabilisierung, Inotropiesteigerung, Bronchodilatation, Sauerstoffgabe, Intubation, Respiratortherapie und Schmerzbehandlung).

Systemische Antikoagulation. Die Gabe von Heparin (initial 500 IE, dann Dauertropf) führt nicht nur zur Antikoagulation, sondern blockiert auch die Freisetzung von Serotonin. Die Thromboplastinzeit sollte mindestens 2mal verlängert sein. Nach 7-10 Tagen kann auf orale Antikoagulanzien übergegangen werden; jedoch ist diese Therapie mindestens 6 Monate lang aufrechtzuerhalten. Bei massiver Lungenembolie sind thrombolytische Substanzen (Urokinase, Streptokinase) indiziert.

Embolektomie. Patienten mit massiver Lungenembolie, die arteriographisch gesichert ist und auf Antikoagulanzientherapie nicht anspricht, sollten mit Hilfe der HLM embolektomiert werden. Bei der Anästhesie dieser Patienten ist die Kontrolle des rechten Vorhofdrucks und der Infusionstherapie von besonderer Bedeutung. Zur Senkung des pulmonalen Gefäßwiderstands sollte ein Isoproterenoltropf verabreicht werden.

Zur Einleitung der Narkose eignen sich Benzodiazepine und Ketamin. Die Aufrechterhaltung der Anästhesie kann mit jedem anderen Medikament erfolgen. Zur Muskelrelaxation empfiehlt sich Pancuronium.

13.2.6.2 Tourniquet-Syndrom

Nach längerer Abklemmung der Femoral- oder Iliakalgefäße bei Unfällen, nach Spätembolektomien oder langdauernden Gefäßoperationen verursacht die daraus resultierende Ischämie eine Gewebeschädigung mit der Anhäufung saurer Metabolite. Das lokale Geschehen hat durch Azidose, Hyperkaliämie und Volumenmangel erhebliche Auswirkungen auf den Gesamtorganismus, die unter den typischen Zeichen des Schocks in Erscheinung treten. Bei gleichzeitig bestehender Myoglobinämie und -urie (ischämische Muskelschädigung) kann der Schock in kurzer Zeit ein akutes Nierenversagen verursachen [497].

13.2.6.3 Herzbeuteltamponade

Die Ansammlung von Blut im Herzbeutel komprimiert die Vorhöfe, insbesondere den rechten Vorhof, so daß eine Hohlvenenstauung imponiert. In den Pulmonalarterien, den Pulmonalvenen und in den Ventrikeln steigt der Druck, während gleichzeitig die Schlag- und Minutenvolumenverminderung zu einer Blutdrucksenkung im großen Körperkreislauf führt. Die zunächst erhöhte Herzfrequenz kann in der Folge von einer Bradykardie abgelöst werden.

13.2.6.4 Mediastinalemphysem

Ebenso wie durch Blut kann auch die Ansammlung größerer Mengen von Luft in einem geschlossenen Hohlraum, z. B. dem Mediastinum, zur Behinderung des venösen Rückflusses führen (sog. extraperikardiale Herztamponade). Das Mediastinalemphysem unterscheidet sich klinisch nicht von der intraperikardialen Herztamponade.

13.2.6.5 Vena-cava-inferior-Kompression

In der Spätschwangerschaft kann der Uterus unter bestimmten Bedingungen (z. B. Rückenlage) den venösen Rückfluß in der V. cava inferior so behindern oder unterbrechen, daß es zur Ausbildung der vollen Schocksymptomatik kommt (s. auch 11.14).

13.2.7 ***Neurogener Schock***

Diskoordinationen des neurovegetativen Systems können trotz normalen Blutvolumens und ausreichender Herzleistung zu einem Zustandsbild führen, das als neurogener Schock bezeichnet wird. Im einzelnen können dafür folgende Ursachen verantwortlich sein:

1. Hemmung vegetativer Zentren im Zentralnervensystem,
2. Hemmung der ganglionären Übertragung durch Ganglienblocker,
3. Aufhebung des Speichervermögens für Noradrenalin in den postganglionären Nervenendigungen,
4. Blockierung der Katecholaminrezeptoren.

Die an sich seltene durch sympathische Insuffizienz verursachte Schockform ist nach Läsionen oder Erkrankungen im Bereich des Hypothalamus zu beobachten. Der Abfall der Plasmakatecholamine kann Folge einer Nebenniereninsuffizienz sein. Schäden der peripheren prä- und postganglionären Fasern können z. B. bei der diabetischen Neuropathie auftreten. Ebenso können auch Ganglienblocker und andere sympathikolytisch wirkende Medikamente für diese Schockform verantwortlich sein. Die für den Anästhesisten wichtigste Form des neurogenen Schocks ist der spinale Schock, z. B. nach Spinalanästhesie.

Der Verlust der normalen Vasomotorenfunktion verursacht orthostatische Blutvolumenverschiebungen, die durch Kompensationsmechanismen nicht mehr ausgeglichen werden können. Die Herzfrequenz verhält sich uncharakteristisch und steigt nur selten und dann gering an. Der Blutdruck - insbesondere der diastolische

Druck – sinkt; es kommt nicht zu einer Zentralisation. Mit der daraus folgenden Verlagerung des Blutvolumens in die Kapazitätsgefäße wird der venöse Rückstrom reduziert und damit vermindern sich Schlag- und Minutenvolumen. Von der Minderdurchblutung sind in diesen Fällen deshalb auch Herz und Gehirn betroffen.

Auch der durch Intoxikation verursachte Schock ist im weitesten Sinne als neurogener Schock einzustufen. Er beruht auf erniedrigtem HZV mit normalem oder erhöhtem TPR. Fast regelmäßig besteht bei allen diesen Patienten eine relative Hypovolämie [5].

13.3 Diagnostik

Die Diagnose des Schocks stützt sich neben der Anamnese auf die klinischen Zeichen und die wiederholte Erfassung physiologischer Meßgrößen, unter denen arterieller Blutdruck (MAP), Herzfrequenz (HF), zentraler Venendruck (ZVD), Harnzeitvolumen (HV) und u. a. Pulmonalarteriendruck (PAP) eine besondere Bedeutung besitzen. Weitere diagnostische Kriterien werden durch Blutgas- und Blutgerinnungsanalysen erhalten [481].

13.3.1 Klinische Zeichen

Die Kriterien des hypodynamen Schocks sind Ausdruck der gestörten Gewebs- und Organdurchblutung und des kompensatorisch gesteigerten Sympathikotonus. In der Regel imponieren Hypotonie, Tachykardie, Tachypnoe, Oligurie, schwach gefüllter Puls, blasse zyanotische Haut und getrübtes Sensorium. Die Kapillarfüllungszeit ist auf mehrere Minuten verlängert.

Beim hyperdynamen Schock findet sich zwar eine gut durchblutete warme Haut, die Atmung des Patienten ist jedoch deutlich gesteigert und die Bewußtseinslage reduziert. Im fortgeschrittenen Stadium finden sich Haut- und Schleimhautblutungen, die Ausdruck der bestehenden Gerinnungsdefekte im Blut sind.

13.3.2 Physiologische Meßgrößen

Die vielfältigen Untersuchungsbefunde gewinnen an Aussagekraft, wenn sie in möglichst kurzen Zeitabständen wiederholt erfaßt und im Vergleich mit anderen Parametern interpretiert werden.

13.3.2.1 Arterieller Blutdruck (MAP)

Die isolierte Betrachtung des arteriellen Blutdrucks (s. 3.7.1.1) muß im Schock vermieden werden, da sie zu erheblichen diagnostischen und therapeutischen Fehlschlüssen führen kann. Grundsätzlich ist die unblutige Druckmessung nur dann zuverlässig, wenn die Meßwerte mehr als 60 mm Hg betragen. Neben dem systolischen Blutdruck sollte stets auch der diastolische Blutdruck erfaßt werden, weil sich dieser Wert relativ frühzeitig verändert und das Maß der Blutdruckamplitude von diagnostischem Wert ist (Amplitudenfrequenzprodukt = Annäherungswert des HZV). Zuverlässiger kann der arterielle Blutdruck durch direkte Messung mit elektronischen Druckmeßgeräten erfaßt werden. Die direkte arterielle Druckmessung setzt infolge der Komplikationsmöglichkeiten (z. B. Blutung, Embolie, Thrombose) einige Erfahrung voraus. Als geeigneter Meßpunkt hat sich die A. radialis bewährt [537].

13.3.2.2 Herzfrequenz (HF)

In der Praxis wird die HF am häufigsten durch die Auszählung der Pulsfrequenz bestimmt. Dieser Wert ist jedoch nur mit Einschränkungen zuverlässig, da nicht jede Herzaktion eine Pulswelle auslöst. Exaktere Angaben über die Herzfrequenz werden aus dem EKG erhalten. Bei schweren Schocksituationen sollte deshalb eine Dauerableitung des EKG durchgeführt werden. Diese Methode ermöglicht darüber hinaus die schnelle Erkennung und Behandlung von Herzrhythmusstörungen [537] (s. 3.7.1).

Schockindex. Die Brauchbarkeit des Quotienten aus Herzfrequenz und Blutdruck für die Beurteilung des Schockverlaufs wurde für den hypovolämischen Schock untersucht. Der Schockindex steigt bei Blutverlusten kontinuierlich an und erreicht bei Verlusten von 20–30% den Wert 1; er steigt bei höheren Verlusten bis auf 1,4 an. Allerdings ist eine eindeutige Beziehung zwischen Schockindex und Menge des Blutverlusts nicht nachzuweisen, da viele andere Faktoren unberücksichtigt bleiben. Insbesondere verliert der Schockindex an Zuverlässigkeit im höheren Alter, bei Kindern, bei intraabdominellen Blutungen (Vagusstimulation), bei der Hypertonie und beim Myokardinfarkt.

13.3.2.3 Zentraler Venendruck (ZVD)

Relativ zuverlässige Aussagen über die Volumensituation des Patienten liefert der ZVD. Die Messung ist beim Menschen einfach durchführbar, bedarf aber großer methodischer Sorgfalt (s. 3.7.1). Eine Venendruckerniedrigung bis in den negativen Bereich spricht für Volumenmangel; Venendruckerhöhung über 12 cm H_2O für Hypervolämie oder Herzinsuffizienz.

13.3.2.4 Pulmonalarteriendruck (PAP)

Der PAP beträgt normalerweise im Mittel 17 ± 3 mm Hg (27/12 mm Hg) und ist erhöht bei Zunahme des Widerstands in der pulmonalen Strombahn als Folge von Gefäßveränderungen, Linksherzinsuffizienz und/oder Hypervolämie [183].

13.3.2.5 Pulmonalkapillardruck (PCWP)

Der normale Wert des PCWP beträgt bis 12 mm Hg. Der Druck ist erhöht bei Zunahme des enddiastolischen Drucks im linken Ventrikel, bei Koronarinsuffizienz, Herzinsuffizienz und Mitralstenose. Zur Beurteilung der kardialen Leistungsfähigkeit und der Volumensituation des Patienten ist die Messung des PCWP besser geeignet als die Messung des PAP. Der PLVED wiederum kann wesentliche Informationen über die linksventrikuläre Dehnbarkeit, Kontraktilität und Pumpfunktion liefern [183].

13.3.2.6 Herzzeitvolumen (HZV)

Mit Indikatorverdünnungsmethoden ist die Bestimmung des HZV möglich. In der Praxis hat sich v. a. die Thermodilutionsmethode bewährt. Der Vorteil des Verfahrens beruht auf der fehlenden Toxizität sowie auf der schnellen und häufigen Wiederholbarkeit.

Die Thermodilutionsmethode selbst sowie das angegebene Prinzip der Auswertung ist in vielfacher Hinsicht mit guter Übereinstimmung geprüft worden und darf besonders für die Sekundärphase der Schockdiagnostik und -therapie empfohlen werden [183].

In der akuten Schockphase sind Informationen über die ungefähre Höhe des HZV auf zwei weiteren Wegen möglich:

1. über das Amplitudenfrequenzprodukt und
2. über die venöse Sauerstoffsättigung [326].

Das HZV variiert mit der Größe des Individuums. Der Herzindex (HI) wird durch Division des HZV durch die Körperoberfläche berechnet und beträgt normal 3,2 $l/min/m^2$. In der klinischen Praxis wird der Herzindex oft auch aus dem Wert der arteriovenösen Sauerstoffdifferenz ermittelt (Tabelle 13.1).

13.3.2.7 Peripherer Widerstand (TPR)

Wenn arterieller und venöser Blutdruck sowie HZV oder Flow bekannt sind, kann der TPR berechnet werden. Zur Berechnung dient folgende Formel:

$$TPR = \frac{(MAP - ZVD) \cdot 1{,}332}{HZV/60}$$

wobei 1,332 ein Umrechnungsfaktor von mm Hg auf dyn/cm^2 ist. Der normale TPR liegt zwischen 900-2000 $dyn \cdot s/cm^5$.

Tabelle 13.1. Beziehung zwischen arteriovenöser Sauerstoffdifferenz ($D_{Av}O_2$) und Herzindex (HI) zur Differentialdiagnose der Schockform

$D_{Av}O_2$	Herzindex	Schockform
>6	<2	Hypodynamischer Schock
6-4	2-3	(Normbereich)
<4	>3	Hyperdynamischer Schock

Temperaturdifferenz (ΔT). Die Intensität der peripheren Vasokonstriktion als ein Bestandteil des peripheren Widerstands kann recht einfach mit der Temperaturmessung ermittelt werden. Dazu ist die Applikation von Thermostichelektroden oder Thermohautfühlern bzw. -meßsonden an der Körperoberfläche (am zweckmäßigsten an der Großzehe) und am Körperkern (Rektaltemperatur) erforderlich. Die Differenz zwischen Rektal- und Hauttemperatur (ΔT) beträgt bei normalen Durchblutungsverhältnissen etwa 4-6 °C. Unter Sympathikotonie mit schlechter peripherer Durchblutung, z. B. bei Vasokonstriktion im Schock, steigt ΔT auf Werte bis und über 10 °C an [333].

13.3.2.8 Harnzeitvolumen (HV)

Ein wesentliches diagnostisches und therapeutisches Kriterium im Schock ist das HV. Schon frühzeitig sollte deshalb jedem Schockpatienten ein Blasenkatheter eingeführt werden, über den die stündlichen Harnportionen in ein Harnsammelgefäß mit Meßeinteilung aufgefangen werden. Harnmengen von weniger als 0,5 ml/kg KG/h bei nicht vorgeschädigten Nieren weisen auf die unzureichende Nierendurchblutung infolge Blutvolumenmangels hin. Wenn kein vorbestehender renaler Schaden vorhanden ist und das spezifische Harngewicht mehr als 1018 oder die Urinosmolarität mehr als 500 mosmol/l beträgt, spiegelt der Harnfluß die Gewebsperfusion der Niere wider. Diese Beziehung gilt jedoch nur dann, wenn keine Diuretika gegeben werden.

13.3.2.9 Blutuntersuchungen

Im Rahmen der Schockdiagnostik stehen Bestimmungen von Hämoglobin und Hämatokrit, der Kreatininphosphokinase-, Laktat- und Pyruvatkonzentration, der Blutgase und der Gerinnungsparameter im Vordergrund [132].

Hämoglobingehalt und Hämatokritwert (Hb, Hkt). Der akute Abfall des Hb unter 10 g% und des Hkt unter 30% ist Indikation für die Transfusion von Blut oder Erythrozytenkonzentrat. Gleichzeitige Messungen des Hkt aus zentral und peripher entnommenem Blut liefern darüber hinaus gute Hinweise auf die Kapillardurchblutung. Bei gestörter Mikrozirkulation ist der periphere Hkt gegenüber dem zentralen i. allg. um 5% erhöht.

Kreatininphosphokinase (CPK). Bestimmungen der CPK in Abständen von 1-4 h haben sich als ein guter Indikator der zerstörten Muskelmasse nach einem Myokardinfarkt erwiesen. Die CPK ist ein Enzym, das aus zerstörten Herzmuskelzellen austritt. Für die zuverlässige Beurteilung ist es jedoch wesentlich, daß man den gesamten CPK-Verlauf vom Beginn des Anstiegs bis zum Abfall auf Normalwerte kennt. Nach vorausgegangener Gewebstraumatisierung ist allein die Bestimmung der CPK-MB-Isoenzyme spezifisch für einen Myokardinfarkt.

Blutgasanalyse. Neben der Messung der arteriellen Blutgase (p_aO_2, p_aCO_2) besitzt v. a. die Wasserstoffionenkonzentration (pH) einen hohen Aussagewert in der Schockdiagnostik. Auf der Basis von Blutgasanalysen ist es möglich, das Basendefizit („base-excess") zu ermitteln und damit hinreichend zuverlässige Aussagen über das Ausmaß der metabolischen Azidose, die Ventilationsverhältnisse und die Sauerstoffversorgung des Organismus zu erhalten. Die Kenntnis des Basendefizits ist darüber hinaus eine Voraussetzung zur Berechnung der erforderlichen Puffersubstanzen (Basendefizit · kg KG · 0,3 bei molaren Lösungen).

Laktat (L)- und Pyruvatkonzentration (P). Die Stoffwechselsituation des Organismus kann gut anhand des L/P-Quotienten beurteilt werden. Der L/P-Quotient des Gesunden steigt bei körperlicher Belastung fast nie über einen Wert von 60. Bei Anoxie wird diese Grenze innerhalb weniger Minuten überschritten [114].

Die Exzeßlaktatmenge ist ein guter Parameter für den Grad des Sauerstoffmangels. Der kontinuierliche Abfall der Exzeßlaktatmenge bei bestehender Schocksituation spricht z. B. für den prognostisch günstigen Verlauf, während der ständige Anstieg auch bei stabilen hämodynamischen Verhältnissen den endgültigen Kreislaufzusammenbruch schon frühzeitig anzeigen kann. Die Laktatbestimmung im Blut erfolgt durch enzymatische Methoden, die Normwerte betragen für Vollblut 1,5 mmol/l, für Plasma 2,0 mmol/l. Bei Werten von 2–8 mmol/l spricht man von einer Laktatämie, bei mehr als 8,0 mmol/l von einer Laktatazidose.

Blutgerinnungsanalysen. In schweren Schocksituationen sollten Analysen des Blutgerinnungssystems die diagnostischen Maßnahmen ergänzen. Für die Beurteilung der vorliegenden Situation ist die Bestimmung der Thrombozytenzahl, der Prothrombinzeit (PT), der Thromboplastinzeit (TPZ), der partiellen Thromboplastinzeit (PTT) und der Blutungszeit zu empfehlen [379].

13.3.2.10 Sauerstoffaufnahme

Die Sauerstoffaufnahme des Organismus ist sowohl im hypodynamen als auch im hyperdynamen Schock vermindert. Die Messung der Sauerstoffaufnahme wird deshalb gegenüber vielen anderen Schockparametern in der Aussagekraft als überlegen bezeichnet, besonders wenn sie kontinuierlich registriert wird und damit sowohl Verlaufskontrollen als auch die Beurteilung eingeleiteter Therapieverfahren ermöglicht. Der Sauerstofftransport durch den Kreislauf kann durch mehrere Sauerstoffvariablen berechnet werden. Das Verhältnis der Sauerstoffausschöpfung repräsentiert den Prozentsatz an Sauerstoff, der von den peripheren Geweben aufgenommen wird (normal $26 \pm 2\%$). Die Rate der Sauerstoffverfügbarkeit wird aus dem Produkt von Herzindex (HI) und arteriellem Sauerstoffgehalt berechnet; sie beträgt normalerweise 600 ± 50 ml/min/m^2) KOF. Der Sauerstoffverbrauch ($\dot{V}O_2$) wird aus dem Produkt von HI und arteriovenöser Sauerstoffgehaltsdifferenz ($D_{Av}O_2$) – multipliziert mit dem Faktor 10, um die Einheit in Liter überzuführen – berechnet. Er beträgt normal 140 ± 25 ml/min/m^2 KOF. Die drei Variablen werden benötigt, um die Mengenbewegungen des Sauerstoffs durch die Zirkulation abzuschätzen. Dies kann mit einem Pulmonaliskatheter gut und wiederholt durchgeführt werden.

13.4 Therapie

Jede Schocktherapie sollte primär darauf abzielen, die Ursache des Schocks zu beseitigen, die Störungen der Mikrozirkulation zu verhindern und die Sauerstoffversorgung des Organismus sicherzustellen. Erst sekundär sind weitere Therapiemaßnahmen erforderlich, die v. a. dazu dienen, die hämodynamische Situation zu stabilisieren.

13.4.1 Kausaltherapie

Die sofortige mechanische Blutstillung steht immer dann im Vordergrund, wenn eine Blutungsquelle durch Blutleere oder operative Maßnahmen beseitigt werden kann. Dies gilt besonders für eine Eröffnung großer Blutgefäße, z. B. der Ruptur eines Aortenaneurysmas oder anderer großer Arterien. Ist der Schock auf eine anaphylaktische Reaktion zurückzuführen, so ist die weitere Applikation der auslösenden Substanz (z. B. eines Plasmaersatzmittels) sofort zu unterbrechen. Ebenso bildet die unverzügliche Ausräumung septischer Prozesse eine wesentliche Voraussetzung für die erfolgreiche Therapie septischer Schockzustände. Beim Myokardinfarkt sind alle Maßnahmen, die eine Reduzierung der Herzarbeit bewirken, die Grundlage der Schockbehandlung. Eine weitere wesentliche Maßnahme ist die sachgerechte Lagerung des Patienten. Die Sauerstoffzufuhr und eine evtl. notwendige künstliche Beatmung bilden weitere dringliche Therapieverfahren. Unabhängig davon müssen gute Venenzugänge geschaffen werden, so daß eine adäquate Volumenersatztherapie begonnen werden kann.

13.4.2 Volumenersatztherapie

Die Wiederauffüllung des Gefäßsystems hat im therapeutischen Konzept aller Schockformen eine besondere Bedeutung. Bei Verwendung zellfreier Infusionslösungen unter Anwendung des Prinzips der Hämodilution werden alle Bereiche der Mikrozirkulation beeinflußt (Abb. 13.2). Die Volumensubstitution mit körperfremden Plasmaersatzmitteln oder kristalloiden Infusionslösungen sollte deshalb stets parallel zur Kausaltherapie erfolgen. Humanplasmapräparate und die Bluttransfusion kommen erst nach Wiederherstellung einer ausreichenden Gewebeperfusion zur Substitution vorhandener Defizite (Hypalbuminämie, Gerinnungsstörungen, Anämie) zum Einsatz. Grundsätzlich sollte so lange infundiert werden, bis der systolische Druck >100 mm Hg, der MAP >80 mm Hg, der ZVD 15 cm H_2O oder der PCWP etwa 18 mm Hg erreicht haben. Ist es in akuten Notsituationen nicht möglich, den ZVD oder den PAP bzw. PCWP zu messen, so darf davon ausgegangen werden, daß die meisten Patienten ohne Herzerkrankungen nach einem Volu-

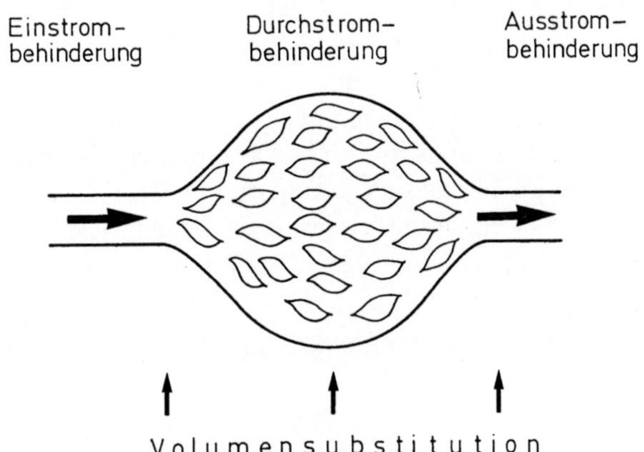

Abb. 13.2. Durch Volumensubstitution mit Plasmaersatzmitteln wird ein wirksamer therapeutischer Effekt an den drei Teilkomponenten der Mikrozirkulationsstörung (Einstrom-, Durchstrom-, Ausstrombehinderung) erzielt

menmangelschock etwa 8-10 ml/kg KG Infusionslösung mehr benötigen als ursprünglich verloren wurden. Der wesentlichste einschränkende Faktor für die Volumensubstitution ist ein Anstieg des ZVD und des PCWP. Kommt es schon bei Beginn der Volumensubstitution zu einem Anstieg des ZVD auf Werte über 15 cm H_2O, lassen sich daraus folgende Schlüsse ziehen: die Infusionstherapie erfolgt zu schnell, das Herz ist insuffizient, das periphere Gefäßsystem ist zur Aufnahme des verabreichten Volumens nicht in der Lage oder der intrathorakale Druck ist erhöht (z. B. Spannungspneumothorax).

Im kardiogenen Schock kann die Erzielung eines optimalen Blutvolumens durch die beeinträchtigte Herzfunktion limitiert sein. Im Falle eines Hämatokritabfalls unter 25-30% empfiehlt sich der gezielte Einsatz von Erythrozytenkonzentrat zur Gewährleistung einer ausreichenden Sauerstofftransportkapazität.

13.4.2.1 Kristalloide Infusionslösungen

Kontroverse Meinungen bestehen hinsichtlich des Flüssigkeits- und Volumenersatzes mit kristalloiden Lösungen (Ringer-Lösung, physiologische Kochsalzlösung) oder Kolloidlösungen (Dextran, Gelatine, Stärke). Unbestritten ist, daß kristalloide Lösungen schnell im gesamten extra- und intravasalen Raum verteilt werden. Der Volumeneffekt ist dabei proportional dieser Verteilung. Für 1 ml Plasmaverlust müssen 3 ml kristalloide Lösung kalkuliert werden, wobei mit Vollelektrolytlösung (z. B. Ringer-Lösung) substituiert werden muß. Unter der Substitution mit kristalloiden Lösungen wird die kolloidale Komponente des osmotischen Drucks reduziert. Da verschiedene Schockformen durch erhöhte Kapillarpermeabilität charakterisiert sind, findet eine Verschiebung der Flüssigkeit vom intravaskulären in den interstitiellen Raum statt, das intravaskuläre Volumen wird also zwangsläufig auch das Interstitium überladen [366].

Bei der Substitution mit kristalloiden Lösungen zeigen ZVD, PAP und PCWP wegen der Flüssigkeitsverschiebung (Shift) nach extravasal den adäquaten Volumenersatz nicht zuverlässig an; eine Überinfundierung wird oft nicht erfaßt. Darüber hinaus findet auch eine Verteilung in das pulmonale Interstitium mit konsekutiver Störung der Lungenmechanik und des Gasaustausches statt. Andererseits können bei der Substitution von kolloidalen Plasmaersatzmitteln Ablagerungen der Kolloide im Interstitium erfolgen, die - insbesondere bei Heilung der kapillären „Leckage“ - ein akutes Atemnotsyndrom (ARDS) unterhalten [325].

13.4.2.2 Kolloidale Plasmaersatzmittel

Aus der Reihe dieser Präparate kommen vor allem Dextran-, Gelatine- und Stärkeinfusionslösungen zur Anwendung [328].

Dextrankolloide. Beim Dextran handelt es sich um aus Glukosemolekülen aufgebaute Polysaccharide mikrobieller Herkunft. Durch hydrolytische Spaltung werden Dextranfraktionen gewonnen, die mit mittleren Molekulargewichten um 40000 und 60000 klinische Anwendung finden. Zwei Eigenschaften des Dextrans besitzen ein besonderes therapeutisches Interesse: das ausgeprägte Wasserbindungsvermögen und die Beeinflussung des Blutgerinnungssystems.

Das Wasserbindungsvermögen steht im umgekehrten Verhältnis zum mittleren Molekulargewicht des Dextrans: die klinisch verwendeten Dextrane binden etwa doppelt soviel Wasser wie menschliches Albumin. Nahezu sämtliche Infusionslösungen auf der Basis von Dextran sind so zusammengesetzt, daß sie einen höheren onkotischen Druck besitzen als das Blutplasma. Infolge dieser hyperonkotischen Eigenschaften bewirken sie einen erheblichen Einstrom von Gewebswasser in die Blutbahn. Das intravasale Blutvolumen erfährt somit einen stärkeren Zuwachs, als durch das Infusionsvolumen erwartet werden darf (Plasmaexpansion). Dieser Effekt ist am stärksten ausgeprägt bei den hochkonzentrierten niedermolekularen Dextranpräparaten. Voraussetzung für ihre Anwendung ist deshalb das Vorhandensein mobilisierbaren Gewebewassers. Bei dehydrierten Patienten ist der Einsatz derartiger Infusionspräparate mit Vorsicht zu erwägen, weil sonst eine zumindest vorübergehende Einschränkung der Harnausscheidung resultiert, die physiologisch gut erklärbar und nur durch Zufuhr ausreichender Flüssigkeitsmengen wieder reversibel ist.

Die Wirkung des Dextrans auf das Blutgerinnungssystem ist teilweise mit der Verdünnung der Gerinnungsfaktoren im Rahmen der Hämodilution, teilweise aber auch mit einem direkten Angriff der Substanz am Gerinnungssystem zu erklären. Die hochmolekularen Anteile des Dextrans aktivieren sowohl das Gerinnungs- als auch das Komplementsystem, insbesondere durch Spaltung von C_3 und C_5. Außerdem wird die Freisetzung der für die Blutgerinnung erforderlichen Kontaktfaktoren durch Umhüllung („coating") von Zellelementen und Gefäßendothel durch Dextran behindert. Die nachgewiesene Wirkung des Dextrans am Gerinnungssystem hat zu der Empfehlung geführt, nicht mehr als 2 g/kg KG Dextran zu infundieren, wenn nicht ohnehin eine Kontraindikation für Dextran, z. B. Fibrinolyse, besteht.

Die intravasale Volumenwirkung der niedermolekularen Dextranlösungen (Mol.-Gew. 40000) beträgt etwa 3-4 h, die der höhermolekularen Lösungen (Mol.-Gew. 60000) etwa 6-8 h. Dabei ist ein maximaler Volumenzuwachs von 30-50% des Infusionsvolumens in der ersten Stunde nach der Infusion meßbar.

Dextrankolloide lösen in einer Häufigkeit von 0,032% pseudoallergische Reaktionen (PAR) aus, die in schweren Fällen zum Tode des Patienten führen können. Zur Prophylaxe dieser Reaktionen auf eine Dextraninfusion empfiehlt sich die intravenöse Vorinjektion von 20 ml Promit (15%iges Dextran 1) innerhalb von 30-60 s.

Das Prinzip der Prophylaxe besteht in einer Blockierung der vorbestehenden Antikörper (meist Immunglobulin IgG_2). Das Intervall von Injektion und Infusionsbeginn sollte 2 min betragen, um eine ausreichende Durchmischung von Dextran 1 im Kreislauf zu gewährleisten. Werden an einem Tag mehrmals oder an mehreren aufeinanderfolgenden Tagen dextranhaltige Infusionslösungen verabreicht, so genügt die Vorinjektion von Dextran 1 vor der ersten Dextraninfusion. Liegt zwischen zwei Dextraninfusionen ein Intervall von 48 h oder mehr, so ist grundsätzlich die Vorinjektion von Dextran 1 zu wiederholen. Bei Patienten mit schwerem Schock kann auf eine Vorinjektion von Dextran 1 verzichtet werden. Wenngleich Zahl und Schweregrad der PAR durch die Haptenprophylaxe reduziert werden, ist ein absoluter Schutz gegen Nebenreaktionen nicht möglich.

Gelatinekolloide. Gelatinekolloide entstehen durch den Abbau des Kollagens, welches in Sehnen, Häuten und Knochen enthalten ist. Durch Spaltung des Gelatinemoleküls in Peptidketten und nach erneuter Vernetzung der Einzelbestandteile mit bestimmten chemischen Substanzen, insbesondere Glyoxal, Bernsteinsäureanhydrid oder Harnstoff, entstehen Polypeptide, deren Verträglichkeit und Wasserlöslichkeit erheblich verbessert ist. Drei Stoffklassen von Gelatinekolloiden werden unterschieden: Oxypolygelatine, succonylierte Gelatine und harnstoffvernetzte Gelatine. Bei allen diesen Präparaten ist die Löslichkeit bis in Gefrierpunktnähe nur dann ausreichend gut, wenn Molekulargewicht und Konzentration der Kolloide im Lösungsmittel möglichst niedrig liegen. Deshalb beträgt das mittlere Molekulargewicht der klinisch verwendeten Gelatinepräparate i. allg. um 30000, und die Konzentration derartiger Lösungen liegt zwischen 3 und 5%. Durch diese Zusammensetzung bedingt, sind Wasserbindungsvermögen und intravasale Verweildauer von Gelatinepräparaten geringer als bei Dextranlösungen.

Der intravasale Volumeneffekt der Gelatineinfusionsmittel beträgt durchschnittlich 3 h, wobei ein Volumenzuwachs nur bei dem hyperonkotischen Oxypolygelatinepräparat meßbar ist. Nach Infusion der anderen Gelatinepräparate bleibt das intravasal gemessene Blutvolumen unter dem theoretisch errechneten Wert. Entsprechend der hohen Eliminationsgeschwindigkeit der Gelatinekolloide aus der Blutbahn steigt das Harnzeitvolumen stark an; denn Gelatineinfusionen bewirken ausgeprägte osmotische Diuresen. Störungen der Blutgerinnung sind als Folgen der Hämodilution mit Gelatinepräparaten ebenso möglich wie mit anderen Plasmaersatzmitteln. Ein direkter Angriff am Blutgerinnungssystem ist aber mit den heute gebräuchlichen Gelatinelösungen in experimentellen und klinischen Studien nicht nachgewiesen worden. Anaphylaktoide Reaktionen durch Histaminfreisetzung sind in einer Häufigkeit von 0,115% zu erwarten. Nach Vorbehandlung mit Histamin-H_1- und H_2-Antagonisten gelingt es, die Häufigkeit der Gelatineunverträglichkeit zu senken. Bei den isozyanidvernetzten Präparaten ist eine Vorbehandlung nicht mehr nötig, weil der für die Histaminfreisetzung verantwortliche Überschuß des Vernetzungsmittels nicht mehr im Endprodukt enthalten ist.

Stärkekolloide. Stärkekolloide werden aus dem Amylopektin verschiedener Getreidearten gewonnen. Um das Stärkemolekül dem Zugriff der im Blut vorhandenen α-Amylase zu entziehen, wird es durch Hydroxyäthylierung stabilisiert. Das Hydroxyäthylstärkemolekül (HES) ist ein hochverzweigtes kompaktes Molekül, das in Molekülgrößen von 450000, 200000 und 40000 in den Stärkeinfusionsmitteln enthalten ist. Entsprechend dem strukturellen Aufbau besitzen Stärkekolloide ähnliche Eigenschaften wie Dextrankolloide.

Die Volumenwirkung der Hydroxyäthylstärke entspricht nahezu den Werten, die bei Dextran 60 gemessen werden, die intravasale Verweildauer übertrifft jedoch die des Dextrans.

Die Blutgerinnung wird durch Hydroxyäthylstärke beeinflußt, dabei scheinen die wesentlichsten hämostatischen Defekte die Blutplättchen und das Fibrin zu betreffen. Die Thrombozyten werden ebenso wie durch Dextran auch von den Stärkekolloiden umhüllt, so daß ihre Aktivität herabgesetzt wird. Die Pathogenese der Stärkeunverträglichkeit ist noch weitgehend unklar; sie ist in einer Häufigkeit von 0,085% zu erwarten. Spezifische prophylaktische Maßnahmen gegen Stärkeunverträglichkeitsreaktionen sind bisher nicht bekannt. Der Abbauweg der Stärke im Organismus ist noch nicht restlos geklärt.

Humanalbuminlösungen. Im Gegensatz zur pasteurisierten Plasmaproteinlösung (PPL) und zur Serumkonserve handelt es sich bei den Humanalbuminlösungen um Präparate, die außer Albumin keine wesentlichen anderen Plasmaeiweißfraktionen des menschlichen Bluts enthalten. Die Lösungen werden in isoonkotischer (5%) und hyperonkotischer (25%) Form angeboten; für die Schocktherapie haben v.a. die isoonkotischen Lösungen eine größere Bedeutung. Die Präparate sind frei von Antikörpern und Isoagglutininen und können somit ohne vorherige Austestung von Blutgruppen oder Blutfaktoren sofort infundiert werden. Humanalbuminlösungen sind durch 10stündige Erhitzung bei 60 °C hepatitissicher und im Kühlschrank mehrere Jahre haltbar.

Da Albumin zu 80% Träger des kolloidosmotischen Drucks des Plasmas ist, greift es aktiv in die Wasser- und Volumenverteilung zwischen intravasalem und interstitiellem Raum ein. Auf diese Weise ist Albumin mitverantwortlich für ausreichende Organdurchblutung, intestinale Wasserresorption, ausreichende Lungenventilation und eine geregelte Nierenfunktion. Albumin expandiert darüber hinaus das Plasmavolumen, desaggregiert Blutkörperchen und Thrombozyten und senkt die Viskosität des Bluts. Außerdem übt es eine Transportfunktion für Wasser, bivalente Kationen (z.B. Ca^{++}), Bilirubin, Hormone, Bakterientoxine, Fettsäuren, Vitamine, Harnsäure, Azetylcholin, Cholinesterase, Adenosin und Histamin aus. Ebenso ist Albumin für den Transport von Arzneimitteln, wie Antibiotika, Sulfonamide, Salizylate, Barbiturate, Antidiabetika und Antikoagulanzien, verantwortlich. Auch nach Albumininfusionen sind anaphylaktoide Reaktionen möglich. Ihre Häufigkeit ist allerdings sehr gering; sie liegt etwa zwischen 0,0003–0,014%. Bei der Humanalbuminunverträglichkeit kommt offensichtlich den Proteinaggregaten pathogenetische Bedeutung zu. Daneben muß der Einfluß von Stabilisatoren berücksichtigt werden, da sie die Immunogenität des monomeren Humanalbuminmoleküls erheblich verändern können [324].

Pasteurisierte Plasmaproteinlösung (PPL). Die pasteurisierte Plasmaproteinlösung unterscheidet sich in der Zusammensetzung von der reinen Albuminlösung nur gering. Bei PPL beträgt die Albuminkonzentration im Mittel 85%, bei den Albuminlösungen 95%. PPL enthält 70% der Plasmaeiweiße; neben Albumin sind geringe Mengen verschiedener Globuline (0,35% α-Globulin; 0,25% β-Globulin) enthalten. Es handelt sich demnach um ein nicht ganz so reines Albuminpräparat, wie es in Form der Humanalbuminlösungen angeboten wird. PPL-Präparate liegen in flüssiger Form vor und sind frei von Isoagglutininen; sie können deshalb ohne Voruntersuchungen sofort transfundiert werden. PPL-Konserven sind mehrere Jahre haltbar. Die Eigenschaften und Indikationen von PPL entsprechen wegen ihres hohen Albumingehalts denen der Humanalbuminlösungen.

Serumkonserve. Serumkonserven enthalten mit Ausnahme der plasmaständigen Gerinnungsfaktoren und der lösungslabilen Plasmaproteine - wie Isoagglutinine, Lipoproteine und Komponenten des Komplementsystems - die anderen Plasmaproteine unverändert und in gleichen Konzentrationen wie Blutplasma; dadurch beträgt der Albuminwert etwa 65%. Serumkonserven liegen in flüssigem Zustand vor und sind infolge Mischens der Blutspenden isoagglutininfrei und damit universell anwendbar. Sie können ohne Voruntersuchung sofort transfundiert werden. Bei sachgemäßer Aufbewahrung im Kühlschrank (+4 °C) sind Serumkonserven bis zu 3 Jahre haltbar. Wegen ihres Albumingehalts können Serumkonserven ähnlich wie Humanalbumin- und Plasmaproteinlösungen zur Volumenersatztherapie verwendet werden.

13.4.2.3 Blut und Blutbestandteile

Die Transfusion von Blut oder Blutbestandteilen ist nach primärer Kreislaufstabilisierung mit Plasmaersatzmitteln zur Korrekturbehandlung noch vorhandener Defizite indiziert [98, 308].

Vollblutkonserven. Bei der Schocktherapie hat die Bluttransfusion allenfalls dann noch eine Berechtigung, wenn sie als Frischbluttransfusion innerhalb von maximal 24 h erfolgt oder wenn große Blutverluste eingetreten sind. Eine absolute Indikation zur Transfusion von Vollblut oder Erythrozytenkonzentraten besteht, wenn die Sauerstofftransportkapazität bei vermindertem Hämoglobingehalt trotz gesteigerten Herzzeitvolumens unzureichend ist. Diese Situation entsteht bei primär gesunden Patienten bei einem akuten Abfall des Hb unter 10 g% und des Hkt unter 30%.

Dennoch muß davor gewarnt werden, die Indikation zur Bluttransfusion bei einem bestimmten Hämoglobinwert global und ohne Differenzierung nach Patientengruppen zu stellen. Immerhin geht in die Sauerstofftransportkapazität neben der arteriellen Sauerstoffsättigung und der Hämoglobinkonzentration auch das HZV ein, so daß bei der Veränderung einer Komponente die Kompensation durch eine andere erfolgen kann.

Entsprechend den Bedürfnissen des Organismus kann als maßgebliches Kriterium für die Erythrozytentransfusion auch bei nicht normalen kardiopulmonalen Verhältnissen der gemischt- oder ersatzweise zentralvenöse Sauerstoffpartialdruck genommen werden. Dieser sollte mindestens 34 mm Hg betragen, was einer Sauerstoffsättigung von 68% entspricht - die normale Sauerstoffaffinität des Hämoglobins vorausgesetzt.

Erythrozytenkonzentrat. Ery-Konzentrat wird aus maximal 7 Tage alten Humanzitratblutkonserven hergestellt. Nach Spontansedimentation der Zellen oder Zentrifugation der Blutkonservenflaschen wird das überstehende Plasma durch Überdruck vom Zellsediment getrennt. Die über dem Erythrozytensediment befindliche Leukozyten- und Thrombozytenschicht („buffy coat") verbleibt in der Konservenflasche mit einem ca. 1 cm breiten Restplasmasaum (ca. 50 ml). Diese Schicht muß entfernt werden, wenn „buffy-coat"-freies Erythrozytenkonzentrat gewünscht wird. Das Volumen eines Erythrozytenkonzentrats beträgt 300 ml, ihr Hkt ca. 70%. Die Eigenschaften der Erythrozyten und ihre Lagerdauer entsprechen den Verhältnissen in Vollblutkonserven. Erythrozytenkonzentrate sind indiziert bei Anämie unter den Bedingungen der Normovolämie oder bei kardialer Dekompensation. 1 Einheit erhöht die Hb-Konzentration des Erwachsenen um 1 g%. Die Erythrozytenkonzentrate sind ideal für Patienten mit Leber- und Nierenerkrankungen (weniger Na, K, Ammoniak, Zitrat, Laktat; weniger Anti-A- und Anti-B-Antikörper). Infolge der geringeren Plasmaproteinkonzentration kommt es zu einem signifikant geringeren Auftreten allergischer Reaktionen. Gewaschenes Erythrozytenkonzentrat wird durch bis zu 5maliges Waschen in isotoner Kochsalzlösung hergestellt. Dadurch entsteht ein Präparat mit einer geringen Anzahl von Thrombozyten und Leukozyten. Da durch den Waschprozeß einige für den Stoffwechsel unentbehrliche Ionen entzogen werden (v. a. Phosphat und Magnesium), ist die Haltbarkeit derartiger Präparationen auf maximal 6 h begrenzt. Gewaschene Erythrozyten sind v. a. bei Patienten mit Thrombozyten- oder Leukozytenantikörpern und Eiweißunverträglichkeit indiziert.

Gefrorene Erythrozyten. Erythrozyten seltener Blutgruppen, bzw. autologes Blut, wird nach Zusatz von Glycerol bei −85 °C tiefgefroren und kann somit über lange Zeit konserviert werden. Dieser Prozeß vermindert die Konzentration von 2,3-DPG und ATP nicht. Es wird angenommen, daß das

Risiko einer Transfusionshepatitis vermindert ist. Der Nachteil dieser Präparate besteht in einem 45 min dauernden Aufbereitungsprozeß vor der Transfusion und der Notwendigkeit, die Konserven danach innerhalb von 24 h zu verwenden.

Thrombozytenkonzentrat. Thrombozytenkonserven werden prinzipiell aus Frischblut hergestellt. Dabei sind thrombozytenreiches Plasma und Thrombozytenkonzentrat zu unterscheiden. Thrombozytenreiches Plasma wird nach Zentrifugation der Blutkonserve durch Abheberung gewonnen und in einer 500-ml-Konservenflasche aus zwei Blutkonserven vereint. Das Gesamtvolumen dieses thrombozytenreichen Plasmas beträgt 400-500 ml, die Ausbeute an Thrombozyten aus dem Ausgangsblut beträgt bis zu 80%. Thrombozytenkonzentrat wird aus thrombozytenreichem Plasma gewonnen. Nach 30minütiger Zentrifugation des thrombozytenreichen Plasmas wird der Plasmaüberstand abgehebert. Es verbleibt ein Blutvolumen von 40-50 ml mit ca. 10^{11} Thrombozyten. Die Ausbeute an Thrombozyten aus der Ausgangskonserve beträgt etwa 50%. Thrombozyten sind gegenüber mechanischer Beanspruchung äußerst labil. Plättchen, die bei 22 °C gelagert und innerhalb von 24 h transfundiert werden, sind etwa 8 Tage lang lebensfähig.

Dies entspricht der normalen Lebensdauer von 9-11 Tagen. Plättchen, die bei 4 °C gelagert werden, haben nur eine Lebensdauer von 2-4 Tagen, allerdings ist ihre Funktion besser. Für akute Blutungen sind diese Präparationen (4 °C-Lagerung) deshalb besser geeignet. In der Regel hebt eine Einheit die Thrombozytenzahl beim Empfänger um 5-10000/mm^3 an. Um bei Thrombozytenmangel die Thrombozytenzahl beim Empfänger wirksam zu erhöhen, sind mindestens 4×10^{11} Thrombozyten erforderlich, d.h. Thrombozyten aus 8 Vollblutkonserven. Um große Transfusionsvolumina zu vermeiden, empfiehlt es sich deshalb, Thrombozytenkonzentrat anstelle von thrombozytenreichem Plasma zu verwenden. Bei der Therapie mit Thrombozyten besteht die Gefahr einer Immunisierung mit Thrombozyten- und Leukozytenantigenen. Mit steigender Transfusionszahl nimmt die Thrombozytenüberlebenszeit infolge der Isoimmunisierung ab. Plättchen besitzen HLA-Antigene an der Zellmembran. Patienten, die gegen diese Antigene sensibilisiert sind, zerstören infundierte Thrombozyten. Deshalb sollten unter diesen Bedingungen HLA-typische Thrombozyten transfundiert werden.

13.4.2.4 Sauerstofftransportierende Blutersatzlösungen

Für den Sauerstofftransport im Organismus sind neben Blut zwei industriell hergestellte Präparate geeignet, die zur Sauerstoffbindung entweder modifizierte Hämoglobinhämolysate oder Fluorocarbonverbindungen verwenden.

Stromafreie Hämoglobinlösungen (SFH). Hämoglobinhämolysate werden seit mehreren Jahren auf ihre Eignung als sauerstofftransportierende Blutersatzlösungen untersucht. Dabei wurde erkannt, daß die Nephrotoxizität und die Gerinnungsstörungen, die nach Infusion der primären Hämolysate auftreten, auf den Gehalt an Lipoidbestandteilen im Stroma der Erythrozyten beruhten. Diese Bestandteile konnten durch Hämolyse, Dialyse, Filtration und Kristallisation beseitigt werden. Die Sauerstoffdissoziationskurve der weiterentwickelten stromafreien Hämoglobinlösungen (SFH) ist nach links verschoben, mit einem p_{50}-Wert von 6-15 mm Hg. Dies ist v.a. auf die niedrige Konzentration von 2,3-DPG und den höheren pH-Wert im Vergleich zu Erythrozyten zurückzuführen. Die erhöhte Sauerstoffaffinität von SFH verbessert die pulmonale Sauerstoffaufnahme, aber verschlechtert zugleich die Sauerstoffabgabe an das Gewebe. In Blutgasaustauschversuchen war die Sauerstoffausschöpfung mit SFH im Vergleich zu Erythrozyten im Verhältnis 1:3 bis 1:6 verschlechtert. Durch Einbau von Pyridoxal-5-phosphat an die β-Kette des Hb-Moleküls (SFH-PLP) konnte die Sauerstoffaffinität auf einen p_{50}-Wert von 18-34 mm Hg gesenkt werden. Diese pyridoxylierte Hämoglobinlösung kann Sauerstoff transportieren und abgeben im Verhältnis 1:2 zu Erythrozyten-Hb. Die intravaskuläre Verweildauer dieser Verbindung beträgt jedoch nur 100-140 min.

Durch Verkettung mehrerer pyridoxylierter Hämoglobinmoleküle entstand ein Polyhämoglobin (SFH-PLP_n) mit einer niedrigen Sauerstoffaffinität (p_{50} = 16-25 mm Hg) und einer langen intravaskulären Verweildauer (bis zu 36 h). 1,0-1,2 ml Sauerstoff werden von 1 g dieser Polyhämoglobinmoleküle gebunden. Die Lösung ist in der Lage, den Sauerstoffbedarf des Organismus zu sichern, bis eine Neubildung von Erythrozyten erfolgt ist.

Fluorocarbonlösungen (PFC). Fluorocarbonlösungen bestehen aus Perfluoroverbindungen, die in einem Emulsionsträger und 3% HÄS (450/0,7) gelöst sind. Wegen ihrer Fähigkeit, große Mengen von Gasen (u. a. O_2 und CO_2) zu lösen, sind Perfluorocarbone in der medizinischen Forschung eingesetzt worden. Neben ihrer Verwendung als sauerstofftransportierende Blutersatzlösungen wurden sie bei vielen anderen medizinischen Indikationen verwendet. Das Hauptinteresse galt jedoch ihrem Einsatz als Blutersatzmittel. Es konnte gezeigt werden, daß total blutleere Säugetiere mit dieser Substanz am Leben gehalten werden konnten, wenn die inspiratorische Sauerstoffkonzentration (F_IO_2) >0,7 betrug. Die erhöhte F_IO_2 ist erforderlich, weil PFC_s eine lineare Beziehung zwischen O_2-Gehalt und Sauerstoffpartialdruck zeigen, im Gegensatz zum sigmoiden Verlauf der Sauerstoffdissoziationskurve des Hb. Obwohl die Sauerstofflöslichkeit in Fluorocarbonlösungen etwa 20mal höher als im Wasser ist, erreichen diese Lösungen die vom Blut bekannten Werte erst bei einem Sauerstoffdruck von 760 mm Hg.

Gegenwärtig wird der optimale Kompromiß zwischen Sauerstofflöslichkeit, Partikelgröße, Emulsion, Stabilität und intravasale Verweildauer von Fluosol-DA 20% und 35% erreicht. Umfangreiche experimentelle Studien mit Fluosollösungen wurden in vielen Versuchsmodellen und mit vielen Tierarten, einschließlich Affen, durchgeführt. Der lebensrettende Effekt der Fluosollösungen wurde in Untersuchungen mit extremer Hämodilution, hämorrhagischem Schock und CO-Vergiftung demonstriert. Fluosal-DA erhöhte die Sauerstoffspannung des Gewebes von Niere, Leber, Pankreas, Skelettmuskulatur und Herz. Der Anstieg der Gewebssauerstoffspannung durch Fluorocarbonlösungen kann als kombinierter Effekt durch Erhöhung des p_aO_2 und Verbesserung der Mikrozirkulation, die durch die Eigenschaften der Emulsion entstehen, erklärt werden. Klinische Studien wurden inzwischen von Japan und den USA durchgeführt. Aus diesen Untersuchungen kann gefolgert werden, daß Fluosol-DA die arterielle Sauerstoffspannung erhöht und bei Patienten bis zu einer Dosis von 30 ml/kg KG verträglich ist. Allerdings müssen weitere Untersuchungen zu den Problemen Aufnahme, Speicherung und Ausscheidung durchgeführt werden, bis ein Routineeinsatz am Patienten erfolgen kann.

13.4.3 Atemtherapie

Zur Prophylaxe von Lungenkomplikationen, die sich bereits innerhalb von Stunden nach schweren Schockzuständen durch Veränderung des Antiatelektasefaktors (Surfactant) einstellen können, müssen alle Patienten einem konsequenten Behandlungsprogramm unterzogen werden. Folge dieser Primärschädigung sind v. a. kapillare Insuffizienz, interstitielles Ödem und pulmonale Hypertension. Die Primärbehandlung sollte sich aus folgenden Komponenten zusammensetzen: häufige Aufforderung zum Abhusten, Seitenlagerung in 2stündlichen Abständen, Befeuchtung der Atemluft, Atemgymnastik, endotracheale Absaugung und Sauerstoffzufuhr. Gelingt es durch Erhöhung der inspiratorischen Sauerstoffkonzentration (F_IO_2) über Maske (4 l/min oder mehr) nicht, den arteriellen Sauerstoffdruck (p_aO_2) auf Werte von >70 mm Hg einzustellen, so sollte künstlich beatmet werden. Die Reihenfolge der Maßnahmen wird in der Regel nach dem Konzept O_2-CPAP-IMV-IPPV-CPPV ablaufen. Weitere Meßwerte, die einen Hinweis zur Durchführung einer Respiratortherapie geben, sind in Tabelle 13.2 enthalten. Die Wiederherstellung einer ausreichenden Ventilation erfordert endotracheale Intubation und Beatmung mit einem volumenkonstanten Respirator. Durch Anwendung von positiv-endexspiratorischem Druck (PEEP) läßt sich eine Hypoxämie vermeiden. Grundsätzlich ist eine stufenweise Anwendung endexspiratorischer Drücke von 2 bis maximal 15 cm H_2O indiziert, da Gasaustausch, Shuntvolumen, p_aCO_2, $\dot{V}_D/\dot{V}_T$, Compliance oder FRK gebessert werden. Dabei ist es wichtig, Nebenwirkungen dieser Beatmungstechnik auf die Flüssigkeitsbilanz, p_aO_2, pH und p_aCO_2 zu beachten und mögliche Komplikationen wie Pneumothorax oder Verminderung des HZV zu ver-

Tabelle 13.2. Indikation zur Respirationstherapie auf der Grundlage von Meßwerten über Atemmechanik und Gasaustausch

Meßwert	Abkürzung	Normalwert	Indikation zur Respiratortherapie
Atemfrequenz (AZ/min)	f	12 - 20	> 35
Vitalkapazität (ml/kg KG)	VK	65 - 75	< 15
Inspirationskraft (cm H_2O)	–	100 - 50	< 25
Alveoloarterielle Sauerstoffdifferenz (mm Hg)	D_{AaO_2}	25 - 65	>350
Arterieller Sauerstoffdruck (mm Hg)	p_aO_2	100 - 75 (Luft)	< 70 (Luft)
Arterieller Kohlensäuredruck (mm Hg)	p_aCO_2	35 - 45	> 55
Totraumventilation	V_D/V_T	0,3- 0,4	> 0,6

hindern. Darüber hinaus sollten alle Ursachen für eine Störung der Membranpermeabilität bei einem Schock ausgeschaltet werden. Dies sind v.a. Hypoxie, Plättchenaggregation und intravaskuläre Gerinnung. Bluttransfusionen größeren Ausmaßes sollten nur unter Verwendung von Mikrofiltern erfolgen. Nekrosen und infizierte Gewebebereiche müssen chirurgisch saniert werden [99].

13.4.4 Medikamentöse Therapie

Beim hypovolämischen Schock sind medikamentöse Maßnahmen primär nicht indiziert. Bei anderen Schockformen (z.B. kardiogener Schock) kann ihre Anwendung jedoch schon zu einem früheren Zeitpunkt erforderlich sein. Die Tachykardie als Kompensationsmechanismus eines verminderten Schlagvolumens z.B. kann als Folge unzureichenden Sauerstoffangebots, verminderter koronarer Durchblutung und gesteigerten Sauerstoffverbrauchs zur Herzinsuffizienz führen. Nach Möglichkeit sollte deshalb die HF unter 140 Schläge/min gehalten werden. Wenn die Möglichkeiten der Volumenersatztherapie erschöpft sind, ist in diesen Fällen die Gabe von Digitalis und positiv inotrop wirkenden Pharmaka zu erwägen.

13.4.4.1 Sympathikolytika

Wenn trotz ausreichender Volumensubstitution die sympathikoadrenerge Situation anhält und eine primäre Leistungsminderung des Herzens ausgeschlossen ist, sind Sympathikolytika indiziert. Durch Verabreichung von α-Rezeptorenblockern kann der Einstrom in das Kapillargebiet auf pharmakologischem Wege erzwungen werden. Als wirksame Substanzen stehen zur Verfügung Phentolamin (Regitin 0,002-0,02 mg/kg KG/min), Phenoxybenzamin (Dibenzyran 0,5 mg/kg KG), Butyrophenon (DHB 0,5 mg/kg KG) und Dihydroergotamin (Hydergin 0,007 mg/kg KG). Auch durch direkten Angriff an der glatten Muskulatur des Gefäßsystems kann eine Vasodilatation erzeugt werden.

13.4.4.2 Vasodilatoren

In bestimmten Schocksituationen wird es erforderlich, durch Senkung von Vor- oder Nachlast die Leistungsfähigkeit des Myokards und damit die periphere Durchblutung zu bessern. Dazu werden v.a. Nitroprussidnatrium (NPN) und Nitroglyzerin (NTG) verwendet.

Nitroprussidnatrium (Nipruss 0,05–7 μg/kg KG/min). Nitroprussidnatrium ist ein starker, schnell wirkender direkter peripherer Vasodilatator. Seine Wirkung setzt nahezu sofort ein und verschwindet, sobald die Infusion abgestellt wird. Der hypotensive Effekt wird durch andere hypotensive Substanzen wie Ganglienblocker verstärkt. Obwohl erwartet werden könnte, daß eine Reduktion des peripheren arteriellen Widerstands zu einem Abfall des systemischen arteriellen Blutdrucks und zu einer reflektorisch gesteigerten Herzfrequenz führen könnte, reicht bei Patienten mit Herzversagen die Zunahme des Herzzeitvolumens oft aus, um den systemischen Blutdruck auf oder nur etwas unterhalb des Werts vor Beginn der Behandlung zu halten. Dadurch wird eine Zunahme der Gewebsperfusion bei einem vergleichbaren Blutdruck ohne Reflextachykardie erreicht. Eine solche Umverteilung der Herzarbeit kann sich bei einem Patienten mit Herzversagen nach einem akuten Myokardinfarkt aus folgenden Gründen als günstig erweisen:

1. Ein herabgesetztes HZV kann auf Normwerte ansteigen,
2. die systolische Entleerung des Ventrikels kann in solchem Ausmaß vergrößert werden, daß das linksventrikuläre Volumen abnehmen kann,
3. die Zunahme der ventrikulären Entleerung führt zu einer Reduktion des diastolischen linksventrikulären Drucks mit einer Abnahme des pulmonalen Drucks und der pulmonalen Blutfülle,
4. die direkte Venendilatation geht mit einer Abnahme der linksventrikulären Füllung einher, wodurch die pulmonale Stauung und das linksventrikuläre Volumen reduziert werden,
5. der myokardiale Sauerstoffverbrauch nimmt ab, so daß das ischämisch – jedoch noch nicht infarzierte – Myokard geschützt wird.

Die hämodynamische Überwachung ist bei Patienten mit Herzversagen nach einem Myokardinfarkt obligatorisch, wenn er mit NNP behandelt wird. Der linksventrikuläre Füllungsdruck sollte in der Regel nicht unter 15–18 mm Hg abfallen. Der systemische arterielle Blutdruck muß in kurzen Zeitabständen gemessen werden. Bei niedrigen Füllungsdrücken kann eine Volumengabe erforderlich werden, um den linksventrikulären Füllungsdruck und das HZV in einem optimalen Bereich zu halten. Die NNP-Infusion wird durch Zugabe einer 50-mg-Ampulle in 250 oder 1000 ml 5%iger Glukoselösung vorbereitet. Die Lösung muß durch eine Alufolie vor Licht geschützt werden. Die Dosierung sollte über eine Infusionspumpe oder ein mikrotropfenregulierendes System verabreicht werden.

Nitroglyzerin (Nitroglyzerin pro infusionem 0,5–3,0 mg/kg KG/min). Nitroglyzerin bewirkt eine Erschlaffung der glatten Muskulatur, insbesondere der glatten Gefäßmuskulatur. Es verursacht über die Vasodilatation eine Verminderung des venösen Rückflusses und damit eine Senkung des arteriellen Blutdrucks. Die Wirkung setzt nach etwa 1–2 min ein und hält nach dem Absetzen 3–5 min an. NTG senkt vornehmlich die Vorlast des Herzens, es wird bei Herzinsuffizienz gemeinsam mit Dobutamin mit gutem Erfolg eingesetzt.

13.4.4.3 Sympathikomimetika

Bei den Sympathikomimetika handelt es sich um adrenerge Agonisten, d.h. diese Substanzen stimulieren direkt oder indirekt die Erregungsübertragung adrenerger Rezeptoren. Direkte Agonisten reagieren selbst mit dem Rezeptor, während indirekte Agonisten Noradrenalin aus den postganglionären sympathischen Nervenendigungen freisetzen. Da es verschiedene adrenerge Rezeptoren gibt (α_1-, α_2-, β_1-, β_2-Rezeptoren, Dopamin$_1$-, Dopamin$_2$-Rezeptoren) sind die Wirkungen der Sympathikomimetika komplex (Tabelle 13.3).

Tabelle 13.3. Klinisch häufig verwendete Sympathikomimetika, ihre Dosierung und Wirkung auf die adrenergen Rezeptoren

Substanz	Rezeptor	Dosis
Adrenalin	α-, β-Rezeptor	2-20 μg/kg KG/min
Noradrenalin	α-, β-Rezeptor	2-16 μg/kg KG/min
Isoproterenol	β-Rezeptor	1- 5 μg/kg KG/min
Dopamin	dopaminerger Rezeptor, α-, β-Rezeptor	2-30 μg/kg KG/min
Dobutamin	β-Rezeptor	1-10 μg/kg KG/min

Tabelle 13.4. Wirkung von Adrenalin in Abhängigkeit von der Dosierung

Dosis	Wirkung
1- 2 μg/min	primäre β-Stimulation
2-10 μg/min	gemischte α- und β-Stimulation
10-20 μg/ min	primäre α-Stimulation

Substanzen mit überwiegender α-Rezeptorenwirkung sind mit geringen Ausnahmen (z. B. neurogener Schock) in der Regel im Schock kontraindiziert. Allenfalls ist eine kurzfristige Steigerung des Blutdrucks zur Aufrechterhaltung des Zentralisationszustandes erlaubt, um eine ausreichende Koronar- und Zerebralperfusion zu sichern.

Adrenalin (Suprarenin 0,01 mg/kg KG der 1:10000 Lsg). Adrenalin stimuliert die α- und β-Rezeptoren des kardiovaskulären Systems. Es ist ein natürliches Katecholamin, das im Nebennierenmark gebildet wird. Die Substanz wirkt nicht nur auf das Herz-Kreislauf-System, sondern auch auf den Stoffwechsel. Die Art der vorherrschenden Wirkung hängt v. a. von der Dosis ab (Tabelle 13.4).

Die Stimulation der β_1-Rezeptoren des Herzens führt zu einer starken positiv-inotropen und positiv-chronotropen Wirkung. Die Wirkung auf die Rezeptoren peripherer Gefäßgebiete hängt von den dort vorhandenen Rezeptoren ab. Die Haut- und Nierengefäße kontrahieren sich mit jeder Adrenalindosis. Mittlere Dosen (1-10 μg/min) erweitern die Splanchnikus- und Muskelgefäße aufgrund einer β_2-Stimulation; bei Dosen über 10 μg/min überwiegt insgesamt die α-Stimulation mit Vasokonstriktion. Adrenalin wird auch über die Bronchialschleimhaut resorbiert, so daß es in akuten Notsituationen über den liegenden Endobronchialkatheter appliziert werden kann. Dabei wird empfohlen, 1 mg Adrenalin (10 ml der Verdünnung 1:10000) zu verabreichen.

Noradrenalin (Arterenol 0,01 mg/kg KG der 1:1000 Lsg.). Noradrenalin ist ebenfalls ein natürliches Katecholamin, der Transmitter postganglionärer sympathischer Nervenendigungen. Außerdem spielt die Substanz eine wichtige Rolle im ZNS. Die Herz-Kreislauf-Wirkungen von Noradrenalin entstehen durch periphere Stimulation von α-Rezeptoren und durch Stimulation der β_1-Rezeptoren des Herzens. Im Gegensatz zum Adrenalin tritt die α-adrenerge Stimulation bereits nach geringen Dosen von Noradrenalin auf. Dabei kommt es zu einer ausgeprägten arteriolären Konstriktion mit Anstieg des Gefäßwiderstands, die Venen kontrahieren sich ebenfalls.

Die β_1-Wirkungen von Noradrenalin (positive Inotropie und Chromotropie) entsprechen prinzipiell denen von Adrenalin; sie werden jedoch durch Gegenregulationsvorgänge überlagert. Der Anstieg des Blutdrucks durch Noradrenalin geht beim Gesunden mit einer Reflexbradykardie (Stimulation der Barorezeptoren) einher. Periphere Vasokonstriktion und Bradykardie wirken dem Anstieg des HZV entgegen, aufgrund dieser Wirkungen kann das HZV unter Noradrenalingabe sogar abfallen. Sein Indikationsgebiet umfaßt v.a. die schwere Hypotonie mit niedrigem peripheren Widerstand (z.B. neurogener, septischer Schock). Dabei wird es als intravenöse Dauertropfinfusion (8 mg in 500 ml 5%iger Glukoselösung) in einer Dosierung von 16 μg/ml verabreicht. Der myokardiale Sauerstoffverbrauch steigt durch Zunahme der Kontraktilität und Erhöhung der linksventrikulären Wandspannung an, so daß Noradrenalin für die Behandlung des kardiogenen Schocks nicht geeignet ist.

Isoproterenol (Aludrin 0,05 μg/kg KG/min). Diese Substanz ist ein synthetisches Sympathikomimetikum mit reiner β-adrenerger Wirkung. Sie besitzt die stärksten herzstimulierenden Eigenschaften unter den Katecholaminen. Die Herz-Kreislauf-Wirkungen von Isoproterenol entstehen ausschließlich durch die Stimulation der β_1- und β_2-Rezeptoren, und zwar in Form von Zunahme der Kontraktilität und Frequenz des Herzens, Abfall des peripheren Widerstands aufgrund einer Vasodilatation in den von β-Rezeptoren versorgten Gefäßgebieten, in einer Zunahme der Koronardurchblutung infolge Stimulation der β_2-Rezeptoren (Steigerung des Myokardmetabolismus), in einer Abnahme des diastolischen Aortendrucks und einer Zunahme des arteriellen Blutdrucks infolge Zunahme des HZV. Die Öffnung der Peripherie, die auch die Nieren umfaßt, kann bei Therapiebeginn zu einer schlagartigen Zunahme des Bedarfsvolumens führen. Bei der Verwendung von Isoproterenol sollte die HF nicht über 130/min und der MAP nicht über 100 mm Hg steigen. Bei Patienten mit manifester oder latenter Koronarinsuffizienz ist wegen des erhöhten Sauerstoffbedarfs Vorsicht geboten.

Dopamin [Dopamin-Giulini (Nattermann) 5 μg/kg KG/min]. Dopamin ist ein natürliches Katecholamin, das in postganglionären sympathischen Nervenendigungen und im Nebennierenmark als Vorstufe von Noradrenalin gebildet wird. Außerdem spielt die Substanz eine wichtige Rolle als Überträgerstoff im ZNS. Die Herz-Kreislauf-Wirkungen von Dopamin entstehen durch Stimulation dopaminerger sowie α- und β-adrenerger Rezeptoren, und zwar in Abhängigkeit von der Dosis.

Dosen von 1-3 μg/kg KG/min stimulieren v.a. die dopaminergen Rezeptoren in Nieren-, Splanchnikus- und Koronargefäßen. Die Durchblutung dieser Gefäßgebiete nimmt zu. Dosen zwischen 1-10 μg/kg KG/min stimulieren v.a. die β_1-Rezeptoren, so daß Kontraktilität, HF und HZV mit zunehmender Dosis ansteigen. Der periphere Gefäßwiderstand fällt zunächst ab, die Nierendurchblutung nimmt zu. Dosen über 5-10 μg/kg KG/min stimulieren außerdem die β-Rezeptoren. Mit steigender Dosis nimmt der periphere Widerstand zu, die Nierendurchblutung fällt ab.

Es muß jedoch beachtet werden, daß die β-Rezeptorwirkung von Dopamin nicht scharf an bestimmte Dosisbereiche gebunden ist, sondern daß eine beträchtliche Variationsbreite der kardiovaskulären Wirkungen beim jeweiligen Patienten zu erwarten ist. Monooxidasehemmer potenzieren die Dopaminwirkung. Die Substanz sollte nicht zusammen mit $NaHCO_3$ oder anderen alkalischen Lösungen gegeben werden, da es bei höherem pH-Wert inaktiviert wird. 200 mg Dopamin in 500 ml 5%iger Glukoselösung entsprechen einer Konzentration von 400 μg/ml. In der Schocktherapie hat sich Dopamin wegen seiner positiven β_1-Wirkung am Herzen und der nahezu selektiven Dilatation der Nieren- und Splanchnikusgefäße bewährt.

Dobutamin (Dobutrex 5 μg/kg KG/min). Dobutamin ist ein synthetisches Sympathikomimetikum mit geringeren Wirkungen auf den peripheren Gefäßwiderstand und die Herzfrequenz als andere Katecholamine.

Dobutamin stimuliert primär die β-Rezeptoren; setzt jedoch nicht, wie Dopamin, Noradrenalin aus sympathischen Nervenendigungen frei. Spezifische dopaminerge Rezeptoren in der Niere werden nicht stimuliert.

Unter Dobutamin steigen Kontraktilität und HF an, das HZV nimmt zu.

In der Peripherie wirkt Dobutamin primär vasodilatierend, vergleichbar mit dem Isoproterenol. Entgegen den ursprüchlichen Erwartungen besitzt Dobutamin nicht nur positiv-inotrope sondern auch positiv-chronotrope und peripher-vasodilatierende Eigenschaften. Überhöhte Dosierungen von >20 μg/kg KG/min können zu Tachykardie und Herzrhythmusstörungen führen. Im Vergleich mit Isoproterenol bewirkt es bei geringerem Frequenzanstieg eine nahezu identische Steigerung des HZV, da es fast ausschließlich auf die β_1-Rezeptoren des Herzens wirkt. Da es keine dopaminerge Wirkungen besitzt, wird Dobutamin häufig mit Dopamin kombiniert [242, 262, 529].

Die Anwendung von Sympathikolytika und Sympathikomimetika erfordert neben der wiederholten Messung des MAP zusätzlich minimal die Kontrolle des ZVD. Eine optimale Dosierung ist nur bei fortlaufender Kontrolle von PAP, PCWP und HZV möglich. Eine differenzierte Therapie erfordert somit die Verwendung eines Swan-Ganz-Katheters.

13.4.4.4 Herzglykoside

Digoxin ist der Prototyp eines Digitalispräparats und die am häufigsten klinisch eingesetzte Substanz. Andere Digitalispräparate unterscheiden sich v.a. in ihren pharmakologischen Eigenschaften voneinander.

Nach intravenöser Injektion steigt die Serumkonzentration von Digoxin rasch auf einen Maximalbereich an; innerhalb der nächsten 2-4 h tritt eine Umverteilung auf. Die Eliminations-Halbwertszeit beträgt 30-36 h. Haupteliminierungsweg ist die renale Ausscheidung der unveränderten Substanz. Die Initialdosis liegt zwischen 0,01 und 0,015 mg/kg KG. Bei schneller Aufsättigung wird diese Dosis meist in drei Einzeldosen unterteilt und in 6stündigem Abstand zugeführt. Die Erhaltungsdosis liegt bei etwa ⅓ der Initialdosis, sofern die Nierenfunktion normal ist. Bei eingeschränkter Nierenfunktion muß die Dosis reduziert werden. Die kardiovaskulären Wirkungen von Digoxin umfassen Steigerung der Kontraktilität des normalen und insuffizienten Herzens, Abnahme der HF bei herzinsuffizienten Patienten, Verminderung der Leitungsgeschwindigkeit von AV-Knoten und in den Purkinje-Fasern, Veränderungen des EKG (PR-Intervall verlängert, jedoch nicht über 0,25 s; QT-Intervall verlängert, ST-Segment gesenkt; T-Welle abgeflacht oder negativ) und Zunahme des peripheren Gefäßwiderstands bei Patienten mit normaler Ventrikelfunktion; jedoch nicht bei Patienten mit Herzinsuffizienz. Prädisponierende Faktoren für eine Digitalistoxizität sind Hypokaliämie, Hyperkalzämie, Hypomagnesiämie, Azidose, Hypoxämie, Niereninsuffizienz, Kardioversion, kardiopulmonaler Bypass. In der Regel sind Herzglykoside beim hämorrhagischen Schock nicht indiziert; es sei denn, es handelt sich um einen Patienten mit Herzinsuffizienz. Auch beim kardiogenen Schock ist mit Ausnahme tachykarder Rhythmusstörungen die Digitalisierung kaum in der Lage, eine deutliche Verbesserung der hämodynamischen Situation zu bewirken. Hinzu kommt, daß bei einer notwendig werdenden elektrischen Kardioversion das digitalisierte Herz schwerer durch die Elektrotherapie zu beeinflussen ist. Sympathikomimetika sind in diesen Fällen weitaus wirksamer. Generell sind die schnellwirkenden Glykoside wie Methyldigoxin (Lanitop 0,003 mg/kg KG) oder Azetyldigoxin (Novodigal 0,003 mg/kg KG) zu bevorzugen.

13.4.4.5 Kalzium

(Kalziumglukonat 10%): Kalziumionen besitzen eine wichtige Aufgabe bei den elektromechanischen Erregungsvorgängen in Nerv und Muskel. Über 90% des körpereigenen Kalziums liegen im Knochen gebunden vor. Der Serum-Kalzium-Spiegel liegt bei etwa 5 mmol/l mit einem ionisierten Anteil von 2-3 mmol/l. Dieses ioni-

sche Kalzium ist die aktive Form. Zeichen der Hypokalzämie treten auf, wenn der ionisierte Anteil des Kalziums erniedrigt ist. Kalzium spielt auch eine wesentliche Rolle bei der Kontraktion des Herzmuskels. Exogen zugeführtes Kalzium wirkt positiv-inotrop; die HF herzgesunder Versuchspersonen nimmt ab.

Kalziumionen haben sich bei der Behandlung der schweren Hypotonie, die mit einer elektromechanischen Entkoppelung einhergeht, als wirksam erwiesen. Experimentelle Befunde weisen darauf hin, daß Kalziumionen auch die ventrikuläre Automatie erhöhen. Aus diesem Grunde kann Kalzium beim Kammerstillstand zur Erzeugung eines elektrischen Rhythmus indiziert sein. Die Dosierung beträgt initial 5-7 mg/kg KG (= 5 ml der 10%igen Lösung). Falls notwendig, kann diese Dosis in Abständen von 10 min wiederholt werden.

13.4.4.6 Glukagon

[Glucagon Novo (Lilly) 0,05 mg/kg KG]: Glukagon ist ein Peptidhormon des Pankreas, das den Blutzuckerspiegel erhöhen kann. Glukagon steigert außerdem die Kontraktilität des Myokards und die HF. Der genaue Wirkungsmechanismus ist unklar. Myokardialer Sauerstoffverbrauch und Koronardurchblutung nehmen sekundär zu. Gelegentlich wird nach Gabe von Glukagon eine leichte Tachykardie beobachtet. Außerdem kann der Blutzuckerspiegel ansteigen. Als weitere Nebenwirkungen sind Übelkeit und Erbrechen zu erwarten.

13.4.4.7 Puffersubstanzen

Zur Korrektur der im Schock nahezu regelmäßig auftretenden metabolischen Veränderungen ist Natriumbikarbonat erforderlich. In der Regel wird die 8,4%ige Natriumbikarbonatlösung (= 1molare Lösung) verwendet. Die erforderlichen Mengen sind aus dem Produkt des Körpergewichts des Patienten und seinem Basendefizit zu errechnen. Unter Berücksichtigung des Verteilungsfaktors zwischen Intra- und Extrazellularraum ist dieser Wert bei Verwendung einer 1molaren Lösung durch 3 zu dividieren. In Notfällen darf eine sog. Blindpufferung durchgeführt werden, wobei 1 mmol/kg KG einer 1molaren $NaHCO_3$-Lösung zur Anwendung kommen. Die Bedeutung der alveolären Ventilation für die Einstellung des pH-Werts sollte beachtet werden.

Grundsätzlich sollte bei jeder Verwendung von Puffersubstanzen primär nur die Hälfte der errechneten Menge verabreicht werden, da allein schon die Normalisierung der Gewebedurchblutung einen Abbau saurer Stoffwechselprodukte bewirkt. Überkorrekturen müssen vermieden werden, weil iatrogen erzeugte Alkalosen nicht nur schwierig zu beseitigen sind, sondern darüber hinaus infolge gestörter Sauerstoffabgabe aus dem Hb in das Gewebe erhebliche Störungen verschiedener Stoffwechselprozesse bewirken.

Metabolische Alkalosen (z. B. infolge Überdosierung von Natriumbikarbonat oder langdauerndem Erbrechen) werden mit Ammoniumhydrochlorid oder Lysinhydrochlorid ausgeglichen. Wie bei der metabolischen Azidose sollte die Hälfte der errechneten Dosis schnell, der Rest langsam appliziert werden. Bei intakter Nierenfunktion ist auch eine Korrektur der Serumkaliumkonzentration erforderlich.

13.4.4.8 *Osmodiuretika*

Auch unter Hypotension wird die Nierendurchblutung durch Osmodiuretika verbessert. Voraussetzung ihrer Wirksamkeit ist eine ausreichende Flüssigkeitszufuhr, v.a. durch Auffüllung des extrazellulären Raums. Osmodiuretika sollten zunächst in Testmengen von 100-150 ml (20%iges Mannitol) während eines Zeitraums von 15-20 min infundiert werden.

Mannitol oder hochprozentige Glukoselösungen produzieren Diuresen durch ihre osmotische Aktivität. Die weitere Infusion dieser Substanzen ist nur gestattet, wenn eine deutlich meßbare Zunahme der Harnproduktion nachweisbar ist, weil sonst die Gefahr der Hypervolämie (Lungenödem) besteht.

Furosemid (Lasix 0,05 mg/kg KG/min) und Etacrynsäure (Hydromedin 0,5 mg/kg KG) hemmen die tubuläre Natriumrückresorption, so daß die Natriumausscheidung (= Wasserausscheidung) gesteigert wird [193].

13.4.4.9 *Nebennierenrindenpräparate*

In ihrer Wirksamkeit beim Schock sind Kortikosteroide nach wie vor umstritten. Nach hohen Steroidgaben ist ein positiv inotroper und sympathikolytischer Effekt sowie eine Stabilisierung von Zellmembranen und die Verbesserung des Kohlenhydrat-, Aminosäuren- und Fettstoffwechsels nachgewiesen worden. Die klinischen Ergebnisse haben jedoch mit Ausnahme beim septischen Schock keine überzeugenden Therapieerfolge erbracht. Methylprednisolon (Urbason 30 mg/kg KG) soll darüber hinaus die im Schock gesteigerte Aggregationstendenz der Thrombozyten hemmen und - zumindest beim Atemnotsyndrom des Neugeborenen - durch Stimulation der Alveolarzellen vom Typ II die Neubildung des für eine ungestörte Lungenfunktion entscheidenden Surfactants fördern. Außerdem soll Methylprednisolon einen Anstieg des für die Lage der Hämoglobin-Sauerstoff-Dissoziationskurve wichtigen 2,3-Diphosphoglycerats bewirken. Beim anaphylaktischen und septischen Schock werden Kortikoidpräparate besonders empfohlen. Nachweisbare therapeutische Effekte dürfen jedoch nur dann erwartet werden, wenn pharmakologische Dosierungen von Hydrokortison (Hydrocortison-Hoechst 50 mg/kg KG), Prednisolon (Ultracorten-H 8 mg/kg KG), Methylprednisolon (Urbason 30 mg/kg KG) oder Dexamethason (Decadron-Schockpackung 8 mg/kg KG) - ein- bis zweimal als Bolus gegeben - zur Anwendung kommen.

13.4.4.10 *Rheologisch wirksame Substanzen*

Bei frühzeitiger Anwendung kann niedermolekulares Dextran die gestörte Mikrozirkulation normalisieren. Mit dem Einsatz von Dextran 40 (Rheomacrodex) z.B. werden infolge Wassereinstroms in das Gefäßsystem die Fließeigenschaften des Bluts verbessert. Wegen seines ausgeprägten hyperonkotischen Effekts und seiner Beeinflussung des Gerinnungssystems sollte das Präparat jedoch nicht bei dehydrierten Patienten und auch nicht in höheren Dosen als 10 ml/kg KG verabreicht werden [460].

13.4.4.11 Gerinnungsaktive Substanzen

Die Verbrauchskoagulopathie ist durch Substitution der verbrauchten Gerinnungsfaktoren zu behandeln (Frischplasma, Frischblut, Thrombozytenkonzentrat) sowie durch Applikation geringer Dosen von Heparin (15000-20000 IE/24 h im Dauertropf), besonders wenn keine Fibrinolyse nachweisbar ist. Unter dieser Dosierung zeigt die Verlängerung der partiellen Thromboplastinzeit (PTT) mit der Verdoppelung des Normalwerts den optimalen therapeutischen Bereich an [211].

13.4.4.12 Analgetika

Schmerzbekämpfungsmaßnahmen sollten beim Schockpatienten nicht vernachlässigt werden. Dabei bietet die intravenöse Gabe geringer Mengen verdünnter Analgetika sowohl den zuverlässigeren schmerzstillenden Effekt als auch eine größere Sicherheit gegen unerwünschte Kreislaufdepressionen als die hohe Dosierung bei subkutaner oder intramuskulärer Applikation. Ausreichende Analgesie dürfte bei intravenöser Gabe von Fentanyl (0,0015 mg/kg KG) oder Pethidin (Dolantin 0,5 mg/kg KG) garantiert sein. Beide Substanzen verhalten sich kardiozirkulatorisch relativ indifferent, so daß eine wesentliche Verschlechterung der hämodynamischen Situation nicht zu befürchten ist [332].

13.4.4.13 Anästhesieverfahren im Schock (s. auch Kap. 10)

Das Anästhesieverfahren für einen Schockpatienten wird weitgehend nach der vorliegenden Situation (Art und Ausdehnung der Verletzung, geplante Operation, Allgemeinzustand usw.) und nach der persönlichen Erfahrung des Anästhesisten ausgewählt. Falls ein lokales Verfahren nicht eingesetzt werden kann, sollte die Anästhesie mit geringen Dosen von Opioidderivaten (Fentanyl 0,003 mg/kg KG) eingeleitet werden, weil diese Substanzen den Kreislauf am geringsten belasten. Die Aufrechterhaltung der Anästhesie erfolgt in Form einer modifizierten Neuroleptanästhesie bei minimaler - dem ZVD angepaßter - Dosierung von DHB. Als Alternative bietet sich die Narkoseeinleitung mit Ketamin (Ketanest 0,5-1,0 mg/kg KG), wobei die evtl. Steigerung des Sauerstoffverbrauchs durch diese Substanz entsprechend berücksichtigt werden sollte. Bei der Verwendung von intravenösen Narkotika muß berücksichtigt werden, daß im Schock die relative Wirkung der Substanzen erhöht ist, da sie in ein kleineres Volumen verabreicht werden. Halothan und Enfluran sind durch ihre gute Steuerbarkeit in der hämodynamisch instabilen Situation bei entsprechender Vorsicht durchaus ebenfalls angebracht. Allerdings muß berücksichtigt werden, daß durch die Verminderung des HZV das Narkotikum langsamer transportiert wird. Dadurch kommt es zu einem Anstieg der alveolären Konzentration. Außerdem ist daran zu denken, daß das Hirn relativ stark durchblutet wird und somit einen hohen Narkotikumanteil erhält. Unter den Muskelrelaxanzien empfehlen sich v. a. Pancuronium und Gallamin.

14 Überdosierung und Vergiftung

Das häufigste Symptom von Überdosierung und Vergiftung ist Bewußtlosigkeit. Bei suizidaler Absicht liegt oft eine Kombination von Medikamentenüberdosis mit starkem Alkoholgenuß vor. Die Tiefe der Depression des ZNS kann durch die Reaktion auf Schmerzreiz, das Vorhandensein des Brechreflexes, die Atemfrequenz, die Blutdruckhöhe und die Pupillenreaktion beurteilt werden.

Im Vordergrund der therapeutischen Maßnahmen steht die Sicherstellung freier Atemwege sowie die Unterstützung von Atmung und Kreislauf. Das hämodynamische System sollte durch Volumensubstitution, Sympathikomimetika oder Kardiaka stabilisiert werden. Bei fehlendem Brechreflex sind die Atemwege durch einen blockierten endotrachealen Tubus zu sichern. Außerdem ist eine kontinuierliche Messung der Körpertemperatur durchzuführen. Die Entscheidung, ob das aufgenommene Medikament aus dem Magen entfernt, durch Antidota neutralisiert oder über die Nieren ausgeschieden werden soll, hängt von der Art der Substanz, der Dauer der Einwirkung und dem Grad der ZNS-Depression ab. Analgetika haben keinen Platz in der Behandlung der Überdosierung oder der Vergiftung.

14.1 Behandlungsprinzipien

Die Behandlung von Vergiftungen beruht auf Magenentleerung sowie Neutralisation und Elimination der toxischen Substanz.

14.1.1 Magenentleerung

Bei der weitaus größten Zahl von Vergiftungen, den peroralen Intoxikationen, ist die Entleerung des Magens die entscheidende therapeutische Maßnahme. Sie erfolgt durch provoziertes Erbrechen oder durch Magenspülung.

14.1.1.1 Provoziertes Erbrechen

Erbrechen kann durch Gabe hypertoner Kochsalzlösungen, durch Injektion von Apomorphin oder durch Gabe von Ipecacuanhasirup hervorgerufen werden.

Hypertone Kochsalzlösungen (2 Eßlöffel NaCl auf ein Glas warmes Wasser) erzeugen etwa 10 min nach oraler Aufnahme Erbrechen. Die Methode ist für Erwachsene und Kinder ab dem 10. Lebensjahr geeignet. Sie kann bei ausbleibendem Erfolg einmal wiederholt werden.

Apomorphin (0,1 mg/kg KG) löst innerhalb von 5 min nach intramuskulärer Injektion Erbrechen aus. Apomorphin sollte nur bei Erwachsenen verabreicht werden, wenn die Salzwasseremesis unwirksam geblieben ist.

Ipecacuanhasirup (10-20 ml) wird bevorzugt bei Kindern verwendet. Nach Einnahme des Sirups und zusätzlicher Wasseraufnahme (100-200 ml) tritt nach etwa 20 min Erbrechen ein.

14.1.1.2 Magenspülung

Bei Bewußtlosigkeit nach peroraler Medikamenten- oder Gifteinnahme ist die Magenspülung indiziert. Die Magenspülung kann wirksam sein, wenn <4 h seit der Einnahme vergangen sind, da viele Medikamente die Magenentleerung verlängern. Trizyklische Antidepressiva können bis zu 12 h im Magen nachgewiesen werden. Es muß jedoch berücksichtigt werden, daß Magenspülungen nach Aufnahme von kohlenwasserstoffhaltigen Produkten (organische Lösungsmittel, Mineralölprodukte) oder ätzenden Substanzen kontraindiziert sind, damit keine Schäden an Ösophagus, Larynx oder Lunge entstehen.

14.1.2 Neutralisation

Als Giftneutralisation bezeichnet man die Umwandlung von Giften in schwer resorbierbare oder mindertoxische Formen vor der Resorption des Gifts.

Bei ätzenden Substanzen erfolgt dies durch Trinken von reichlich Flüssigkeit, insbesondere von Milch bei Säuren, sowie verdünnter Essigsäure oder Zitronensaft bei Laugen.

Bei schaumbildenden Substanzen (z.B. Wasch- und Spülmittel) sind Polysiloxane als Entschäumer peroral zu geben.

Bei öligen Substanzen (Mineralölprodukte, organische Lösungsmittel) wird die Gabe von Paraffinöl empfohlen.

14.1.3 Elimination

Zur Beschleunigung der Giftelimination verwendet man die natürlichen Wege, v.a. die Niere, oder man versucht, die Elimination durch künstliche Apparate zu erreichen (z.B. Hämodialyse).

14.1.3.1 Forcierte Diurese

Die forcierte Diurese hat eine limitierte Anwendung, weil viele Medikamente in unveränderter Form über die Niere ausgeschieden werden. Jedoch kann die Ausscheidung bestimmter Medikamente gesteigert werden, wenn die ionisierte Fraktion der Substanz im Harn gesteigert wird. Dies kann durch Veränderung des pH-Werts erreicht werden. So kann z.B. die Salizylsäureausscheidung durch alkalische Diurese gesteigert werden. Andererseits kann die Ausscheidung von Amphetamin oder Lysergsäurediäthylamin durch eine saure Diurese erhöht werden.

14.1.3.2 Hämodialyse

Eine Hämodialyse kann erwogen werden, wenn eine potentiell gefährliche Substanz aufgenommen wird und der normale Ablauf der Biotransformation oder die renale Ausscheidung unzureichend sind bzw. wenn erhebliche Störungen des kardiovaskulären Systems eingetreten sind. Hämodialyse ist jedoch wenig erfolgreich bei Patienten, die Substanzen mit einer starken Proteinbindung aufgenommen haben. Auch bei Ablagerung der Substanz im Gewebe besteht wenig Hoffnung die Ausscheidungsrate durch Hämodialyse zu erhöhen. So ist z. B. die Hämodialyse wenig wirksam zur Minderung der Plasmakonzentration trizyklischer Antidepressiva, weil nur geringe Anteile dieser stark fettlöslichen Substanz im Plasma vorhanden sind.

14.2 Spezielle Vergiftungen

Im klinischen Alltag werden v. a. Überdosierungen und Vergiftungen mit Opioiden, trizyklischen Antidepressiva und Salzsäurederivaten beobachtet, sowie Vergiftungen durch Kohlenmonoxid, Äthylalkohol, Methylalkohol, Äthylenglykol, Petroleumprodukte, Arsen, Azetaminophen und Pilze.

14.2.1 Opioide

Die auffälligsten Befunde der Opioidüberdosierung sind langsame AF, normales bis erhöhtes AZV und Miosis. Als spezifischer Antagonist steht Naloxon (0,005 mg/kg KG) zur Verfügung. Diese Dosis sollte in Abständen von 2–3 min intravenös verabreicht werden, bis die AF >12/min erreicht. Bei vielen Patienten kann es zur Entwicklung eines Lungenödems kommen, das offensichtlich auf Hypoxämie, Hypotension und einen medikamentenbedingten Endothelschaden zurückgeführt werden muß.

14.2.2 Trizyklische Antidepressiva

Charakteristische Zeichen der Überdosierung von trizyklischen Antidepressiva sind Agitation, gestörtes Sensorium, gestörte Thermoregulation (Hyperthermie), neuromuskuläre Erregbarkeit und Herzrhythmusstörungen. Die anticholinergischen Effekte dieser Substanz äußern sich in Tachykardie, Ileus, Harnretention und Mydriasis. Die spezifische Therapie besteht in der intravenösen Gabe von Physostigmin, welches die unerwünschten Herz- und ZNS-Reaktionen beseitigt. Die wiederholte Gabe von Physostigmin ist erforderlich, weil trizyklische Antidepressiva sehr langsam metabolisiert werden und lange Halbwertszeiten besitzen. Aus diesem Grunde kann auch die Magenspülung bis zu 12 h nach der Einnahme wirksam sein. Hämodialyse und forcierte Diurese hingegen sind wegen der hohen Lipidlöslichkeit nicht wirksam.

14.2.3 *Salizylsäure*

Die Überdosierung mit Salizylsäurepräparaten führt zu Störungen der oxidativen Phosphorylierung und des KH-Stoffwechsels, direkter Stimulation des ZNS und zu Blutgerinnungsstörung.

Die Störung der oxidativen Phosphorylierung verursacht einen gesteigerten O_2-Verbrauch, gesteigerte CO_2-Produktion und vermehrte Wärmeproduktion. Außerdem kann es zur Hypoglykämie kommen.

Charakteristisch für eine SS-Überdosierung ist Hyperventilation infolge vermehrter CO_2-Produktion. Die resultierende respiratorische Alkalose begünstigt die extrazelluläre Verteilung der SS in der ionisierten und wasserlöslichen Form; dies erleichtert zugleich die renale Ausscheidung.

Eine metabolische Azidose kann die SS-Überdosierung begleiten; dies ist gefährlich, weil eine Reduktion des pH-Werts $<7,2$ die Ausscheidung verschlechtert. Unter diesen Bedingungen kann SS toxische Wirkungen im ZNS erzeugen. Deshalb gehört zur Therapie der SS-Überdosierung die Messung des pH-Werts und u. U. die Gabe von $NaHCO_3$.

14.2.4 *Äthylalkohol*

Die klinischen Zeichen der akuten Äthylalkoholvergiftung hängen von der Menge des konsumierten Alkohols, von der Häufigkeit und Dauer des Verbrauchs, dem Grad der hepatischen Oxidation und der Gewöhnung des ZNS an den Alkohol ab. Wenn der Alkoholkonsum mit verminderter Nahrungsaufnahme einhergeht, kann eine schwere Hypoglykämie auftreten. Andere Störungen, insbesondere des ZNS, können durch die gleichzeitige Aufnahme von Medikamenten ausgelöst sein. Im Vordergrund der therapeutischen Maßnahmen steht die Aufrechterhaltung von Atmung und Kreislauf.

14.2.5 *Methylalkohol*

Die Aufnahme von Methylalkohol verursacht eine metabolische Azidose, weil der Methylalkohol im Organismus zu Formaldehyd und Ameisensäure abgebaut wird. Diese Säure ist auch verantwortlich für die toxische Wirkung am N. opticus (Erblindung) und am ZNS. Die Vergiftung mit Methylalkohol wird oft von schweren abdominalen Schmerzen begleitet, die an chirurgische Notsituationen oder Harnleiterkoliken denken lassen. Die Therapie erfordert $NaHCO_3$-Applikation unter Kontrolle des SBH. Außerdem ist die Gabe von Äthylalkohol (p. o. oder i. v.) angezeigt, da das Enzymsystem für den Methylalkoholmetabolismus eine stärkere Affinität zum Äthylalkoholmetabolismus besitzt. Dadurch werden weniger toxische Abbauprodukte des Methylalkohols gebildet. Mit der Hämodialyse kann Methylalkohol aus dem Organismus entfernt werden.

14.2.6 Kohlenmonoxid

Eine häufige Todesursache bei Zimmerbränden oder anderen schweren Feuerunglücksfällen ist die CO-Vergiftung. Das farb- und geruchlose Gas besitzt eine 240mal größere Affinität zum Hämoglobin als Sauerstoff, so daß die Sauerstoffversorgung des Gewebes unmöglich wird. Schon bei einer Konzentration von 0,1% in der Atemluft liegt eine gleiche Konzentration von Carboxyhämoglobin und Oxyhämoglobin im Blut vor. Darüber hinaus wird durch CO die Sauerstoffdissoziationskurve des Oxyhämoglobins nach links verschoben, wodurch die Sauerstoffabgabe an das Gewebe weiter verschlechtert ist.

Eine CO-Intoxikation muß angenommen werden, wenn die Sauerstoffsättigung des Bluts bei normalem arteriellen Sauerstoffpartialdruck niedrig ist. Durch Messung der CO-Hb-Konzentration kann die Diagnose bestätigt werden. Wenn diese Konzentration $>40\%$ beträgt, liegt eine schwere Intoxikation vor. Das AMV steigt nicht an, weil das Glomus caroticum vom arteriellen Sauerstoffpartialdruck erregt wird, der auch bei CO-Vergiftung unverändert ist. Erst wenn infolge Gewebshypoxie eine Laktatazidose eingetreten ist, nimmt auch das AMV zu.

14.2.7 Petroleumprodukte

Eine wesentliche Gefahr nach der Aufnahme von Petroleumprodukten besteht in der Aspiration infolge spontanen Erbrechens nach induzierter Magenentleerung. Der geblockte Cuff eines endotrachealen Tubus bietet keinen absoluten Schutz gegen die Passage dieser niedermolekularen Flüssigkeiten. Deshalb entwickeln etwa 50% der Patienten nach Aufnahme dieser Substanzen pulmonale Komplikationen, die schon etwa 12 h später radiologisch nachweisbar sind. Die Lungenveränderungen entstehen offensichtlich infolge direkter Schädigung des Surfactants durch die Petroleumprodukte. Die systemische Aufnahme von Petroleumprodukten erzeugt keine signifikanten Veränderungen am ZNS oder der Nierenfunktion.

14.2.8 Pilze

Muskarin ist das am längsten bekannte und am weitesten verbreitete Pilzgift. Muskarin ist kein Ester und kann von der Cholinesterase nicht hydrolysiert werden. Das Vergiftungsbild zeigt Erbrechen, Magen-Darm-Koliken, Durchfall, Schweißausbruch, Speichelfluß, Pupillenverengung, Bronchospasmus. Die Symptome treten schon ¼ bis maximal 2 h nach der Nahrungsaufnahme ein. Atropin wirkt bei rechtzeitiger und sachgerechter Anwendung lebensrettend.

15 Kardiopulmonale Reanimation

Die Durchführung der einfachen lebensrettenden Sofortmaßnahmen duldet keinen Aufschub. Im Idealfall sollten nur wenige Sekunden zwischen Erkennung des Atem- oder des Herz-Kreislauf-Stillstands und dem Beginn der Behandlung vergehen. Indikation für Reanimationsmaßnahmen ist der akute Herz-Kreislauf-Stillstand, d.h. das plötzliche und unerwartete Versagen des Herzens und/oder der Atmung bei einem Menschen, dessen Tod zu diesem Zeitpunkt nicht erwartet werden durfte [79, 448].

15.1 Wiederbelebung der Atmung

Freimachen der Atemwege und Wiederherstellung der Atmung sind die ersten Maßnahmen bei der Wiederbelebung der Atmung. Eine Verlegung der Atemwege ist möglich durch Zurücksinken des Zungengrunds (Abb. 15.1) oder durch Fremdkörperobstruktion der Atemwege (z.B. Blut, Erbrochenes, Fremdkörper). Fremdkörper müssen unverzüglich mit dem Finger oder durch Absaugen entfernt werden. Manchmal gelingt es, durch wenige kräftige Schläge auf den Rücken des Patienten, die Atemwege wieder freizumachen. Der Zungengrund kann durch Vorwärtsziehen des Unterkiefers, Reklination des Kopfes [446], durch Anhebung des Unterkiefers oder durch Kombination dieser Methoden vom Kehlkopfeingang abgehoben werden (Abb. 15.2). Eine Atemwegsobstruktion ist manchmal schwierig zu erkennen, solange die Atemwege nicht inspiziert worden sind. Unter Umständen kann eine partielle Atemwegsobstruktion an erhöhten Atemanstrengungen oder Atemversuchen mit Inanspruchnahme der Atemhilfsmuskulatur erkannt werden. Auch Einziehungen der interkostalen, supraklavikulären und suprasternalen Weichteilberei-

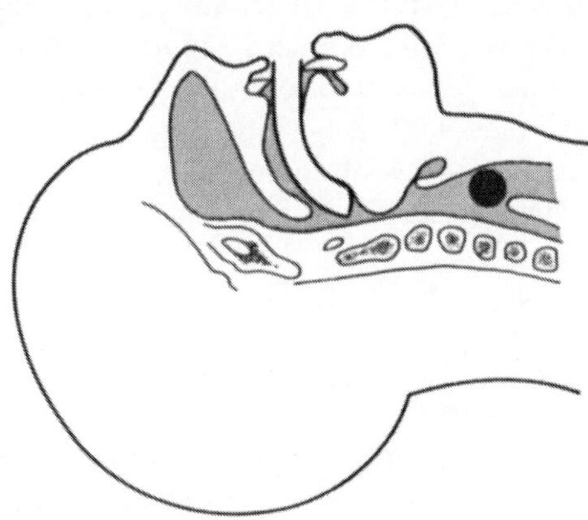

Abb. 15.1. Atemwegsverlegung durch Zurücksinken des Zungengrunds bei falsch gewählter oder fehlender Luftbrücke oder durch Fremdkörper

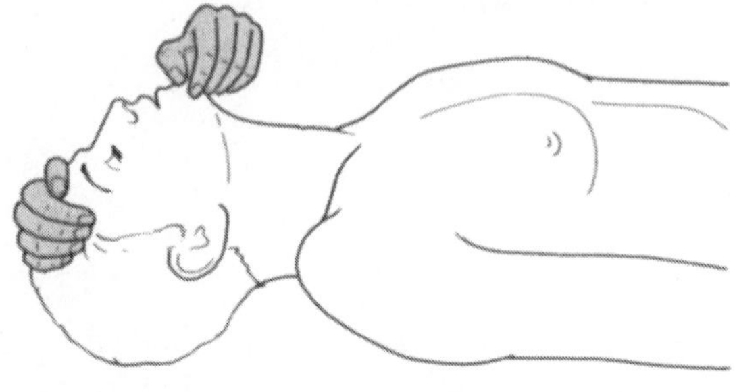

Abb. 15.2. Freimachen der Atemwege durch Vorwärtsziehen des Unterkiefers, Reklination des Kopfes oder Anhebung des Unterkiefers

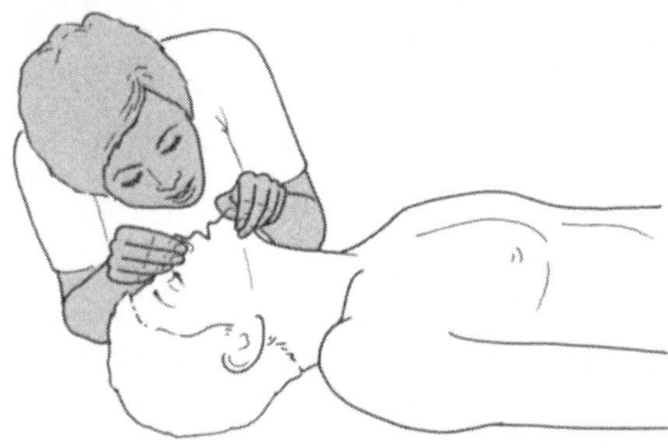

Abb. 15.3. Atemspende durch Mund-zu-Mund- oder Mund-zu-Nase-Beatmung

che weisen auf die Obstruktion hin. Atmet der Patient nach Freimachen der Atemwege nicht oder nur unzureichend, so muß mit der künstlichen Beatmung durch Atemspende oder durch Hilfsmittel begonnen werden. Der Atemstillstand ist gekennzeichnet durch fehlende Atembewegungen und der Unmöglichkeit, Luftbewegungen an Mund oder Nase des Patienten festzustellen. Die Atemspende kann entweder als Mund-zu-Mund- oder als Mund-zu-Nase-Beatmung erfolgen (Abb. 15.3). Beide Methoden sind geeignet, durch den in der Ausatemluft des Helfers vorhandenen Sauerstoffanteil (16%), den Patienten ausreichend mit Sauerstoff zu versorgen. Der Helfer kniet neben dem reklinierten Kopf des Patienten. Mund oder Nase (bei Kindern Mund und Nase) des Patienten werden vom Mund des Retters fest umschlossen; bei Mund-zu-Mund-Beatmung drückt der Helfer mit Daumen und Zeigefinger die Nasenöffnungen des Patienten zusammen; bei Mund-zu-Nase-Beatmung verschließt die Handfläche des Helfers den Mund des Patienten. Die Beatmung beginnt mit vier schnellen tiefen Atemzügen, ohne daß sich die Lunge des Patienten zwischen den Atemzügen voll entleeren kann. Das weitere Vorgehen richtet sich nach der Zahl vorhandener Helfer. Ist nur ein Helfer vorhanden, erfolgen nach zwei schnellen Beatmungen 15 Herzkompressionen. Stehen zwei Helfer zur Verfügung, beträgt das Verhältnis Atemspende : Herzmassage 1 : 5 (Abb. 15.4).

Durch Einführung eines Orotubus (Dräger-Orotubus, Safar-S-Tubus) und Verwendung eines Beatmungsbeutels (Laerdal-Faltenbalg, Ambubeutel) kann die künstliche Beatmung fortgesetzt werden. Die zuverlässigste Methode der Atem-

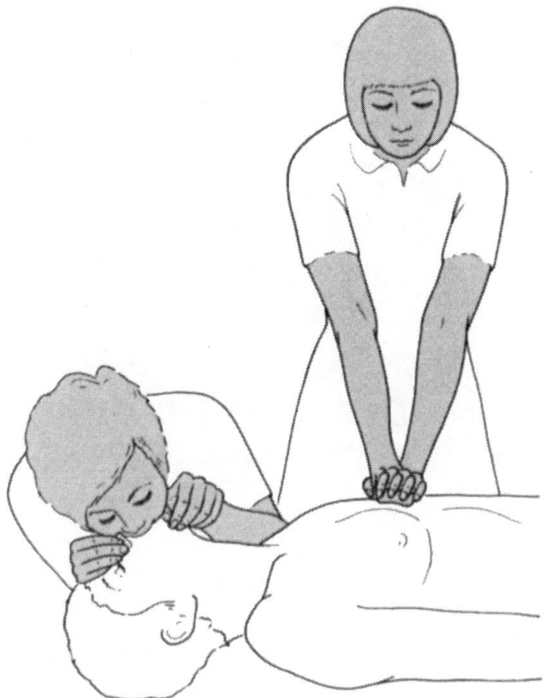

Abb. 15.4. Beatmung und Herzmassage bei Anwesenheit von zwei Helfern

wegsfreihaltung und der künstlichen Beatmung wird durch endotracheale Intubation garantiert. Während der Mund-zu-Mund- oder Mund-zu-Nase-Beatmung kann es – besonders bei Kindern – zur Aufblähung des Magens kommen; diese Störung ist durch Anwendung kleiner Atemvolumina vermeidbar.

15.2 Äußere Herzmassage

Die Diagnose Kreislaufstillstand wird gestellt aufgrund der blaßgrauen Verfärbung von Haut und Schleimhäuten, der fehlenden Atmung (nach max. 60 s), dem fehlenden Karotispuls, der Bewußtlosigkeit (nach max. 15 s) und weiten, lichtstarren Pupillen (nach 60–90 s). Nur wenn es gelingt, innerhalb von 3–4 min durch Herzmassage einen Notkreislauf wieder herzustellen, können definitive hypoxische Schäden des Gehirns vermieden werden.

Die äußere Herzmassage besteht aus rhythmischen Druckeinwirkungen auf die untere Sternumhälfte; jedoch nicht auf den Processus xiphoides. Das Herz liegt leicht links von der Mittellinie zwischen dem unteren Sternum und der Wirbelsäule. Intermittierende Drücke auf das Sternum erhöhen den intrathorakalen Druck und erzeugen damit ein Herzauswurfvolumen. Bei adäquater Durchführung der äußeren Herzmassage können systolische Blutdruckspitzen von 100 mm Hg erreicht werden; allerdings sind die diastolischen Druckwerte niedrig, so daß nur ein mittlerer arterieller Blutdruck von etwa 50 mm Hg erzeugt wird.

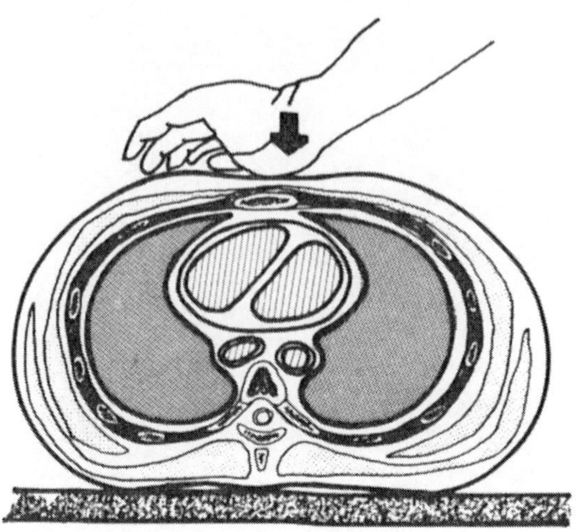

Abb. 15.5. Äußere Herzmassage durch Thoraxkompression

15.2.1 Praktische Durchführung

Der Patient wird horizontal unter gleichzeitiger künstlicher Beatmung auf einer festen Unterlage gelagert. Nach Möglichkeit sollten die unteren Extremitäten leicht erhöht liegen; der Kopf darf sich auf keinen Fall auf einem höheren Niveau als das Herz befinden. Die übereinandergelegten Handballen des Retters drücken das Sternum des Patienten zwischen mittlerem und unterem Drittel etwa 4-5 cm gegen die Wirbelsäule (Abb. 15.5) und heben danach den Druck komplett auf. Der intrathorakale Druck komprimiert das Herz und die großen Gefäße, wodurch eine bestimmte Blutmenge in Zirkulation gebracht wird. Der erforderliche Druck ist der Elastizität des Thorax entsprechend anzupassen (bei Kindern reicht der Druck einiger Finger), um Rippenfrakturen nach Möglichkeit zu vermeiden. Durch die komplette Aufhebung des Drucks kann das Blut in das Herz zurückfließen; die Relaxationszeit sollte ebenso lang sein, wie die Kompressionszeit. Die Wirksamkeit einer Herzmassage kann am Auftreten von massagesynchronen Pulsen (A. carotis, A. femoralis) und der Verengung der Pupillen beurteilt werden [160].

15.2.1.1 Ein-Helfer-Methode

Steht nur ein Helfer zur Verfügung, müssen Beatmung und Herzmassage in einem Verhältnis von 2:15 durchgeführt werden; d.h. zwei sehr schnellen Beatmungen folgen 15 Thoraxkompressionen mit einer Arbeitsfrequenz von etwa 80/min. Der Karotispuls sollte während der Herzmassage in regelmäßigen Abständen kontrolliert werden, um die Effektivität der äußeren Herzmassage oder das Wiedereinsetzen der spontanen Zirkulation festzustellen.

15.2.1.2 Zwei-Helfer-Methode

Da eine künstliche Herzmassage immer mit künstlicher Beatmung kombiniert werden muß, ist die Zwei-Helfer-Methode nach Möglichkeit zu bevorzugen.

Ein Helfer kniet an der Seite des Patienten und führt die äußere Herzmassage aus, während der andere am Kopf des Patienten verbleibt, diesen in reklinierter Haltung hält und die Beatmung durchführt. Die Kompressionsrate bei der Zwei-Helfer-Methode beträgt 60/min. Wenn die Herzmassage ohne Unterbrechungen erfolgt, kann sie kontinuierlich eine Durchblutung, wirksame Drücke und eine ausreichende kardiale Füllung ermöglichen. Eine optimale Beatmung sollte in die Relaxationsphase der fünften Kompression fallen. Der die Beatmung durchführende Helfer sollte in regelmäßigen Abständen die Wirksamkeit der äußeren Herzmassage durch Fühlen des Karotispulses und Kontrolle der Pupillengröße und -reaktion überprüfen.

Die kardiopulmonale Reanimation kann am wirkungsvollsten durchgeführt werden, wenn sich die beiden Helfer an der jeweils gegenüberliegenden Seite des Notfallpatienten befinden. Bei Ermüdung des die Herzmassage durchführenden Helfers können sie ihre Position ohne Unterbrechung der 5:1-Sequenz wechseln.

15.3 Medikamentöse und elektrische Herzwiederbelebung

Parallel zur künstlichen Beatmung und äußeren Herzmassage sollte möglichst frühzeitig ein intravenöser Zugangsweg geschaffen werden. Außerdem sollte die Ableitung eines EKG erfolgen. Der intravenöse Katheter wird zunächst durch Infusion einer Elektrolytlösung (in der Regel 8,4%ige Bikarbonatlösung 1-2 ml/kg KG) durchgängig gehalten. Ist die äußere Herzmassage wirksam, werden intravenös Epinephrin (Suprarenin 0,015 mg/kg KG, in NaCl-Lösung 1:10 verdünnt) und Kalziumchlorid (15 mg/kg KG) verabreicht. Der Wert einer Applikation von Kalziumchlorid wird in letzter Zeit in Zweifel gezogen, da tierexperimentelle Studien nach Ca-Gabe sowohl am Myokard als auch am Gehirn schädliche Wirkungen zeigten. Dagegen erwies sich die Gabe des Ca-Antagonisten Diltiazem in allen Fällen von Vorteil. Bei unwirksamer Herzmassage oder fehlendem intravenösen Zugangsweg ist die intratracheale Applikation von Adrenalin (Suprarenin 0,015 mg/kg KG, in Na-Cl-Lösung 1:10 verdünnt) angezeigt. Eine intrakardiale Injektion sollte nur als Ultima ratio erfolgen (s. 13.4.4) [421].

Ist der Kreislaufstillstand durch Kammerflimmern verursacht, so muß das Herz durch Elektroschock defibrilliert werden. Die dafür erforderlichen Elektroden werden entweder an der vorderen und hinteren Thoraxwand oder rechts und links vom Herzen plaziert (Abb. 15.6). Zur Verbesserung der Leitfähigkeit werden die entsprechenden Hautpartien mit Elektrodenpaste eingerieben. Die heute verwendeten Gleichstromdefibrillatoren liefern Stromstärken zwischen 80-400 Ws bei einer Stromflußdauer von 4-5 ms. Die Defibrillation sollte zunächst mit geringeren Stromstärken begonnen werden, wiederholte Anwendungen werden mit höheren Stromstärken durchgeführt. Gelingt es auch nach diesen Maßnahmen nicht, das Herz zur normalen Aktion zu bringen, so sollte bei berechtigten Erfolgsaussichten thorakotomiert, eine direkte manuelle Herzmassage, die wiederholte Applikation von Epinephrin und Kalziumchlorid sowie die direkte Defibrillation mit 20-60 Ws angeschlossen werden.

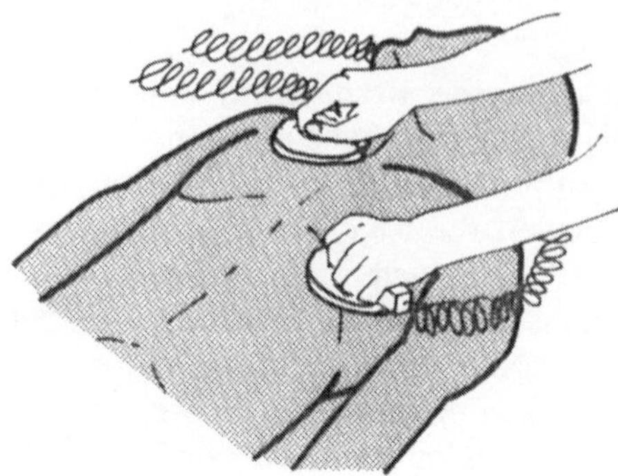

Abb. 15.6. Plazierung der Elektroden zur Defibrillation des Herzens

15.4 Hirnschutz und Reanimation

Nach einer 20–30 min dauernden zerebralen Minderperfusion kommt es zum Hirnschaden. Im Tierversuch konnte dieser Zeitraum um 15 min verlängert werden, wenn Barbiturate verabreicht wurden. Ein weiterer hirnprotektiver Effekt konnte durch Anwendung einer mittleren Hypothermie (35 °C) erreicht werden. Der Mechanismus der Barbituratwirkung ist nicht restlos aufgeklärt. Offensichtlich beruht er auf der Verminderung der Stoffwechselrate für 0_2, der Entfernung freier Radikale, der Herabsetzung der Kaliumfreisetzung und der zentralen Vasokonstriktion. Die Abnahme des Sauerstoffverbrauchs des Gehirns scheint die wesentlichste Bedeutung zu besitzen. Dennoch kann ein positiver therapeutischer Effekt nicht in jedem Fall erzielt werden.

15.5 Fehler bei der Reanimation

Die fehlerhafte Durchführung der Reanimationsmaßnahmen kann Ursache hypoxischer Hirnschäden werden. Deshalb darf keine Unterbrechung der kardiopulmonalen Reanimation von mehr als 5 s stattfinden. Lediglich für die Durchführung der endotrachealen Intubation und für den Transport des Patienten in die weiterbehandelnde Betteineinheit (z. B. Intensivstation) ist eine Unterbrechung bis zu 30 s vertretbar. Vor Stabilisierung der Kreislaufverhältnisse sollte die Position des Patienten nicht verändert werden. Eine Kompression im Bereich des Processus xiphoideus sollte wegen der Gefahr von Weichteilverletzungen (Leber, Milz) unbedingt vermieden werden. Die Kompressionen sollten stets regelmäßig und gleichförmig erfolgen, damit eine möglichst optimale Durchblutung der Hirngefäße erfolgt. Die äußere Herzmassage wird wesentlich erleichtert, wenn sich die Schultern des Helfers direkt über dem Sternum des Patienten befinden, die Ellbogen des Helfers sollten stets durchgedrückt sein.

Als Komplikationen von kardiopulmonalen Reanimationsmaßnahmen wurden bisher beschrieben: Milzzerreißung, Leberzerreißung, Rippenfrakturen, Sternumfrakturen, Pneumothorax, Hämatothorax und Fettembolien.

15.6 Beendigung der Reanimationsmaßnahmen

In der Regel werden Wiederbelebungsmaßnahmen über einen Zeitraum von 30 min durchgeführt. Es ist im Einzelfall nicht möglich, starre Regeln für die Zeitdauer einer Reanimation aufzustellen. Bei jeder Entscheidung sollte man davon ausgehen, daß nur der Zustand wiederhergestellt werden kann, der vor Eintritt des Herzstillstands bestand. Deshalb wird man Wiederbelebungsmaßnahmen bei primär gesunden Patieten u. U. auf mehr als 1 h ausdehnen, bei Patienten mit unheilbaren Erkrankungen schon sehr viel früher beenden. In die Entscheidung zum Abbruch der Reanimationsmaßnahmen wird auch die Zeitdauer vom Auftreten des Herzstillstands bis zum Beginn der Wiederbelebung einfließen müssen. Beträgt der Zeitraum mehr als 5 min, so daß hypoxische Hirnschäden bereits ausgebildet sind, wird man sich entsprechend früher zum Abbruch der Wiederbelebungsmaßnahmen entschließen. Handelt es sich jedoch um einen Patienten, der nach einem Unglücksfall längere Zeit unterkühlt wurde (z. B. Ertrinken, Lawinenverschüttung), sind die Reanimationsmaßnahmen auf längere Zeiten auszudehnen, weil die Hypoxietoleranz des Gehirns durch Hypothermie verlängert wird [447].

Nach erfolgreicher Reanimation ist der Patient auf eine Intensivtherapiestation zu verlegen, damit er bis zur Stabilisierung der hämodynamischen, pulmonalen und metabolischen Situation adäquat kontrolliert werden kann.

15.6.1 Kriterien des Hirntods

Die Entwicklung der modernen Reanimation und die Möglichkeiten der künstlichen Beatmung haben zu dem Problem geführt, daß ein Patient mit intakter pulmonaler und kardialer Funktion beatmet wird, bei dem bereits ein irreversibler Hirnschaden eingetreten ist. Der absolute Ausfall der Funktion der Großhirnrinde und des Hirnstamms stellt jedoch eine Indikation zur Einstellung aller künstlichen lebensrettenden Maßnahmen dar, da der Hirntod mit dem Tod des Menschen gleichgesetzt wird. Die Feststellungen zum Vorliegen eines Hirntods beruhen auf bestimmten Voraussetzungen, auf Symptomen des Ausfalls der Hirnfunktion, auf ergänzenden Untersuchungen und auf die Zeitdauer der Beobachtung.

15.6.1.1 Voraussetzungen

Patienten mit primären und sekundären Hirnschäden bilden den wesentlichen Anteil von Kranken, die in diesen Entscheidungsprozeß einbezogen werden. Primäre Hirnschädigungen mit akuter hochgradiger intrakranieller Druckschädigung entstehen v. a. durch schwerste Hirnverletzungen, spontane intrakranielle Blutungen, Hirninfarkte, in seltenen Fällen durch maligne Hirntumore sowie durch akuten Verschlußhydrozephalus.

15.6.1.2 Symptome des Ausfalls der Hirnfunktion

Der Hirntod wird durch den irreversiblen Verlust der Großhirn- und der Stammhirnfunktion gekennzeichnet durch Bewußtlosigkeit (Koma) von mehr als 12 h Dauer, Ausfall der Spontanatmung, Lichtstarre beider wenigstens mittelweiten Pupillen, Fehlen des okulozephalen Reflexes, Fehlen des Kornealreflexes, Fehlen von Reaktionen auf Schmerzreize im Trigeminusbereich sowie Fehlen des Pharyngeal-/Trachealreflexes. Das Vorliegen aller dieser Befunde muß übereinstimmend von zwei Untersuchern festgestellt werden.

15.6.1.3 Ergänzende Untersuchungen

Während einer kontinuierlichen Registrierung über 30 min muß das EEG eine hirnelektrische Stille (Null-Linien-EEG) aufzeigen. Bei Säuglingen und Kleinkindern bis zum 2. Lebensjahr muß wegen der physiologischen Unreife des Gehirns die EEG-Registrierung nach 24 h wiederholt werden, bevor der Hirntod festgestellt wird.

Die beidseitige Angiographie muß bei einem ausreichenden Systemblutdruck einen zerebralen Zirkulationsstillstand nachweisen.

15.6.1.4 Zeitdauer der Beobachtung

Wenn auf das EEG verzichtet werden muß und wenn auch kein angiographischer Befund vorliegt, müssen die Symptome des Ausfalls der Hirnfunktion bei Erwachsenen und älteren Kindern nach primärer Hirnschädigung während mindestens 12 h, nach sekundärer Hirnschädigung während 3 Tagen nochmals übereinstimmend nachgewiesen werden, bis der Hirntod festgestellt werden kann.

Bei Säuglingen und Kleinkindern bis zum 2. Lebensjahr soll in allen Fällen mit primärer Hirnschädigung die Beobachtungszeit 24 h betragen.

15.6.1.5 Protokollierung

Die zur Diagnose des Hirntods führenden klinischen und apparativen Untersuchungsbefunde, sowie alle Maßnahmen, die auf ihre Ausprägung Einfluß nehmen können, müssen dokumentiert werden mit Datum, Uhrzeit und den Namen der untersuchenden Ärzte. Die Verantwortung für die Feststellung des Hirntods bleibt unteilbar beim behandelnden Arzt.

16 Parenterale Ernährungstherapie

Heutzutage ist es keine Seltenheit, daß ein Anästhesist zu einem Patienten gerufen wird, der eine parenterale Ernährungstherapie erhält, um ihn für eine anstehende Operation zu prämedizieren. Solche Patieten bergen in den meisten Fällen wegen ihres Grundleidens ein erhöhtes Narkoserisiko. Die erste Frage, die sich stellt, ist, wie der Anästhesist vor, während und unmittelbar nach dem operativen Eingriff die Fortsetzung der intravenösen Ernährung handhaben soll.

Um eine der jeweiligen Situation eines solchen Patienten angepaßte Entscheidung fällen zu können, soll zunächst auf die Pathophysiologie des Hunger-, Operations- und Traumastoffwechsels eingegangen werden.

16.1 Pathophysiologische Voraussetzungen

Nach der allgemein üblichen präoperativen Nahrungskarenz stellen die freien Fettsäuren 9%, die Triazylglyzeride 65% und die Glukose 25% der verfügbaren Energie im Blut dar. Der Gesamtkörperglukoseumsatz beträgt etwa 140-240 g pro Tag. Davon werden etwa 66% in den Erythrozyten, den Leukozyten, der Medulla renis und der Muskulatur in Laktat übergeführt. Das meiste Laktat wird in der Leber im Rahmen des Cori-Zyklus in Glukose wieder umgewandelt. Die anderen Glukosepräkursoren der Leber sind das Alanin aus der Muskulatur mit 36-70 g/Tag und das Glyzerin aus dem Fettgewebe mit 11-14 g/Tag (Tabelle 16.1).

16.2 Metabolische Veränderungen nach chirurgischen Eingriffen

Die chirurgisch gesetzte Wunde und die traumatische Verletzung bedingen eine Erhöhung des Grundumsatzes. Die Zellen, die die entzündliche Reaktion vermitteln, sowie der Prozeß der Gewebsreparation decken ihren Energiebedarf primär aus dem Abbau von Glukose [255]. Dieser gesteigerte Glukosebedarf wird nach Operation [497], Trauma [256] und Verbrennung [30] durch eine erhöhte Glukoneogenese-

Tabelle 16.1. Die Körperreserven eines erwachsenen Menschen

Substrate	Gewebe	Gewicht (g)	Kilokalorien	Verfügbarkeit
Triazylglyzerin	Fett	12000	112000	46 Tage
Protein	Muskulatur	6000	24000	10 Tage
Glykogen	Muskulatur	400	1600	16 h
Glykogen	Leber	70	280	3 h
Glukose	Blut	20	80	0,8 h

und Glukoseabgaberate der Leber gedeckt. Durch eine eingeschränkte periphere, sprich muskuläre Glukoseverwertung [60] sowie durch eine über den Bedarf hinausgehende hepatische Glukoseproduktion wird die Glukoseversorgung der primär glukoseutilisierenden Gewebe durch hormonelle Umstellung sichergestellt.

16.3 Hormonelle Veränderungen nach Operationen und Trauma

16.3.1 Insulin

Das Muster der Insulinsekretion in Abhängigkeit vom jeweiligen chirurgischen Eingriff ist in der Zwischenzeit sorgfältig untersucht worden. Während des chirurgischen Eingriffs ist die Insulinsekretion gehemmt [20]. Da die intraoperative Insulinsekretion durch α-adrenergische Blockade gesteigert werden kann, ist die Hemmung der Insulinsekretion wahrscheinlich durch Noradrenalin vermittelt. Die Dauer der eingeschränkten Insulinsekretion hängt vom Schweregrad des chirurgischen Eingriffs oder des erlittenen Traumas ab; nach einem unkomplizierten chirurgischen Eingriff kehrt die normale Insulinsekretion nach ca. 7 Tagen zurück.

16.3.2 Kortisol

Die Kortisolsekretion ist nach Trauma und Operationen gesteigert, so daß Spitzenkonzentrationen innerhalb weniger Stunden nach dem auslösenden Ereignis erreicht werden. Darüber hinaus ist der relative Anteil des ungebundenen, aktiven Kortisols ebenfalls erhöht, so daß in den häufigsten Fällen die mögliche metabolische Wirkung unterschätzt wird.

16.3.3 Schilddrüsenhormone

Eine intakte Funktion der Schilddrüse ist eine Voraussetzung für den ausgeglichenen Ablauf aller Stoffwechselprozesse. Die Veränderungen der Schilddrüsenhormonkonzentrationen nach einem Trauma oder nach Operationen und deren metabolische Bedeutung ist bisher noch recht widersprüchlich. Chirurgische Eingriffe und Trauma gehen mit einem Abfall des Trijodthyronin (T_3) und einem Anstieg des Reverse-Trijodthyronin (rT_3) einher; der Quotient T_3/rT_3 fällt ab. Innerhalb von etwa 10 Tagen nach Operation normalisiert sich das Verhältnis T_3/rT_3 wieder. Bei schwerverletzten Patienten besteht eine signifikante Korrelation zwischen einem Ausbleiben des T_3-Anstiegs und einer erhöhten Mortalitätsrate. Eine intravenöse Zufuhr von Glukose kann diesen Veränderungen nicht entgegenwirken. Im Gegensatz dazu kann durch die intravenöse Anwendung von Xylit als Energieträger im Rahmen der perioperativen parenteralen Ernährung ein postoperativer Abfall des T_3-Spiegels vermieden oder zumindest abgeschwächt werden [192].

Tabelle 16.2. Die Wirkungen der wesentlichen hormonellen Umstellungen nach Trauma

Hormone	Blutspiegel nach Trauma	Glukose-verwertung	Glukoneogenese	Glykogenolyse
Insulin	− − − − + +	− −	− −	− −
Kortisol	+ +	− −	+ +	0/+
Adrenalin	+ +	−	+ +	−
Noradrenalin	+ +	−	+ +	0
Glukagon	+ +	0	+ +	+ +
STH	+	−	+	0
T_3	− −	0	?	0
Gesamtwirkung		− −	+ +	+ +

16.3.4 Glukagon

Der Plasma-Glukagonspiegel steigt nach chirurgischen Eingriffen und nach einem Trauma an. Das Ausmaß der Konzentrationserhöhung hängt vom Schweregrad des Eingriffs oder des Traumas ab, wobei der maximale Blutspiegel etwa 18–48 h nach dem auslösenden Ereignis erreicht wird. Die Wirkung des Glukagons ist in einer gesteigerten Glukoneogeneserate und einer erhöhten Glykogenolyse der Leber zu finden.

Die dominierende Wirkung der durch Operation oder Trauma bedingten hormonellen Veränderungen ist eine Proteolysesteigerung in der Muskulatur, wodurch ein vermehrter Austausch von Aminosäuren von der Peripherie (Muskulatur) hin zu den viszeralen Organen (Leber) erfolgt.

16.3.5 Wechselwirkungen zwischen Pharmaka und Kohlenhydratstoffwechsel

16.3.5.1 α-Rezeptorenblocker

Auf Grund der Antagonisierung des Noradrenalins an der pankreatischen β-Zelle, ist mit einer Verbesserung der Glukosetoleranz zu rechnen. Bisherige Untersuchungen haben sich primär mit hämodynamischen Wirkungen beschäftigt.

16.3.5.2 β-Rezeptorenblocker

Die hormonellen Umstellungen nach Operationen und Trauma führen zu einer weitgehenden Abschwächung der metabolischen Wirkungen von β-Rezeptorenblockern.

16.3.5.3 Inotrop wirksame Substanzen

Adrenalin und Dopamin führen zu einem intraoperativen Anstieg des Blutglukose- und Insulinspiegels. Isoprenalin vermag intraoperativ die Insulinsekretion zu steigern und somit die periphere Glukoseverwertung zu erhöhen. Aufgrund der Wechselwirkungen zwischen inotrop wirksamen Substanzen und der Glukosehomöostase, erscheint es grundsätzlich erforderlich, bei der Anwendung derartiger Substanzen während der Operation den Blutglukosespiegel engmaschig zu kontrollieren.

16.3.5.4 Peripher und zentral wirksame Analgetika

Leitungsanästhetika sowie Morphin und Fentanyl führen zu einer weitgehenden Abschwächung der metabolischen Veränderungen, die durch Operationen und Traumata ausgelöst werden. Eine intraoperative Änderung eines Narkoseverfahrens wird daher bei einem metabolisch nichtstabilen Patienten (z. B. Diabetiker, Patient mit Leberinsuffizienz, Patient mit endokrinologischen Störungen) zu erheblichen Schwankungen des Blutglukosespiegels führen, der daher engmaschig kontrolliert werden sollte.

16.3.5.5 Sedativa und Anxiolytika

Die im Rahmen der präoperativen Prämedikation zur Anwendung kommenden Sedativa und Anxiolytika können zu einer Abschwächung des Stoffwechsels führen, wodurch der Stoffwechsel eines Patienten geringeren hormonell bedingten Schwankungen ausgesetzt ist.

16.3.6 Zusätzliche Faktoren

Grundsätzlich gelten alle oben aufgeführten postoperativen und posttraumatischen Stoffwechselveränderungen auch für den Patienten, der bereits präoperativ intravenös ernährt wird. Die Indikationen zu einer parenteralen Ernährungstherapie, sowie die präoperativen metabolischen Wirkungen intravenös verabreichter Substrate, bedürfen einer getrennten Besprechung solcher Patienten.

16.4 Indikationen und Konzepte zur präoperativen parenteralen Ernährung

Ein Verlust von 20% des Körpergewichts geht mit einer postoperativen Mortalitätsrate von 33% einher; im Gegensatz dazu beträgt die allgemeine postoperative Mortalität bei Patienten mit geringerem Gewichtsverlust nur 3,5%. Die Bedeutung eines Gewichtsverlusts für die allgemeine Prognose eines Patienten wird nochmals deutlich, wenn man sich vergegenwärtigt, daß ein Gewichtsverlust aufgrund eines körperlichen Leidens in einem Drittel aller Fälle zum Tode führt. Ein Teil der Gewichtsabnahme ist auf einen Verlust an Muskelmasse zurückzuführen, der eine progrediente allgemeine Schwäche hervorruft. Dadurch vermindert sich die Vitalkapazität, das Atemzugvolumen, das Atemminutenvolumen, die Atemfrequenz und die Kraft, einen Hustenstoß auszulösen. Diese Veränderungen in der Atemtätigkeit erhöhen das perioperative Risiko einer respiratorischen Infektion.

Beim Patienten mit signifikantem Gewichtsverlust erfolgt auch eine Änderung in der Zusammensetzung der Körperkompartimente dahingehend, daß es zu einem Verlust an Körperzellmasse bei gleichzeitiger Vergrößerung des extrazellulären Volumens kommt. Da chronische Unterernährung mit Gewichtsverlust die Syntheserate und den Plasmagehalt an Albumin, Transferrin, thyroxinbindendes Protein und retinolbindendes Protein senkt, erfolgt damit eine wesentlich veränderte Pharmakokinetik der angewandten Medikamente. Die geringfügigere Bindungsfähigkeit der plasmatischen Eiweiße für Pharmaka geht mit einer verstärkten Wirkung einher, wobei die Halbwertszeit wegen Veränderungen in der Organperfusion sowie unterschiedlich stark ausgeprägten Enzyminduktionen selten genau vorherberechenbar ist.

Eine Kachexie manifestiert sich oft bei Patienten mit schweren Formen rheumatischer Herzleiden, insbesondere dann, wenn die Mitralklappe in den Prozeß eingeschlossen ist. Bei 350 hospitalisierten Patienten lag die Inzidenz einer signifikanten Unterernährung bei 50 Patienten mit primärer Herzerkrankung am höchsten.

Die Gründe dafür sind in einer niedrigen Herzauswurfleistung, der schlechten Gewebsoxygenierung und zusätzlich in der unzureichenden Resorption und Verteilung oral aufgenommener Nahrungsmittel zu suchen. Da bereits eine kurzfristige Nahrungskarenz das Herzvolumen um 17% reduziert und zu einer Reduzierung der Herzauswurfleistung und kardialen Kompensationsbereitschaft führt, die die Neigung zu Bradykardie und Hypotension erhöht, ist Vorsicht bei der Einleitung und bei der Führung einer Narkose solcher Patienten angebracht.

Bereits 1912 konnte Benedict zeigen, daß längerfristiges Hungern zu einer Erniedrigung des Grundumsatzes führt. Bei der Anwendung einer präoperativen parenteralen Substratzufuhr muß man sich diese Tatsache bei der Wahl der Mittel sowie bei der Entscheidung der quantitativen Zufuhrmenge immer vor Augen halten.

Während der Allgemeinanästhesie sinkt der Gesamtkörpersauerstoffverbrauch ab [477]. Die Einschränkung des Sauerstoffbedarfs während einer allgemeinen Narkose beruht z. T. auf einer narkosebedingten Senkung des Grundumsatzes sowie auf einer Reduzierung der Körpertemperatur und einer Minderperfusion unterschiedlicher Gewebe. Postoperativ steigt der Sauerstoffbedarf über den Ausgangswert wieder an, da wahrscheinlich das intraoperative Sauerstoffdefizit minderperfundierter Organsysteme gedeckt wird. Die Leber ist eines der Organe, die von einer intraoperativen Perfusionssenkung in einer Größenordnung von 40–70% des Ausgangswerts betroffen ist. Diese Minderperfusion persistiert bis zu 1 Woche nach dem chirurgischen Eingriff in Allgemeinanästhesie. Dieser Befund macht daher gerade die Leber in der intra- und postoperativen Phase anfällig für iatrogen bedingte Veränderungen ihres Stoffwechsels.

Nach einem unkompliziert verlaufenden ausgedehnten chirurgischen Eingriff erhöht sich der Grundumsatz um ca. 10%. Patienten mit multiplen Verletzungen und einem Bruch eines oder mehrerer langer Knochen haben einen um 10–30% erhöhten Grundumsatz. Peritonitis und ausgedehnte Infektionen führen zu einer Grundumsatzerhöhung von 20–60%.

Wird ein Patient vor einer anstehenden Narkose bereits parenteral ernährt, so muß man sich über folgende substratinduzierte metabolische Wirkungen im klaren sein:

Grundsätzlich führt eine kurzfristige präoperative parenterale Ernährung zuerst zu einer Steigerung des Gesamtkörperkaliumgehalts, ohne daß der Gesamtkörperstickstoffgehalt sich ändert. Neben der günstigen inotropischen Wirkung eines Plasma-Kalium-Spiegels zwischen 4,5-5,5 mmal/l beim insuffizienten Herzen, kann durch eine Erhöhung des Gesamt-Kalium-Bestands die postoperative Komplikationsrate gesenkt werden.

16.5 Katheterbedingte Komplikationen

Peripher-venöse Katheter sind bereits nach 24stündiger Liegedauer oft von einer Entzündung der Vene begleitet, so daß geringgradige Manipulationen zu einer Perforation derselben führen können. Daher sollten solche Zugänge niemals zur Einleitung einer Narkose benutzt werden, da das Risiko, Pharmaka in das umliegende Gewebe zu injizieren, außerordentlich groß ist.

Zentral-venöse Katheter bergen immer das Risiko einer Kathetersepsis, die während der Einleitung und Führung einer Narkose in Form von Hypotension oder kardialer Insuffizienz manifestiert wird. Daher ist neben der Eruierung der Liegedauer sowie der Kontrolle der Einstichstelle auch auf mögliche Hinweise (z. B. Temperatur, Zentralisierung, Blutbild) einer katheterbedingten Infektion zu achten. Ein kurzfristig präoperativ gelegter zentraler Venenkatheter bietet immer die potentielle Gefahr der Ausbildung eines Pneumothorax, der Ansammlung von Nährflüssigkeit im Pleuraspalt und massiver Blutverluste. Die Konzentration von Lachgas während einer Allgemeinanästhesie in einem Pneumothorax führt zu einer weiteren Kollabierung der Lunge mit Problemen der Beatmung. Man darf sich bei einem vor längerer Zeit gelegten Katheter nicht in Sicherheit fühlen, da die oben beschriebenen Komplikationen auch bei längerfristig liegenden Kathetern beschrieben worden sind. Bei allen Patienten mit einem zentralen Venenkatheter scheint es daher angebracht, öfter als üblich die Lungen intra- und postoperativ auszukultieren.

16.6 Komplikationen aufgrund zu hoher Kohlenhydratzufuhr

Werden 1000 kcal Kohlenhydrate oberhalb des Grundumsatzbedarfs verabreicht, so ist dies mit einer iatrogenen Stimulation des Grundumsatzes von 10-20% verbunden. Die Ursache dafür liegt in einer glukosevermittelten Steigerung der Noradrenalinsekretion. Die oben beschriebenen operativ und traumabedingten Steigerungen des Grundumsatzes werden durch eine über den Bedarf hinausgehende Kohlenhydratzufuhr noch weiter verstärkt.

Beim hypermetabolen Patienten führt die Zufuhr von Glukose oberhalb der endogenen Produktionsrate von 3 g/kg KG/Tag zu einer signifikanten Steigerung der CO_2-Produktion, so daß bei eingeschränkter pulmonaler Funktion ein solcher Patient postoperativ respiratorisch dekompensieren kann. Beim beatmeten Patienten besteht die Gefahr, daß er vom Respirator nicht entwöhnt werden kann.

Jede überschüssige Kohlenhydratzufuhr ist darüber hinaus mit einer Stimulation der hepatischen Lipogenese verbunden, die mit der Gefahr der Entwicklung einer Fettleber und Störungen der Syntheseleistung dieses Organs verbunden ist.

16.7 Glukosebedingte Komplikationen

Zunächst muß herausgestellt werden, daß die Unterbrechung einer Glukosezufuhr, die in einer Dosierung oberhalb der endogenen Produktionsrate (3 g/kg KG/Tag) verabreicht wurde, mit einer reaktiven Hypoglykämie einhergehen kann.

Um bei einem unterernährten Patienten ohne Streß eine positive Stickstoffbilanz zu erzielen, reicht es aus, die Energiezufuhr auf die Deckung des Grundumsatzbedarfs zu beschränken.

Eine Kalorienzufuhr, die oberhalb des energetischen Bedarfs liegt, geht immer mit einer überproportionalen Fettbildung und Fettablagerung einher. Der Wiederaufbau von fettfreiem Gewebe erfolgt beim unterernährten, nicht im Streß befindlichen Patienten maximal mit 4-6 g Stickstoff/Tag, wenn der Grundumsatz mit 1,75 Mol des Bedarfs gedeckt wird und 1,5 g Protein pro Tag zugeführt werden. Anders ausgedrückt, werden unter solchen Bedingungen 120-180 g fettfreies Gewebe pro Tag aufgebaut, wobei gleichzeitig eine zumindest gleichgroße Anhäufung von Fett erfolgt. Bei einem im Streß befindlichen Patienten kann mit oben angeführtem Infusionsregime bestenfalls ein Stickstoffgleichgewicht erzielt werden. Eine Erhöhung der Energiezufuhr würde ausschließlich zu einer Steigerung der Lipogeneserate führen [193].

Führt man Glukose in einer Dosierung nicht höher als die endogene Produktionsrate (3 g/kg KG/Tag) zu und deckt die andere Hälfte des Kohlenhydratbedarfs mittels Xylit in einer Dosierung (bis maximal 3 g/kg KG/Tag) ab, so wird durch solch ein Infusionsregime der operations- oder traumabedingt gesteigerte Substratumsatz nicht noch zusätzlich stimuliert [194]. Auch die intra- und postoperative metabolische Überwachung solcher Patienten wird durch solch eine traumaorientierte Energiezufuhr wesentlich erleichtert. Bei längerfristiger parenteraler Ernährung sowie nach schwerem Trauma und Sepsis wird durch die Zufuhr von Fettemulsionen der Organismus nicht nur mit essentiellen Fettsäuren versorgt, sondern die exogene Fettzufuhr senkt auch die Umwandlung von Glukose zu Fett in der Leber und somit das Risiko der Ausbildung einer schweren Fettinfiltration; gleichzeitig wird der respiratorische Quotient und die CO_2-Bildung gesenkt. In der unmittelbaren postoperativen Phase nach Trauma ist in der Erhaltung des Proteinbestands ein wesentliches Ziel der intravenösen Substratzufuhr zu sehen. Durch ein Glukose/Xylit-Regime und die gleichzeitige Applikation von Fett als Energieträger, werden günstigere Stickstoffbilanzen erzielt als durch eine alleinige Deckung des Kohlenhydratbedarfs durch Glukose oder durch Glukose plus Fett.

Während der ersten Stunde im Aufwachraum liegt bei Patienten, die intraoperativ eine 5%ige Glukoselösung erhalten hatten, die CO_2-Produktion um 20% höher als bei Patienten mit isotoner Kochsalzzufuhr. Bei Patienten mit hämorrhagischen Hirninfarkten sowie traumatisch bedingten Hirnverletzungen scheint die intraoperative Zufuhr von Glukose, sowie die Anwendung von Anästhetika, die den Blutglukosewert erhöhen, nicht angezeigt, da dadurch der zerebrale Schaden vergrößert werden kann.

16.8 Phosphatbedingte Komplikationen

Der tägliche Phosphatbedarf liegt bei 0,3 mmol/kg KG. Bei einem pH von 7,4 beträgt das Verhältnis zwischen monohydriertem und dihydriertem Phosphat etwa 4:1. Der normale Serum-Phosphatwert eines Erwachsenen beträgt 3,0–4,4 mg/100 ml. Symptome eines Phosphatmangels treten bei Phosphatspiegeln unterhalb von 1,0 mg/100 ml auf. So konnten Newman et al. [380a] eine akute respiratorische Insuffizienz und eine allgemeine Muskelschwäche bei 2 Patienten auf einen Phosphatspiegel unterhalb von 1,0 mg/100 ml zurückführen. Die Zufuhr von 60 bzw. 100 mmol Phosphat mit Serum-Phosphatwerten von 1,2 bzw. 1,6 mg/100 ml führte zu einer Entwöhnung vom Respirator und einer Wiedergewinnung der allgemeinen Muskelkraft. Im Zusammenhang mit einer Hypophosphatämie sind Fälle mit hämolytischer Anämie, erniedrigtem 2,3-Diphosphoglyzeratgehalt der Erythrozyten und peripherer Gewebshypoxie, eingeschränkter Phagozytenaktivität und neurologische Funktionsstörungen beschrieben worden. Bei normaler Nierenfunktion liegt bei einer intravenösen Zufuhr von 2000 kcal der Phosphatbedarf bei etwa 45 mmol. Auch bei eingeschränkter Nierenfunktion besteht oft die Notwendigkeit, Phosphat exogen zuzuführen; am besten kontrolliert man den Bedarf durch die periodische Messung des Serumphosphatspiegels.

16.9 Durch Spurenelemente bedingte Komplikationen

16.9.1 Magnesiummangel

Nicht selten wird ein Magnesiummangel bei Patienten, die eine längerfristige parenterale Ernährungstherapie erhalten haben, beobachtet. Der normale Magnesiumspiegel liegt zwischen 1,2 und 2,4 mmol/l. Erhöhte Magnesiumverluste treten bei Diuretikatherapie, bei Fistelbildungen mit Verlusten nach außen und bei Diarrhöen auf. Ein Serum-Magnesium-Mangel, der z. B. auf einer Langzeitdiuretikatherapie beruht, kann bei der Zufuhr von Herzglykosiden zu erheblichen Rhythmusstörungen führen. So geht eine Erniedrigung des Serum-Magnesium-Spiegels mit einer Verlängerung des PR- und QT-Intervalls, mit einer Verbreiterung des QRS-Komplexes und mit Veränderungen der ST-Strecke und der T-Welle im EKG einher. All diese Veränderungen ähneln denen, die bei einem Kaliumdefizit beobachtet werden. Bei der alkoholischen Kardiomyopathie wird nicht selten auch ein Magnesiummangel beobachtet. Neben den kardialen Symptomen eines Magnesiummangels werden oft eine neuromuskuläre Hyperreflexie sowie Verhaltensstörungen vorgefunden. Da es im Rahmen einer längerfristigen parenteralen Ernährungstherapie zu einem Magnesiummangel kommen kann, sollte bei solchen Patienten präoperativ der Serum-Magnesium-Spiegel gemessen werden. Die meisten Symptome einer Hypomagnesiämie treten bei Blutspiegeln unterhalb von 1 mmol/l auf.

16.9.2 *Zinkmangel*

Ein Zinkmangel ist ebenfalls im Rahmen einer parenteralen Ernährungstherapie beschrieben worden. Am häufigsten tritt er bei Kindern auf, wobei als klinisches Korrelat eine perioral und perianal dominierende Dermatitis sowie Diarrhö, Alopezie und Depressionen vorgefunden werden. Bei Erwachsenen ist ein Zinkmangel am ehesten dann zu beobachten, wenn entzündliche Veränderungen der Darms vorliegen. Eine defekte Wundheilung sowie Störungen der Immunabwehr können schnell durch die Zufuhr von Zink behoben werden. Der Bedarf an Zink hängt sehr vom individuellen Bedarf ab und liegt zwischen 3-13 mg pro Tag.

Zusammenfassend ist nochmals zu betonen, daß die parenterale Ernährung einen schwerwiegenden Eingriff in die Physiologie der Nährstoffaufnahme und Verteilung, sowie in die metabolische Regulationsmöglichkeit des Organismus darstellt. Die anästhesiologische Betreuung eines Patienten mit intravenöser Nährstoffzufuhr bedarf daher einer sehr sorgfältigen präoperativen Anamneseerhebung und klinischen Untersuchung. Zusammen mit einer klinisch-chemischen Erfassung der möglichen iatrogenen Veränderungen kann eine gezielte Korrektur erfolgen, um das Narkoserisiko möglichst gering zu halten.

17 Schmerzambulanz

In den letzten Jahren wurde das Problem chronischer Schmerzzustände auch in der BRD zunehmend erkannt. Insbesondere in Universitätskliniken wurden Schmerzambulanzen eingerichtet mit dem Ziel, chronischen Schmerzzuständen im günstigsten Fall bereits prophylaktisch zu begegnen (z. B. Zosterschmerz) oder aber etablierte Schmerzzustände gezielter zu behandeln. Orientiert an der vorbildlich arbeitenden Pain Clinic in Seattle, gegründet 1961, entstand die Mainzer Schmerzklinik am Institut für Anästhesiologie der Universitätskliniken im Jahre 1970. Die Schmerzambulanz am Klinikum Mannheim nahm 1978 ihre Arbeit auf.

Da in den Kliniken, die Schmerzambulanzen betreiben, in der Regel eine stationäre Behandlung, beispielsweise zum Medikamentenentzug, nicht möglich ist, besteht die zunehmende Tendenz zur Eröffnung spezieller Schmerzkliniken (z. B. Schmerzklinik Mainz, Alice Hospital). Entstehen diese Einheiten organisatorisch getrennt von Großkliniken, ist die interdisziplinäre Zusammenarbeit gefährdet. Bei bestehendem Bedarf an Schmerzkliniken ist eine enge Zusammenarbeit mit Großkliniken erstrebenswert. Universitätskliniken bieten sich v. a. deshalb an, weil eine Verbesserung der Versorgung schmerzkranker Patienten eng an eine verbesserte Ausbildung aller Ärzte gebunden ist. Diese sollte im studentischen Unterricht beginnen und sowohl theoretisch wie praktisch durchgeführt werden.

Sowohl die Leitung einer Schmerzambulanz, als auch die Koordination der interdisziplinären Zusammenarbeit (Klinik, Ausbildung, Forschung) sollte in anästhesiologischer Hand liegen.

Im folgenden werden die Grundlagen von Schmerz und Schmerztherapie dargestellt und spezielle, den Anästhesisten interessierende Verfahren beschrieben. Neben häufigen chronischen Schmerzzuständen und Möglichkeiten ihrer Behandlung wird dem zunehmend an Bedeutung gewinnenden Krebsschmerz besonderer Raum gewidmet.

17.1 Schmerzmechanismen

Die Behandlung akuter und chronischer Schmerzzustände setzt die Kenntnis physiologischer Schmerzmechanismen voraus. Man unterscheidet periphere und zentrale Schmerzmechanismen.

17.1.1 Periphere Schmerzmechanismen

Schmerz entsteht häufig durch Reizung von Nozizeptoren, die in nahezu allen Geweben vorhanden sind. Adäquate Reize sind: Hitze, mechanische Reize und hohe Konzentrationen algetischer Substanzen, wie Prostaglandin E, Bradykinin, Serotonin, K^+, und H^+. In niedriger Konzentration führen diese zu einer Sensibilisierung von Nozizeptoren und lassen unterschwellige, z. B. mechanische, Reize schmerzhaft werden (z. B. Sonnenbrand, Entzündung).

Die Weiterleitung der Erregung erfolgt über myelinisierte A-Fasern, die schnellleitend und dem gut lokalisierbaren, stechenden Erstschmerz zuzuordnen sind. Der mit einer Latenz von etwa 1 s folgende Zweitschmerz hat dumpfen, bohrenden und brennenden Charakter und wird über nichtmyelinisierte C-Fasern geleitet.

Ein mechanischer und Hitzereiz kann an der Nervfaser selbst einen Schmerzreiz auslösen, nicht jedoch algetische Substanzen (z. B. Schlag auf den N. ulnaris).

Die Schmerzentstehung in der Peripherie ist komplex und reicht von der Nozizeptorenreizung als Folge von physikalischen oder Hitzereizen und chemischen Reizen der Nozizeptoren in Muskeln und Gelenken, über Reizung von Nozizeptoren durch Ischämie (z. B. Herzmuskel) bis hin zu viszeralen Nozizeptoren, die auf mechanische (Dehnung, Kontraktion), chemische und ischämische Reize reagieren.

Die genannten Mechanismen stellen konkrete Ansatzpunkte therapeutischer Interventionen dar: Prostaglandinsynthesehemmung (z. B. Azetylsalizylsäure), Vermeidung von Hitze, Kälte, mechanischen Reizen; Sauerstoffzufuhr bei Ischämie; Spasmolyse bei Kontraktion glatter Muskeln u. a. m.

Ebenfalls in der Peripherie beeinflußt das sympathische Nervensystem das Schmerzgeschehen: Noradrenalin, das in sympathischen Nervenenden freigesetzt wird, erregt direkt Nozizeptoren und kann durch Kontraktion glatter Muskeln (z. B. Blutgefäße) Nozizeptoren reizen. In Neuronen sind Ephapsen, d. h. falsche Synapsen, zwischen efferenten sympathischen und afferenten schmerzleitenden Nervenfasern beschrieben, die bei steigender sympathischer Aktivität zunehmend Schmerzen verursachen.

Durch Chronifizierung zunächst sinnvoller Erregung des Sympathikus mit dem Ziel der Durchblutungsverbesserung beim Auftreten von Schmerzreizen im Sinne einer Unterhaltung der Nozizeptorenreizung, nun durch die erhöhte Sympathikusaktivität, kommt es zur sympathischen Reflexdystrophie.

Durch erhöhten Sympathikustonus verursachte oder unterhaltene Schmerzen können durch Dämpfung oder Wegfall des Sympathikustonus therapiert werden.

Ähnliche Schmerzzustände werden durch Chronifizierung motorischer Reflexe ausgelöst: so kann der an sich sinnvolle Flexorreflex beim Auftreten von Schmerz durch chronische Reizung im Muskel gelegener Nozizeptoren zum schmerzhaften Muskelhartspann führen. Therapeutisch kann hier frühzeitig die Unterbrechung des Circulus vitiosus mit Lokalanästhetika eingesetzt werden.

Sowohl bei der sympathischen, als auch bei der motorischen Schmerzbeeinflussung können psychische Faktoren, wie Angst, Anspannung u. a., eine dominante Rolle spielen.

17.1.2 Zentrale Schmerzmechanismen

Die von peripher eintreffende nozizeptive Information wird im Hinterhorn des Rückenmarks und im Trigeminuskern auf zentralnervöse Neurone umgeschaltet. Dort kommt es zu den beschriebenen sog. nozifensiven motorischen und sympathischen Reflexen, die bei Chronifizierung nozizeptiv werden. Die Weiterleitung erfolgt über Class-2-Neurone (konvergierender Zustrom aus C, A und aus niederschwelligen Mechanorezeptoren gespeisten A-β-Fasern) und nur von nozizeptiven Afferenzen gespeisten Class-3-Neuronen auf die kontralaterale Vorderseitenstrangbahn (Tractus anterolateralis).

Auf der Rückenmarksebene finden sich auch schmerzhemmende Mechanismen: die segmentale Hemmung über spinale Interneurone und die deszendierende Hemmung, ausgehend von absteigenden Bahnen aus dem Mittelhirn. Die segmentale Hemmung kann durch Reizung von A-β-Fasern stimuliert werden. Therapeutisch wird dies bei der transkutanen Nervstimulation, Akupressur, evtl. auch der Akupunktur genutzt. Diese beeinflussen wahrscheinlich auch über aufsteigende Bahnen das aus dem Mittelhirn absteigende System. Schmerzhemmende physiologische Neurotransmitter im Rückenmark sind v.a. Enkephalin, 5-Hydroxytryptamin, Serotonin und Noradrenalin. Auch andere Neurotransmitter, wie GABA oder Dynorphin werden diskutiert. Die Wirkung der Morphinperiduralanästhesie beruht auf diesen Mechanismen.

Nozizeptive Afferenzen aus den Eingeweiden werden ebenfalls auf Rückenmarksebene umgeschaltet. Da kutane und viszerale Afferenzen auf dieselben Hinterhornneurone konvergieren, entsteht der „übertragene Schmerz" in Head-Zonen mit Überempfindlichkeit (Hyperpathie) der entsprechenden Hautareale. Manchmal kommt es auch zur Hyperalgesie. Auf innere Organe kann jedoch auch über die Haut therapeutisch eingewirkt werden: kutiviszerale sympathische Reflexe sollen Wirkgrundlagen von Massage, Wärme-Kälte-Behandlung, TNS, Neuraltherapie, Akupunktur u.a. Verfahren darstellen. Das Wissen hierüber ist noch nicht ausreichend gesichert.

Der Vorderseitenstrang kann unterteilt werden in den Tractus spinoreticularis, der in der Formatio reticularis endet und den Tractus spinothalamicus, der im Thalamus endet. Die Bedeutung der Formatio reticularis für den Schmerz liegt zum einen in ihrer Verbindung zum aufsteigenden retikulären Aktivierungssystem (Schlaf-Wach-Verhalten, Aufmerksamkeitssteuerung) und den kardiovaskulären und respiratorischen Schmerzäquivalenten (Tachykardie, Hypertonie, Tachypnoe usw.).

Am Thalamus enden der Tractus spinothalamicus und der Tractus trigeminothalamicus in den medialen und lateralen Kerngruppen. Diese haben Verbindungen zum limbischen System (emotionale Schmerzkomponenten), dem Hypothalamus (physiologische, biochemische Schmerzkomponenten) sowie dem Cortex (Bewußtsein).

Auch im ZNS können Schmerzen entstehen: So kommt es bei Plexus-brachialis-Ausrissen aus dem Halsmark bei Motorradunfällen (u.a.) fast regelmäßig zu stärksten Schmerzen im betroffenen (nicht mehr innervierten) Arm (Anaesthesia dolorosa) oder, wenn der Arm gefühlt wird, zum Phantomschmerz. Ein pathophysiologisches Korrelat stellt die gesteigerte Spontanaktivität von Rückenmarks- und Thalamusneuronen dar (Tierversuch), die mit zentral erregungshemmenden Substanzen (z.B. Antiepileptika) gehemmt werden kann. Kontralaterale elektrische Stimulation sowie wiederholte kontralaterale Lokalanästhesie können therapeutisch eingesetzt werden, wobei die pathophysiologischen und therapeutischen Mechanismen bislang nicht geklärt sind. Auch der Thalamusschmerz kann als zentral ausgelöster Schmerz betrachtet werden.

Vom Mittelhirn geht die absteigende Hemmung im Rückenmark aus. Elektrische Stimulation dort bewirkt Analgesie. Sowohl elektrische Stimulation als auch Morphininjektion in kleinsten Mengen ins periaquäduktale Gewebe bewirken Analgesie. Als Neurotransmitter sind 5-HT, Opiate und möglicherweise Noradrenalin beteiligt.

Eingehendere Betrachtungen der peripheren und zentralen Schmerzmechanismen würden hier zu weit führen. Die dargelegten Grundlagen erscheinen ausreichend zum Verständnis der im folgenden aufgeführten therapeutischen Möglichkeiten, die in einer anästhesiologisch orientierten Schmerzeinheit angewendet werden können.

17.2 Schmerztherapie mit peripher wirkenden Analgetika, Spasmolytika und Glukokortikoiden

Man unterteilt die peripher wirkenden Analgetika in antiphlogistisch, antipyretische Analgetika (Säuren) und nichtsaure, peripher wirkende, antipyretische Analgetika.

17.2.1 Analgetische Säuren

Hierzu gehören im wesentlichen die Salizylate (z. B. Azetylsalizylsäure, Diflunisal), Propionsäurederivate (z. B. Naproxen) und Ketoenolsäuren (z. B. Piroxicam). Allen gemeinsam ist eine ausgeprägte hydrophil/lipophile Polarität bei vergleichbarer Azidität. Die Albuminbindung ist hoch, was für die antiphlogistischen Eigenschaften wichtig ist.

Tabelle 17.1. Analgetische Dosis, Wirkungsdauer und Dosierungsschema für peripher wirkende Analgetika

Substanzgruppe	Substanz	Analgetische Dosis[a]	Wirkungsdauer[b]	Dosierungsschema
Analgetische Säuren	Azetylsalizylsäure	500-1000 mg	~4 h	4-8 x/Tag 1000-500 mg
	Diflunisal	500-750 mg	~6 h	2-4 × /Tag 500-750 mg
Ketoenolsäuren	Piroxicam	40 mg	24 h	1 × /Tag 40 mg
Anilinderivate	Paracetamol	500-1000 mg	~4 h	4-6 × /Tag 500-1000 mg
Pyrazolone	Metamizol	1 g	~4 h	4-6 × /Tag 500-1000 mg

[a] Die analgetische Dosis ist auch abhängig von Zusatzmedikationen

[b] Die Wirkungsdauer kann variieren. Die Angaben sind Richtwerte für einen vorläufigen Therapieplan

Für die Wirksamkeit der bekanntesten Pharmaka dieser Gruppe, der Azetylsalizylsäure (ASS), Indometacin, Diclofenac und Phenylbutazon ebenso wie für Difunisal, Naproxen und Prioxicam werden zwei Hypothesen vertreten:

1. die analgetische Wirkung beruht auf der Hemmung der Bildung von Prostaglandinen und anderer Metaboliten ungesättigter Fettsäuren (v. a. Arachidonsäure),
2. die analgetische Wirkung beruht auf einer Einlagerung in zelluläre Membranen, ähnlich wie Lokalanästhetika oder Inhalationsnarkotika, und einer daraus resultierenden Hemmung von unterschiedlichen Zellfunktionen.

Diese Substanzen weisen eine Organselektivität auf, die auf eine ungleiche Verteilung im Körper zurückzuführen ist. Der Pharmakokinetik kommt deshalb eine wesentliche Rolle für das Verständnis der Wirkungen und Nebenwirkungen dieser Substanzen zu (Tabelle 17.1).

17.2.2 Nichtsaure, peripher wirkende Analgetika

Es handelt sich hier im wesentlichen um die Substanzgruppen Anilinderivate und nichtsaure Pyrazolone.

17.2.2.1 Anilinderivate

Die wichtigsten Vertreter dieser Gruppe sind Paracetamol und Phenazetin (nur in Kombinationen!). Sie wirken analgetisch und antipyretisch, nicht jedoch antiphlogistisch. Die Wirkmechanismen sind unklar.

17.2.2.2 Pyrazolonderivate

Die wichtigsten Vertreter dieser Gruppe sind das Metamizol und das Propyphenazon. Sie weisen dasselbe Wirkungsspektrum wie die Anilinderivate auf. Auch hier sind die Wirkmechanismen ungeklärt.

In Tabelle 17.1 sind die analgetische Dosis, die Wirkungsdauer und mögliche Dosierungsschemata aufgeführt. Die Angaben sind als grobe Richtlinien zu verstehen. Sie zeigt, daß eine suffiziente Schmerztherapie relativ hohe Einzeldosen in relativ kurzen Zeitabständen erfordert.

Bei chronischen Schmerzzuständen (z. B. Tumorschmerzen →Knochenmetastasen, rheumatische Schmerzen u. a.) ist eine regelmäßige Applikation nach festem Zeitplan unter Beachtung der Wirkdosis, Wirkdauer und Höchstdosis erforderlich. Zu erwartende Nebenwirkungen können prophylaktisch behandelt werden (z. B. Ulkusprophylaxe) und sollen durch Wechsel der Substanzen in 3wöchentlichen Abständen minimiert werden können.

17.2.2.3 Spasmolytika

Man unterscheidet Parasympatholytika und direkt am glatten Muskel wirkende Substanzen, die Spasmolytika im eigentlichen Sinn. Sie sind immer dann schmerztherapeutisch sinnvoll anwendbar, wenn Spasmen von Hohlorganen oder Ausführungsgänge solider Organe Schmerzursache sind oder zumindest eine Teilkomponente des Schmerzes darstellen.

17.2.2.4 Parasymatholytika

Die bedeutendsten Substanzen dieser Gruppe, Atropin und Scopolamin, wurden bereits besprochen (s. 2.8). Weitere, ähnlich wirkende Substanzen sind Butylscopolamin (Buscopan), Methanthelin (Banthin, Vagantin), Methylatropin (Enmydrin) und Methylscopolamin (Holopon). Sie sind v. a. dann indiziert, wenn Schmerzzustände im Abdomen, Retroperitonaeum und kleinen Becken auf Spasmen zurückgeführt werden können.

17.2.2.5 Spasmolytika

Die wesentlichsten Substanzen sind das Papaverin, Hydralazine und Diazoxid. Sie haben in der Schmerztherapie keine Bedeutung. Relevant ist die gefäßerweiternde Wirkung des Glyzeryltrinitrats (Nitroglyzerin) bei pektanginösen Schmerzen. Der Ischämieschmerz wird entweder durch sublinguale Applikation (Nitrolingual) therapiert oder mit Hilfe des transdermalen therapeutischen Systems (TTS-Nitroderm) prophylaktisch angegangen.

17.2.2.6 Glukokortikoide

Diese Substanzen können in Einzelfällen symptomatisch eingesetzt werden, wobei rheumatische Erkrankungen und manche Formen des Karzinomschmerzes eine Indikation darstellen. Es empfiehlt sich immer die interdisziplinäre Beratung vor ihrem Einsatz.

Die intrathekale Injektion (z. B. 4 mg Dexamethason) wird bei chronischen Rükkenschmerzen empfohlen.

17.3 Schmerztherapie mit zentral wirkenden Pharmaka: Opioide und Psychopharmaka

17.3.1 Opioide

Die pharmakologischen Eigenschaften dieser Substanzen wurden bereits besprochen (s. 2.8). Es bestehen selbstverständlich Unterschiede in der Anwendung von Opioiden zu Anästhesiezwecken bzw. postoperativer Schmerzbehandlung, also akuten Schmerzzuständen, und zur Behandlung chronischer Schmerzzustände. Bislang gilt unter letzteren lediglich der Karzinomschmerz als Indikation zur Anwendung von Opioiden. Die parenterale Applikation ist bei chronischen Schmerzzuständen nicht angezeigt.

Im folgenden werden wichtige Opioide kurz unter besonderer Berücksichtigung chronischer Schmerzzustände besprochen. Dies beinhaltet, daß (fast) ausschließlich parenteral applizierbare Substanzen nicht berücksichtigt wurden.

17.3.1.1 Morphin

Morphin dient als Referenzsubstanz zu anderen Opioiden. Es wird v.a. an μ-Rezeptoren gebunden und ruft dort die typischen Morphinwirkungen hervor: Analgesie, Atemdepression, Bradykardie, Euphorie, Miosis, Sucht. Beim chronisch schmerzkranken Krebspatienten spielen die nichtanalgetischen Wirkungen eine untergeordnete Rolle. Insbesondere kommt es fast nie zur Atemdepression oder Sucht.

Oral appliziertes Morphin hat einen verzögerten Wirkungseintritt und eine Wirkungsdauer von 4–6 h. Dies macht die 4- bis 6malige orale Applikation von 10–30 mg Morphin notwendig. Das orale Slow-release-Morphin (MST 30) sollte initial mit 2mal 1 Tbl. rezeptiert werden. Die zugelassene Höchstmenge beträgt 200 mg (BTM-pflichtig).

17.3.1.2 Kodein (Methylmorphin)

Kodein wird zwar in vivo in geringem Ausmaß zu Morphin metabolisiert, die Hauptwirkung besitzt jedoch das Kodein. Obgleich die antitussive Wirkung am breitesten genutzt wird, besitzt die Substanz analgetische und suchterzeugende Wirkungen. In einigen Mischpräparaten ist es mit peripher wirkenden Analgetika kombiniert (z.B. mit Paracetamol, Nedolon P).

17.3.1.3 Pethidin (Dolantin)

Die Wirkung von Pethidin ist geringer, als die von Morphin. Die Wirkungsdauer variiert zwischen 1 und 4 h. Bei chronischen Schmerzzuständen spielt diese Substanz eine untergeordnete Rolle: bei Dosissteigerung über 100 mg wird keine bessere Analgesie erreicht. Der toxische Metabolit Norpethidin, der Tremor und Agitation hervorruft, verbietet eine Dosiserhöhung auf über 300 mg/Tag. Dennoch beträgt die zugelassene Höchstdosis 1000 mg (BTM-pflichtig).

17.3.1.4 Methadon (L-Polamidon)

Die Substanz ist stärker wirksam als Morphin und zur oralen Applikation geeignet. Sie hat ein relativ geringes Abhängigkeitspotential. Der langen Halbwertszeit von 20–55 h steht eine kurze Wirkdauer von 3–5 h gegenüber. Wegen der Kumulationsgefahr ist eine Langzeittherapie nicht ungefährlich. Die Einzeldosis liegt bei 2,5–5 mg. Die Tageshöchstdosis beträgt 60 mg (BTM-pflichtig).

17.3.1.5 Pentazocin (Fortral)

Die Substanz ist ein Opiatagonist-Antagonist mit einer geringeren Potenz als Morphin. Oral appliziert kommt es neben der Analgesie häufiger zur Dysphorie und Halluzinationen, aber auch (in der Injektionsform) zur Abhängigkeit. Es wurde kürzlich der BTMVV unterstellt. Die Wirkungsdauer beträgt 3-4 h, Dosiserhöhung führt zum Ceilingeffekt. Die Einzeldosis beträgt oral 56,4 mg, rektal 65,8 mg. Die zugelassene Tageshöchstmenge beträgt 360 mg.

17.3.1.6 Buprenorphin (Temgesic)

Buprenorphin ist ein Agonist-Antagonist mit höherer analgetischer Potenz als Morphin. Es hat eine sehr hohe Affinität zum Opiatrezeptor. Die Wirkungsdauer ist sehr lang (6-8 h). Die sublinguale Applikationsform macht die Substanz zur Langzeittherapie geeignet. Es kann bei sehr hohen, klinisch meist nicht erreichten Dosen zum Ceilingeffekt kommen. Ebenso wie Pentazocin wurde Buprenorphin der BTMVV unterstellt. Die Einzeldosis beträgt 0,4 mg, die Tageshöchstmenge 5 mg.

17.3.1.7 Tilidin mit Naloxon (Valoron N)

Diese Kombination besteht aus 50 mg Tilidin-HCl und 4 mg Naloxon-HCl. Die Einordnung von Tilidin bereitet offenbar Schwierigkeiten: In der Diskussion sind die Einordnung als Agonist-Antagonist und als Nichtopiat, wobei erst die Metabolite opiatähnliche Wirkungen haben sollen. Tilidin allein hat ein Abhängigkeitspotential, das zur Unterstellung unter die BTMV führte. Tilidin plus Naloxon hingegen ist nicht BTMV-pflichtig. Die analgetische Potenz ist geringer als die von Morphin, die Wirkungsdauer dürfte bei 2 h liegen. Die Einzeldosis beträgt 50 mg.

17.3.1.8 Tramadol (Tramal)

Die analgetische Wirkung ist ebenso wie die Gefahr der Atemdepression sehr gering. Übelkeit und Erbrechen treten jedoch in gleichem Maße wie bei anderen Opioiden auf. Die Wirkungsdauer beträgt 2-4 h. Die Einzeldosis beträgt 50-100 mg.

In Tabelle 17.2 werden die wichtigsten Daten der zentralwirkenden oralen Analgetika in Referenz zu intramuskulärem Morphin zusammengefaßt.

Tabelle 17.2. Analgetische Dosis, Wirkungsdauer und Dosierungsschema für zentralwirkende Analgetika

Opioid	Analgetische Dosis[a]	Wirkungsdauer[b]	Dosierungsschema
Morphin i.m.	10 mg	4 h	4-6 ×/Tag 10 mg
MST 30	30 mg	8-12 h	2-3 ×/Tag 1
Pethidin	100 mg	1-4 h	Zur Langzeittherapie nicht geeignet
Methadon	2,5 mg	3-5 h	4-8 ×/Tag 2,5-5 mg
Pentazocin	50 mg	2-3 h	~8 ×/Tag 50 mg
Buprenorphin sublingual	2 × 0,2 mg	6-10 h	3-4 ×/Tag 2 × 0,2 mg
Tilidin/Naloxon	50 mg Tilidin 4 mg Naloxon	2-3 h	~8 ×/Tag 50 mg
Tramadol	75 mg	2-4 h	6-8 ×/Tag 50-100 mg

[a] Die analgetische Dosis ist auch abhängig von Zusatzmedikationen
[b] Die Wirkungsdauer kann variieren. Die Angaben sind Richtwerte für einen vorläufigen Therapieplan

17.3.1.9 Benzodiazepine

Ihr Einsatz bei chronischen Schmerzzuständen ist umstritten. Angewendet werden können sie sicher bei chronischen Schmerzzuständen, die mit Muskelspasmen einhergehen. Außerdem stellen sie eine wertvolle Medikamentengruppe zur Behandlung von Schlafstörungen dar, die häufig chronische Schmerzzustände begleiten. Inwieweit die anxiolytische Wirkkomponente bei Krebsschmerz, der häufig von Angst begleitet ist, sinnvoll eingesetzt werden kann, muß zukünftigen Untersuchungen vorbehalten bleiben.

17.3.1.10 Antiepileptika

Carbamazin (Tegretal), ein Medikament, das vorwiegend zur Behandlung verschiedener Epilepsieformen eingesetzt wurde, hat heute einen festen Platz in der Therapie der Trigeminusneuralgie, mit Einschränkungen der Polyneuropathien und chronischen Schmerzzuständen von anfallsartigem, lanzinierendem Charakter.

17.3.1.11 Antidepressiva

Diese Substanzen blockieren die Wiederaufnahme von Serotonin und Noradrenalin aus der Synapse in die Nervenzelle. Sie führen zu einer erhöhten serotoninergischen und noradrenergischen Aktivität im ZNS und beeinflussen auf diesem Weg auch am Schmerz beteiligte zentralnervöse Strukturen. Außerdem wird mit diesen Substanzen die wesentlichste chronisch Schmerzkranke begleitende Emotion, die Depression, therapiert. In vielen Fällen sind chronische Schmerzen Ausdruck einer larvierten Depression. Bewährt haben sich v. a. Amitriptylin, Chlomipramin, Imipramin und Doxepin.

17.3.1.12 Neuroleptika

Die Wirkung der Neuroleptika wurde bereits beschrieben. Bei chronischen Schmerzzuständen werden sie v.a. mit dem Ziel einer Distanzierung vom Schmerz angewendet. Untersuchte Substanzen sind Levopramin, Clomipramin, Haldol, Fluphenazin, Metifracen u.a.

Insgesamt erscheint es für den Anästhesisten sinnvoll, die Behandlung mit Psychopharmaka mit einem Neurologen oder Psychiater abzusprechen.

17.4 Zusammenfassende Beurteilung der medikamentösen Schmerztherapie

Die Schmerzdiagnostik ist von entscheidender Bedeutung für die Behandlung. Schmerzen, die in der Peripherie hervorgerufen werden, sind häufig mit peripheren Analgetika behandelbar. Auch bei schwersten Schmerzzuständen sind diese Substanzen sowie Spasmolytika oder Kortikoide abhängig von der Schmerzursache besser wirksam als Opioide. Wichtig ist die an den pharmakodynamischen Daten der Substanzen orientierte Applikation.

Zur Behandlung mancher Formen des Krebsschmerzes sind Opioide angezeigt. Therapieversuche mit anderen medikamentösen und, wenn möglich, nichtmedikamentösen Maßnahmen müssen vorausgegangen sein. Häufig werden diese nicht konsequent ausgereizt. Sind Opioide indiziert, empfehlen sich zunächst Kodein, Tilidin mit Naloxon oder Tramadol, evtl. in Kombination mit peripheren Analgetika und/oder Psychopharmaka. Häufig ist die Gabe starkwirkender Opioide unumgänglich. Empfehlenswert zur Langzeittherapie sind v.a. Morphin und Buprenorphin, aufgrund ihrer hohen analgetischen Potenz und langen Wirkungsdauer. Bei Behandlungsbeginn sollte eine mittlere Dosis gewählt werden, um zunächst den Patienten und sich selbst von der Wirkung zu überzeugen. Eine Dosissenkung oder -erhöhung ergibt sich in den folgenden Tagen unter Berücksichtigung der Wirkungen und Nebenwirkungen.

Die Nebenwirkungen der verwendeten Substanzen müssen berücksichtigt und mit begleitenden Maßnahmen reduziert werden (Antihistaminika, Laxanzien usw.). Die Anwendung von Antidepressiva und Neuroleptika sollte interdisziplinär besprochen werden.

17.5 Schmerztherapie mit Lokalanästhetika, Neurolytika und Kryoanalgesie

Diese Maßnahmen beruhen auf einer Unterbrechung der Nervleitung mit dem Ziel der Blockierung afferenter nozizeptiver oder efferenter sympathischer Impulse. Diese Methoden sollten begrifflich getrennt werden von der sog. Neuraltherapie, die ausschließlich mit Lokalanästhetika durchgeführt wird.

17.5.1 Lokalanästhetika

Diese wurden in Kapitel 8 besprochen. Zu diagnostischen Blockaden, die über die Wirksamkeit der Methode Auskunft geben sollen und in der Regel (Ausnahmen s. 8.2.3) einer jeden therapeutischen Blockade mit Alkohol, Phenol oder Kryoanalgesie vorausgehen soll, werden kurz bis mittellang sowie langwirkende LA und Plazebo (NaCl 0,9) eingesetzt, um eine Entscheidung für oder gegen eine Neurolyse zu treffen. Jede Neurolyse bedeutet eine Organzerstörung und muß ausreichend begründet und abgesichert sein. Ausnahmen in denen von diagnostischen Blockaden abgesehen werden kann, können sich beim Krebsschmerz (z. B. Plexus-coeliacus-Blockade) ergeben.

17.5.2 Alkohol

Zur Anwendung kommt 50-96%iges Äthanol. Bei der Verwendung großer Volumina (z. B. Plexus coeliacus) empfiehlt sich 50%iger, bei geringen Mengen 96%iger Alkohol. Die Injektion ist außerordentlich schmerzhaft und sollte unter Opioidschutz oder aber nach Vorapplikation geringer Mengen Lokalanästhetika verabreicht werden.

Der Alkohol führt zu einer Koagulationsnekrose mit vollständigem Verlust der Strukturen Axon, Myelinscheide, Ranvier-Schnürringe und Schwann-Zellen. Es kommt jedoch zur Regeneration der Nerven, weshalb die Wirkdauer einer Alkoholblockade im Mittel bei 3 Monaten liegt. Das gleichzeitige Auftreten von Adhäsionen führt zur Wirkungsminderung bei wiederholten Nervblockaden. Indikationen sind Karzinomschmerzen, die mit intrathekalem Alkohol (hyperbar!) bzw. lumbalen Grenzstrangblockaden nach vorausgegangenen diagnostischen Blockaden mit LA therapierbar sind. Alkohol führt sehr häufig (15%) zur Neuritis, weshalb periphere Nerven heute nur noch selten neurolysiert werden sollten.

17.5.3 Phenol

Phenol in Wasser ist bis zu einer 7,5%igen Lösung möglich, der Blockadeeffekt ist jedoch gering. Bessere Effekte werden mit 8-12%igen Lösungen von Phenol in Glyzerin oder einer Glyzerin/Wasser-Mischung erzielt. Phenol führt wie Alkohol zur Neurolyse, wobei die niedrig konzentrierten Lösungen eine Nervregeneration nach 2 Wochen zulassen. Die Schmerzfreiheit überdauert häufig die Regenerationszeit. Neuritiden sind weit seltener zu beobachten als nach Alkohol, weshalb Phenol bei peripheren und intrathekalen Blockaden vorgezogen werden sollte.

17.5.4 Kryoanalgesie

Die Entwicklung von Kältesonden, die in der Regel mit Lachgas betrieben werden, eröffnete die Möglichkeit, eine Unterbrechung der Nervleitung durch Einfrieren herbeizuführen. Temperaturen unter dem Gefrierpunkt führen zur Entwicklung intra- und extrazellulärer Eiskristalle, die ihrerseits die Gewebsosmolarität und die Zellwandpermeabilität verändern. Ebenso kommt es zur Unterbrechung der Kontinuität zwischen Schwann-Zelle und der Myelinscheide durch Eiskristalle. Das Ausmaß der Zellzerstörung ist eine Funktion der Anzahl der Gefrierprozesse und der Temperatur (optimal −10 bis −20 °C). Die Regenerationszeit ist abhängig von der Regenerationsfähigkeit des Axons und der Distanz der Läsion vom Organende (z. B. beträgt die axonale Regeneration bei der Ratte 1,2 mm/Tag). Die Effizienz ist am exponierten Nerv größer als bei perkutaner Technik.

Indikationen zur Kryoanalgesie sind die der peripheren Nervenblockaden (Gesichtsschmerz, Interkostalneuralgie, Einklemmungsneuropathien u. a.), die Facettenrhizolyse, Adenolyse und Neurome. Die Erfahrungen mit dieser Technik sind noch nicht sehr groß.

17.6 Methoden der Neuraltherapie

Sie umfassen die Segmenttherapie, die Störfeldanästhesie und die lokale Therapie am erkrankten Organ. Die Grenzen zur Lokal-, Leitungs- bzw. Regionalanästhesie sind bislang unscharf. In der Neuraltherapie soll das Gesamtvegetativum auf einen Heilreiz als Ganzheitstherapie reagieren. Ursprünglich wurde Procain verwendet, heute sollten die weniger toxischen LA angewendet werden.

17.6.1 Segmenttherapie

Hierunter werden neuraltherapeutische Maßnahmen am erkrankten Organ und seiner Umgebung in den zugehörigen Neuralsegmenten und Reflexzonen verstanden. Die Maßnahmen variieren von Intrakutanquaddeln bis hin zu Grenzstrang- und Ganglienblockaden.

17.6.2 Störfeldtherapie

In der Neuraltherapie versteht man unter einem Störfeld ein pathologisch vorgeschädigtes Gewebe (z. B. Narbe, nervtote Zähne, chronisch entzündete Mandeln u. a.), das chronische Erkrankungen verursachen und unterhalten können soll. Die Injektion eines LA (Neuraltherapeutikums) in das Störfeld soll diesem „Energie" und damit das gestörte neurovegetative System wieder in Ordnung bringen.

17.6.3 Beurteilung der Neuraltherapie

Die nichtbestreitbaren Erfolge der Neuraltherapie beruhen zum einen auf gesicherten neurophysiologischen Phänomenen, wie z. B. kutiviszeralen Reflexen, Blockaden des nozizeptiven Inputs (Nervblockaden, Plexus-coeliacus-Blockaden), z. T. sind sie nicht erklärbar. Hypothesen und Spekulationen wuchern in diesem Grenzgebiet, dem eine kritische Überprüfung gut anstünde.

17.7 Schmerztherapeutisch sinnvolle periphere Nervenblockaden

Im folgenden werden einige sinnvolle Nervenblockaden aufgeführt. Technische Einzelheiten müssen der Spezialliteratur entnommen werden.

17.7.1 Ganglion Gasseri

Die diagnostische und therapeutische Blockade des Ganglion Gasseri bei Trigeminusneuralgie oder Malignomschmerzen im Kopf-Hals-Bereich sind von der neurochirurgischen Thermokoagulation abgelöst worden.

17.7.2 Nervus ophthalmicus

Die Blockade dieses Nerven, durchgeführt vom lateralen Orbitarand ausgehend, an der Stelle, wo er in die Orbita eintritt, wird kaum durchgeführt, da Komplikationen, wie ein retrobulbäres Hämatom oder Läsionen des N. opticus häufig erwartet werden müssen.

17.7.3 Nervus maxillaris

Dieser Trigeminusast wird in der Fossa pterygopalatina blockiert. Die Punktion sollte radiologisch kontrolliert erfolgen. Mit Einschränkungen kann eine Indikation bei Trigeminusneuralgie und Krebsschmerz gesehen werden. Zur Anwendung kommen 2-3 ml Lokalanästhetika oder 1-1,5 ml Alkohol 96%.

17.7.4 Nervus mandibularis

Dieser Trigeminusast kann ebenfalls von außen unterhalb des Jochbeins an der Schädelbasis mit 2-3 ml Lokalanästhetika bzw. 1-1,5 ml Alkohol 96% blockiert werden. Indikationen sind der Krebsschmerz, evtl. auch die Trigeminusneuralgie.

17.7.5 Periphere Äste der Nervus-trigeminus-Hauptäste

Gut zugänglich für Blockaden mit Lokalanästhetika sind die Nn. supraorbitales und supratrochleares (0,5-2 ml LA), N. infraorbitales (1-2 ml LA), Nn. mentales (0,5-1,5 ml LA) und Nn. occipitales (3-5 ml LA). Indikationen sind die Trigeminusneuralgie und der Krebsschmerz. Neurolytische Blockaden sind extrem selten indiziert.

Bei Okzipitalneuralgien empfiehlt sich das gleichzeitige Aufsuchen myofaszialer Triggerpunkte.

17.7.6 *Weitere Hirnnervenblockaden*

Blockaden der Nn. glossopharyngeus, hypoglossus und laryngeus superior können bei bestimmten Schmerzzuständen maligner Genese angezeigt sein, sollten jedoch nicht ohne sorgfältige Vorbereitung, möglichst auch unter Hinzuziehen eines HNO-Arztes erfolgen.

17.7.7 *Blockaden des Plexus brachialis*

Die verschiedenen Techniken wurden bereits beschrieben (s. Kapitel 8). Indikationen sind sympathische Reflexdystrophien (mehrmalige axilläre oder supraklavikuläre Blockade mit 0,125%igem Bupivacain), Stumpfschmerzen (diagnostische, meist axilläre Blockade mit 0,25-0,5%igem Bupivacain), Phantomschmerzen (ipsi- oder kontralaterale Blockaden mit 0,25-0,5%igem Bupivacain) oder Krebsschmerzen. Hier empfiehlt sich der interskalene Zugang möglichst als Kathetertechnik mit intermittierender Injektion von 10-40 ml LA.

17.7.7.1 *Äste des Plexus brachialis*

Diese spielen in der Therapie chronischer Schmerzen eine untergeordnete Rolle. Denkbar ist ihre Blockade bei posttraumatischen Dystrophien und diagnostisch bei Einklemmungsneuropathien.

17.7.8 *Interkostalblockaden*

Diese sind sinnvoll einsetzbar bei Postthorakotomieschmerzen sowie Schmerzen hervorgerufen durch Rippenmetastasen und Frakturen. Zur Anwendung kommen Blockaden mit LA, Phenol oder Kryoanalgesie. Sind mehr als 4-6 Rippen unilateral betroffen, empfiehlt sich bei Malignomschmerzen die rückenmarksnahe Neurolyse.

17.7.9 *Nervus cutaneus femoris lateralis*

Bei der Neuralgia paraesthetica nocturna, der Einklemmungsneuropathie des N. cutaneus femoralis lateralis, können mehrfache Blockaden dieses Nerven proximal des Leistenbands mit 10 ml LA Beschwerdefreiheit bewirken.

17.7.10 *Nervus obturatorius*

Die Blockade dieses Nerven mit 10 ml LA, evtl. auch mit 96%igem Alkohol (10 ml), im Foramen obturatum soll bei coxarthrosebedingten Schmerzzuständen vorteilhaft sein.

17.7.11 Rückenmarksnahe Anästhesien

Zur Behandlung chronischer Schmerzzustände werden die verschiedenen rückenmarksnahen Anästhesien bei verschiedenen Indikationen angewendet.

17.7.11.1 Spinalanästhesie

Bei Schmerzzuständen maligner Genese, die unilateral mehreren Segmenten zuzuordnen sind, können intrathekale Blockaden mit geringen Mengen Alkohol 96% oder Phenol in Glyzerin durchgeführt werden. Es muß bedacht werden, daß nur die hintere Wurzel im Idealfall neurolysiert werden soll. Die Injektion erfolgt in der Mitte der betroffenen Segmente. Die neurolytischen Substanzen werden 0,1-ml-weise titriert. Alkohol ist hypobar, Phenol ist hyperbar im Verhältnis zu Liquor. Hiernach richtet sich die Lagerung. Intrathekale Neurolysen sind sehr risikoreich und bedürfen einer außerordentlich sorgfältigen Vorbereitung und Technik.

17.7.11.2 Sattelblock

In ausgewählten Fällen von Karzinomschmerzen (z. B. Rektumkarzinom mit Anus praeter und Dauerkatheter bzw. Nephrostoma) kann ein Sattelblock mit Phenol, sorgfältig titriert, angewendet werden.

17.7.11.3 Periduralanästhesie

Die Periduralanästhesie kann als diagnostische, seltener als therapeutische Blockade durchgeführt werden. Zur Prophylaxe postherpetischer Schmerzen empfiehlt sie sich bei thorakal weit ausgebreitetem Herpes zoster unterhalb Th_4. Sie sollte bei floridem Herpes zoster täglich mit 0,125-0,25%igem Bupivacain in der ersten Woche und 2täglich in der zweiten Woche durchgeführt werden. Die Menge des LA richtet sich nach der Anzahl der betroffenen Segmente (1-1,5 ml/Segment). Die Nebenwirkungen müssen in einem vernünftigen Verhältnis zu den Wirkungen stehen. Lassen es die Sterilitätsbedingungen zu, sollte ein PDA-Katheter gelegt werden.

17.7.11.4 Kaudalanästhesie

Mehrfache Kaudalanästhesien mit 5 ml Bupivacain sollen bei der Kokzygeodynie sinnvoll eingesetzt werden können.

17.8 Sympathikusblockaden

Sympathikusblockaden sind erfolgreich einsetzbar zur Prophylaxe von postherpetischen und Phantomschmerzen sowie zur Behandlung sympathischer Reflexdystrophien (z. B. Kausalgie, Morbus Raynaud, Sudeck-Dystrophie). Die Plexus-coeliacus-Blockade ist wirksam bei Krebsschmerz v. a. im oberen Abdomen.

17.8.1 *Stellatumblockade*

Das Ganglion stellatum wird ventral der Querfortsätze des 7. Hals- und 1. Brustwirbelquerfortsatzes mit 5-10 ml LA blockiert. Indikationen sind Reflexdystrophien im Bereich des Halssympathikus, Herpes zoster, evtl. Durchblutungsstörungen im Arm, sowie iatrogene Arterienspasmen oder chronischer Brennschmerz im Ausbreitungsgebiet des Halssympathikus.

17.8.2 *Plexus-coeliacus-Blockade*

Sie ist indiziert bei Oberbauch- und Kreuzschmerzen, hervorgerufen durch Oberbauchtumoren und mit Einschränkungen bei chronischer Pankreatitis. Der Plexus coeliacus liegt ventral der Aorta und erstreckt sich individuell unterschiedlich von Th_{12} bis L_2. Die Blockadehöhe liegt etwa bei Mitte L_1. Es besteht die Möglichkeit des „blinden" dorsalen Zugangs in Bauch- oder Seitenlage, der jedoch aufgrund des hohen Risikos von Fehlpunktionen (Lunge, Spinalnerven, versehentliche intrathekale Injektion, Aorta, V. cava inferior, Niere, Leber, Urether u. a.) zumindest von röntgenkontrollierten Techniken abgelöst werden sollte. Neue Entwicklungen sind die computertomographisch gesteuerte Punktion von dorsal oder die ultraschallgesteuerte von ventral.

Zur Anwendung kommen 10-40 ml LA bei diagnostischen und 10-40 ml 50%igem Alkohol bei therapeutischen Blockaden. Die CT-gesteuerte Blockade kommt mit relativ geringen Volumina aus.

17.8.3 *Lumbale Grenzstrangblockade*

Der lumbale sympathische Grenzstrang erstreckt sich beidseits der Lendenwirbelsäule etwa von L_1/L_2 bis L_4/L_5 prävertebral zwischen Wirbelsäule und Aorta bzw. V. cava inferior. Er wird in der Regel mit 6-10 ml LA bzw. absolutem Alkohol blind oder röntgenkontrolliert blockiert. Auch hier wird neuerdings die exakte CT-gesteuerte Blockade empfohlen. Indikationen sind Durchblutungsstörungen der unteren Extremitäten, Phantomschmerz, sympathische Reflexdystrophien und chronischer Brennschmerz anderer Ätiologie.

17.8.4 *Guanethidinblockade an Arm und Bein*

Guanethidin führt zu einer Verminderung der Speicherfähigkeit adrenerger Neurone für Katecholamine und erschwert die Erregungsausbreitung in den sympathischen Nervenfaserenden. Es wirkt somit lokal sympathikolytisch.

Die Guanethidinblockaden werden am Arm mit 10 mg Guanethidin in 10 ml NaCl 0,9% und am Bein mit 20 mg Guanethidin in 20 ml NaCl 0,9%ig durchgeführt. Die Applikation erfolgt über eine liegende i. v. Verweilkanüle in Blutsperre, die nach 20-30 min geöffnet werden kann. Aus Sicherheitsgründen muß eine i.v. Verweilkanüle an einer anderen Extremität gelegt werden. Sorgfältige Blutdruck- und Pulskontrollen bis 30 min nach Öffnen der Blutsperre sind angezeigt.

Indikationen sind sympathische Reflexdystrophien und Brennschmerzen anderer Genese.

17.9 Rückenmarksnahe Opiatanalgesie

Sie beruht auf der Erkenntnis, daß auch im Rückenmark Opiatrezeptoren liegen.

Das Opiat, in der Regel Morphin oder auch Buprenorphin, wird über einen Periduralkatheter (s. Katheter PDA) appliziert. Diese Dosis beträgt 2-5 mg Morphin bzw. 0,1-0,3 mg Buprenorphin in 10 ml NaCl 0,9%. Initial sollte die Applikation 12stündlich erfolgen, um dann dem individuellen Bedarf (bis 6stündlich) angepaßt zu werden.

Bei externer Applikation empfiehlt sich die Untertunnelung und Nahtfixation des Katheters. Neuerdings werden auch Pumpen implantiert. Der Verbandswechsel sollte 2mal in der Woche vom Anästhesisten vorgenommen werden.

Indikation ist der Krebsschmerz. Bei guter Kooperation mit niedergelassenen Ärzten kann die Behandlung ambulant erfolgen.

17.10 Akupunktur zur Schmerztherapie

Die Akupunktur zur Schmerztherapie ist erfolgversprechend bei Zephalgien, dem HWS-Syndrom, Lumbago, Epikondylitis, Schulter-Arm-Syndrom und Kreuzschmerzen.

Sowohl die Ohr-, als auch die Körperakupunktur mit oder ohne Stimulation (Elektrostimulation, Laser u. a.) kommen zur Anwendung. Einheitliche Richtlinien existieren nicht.

Die Erfolgsquote ist um so höher, je genauer psychische Erkrankungen, insbesondere die Depression, ausgeschlossen sind.

17.11 Transkutane Nervstimulation

Über Klebeelektroden im Schmerzgebiet, den Head-Zonen oder im Bereich von Triggerpunkten werden Reizströme intermittierend (z. B. 3 × 30 min/Tag) appliziert. Die Stromfrequenz variiert zwischen 1 und 100 Hz, die Stromstärke wird individuell so eingestellt, daß der Patient den Reiz nicht schmerzhaft empfindet.

Hohe Frequenzen (100 Hz) niederer Intensität führen zu Kribbeln durch Erregung von afferenten A-Fasern (segmentale Schmerzhemmung). Niedere Frequenzen (1 Hz) hoher Intensität erregen A- und C-Fasern und wirken wohl auch am schmerzhemmenden System (Naloxon reversibel!).

Indikationen sind Postamputationsschmerzen, der postherpetische Schmerz und umschriebene Muskel- und Gelenkschmerzen. Cave Herzschrittmacher!

17.12 Mit spezifisch anästhesiologischen Methoden besonders gut therapierbare Schmerzzustände und Schmerzprophylaxe

17.12.1 Schmerz bei Herpes zoster

Abhängig vom Ausbreitungsgebiet sollten die beschriebenen Methoden der Leitungsanästhesie bzw. Sympathikusblockaden in der Akutphase 1 Woche lang täglich und in der zweiten Woche 2tägig angewendet werden. Hiermit wird nicht nur der akute Schmerz behandelt, sondern die Entwicklung schwersttherapierbarer postherpetischer Schmerzen verhindert.

17.12.2 Phantomschmerz

Bei elektiven Amputationen sollte immer eine Deafferenzierung vor der Durchtrennung des Nerven vorgenommen werden. Dies geschieht entweder durch Amputation in Regionalanästhesie oder durch Infiltration von Lokalanästhetika an den Nervstämmen vor der Durchtrennung.

17.12.2.1 Sympathische Reflexdystrophien

In der Frühphase dieser Schmerzzustände sind Sympathikusblockaden sehr erfolgreich einsetzbar.

17.12.3 Krebsschmerz

Hier kann der Anästhesist in vielfältiger Weise, insbesondere mit regionalen Anästhesieverfahren, Opiatperiduralanästhesie, aber auch durch seine Kenntnisse der Pharmakologie von Opiaten, Psychopharmaka und einfache Analgetika sinnvoll tätig werden. Voraussetzungen sind Kenntnisse der Ätiologie des Krebsschmerzes, interdisziplinäre Zusammenarbeit und Kenntnis der therapeutischen Möglichkeiten. Krebsschmerz ist in der Regel eine Sonderform chronischer Schmerzzustände. Die Häufigkeit wird in frühen Stadien der Krebserkrankung auf 40%, in fortgeschrittenen Stadien auf 60-80% geschätzt.

Die Ursachen können wie folgt eingeteilt werden:

1. Schmerz, der durch den Tumor verursacht ist:

- *Tumorinvasion in Knochen* (Tumor bzw. Metastase): Der Schmerz ist dumpf, brennend, bohrend, konstant, zunehmend, am Ort der Schädigung oder übertragen („reffered pain").
  Ursachen sind die Reizung von Periostnozizeptoren und Produktion von Prostaglandinen.
- *Tumorinfiltration in nervale Strukturen* (z.B. periphere Nerven oder Plexus): Der Schmerz ist brennend, dumpf, stechend, zunehmend und projiziert (Hyperästhesie, Parästhesie, motorische Störungen).

Ursachen sind die mechanische Reizung nozizeptiver Afferenzen und die Membranschädigung am Neuriten.
Eine Schmerzverstärkung geschieht durch Druck und Noradrenalin.

- *Tumorinfiltration in Blutgefäße und Lymphbahnen:* Der Schmerz ist diffus, brennend, gut lokalisierbar (Gefäßzonen) und zunehmend.
Ursache ist die Reizung perivaskulärer Nozizeptoren. Oft finden sich Zeichen einer sympathischen Reflexdystrophie.
- *Obstruktion von Hohlorganen* (z. B. Magen, Darm, Ureter, Uterus usw.): Der Schmerz ist krampfartig, diffus, schwer lokalisierbar, übertragen (Head-Zonen) und intermittierend.
Ursachen sind isometrische Kontraktionen glatter Muskeln, die hohe Wandspannung (Nozizeptoren) und Ischämie (algetische Substanzen).
- *Wachstum und Schwellung von Strukturen, die von Faszien, Periost oder anderen schmerzsensitiven Hüllen umgeben sind* (z. B. Leber, Milz, Knochen, Muskeln usw.).
- *Nekrosen, Infektionen, Entzündungen und Ulzerationen von Schleimhäuten* (z. B. Lippen, Mund, Gastrointestinaltrakt, Urogenitalsystem): Der Schmerz ist brennend, dumpf, pochend, gut lokalisierbar oder übertragen.
Ursache ist die Sensibilisierung und Reizung von Nozizeptoren u. a. durch algetische Substanzen (Prostaglandin E u. a.).

2. Schmerz, der durch die Krebstherapie verursacht ist:

- *Postchemotherapieschmerzen* (Vincaalkaloide): *Bei Kindern:* Es handelt sich um diffuse, generalisierte My- und Arthralgien, häufig im Kiefergelenk beginnend, endend in einer symmetrischen Polyneuropathie mit Hirnnervfunktionsausfällen. *Bei Erwachsenen:* Es finden sich brennend schmerzhafte Dysästhesien, vorwiegend in Händen und Füßen, durch schmerzhafte Stimuli provoziert.
- *Steroidpseudorheumatismus:* Ursache ist das Absetzen einer Steroidtherapie. Der Schmerz ist dumpf, peinigend, lokalisiert in Muskeln und Gelenken. *Therapie:* Wiederansetzen der Steroide.
- *Schmerz nach Bestrahlung:* Ursachen sind Nerv- und Plexusschäden durch zunehmende Fibrosierung umgebender Gewebe. Der Schmerz ist brennend, neuralgiform, dumpf, begleitet von Taubheit, Parästhesien und Lymphödem.
- *Weitere therapiebedingte Schmerzsyndrome:* Schmerzhafte aseptische Nekrosen als Folge chronischer Steroidtherapie, Mukositis nach Chemotherapie.
- *Postherpetischer Schmerz:* Er tritt auf als Komplikation der Strahlentherapie oder als Folge eines Herpes zoster bei gleichzeitiger Krebserkrankung.
Die Prophylaxe bzw. Therapie wurde besprochen.

3. Schmerz, der zusammen mit - aber ohne Zusammenhang zu - der Krebserkrankung auftritt: Dieser spielt in einer Schmerzklinik eine untergeordnete Rolle.

Die Therapie beim Krebsschmerz besteht prinzipiell in der Tumorverkleinerung oder -entfernung, der symptomatischen Schmerztherapie oder einer Kombination beider.

17.12.3.1 Wichtige Therapiemethoden zum Krebsschmerz

Die anästhesiologisch bedeutsamen Therapieformen sind die medikamentöse Schmerztherapie sowie die verschiedenen Methoden der bereits besprochenen Verfahren der Nervblockaden mit Lokalanästhetika und Neurolytika sowie die Opiat-Periduralanästhesie.

Medikamentöse Schmerztherapie. Zur Anwendung kommen sog. „einfache" Analgetika, Spasmolytika, Kortikosteroide, Opioide und Psychopharmaka.

Einfache Analgetika. Sie sind gut wirksam bei Knochentumoren bzw. -metastasen, Entzündungen und v.a. maligenen Schmerzzuständen, insbesondere wenn begleitende entzündliche Vorgänge am Schmerz beteiligt sind. Ihre Wirkung wird durch falsche Dosierung und Zeitintervalle unterschätzt.

Spasmolytika. Sie sind gut wirksam bei Schmerzen, hervorgerufen durch Spasmen in Hohlorganen und Ausführungsgängen solider Organe (z.B. Gallenblase, Harnblase, Uterus, Choledochus, Ductus pancreaticus, Ureter, Eileiter usw.).

Kortikosteroide. Sie wirken analgetisch durch Prostaglandinhemmung und Entzündungshemmung. Erwünscht sind die Nebenwirkungen Appetitsteigerung und Stimmungsanhebung. Hauptanwendungsgebiete: Kopf-Hals-Tumoren, Beckentumoren, Lebermetastasen.

Kortikosteroide plus sog. „einfache" Analgetika. Dies ist eine sinnvolle Kombination bei Nervkompression, Nervplexuskompression und Kopfschmerzen, hervorgerufen durch erhöhten intrakraniellen Druck.

Opioide. Sie sind gerade beim Krebsschmerz sehr häufig indiziert und sollten den Bedürfnissen des Patienten entsprechend verabreicht werden. Dies betrifft sowohl die Dosis als auch die Zeitintervalle. Für Krebspatienten sind Opioide häufig lebensnotwendig, weshalb eine zurückhaltende Verordnung oder gar ein Verzicht auf BTM-pflichtige Substanzen mit dem ärztlichen Ethos nicht vereinbar sind.

Psychopharmaka. Unter den bereits dargestellten Psychopharmaka sind neben den trizyklischen Antidepressiva, Neurolytika und Benzodiazepinen auch z.B. Cannabisderivate von bislang noch wissenschaftlichem Interesse.

Es muß bedacht werden, daß das therapeutische Ziel beim Krebspatienten neben der Distanzierung vom Schmerz und evtl. Behandlung der Depression auch Stimmungsanhebung, Anxiolyse, evtl. auch Euphorisierung beinhalten kann. Cannabis führt z.B. auch zu Gewichtszunahme bei Kachexie. Erwünscht ist auch die antiemetische Wirkung der Neuroleptika bei Patienten, die mit Opioiden therapiert werden.

Benzodiazepine sind v.a. als Schlafmittel gut einzusetzen.

Die Indikation zur Anwendung dieser Substanzen beim Krebspatienten sollte immer auch erwünschte Nebenwirkungen berücksichtigen.

17.12.3.2 Regionale Anästhesieverfahren und Sympathikusblockaden

Kopf-Hals-Bereich. Bei Krebsschmerz im Kopf-Hals-Bereich sind sowohl neurolytische Blockaden der Trigeminusäste, die Elektrokoagulation des Ganglion Gasseri, aber auch in Einzelfällen zervikale Wurzelblockaden in die therapeutischen Überlegungen einzubeziehen. Auch die Blockaden der Nn. hypoglossus und glossopharyngeus sollten in Betracht gezogen werden. Neurolytischen Blockaden einzelner Nerven oder Nervenwurzeln sollten diagnostische mit LA vorausgehen.

Schulter-Arm-Bereich. In Einzelfällen kann eine neurolytische Plexus-brachialis-Blockade (supraklavikulär) mit Alkohol oder Phenol angezeigt sein. Diese ist außerordentlich schmerzhaft, weshalb die stationäre Durchführung unter Opioidschutz empfohlen wird. Ebenfalls in Einzelfällen hat sich die kontinuierliche oder intermittierende Katheter-Plexus-brachialis-Blockade bei interskalenem Zugang mit LA bewährt.

Thorax - Abdomen - Retroperitoneum. Oberflächliche Thorax- oder Abdominalwandschmerzen können mit Interkostalblockaden, bei größerer Ausdehnung mit intrathekalen Blockaden therapiert werden. Der Neurolyse müssen diagnostische Blockaden vorausgehen.

Tumorschmerzen im Abdomen sollten frühzeitig mit Plexus-coeliacus-Blockaden behandelt werden. Diese führen wir CT-gesteuert ohne diagnostische Blockaden mit 50%igem Alkohol durch.

Bei Tumorschmerzen im Unterbauch können Grenzstrangblockaden diagnostisch, bei Erfolg therapeutisch eingesetzt werden. Der neurolytische Sattelblock (Phenol) kann in Einzelfällen indiziert sein.

Die Katheter-Opiat-Periduralanästhesie ist bei all diesen Schmerzzuständen einsetzbar.

Untere Extremität. Regionale Anästhesieverfahren sind hier in der Regel mit nichttolerablen Nebenwirkungen (v.a. Lähmung) verbunden. Häufiger als bisher sollten gezielte Wurzelblockaden, evtl. CT-gesteuert, in Betracht gezogen werden.

Lumbale Grenzstrangblockaden sind bei gleichzeitig bestehenden vegetativen Störungen einsetzbar. Die Katheter-Opiat-PDA ist derzeit wohl die beste regionale Methode.

Andere Methoden. Andere Methoden wie Akupunktur und TNS spielen beim Krebsschmerz bislang eine untergeordnete Rolle.

Psychologische Maßnahmen. Krebspatienten weisen vielfach psychische Probleme im Sinne von Ängsten, Depressionen oder auch Ärger auf. Obgleich psychotherapeutische Maßnahmen nicht in unser Fachgebiet fallen, sind Grundkenntnisse auch in der Gesprächsführung wünschenswert. Im allgemeinen empfiehlt es sich, den Patienten dahingehend zu unterstützen, daß er lernt, mit der Realität Krebs umzugehen. Er soll wissen, daß er auch mit dem Krebs in der Lage sein kann, ein erfülltes Leben zu leben. In diesem mögen sich zwar Inhalte und Ziele geändert haben, doch sollten neue Inhalte und Ziele gefunden werden, für die es lohnt zu leben. Die Familie spielt hier eine bedeutsame Rolle und sollte in die Therapie einbezogen werden. Spezielle psychotherapeutische Maßnahmen wie Hypnose und Biofeedback wurden vereinzelt angewendet, breite Erfahrungen fehlen jedoch.

18 Tabellarischer Anhang

18.1 Hämodynamische Meßgrößen

Symbol		Definition	Normalwert/Maßeinheit
BV	=	Blutvolumen	♂: 2,74 l/m^2 oder 71–78 ml/kg ♀: 2,37 l/m^2 oder 64–70 ml/kg
dp/dt_{min}	=	minim. Druckanstiegsgeschwindigkeit	1303 ± 79 mm Hg/s
dp/dt_{max}	=	max. Druckanstiegsgeschwindigkeit der li. Kammer	1850 ± 147 mm Hg/s
EMS	=	elektromechanische Kammersystole (QS_2-Dauer)	$QS_{2corr.}$ = ♂: 547 − 2 · 1 × HF ♀: 549 − 2 · 0 × HF
EDV	=	enddiastolisches Volumen	152 ± 4 ml (bzw. 70 ml/m^2)
ESV	=	endsystolisches Volumen	43 ± 2 ml
HF (HR,f)	=	Herzfrequenz	80–100 Schläge/min
HI (CI)	=	Herzindex (Herzzeitvolumen/Körperoberfläche)	2,7–4,3 $l/min/m^2$ KOF
HZV (CO)	=	Herzzeitvolumen ($\dot{V}O_2$/a-$\bar{v}DO_2$)	7,17 ± 0,49 l/min
LAP	=	linker Vorhofdruck (Mitteldruck)	7,17 ± 0,49 mm Hg
LVEDP	=	linksventrikulärer enddiastolischer Druck (Vorbelastung - preload; an gesunden Probanden identisch mit dem PCWP)	10 ± 2 mm Hg
LVET	=	left ventricular ejection time (Austreibungszeit der mechanischen Systole), s. PEP	195–310 ms
LVSA	=	Li. ventrikuläre Schlagarbeit (HI × $\bar{P}_{ao}$ × 0,0144)	56 ± 6 gmM/m^2 KOF
$M\dot{V}O_2$	*	myokardialer O_2-Verbrauch	ml/min/100 g
MAP	=	$\bar{P}_{art.}$ $\left(\text{art. Mitteldruck} = P_{diast.} = \frac{P_{syst.} - P_{diast.}}{3}\right)$	70–105 mm Hg
O_2-Verfügbarkeit (O_2-availability) =			600 ± 50 $ml/min/m^2$ KOF
P	=	Druck	
p	=	pulmonal	
$\bar{P}$	=	Mitteldruck [$P\overline{m}$ = Pd + 0,43(ps − Pd)]	
$\bar{P}_{RA}$	=	Mitteldruck im re. Vorhof	5,5 ± 0,5 mm Hg
P_{RVS}	=	syst. Druck im re. Ventrikel	28 ± 3,5 mm Hg
P_{APS}	=	syst. Druck in der Pulmonalarterie	27 ± 3,5 mm Hg (15–30 mm Hg)
P_{APD}	=	diast. Druck in der Pulmonalarterie	12,5 ± 2 mm Hg (5–12 mm Hg)
$\bar{P}_{AP}$ (PAMP)	=	Mitteldruck in der Pulmonalarterie	17 ± 3 mm Hg
PCWP	=	Pulmonalkapillardruck („wedge pressure“)	5–12 mm Hg
P_{LVED}	=	enddiastolischer Druck im li. Ventrikel	10 ± 2 mm Hg
P_{LVS}	=	syst. Druck im li. Ventrikel	124 ± 4 mm Hg
P_{ao}	=	syst. Aortendruck	124 ± 4 mm Hg (90–140)
$\bar{P}_{art}$ (MAP)	=	arterieller Mitteldruck (Nachbelastung, Afterload)	93 ± 3 mm Hg

Symbol	Definition	Normalwert/Maßeinheit
PVR	= pulmonaler Gesamtgefäßwiderstand $[(\bar{P}_{AP} - PCWP) \times 80/HZV]$	270 ± 45 dyn s/cm^{-5}
$\dot{Q}$	= HZV	
RVEDP	= re. ventrikulärer enddiastolischer Druck	<7 mm Hg
RVSWI	= Index der rechtsventrikulären Schlagarbeit	5-10 g.m/m^2
R_s	= W_{per} = TPR	900-2200 dyn s/cm^{-5}
SV	= Schlagvolumen (HZV × 1000/HF)	107 ± 6 ml
SVI	= Schlagvolumenindex (HZV × 1000/HF/m^2)	40 ± 7 ml/m^2 KOF (30-65)
T	= Temperatur (°C)	
TPR	= peripherer Gefäßwiderstand, s. W_{per}	900-1500 dyn.s/cm^5
TTI	= Tension-Time-Index (entspricht dem syst. Spannungs-Zeit-Integral bzw. dem syst. Druck-Zeit-Integral eines Ventrikels. Maß für die systolisch entwickelte und aufrechterhaltende Myokardspannung. Dient als Korrelat zum $M\dot{V}O_2$ und Substratverbrauch des Myokardiums) (Formel: TTI = LVET × P_{ao} × HF)	1089 ± 51 mm Hg s/cm
$\dot{V}O_2$	= Sauerstoffverbrauch (HI × 10 × a-$\bar{v}DO_2$)	140 ± 25 ml/min/m^2 KOF
W_{per}(TPR)	= peripherer Gefäßwiderstand $W_{per} = \frac{(MAP - ZVD) \cdot 80}{HZV}$	900-2200 dyn.s/cm^5
ZBV (CBV	= zentrales (intrathorakales) Blutvolumen) ZBV = MTT × HI × 16,7	830 ± 86 ml/m^2 KOF
ZVD (CVP)	= zentralvenöser Druck	0-8 cm H_2O

18.2 Pulmonologische Meßgrößen

Symbol		Definition	Normalwert/Maßeinheit
a	=	arteriell	
A	=	alveolär	
AF	=	Atemfrequenz	
AGW	=	Atemgrenzwert	125–170 l/min
AMV	=	Atemminutenvolumen ($V_T \times AF$)	ca. 6 l/min (~90 ml/kg KG)
ASt	=	Atemstoßtest (Tiffeneau-Test, FEV_1)	>70% der VK l/s
B	=	atmosphärischer Druck	760 mm Hg
c	=	kapillär	
c'	=	endkapillär	
C	=	Compliance	l/cmH_2O oder ml/cm H_2O
C_L	=	Lungencompliance (dynamische)	170–215 ml/cm H_2O
C_{tot}	=	$Compliance_{tot}$ (Thorax + Lunge)	100 ml/cm H_2O
C_aO_2	=	arterieller O_2-Gehalt („content") $Hb \cdot 1{,}34 \cdot s_aO_2 + p_aO_2 \cdot 0{,}0031$	19 ± 1 ml/100 ml Blut
$C(a-\bar{v}DO_2)$	=	$a\text{-}\bar{v}DO_2$ ($a\text{-}\bar{v}O_2$-Gehaltdifferenz)	5 ml/100 ml Blut
$C_{\bar{v}}O_2$	=	gemischt-venöser O_2-Gehalt (A. pulm.) $Hb \cdot 1{,}34 \cdot S_{\bar{v}}O_2 + P_{\bar{v}}O_2 \cdot 0{,}0031$	15 ml/100 ml Blut
CO_2	=	Kohlensäure	
CV	=	„Verschlußvolumen", „closing volume"	< FRC
$D_{AaO_2}^{1.0}$	=	alveolo-arterielle O_2-Differenz	25–65 mm Hg (bei F_IO_2: 1,0)
$D_{AaO_2}^{0.21}$	=	alveolo-arterielle O_2-Differenz	9 mm Hg (bei F_IO_2: 0,21)
D_L	=	Diffusionskapazität, „transfer factor"	ml/min/mm Hg
$D_{L_{co}}$	=	Diffusionskapazität für Kohlenmonoxid	25 ml CO/min/mm Hg
$D_{L_{O_2}}$	=	Diffusionskapazität für O_2	> 15 ml O_2/min/mm Hg
E, e	=	exspiratorisch	
$\bar{E}$	=	endexspiratorisch	
ERV	=	exspiratorisches Reservevolumen	1,2 l
f	=	Frequenz	
FEV_1	=	ASt, Sekundenkapazität	> 70% der VK in l/s
F_IO_2	=	O_2-Konzentration im Inspirationsgasgemisch	0,21 (Luft)
F_ECO_2	=	endexspiratorische CO_2-Konzentration	3,7 Vol.-%
FRC (FRK)	=	funktionelle Residualkapazität	2,4 l
I	=	inspiratorisch	
I:E	=	Atemzeitquotient (Inspirium : Exspirium)	1:2
IG	=	intrathorakales Gasvolumen	2,4 l
IRV	=	inspiratorisches Reservevolumen	3,6–4,3 l
MWV	=	maximale willkürliche Ventilation (AGW)	125–170 l/min
P_c	=	kapillärer Druck	
PAP	=	Pulmonalarteriendruck	25/8 mm Hg (Mittel-P: < 20 mm Hg)
$\bar{P}$	=	mittlerer Druck (Blutdruck, Gas)	
PCWP	=	Pulmonalkapillardruck („wedge pressure")	< 12 mm Hg
PEEP	=	positiv endexspiratorischer Druck	+ cm H_2O
P_{ei}	=	endinspiratorischer Druck (Plateaudruck)	cm H_2O
PEFR	=	max. exspiratorischer Flow (ATPS)	> 400 l/min
PIFR	=	max. inspiratorischer Flow (ATPS)	> 300 l/min
P_I	=	Partialdruck eines Gases im Inspirationsgasgemisch	mm Hg
P_B	=	Barometerdruck	mm Hg
$P_{res.}$	=	max. inspiratorischer Druck	cm H_2O

Symbol		Definition	Normalwert/Maßeinheit
$ptcO_2$	=	transkutaner O_2-Partialdruck	mm Hg
PVR	=	pulm. Gefäßwiderstand	270 ± 45 dyn.s/cm^{-5}
$p_aO_2^{0.21}$	=	arterieller O_2-Partialdruck bei $F_IO_2 = 0{,}21$	90-100 mm Hg
$p_aO_2^{1.0}$	=	arterieller O_2-Partialdruck bei $F_IO_2 = 1{,}0$	500-640 mm Hg
p_AO_2	=	alveolärer O_2-Partialdruck $P_{Barometer} - (P_{AH_2O} + P_{ACO_2})$	104 mm Hg
p_c	=	pulmonal-kapillärer Druck	< 12 mm Hg
p_aCO_2	=	arterieller CO_2-Partialdruck	35-45 mm Hg
$p_{\bar{v}}O_2$	=	gemischt-venöser O_2-Druck	> 35 mm Hg
pH	=	neg. dekadische Logarithmus zur Basis 10 der mol. H^+-Ionenkonzentration	7,36-7,44
$\dot{Q}$	=	Flow, Durchblutung	l/min
$Q_S/\dot{Q}_T$	=	Shuntvolumen (intra- oder extrakardial) $\frac{(p_AO_2 - p_aO_2) \cdot 0{,}0031}{(c_aO_2 - C_{\bar{v}}O_2) + [(p_AO_2 - p_aO_2) \cdot 0{,}0031]}$	3-8% des HZV
RQ	=	Respiratorischer Quotient ($\dot{V}CO_2/\dot{V}O_2$)	0,8
R_{aw}	=	Atemwegswiderstand	< 1,6 cm H_2O/l/s
RV	=	Residualvolumen	1,2 l
S_aO_2	=	arterielle O_2-Sättigung	97%
$S_{\bar{v}}O_2$	=	gemischtvenöse O_2-Sättigung	> 60%
T	=	Temperatur	°C
TK	=	Totalkapazität	6 l
V	=	Volumen	
$\dot{V}_E$	=	Atemminutenvolumen	Minim.: 90 ml/kg KG/min
$\dot{V}_A$	=	alveoläre Ventilation	4,2 l/min
V_T	=	Atemzugvolumen, „tidal volume“	500 ml
V_D/V_T	=	Totraum/Atemzugvolumen $= \frac{p_aCO_2 - pECO_2}{p_aCO_2}$	< 0,33
$V_{Danat.}$	=	anatomischer Totraum	2,2 ml/kg KG
$V_{Dphys.}$	=	physiologischer Totraum	> 2 ml/kg KG
VK	=	Vitalkapazität	4,8 l
$\dot{V}_{O_2}$	=	O_2-Verbrauch	240 ml/min/m^2 KOF
$\dot{V}_{CO_2}$	=	CO_2-Abgabe	192 ml/min
$\dot{V}/\dot{Q}$	=	Ventilations-Perfusions-Verhältnis	0,8 l/min
v	=	venös	
$\bar{v}$	=	gemischt-venös	
$V_T/\dot{V}_{O_2}$	=	Ventilationsäquivalent	22-25

18.3 Hämatologische Meßgrößen

System	Komponente Mol.-Gew.	Normalbereich neue (n) Einheiten	alte (a) Einheiten	Umrechnungsfaktor (f) (n × f = a, a : f = n)
Blut	Erythrozyten T = tera (10^{12})			
	♂	4,2–5,5 T/l	4,2–5,5 Mill./mm^3	1,0
	♀	3,6–5,0 T/l	3,6–5,0 Mill./mm^3	1,0
Blut	Erythrozyten, volfr. (Hämatokrit)	♂ : 0,4–0,48 ♀ : 0,36–0,42 l/l	40–48 36–42%	100
Blut	Erythrozyten-Senkungsgeschwindigkeit (Senkungsreaktion)	♂ : 2–10 ♀ : 3–13 mm/h	2–10[7]) 3–13[8]) mm/h	1,0
Blut	Erythrozytenvolumen (MCV, mittleres Vol. der Einzelerys.)	76–96 fl (femto lit. = 10^{-15} l)	76–96 μ^3	1,0
Blut	Hämoglobin Hb/4: 16114,5	♂ : 7,76–11,17 ♀ : 7,14–10,18 mmol/l	12,5–18,0 11,5–16,4 g%	1,611
Blut	Hämoglobin F Hb/4: 16114,5	24,8–74,5 µmol/l	0,04–0,12 g%	0,00161
Blut	Leukozyten (Erwachsene) G: giga (10^9)	4–10 G/l	4000–10000/mm^3	10^3
Blut	Methämoglobin Hb/4: 16114,5	6,2–31,0 µmol/l	0,01–0,05 g%	0,00161
Blut	Erys-Retikulozyten in ‰ der Erys	0,005–0,015	5–15	1000
	pro mm^3 g: giga (10^9)	25–75 G/l	25000–75000/mm^3	10^3
Blut	Thrombozyten G: giga (10^9)	150–400 G/l	150000–400000/mm^3	10^3

18.4 Stoffwechselgrößen

Komponente Mol.-Gew.	System	Normalbereich neue (n) Einheiten	alte (a) Einheiten	Umrechnungsfaktor (f) (n × f = a, a : f = n)
Adrenalin 183,21	24-h-Urin	5,0–40,0 nmol	0,92–7,32 µg	0,183
Äthanol 46,07	Plasma	(subklinische Intoxik.) 0–2,17 mmol/l	0–10 mg%	4,61
Albumine 69000	Nüchternserum	536–652 µmol/l	3,7–4,5 g%	0,0069
Aldosteron 360,45	24-h-Urin	2,8–44,4 nmol	1–16 µg	0,36
Alkalireserve, vgl. Bikarbonat	Nüchternplasma			
Ammoniak (NH_3) NH_3: 17,03	24-h-Urin	20–70 mmol	340–1190 mg	17,0
Ammoniak (NH_3) NH_3: 17,03	Nüchternplasma	5,9–4,7 µmol/l	10–81 µg%	1,7
Basenüberschuß	Blut	−2 bis +2 mmol/l	−2 bis +2 mVal/l	1,0
Bikarbonat (Totalkarbonat + CO_2, Alkalireserve)	Nüchternplasma	24–28 mmol/l	24–28 mVal/l	1,0
Bilirubin (total) 584,85	Nüchternplasma	3,4–17,1 µmol/l	0,2–1,0 mg%	0,0585
Bilirubin (direktes konjugiertes) 584,85	Nüchternplasma	0,8–5,1 µmol/l	0,047–0,30 mg%	0,0585
Brenztraubensäure, vgl. Pyruvat	Nüchternplasma			
Chlorid 35,453	24-h-Urin	110–225 mmol	110–225 mVal	1,0
Chlorid 35,453	Nüchternplasma	97–107 mmol/l	97–107 mVal/l	1,0
Cholesterin (total) 386,64	Nüchternplasma	3,36–8,53 mmol/l	130–330 mg%	38,7
relative Dichte $\left(\frac{\text{Urin } 20\,°C}{H_2O\ 20\,°C}\right)$	Urin	1,001–1,030 1 (eins)	1001–1030 g/l	1000

Komponente Mol.-Gew.	System	Normalbereich		Umrechnungsfaktor (f) (n × f = a, a : f = n)
		neue (n) Einheiten	alte (a) Einheiten	
Eisen 55,847	Nüchternplasma	13,4-31,4 μmol/l	75-175 μg%	5,58
freie Fett-säuren	Nüchternplasma	400-600 μmol/l	400-600 μVal/l	1,0
Fibrinogen	Nüchternplasma	2,5-5,0 g/l	250-500 mg%	100
Glukose 180,16	Nüchternplasma	3,9-5,6 mmol/l	70-100 mg%	18
Globuline	Nüchternserum	25-36 g/l	2,5-3,6 g%	0,1
IgA-Globulin	Nüchternserum	0,9-4,5 g/l	90-450 mg%	100
IgG-Globulin	Nüchternserum	8,0-18,0 g/l	800-1800 mg%	100
IgM-Globulin	Nüchternserum	♂ : 0,6-2,5 ♀ : 0,7-2,8 g/l	60-250 70-280 mg%	100
Hämatokrit vgl. Erys. volfr.	Blut			
Hämoglobin Hb/4: 16114,5	Nüchternplasma	0-621 nmol/l	0-1 mg%	0,00161
Harnsäure 168,11	24-h-Urin	1,19-2,97 mmol	200-500 mg	168,11
Harnsäure 168,11	Nüchternplasma	172,6- 410,7	2,9-6,9 mg%	0,0168
Harnstoff 60,06	Nüchternplasma	1,67-8,2 mmol/l	10-49,2 mg%	6,006
Harnstoff-stickstoff N: 140067	Nüchternplasma	1,67-8,2 mmol/l	4,7-23 mg%	2,802
17-Hydroxy-kortikostero-ide (total) Kortisol: 362,47	24-h-Urin	♂ : 16,6- 63,5 ♀ : 12,4- 49,7 μmol	6-23 4,5-18 mg	0,362
Jod (protein-gebunden) 126,9044	Nüchternplasma	236-598 nmol/l	3,0-7,6 μg%	0,0127
Kalium 39,102	Nüchternplasma	4,1-5,6 mmol/l	4,1-5,6 mVal/l	1,0
Kalzium 40,08	24-h-Urin	2,5-4,36 mmol	100-175 mg	40,1

Komponente Mol.-Gew.	System	Normalbereich		Umrechnungsfaktor (f) (n × f = a, a : f = n)
		neue (n) Einheiten	alte (a) Einheiten	
Kalzium (total) 40,08	Nüchternplasma	2,04–2,59 mmol/l	8,2–10,4 mg%	4,01
17-Ketogene Steroide (total) DHEP: 288,4	24-h-Urin	♂ : 31–76 ♀ : 17,4–62,5 µmol	9–22 5–18 mg	0,288
Ketokörper (Azeton) 58,08	24-h-Urin	172–1721 µmol	10–100 mg	0,0581
17-Ketosteroide (total) DHEP: 288,4	24-h-Urin	27,8–90,3 13,9–59,0 µmol	8–26 4–17mg	0,288
Kortikosteroide Kortisol: 362,47	Nüchternplasma	0,166–0,663 µmol/l	6–24 µg%	36,2
Kreatin 131,14	24-h-Urin	♂ : 84–1443 ♀ : 145–2061 µmol	11–189 19–270 mg	0,131
Kreatin 131,14	Nüchternplasma	15,3–45,8 µmol/l	0,2–0,6 mg%	0,0131
Kreatinin 113,12	24-h-Urin	♂ : 13,3–22,1 ♀ : 7,1–13,3 mmol	1,5–2,5 0,8–1,5 g	0,113
Kreatinin 113,12	Nüchternplasma	44,2–132,6 µmol/l	0,5–1,5 mg%	0,0113
Lipide (total)	Nüchternplasma	4,0–7,0 g/l	400–700 mg%	100
β-Lipoprotein	Nüchternserum	bis 5,5 g/l	bis 550 mg%	100
Magnesium 24,312	24-h-Urin	7,1–11,7 mmol	172–285 mg	24,3
Magnesium 24,312	Nüchternplasma	0,74–1,48 mmol/l	1,8–3,6 mg%	2,43
Molalität	Plasma	285–300 mmol/kg	285–300 mosm/kg	1,0
Natrium 22,9898	24-h-Urin	120–220 mmol	120–220 mVal	1,0
Natrium 22,9898	Nüchternplasma	132–145 mmol/l	132–145 mVal/l	1,0
pCO_2	Blut	4,66–6,0 kPa	35–45 mmHg	7,502

Komponente Mol.-Gew.	System	Normalbereich		Umrechnungsfaktor (f) (n × f = a, a : f = n)
		neue (n) Einheiten	alte (a) Einheiten	
pH	Plasma	7,35-7,45 -log molc.	7,35-7,45 -log molc.	1,0
pH	Urin	5,5-7,0 -log. molc.	5,5-7,0 -log. molc.	1,0
Phosphat (total) P: 30,9738	24-h-Urin	16,1-48,4 mmol	500-1500 mg	31
Phosphat (anorganisch, pH = 7,40) P: 30,9738	Nüchternplasma	0,80-1,13 mmol/l	2,5-3,5 mg%	3,1
Phospholipide „mittlere" Molekularmasse: 774 P: 30,9738	Nüchternplasma	1,6-3,9 mmol/l	124-302 mg%	77,4
pO_2	Blut	10,66-13,33 kPa	80-100 mmHg	7,502
Proteine	Nüchternserum	66-79 g/l	6,6-7,9 g%	0,1
Proteine elektrophoretische Fraktionen (z. B. Albumin)	Nüchternserum	0,55 1 (eins)	55 0/	100
C-reaktives Protein	Nüchternserum	bis 10 mg/l	bis 1 mg%	0,1
Testosteron 288,43	24-h-Urin	♂ : 174-694 ♀ : bis 35 nmol	50-200 bis 10 µg	0,288
Thyroxin (total T_4) 776,93	Nüchternserum	42-115 nmol/l	3,26-8,93 µg%	0,0777
Transferrin	Nüchternserum	2,0-4,0 g/l	200-400 mg%	100
Triglyzerid „mittlere" Molekularmasse: 875	Nüchternplasma	0,85-1,96 nmol/l	74-172 mg%	87,5
Urobilinogen 590,73	24-h-Urin	0,85-6,77 µmol	0,5-4,0 mg	0,591
Vanillinmandelsäure (VMA) 198,18	24-h-Urin	15,1-32,8 µmol	3,0-6,5 mg	0,198

18.5 Maßeinheiten

Dezimale Vielfache und Teile

Faktor	Vorsilbe	Symbol	Faktor	Vorsilbe	Symbol	Faktor	Vorsilbe	Symbol
10^{12}	Tera-	T	10^{1}	Deka-	da	10^{-9}	Nano-	n
10^{9}	Giga-	G	10^{-1}	Dezi-	d	10^{-12}	Piko-	p
10^{6}	Mega-	M	10^{-2}	Zenti-	c	10^{-15}	Femto-	f
10^{3}	Kilo-	k	10^{-3}	Milli-	m	10^{-18}	Atto-	a
10^{2}	Hekto-	h	10^{-6}	Mikro-	μ			

Bezeichnung der Einheit	Symbol	Definition	Synonym	Symbol
Länge				
Meter	m			
Dezimeter	dm	10^{-1} m		
Zentimeter	cm	10^{-2} m		
Millimeter	mm	10^{-3} m		
Mikrometer	μm	10^{-6} m	Mikron	μ
Nanometer	nm	10^{-9} m	Millimikron	mμ
Angström[1]	Å	10^{-10} m		
Picometer	pm	10^{-12} m	Mikromikron	μμ
Masse				
Kilogramm	kg	10^{3} g		
Gramm	g			
Milligramm	mg	10^{-3} g		
Mikrogramm	μg	10^{-6} g	Gamma	γ
Nanogramm	ng	10^{-9} g		
Picogramm	pg	10^{-12} g	Gammagamma	$\gamma\gamma$
Mol	mol	Molekulargew. in Gramm		
Millimol	mmol	10^{-3} Mol		
Mikromol	μmol	10^{-6} Mol		
Gramm-Äquivalent[a]	val	Äquivalentgew. in Gramm		
Milligramm-Äquivalent[a]	mval	10^{-3} Val		
Volumen				
Liter	l			
Milliliter	ml	10^{-3} l	Kubikzentimeter	cm^3
Mikroliter	μl	10^{-6} l	Kubikmillimeter	mm^3
			Lambda	λ
Nanoliter	nl	10^{-9} l		
Picoliter	pl	10^{-12} l		
Konzentration				
Mol pro Liter	mol/l			
Millimol pro Liter	mmol/l			
Mikromol pro Liter	μmol/l			
Nanomol pro Liter	nmol/l			
Gewicht/Volumen	g/l			
Molare Lösung	M	1 Mol/1000 ml		
Millimolare Lösung	mM	10^{-3} Mol/1000 ml		
Mikromolare Lösung	μM	10^{-6} Mol/1000 ml		
Molale Lösung		1 Mol/kg Flüssigkeit		
Normale Lösung	n	1 Val/1000 ml		
Internationale Enzymeinheit	IE (IU)	Enzymmenge, die 1 μmol Substrat in der Minute unter Standardbedingungen umsetzt		

[a] Nach den internationalen Empfehlungen (IFCC, ISO, IUPAC) sollen diese Einheiten nicht mehr verwendet werden

19 Abkürzungsverzeichnis

a	arteriell
ACh	Azetylcholin
AChE	Azetylcholinesterase
AChEI	Azetylcholinesteraseinhibitor
AChR	Azetylcholinrezeptor
AF	Atemfrequenz
AMV	Atemminutenvolumen
ARDS	adult respiratory distress syndrome
ASA	American Society of Anesthesiologists
AV	atrioventrikulär
AWR	Aufwachraum
AZV	Atemzugvolumen
c-kapillär	kapillär
C	Compliance
CFM	Cerebral Function Monitor
CPAP	Continous Positive Airway Pressure
CPPV	Continous Positive Pressure Ventilation
CSA	komprimierte Spektralanalyse (EEG)
DHB	Dehydrobenzperidol
dMR	depolarisierende Muskelrelaxanzien
EEG	Elektroenzephalogramm
FRK	funktionelle Residualkapazität
γ-GT	γ-Glutamyltransferase
GG	Grundgesetz
GABA	γ-Aminobuttersäure
h	Stunde
Hb	Hämoglobin
HF	Herzfrequenz
HFPPV	High Frequency Positive Pressure Ventilation
Hkt	Hämatokrit
HLM	Herz-Lungen-Maschine
HV	Harnvolumen
HZV	Herzzeitvolumen
ICP	intrakranieller Druck
IDV	intermittent demand ventilation
IMV	intermittent mandatory ventilation
IPPV	intermittent mandatory ventilation
IPPV	intermittent positive pressure ventilation
IRDS	Infant Respiratory Distress Syndrome
kgKG	Kilogramm Körpergewicht
KHK	koronare Herzkrankheit
KOD	kolloidosmotischer Druck
KPa	Kilopascal
Kps	Kapsel
LA	linker Vorhof
LV	linker Ventrikel
LoA	Lokalanästhesie
MAC	minimum alveolar/ anesthetic concentration
MAO	Monoaminooxidase
MAP	arterieller Mitteldruck
min	Minute
MR	Muskelrelaxans
ndMR	nichtdepolarisierendes Muskelrelaxans
NLA	Neuroleptanästhesie/-analgesie
NNP	Natriumnitroprussid
NTG	Nitroglyzerin
ONK	Oxford-Non-Kinking (Tubus)
PAP	Pulmonalarteriendruck
PAR	pseudoallergische Reaktion
Part	arterieller Blutdruck
PChE	Pseudocholinesterase
PChEI	Pseudocholinesteraseinhibitor
PCWP	Pulmonalkapillardruck
Pdiast	diastolischer Blutdruck
PEEP	positive end-exspiratory pressure
PPL	Plasmaproteinlösung

Psyst systolischer Blutdruck
PVC Polyvinylchlorid

RA rechter Vorhof
RV rechter Ventrikel
RUP Routine-Untersuchungsprogramm

s Sekunde
SGPT Serum-Glutamat-Pyruvat-Transaminase
SMCh Succinylmonocholin
StGB Strafgesetzbuch

Tab. Tabelle
Tabl. Tablette

TPR peripherer Gefäßwiderstand
T_3-Test Trijodthyronintest
T_4-Test Thyroxintest

v. a. vor allem
VK Vitalkapazität
WBB Weiterbildungsberechtigung
ZEEP zero endexspiratory pressure
ZVD zentraler Venendruck

20 Literatur

1. Ackern van K (1982) Anästhesie bei Patienten mit kardiovaskulären Nebenerkrankungen. Anästh Intensivther Notfallmed 17: 258
2. Ackern van K, Mittmann U, Brückner UB, Vetter HO, Madler C, Victor U (1982) Vorgehen bei Patienten mit Hypertonie und coronarer Herzkrankheit - Klinische und experimentelle Aspekte. In: Bergmann H, Brückner JB, Frey R, Henschel WF, Kern F, Mayrhofer OE, Peter K (Hrsg) Anästhesiologie und Intensivmedizin, Bd 149. Springer, Berlin Heidelberg New York
3. Adams RW, Gronert GA, Sundt TM, Michenfelder JD (1972) Halothane, hypocapnia and cerebrospinal fluid pressure in neurosurgery. In: Brock M, Dietz H (eds) Intracranial pressure. Springer, Berlin Heidelberg New York
4. Adornato DC, Gildenberg PL, Ferrario CM, Smart J, Frost EAM (1978) Pathophysiology of intravenous air embolism in dogs. Anesthesiology 49: 120
5. Affolter H, Allemann U, Ritz R (1974) Kreislaufschock. V. Neurogener Schock. In: Koller F, Nagel GA, Neuhaus K (Hrsg) Intern Notfallsituationen. Thieme, Stuttgart
6. Ahnefeld FW (1974) Auswahl der Anästhesiemittel und -methoden in der Geburtshilfe In: Ahnefeld FW, Burri C, Dick W, Halmǵyi (Hrsg) Klinische Anästhesiologie, Bd 4. Lehmanns, München
7. Ahnefeld FW, Bergmann H, Burri, Dick W, Hamalgyi M, Rügheimer E (1976) Der Risikopatient in der Anästhesie: 2. Respiratorische Störungen. In: Bergmann H, Brückner JB, Frey R, Henschel WF, Kern F, Mayrhofer OE, Peter K (Hrsg) Klinische Anästhesiologie und Intensivmedizin, Bd 12. Springer, Berlin Heidelberg New York
8. Ahnefeld FW, Bergmann H, Burri C, Dick W, Halmagyi M, Rügheimer E (1976) Der Risikopatient in der Anästhesie: 1. Herz-Kreislauf-System. In: Bergmann H, Brückner JB, Frey R, Henschel WF, Kern F, Mayrhofer OE, Peter K (Hrsg) Klinische Anästhesiologie und Intensivmedizin, Bd 11. Springer, Berlin Heidelberg New York
9. Ahnefeld FW, Bergmann H, Burri C, Dick W, Halmagyi M, Hossli G, Rügheimer E (1978) Rohypnol (Flunitrazepam). Pharmakologische Grundlagen - Klinische Anwendung. In: Bergmann H, Brückner JB, Frey R, Henschel WF, Kern F, Mayrhofer OE, Peter K (Hrsg) Klinische Anästhesiologie und Intensivmedizin, Bd 17. Springer, Berlin Heidelberg New York
10. Ahnefeld FW, Bergmann H, Burri C, Dick W, Halmagyi M, Hossli G, Rügheimer E (1980) Muskelrelaxantien. In: Bergmann H, Brückner JB, Frey R, Henschel WF, Kern F, Mayrhofer OE, Peter K (Hrsg) Klinische Anästhesiologie und Intensivmedizin, Bd 22. Springer, Berlin Heidelberg New York
11. Ahnefeld FW, Bergmann H, Burri C et al. (1981) Die intravenöse Narkose. In: Bergmann H, Brückner JB, Frey R, Henschel WF, Kern F, Mayrhofer OE, Peter K (Hrsg) Klinische Anästhesiologie und Intensivmedizin, Bd 23. Springer, Berlin Heidelberg New York
12. Ahnefeld FW, Bergmann H, Burri C et al (1982) Die Verbrennungskrankheit. In: Bergmann H, Brückner JB, Frey R, Henschel WF, Kern F, Mayrhofer OE, Peter K (Hrsg) Klinische Anästhesiologie und Intensivtherapie, Bd 25. Springer, Berlin Heidelberg New York
13. Ahulu-Konotry FID (1974) The sickle cell diseases. Arch Intern Med 133: 611
14. Aken van H, Scherer R, Lawin P (1980) Anästhesie und intraokulärer Druck. Anasth Intensivther Notfallmed 15: 293
15. Albin MS (1977) Anesthetic management of the patient with head injury. Anesthesiol Clin 15: 297
16. Albright GA (1978) Physiology of pregnancy. In: Albright GA (ed) Anesthesia in obstetrics. Addison-Wesley, Menlo Park, California
17. Alderman EL, Coltart DJ, Wettach GE, Harrison CD (1974) Coronary artery syndromes after sudden propranolol withdrawal. Ann Intern Med 81: 625

18. Aldrete JA, Britt BA (1978) Malignant hyperthermia. Grune & Stratton, New York
19. Alfery DA, Benumof JL (1981) Pulmonary diseases. In: Katz J, Benumof J, Kadis LB (eds) Anesthesia and uncommon diseases. Saunders. Philadelphia London Toronto Sidney
20. Allison SP, Tomlin PJ, Chamberlain MJ (1969) Some effects of anesthesia and surgery on carbohydrate and fat metabolism. Br J Anaesth 41: 588
21. Angel A (1980) Effect of anaesthetics on nervous pathways. In: Gray TC, Nunn JF, Uting JE (eds) General anaesthesia Vol 1. Butterworths, London pp 117-139
22. Ansell G (1970) Adverse reactions to contrast agents. Scope of problem. Invest Radiol 5: 374
23. Apgar V (1953) A proposal for a new method of evaluation of the newborn infant. Curr Res Anesth 32: 4
24. Aps C (1975) Pulmonary oedema following translumbar aortography. Proc R Soc Med 68: 766
25. Aronski A, Kubler A, Majda C, Jakubaszko J (1975) A comparative study of the action of naloxone and nalorphine in man. Anaesthiol Res Intern Ther 3: 221
26. Arturson MGS (1977) Transport and demand of oxygen in severe burns. J Trauma 17: 179
27. ASA (1963) New classification of physical status. Anesthesiology 24: 11
28. Assali NS, Brinkman NS (1972) Pathophysiology of Gestation. Vol I: Maternal disorders. Academic Press, New York London
29. ASTRA Chemical GmbH (1981) Regionalanästhesie. Fischer, Stuttgart New York
30. Aulick LH, Wilmore DW (1979) Increased peripheral amino acid release following burn injury. Surgery 85: 560
31. Bagdade JD, Root RK, Bulger RJ (1974) Impaired leukocyte function in patients with poorly controlled diabetes. Diabetes 23: 9
32. Bamford C (1978) Anesthesia in multiple sclerosis. Can J Neurol Sci 5: 41
33. Baraka A (1978) Antagonism of neuromuscular block by physostigmin in man. Br J Anaesth 50: 1075
34. Baratz BA, Karis JH (1969) Blood gas studies during laparoscopy under general anesthesia. Anesthesiology 30: 463
35. Bart AJ, Linde HW (1971) Changes in power spectra of electroencephalograms during anaesthesia with Fluroxene, Methoxyflurane and Ethrane. Anesth Analg (Cleve) 50: 53
36. Barth L, Dannhorn R (1977) Protrahierte neuromusculäre Wirkungen depolarisierender Muskelrelaxantien nachgewiesen mit der Tetanusreizantwort. Anaesthesist 26: 116
37. Barth L, Meyer M (1965) Moderne Narkose. Fischer, Stuttgart
38. Barth L, Meyer M (1965) Die apparative O_2-Aufnahme („Diffusionsatmung"). In: Barth L, Meyer L (Hrsg) Moderne Narkose. Fischer, Stuttgart
39. Barthels H, Poliwoda R (1980) Gerinnungsanalysen: Interpretation, Schnellorientierung, Therapiekontrolle. Thieme, Stuttgart
40. Bartlett RH, Niccole M, Travis MJ, Allyn PA, Furnas DW (1976) Acute management of the upper airway in facial burns and smoke inhalation. Arch Surg 111: 744
41. Baskett PJ, Armstrong R (1970) Anaesthetic problems in multiple sclerosis. Are certain agents contraindicated? Anaesthesia 25: 397
42. Bastron RD, Deutsch S (1976) Anesthesia and the kidney. Grune & Stratton, New York
43. Baum M (1979) Die Wahl des Respirators - Ein Kriterium für die Qualität der Beatmung? INA, Bd 16. Thieme, Stuttgart
44. Baur H, Kohlschütter B, Roth F (1976) Hyperkaliämie nach Succinylcholin bei septischen Patienten in der Abdominalchirurgie. Anaesthesist 25: 6
45. Bause-Apel D, Doehn M, Rödiger W (1978) Herz-Kreislaufstillstand durch Hyperkaliämie nach Gabe des Muskelrelaxans Imbetril. Z Prakt Anästh 13: 398
46. Baxter CR (1978) Problems and complications of burn shock resuscitation. Surg Clin North Am 58: 1313
47. Bell CMA (1970) Neostigmine and anastomotic disruption. Proc R Soc Med 63: 752
48. Belts K (1977) Correspondence - Nitrousoxide encephalography. Anesth Analg (Cleve) 56/3: 469
49. Benninghoff A, Goerttler A (1971) Lehrbuch der Anatomie des Menschen, 2. Band. Urban & Schwarzenberg, München
50. Bergmann H (1972) Die Anästhesie in der Zahn-, Mund- und Kieferchirurgie. In: Frey R, Hügin W, Mayrhofer O (Hrsg) Lehrbuch der Anästhesiologie, Reanimation und Intensivtherapie. Springer, Berlin Heidelberg New York

51. Bergmann H (1976) Die Auswahl der Anästhesiemittel und -methoden bei kardiozirkulatorischen Risikofaktoren. In: Ahnefeld FW, Bergmann H, Burri C, Dick W, Halmģyi M, Rügheimer E (Hrsg) Klinische Anästhesiologie und Intensivtherapie, 11. Band. Springer, Berlin Heidelberg New York
52. Bergmann H (1978) Die Spinalanästhesie. In: Ahnefeld FW, Bergmann H, Burri C, Dick W, Halmágyi M, Rügheimer E (Hrsg) Klinische Anästhesiologie und Intensivtherapie, 18. Band. Springer, Berlin Heidelberg New York
53. Bergmann H (1980) Nebenwirkungen der Muskelrelaxantien und Komplikationen bei ihrer Anwendung. In: Ahnefeld FW, Bergmann H, Burri C, Dick W, Halmágyi M, Rügheimer E (Hrsg) Klinische Anästhesiologie und Intensivtherapie. 22. Band. Springer, Berlin Heidelberg New York
54. Bergmann H, Blauhut B (1975) Anästhesie und ZNS. Technische Gefahren der Anästhesie. Medikamentöse Wechselwirkungen, Massivtransfusion. In: Bergmann H, Brückner JB, Frey R, Henschel WF, Kern F, Mayrhofer OE, Peter K (Hrsg) Anästhesiologie und Wiederbelebung. Bd 90. Springer, Berlin Heidelberg New York
55. Bethune DW (1977) Air embolism during anaesthesia. Anaesthesia 23: 669
56. Bevan DR (1979) Reversal of pancuronium with edrophonium. Anaesthesia 34: 614
57. Bevan DR (1979) Renal function in anaesthesia and surgery. Academic Press, London
58. Bianchine JR (1976) Drug therapy of parkinsonism. N Engl J Med 281: 594
59. Bihler K (1978) Die Beeinflussung der Nierenfunktion durch Halothan. Anaesthesiologie und Intensivmedizin Vol 109, 63-68, (Hrsg) Frey R, Kern F, Mayrhofer O. In: 20 Jahre Fluothane. Springer, Berlin Heidelberg New York
60. Black PR, Brooks DC, Bessey PQ (1982) Mechanisms of insulin resistance following injury. Ann Surg 196: 420
61. Bleifeld W (1973) Pathophysiologie u. Hämodynamik des kardiogenen Schocks beim Herzinfarkt. Intensivmed 10: 241
62. Bleyl U (1971) Pathomorphologie u. Pathogenese des Atemnotsyndroms. Verh Dtsch Ges Pathol 55: 39-72
63. Boba A (1960) Hypothermia. Thomas, Springfield
64. Bock KH, Eisele G (1982) Injektorbeatmung mit einem neuentwickelten Carden-Rüsch-Tubus zur Anästhesie der endolaryngealen Mikrochirurgie. In: Bergmann H, Brückner JB, Frey R, Henschel WF, Kern F, Mayrhofer OE, Peter K (Hrsg) Anästhesiologie u. -Intensivmed., 142. Band. Springer, Berlin Heidelberg New York
65. Boeden G, Schmucker P (1985) Das zentral anticholinerge Syndrom. Anästhesiol Intensivmed 7: 240-248
66. Bond VK, Stoelting RK, Gupla MB (1979) Pulmonary aspiration syndrome after inhalation of gastric fluid containing antacids. Anesthesiology 51: 452
67. Bonica JJ, Berges PV, Morikawa K (1970) Circulatory effects of peridural block. Anesthesiology 33: 619
68. Booij LHDJ, Vree TB, Hurkmans F, Reekers-Kelting JJ, Crul JF (1981) Pharmacokinetics and pharmacodynamics of the muscle relaxant drug NC-45 and each of its hydroxy metabolites in dogs. Anaesthesist 30: 329-333
69. Bourne JG (1970) Deaths with dental anaesthesia. Anaesthesia 25: 473
70. Bourne JG (1977) Safety in out-patient dental anaesthesia. Anaesthesia 32: 74
71. Bowen J, McGrand JC, Hamilton AG (1978) Intraocular pressure after suxamethonium and endotracheal intubation. The effect of pretreatment with tubocurarin or gallamin. Anaesthesia 33: 518
72. Bowman WC, Norman J (eds) (1980) Symposium on org NC-45. Br J ANaesth 52: 1-72
73. Brandl M (1982) Ursachen Diagnostik und Therapie der postoperativen Ateminsuffizienz. In: Ahnefeld FW, Bergmann H, Burri C, Dick W, Halmágyi M, Rugheimer E (Hrsg) Klin. Anästhesiologie u. Intensivtherapie, 24. Band. Springer, Berlin Heidelberg New York
74. Branthwaite MA (1977) Anaesthesia for cardiac surgery and allied procedures. Blackwell, Oxford London Philadelphia Toronto
75. Breimer DD (1976) Pharmacokinetics of methohexitone following intravenous infusion in humans. Br J Anaesth 48: 643
76. Breimer DD, Honhoff C, Zilly W, Richter E, van Rossum JM (1975) Pharmacokinetics of hexobarbital in man after intravenous infusion. J Pharmacokinet Biopharm 3: 1

77. Brenner WE (1976) The oxytocics: Actions and clinical indications. Contemp OB/GYN 7: 125
78. Briel RC (1978) Gerinnungsphysiolog. Untersuchungen bei perioperativer Thromboemboliprophylaxe mit Low-dose Heparin u. Heparin/Dihydroergotamin in der Gynaekologie. Habilitationsschrift aus der Univ. Frauenklinik Tübingen
79. Briggs BA, Hayes HR (1978) Cardiopulmonary resuscitation. In: Wilkins EW (ed) MGH Textbook of emergency medicine. Williams & Wilkins, Baltimore
80. Britt BA (1972) Recent advances in malignant hyperthermia. Anesth Analg (Cleve) 54: 841
81. Britt BA, Kalow W (1970) Malignant hyperthermia: a statistical review. Can Anaesth Soc J 17: 293
82. Bromage PH (1978) Epidural analgesia. Saunders, Philadelphia London Toronto Sidney
83. Brown BR Jr, Bruce DL (1979) Halothane and hepatitis. In: Eckenhoff JE (ed) Controversy in anesthesiology. Saunders, Philadelphia London Toronto Sidney
84. Brown D (1969) A guide to tracheal tubes. Anaesthesia 24: 620
85. Brown TCK, Fisk GC (1979) Anaesthesia for children. Blackwell, Oxford London
87. Brücke F, Klupp H, Kraupp O (1954) Pharmakologische Eigenschaften des Hexamethylbiscarbinoylcholins (Imbretil) und anderer verwandter Polymethylenbiscarbaminoylcholine. Wien Klin Wochenschr 66: 260
88. Brückner JB, Gethmann JW, Patschke D, Tarnow J, Weymar A (1974) Untersuchungen zur Wirkung von Etomidate auf den Kreislauf. Anaesthist 23: 322
89. Buckland RW, Manners JM (1976) Venous air embolism during neurosurgery. A comparison of various methods of detection in man. Anaesthesia 31: 633
90. Bühler FR, Bertel O, Lütold BE, Ferel G (1978) Vereinfachte antihypertensive Drei-Komponententherapie mit β-Blocker-Basis, Diuretikum und Vasodilatatorzusatz. In: Mäurer W, Schönig A, Dietz R, Lichtlen PR (Hrsg) β-Blockade 1977. Thieme, Stuttgart
91. Büttner I (1982) Anästhesie bei Patienten mit neurologischen und psychischen Erkrankungen. Anasth Intensivther Notfallmed 17: 277
92. Bundesgesundheitsamt (1979) Richtlinien zur Blutgruppenbestimmung u. Bluttransfusion. Dtsch Ärzteblatt 5: 277
93. Burkart F (1974) Die Lungenembolie. In: Koller F, Nagel GA, Neuhaus K (Hrsg) Internistische Notfallsituation. Thieme, Stuttgart
94. Burke DC, Murray DD (1979) Die Behandlung Rückenmarkverletzter. Springer, Berlin Heidelberg New York
95. Burri C, Allgöwer M (1967) Klinische Erfahrungen mit der Messung des ZVD. Schweiz Med Wochenschr 97: 1414
96. Burri C, Müller W, Kuner E, Allgöwer M (1966) Methodik der Venendruckmessung. Schweiz Med Wochenschr 96: 624
97. Bush GH (1980) Neonatal anaesthesia. In: Gray TC, Nunn JF, Utting JE (eds) General anaesthesia. Butterworth, London
98. Busch H (1981) Besonderheiten der Blutübertragung. In: Lawin P (Hrsg) Praxis der Intensivbehandlung. Thieme, Stuttgart
99. Burton GG, Gee GN, Hodgkin JE (1977) Respiratory care. A guide to clinical practice. Lippincott, Philadelphia Toronto
100. Campkin TV, Turner JM (1980) Induced hypothermia. In: Campkin TV, Turner JM (eds) Neurosurgical anaesthesia and intensive care. Butterworth, London Boston
101. Carson IW, Moore J, Balmer JP, Dundee JW, McNabb TG (1973) Laryngeal competence with ketamine and other drugs. Anesthesiology 38: 128
102. Chalon J (1973) Humidity output of the circle absorber system. Anesthesiology 38: 460
103. Chung DC (1982) Anaesthesia in patients with ischaemic heart disease. Arnold, London
104. Churchill-Davidson HC (1978) A practice of anaesthesia. Lloyd-Luke, London
105. Clark JL, Dedrick DF (1979) Anesthesia for pediatric surgery. In: Lebowitz PW (ed) Clinical anesthesia procedures of the MGH. Little, Brown, Boston
106. Clark JL, Dedrick DF, Lebowitz PW, Zaidan JZ (1978) Preparation prior to induction. In: Lebowitz PW (ed) Clinical anesthesia procedures of the Mass. Gen Hospital. Little, Brown, Boston
107. Clark JL, Schecter WP, Hardiman J (1979) Anesthesia for the burn patient. In: Lebowitz PW (ed) Clinical anesthesia procedures of MGH. Little, Brown, Boston
108. Clarke RSJ (1974) Biotransformation of eugenols. Int Anesthesiol Clin 12: 135

109. Clarke RSJ, Carson IW (1980) Anaesthesia for trauma and major accidents. In: Gray VTC, Nunn JF, Utting JE (eds) General anesthesia. Butterworth, London
110. Coburg AJ (1977) Die akute normovolämische Hämodilution in klinischer Anwendung. In: Bergmann H, Brückner JB, Frey R, Henschel WF, Kern F, Mayrhofer OE, Peter K (Hrsg) Anästhesiologie u. Wiederbeleb., Bd 104. Springer, Berlin Heidelberg New York
111. Cohen CA, Smith TC (1971) The intraoperative hazard of acrylic bone cement. Anesthesiology 35: 547
112. Cohen EN, Trudell IR (1972) Non-volatile metabolites of halothane. In: Tink BR (ed) Cellular biology and toxicity of anesthesia. Williams & Wilkins, Baltimore
113. Cohen EN, Trudell JR, Edmunds HN, Watson E (1975) Urinary metabolites of halothane in man. Anesthesiology 43: 392
114. Cohen RD, Woods HF (1976) Clinical and biochemical aspects of lactic acidosis. Blackwell, Oxford
115. Cole F (1945) A new endotracheal tube for infants. Anesthesiology 6: 87
116. Coleman AJ, Baker LW (1973) Some cardiovascular effects of ornithine-8-vasopressin: A new surgical vasoactivevasoconstrictor agent. Br J Anaesth 45: 511
117. Coleman AJ, Downing JW, Leary WP, Moyes DA, Styles M (1972) The immediate cardiovascular effects of pancuronium and tubocurarine in man. Anaesthesia 27: 4/5
118. Conway CM, Leigh J, Preston TD, Walters FJM, Webb DA (1974) An assessment of three electronic respirators. Br J Anaesth 46: 885
119. Cotton BR, Smith G (1981) Editorial. Brit J Anaesth 53: 445
120. Cottrell JE, Gupta B, Turndorf H (1980) Induced hypotension. In: Cottrell JE, Turndorf H (eds) Anesthesia and neurosurgery. Mosby, London
121. Covino BG, Vasallo HG (1976) Local anaesthetics. Mechanism of action and clinical use. Grune & Stratton, New York San Francisco London
122. Crawford JS, Burton M, Davis P (1972) Time and lateral tilt at caesarean section. Br J Anaesth 44: 477
123. Csanky-Treels JC, Lawick R, van Pabst WP, Brands JWJ, Stamenkovic L (1976) Effects of sodium nitroprussid during excision of pheochromocytoma. Anaesthesia 31: 60
124. Cullen DF (1974) Interpretation of bloodpressure measurements in anaesthesia. Anesthesiology 40: 6
125. Cullen DJ (1980) Recovery room care of the surgical patient. ASA-Refresher course, vol 8
126. Danner CA, Jeniak JA, Allen CR (1973) Recovery scoring revisited. South Med J 66: 865
127. Darby S, Prys-Roberts C (1976) Unusual presentation of phaeochromocytoma. Management of anaesthesia and cardiovascular monitoring. Anaesthesia 31: 913
128. Dawnson DM (1980) Neurologic disease in relation to anesthesia and surgery. In: Vandam LD (ed) To make the patient ready for anesthesia. Addison-Wesley, Menlo Park, California
129. Desmond J (1970) Paraplegia. Problems confronting the anesthesiologist. Can Anaesth Soc J 17: 452
130. Desmonts JM, le Hoveller J, Remond P, Duvaldestin PR (1977) Anaesthetic management of patients with pheochromocytoma. Br J Anaesth 49: 991
131. Desmonts JM, Barbier-Böhm G, Couderc E (1981) Prevention of blood loss in hip-surgery. Internat Congress serves No 538. Excerpta Medica, Amsterdam
132. Deutsch E, Geyer G (1975) Laboratoriumsdiagnostik. Karger, Basel
133. Dick W, Droh R (1970) Pancuroniumbromid. Anaesthesist 19: 173
134. Dick W (1981) Plazentagängigkeit der intravenösen Narkotika und Wirkung auf Uterus und Fetus. In: Ahnefeld FW, Bergmann H, Burri C, Dick W, Halmágyi M, Rügheimer E (Hrsg) Klin Anästhesiologie und Intensivtherapie, Bd 23. Springer, Berlin Heidelberg New York
135. Dick W, Ahnefeld FW (1976) Intravenöse Narkosemittel mit Inhalationsnarkotika zur vaginalen Entbindung und zur Sectio. Gynäkologe 9: 211
136. Dingle HR (1966) Antihypertensive drugs and anaesthesia. Anaesthesia 21: 151
137. Doenicke A (Hrsg) (1977) Etomidate. In: Bergmann H, Brückner JB, Frey R, Henschel WF, Kern F, Mayrhofer OE, Peter K (Hrsg) Anästhesiologie und Wiederbelebung. Bd 106. Springer, Berlin Heidelberg New York
138. Doenicke A, Gabanyi D (1974) Kreislaufverhalten und Myocardfunktion nach drei kurzwirkenden i.v. Hypnotika Etomidate, Propanidid, Methohexital. Anaesthesist 23: 108

139. Doenicke A, Kugler J, Penzel G, Laub M, Kalmar L, Killian J, Bezecny H (1973) Hirnfunktion und Toleranzbreite nach Etomidate, einem neuen barbituratfreien i. v. applizierbaren Hypnotikum. Anaesthesist 22: 357
140. Doenicke A (1981) Spezielle Nebenwirkungen der intravenösen Narkotika. In: Ahnefeld FW, Bergmann H et al. (Hrsg) Klinische Anästhesiologie und Intensivtherapie, Bd 23. Springer, Berlin Heidelberg New York, 192-213
141. Don HF, Diepa RA, Taylor P (1975) Narcotic analgesy in anuric patients. Anesthesiology 42: 745
142. Donald Mac AG, Wann KT (1978) Physiological aspects of anaesthetics and inert gases. Academic Press, London New York San Francisco
143. Donlon JV, Nozik DL (1979) Anesthesia for head and neck surgery. In: Lebowitz PW (ed) Clinical anesthesia procedures of the Massachusetts General Hospital. Little, Brown, Boston
144. Downs JB, Klein EF, Desautels D, Modell JH, Kirby RR (1973) Intermittent mandatory ventilation: A new approach to weaning patients from mechanical ventilators. Chest 64: 331
145. Driessen A, Mauer W, Fricke M, Kossmann B, Schleinzer W (1980) Prospective Untersuchungen zum Pathomechanismus des postspinalen Kopfschmerzes an einem ausgewählten Krankengut. Regional-Anästhesie 3: 38
146. Dripps RD, Eckenhoff JE, Vandam LD (1977) Introduction to anesthesia - The principles of safe practice. Saunders, Philadelphia
147. Droh R, Sollberg G, Gottwald A (1970) Die peripher-atemdepressorische Wirkung des Halothan und Methoxyfluran. Anaesthesist 19: 263
148. Drury PME (1980) Anaesthesaia for ENT surgery. In: Gray TC, Nunn JF, Utting JE (eds) General anesthesia. Butterworth, London
149. Dudziak R (1976) Maßnahmen zur Prophylaxe und Therapie kardiozirkulatorischer Störungen in der intra- und postnarkotischen Phase. In: Ahnefeld FW, Bergmann H, Burri C, Dick W, Halmágyi M, Rügheimer E (Hrsg) Klinische Anästhesiologie und Intensivtherapie, Bd 11. Springer, Berlin Heidelberg New York
150. Dudziak R (1980) Lehrbuch der Anästhesiologie. Schattauer, Stuttgart New York
151. Duncalf D (1975) Anesthesia and intraocular pressure. Bull NY Acad Med 51: 374
152. Duncan JAT (1977) Intubation of the treachea in the conscious patient. Br J Anaesth 49: 619
153. Dundee JW (1974) Intravenous anaesthesia. Livingstone, Edinburgh
154. Dundee JW (1979) New i. v. anaesthetics. Br J Anaesth 51: 641
155. Edwards JC, Flowerdew GD (1970) Diazepam and local analgesia for lumbar air encephalography. Br J Anaesth 42: 999
156. Egbert LD, Battit GE, Turndorf H, Beecher HK (1963) The value of the preoperative visit by an anesthesist. JAMA 185: 553
157. Eger EJ (1974) Anesthetic uptake and action. Williams & Wilkins, Baltimore
158. Eger EJ (1980) Inhalational anaesthesia: Pharmacokinetics. In: Gray TC, Nunn JF, Utting JE (eds) General anesthesia, 4th edn. Butterworth, London
159. Eger EJ, Smith NT, Stoelting RK, Allen DJ, Kadis SL, Whitcher CE (1970) Cardiovascular effects of halothane in man. Anesthesiology 32: 396
160. Eichelbauer B, Cunitz G (1977) Verhalten des intraokulären Druckes bei der Narkoseeinleitung mit Etomidate und Methohexital - Na. Z Prakt Anästh 12: 384
161. Eisele G, Knoche P, Milewski E, Dick W (1978) Das Verhalten des intraokularen Druckes unter dem Einfluß verschiedener Ethranekonzentrationen bei konstanten Beatmungsbedingungen. Anaesthesist 27: 322
162. Eisele JG, Smith NT (1972) Cardiovascular effects of 40 per cent nitrous oxide in man. Anesth Analg (Cleve) 51: 956
163. Embrey MP, Garrett WJ, Pryer DL (1958) Inhibitory action of halothane on contractility of human pregnant uterus. Lancet II: 1093
164. English JB, Westenskow D, Hodges MR, Stanley TH (1978) Comparison of venous air embolism monitoring methods in supine dogs. Anesthesiology 48: 425
165. Etschenberg E (1973) Anästhesie mit Droperidol und Fentanyl. Cantor, Aulendorf
166. Evans JM, Hogg MIJ, Lunn JN, Rosen M (1974) A comparative study of the narcotic agonist activity of naloxone and levallorphan. Anaesthesia 29: 721
167. Eyrich K (1982) Das Problem der Straßenfähigkeit nach ambulanten Anästhesien. Anaesthesiol Intensivmed 10: 389

168. Falke K (1976) Anästhesiemethoden und -beatmung bei Patienten mit präoperativ eingeschränkter Lungenfunktion. In: Ahnefeld FW, Bergmann H, Burri C, Dick W, Halmágyi M, Rugheimer E (Hrsg) Klinische Anästhesiologie und Intensivtherapie, Bd 12. Springer, Berlin Heidelberg New York
169. Farman JV (1978) The work of the recovery room. Br J Hosp Med 19: 606
170. Feldman SA (1976) Muscle relaxants. Saunders, London
171. Fink BR (1955) Diffusion anoxia. Anesthesiology 16: 511
172. Fink BR (1980) Molecular mechanism of anesthesia. Raven, New York
173. Finsterer M, Morishima HU, Mark LC, Perel JM, Dayton PG, James LS (1972) Tissue thiopental concentrations in the fetus and newborn. Anesthesiology 36: 155
174. Finsterer U, Weber W, Lühr HG (1980) Elektrolytbilanzen bei großen bauchchirurgischen Eingriffen. Anaesthesist 29: 59-70
175. Fisher P, Ferizovic A, Neelson I (1979) Porphyria inducing activity of alfaxolone and alfadolone acetate in chick embryo liver cells. Anesthesiology 50: 350
176. Fitch W, McDowall DG (1971) Effect of halothane on intracranial pressure gradients in the presence of intra-cranial sapce occupying lesions. Br J Anesth 43: 904
177. Fleming JS (1979) Interpreting the electrocardiogram. Update Books, London. Hans Huber Publisher, Bern
178. Foex P (1981) Interactions between anaesthetic agents and β-blockers. Experimental studies. In: Poppers PJ, van Dijk B, v. Elzakker AHM (eds) β-blockade and anaesthesia. Astra Pharmaceutika, Rijswijk
179. Forster A, Gardaz JP, Suter PM, Gemperle M (1981) Midazolam as an induction agent for anaesthesia. In: Bergmann H, Brückner JB, Frey R, Henschel WF, Kern F, Mayrhofer OE, Peter K (Hrsg) Anaesthesiologie und Intensivmedizin, Bd 141. Springer, Berlin Heidelberg New York
180. Forth W, Henschel D, Rummel W (Hrsg) (1980) Pharmakologie und Toxikologie. Wissenschaftsverlag Bibliographisches Institut, Mannheim Wien Zürich
181. Friedberg V (1974) Physiologie und Pathophysiologie der Schwangerschaft. In: Ahnefeld FW, Burri C, Dick W, Halmágyi M (Hrsg) Klinische Anästhesiologie. Bd 4. Lehmanns, München
182. Fuchs E, Wüllenweber R (1979) Is there any indication for halothane anesthesia in neurosurgical procedures with increased ICP today? In: Lundberg N, Pontén U, Brock M (eds) Intracranial pressure, vol II. Springer, Berlin Heidelberg New York
183. Ganz W, Swan HJC (1974) Measurement of blood flow in thermodilution. Am J Cardiol 29: 241
184. Ganzoni AM, Stampe D, Körner K, Seifert H, Romberg D (1978) Das buffycoat-freie Erythrozytenkonzentrat: Eckpfeiler eines Blutkomponenten-Programms. Dtsch Med Wochenschr 103: 1526
185. Garstka G, Schlebusch H, Rommelsheim K (1982) Die Lungenfunktion der Schwangeren und ihre Bedeutung für die Narkoseventilation der Kaiserschnittpatientin. Anasth Intensivther Notfallmed 17: 290
186. Gattiker R (1974) Prophylaktische Beamtung. In: Bergmann H, Brückner JB, Frey R, Henschel WF, Kern F, Mayrhofer OE, Peter K (Hrsg) Anaesthesiologie und Wiederbelebung. Bd 80. Springer, Berlin Heidelberg New York
187. Gattiker R (1978) Die Anwendung von Nitroprussid-Natrium in der Herz- und Gefäßchirurgie. Anästh Inform 24-29
188. Gebert E, Opderbecke HW (1979) Anaesthesie bei Niereninsuffizienz. Intensivbehandlung 4: 13
189. Geiger K, Bethke U (1982) Anästhesie bei bronchopulmonalen Nebenerkrankungen. Anästh Intensivther Notfallmed 17: 264
190. Gemperle M, Kreuscher H, Langrehr O (Hrsg) (1973) Ketamine. In: Bergmann H, Brückner JB, Frey R, Henschel WF, Kern F, Mayrhofer OE, Peter K (Hrsg) Anästhesiologie und Wiederbelebung, Bd 69. Springer, Berlin Heidelberg New York
191. Georgieff M (1982) Anaesthesie bei Patienten mit hormonellen und Stoffwechselerkrankungen. Anästh Intensivther Notfallmed 17: 273
192. George JM, Reier CE, Canese RR, Rower JM (1974) Morphine anaesthesia blocks cortisol and growth hormone response to surgical stress in humans. J Clin Endocrinol Metab 38: 736
193. Georgieff M (1982) Theorie und Praxis der perioperativen traumaadaptierten parenteralen Nährstoffzufuhr. Z Ernährungswiss 21: 279

194. Georgieff M, Raute M, Haux P, Lutz H (1982) Hormon- und Stoffwechselverhalten während unterschiedlicher intravenöser Nährstoffzufuhr. Infusionstherapie 9: 224
195. Ghoneim MM, Pandya HB, Kelly SE, Fischer CJ, Corry RJ (1976) Binding of thiopental to plasma protein: Effects on distribution in the brain and heart. Anesthesiology 45: 635-639
196. Giesecke AH (1976) Anesthesia for the surgery of trauma. Davis, Philadelphia
197. Gilles PP, DeAngelis RJ, Wynn RL (1976) Nonlinear pharmacokinetic model of intravenous anesthesia. J Pharm Sci 65: 1001-1006
198. Glinz W (1979) Thoraxverletzungen. Springer, Berlin Heidelberg New York
199. Gobiet W (1977) INtensivtherapie nach Schädelhirntrauma. Springer, Berlin Heidelberg New York
200. Goertz B, Spieckermann D, Leven B, Pilz B, Heitmann R, Kunst H (1977), Succinylunverträglichkeit mit achtwöchiger Atemlähmung. Intensivmedizin 14: 88-90
201. Göthert M, Tuchinada P (1973) Zum Mechanismus der negativ chronotropen Wirkung von Halothan. Anaesthesist 22: 334
202. Goldman JK (1976) The diabetic surgical patient. In: Siegel JH, Chodoff P (eds) The aged and high risk surgical patient: Medical, surgical and anesthetic management. Grune & Stratton, New York
203. Goldman K, Wolf MA (1980) The heart and circulation. In: Vandam LD (ed) To make the patient ready for anesthesia: Medical care of the surgical patient. Addison-Wesley, Menlo Park/ California
204. Goldman L, Caldera DL, Nussbaum SR et al. (1977) Multifactorial index of cardiac risk in non-cardiac surgical procedures. N Engl J Med 297: 845
205. Goldstein A (1976) Opioid peptides (endorphins) in pituitary and brain. Science 193: 1081-1086
206. Goldstein A, Keats AS (1970) The risk of anesthesia. Anesthesiology 33: 130
207. Goodman LS, Gilman A (1975) The pharmacological basis of therapeutics. Macmillan, New York
208. Grabow L, Pyhel N (1980) Veränderungen der hirnelektrischen Aktivität unter dem Einfluß der allgemeinen Anästhesie. Anaesthesist 29: 366-369
209. Graninger W, Diem E, Meissl G (1982) Bakterielles Erregerspectrum und Chemotherapie bei der Sepsis des Brandverletzten. In: Ahnefeld FW, Bergmann H, Burri C, Dick W, Halmágyi M, Rügheimer E (Hrsg) Klinische Anästhesiologie und Intensivtherapie, Bd 25. Springer, Berlin Heidelberg New York
210. Gravenstein JS (1952) Über einen schonenden Narkosebeginn bei Kindern. Anaesthesist 1: 107
211. Green D, Seeler RA, Allen N, Alavi IA (1972) The role of heparin in the management of consumption coagulopathy. Med Clin North Am 56: 193
212. Gronert GA, Theye RA (1971) Serum potassium changes after succinylcholine in swine with thermal trauma or sciatic nerve section. Can Anaesth Soc J 18: 558
213. Gross R, Schölmerich P (1977) Lehrbuch der Inneren Medizin. Schattauer, Stuttgart
214. Gruber UF, Hohl M, Sturm V (1975) Intra- und postoperative Thromboseprophylaxe. In: Ahnefeld FW, Bergmann H, Burri C, Dick W, Halmágyi M, Rügheimer E (Hrsg) Klinische Anästhesiologie und Intensivtherapie. Bd 9. Springer. Berlin Heidelberg New York
215. Gyermek L (1978) Clinical pharmacology of the reversal of neuromuscular block. Int J Clin Pharmacol 15: 356
216. Haas HG (1973) Parathyreoidea. In: Siegenthaler W (Hrsg) Klin Pathophysiologie. Thieme, Stuttgart
217. Haid B, Mitterschiffthaler G (eds) (1981) Regionalanaesthesie, Perinatologie, Elektrostimulationsanalgesie. In: Bergmann H, Brückner JB, Frey R, Henschel WF, Kern F, Mayrhofer OE, Peter K (Hrsg) Anaesthesiologie u. Wiederbelebung, Bd. 140. Springer, Berlin Heidelberg New York
218. Halsey MJ (1980) Physiocochemical properties of inhalational anaesthetics. In: Gray TC, Nunn JF, Utting JE (eds) General anasthesia, 4th edn. Butterworth, London
219. Hannington-Kiff JG (1974) Intravenous regional sympathetic block with guanethidine. Lancet 1: 1019
220. Happle L, Scholler KL, Munsch H (1973) Applikation von Serumcholinesterase bei verlängerter Apnoe nach Succinylcholin. Anaesthesist 22: 224

221. Hargreaves MD, Grimshaw VA (1980) Anaesthesia for cardiac surgery. In: Gray TC, Nunn JF, Utting JE (eds) General anesthesia. Butterworth, London
222. Harke H (1982) Massivtransfusionen. In: Bergmann H, Brückner JB, Frey R, Henschel WF, Kern F, Mayrhofer OE, Peter K (Hrsg) Anästhesiologie u. Wiederbelebung, Bd 146. Springer, Berlin Heidelberg New York
223. Hartung HJ, Klose R, Nebel B, Schwarz P (1979) Probleme der Plexusanästhesie bei Langzeiteingriffen an der oberen Extremität. Prakt Anästh 14: 47
224. Hartung HJ, Klose R, Bauknecht H, Hettenbach H (1980) Die morphininduzierte Peridural-Analgesie in der Geburtshilfe. Anaesth Intensivther Notfallmed 15: 396
225. Hartung HJ, Osswald PM, Lutz H (1982) Computergestützte Auswertung intraoperativer Komplikationen während Intubationsnarkose, Spinal- und Periduralanästhesie. Anaesthesist 31: 6
226. Hatch DJ, Sumner E (1981) Neonatal anaesthesia. Arnold, London
227. Hedley-White J, Burgess GE, Feeley TW, Miller MG (1976) Applied physiology of respiratory care. Little, Brown, Boston
228. Heitmann D (1981) Indikation und Technik zentralvenöser Katheter. INA, Bd 28. Thieme, Stuttgart
229. Henriksen HT, Jørgensen PB (1973) The effect of nitrous oxide on intracranial pressure in patients with intracranial disorders. Br J Anaesth 45: 486
230. Hensley MJ, Fencl V (1980) Lungs and respiration. In: Vandam LD (ed) To make the patient ready for anesthesia. Addison-Wesley, Menlo-Park/California
231. Herrschaft H, Schmidt H, Gleim F, Albus G (1975) The response of human cerebral blood flow to thiopental, methohexital, propanidid, ketamine and etomidate. Adv Neurosurg 3: 120
232. Hickey RF, Visick WD, Fairley HB, Fourcade HE (1973) Effects of halothane anesthesia on functional peridural capacity and alveolar-arterial oxygen tension difference. Anesthesiology 38: 20
233. Hilfiker O, Larsen R, Brockschnieder B, Sonntag H (1982) Morphin-„Anästhesie" - Koronardurchblutung und myocardialer Sauerstoffverbrauch bei Patienten mit Koronarkrankheit. Anästhesist 31: 371
234. Hill MW (1974) The gibbs free energy hypothesis of general anaesthesia. In: Halsey MJ, Miller RA, Sutton JA (eds) Molecular mechanisms of general anesthesia. Livingstone, Edinburgh
235. Hill MW (1978) Interaction of lipid vesicles with anaesthetics. Ann NY Acad Sci 308: 101
236. Hirshman CA, Edelstein G, Peetz S, Wayne R, Downes H (1982) Mechanism of action of inhalational anesthesia on airways. Anesthesiology 56: 107
237. Holaday DA, Rudofsky S, Treuhaft PS (1970) Der metabolische Abbau von Methoxyfluran beim Menschen. Anesthesiology 33: 579
238. Holdcroft A (1980) Body temperature control in anaesthesia, surgery and intensive care. Bailliere Tindall, London
239. Holdsworth JP (1978) Relationship between stomach contents and analgesia in labour. Br J Anaesth 50: 1145
240. Holmes Mc KC (1976) Supplementation of general anaesthesia with narcotic analgetics. Br J Anaesth 48: 907
241. Holzmann L, Finn H, Lichtman HC, Harmel MH (1969) Anesthesia in patients with sickle cell disease: A review of 112 cases. Anesth Analg (Cleve) 48: 566
242. Hossli G, Gattiker R, Haldemann G (1977) Dopamin. INA, Bd 4. Thieme, Stuttgart
243. Howat DDC (1971) Cardiac disease, anaesthesia and operation for non-cardiac conditions. Br J Anaesth 43: 288
244. Hudson RJ, Stanski R, Burch PJ (1983) Pharmakokinetics of methohexital and thiopental in surgical patients. Anesthesiology 59: 215
245. Hug P, Kugler J, Zimmermann W, Laub M, Doenicke A (1978) Die Wirkung von Naloxon und Levallorphan nach Fentanyl auf Blutgase, EEG und psychodiagnostische Tests. Anästhesist 27: 280
246. Hull JC (1979) Pharmacokinetics and pharmacodynamics. Br J Anaesth 51: 579
247. Hunter AR (1980) Anaesthesia for neurosurgery. In: Gray TC, Nunn JF, Utting JE (eds) General anaesthesia. Butterworth, London
248. Huse K (1977) Die kontrollierte Hypotension mit Nitroprussidnatrium in der Neuroanästhesie. In: Bergmann H, Brückner JB, Frey R, Henschel WF, Kern F, Mayrhofer OE, Peter K (Hrsg) Anästhesiologie und Wiederbelebung, Bd 107. Springer, Berlin Heidelberg New York

249. Hytten FE, Leitch I (1971) The physiology of human pregnancy. Blackwell, Oxford
250. Hytten FE, Lind T (1973) Diagnostik indices in pregnancy. Documenta Geigy, Basel, p 26
251. Izenstein BZ, Dluhy RG, Williams GH (1980) Endocrinology. In: Van Dam LD (ed) To make the patient ready for anaesthesia: Medical care of the surgical patients. Addison-Wesley, Menlo Park/California
252. Jacobson ED (1977) Control of splanchnic circulation. Yale J Biol Med 50: 301
253. Janowsky EC, Risch SC, Janowsky DS (1981) Psychotropic agents. In: Smith NT, Miller RO, Corbascio AN (eds) Drug interactions in anesthesia. Lea + Febiger, Philadelphia
254. Jensen U, Peter K (1980) Der Einfluß von PEEP auf die Hämodynamik und Organdurchblutung. In: Bergmann H, Brückner JB, Frey R, Henschel WF, Kern F, Mayrhofer OE, Peter K (Hrsg) Anästhesiologie und Intensivmed, Bd 131. Springer, Berlin Heidelberg New York
254a. Jesch F, Peter K (1983) Hämodynamisches Monitoring. In: Bergmann H et al. (Hrsg) Anästhesiologie und Intensivmedizin, Bd 153. Springer, Berlin Heidelberg New York Tokyo
255. Im MJC, Hoores JE (1979) Energy metabolism in healing skin wounds. J Surg Res 10: 459
256. Imamura M, Clowes GHA Jr, Blackburn GL (1975) Liver metabolism and gluconeogenesis in trauma and sepsis. Surgery 77: 868
257. Jones RE, Guldman N, Linde HW, Dripps RD, Price HL (1960) Cyclopropane anesthesia, III. Effects of cyclopropane on respiration and circulation in normal man. Anesthesiology 21: 380
258. Jong DE (1977) Local anesthetics, 2nd edn. Thomas, Springfield
259. Jorgensen NB, Hayden J (1972) Sedation, local and general anaesthesia in dentistry. Kimplon, London
260. Just H (Hrsg) (1978) Dobutamin. In: Bergmann H, Brückner JB, Frey R, Henschel WF, Kern F, Mayrhofer OE, Peter K (Hrsg) Anästhesiologie u. Intensivmed., Bd 118. Springer, Berlin Heidelberg New York
261. Just OH, Nüssgen W (1960) Bedeutung u. Bestimmung des intraoperativen Blutverlustes. Chirurg 31: 387
262. Just H, Schuster HP (Hrsg) (1977) Intensivmedizin in der Inneren Medizin, INA, Bd 8. Thieme, Stuttgart
263. Kallos T, Smith TC (1974) Replacement of intraoperative blood loss. Anesthesiology 41: 293
264. Kamen JM, Wilkinson CJ (1971) A new low-pressure cuff for endotracheal tubes. Anesthesiology 34: 482
265. Kane PB, Askanazy J, Neville JF, Mon RL, Hanson EL, Webb WR (1978) Artifacts in the measurements of pulmonary artery wedge pressure. Crit Care Med 6: 36
266. Kaplan JA, King SB (1976) The precordial elektrocardiographic lead (V5) in patients who have coronary-artery disease. Anesthesiology 45: 570
267. Karliczek G, Hempelmann G, Piepenbrock S (1975) A comparison of the cardiovascular effects of enflurane, halothane methoxyflurane and fluroxene during open cardiac surgery. Acta Anaesthesiol Belg 26: 28
268. Kafer ER (1977) Anesthesia and respiratory function. Int Anesthesiol Clin 15/2. Little, Brown, Boston
269. Kafer ER (1980) Respiratory and cardiovascular functions in scoliosis and the principles of anesthetic management. Anesthesiology 52: 339
270. Katz RL, Bigger JT (1970) Cardiac arrhythmias during anesthesia and operation. Anesthesiology 33: 192
271. Katz RL, Epstein RA (1968) The interaction of anesthetic agents and adrenergic drugs to produce cardiac arrhythmias. Anesthesiology 29: 763
272. Kaufmann L, Sumner E (1979) Medical problems and the anaesthesist. Arnold, London
273. Keats AS (1978) The ASA-classification of physical status. - A recapitulation (Editorial). Anesthesiology 49: 233
274. Keith I (1977) Anaesthesia and blood loss in total hip replacement. Anaesthesia 32: 444
275. Kendig JJ, Trudell JR (1974) Approaches to a theory of anaesthetic action. In: Scurr, C, Feldmann S (eds) Scientifica foundation of anaesthesia. Heinemann, London
276. Kennealy JA, McLennan JA, London RG (1980) Hyperventilation induced cerebral hypoxia. Am Rev Respir Dis 122: 407
277. Kilian J, Falk H (1982) Die apparative Ausstattung einer Aufwachstation und Dokumentation der Befunde. In: Ahnefeld FW, Bergmann H, Burri C, Dick W, Halmágyi M, Hossli G, Rügheimer E (Hrsg) Klin Anästh und Intensivtherapie, Bd 24. Springer, Berlin Heidelberg New York

278. Kilian H (1973) Lokalanästhesie und Lokalanästhetika. Thieme, Stuttgart
279. Kindt GW, Gosch HH (1972) Arterial pCO_2 effect at various levels of intracranial pressure. In: Brock M, Dietz H (eds) Intracranial pressure. Springer, Berlin Heidelberg New York
280. Kipka HF (1974) Anästhesie bei Dialysepatienten. Fortschr Med 92: 156
281. Kirchner E (1978) Notfälle und Aspirationsgefahr. Anästhesist 27: 119
282. Klain M, Smith RB (1977) High frequency percutanous transtracheal jet ventilation. Crit Care Med 5: 280
283. Klide AM, Aviado DM (1967) Mechanism for the reduction in pulmonary resistance induced by halothane. J Pharmacol Exp Ther 153: 28
284. Klose R, Lutz H (1980) Postoperative Überwachung und Therapie. In: Zenker R, Deucher T, Schink W (Hrsg) Chirurgie der Gegenwart, Bd 1. Urban & Schwarzenberg, München
285. Klose R, Osswald PM, Lutz H (1977) Präoperative spirometrische Beurteilung der Lungenfunktion und postoperativer Verlauf. Prakt Anästh 12: 297
286. Klose R, Hartung HJ, Kotsch R, Walz T (1981) Ketamine zur Narkoseeinleitung bei Schock und gesteigertem intracraniellem Druck. In: Dick W (Hrsg) Ketamin in Notfall- und Katastrophenmedizin. Perimed, Erlangen
286a. Klotz U, Avant GR, Hoyumpa A et al. (1875) The effect of age and liver disease on the disposition and elimination fo diazepam in adult man. J Clin Invest 55: 347
287. Kopriva CJ, Brown ACD, Pappas G (1978) Hemodynamics during general anesthesia in patients receiving propranolol. Anesthesiology 48: 28
288. Kramer M, Kramer J, Herget HF, Walter P, Patschke D (1981) Elektrostimulationsanalgesie bei koronarchirurgischen Eingriffen. Anästhesist 48: 30: 229
289. Kretschmer V (1980) Gezielte Hämotherapie. Anaesth Intensivther Notfallmed 15: 189
290. Kreul JF, Dauchot PJ, Anton AH (1976) Hemodynamic and catecholamine studies during pheochromocytoma resection under enflurnae anesthesia. Anesthesiology 44: 265
291. Krier C, Wiedemann K (1978) Luftembolie. Prakt Anästh 13: 386
292. Kronschwitz H (1975) Messung der Muskelerschlaffung in der Anästhesiologie. In: Bergmann H, Brückner JB, Frey R, Henschel WF, Kern F, Mayrhofer OE, Peter K (Hrsg) Anästhesiologie u. Wiederbelebung, Bd 91. Springer, Berlin Heidelberg New York
293. Kucher R, Eisterer H (1972) Die künstliche Blutdrucksenkung. In: Frey R, Hügin W, Mayrhofer O (Hrsg) Lehrbuch der Anästhesiologie, Reanimation u. Intensivtherapie. Springer, Berlin Heidelberg New York
294. Kunkel R, Richter JA, Sebening F (1978) Narkoseführung bei kardiochirurgischen Eingriffen im Säuglingsalter. INA, Bd 11. Thieme, Stuttgart
295. Kuschinsky G, Lüllmann H (1974) Kurzes Lehrbuch der Pharmacologie. Thieme, Stuttgart
296. Landauer B (1975) Anästhesieprobleme bei fortgeschrittener Niereninsuffizienz. Nieren- u. Hochdruckkrankheiten Nr. 6
297. Landauer B (1976) Zur Dosierung von Natriumnitroprussid. Prakt Anästh 11: 382
298. Landauer B (1979) Zur funktionellen Beeinflussung der Lunge durch Anästhetika. In: Bergmann H, Brückner JB, Frey R, Henschel WF, Kern F, Mayrhofer OE, Peter K (Hrsg) Anästhesiologie u. Intensivmed, Bd 114. Springer, Berlin Heidelberg New York
299. Landauer B (1982) Geeignete Verfahren für die ambulante Anästhesie - Die Allgemeinnarkose. Anästh Intensivmed 10: 379
300. Landauer B, Schmid TO (1982) Zur Problematik der schwierigen Intubation. Anästh Intensivther Notfallmed 17: 129
301. Landeen FH, Epstein L, Haas L (1978) Special regional anesthetic techniques in ambulatory anesthesia. In: Brown BR jr (ed) Outpatient anesthesia. Davis, Philadelphia
302. Langrehr D (1981) Statistik des Anästhesierisikos. In: Opderbecke HW, Weißauer W (Hrsg) Forensische Probleme in der Anästhesiologie. Perimed, Erlangen
303. Langrehr D, Arnold R (1978) Anästhesiologische Probleme bei Mehrlingsgeburten. Prakt Anästh 13: 50-55
304. Lappas DG, Geha D, Fischer J, Lauer MB, Lowenstein E (1975) Filling pressure of the heart and pulmonary circulation of the patient with coronary artery disease after large intravenous dose of morphin. Anesthesiology 42: 153
304a. Larsen R, Sonntag H, Kettler D (1984) Anästhesie und Intensivmedizin für Schwestern und Pfleger. Springer, Berlin Heidelberg New York Tokyo

305. Lassen NA (1974) Control of the cerebral circulation in health and disease. Circ Res 34: 749
306. Lassen NA (1980) Cerebral and spinal cord blood flow. In: Cottrell JE, Turndorf H (eds) Anesthesia and neurosurgery. Mosby, St Louis
307. Lasch HG, Heene D, Müller-Eckardt C (1975) Hämorrhagische Diathesen. In: Bergmann H (Hrsg) Klinische Hämatologie, 4. Aufl. Thieme, Stuttgart
308. Laufman H (1979) Therapeutischer Einsatz von Blut und seinen Komponenten. In: Berk JL, Sampliner JE, Artz JS, Vinocur B (Hrsg) Handbuch der Intensivmedizin. Karger, Basel
309. Laurence DR (1973) Clinical pharmacology. Livingstone, Edinburgh
310. Lawin P, Hartenauer U (1981) Der intravasale Katheter. INA, Bd 28. Thieme, Stuttgart
311. Lawler PG (1980) Monitoring during general anaesthesia. In: Gray TC, Nunn JF, Utting JE (eds) General anaesthesia, vol II. Butterworth, London
312. Leaman CM, Levenson L, Zelis R, Shiroff R (1978) Effect of morphine on splanchnic blood flow. Br Heart J 40: 569-571
313. Lee CM (1975) Train-of-4 quantitation of competitive neuromuscular block. Anesth Analg (Cleve) 54: 649
314. Lee CM, deSilva AJC (1979) Acute and subchronic neuromuscular blocking characteristics of streptomycin: A comparison with neomycin. Br J Anaesth 51: 431
314a. Lehmann C, Landauer B, Roth H (1984) Intravenöse Narkosemittel. Perimed, Erlangen
315. Levinson G, Shnider SM (1979) Anesthesia for operations during pregnancy. In: Shnider SM, Levinson G (eds) Anesthesia for obstetrics. Williams & Wilkins, Baltimore
316. Lewelt W, Moszynkski K, Kozmeivska H (1976) Effects of depolarizing, nondepolarizing muscle relaxants and intubation on the ventricular fluid pressure. In: Beks JWF, Bosch DA, Brock M (eds) Intracranial pressure, vol III. Springer, Berlin Heidelberg New York
317. Lewis GBH (1975) Intestinal distension during nitrous oxide anaesthesia. Can Anaesth Soc J 22: 200-201
318. Lichtenfeld P (1971) Autonomic disfunction in Guillain-Barré syndrome. Am J Med 50: 72
318a. Lichtiger M, Moya F (1978) Introduction to the practice of anesthesia. Harper & Row, New York
319. Linde HW, Dykes MHM (1981) Evaluation of a general anaesthetic: Isoflurane. JAMA 245: 2335-2336
320. List WF (1971) Succinylcholine induced cardiac arrhythmias. Anaesth Analg (Cleve) 50: 361
321. List WF (1981) Einführung - Die präoperative Anästhesieambulanz. In: Haid B, Mitterschiffthaler G (Hrsg) Anästhesiologie und Intensivmed. Springer, Berlin Heidelberg New York
322. Loevenstein E (1971) Morphine „anesthesia" - a perspective. Anesthesiology 35: 563
323. Long DM, Maxwell R, Choi KS (1976) A new therapy regimen for brain edema. In: Pappius HM, Feindel W (eds) Dynamics of brain edema. Springer, Berlin Heidelberg New York
324. Lorenz W, Doenicke A (1970) Histamine release in chemical conditions. M Sinai J Med (NY) 45: 357
325. Lundy JS (1942) Clinical anaesthesia. Saunders, Philadelphia
326. Lutz H (1966) Differenzierung verschiedener Formen des Schocks durch einfache Meßverfahren. Dtsch Med Wochenschr 91: 1043
327. Lutz H (1972) Die Anästhesie in der plastischen Chirurgie. In: Frey R, Hügin W, Mayrhofer O (Hrsg) Lehrbuch der Anästhesie, Reanimation und Intensivmedizin. Springer, Berlin Heidelberg New York
328. Lutz H (1980) Präoperative Diagnostik und operatives Risiko. Diagnostik 13: 143
329. Lutz H (1980) Präoperative Risikoeinstufung nach objektiven Kriterien. Anästh Intensivther Notfallmed 15: 287
330. Lutz H (1981) Plasmaersatzmittel. Thieme, Stuttgart
331. Lutz H (1981) Schock. In: Lawin P (Hrsg) Praxis der Intensivbehandlung, Bd 32, 4. Aufl. Thieme, Stuttgart, S 1-22
332. Lutz H, Klose R (1976) Das aktuelle therapeutische Register bei der Schocktherapie. In: Henschel WF (Hrsg) Droperidol u. Fentamyl beim Schock. Perimed, Erlangen
333. Lutz H, Müller C (1967) Die Temperaturdifferenz ΔT; ein diagnostisches und therapeutisches Kriterium im Schock. Langenbecks Arch Klin Chir 319: 1204
334. Lutz H, Stoeckel H (1969) Physiologie und Pathophysiologie des zentralen Venendrucks. In: Allgöwer M, Frey R, Halmágyi M (Hrsg) Venendruckmessung. Springer, Berlin Heidelberg New York

335. Lutz H, Klose R, Peter K (1972) Untersuchungen zum Risiko der Allgemeinanästhesie unter operativen Bedingungen. Dtsch Med Wochenschr 97: 1816
336. Lutz H, Osswald PM, Bender HJ (1982) Risiken der Anästhesie. Anaesthesist 31: 1-5
337. Macintosh RR (1943) A new laryngoscope. Lancet I: 205
338. Mackin JF, Canary JJ, Pittman W (1974) Thyroid storm and its management. N Engl J Med 291: 1396
339. Magill IW (1926) An improved laryngoscope for anesthesia. Lancet I: 500
340. Maroon JF, Albin MS (1974) Air embolism diagnosed by Doppler ultrasound. Anesth Analg (Cleve) 53: 399
341. Marshall FN, Pittinger CB, Long JP (1961) Effects of halothane of gastrointestinal motility. Anesthesiology 22: 363
342. Marshal WP, Banasiak MF, Kalkhoff RK (1978) Effects of phosphate depriviation on carbohydrate metabolism. Horm Metab Res 10: 369
343. Martin JT (1970) Neuroanesthetic adjuncts for surgery in the sitting position. I. Introduction and basic equipment. Anesth Analg (Cleve) 49: 577
344. Matz GJ, Rattenborg CG, Holaday DA (1967) Effects of nitrous oxide on middle ear pressure. Anesthesiology 28: 948
345. Mauney FM, Ebert PA, Sabiston DC (1970) A study of predisposing factors diagnosis and mortality in a high risk group of surgical patients. Ann Surg 172: 497
346. Mayrhofer O (1972) Die endotracheale Intubation. In: Frey R, Hügin W, Mayrhofer O (Hrsg) Lehrbuch der Anästhesiologie, Reanimation und Intensivtherapie. Springer, Berlin Heidelberg New York
346a. McKenzie-Florence A (1980) Anaesthesia for major vascular surgery. In: Gray TC, Nunn JF, Utting JE (eds) General anaesthesia. Butterworth, London
347. Mendelson CL (1946) The aspiration of stomach contents into the lungs during obstetrics anaesthesia. Am J Obstet Gynecol 52: 191
348. Meulderman WEG, Heykants JJP (1976) The plasma protein binding and distribution of etomidate in dog, rat and human blood. Arch Int Pharmacodyn Ther 221: 150
349. Meyer J, Nolte H (1977) Die Pharmakologie, Toxikologie und klinische Anwendung langwirkender Lokalanästhetika. Thieme, Stuttgart
350. Meyers EF, Krupin T, Johnson M, Zink H (1978) Failure of non-depolarizing neuromuscular blockers to inhibit succinylcholine induced increased intraocular pressure. Anesthesiology 48: 148
351. Meyers EF, Singer P, Otto A (1980) A controlled study of the effect of succinylcholine selftaming on intraocular pressure. Anesthesiology 53: 72
352. Meyers JR, Lembeck L, O'Kane H, Bane AW (1975) Changes in functional residual capacity of the lungs after operation. Arch Surg 110: 576
353. Miller JD (1978) Intracranial pressure monitoring. Br J Hosp Med 19: 497
354. Miller J, Lee C (1981) Muscle diseases. In: Katz J, Benumof J, Kadis LB (eds) Anesthesia and uncommon diseases. Saunders, Philadelphia
355. Miller RA (1941) A new laryngoscope. Anesthesiology 2: 317
356. Miller RD (1976) Antagonism of neuromuscular blockade. Anesthesiology 44: 318
357. Miller RR, Greenblatt DJ (1976) Drug effects in hospitalized patients. Experience of the Boston collaborative drug. Surveillance program 1966-1975. Wiley & Sons, New York
358. Mittermayer H, Joachim H (1976) Die Flüssigkeitslunge aus der Sicht des Pathologen. INA, Bd 2. Thieme, Stuttgart
359. Modig J, Busch C (1975) Arterial hypotension and hypoxemia during total hip replacement: The importance of thromboplastic products, fatembolism and acrylic monomers. Acta Anaesthesiol Scand 19: 28
360. Modig J, Malmberg P (1975) Pulmonary and circulatory reactions during total hip replacement. Acta Anaesthesiol Scand 19: 219
361. Mont La JT (1974) Postoperative jaundice. Surg Clin North Am 54: 637
362. Mont La JT (1980) Anesthesia and surgery in the patient with liver disease. In: Vandam LD (ed) To make the patient ready for anesthesia. Medical care of the surgical patient. Addison-Wesley, Menlo Park/California
363. Moore DC (1965) Regional block, 4th edn. Thomas, Springfield

363a. Morr-Strathmann U, Tillmann W (1984) Grundlagen des invasiven Kreislaufmonitorings. Deutsche Abbott GmbH, Wiesbaden

364. Morris LE (1952) A new vaporizer for liquid anesthetic agents. Anesthesiology 13: 587

365. Morris ER, Miller GW (1976) Preoperative management of the patient with a full stomach. In: Giesecke AH (ed) Anesthesia for the surgery of trauma. Davis, Philadelphia

366. Mors GS, Siegel DC, Cochin A (1971) Effects of saline and colloid solutions on pulmonary function in hemorrhagic shock. Surg Gynecol Obstet 133: 53

367. Moss E, McDowall DG (1979) I. C. P. increases with 50% nitrous oxide in oxygen in severe head injuries during controlled ventilation. Br J Anaesth 51: 757

368. Moult PJA, Sherlock S (1975) Halothane related hepatitis. Q J Med 44: 99

369. Müller FE (1976) Probleme der Intensivtherapie Schwerverbrannter. Langenbecks Arch Chir 342: 375

370. Müller-Holve W (1981) Periduralanästhesie in der Geburtshilfe. In: Astra-Chemicals (Hrsg) Regionalanästhesie. Fischer, Stuttgart

371. Munson ES, Tucker WK (1975) Doses of epinephrine causing arrhythmia during enflurane, methoxyflurane and halothane anesthesia. Can Anaesth Soc J 22: 495

372. Murphy FJ (1941) Two improved intratracheal catheters. Anesth Analg (Cleve) 20: 102

373. Mustajoki P, Heinonen H (1980) General anesthesia in „inducible porphyrias". Anesthesiology 53: 15

374. Mutz N, Pauser G, Ilias W (1977) Modifikationen der Lagerung bei Patienten unter Regionalanästhesie. Z Prakt Anästh 12: 419

375. Nakhosteen JA (1978) Fiberbronchoskopie. Thieme, Stuttgart

376. Narius RG, Lazarus JM (1980) Renal system. in: Vandam LD (ed) To make the patient ready for anaesthesia. Addison-Wesley, Menlo Park/California

377. Nebel BW (1975) Anästhesiologische Probleme bei der Verbrennungskrankheit. Inauguraldissertation, Universität Heidelberg

378. Nebel B, Hartung HJ, Klose R, Osswald PM, Vossmann H (1980) Anästhesie bei Schwerstverbrannten. Anästhesist 29: 353

379. Neuhof H, Lasch HG (1974) Hämostase und Mikrozirkulation - Der Einfluß intravasaler Gerinnungsorgane auf den Schockverlauf. In: Ahnefeld FW, Bergmann H, Burri C, Dick W, Halmágyi M, Rügheimer E (Hrsg) Klinische Anästhesiologie und Intensivtherapie, Bd 5. Springer, Berlin Heidelberg New York

380. Newfield P (1979) Anesthesia for urologic surgery. In: Lebowitz PW (ed) Clinical anesthesia procedures of the MGH. Little, Brown, Boston

380a. Newman JH, Neff PA, Ziporin P (1977) Acute respiratory failure associated with hypophosphatemia. N Engl J Med 296: 1101

381. Niederer W (1972) Die Anästhesie im Kindesalter. In: Frey R, Hügin W, Mayrhofer O (Hrsg) Lehrbuch der Anästhesie, Reanimation und Intensivmedizin. Springer, Berlin Heidelberg New York

382. Nolte H (1978) Zum Risiko der Regionalanästhesie. Prakt Anästh 13: 351

383. Norlander O (1982) „Balanced Anaesthesia" als Alternative. In: Peter K, Jesch F (Hrsg) Inhalationsanästhesie heute und morgen. Anaesth Intensivmed 149: 261

384. Nunn JF (1956) A new method of spirometry applicable to routine anaesthesia. Br J Anaesth 28: 440

385. Nunn JF (1977) Applied respiratory physiology. Butterworth, London

386. Opderbecke HW (1978) Anästhesie und ärztliche Sorgfaltspflicht. In: Bergmann H, Brückner JG, Frey R, Henschel WF, Kern F, Mayrhofer O, Peter K (Hrsg) Anästhesiologie u. Wiederbelebung, Bd 100. Springer, Berlin Heidelberg New York

387. Opderbecke HW (1981) Der Verantwortungsbereich des Anästhesisten. In: Opderbecke HW, Weißauer W (Hrsg) Forensische Probleme in der Anästhesiologie. Perimed, Erlangen

388. Opderbecke HW (1982) Voraussetzungen und Grenzen des ambulanten Operierens aus anästhesiologischer Sicht. Anästh Intensivther Notfallmed 5: 186

389. Opitz A, Degen R (1980) Anästhesie bei cerebralen Krampfanfällen und Intensivtherapie des Status epilepticus. Perimed, Erlangen

390. Osswald PM (1982) Anästhesie bei Patienten mit Leber- und Nierenerkrankungen. Anästh Intensivther Notfallmed 17: 269

391. Osswald PM, Schwarzbeck A, Koesters W, Lutz H (1978) Anästhesie und postoperative Behandlung bei terminaler Niereninsuffizienz. Prakt Anästh 13: 201
392. Owens WD, Felts AJ, Spitznagel EL (1978) ASA physical status classifications: A study of consistency of ratings. Anesthesiology 49: 239
393. Oyama T (1973) Anesthetic management of endocrine disease. In: Bergmann H, Brückner JB, Frey R, Henschel WF, Kern F, Mayrhofer O, Peter K (Hrsg) Anästhesiologie u. Wiederbelebung, Bd 75. Springer, Berlin Heidelberg New York
394. Painter NS, Truelove SC (1964) Intraluminal pressure patterns in diverticulosis of the colon. Gut 5: 201-213, 365-373
395. Panner BJ, Freeman RB, Roth-Moyo LA, Markowitch W Jr (1970) Toxicity following methoxyflurane anaesthesia. JAMA 214: 86
396. Parikh R, Moore M (1975) Anesthetics in porphyria: Intravenous induction agents. Br J Anaesth 47: 907
397. Pasch T (1982) Anästhesie bei der Carotischirurgie. Anästh Intensivmed 23: 114
398. Pasch T (1982) Ursachen, Erkennung und Behandlung von Störungen nach Anästhesie und Operation: Herz-Kreislauf. In: Ahnefeld FW, Bergmann H, Burri C, Dick W, Halmágyi M, Rügheimer E (Hrsg) Klin Anästhesiologie u Intensivtherapie, Bd 24. Springer, Berlin Heidelberg New York
399. Patschke D (1978) Naloxon - Eine klinische Untersuchung zur Frage der Dosierung. Prakt Anästh 13: 127
400. Patterson ME, Bartlett PC (1976) Hearing impairment caused by intratympanic pressure changes during anesthesia. Laryngoscope, 86: 399
401. Pender JW, Basso CV (1981) Diseases of endocrine system. In: Katz J, Bennumof J, Kadis LB (eds) Anaesthesia and uncommon diseases. Saunders, Philadelphia
402. Perry LB, van Dyke RA, Theye RA (1974) Sympathoadrenal and hemodynamic effects of isoflurane, halothane and cyclopropane in dogs. Anesthesiology 40: 465
403. Peter K, van Ackern K, Frey B, Schoenian R (1972) Die Wirkung verschiedener Narkotika auf Herz und Kreislauf bei der Narkoseeinleitung im frühen hämorrhagischen Schock. Z Prakt Anästh 7: 263
403 a. Peter K, Jesch F (1982) Inhalationsanästhesie heute und morgen. In: Bergmann H et al. (Hrsg) Anästhesiologie und Intensivmedizin, Bd 149. Springer, Berlin Heidelberg New York
404. Peuler M, Glass D, Arens JF (1975) Ketamine and intraocular pressure. Anesthesiology 43: 575
405. Peters J, Dehnen-Spiel H (1985) Herzschrittmacher in der postoperativen Phase. Anästhesist 34: 174-183
406. Pichlmayr I, Galaske W (1978) Auswertung von 821 supraclaviculären und subaxillären Plexusanästhesien in Bezug auf Effektivität, Nebenerscheinungen und Komplikationen. Prakt Anästh 13: 469
407. Pichelmayr I, Lips U, Künkel H (1983) Das Elektroenzephalogramm in der Anästhesie. Springer, Berlin Heidelberg New York
408. Podlesch I (1976) Anästhesie und Intensivbehandlung im Säuglings- und Kindesalter. Thieme, Stuttgart
409. Poeck K (1972) Neurologie. Springer, Berlin Heidelberg New York
410. Pratilas V, Pratila MG (1979) Anaesthetic management of pheochromocytoma. Can Anaesth Soc J 26: 253
411. Price HL, Dripps R (1970) General anesthetics. Gas anesthetics: Nitrous oxide, ethylene and cyclopropane. In: Goodman S, Gilman A (eds) The pharmacological basis of therapeutics. Macmillan, London
413. Prime FJ (1977) A review of lung function in scoliotic subjects. In: Zorab PA (ed) Scoliosis. Academic Press, London
414. Pruitt B (1979) Clinical experiences with the infusion in the early stages of burn care. In: Koslowski L, Schmidt K, Hettich R (eds) Burn injuries. Schattauer, Stuttgart New York
415. Prys-Roberts C (1979) Hemodynamic effects of anesthesia and surgery in renal hypertensive patients receiving large doses of β-receptor antagonists. Anesthesiology 51: 122
416. Purschke R, Mangos A, Dimakos I, Schemmann W (1981) Komplikationen nach Naloxon. In: Bergmann H, Brückner JB, Frey R, Henschel WF, Kern F, Mayrhofer OE, Peter K (eds) Anästhesiologie u. Intensivmed, Bd 139. Springer, Berlin Heidelberg New York
416 a. Quaska AL, Eger EL, Tinker JH (1980) Anesthesiology 53: 315

417. Raj PP, Montgomery SJ, Bradley VH (1976) Agents and techniques. In: Giesecke AH (ed) Anesthesia for the surgery of trauma. Davis, Philadelphia
418. Randall HT (1976) Fluid elektrolyte and acid base balance. Surg Clin North Am 56: 1019
419. Rarey KP, Youtsey JW (1981) Airway management. In: Rarey KP, Youtsey JW (eds) Respiratory patient care. Prentice-Hall, London
420. Read RC, Friday CD, Eason CN (1977) Prospective study of the Robertshaw endobronchial-catheter in thoracic surgery. Ann Thorac Surg 24: 156
421. Redding JS (1977) Drug therapy during cardiac arrest. In: Safar P (ed) Advances in cardiopulmonary resuscitation. Springer, Berlin Heidelberg New York
422. Rehder K (1977) Regional intrapulmonary gas distribution in awake and anesthetized paralyzed man. J Appl Physiol 42: 399
423. Rehder K, Sessler KD, Marsh HM (1975) General anesthesia and the lung. Am Rev Respir Dis 112: 541
424. Rehder K, Knopp TJ, Sessler AD, Didier EP (1979) Ventilation perfusion relationship in young healthy awake and anesthetized paralyzed man. J Appl Physiol 47: 745
425. Reinhold P, Heller K (1982) „Bronchocath" - ein neuer Doppellumentubus zur seitendifferenten Beatmung. Anästh Intensivther Notfallmed 2: 106
426. Reinikainen M, Pöntinen P (1966) On cardiac arrhythmias during anesthesia and surgery. Acta Med Scand [Suppl] 457
427. Reisner LS (1981) The pregnant patient and the disorders of pregnancy. In: Katz J, Bennumof J, Kadis LB (eds) Anesthesia and uncommon diseases. Saunders, Philadelphia
428. Reisner LS, Lippmann M (1975) Ventricular arrhythmias after epinephrine injection in enflurane and halothane anesthesia. Anesth Analg (Cleve) 54: 468
429. Renz D, Blendl M, Brandt L, Muchler H, Pokar H (1982) Die fiberoptische Intubation: Indikationen, Techniken und Resultate. Anaesthesist 31: 481
430. Richards CD (1980) In search of the mechanisms of anaesthesia. Trends Neurosci 3: 9
431. Richter JA (1978) Anästhesie bei erworbenen Herzerkrankungen. INA, Bd 11. Thieme, Stuttgart
432. Riede UN, Hirschauer M, Mittermayer C (1980) Pathologisch-anatomische Grundlagen der respiratorischen Insuffizienz durch Schock. In: Bergmann H, Brückner JB, Frey R, Henschel WF, Kern F, Mayrhofer OE, Peter K (Hrsg) Anästhesiologie u. Intensivmed, Bd 125. Springer, Berlin Heidelberg New York
433. Rietbrock J (1974) Tierexperimentelle Untersuchungen der Leberfunktion unter Ethrane und Halothane. In: Lawin P, Beer R (eds) Proceeding of the 1st European Symposium on modern anesthetic agents. Springer, Berlin Heidelberg New York
434. Rietbrock J (1974) Tierexperimentelle Untersuchung der Leberfunktion unter Ethrane und Halothane. Prakt Anästh 9: 98
435. Rietbrock J, Lazarus G, Otterbein A (1972) Effect of halothane on the hepatic drug metabolizing system. Naunyn Schmiedebergs Arch Pharmacol 273: 422
436. Ring J (1978) Anaphylaktoide Reaktionen. In: Bergmann H, Brückner JB, Frey R, Henschel WF, Kern F, Mayrhofer OE, Peter K (Hrsg) Anästhesiologie und Intensivmed, Bd 111. Springer, Berlin Heidelberg New York
437. Roberts RB (1979) Aspirationspneumonie. INA, Bd 15. Thieme, Stuttgart
438. Roberts RB, Shirley MA (1974) Reducing the risk of acid aspiration during cesarea section. Anesth Analg (Cleve) 53: 859
439. Rolly G, Renders-Versichelen L, Kerckhove D v de (1975) The influence of head down position on oxygenation and acid-base balance during anesthesia for gynaecological surgery. In: Bergmann H, Blauhut B (Hrsg) Intensivtherapie. Anästhesiologie u. Wiederbelebung, Bd 94. Springer, Berlin Heidelberg New York
440. Ross WT (1970) Comparison of three clinical peripheral-nerve stimulators. Anesthesiology 32: 155
441. Rügheimer E, Heitmann D (1975) Die Neuroleptanalgesie - Bilanz einer Methode. Thieme, Stuttgart
442. Rügheimer E, Zindler M (eds) (1981) Coronary heart disease and anaesthesia. In: Rügheimer E, Zindler M (eds) Anesthesiology. Intern Congress Series 538. Excerpta Medica, Amsterdam
443. Ruhle KH, Matthys H (1976) Kritische Auswahl von Soll-Werten für ein Computerprogramm zur Routinelungenfunktionsdiagnostik. Pneumologie 153: 223

444. Rutishauser W, Krayenbühl WP, Wirz P, Lüthi E (1973) Herz. In: Siegenthaler W (Hrsg) Klinische Pathophysiologie. Thieme, Stuttgart
445. Sadove MS, Schmidt G, Wu H, Katz D (1973) Indirect blood pressure measurement in infants: a comparison of four methods in four limbs. Anesth Analg Curr Res 52: 682
446. Safar P (1969) Recognition and management of airway obstruction. JAMA 208/6: 1008
447. Safar P (1977) Acute central nervous system failure. In: Schwartz G (ed) Principles and practice of emergency medicine. Saunders, Philadelphia
448. Safar P (1981) Cardiopulmonary cerebral resuscitation. Laerdal, Stavanger
449. Saidman LJ, Eger EI (1965) Change in cerebrospinal fluid pressure during pneumoencephalography under nitrous oxide anesthesia. Anesthesiology 26: 67
449 a. Saidman LJ, Smith NT (1978) Monitoring in Anesthesia. Butterworth, London
450. Salem MR, Wong AY, Lin YH, Firor HV, Bennett EJ (1973) Prevention of gastric distension during anesthesia for newborns with tracheo-esophageal fistula. Anesthesiology 38: 82
451. Sandmann W, Wüst HJ, Lerut J (1981) Der Einfluß der Periduralanaesthesie auf das Strömungsverhalten in der Vena femoralis. In: Bergmann H, Brückner JB, Frey R, Henschel WF, Kern F, Mayrhofer OE, Peter K (Hrsg) Anaesthesiologie u. Intensivmedizin, Bd 138. Springer, Berlin Heidelberg New York
452. Schaer H (1972) Kreislaufwirkungen von nicht depolarisierenden Muskelrelaxantien. In: Bergmann H, Brückner JB, Frey R, Henschel WF, Kern F, Mayrhofer OE, Peter K (Hrsg) Anaesthesiologie und Wiederbelebung, Bd 63. Springer, Berlin Heidelberg New York
453. Schaer H (1982) Pharmakologie für Anaesthesisten und Intensivmediziner. Huber, Bern Stuttgart Wien
454. Schaps D (1978) Leberstoffwechsel der Anaesthetika mit besonderer Berücksichtigung des Ketanest. Anaesthesiologische Informationen Feb. 1981, S 51
455. Schleimer R, Benjamin E, Eisele J, Henderson G (1976) Pharmacokinetics of fentanyl in man. Fed Proc 35: 546
456. Schmidt KF (1976) Evaluation of candidates for outpatient anesthesia and surgery. Int Anesthesiol Clin 14: 9-13
457. Schneider AB, Sherwood LM (1974) Calcium homeostasis and the pathogenesis and management of hypercalcemic disorders. Metabolism 23: 975
458. Schneider AB, Sherwood LM (1975) Pathogenesis and management of hypoparathyreoidism and other hypocalcemic disorders. Metabolism 24: 871
459. Schreiber P (1972) Anaesthesia equipment. In: Bergmann H, Brückner JB, Frey R, Henschel WF, Kern F, Mayrhofer OE, Peter K (Hrsg) Anaesthesiologie und Wiederbelebung, Bd 59. Springer, Berlin Heidelberg New York
460. Schricker KT (1979) Prophylaxe und Therapie gestörter Mikrozirkulation in der Lunge. In: Ahnefeld FW, Bergmann H, Burri C, Dick W, Halmágyi M, Rügheimer E (Hrsg) Klinische Anästhesiologie und Intensivtherapie, Bd 20. Springer, Berlin Heidelberg New York
461. Schüttler J, Stoeckel H (1982) Alfentanil (R 39209) ein neues kurzwirkendes Opioid. Anästhesist 31: 10-14
462. Schüttler J, Wilms M, Lauven PM, Stoeckel H, Koenig A (1980) Pharmakokinetische Untersuchungen über Etomidat beim Menschen. Anaesthesist 29: 658
463. Schuh FT (1975) Nebenwirkungen von Lachgas. Anaesthesist 24: 392
464. Schuh FT (1977) Zur Überwachung der Muskelrelaxation während der Narkose. Anaesthesist 26: 107-115
465. Schuh FT (1981) Über Dosis-Wirkungskurven und die Rezeptor-Wechselwirkung von nichtdepolarisierenden Muskelrelaxantien. Anaesthesist 30: 321-338
466. Schulte-Sasse U, Hess W, Tarnow J (1982) Hämodynamische Analyse 6 verschiedener Anästhesieverfahren bei koronarchir. Patienten. Anästh Intensivther Notfallmed 17: 4
467. Schulte-Sasse U, Tarnow J, Eberlein HJ (1982) Bericht über die erfolgreiche Behandlung einer malignen Hyperthermie mit Dantrolen und komplikationslose Zweitnarkose nach oraler Dantrolen-Prophylaxe. Anaesthesist 31: 241-244
468. Schulte-Steinberg O (1978) Erfahrungen mit CO_2-haltigen Lokalanaesthetika - Grundlage und Entwicklung. In: Ahnefeld FW, Bergmann H, Burri C, Dick W, Halmágyi M, Rügheimer E (Hrsg) Klinische Anaesthesiologie und Intensivtherapie, Bd 18. Springer, Berlin Heidelberg New York

469. Schwanbom E, Baum M, Frankenberger H (1976) Technische Möglichkeiten eines Respiratorsystems. In: Ahnefeld FW, Bergmann H, Burri C, Dick W, Halmágyi M, Rügheimer E (Hrsg) Klinische Anaesthesiologie und Intensivtherapie, Bd 12. Springer, Berlin Heidelberg New York
470. Scott DB (1975) Evaluation of the toxicity of local anaesthetic agents in man. Br J Anaesth 47: 56
471. Sear JW, Prys-Roberts C (1979) Dose related hemodynamic effects of continuous infusion of althesin in man. Br J Anaesth 51: 867
472. Seeman P (1972) The membran action of anesthetics and tranquilizers. Pharmacol Rev 24: 583
473. Seeman P (1977) Anesthetics and pressure reversal of anesthesia. Anesthesiology 47: 1
474. Seitz W, Fritz K, Lübbe N, Grambow D, Kirchner E (1985) Suppresion der Nebennierenrinde durch Infusion von Etomidate während Allgemeinanästhesie. Anästh Intensivther Notfallmed 20: 125-130
475. Sellery GR (1981) Anaesthesia for spinal surgery in the neurologically intact patient. In: Rügheimer E, Zindler M (eds) Anaesthesiology. International Congress Series 538. Excerpta Medica, Amsterdam
476. Sellick BA (1961) Cricoid pressure to control regurgitation of stomach contents during induction of anaesthesia. Lancet II: 404
477. Severinghaus JW, Cullen SC (1958) Depression of myocardium and body oxygen composition with flurothane. Anesthesiology 19: 165
478. Shearer WM (1960) The evolution of premedication. Br J Anaesth 32: 534
479. Sheffer C, Steffenson JC, Birch AA (1972) Nitrous oxide - induced diffusion hypoxia in patients breathing spontaneously Anesthesiology 37: 436-439
480. Shoemaker WC (1979) Pathophysiologie und Therapie von Schockzuständen. : Berk JL, Sampliner JE, Artz JS, Vinocur B (Hrsg) Karger, Basel (Handbuch der Intensivmedizin)
481. Shubin H, Weil MH, Portigal L (1978) Prognostic indices as a basis for assessing severity of shock. In: Weil MH, Da Luz PL (eds) Critical care med manual. Springer, Berlin Heidelberg New York
482. Siegel JH (1976) Pattern and process in the evaluation of and recovery from shock. In: Siegel JH, Chodoff P (eds) The aged and high risk surgical patient. Grune & Stratton, New York
483. Siegel P, Moraco PP, Green JR (1971) Sodium nitroprussid in the surgical treatment of cerebral aneurysm and arteriovenous malformations. Br J Anaesth 43: 790
484. Simon C (1973) Klinische Pädiatrie. Schattauer, Stuttgart New York
485. Simons F, Busse J, Klaschik E, Manz G (1977) Pathophysiologische Aspekte zur Anaesthesie bei Niereninsuffizienz. Z Prakt Anästh 12: 110
486. Singh YN, Marshall IG, Harvey AL (1978) Some effects of the aminoglycoside antibiotic amikacin on neuromuscular and autonomic transmission. Br J Anaesth 50: 109
487. Sims J, Giesecke AH (ed) Anesthesia for the surgery of trauma. Davis, Philadelphia
488. Slater G (1973) Sequential changes in the distribution of cardiac output in various stages of experimental hemorrhagic shock. Surgery 73: 714
489. Sonntag H (1973) Coronardurchblutung und Energieumsatz des menschlichen Herzens unter verschiedenen Anaesthetika. In: Bergmann H, Brückner JB, Frey R, Henschel WF, Kern F, Mayrhofer OE, Peter K (Hrsg) Anaesthesiologie und Intensivmedizin, Bd 79. Springer, Berlin Heidelberg New York
490. Spijker RE (1982) Die klinische Behandlung der Verbrennungspatienten in den ersten 3 Stunden. In: Ahnefeld FW, Bergmann H, Burri C, Dick W, Halmágyi M, Rügheimer E (Hrsg) Klin Anaesthesiologie und Intensivther, Bd 25. Springer, Berlin Heidelberg New York
491. Spilker D, Kilian J, Traub E (1980) Störung der Gerinnung bei Patienten mit septischem Schock. In: Bergmann H, Brückner JB, Frey R, Henschel WF, Kern F, Mayrhofer OE, Peter K (Hrsg) Anaesthesiologie und Intensivmedizin, Bd 125. Springer, Berlin Heidelberg New York
492. Stanley TH, Kawamura R, Graves C (1974) Effects of nitrousoxide on volume and pressure of endotracheal tube cuffs. Anesthesiology 41: 256-262
493. Stanton-Hicks M, Berges PU, Bonica JJ (1973) Circulatory effects of peridural block. Anesthesiology 39: 308
494. Stee van EW (1976) Toxicology of inhalation anesthetics and metabolites. Ann Rev Pharmacol 16: 67-79
495. Steen PA, Tinker JH, Tarhan S (1978) Myocardial reinfarction after anesthesia and surgery. JAMA 220: 1451

496. Stein M, Cassara EL (1970) Preoperative pulmonary evaluation and therapie for surgery patients. JAMA 211: 787
497. Stjernström H, Jorfeldt L, Wiklund L (1981) Inter-relationship between splanchnic and leg exchange of glucose and blood-borne energy metabolites during abdominal surgical trauma. Cl Physiol 1: 59
498. Stoeckel H (1977) Zur klinischen Pharmakologie der Anaesthetika und Anaesthesieadjuvantien bei Niereninsuffizienz. Z Prakt Anästh 12: 97
499. Stoeckel H, Hengstmann JH, Schüttler J (1979) Pharmacokinetics of fentanyl as a possible explanation for recurrence of respiratory depression. Br J Anaesth 51: 741
500. Stoeckel H, Schwilden H, Lauven PM, Schüttler J (1982) Prinzipien der klinischen Pharmacokinetic in der Anästhesiologie. Anasth Intensivther Notfallmed 17: 3-10
500a. Stoelting RK, Dierdorf SF (1983) Anesthesia and coexisting disease. Churchill Livingstone, New York Edinburgh London Melbourne
501. Stöhr M, Mayer K, Petruch F (1978) Armplexusparesen nach Stellatumblockade und Plexusanaesthesie. Dtsch Med Wochenschr 103: 68
502. Stoll W (1975) Die primäre Reanimation des Neugeborenen. Enke, Stuttgart
503. Stone W, Munson E (1979) Anaesthetics and porphyria. Br J Anaesth 51: 809
504. Strasser K (1980) Lumbale Periduralanaesthesie in der Geburtshilfe. Urban & Schwarzenberg, München
505. Strauer BE (1975) Herzwirkung des Pethidins. Intensivmed 12: 312
506. Strunin L (1977) The liver and anaesthesia. In: Mushin WW (ed) Major problems in anaesthesia, vol 3. Saunders, Philadelphia London Toronto
507. Sudo N, Weingold A (1975) Obstetric aspects of Guillain-Barré-syndrome. Obstet Gynecol 45: 39
508. Sun S, Insel U (1973) The action of halothane on respiration, circulation and oxygen utilization during anesthesia. Anaesthesist 22: 69-71
509. Sunder-Plassmann L, Messmer K (1974) Funktionelle Veränderungen der Mikrozirkulation im Schock. In: Ahnefeld FW, Bergmann H, Burri C, ck W, Halmágyi M, Rügheimer E (Hrsg) Klinische Anaesthesiologie und Intensivtherapie, Bd 5. Springer, Berlin Heidelberg New York
510. Suter PM, Fairley HB, Isenberg MD (1978) Effect of tidal volume and positive endexspiratory pressure on compliance during mechanical ventilation. Chest 73: 158
511. Swan HJC, Forrester JS, Diamond G, Chatterjee K, Parmley WW (1972) Hemodynamic spectrum of myocardial infarction and cardiogenic shock. Circulation 45: 1097
512. Sykes MK, McNicol MW, Campbell EJM (1976) Endotracheal intubation tracheostomy and general care of the airway. In: Sykes MK et al. (eds) Respiratory failure. Blackwell, London
513. Tadikonda LK, Rao MD, Adel A El Etr (1981) Anticoagulation following placement of epidural and subarachnoid catheters. Anesthesiology 55: 618
514. Tarnow J, Brückner JB, Eberlein HJ, Gethmann W, Hess W, Patschke D (1976) Hämodynamik, Myokardkontraktilität und Sauerstoffverbrauch des linken Ventrikels unter Ethrane, Halothan und Forane. In: Bergmann H, Brückner JB, Frey R, Henschel WF, Kern F, Mayrhofer OE, Peter K (Hrsg) Anästhesiologie und Intensivmedizin, Bd 99. Springer, Berlin Heidelberg New York
515. Thiessen JJ, Seller EM, Denbeigh P, Dolman L (1976) Plasmaprotein binding of diazepam and tolbutamide in chronic alcoholics. J Clin Pharmacol 16: 345-351
516. Thornton JA (1980) Blood loss, colloid infusion and blood transfusion. In: Gray TC, Nunn JF, Utting JE (eds) General anaesthesia, vol II. Butterworth, London
517. Tisi G (1979) Preoperative evaluation of pulmonary function: validity, indications and benefits. Am Rev Resp Dis 119: 293
518. Tobey RE (1970) Paraplegia, succinylcholine and cardiac arrest. Anesthesiology 32: 359
519. Tolksdorf W, Ditterich G, Hartung HJ, Klose R, Lutz H (1979) Verhalten des zentralen Venendrucks bei transurethralen Prostataresektionen in Abhängigkeit vom Anaesthesieverfahren. Z Prakt Anaesth 14: 35
520. Tolksdorf W, Ewen T, Kattermann R, Klose R, Lutz H (1980) Elektrostimulationsanalgesie und Neuroleptanalgesie bei Cholezystektomien. Anaesthesist 29: 459
521. Tolksdorf W, Goetz W, Peters HJ, Potempa J, Lutz H (1980) Infusionstherapie während transurethralen Prostataresektionen. Infusionstherapie 7: 148

522. Tolksdorf W, Hartung HJ, Leon I, Lutz H (1980) Die Fluintrazepam N_2O-Narkose in der Neuroradiologie. In: Bergmann H, Brückner JB, Frey R, Henschel WF, Kern F, Mayrhofer OE, Peter K (Hrsg) Anaesthesiologie und Intensivmedizin, Bd 130. Springer, Berlin Heidelberg New York
523. Tolksdorf W, Hartung HJ, Rohowsky R, Vins G, Klose R, Lutz H (1980) Der Einfluß der Sedation bei rückenmarksnahen Leitungsanaesthesien auf Blutgase und Lungenfunktion. In: Bergmann H, Brückner JB, Frey R, Henschel WF, Kern F, Mayrhofer OE, Peter K (Hrsg) Anaesthesiologie und Intensivmedizin, Bd 130. Springer, Berlin Heidelberg New York
524. Tolksdorf W (1985) Der präoperative Streß. Springer, Berlin Heidelberg New York Tokyo
525. Truniger B (1974) Wasser- und Elektrolythaushalt. Thieme, Stuttgart
526. Trudell JR (1977) An unitary theory of anaesthesia based on lateral phase separation in nerve membrans. Anesthesiology 46: 5
527. Tschirren B (1976) Der Narkosezwischenfall. Huber, Bern
528. Tucker GT (1979) Drug metabolism. Br J Anaesth 51: 603
529. Tuttle RR, Millis J (1975) Dobutamine. Development of a new catecholamine to selectively increase cardiac contractility. Circ Res 36: 185
530. Utting JE (1980) Anaesthesia for ophthalmic surgery. In: Gray TC, Nunn JF, Utting JE (eds) General anaesthesia, vol II. Butterworth, London
531. Vandam LD (1980) To make the patient ready for anesthesia. Addison-Wesley, Menlo Park/California
532. Veragut U, Siegenthaler W, Gruber UF (1973) Schock. In: Siegenthaler W (Hrsg) Klinische Pathophysiologie. Thieme, Stuttgart
533. Vetter H, Krück F (1976) Risikofaktor Hochdruck. Erfordernis einer effektiven antihypertensiven Therapie. In: Ahnefeld FW, Bergmann H, Burri C, Dick W, Halmágyi M, Rügheimer E (Hrsg) Klinische Anaesthesiologie und Intensivtherapie, Bd 11. Springer, Berlin Heidelberg New York
534. Viby-Mogensen J, Hanel HK, Hansen E, Grade J (1975) Serumcholinesterase activity in burned patients. II. Anaesthesia suxamethonium and hyperkalaemia. Acta Anaesthesiol Scand 19: 169-179
535. Vickery IM, Burton GW (1977) Throat packs for surgery. Anaesthesia 32: 565
536. Vincenti FC, Pruitt BA, Reckler JM (1971) Inhalation injuries. J Trauma 11: 109
537. Vinocur B, Sampliner JE, Artz JS (1979) Überwachung der Herzkreislauffunktion. In: Berk JC, Sampliner JE, Artz JS, Vinocur B (Hrsg) Karger, Basel (Handbuch der Intensivmedizin)
538. Vitcha JF (1971) a history of Forane. Anesthesiology 35: 4-7
539. Voigt E, Schorer R (1976) Veränderungen der Lungenfunktion während und nach Narkose und Operation. In: Ahnefeld FW, Bergmann H, Burri C, Dick W, Halmágyi M, Rügheimer E (Hrsg) Klinische Anästhesiologie und Intensivtherapie, Bd 12. Springer, Berlin Heidelberg New York
540. Vusse v d GJ, Belle v H, Gerven v W, Kruger R, Renemann RS (1979) Acute effect of fentanyl on hemodynamics and myocardial carbohydrate utilisation and phosphate release during ischemia. Br J Anaesth 51: 927
540a. Wahba WM (1975) Body build and preoperative arterial oxygen tensions. Can Anaesth Soc J 22: 653
541. Wann JE, Sweitzer RS, Hamilton WK (1967) Effect of nitrous oxide on middle ear mechanics and hearing acuity. Anesthesiology 28: 846
542. Ward ME, Adu-Gyamfi Y, Strunin L (1975) Althesin and pancuronium in chronic liver disease. Br J Anaesth 47: 1199
543. Wardley-Smith B (1979) Recent molecular theories of general anaesthesia. Br J Anaesth 51: 619
544. Weaver PC (1971) A study of the cardiovascular effects of halothane. Ann R Coll Surg Engl 49: 114
545. Weis FR, Peak J (1974) Effects of oxytocin on blood pressure during anesthesia. Anesthesiology 40: 189
546. Weiskopf RB, Raymond LW, Severinghaus JW (1974) Effects of halothane on canine respiratory responses to hypoxia with and without hypercarbia. Anesthesiology 41: 350-360
547. Weiss HJ (1975) Platelet physiology and abnormalities of platelet function. N Engl J Med 293: 531/ff., 580ff.

548. Weissauer W (1979) Die Haftung für Sorgfaltsmängel. Anästhesiol Intensivmed 20: 4
549. Westbrook PR, Stubbs SE, Sessler AD, Rehder K, Hyatt RE (1973) Effects of anesthesia and muscle paralysis on respiratory mechanis in normal man. J Appl Physiol 34: 81
550. White DC, Halsey MJ (1980) Anaesthetic apparatus. In: Gray TC, Nunn JF, Utting JE (eds) General anaesthesia, vol II. Butterworth, London
551. Wieber J, Gugler R, Hengstmann JH, Dengler HJ (1975) Pharmacokinetics of ketamine in man. Anaesthesist 24: 260
552. Wiedemann K (1976) Toxizität von Natrium-Nitroprussid. Z Prakt Anästh 11: 387
553. Wiedemann K, Hamer J (1982) Zur Behandlung des Schädel-Hirn-Traumas. Anaesth Intensivmed 23: 15-25
554. Wiemer K, Franz G (1972) Die Bronchoscopie. In: Frey R, Hügin W, Mayrhofer O (Hrsg) Lehrbuch der Anästhesie, Reanimatiologie und Intensivmedizin. Springer, Berlin Heidelberg New York
555. Wille L, Obladen M (1978) Neugeborenen Intensivpflege. Springer, Berlin Heidelberg New York
556. Williams GH, Dluhy RG, Thorn GW (1974) Diseases of the adrenal cortex. In: Wintrobe MM, Thorn GW, Adams RD, Braunwald E, Isselbacher KJ, Petersdorf RG (eds) Harrison's principles of internal medicine. McGraw-Hill, New York
557. Wirtzefeld A, Baedecker WD (1976) Rhythmusstörungen des Herzens. Urban & Schwarzenberg, München
558. Wolfson B, Hetrick WD (1980) Anesthesia for neuroradiologic procedures. In: Cottrell JE, Turndorf H (eds) Anesthesia and neurosurgery. Mosby, St Louis
559. Wright CJ, Duff JH, McLean APH, MacLean CD (1971) Regional capillary blood flow and oxygen uptake in severe sepsis. Surg Gynecol Obstet 132: 637
560. Wyte SR, Shapiro HM, Turner P, Harris AB (1972) Ketamine induced intracranial hypertension. Anesthesiology 36: 174
561. Zack MB, Pontoppidan H, Kakemi H (1974) The effect of lateral position on gas exchange in pulmonary disease: a prospective evaluation. Am Rev Respir Dis 110: 49
562. Zahed B, Miletich J, Ivankovich AD, Albrecht RF, Toyroka E, Masson B (1974) Comparison of the arrhythmic dosis of epinephrine and dopamine during enflurane, fluroxene, halothan and methoxyflurane anaesthesia. ASA, Annual meeting Oct 12-16, Washington DC (unpublished)
563. Zellner PR (1977) Intensivbehandlung von Verbrennungen. Med Klin 72: 731-738
564. Zenz M (1981) Peridurale Opiat-Analgesie. Fischer, Stuttgart New York
565. Zierl O (1979) Schäden durch Lagerung des Patienten. In: Anästhesiologie und Intensivmedizin, Bd 7. Perimed, Erlangen, S 175
566. Zimmermann G, Hess W, Johannsen H (1977) The cardiovascular effects of the inspiratory N_2O concentration during piritramide anaesthesia in the dog. Anaesthesist 26: 257
567. Zindler M (1982) Die Ausbildung zum Anästhesisten. In: Benzer H, Frey R, Hügin W, Mayrhofer O (Hrsg) Anästhesiologie, Intensivmedizin und Reanimatologie. Springer, Berlin Heidelberg New York
568. Zindler M, Dudziak R, Pulver KG (1972) Die künstliche Hypothermie. In: Frey R, Hügin W, Mayrhofer O (Hrsg) Lehrbuch der Anaesthesiologie, Reanimation und Intensivtherapie. Springer, Berlin Heidelberg New York
568 a. Zindler M, Hartung E (1985) Alfentanil. Urban & Schwarzenberg, München Wien Baltimore
569. Zumkley H (1977) Klinik des Wasser-, Elektrolyt- und Säure-Basen-Haushalts. Thieme, Stuttgart

Sachverzeichnis